Kira

Lymphe – Das Selbstbehandlungs-Programm

Kôichi Kira ist Spezialist für Lymphmassage, Lymphtrainer und Leiter des Lymph & Body Care Center WAI in Osaka. Früher hat er selbst mit den verschiedensten Schmerzen und Beschwerden zu kämpfen gehabt und viele unterschiedliche Behandlungsmethoden ausprobiert. Mit seiner Methode der Lymphmassage hat er bereits über 7000 Patienten behandelt und dabei gelernt: Es sind keine komplizierten Therapien nötig und man sollte auf die Stimme seines Körpers hören und ihm das geben, was er braucht. Sein Gesundheitssystem besteht aus den drei Säulen Ernährung, Bewegung und Lymphpflege, um die Giftstoffe aus dem Körper auszuleiten.

Kôichi Kira

Lymphe – Das Selbstbehandlungs-Programm

Mit Lymphdrainage Ödeme, Schmerzen, Schwellungen und vieles mehr lindern

Aus dem Japanischen von Birgit Quitterer

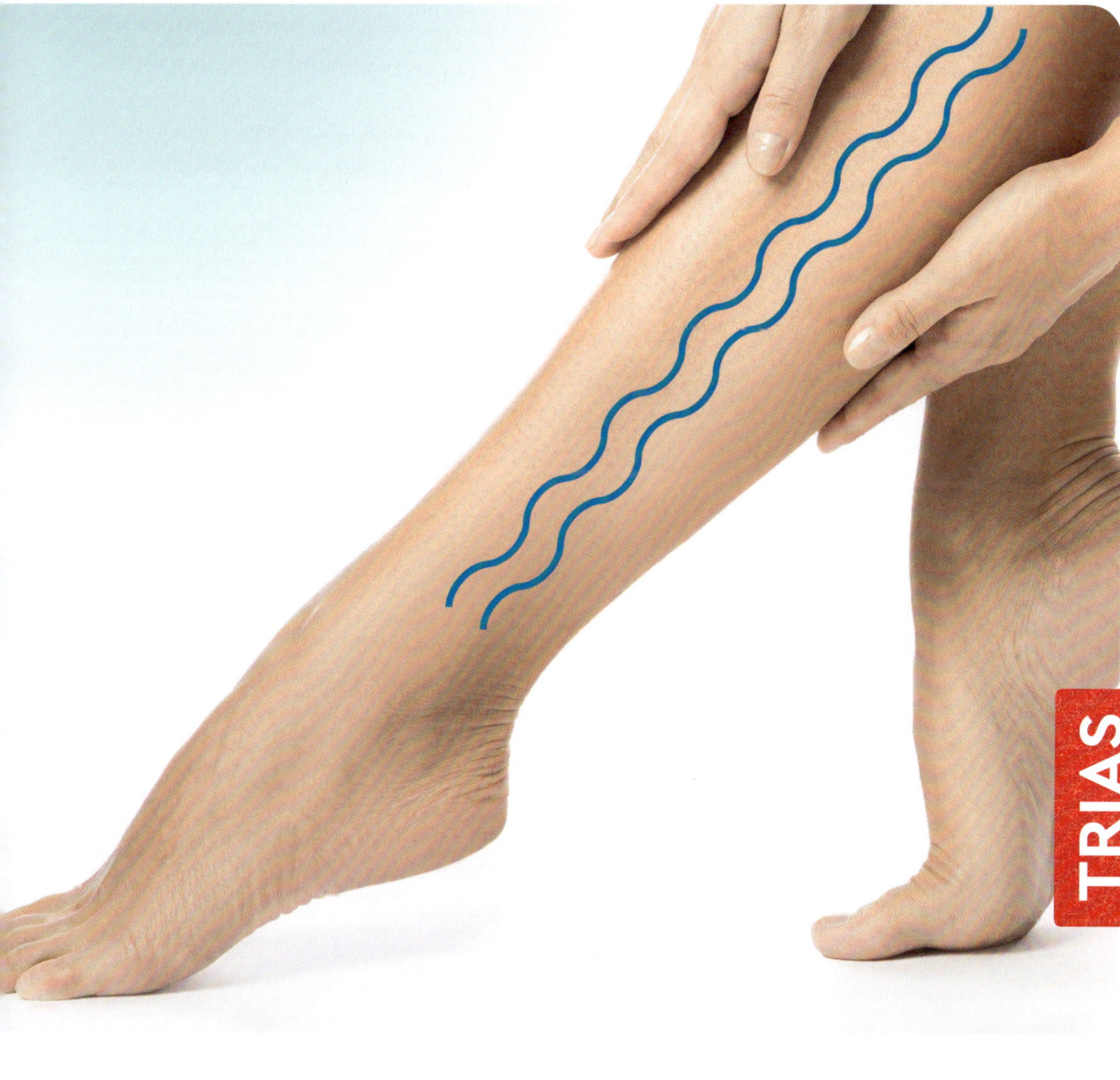

TRIAS

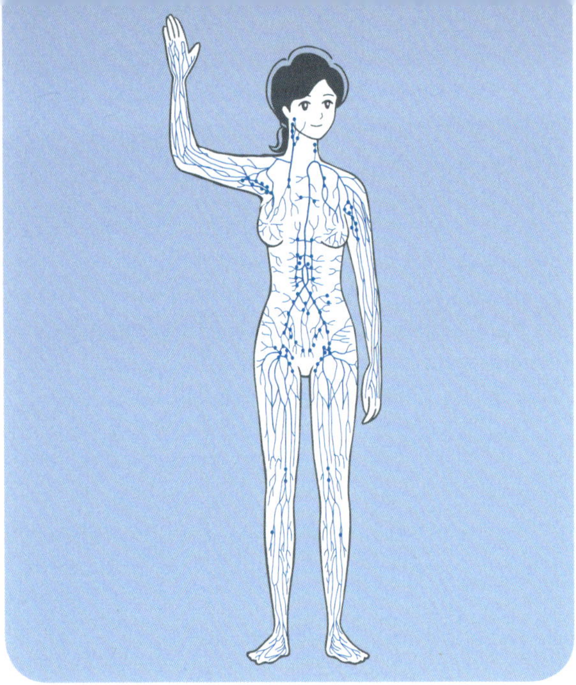

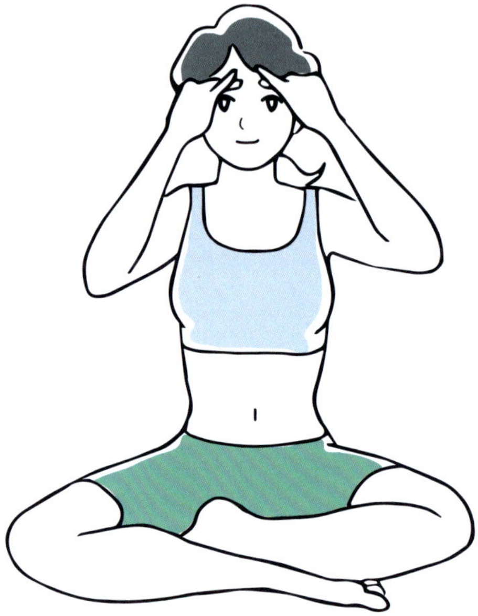

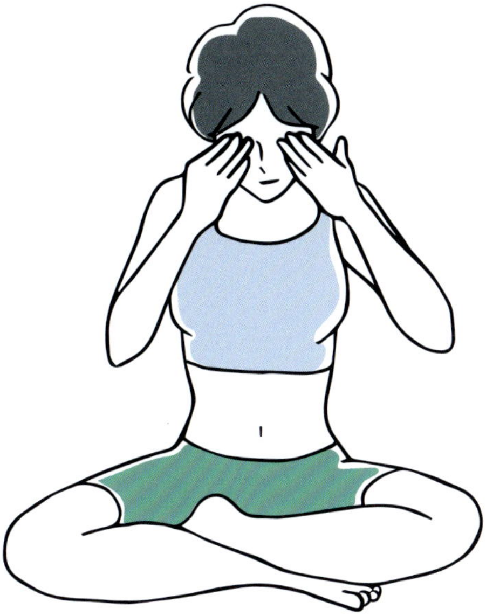

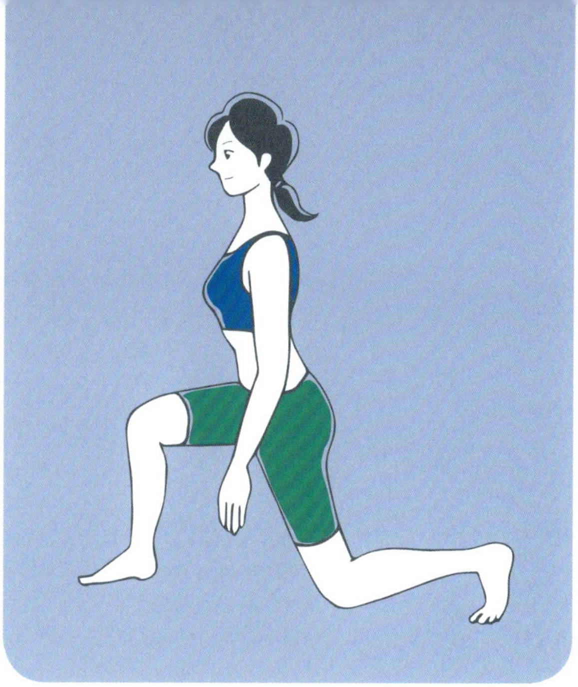

Indikationen

Zu Beginn

Es ist nicht schwer, unbeschwert und gesund zu leben. Vielen Dank, dass Sie unter den vielen Lymphmassage-Büchern gerade meines ausgewählt haben. Ich denke, dass Sie dieses Buch zur Hand genommen haben, weil Sie irgendwo Beschwerden oder Schmerzen haben. Es ist schwer, täglich mit Schmerzen und Beschwerden leben zu müssen. Ich kann das nachempfinden.

In diesem Buch möchte ich Ihnen eine Methode vorstellen, die es Ihnen ermöglich, aus einer niedergeschlagenen Stimmung herauszukommen, Schmerzen und Beschwerden hinter sich zu lassen und unbeschwert den Alltag zu genießen. Sie ruht auf den drei Säulen Ernährung, Übungen und Lymphpflege.

Ich selbst bin Therapeut, doch früher habe auch ich die verschiedensten Schmerzen und Beschwerden gehabt. Ich bin durch ganz Japan gereist und habe alle Arten von Behandlungen praktiziert, um meine eigene Krankheit zu lindern. Auch die neuesten Therapien aus dem Ausland, die als die fortschrittlichsten gelten, waren darunter. Ich habe teure Nahrungsergänzungsmittel gekauft und Methoden ausprobiert, die angeblich gut für meinen Körper sind.

Normalerweise führe ich Lymphmassagen bei Menschen durch, deren Schmerzen und Beschwerden von der derzeitigen Medizin nicht geheilt werden können. Oder aber bei Menschen, die an schweren Krankheiten wie Krebs leiden und die zu mir kommen, weil dies ihre letzte Hoffnung ist.

Die Säulen

- Ernährung: Die Nahrung, die der Körper braucht, ausreichend zuführen.
- Bewegung: Den Körper im richtigen Ausmaß bewegen und ihn Tag für Tag Fortschritte machen lassen.
- Lymphpflege: Giftstoffe im Körper gründlich ausleiten.

Durch die Lymphmassage, mit der ich über 7000 Patienten behandelt habe, habe ich eines gelernt: Es ist vor allem wichtig, dem Körper das zu geben, was er wirklich will. Und das sind drei Dinge:

1. Es sind keine komplizierten Therapien nötig, um Schmerzen und Beschwerden zu lindern.
2. Sie als Patient(in) sollten Interesse an Ihrem Körper haben.
3. Hören Sie genau auf die Stimme Ihres Körpers und geben Sie ihm, was er wirklich braucht.

Alles, was Sie tun müssen, ist, auf Ihren Körper zu und auf seine Stimme zu hören Unabhängig davon, wie fortgeschritten die medizinische Behandlung oder wie teuer sie ist: Wenn der Patient seinen Körper nachlässig behandelt, treten die Schmerzen oder Störungen über kurz oder lang wieder auf. Und meist werden sie dann immer schlimmer. Was kann man also tun?

Eigentlich nichts Schwieriges: Trainieren Sie Ihre Muskulatur so, dass sie das eigene Körpergewicht tragen kann. Bewegen Sie sich täglich, und wenn es nur 5–10 Minuten sind, damit der Lymphfluss nicht ins Stocken gerät. Und versorgen Sie Ihren Körper mit allen wichtigen Nährstoffen. Das ist alles. Bauen Sie diese drei Pfeiler in Ihren Alltag ein, und wenn Sie alles befolgen, sei es auch nur Schritt für Schritt, werden sich die meisten Schmerzen und Beschwerden spürbar bessern.

Da ich selbst schon über 50 Jahre alt war, konnte ich meine körperlichen Probleme nicht mehr einfach ignorieren, aber durch ausgewogene Ernährung, Bewegung und Lymphpflege konnte ich verschiedenste Schmerzen und Beschwerden beseitigen.

Jeden Tag unterweise ich meine Patienten in diesem ganzheitlichen Programm, das ich »Athletisches Lymphtraining« nenne und das Ernährung, Bewegung und Lymphpflege beinhaltet. Dieses Buch konzentriert sich auf die Teile des Trainings, mit denen Sie sich selbst behandeln können.

Diese Anleitung Schritt für Schritt, soweit es Ihnen möglich ist, umzusetzen und konsequent täglich durchzuführen, ist der Schlüssel dazu, Ihren Körper gesund und schön zu erhalten. Befreien Sie sich von Schmerzen, Beschwerden und schlechten Stimmungen und führen Sie ein Leben bei bester Gesundheit.

Kôichi Kira
Trainer für Athletisches Lymphtraining
Leiter des Lymph & Body Care Center WAI

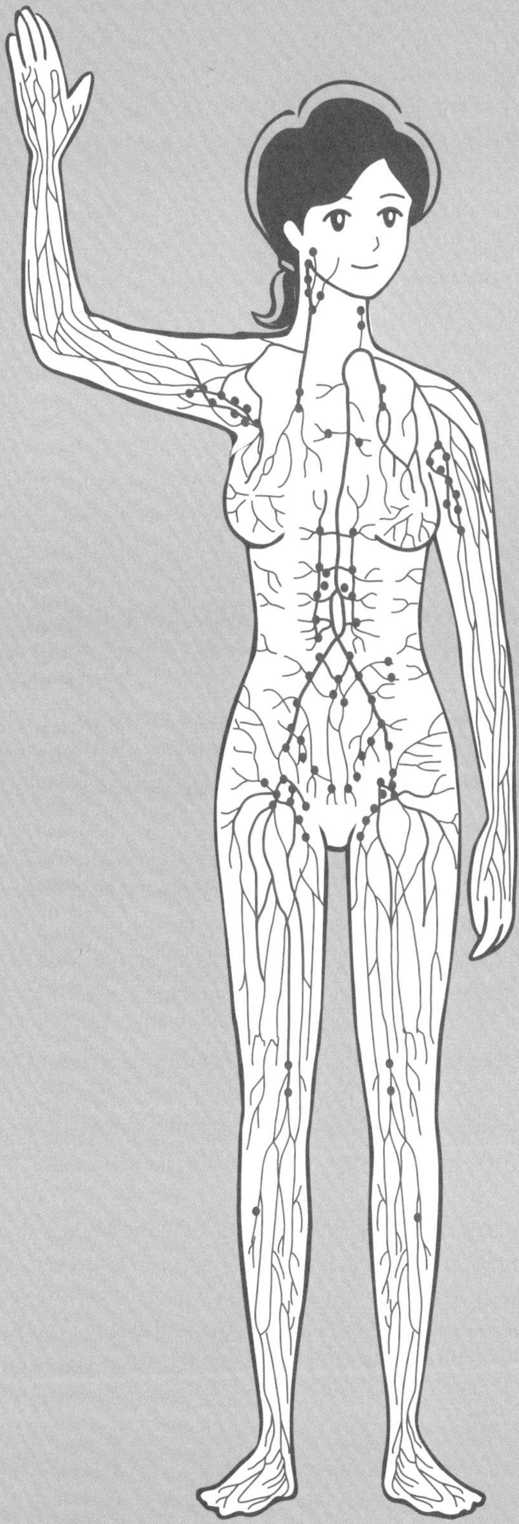

Der Einfluss des Lymphsystems

Das Lymphsystem, das sich bis in die letzten Winkel des Körpers ausbreitet und die Lymphe transportiert, schützt den menschlichen Körper vor verschiedenen Einflüssen und fremden Eindringlingen.

Körperliche Beschwerden lindern

Wenn Sie den Lymphfluss durch Lymphtraining und Lymphübungen fördern, können Sie Ihr Immunsystem stärken und Ihren Körper von innen heraus entgiften.

Um den Lymphfluss zu fördern, ist es wichtig, die Aufgaben der Lymphe und ihre Eigenheiten zu kennen.

Wenn Sie Theorie langweilig finden, könnten Sie auch direkt mit den Übungen aus dem Lymphtraining (Seite 34), aus der Lymphpflege (Seite 104) oder aus der Lymphpresse (Seite 119) beginnen. Da die tägliche Lymphpflege allerdings wirkungsvoller ist, wenn Sie Ihr Wissen über das Lymphsystem vertiefen, sollten Sie nebenbei trotzdem die Inhalte der Theoriekapitel lesen, um zu verstehen, was in und mit Ihrem Körper geschieht.

Was sind »körperliche Beschwerden«?

Mit zunehmendem Alter leiden immer mehr Menschen unter körperlichen Schmerzen und Beschwerden. In den letzten Jahren hat die Zahl der jungen Menschen, die mit Beschwerden und Krankheiten zu kämpfen haben, ebenfalls beträchtlich zugenommen. Man kann geradezu von einem Zeitalter der allgemeinen Volksbeschwerden sprechen.

Die Gründe, warum Schmerzen und Beschwerden entstehen, sind vielfältig. Bei hundert Menschen kann man hundert verschiedene Ursachen finden. Doch auch wenn die Ursachen für Erkrankungen individuell verschieden sind, so ist der Weg zur Linderung gar nicht so kompliziert.

Der Körper managt seine Lebensfunktionen mit einem erstaunlich einfachen Mechanismus: Etwas wird in die Zellen aufgenommen, etwas wird aus den Zellen ausgeleitet. Das ist alles, was es an lebenserhaltenden Aktivitäten braucht.

Wenn nicht ausreichend Nährstoffe zugeführt werden und sich Zellgift ansammelt, kann der Körper seine Lebensfunktionen nicht aufrechterhalten und sendet durch Schmerzen und Beschwerden Warnsignale.

In unserer heutigen Gesellschaft kann man sich sehr bequem Nahrungsmittel verschaffen, doch es gibt auch viele verarbeitete Zusatzstoffe, die dem menschlichen Körper nicht guttun.

Da sehr viele Nährstoffe notwendig sind, um all das durch die Organe zu entgiften, was für den Körper (in den Organen) schädlich ist, ist eine hochwertige Ernährung sehr wichtig. Es ist auch notwendig, den Lymphfluss zu fördern, da die Lymphe eine wichtige Rolle bei der Ausscheidung von Giftstoffen spielt.

Es ist nicht übertrieben zu sagen, dass die Erhaltung der Gesundheit davon abhängt, inwieweit Sie dem Körper die notwendigen Vitalstoffe zuführen und inwieweit Sie die für den Körper schädlichen Stoffe ausleiten können. Indem Sie Ihr Augenmerk auf die Nahrungsaufnahme und die Entgiftung des Körpers richten, bessern sich Schmerzen und Beschwerden auffallend.

Das Lymphsystem scheidet Abfallprodukte aus

Die Lymphe ist dafür verantwortlich, Dinge auszuscheiden, die unnötig, giftig und schlecht für den Körper sind. Das, was die Lymphe ausleitet, nennt man Ausscheidungsprodukte oder Abfallprodukte. Hauptsächlich handelt es sich dabei um Schlacken (die beim Verbrennungsprozess entstehen, wenn die Zellen Nahrung in Energie umwandeln), abgestorbene Zellen, Pilze (Schimmel), Bakterien, Viren, Parasiten und andere von außen eindringende Mikroorganismen.

Neben dieser Ausscheidungsfunktion hat die Lymphe auch eine Immunfunktion. Allein durch die einfache Förderung des Lymphflusses kann der Körper unnötige Dinge ausscheiden und die Immunität verbessern, um so Schmerzen und Beschwerden zu lindern. Ist der Lymphfluss gut, hat dies eine Reihe positiver Effekte.

Unser Körper ist mit solch einem praktischen System zur Erhaltung unserer Gesundheit ausgestattet. Beeindruckend, oder? Allein durch die Förderung des Lymphflusses lässt sich körperliches Leiden nahezu beseitigen. Das gilt es zu nutzen!

Schwellungen und unterkühlte Körperzonen

Wenn der Lymphfluss ordnungsgemäß funktioniert, sammelt sich kein überflüssiges Wasser im Körper an, es entstehen also auch keine Schwellungen und Ödeme im Körper. Wer vor dem Schlafengehen oder beim Aufstehen ein geschwollenes Gesicht oder geschwollene Beine oder Hände hat, leidet unter einem Lymphstau. Da überschüssiges Wasser nicht ausgeleitet werden kann, schwellen die Extremitäten an. Sind die Schwellungen beseitigt, wird der Körper zudem auch nicht mehr so leicht kalt.

Bei Menschen, die gerne Alkohol oder kalte Getränke trinken, sammelt sich leicht überschüssige Flüssigkeit im Körper an, und sie neigen zu Ödemen und Kältezonen am Körper. Durch eine Steigerung des Lymphflusses kann überschüssiges Wasser ausgeleitet werden, dadurch steigt dann auch die Körpertemperatur an. Und ein wohltemperierter Körper ist gut für die Zellen und das Immunsystem und hilft, Krankheiten vorzubeugen.

Bewegung bringt den Lymphfluss in Schwung

Die Blutgefäße des ganzen Körpers sind etwa 100.000 Kilometer lang, die Lymphgefäße sollen doppelt so lang sein. Trotz dieser enormen Länge gibt es – anders als bei den Blutgefäßen – keine Pumpe wie das Herz, die die Lymphflüssigkeit im ganzen Körper verteilt. Stattdessen fungieren die Muskeln und Gelenke als Pumpe. Mit einer professionellen Lymphmassage kann der Lymphfluss angeregt werden, da der Lymphtherapeut mit ganz präzisen Griffen arbeitet. Der Selbstbehandlung sind jedoch Grenzen gesetzt.

Positive Effekte bei gutem Lymphfluss

Guter Lymphfluss ⇢ es bilden sich keine Ödeme ⇢ der Körper ist gut temperiert ⇢ das Immunsystem ist stark ⇢ man wird nicht so schnell krank.

Wenn man an sich selbst eine Lymphmassage durchführt, steht man still vor dem Spiegel und versucht mit der Handfläche, die Lymphe zum Fließen zu bringen. Doch wenn man den Körper nicht bewegt und nur mit der Hand streicht, fühlt man nicht wirklich, dass die Lymphe fließt. Und weil sich nicht sofort ein Erfolg einstellt, strengt man sich an und verkrampft, was zu einer Ermüdung der Schultern und Arme führen kann. Daher ist es für die Selbstbehandlung wirkungsvoller, die Muskeln und Gelenke, die als Pumpe dienen, zu bewegen. Wenn Sie nur über Ihren Körper streichen, kommt die Lymphe nicht zum Fließen.

Bei den in diesem Buch zur Selbstbehandlung vorgestellten Übungen des athletischen Lymphtrainings fließt die Lymphe durch die Bewegung des Körpers. Da durch Bewegung die Lymphe in Schwung kommt, kann die Lymphe besser fließen, als wenn man den Fluss im Stillstand fördern möchte.

Wenn man den Effekt der Lymphdehnung (der Lymphfluss wird durch das Dehnen und Kontrahieren der Lymphgefäße stimuliert) mit dem Effekt einer Lymphdrainage (über den Kontakt mit der Haut werden die Lymphgefäße direkt berührt und die Lymphe Richtung Lymphknoten geleitet) verbindet, fließt die Lymphe der anvisierten Körperteile besser in die richtige Richtung.

Das Lymphsystem durchzieht den ganzen Körper

Die Lymphflüssigkeit in den Lymphgefäßen fließt in Richtung Herz. Krankheitserreger wie Viren, Abfallprodukte und Eiweißreste, die im Körper nicht mehr benötigt werden, werden gesammelt und in größere Lymphgefäße geleitet. Dabei wird die Lymphflüssigkeit in den Lymphknoten gefiltert. Wenn die Lymphe also ordentlich fließt und die Lymphzellen (Lymphozyten) gesund sind, werden Krankheitserreger in den Lymphknoten unschädlich gemacht.

Doch anders als der Blutfluss ist der Lymphfluss sehr langsam. Unzureichende Muskeldehnung durch Bewegung und mangelnde Lymphpflege während des Trainings können zu Lymphstauungen um die Lymphknoten führen. Wenn die Lymphe an einer Stelle stagniert, stoppt die Lymphflüssigkeit und der Fluss kommt zum Erliegen. Wenn die Lymphe nicht fließt, sammelt sich überschüssige Flüssigkeit an und an diesem Körperteil entstehen Schwellungen. Die Ödeme führen wiederum zur Unterkühlung dieser Körperteile. Auch die Lymphozyten verlieren ihre Schlagkraft und die Immunabwehr ist reduziert.

Das Lymphsystem, das sich bis in die letzten Winkel des Körpers ausbreitet und die Lymphflüssigkeit transportiert, spielt eine wichtige Rolle bei der Immunabwehr. Dieses komplexe System besteht unter anderem aus lymphatischen Organen, Lymphknoten, Lymphgefäßen, dem rechten und dem linken Lymphgang. Es schützt den menschlichen Körper vor verschiedenen Einflüssen

Beschwerden, die durch die Haupt-Lymphknoten geheilt werden.

Haupt-Lymphknoten	Beschwerden, die gelindert werden
Lymphknoten am Hals	Kopfschmerzen, Nackenschmerzen, verspannte Schultern, Schwindel, Tinnitus, Schlaflosigkeit, Störungen des vegetativen Nervensystems, überanstrengte Augen, Nasenschleimhautentzündung, Parodontitis, Halsschmerzen, grauer Star, Pollenallergien, Nasolabialfalte, Schwellungen im Gesicht, Stirnfalten, Halsfalten
Lymphknoten unter dem Schlüsselbein	Nackenschmerzen, verspannte, schmerzende oder steife Schultern, Brustschmerzen, Schlaflosigkeit, Nasenschleimhautentzündung, Parodontitis, Halsschmerzen, Asthma, Allergien, Atopie, Nasolabialfalte, Schwellungen im Gesicht, Stirnfalten, Halsfalten, kalte Hände
Lymphknoten in den Achselhöhlen	Nackenschmerzen, verspannte, schmerzende oder steife Schultern, Rückenschmerzen, Brustschmerzen, kalte Hände, schmerzende Arme, schlaffe Oberarme, Schmerzen an den Ellbogen, Handgelenksschmerzen, geschwollene Finger
Lymphknoten im Bauchbereich	Kopfschmerzen, Nackenschmerzen, verspannte Schultern, Rückenschmerzen, Brustschmerzen, Hüft(gelenk)schmerzen, Regelschmerzen, Wechseljahrbeschwerden, Verdauungsstörungen, Appetitlosigkeit, Bluthochdruck, zu niedriger Blutdruck, Schlaflosigkeit, Störungen des vegetativen Nervensystems, Verstopfung, ungewollte Kinderlosigkeit, Gebärmuttermyom, Asthma, Allergien, Atopie, Diabetes, häufiger Harndrang, Nasolabialfalte, Schwellungen im Gesicht, Stirnfalten, Halsfalten, nachlassende Potenz, kalte Hände und Füße und andere kalte Körperzonen
Lymphknoten im Leistenbereich	Hüft(gelenk)schmerzen, Knieschmerzen, Regelschmerzen, Wechseljahrbeschwerden, Verstopfung, ungewollte Kinderlosigkeit, Gebärmuttermyom, häufiger Harndrang, nachlassende Potenz, kalte Füße, andere kalte Körperzonen

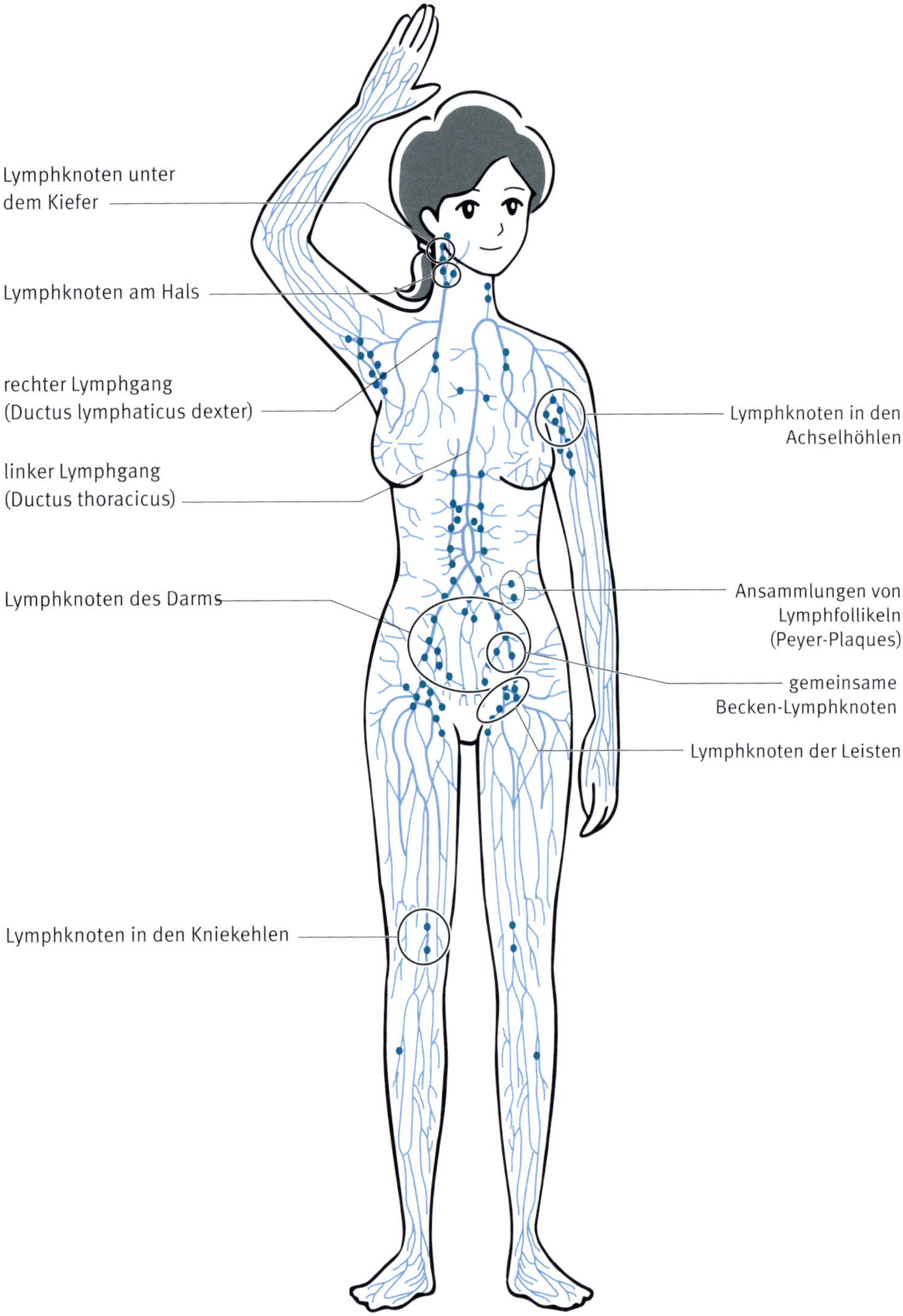
Lymphknoten unter dem Kiefer
Lymphknoten am Hals
rechter Lymphgang (Ductus lymphaticus dexter)
linker Lymphgang (Ductus thoracicus)
Lymphknoten des Darms
Lymphknoten in den Kniekehlen
Lymphknoten in den Achselhöhlen
Ansammlungen von Lymphfollikeln (Peyer-Plaques)
gemeinsame Becken-Lymphknoten
Lymphknoten der Leisten

und fremden Eindringlingen. Wenn sich die Lymphe allerdings staut, kommt dieser Abwehrmechanismus vollständig zum Erliegen.

Beim athletischen Lymphtraining wird die Lymphe durch Dehnung und Kontraktion der Muskeln und durch verschiedenen Lymphübungen von den oberflächlichen Lymphgefäßen nahe der Haut in die tieferen Lymphgefäße im Körperinneren geleitet. Die in die tieferen Lymphgefäße transportierte Lymphe fließt in den linken Venenwinkel (Angulus venosus) unter dem Schlüsselbein (Vena subclavia). Wenn die Lymphe in den Blutkreislauf eintritt, wird sie zum Herzen und von dort in die Entgiftungsorgane transportiert und dann aus dem Körper gespült. Wenn Sie den Lymphfluss durch Lymphtraining und Lymphübungen fördern, können Sie Ihr Immunsystem stärken und Ihren Körper von innen heraus entgiften (Detox).

Effektivere Selbstbehandlung durch Bewegung

Lymphknoten sind sozusagen die Mülleimer des menschlichen Körpers. Die von der Lymphe aufgesammelten, für den Körper nicht notwendigen Abfallstoffe werden entgiftet und aus dem Körper ausgeschieden.

Im Körper gibt es Stellen, an denen die Lymphe

zusammenfließt (die Haupt-Lymphknoten). Wenn Sie während der Übungen Ihren Fokus auf diese wichtigen Lymphknoten lenken, verdoppelt sich die Wirkung der Übung. Die

« Die Haupt-Lymphknoten und -Lymphgefäße.

Haupt-Lymphknoten befinden sich unterhalb des Schlüsselbeins, unter den Achseln, in der Bauch- und in der Leistenregion. Da sich die Lymphknoten v. a. in der Nähe der Gelenke versammeln, können Sie die verschiedenen großen und kleinen Lymphknoten besonders gut durch große Bewegungen der Gelenke stimulieren.

Schauen wir uns an, was bei den Übungen zu den Haupt-Lymphknoten zu beachten ist, und werfen wir einen Blick auf ihre Wirkungen.

Lymphknoten unterhalb des Schlüsselbeins (Dekolleté): Achten Sie bei den Übungen auf die Bewegungen des Schlüsselbeins. Mit den Übungen können Sie einen verspannten Nacken, Halsfalten und Beschwerden an Gesicht und Kopf bessern.

Lymphknoten unter den Achseln: Achten Sie bewusst auf die Schulterblätter und auf die Knochen der Oberarme. Die Lymphknoten unter den Achseln sind verantwortlich für verspannte Schultern, Schmerzen an den Schulterblättern und geschwollene Arme.

Lymphknoten in der Bauchregion: Fokussieren Sie sich auf die Bewegungen der Wirbelsäule und des Beckens. Mit Hilfe dieser Lymphknoten lassen sich Beschwerden der Organe im weitesten Sinn angehen, beispielsweise Verstopfung, Regelschmerzen, Appetitlosigkeit oder mangelnde Fettverbrennung.

Lymphknoten der Leisten (am Ansatz der Oberschenkel): Achten Sie bewusst auf das Hüftgelenk. Mit den Lymphknoten der Leistenregion lassen sich Beschwerden im gynäkologischen Bereich, geschwollene Beine, schlechte Durchblutung und unterkühlte

Körperzonen, nachlassende Potenz und verschiedene andere Beschwerden beheben.

Einen Überblick über die Beschwerden, die sich mit den Haupt-Lymphknoten bessern lassen, finden Sie in der obigen Tabelle (Seite 13).

Ernährung + Bewegung + Lymphtraining

Egal, ob es um die körperliche Verfassung, Kraft oder Anti-Aging geht, für ein gutes Ergebnis müssen die drei Elemente Ernährung, Bewegung und Lymphpflege berücksichtigt werden. Wird eines dieser Elemente außen vor gelassen, werden sich Beschwerden bemerkbar machen und das Ziel, in guter Verfassung in einem gesunden Körper zu leben, wird nicht erreicht. Selbst wenn Sie eines der drei Elemente sehr gut umsetzen, die anderen aber vernachlässigen, werden Sie Ihr Ziel nicht erreichen. Integrieren Sie die drei Elemente jedoch nach und nach in Ihren Alltag, werden Sie langfristige Erfolge erzielen. Es genügt, Schritt für Schritt vorzugehen. Wenn Sie einen neuen Ernährungsplan, ausreichende Bewegung und regelmäßige Lymphpflege in Ihre Routine einbauen, sind sie auf dem besten Weg, Schmerzen und Beschwerden zu lindern.

Das im vorliegenden Buch vorgestellte Lymphtraining empfiehlt, zwei Arten der Lymphpflege täglich auszuführen:

1. Lymphtraining, das die Lymphe dehnt.
2. Lymphpflegeübungen, durch die Lymphe wirkungsvoll zum Fließen gebracht wird.

Beim Lymphtraining (Seite 19) werden die Haupt-Lymphknoten gedehnt und die Skelettmuskulatur gestärkt. Die Lymphknoten sind, wie bereits gesagt, die Mülleimer des Körpers. Wenn sie verstopfen, kann der Abfall im Inneren des Körpers nicht ausgeleitet werden. Durch das Lymphtraining werden die Lymphknoten beim Dehnen wie eine Pumpe bewegt und der Lymphfluss gesteigert. Mit den Lymphpflegeübungen (Seite 86) wiederum können Sie den Lymphfluss durch Bewegungen des Körpers fördern. Das ist wesentlich effektiver, als den Lymphfluss im Ruhezustand zu stimulieren.

Die Grundlage des athletischen Lymphtrainings ist »Bewegung plus Lymphübung«. Wenn Sie jede Übung mit Bewegung kombinieren, steigert sich die Wirkung enorm. Wenn Sie nur fünf bis zehn Minuten täglich üben und ein bisschen auf Ihre Ernährung achten, werden Sie rasch Ihre Konstitution verbessern, Schmerzen lindern und Beschwerden verbessern.

Professionelle Lymphdrainage als Ergänzung

Wenn Sie Ihre Gesundheit möglichst schnell verbessern wollen, ist auch eine regelmäßige professionelle Lymphpflege anzuraten. Ich höre oft: »Ich würde mich ja gerne bei einem Lymphexperten behandeln lassen, aber wo finde ich einen guten?« Es ist in der Tat äußerst schwierig, in einer Stadt mit vielen Massage-Praxen und Kosmetiksalons einen Therapeuten zu finden, der zu einem passt. Hier möchte ich Ihnen aus der Sicht eines Experten ein paar Tipps für die Auswahl eines guten Therapeuten die Hand geben.

Wenn ich selbst eine Behandlung möchte, gehe ich nach dem Ausschlussprinzip vor. Therapeuten, die eine schlechte Körperhaltung oder einen eigentümlichen Gang haben oder bei denen die Körperbalance auf irgendeine Art und Weise beeinträchtigt ist, können meiner Meinung nach nur eingeschränkt behandeln und sind nicht zu empfehlen.

Therapeuten, die nur mit der Kraft ihrer Arme arbeiten, sortiere ich ebenfalls aus. Diese Technik dringt nicht in die tieferen Teile des Körpers ein. Die korrekte Technik besteht darin, die Massage flach auszuführen und dann tief wirken zu lassen. Wird von Anfang an mit zu viel Kraft gearbeitet, stößt man auf Verhärtungen an der Oberfläche, das verursacht Schmerzen und der massierte Körper verspannt sich. Diese Anspannung verhindert dann, dass die Massage bis in die tieferen Schichten wirken kann. Einen Therapeuten, der schon bei der ersten Berührung grob zupackt und mit zu viel Kraft arbeitet, sollten Sie meiden.

Und der letzte Punkt ist, dass der Therapeut den gesamten Körper ausgewogen behandelt. Einen Therapeuten, der sich nur mit einem Körperteil befasst, sortiere ich bei meiner Auswahl ebenfalls aus. Seine Problemlösefähigkeit ist gering und die Wirkung seiner Behandlung wird nicht lange anhalten. Anders als bei der Fuß-Akupressur oder der Reflexzonen-Therapie ist es bei der Lymphbehandlung wichtig, einen Therapeuten auszuwählen, der den ganzen Körper ausgewogen bearbeitet.

Wenn Sie eine grundlegende Verbesserung Ihrer Gesundheit möchten, sollten Sie sich neben der Selbstbehandlung durch das athletische Lymphtraining auch etwa einmal im Monat von einem Spezialisten umfassend behandeln lassen.

Lymphpflege für die Schönheit

Lymphpflege ist auch für die Schönheit, egal ob Mann oder Frau, jung oder alt, sehr wirkungsvoll.

- Wenn angestaute Lymphflüssigkeit ausgeleitet wird, wird die Haut rein, Schwellungen werden beseitigt und betroffenen Körperglieder werden schlanker.
- Abfallstoffe werden beseitigt, verschmutztes Blut wird wieder dünnflüssig und damit wird die Haut klar.
- Die durch das Gewicht der Schwellungen und Wassereinlagerungen herunterhängende Haut kehrt wieder an ihren alten Platz zurück, natürliches Lifting sozusagen.
- In Gesicht, Hals, Achselhöhlen, Beinen und um die Hüfte angestaute Lymphe fließt wieder und der Körper sieht schlanker aus.

Bringen Sie angestaute Lymphflüssigkeit wieder zum Fließen, verbessert sich Ihr Aussehen merklich. Darüber hinaus kommen die Hormone wieder ins Gleichgewicht und Körper und Geist werden erfrischt. Auch Ihre Augen strahlen dann wieder mehr. Indem Sie Ihren Körper von innen reinigen, tun Sie Ihrer Gesundheit Gutes und fördern Ihre Schönheit von innen. Nur von außen Ergänzungsmittel und Ähnliches zuzuführen, bringt nichts. Wenn das Innere des Körpers nicht sauber ist, werden alle anderen Zusätze keine vollständige Wandlung mit sich bringen.

Warum die Lymphe stagniert und wie sie fließt

Unzureichende Muskeldehnung durch Bewegung und mangelnde Lymphpflege während des Trainings können zu Lymphstauungen um die Lymphknoten führen.

In der heutigen Zeit finden sich überall giftige Substanzen für den Körper und selbst das normale Leben belastet den Körper stark.

Auskühlen und Stress blockieren den Lymphfluss

Wenn Faktoren wie psychischer Stress bei der Arbeit und zu Hause sowie Bewegungsmangel hinzukommen, ziehen sich die kapillaren Lymphgefäße zusammen. Wenn sich die kapillaren Lymphgefäße (die kleinsten Lymphgefäße, an denen das Lymphsystem beginnt) auf Grund von Unterkühlung oder Stress zusammenziehen, stagniert die Lymphflüssigkeit in den Lymphgefäßen, und da das wieder zu Unterkühlung führt, entsteht ein Teufelskreis.

Es wird angenommen, dass wenn die Körpertemperatur um 1 Grad Celsius sinkt, die Immunkraft des Körpers um 30 % abnimmt. Das hat schwerwiegende Folgen für den Körper.

Die Gründe für einen Lymphstau sind also Unterkühlung und Stress. In der heutigen Zeit nimmt die Anzahl der Menschen, die an kalten Körperzonen (Hände, Füße, Po etc.) leiden, rasant zu. Durch kalte Körperzonen entstehen Schmerzen und Beschwerden. Und bereits bestehende Beschwerden werden durch unterkühlte Körperregionen zusätzlich verstärkt. Lymphpflege hilft dabei, Unterkühlungen in verschiedenen Körperregionen zu bessern.

Wenn der Körper kalte Zonen aufweist, ist das ein Hinweis dafür, dass der Lymphfluss gestört ist. Durch körperliche Bewegung wird die träge Lymphe wieder in Schwung gebracht und zu den Lymphknoten geleitet. Wird die Lymphflüssigkeit dorthin geleitet, vereint sie sich mit dem Blutkreislauf und wird aus dem Körper ausgeschieden. Um das zu erreichen, sollten Muskeln und Gelenke bewegt und die Lymphknoten ordentlich gedehnt werden. Auf diese Weise wirken die Muskeln und Gelenke als Pumpen und drücken die ausgekühlte Lymphe aus den Körperteilen, in denen sie sich angestaut hat.

Psyche und Lymphe, der seelische Zustand und der Lymphfluss, hängen eng zusammen. Wenn die ausgekühlte Lymphflüssigkeit aus dem Körper ausgeleitet wird, verändert sich auch die Hormon-Balance und Sie werden sich geistig frischer fühlen.

Folgen eines Lymphstaus

Pestizide und Schwermetalle sammeln sich im Körper an

Wenn der Lymphfluss träge wird, sammeln sich Pestizide und Schwermetalle im Körper an und verursachen Schmerzen und Beschwerden.

Die schwerwiegenden Folgen, wenn sich Pestizide ansammeln. Wenn sich über längere Zeit Agrarchemikalien im Körper ansammeln, können Symptome wie Husten, Bauchschmerzen, Durchfall, Magenschmerzen, Übelkeit und Erbrechen, Kopfschmerzen, Schwindel, sensorische oder motorische Lähmung, verengte oder auch erweiterte Pupillen, Atembeschwerden, Bewusstseinsstörungen, Herzrhythmusstörungen, übermäßige Speichelsekretion, Zittern, übermäßiges Schwitzen usw. auftreten.

Da die Beschwerden oftmals nicht direkt nach der Aufnahme auftreten, ist es für Betroffene schwer, den Zusammenhang zwischen den Symptomen und der Aufnahme vergifteter Nahrung zu erkennen. Auch wenn man die Gefährlichkeit dieser Pflanzenschutzmittel irgendwie ahnt, dürfte es nur wenigen bewusst sein, dass durch sie langfristig die Organe geschädigt werden. Ganz allmählich, über 20, 30 Jahre hinweg, entstehen chronische Beschwerden, Krebs und andere schwere Krankheiten.

Die schwerwiegenden Folgen, wenn sich Schwermetalle ansammeln. Auch die Organschädigungen durch Schwermetalle, die sich durch Zahnfüllungen, Meeresfrüchte, Medikamente oder Haarfärbemittel ansammeln, sind ein ernsthaftes Problem. Wenn Schwermetalle über den Verdauungsapparat, die Atemwege oder die Haut aufgenommen werden, richten sie – je nach Menge, Art und Verbindung – verschiedenste Schäden wie Leber- und Nierenschäden, Nervenkrankheiten, Störungen der blutbildenden Organe und des Verdauungsapparats, Atemwegserkrankungen, Haut- und Knochenleiden usw. an.

Chemische Schadstoffe und Mikroorganismen sammeln sich im Körper an

Die von Metallen und Chemikalien verseuchten Organe verlieren ihre Immunkraft und werden zu einer Brutstätte für Mikroorganismen, die von außen eindringen. Schmerzen und Beschwerden, die daraus resultieren, sind sehr ernst zu nehmen.

Die schwerwiegenden Folgen, wenn sich schädliche Chemikalien ansammeln. In der heutigen Lebensmittelindustrie sind Zusatzstoffe allgegenwärtig. Zusatzstoffe sind schädliche Chemikalien, die im Verdacht stehen, Krebs, Allergien und Schädigungen des Erbguts zu verursachen. Neben Zusatzstoffen sind hier noch Kunststoffe, synthetischer Kautschuk, Synthetikfasern und synthetische Tenside zu nennen. Diese Produkte werden aus Erdöl gewonnen und kommen so in der Natur nicht vor. Sie sind eine wichtige Ursache dafür, dass die Zahl der Krebserkrankungen und Allergiebeschwerden nach dem Krieg so zugenommen hat.

Noch besorgniserregender ist, dass diese Stoffe vom Mutterleib zum Embryo gelangen und mit der Muttermilch an den Säugling weitergegeben werden und sich dabei noch konzentrieren. Durch die Anreicherung im Organismus und die Weitergabe an die nächste Generation entsteht das Problem der Genotoxizität. Das Kind nimmt die Schadstoffe der Mutter über die Nabelschnur auf. In diesem Sinne könnte man sagen, dass für die Mutter eine Geburt die ultimative Detox-Kur ist. Allerdings wird sie sich wohl nicht über ihre gereinigte Gebärmutter nach der Geburt freuen, wenn die Giftstoffe nun in konzentrierter Form in ihrem eigenen Kind eingelagert sind. Man geht also davon aus, dass Kinder häufig Schadstoffe über die Nabelschnur und die Muttermilch erhalten. Deshalb ist es sehr wichtig, die Frauen während der Schwangerschaft vor Schadstoffen zu schützen.

Die schwerwiegenden Folgen, wenn sich schädliche Mikroorganismen ausbreiten. Des Weiteren ist unser Körper von zahlreichen Mikroorganismen wie Pilzen (Schimmel), Bakterien, Viren, Parasiten etc. umgeben. Wir leben sozusagen in einem Meer von Mikroorganismen. Diese Mikroorganismen dringen über die Atemwege, die Haut oder über unseren Verdauungstrakt in den Körper ein und leben hier im Verborgenen. Auch wenn das Wissen darum noch nicht sehr verbreitet ist, so sind diese von außen eindringenden Mikroorganismen oftmals die Ursache für chronische Beschwerden wie Migräne, schwere Krankheiten wie Krebs, für Allergien und psychische Störungen wie Depressionen. Das Problem ist, dass die Schädigung der Organe durch Schwermetalle und schädliche Chemikalien ein Milieu schafft, in der sich die fremden Mikroorganismen leicht vermehren können. Ein gesunder Körper kann die von außen eindringenden Mikroorganismen abwehren, aber geschädigte Organe können nicht nur Schwermetalle und schädliche Chemikalien nicht mehr ausleiten, sondern werden zum Nährboden für Mikroorganismen. Wenn die Immunkraft der Organe geschwächt ist, wandern beispielsweise Parasiten, die normalerweise den Dünndarm besiedeln, durch

Zusammenhang zwischen dem Mechanismus des Lymphstaus und Unterkühlung

Durch Unterkühlung und Stress ziehen sich die kapillaren Lymphgefäße zusammen → Die durch die Lymphgefäße fließende Lymphe steht still → Der Lymphfluss kommt zum Erliegen → Der Körper kühlt weiter aus.

die Blut- und die Lymphgefäße und befallen Leber und Lunge. Das ist einer der Ursachen für die Entstehung von Krebs.

Unter den heutigen Lebensbedingungen ist es ziemlich schwierig zu verhindern, dass Mikroorganismen, Schwermetalle und schädliche Chemikalien von außen in den Körper gelangen. Besorgtes »Über-Desinfizieren« der Hände oder aller Oberflächen schwächt die Immunabwehr dann nur zusätzlich. Stattdessen ist es besser, die eigene Immunabwehr und Entgiftungsfähigkeit zu stärken.

In den Lymphgefäßen, die sich durch den ganzen Körper ziehen, sind die Lymphknoten eine Art Grenzposten, in denen die Immunzellen darauf warten, von außen eindringende Mikroorganismen abzuwehren. Wenn allerdings der Lymphfluss stagniert, verlieren die Immunzellen ihre Kraft und sie können nicht mehr gegen den Feind von außen kämpfen. Der beste Weg, um fremden Mikroorganismen, die in den Körper eindringen, entgegenzuwirken und die Entgiftungskapazität der Organe zu steigern, besteht darin, genügend Vitamine und Mineralien zu sich zu nehmen und mit regelmäßiger Lymphpflege Giftstoffe auszuscheiden.

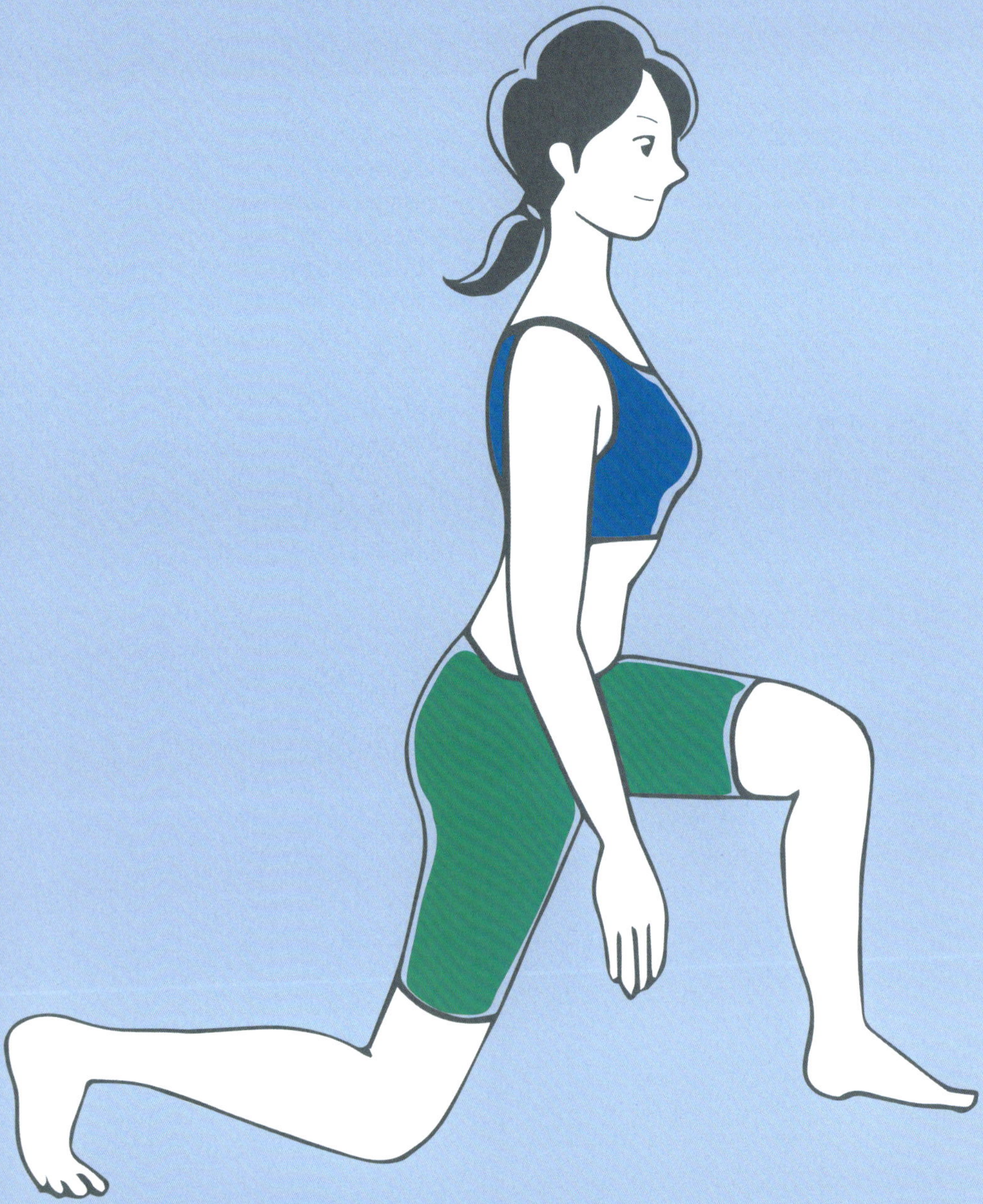

Drei Elemente, die der Lymphe helfen

Egal, ob es um die körperliche Verfassung, Kraft oder Anti-Aging geht, für ein gutes Ergebnis müssen die drei Elemente Ernährung, Bewegung und Lymphpflege berücksichtigt werden.

1. Element: Ernährung

Nährstoffmangel schwächt die Entgiftungsfunktion und chronische Beschwerden und Krankheiten werden ausgelöst. Sind Lebensmittelqualität und -quantität im Gleichgewicht, lindert das viele Schmerzen und Beschwerden.

Stress und zu viel Essen verursachen Beschwerden

Das Gehirn ist das Organ im menschlichen Körper, das am meisten Durchblutung braucht. Bei Stress schickt das Gehirn mehr Blut zu sich selbst, da es nun mehr Nährstoffe benötigt. Dadurch werden allerdings die anderen Organe schlechter versorgt.

In der heutigen Zeit ist der Nährwert von Nahrungsmitteln, auch der von Gemüse, viel niedriger als noch vor 50 Jahren. Bei manchen Lebensmitteln hat er sich auf weniger als ein Drittel reduziert. Egal, wie viel Sie essen: Da Sie nicht mehr ausreichend Nährstoffe wie Vitamine und Mineralien zu sich nehmen, gerät Ihr Körper in einen chronischen Mangelzustand. Und da die Ernährung nicht ausreicht, befiehlt das Gehirn, stetig mehr zu essen. Das übermäßige Essen, das in unserer Gesellschaft häufig zu finden ist, entsteht durch permanenten Stress und eben diese Mangelernährung.

Wenn die Nährstoffe nicht ausreichen, schwächt das auch die Entgiftungsfunktion und chronische Beschwerden und Krankheiten werden ausgelöst. Sind Lebensmittelqualität und -quantität im Gleichgewicht, bessert das viele Schmerzen und Beschwerden.

Zu viel Essen belastet die Organe. Einige sagen, dass vieles Essen gut gegen Stress ist. Man redet ja auch von »Stress-Essen«. Wenn man viel in sich hineinstopft, konzentriert sich das Blut tatsächlich im Verdauungstrakt und für eine Weile sinkt die Blutzufuhr zum Hirn, sodass man das Gefühl hat, der Stress habe sich gelöst. All das bringt aber eher weiteren Stress, diesmal allerdings für die Verdauungs- und Entgiftungsorgane. Und »Organstress« hat ebenfalls gravierende Folgen für die Psyche. Oftmals ist es viel sinnvoller, die Nahrungsaufnahme beispielsweise durch Fasten einzuschränken. Muskeln kann man trainieren, doch bei Organen ist das nicht möglich. Durch Fasten – wenn es einem gesundheitlich möglich ist – kommen die Organe für eine bestimmte Zeit zur Ruhe und das hilft bei der Stressbewältigung.

Verteilung der Nährstoffe über die Lymphe

Wie ich vorher erwähnt habe, ist es ziemlich schwierig, mit den heutigen Lebensmitteln den Nährstoffbedarf des Körpers zu decken. Hier ist es ratsam, die fehlenden Nährstoffe z. B. mit Nahrungsergänzungsmitteln auszugleichen. Doch es gibt noch etwas Wichtigeres, auf das man achten sollte: Egal wie teure und hochwertige Nahrungsergänzungen man auch zu sich nimmt, wenn sie nicht in jede Zelle gelangen, bringt auch diese gesunde und bewusste Ernährung nicht viel. Wenn man chronische Beschwerden lindern und die Vitalität steigern möchte, reicht es nicht aus, nur auf die Ernährung zu achten. Wichtig ist, dafür zu sorgen, dass die Nährstoffe überall, bis in die letzten Winkel des Körpers, verteilt werden.

Durch einen Lymphstau verschlechtert sich auch die Durchblutung, sodass die Nährstoffe nicht in die äußersten Körperbereiche und Zellen gelangen. Um also die Wirkung der Ernährungsmaßnahmen zu steigern, sollten Sie sowohl auf die Ernährung als auch auf die Lymphe achten.

Hören Sie nicht auf Ihr Gehirn

Auf der Suche nach der passenden Ernährungsweise ist es besonders wichtig, auf die Stimme des eigenen Körpers zu hören.

Wenn man zu viel Süßes und Fettes isst und daraufhin ein Schweregefühl im Magen oder sogar Sodbrennen bekommt, ist das ein Zeichen dafür, dass man mit der eigenen Ernährung die Bedürfnisse des Körpers ignoriert. Häufig gibt es eine Diskrepanz zwischen dem, was das Gehirn will, und dem was der Körper verlangt. Ernährt man sich so, wie es einem das Gehirn diktiert, zerstört man den eigenen Körper. In unserer Stress-Gesellschaft neigt das Gehirn dazu, außer Kontrolle zu geraten. Man hört oft davon, dass Essen als Stresskompensation genutzt wird, doch lediglich das Gehirn kann durch übermäßiges Essen und Trinken Stress abbauen. Die Organe hingegen ächzen unter der Last. Die ursprüngliche Absicht, sich zu entspannen, bringt im Gegenteil nur Stress für den Körper.

Überlassen Sie sich nicht den Begehrlichkeiten Ihres Gehirns, sondern behalten Sie beim Thema Ernährung Ihren gesamten Körper im Blick.

Nährstoffmangel und übermäßiges Essen verursachen Schmerzen und Beschwerden:

Auch wenn man noch so viel isst, man nimmt nicht ausreichend Nährstoffe auf → chronischer Nährstoffmangel → übermäßiges Essen → Stress für die Organe.
Zudem sorgt der Nährstoffmangel für eine verminderte Entgiftungsfunktion, es kommt zu chronischen Beschwerden und Krankheiten.

Ernährung ist eine sehr individuelle Angelegenheit

Es gibt zahlreiche Ratgeber für verschiedene Ernährungsweisen, die dem Körper guttun, doch die perfekte Ernährung, die für jeden passt, findet sich nirgendwo.

Die Ernährungslehre entwickelt sich permanent weiter. Nicht selten kommt es vor, dass das, was gestern noch gut für die Gesundheit war, heute im Verdacht steht, dem Körper zu schaden. Das eine Wundermittel gibt es nicht. Da es ja auch individuelle Unterschiede gibt, existiert die eine Ernährungsmethode für alle nicht. Es ist eigentlich ganz natürlich, dass es für 100 verschiedene Menschen 100 verschiedene Ernährungsweisen gibt. Da gibt es die, für die eine vegetarische Lebensweise geeignet ist, andere verfolgen die Strategie, hochwertige Proteine und Fette zu sich zu nehmen, Kohlenhydrate aber einzuschränken.

Zunächst sollte jeder für sich herausfinden, welche Ernährungsweise für ihn selbst geeignet und passend ist. Doch eines sollten Sie im Kopf behalten: Wichtiger als jede Ernährungsmethode ist die Qualität der Nahrung. Lebensmittel mit Zusatzstoffen oder solche, die gentechnisch verändert wurden, kommen nicht in Frage.

Heutzutage, wo Essen und Wasser oftmals auf verschiedene Arten mit Schadstoffen belastet sind, sollte man statt auf die Ernährungsmethode eher darauf achten, dass die Lebensmittel die Gesundheit nicht gefährden. Sorgen Sie dafür, dass Ihre Grundnahrungsmittel frei von Zusatzstoffen sind. Wenn Sie auswärts essen, haben Sie keine Kontrolle über Zutaten oder Zusatzstoffe, daher sollten Sie in diesem Fall Ihr Augenmerk auf eine Entgiftung durch die Förderung des Lymphflusses legen.

Es gibt Menschen, die mit einer einzigen Ernährungsweise ihre Gesundheit erhalten, und welche, die ihre Ernährung ständig variieren. Es ist nicht ungewöhnlich, die Ernährung nach den Jahreszeiten auszurichten, und ich denke, dass es auch gut ist, die Ernährung beispielsweise daran anzupassen, ob man an einem Tag Sport getrieben hat oder nicht. Rein theoretisch ließe sich die Ernährung auch nach Tageszeit variieren. Manche kommen mit einer Mahlzeit pro Tag aus, andere nehmen ihre Nahrung konstant in kleinen Mengen auf und essen sechsmal am Tag. Es ist ganz natürlich, dass sich die Ernährungsweise je nach Lebensstil ändert.

Wichtig ist es, sich darüber klar zu werden, was das Ziel ist. Will man abnehmen? Will man gesund leben? Oder will man an Muskeln zulegen? Am jeweiligen Ziel sollte man dann die eigene Ernährung ausrichten. Nur man selbst kann die für einen passende Ernährungsform finden. Beobachten Sie die täglichen Änderungen Ihres Befindens genau und hören Sie immer auf die Stimme Ihres Körpers. Ein weiterer wichtiger Punkt: Achten Sie auf eine Ernährungsweise, die Ihre Organe nicht belastet. Sie können sich dafür beim Basis-Ernährungsfahrplan (Seite 30) Anregungen holen.

Übersättigung

Achten Sie darauf, nicht zu viel auf einmal zu essen. Wenn Sie nach dem Essen so voll sind, dass Sie sich nicht mehr bewegen können, haben Sie zu viel gegessen. Das ist eine große Belastung für die Organe. Und übermäßiges Essen ist die Ursache vieler Beschwerden. Zu viel Essen belastet die Organe, die es verdauen, sehr. Um eine große Menge an Nahrung so zu verarbeiten, dass sie vom Körper gut aufgenommen werden kann, brauchen die Organe viele Vitamine und Mineralstoffe. Isst man zu viel, kommen die Organe mit der Verdauung nicht hinterher und können die Nahrung nicht richtig verwerten. So bleibt diese dann als Giftstoffe im Körper zurück.

Damit der Körper die Nahrung also richtig verwerten kann, müssen die Qualität der Nahrung, die Menge und die Ausgewogenheit der Ernährung stimmen. Selbst wenn man noch so hochwertige Nahrung zu sich nimmt und sich noch so ausgewogen ernährt: Wenn man zu viel isst, sind die Organe überfordert und die Speisen können nicht verstoffwechselt werden.

Achten Sie also darauf, Ihre Organe nicht durch zu viel essen zu belasten.

Nach dem Training: Hochwertige Proteine zu sich nehmen

Allgemein etwas mehr Proteine zu sich nehmen.
= Nehmen Sie mit jeder Mahlzeit etwas tierisches Eiweiß (Fleisch, Fisch, Ei) auf, das eine besonders hochwertige Aminosäurenzusammensetzung aufweist.
⟶ Wenn Sie sich jedoch nur auf Fleisch konzentrieren, steigt Ihr Cholesterinspiegel im Blut aufgrund der übermäßigen Aufnahme von gesättigten Fettsäuren.
⟶ Nach Belieben Fisch verwenden + bei Fleisch fettarme Teile verwenden (Keule von Schwein und Rind, Brust oder Innenfilet vom Huhn usw.).

Nicht nur Muskeln, sondern auch starke Knochen sind wichtig für einen gesunden Körper.
⟶ Durch Milchprodukte oder kleine Fische (beispielsweise in Öl eingelegte Sardellen oder Sardinen) den Körper mit Kalzium versorgen.
⟶ Um die Kalziumaufnahme zu verbessern, wird Vitamin D benötigt.
= Möglichst Vitamin-D-reiche Pilze (ich empfehle v. a. Maitake) in die Gerichte integrieren.

Weil Kohlenhydrate reduziert werden, sollte man ausreichend Fette zu sich nehmen, um keinen Energiemangel zu haben.
⟶ Auf diese Weise werden die Proteine nicht als Energiequelle, sondern zur Synthese von Muskeleiweiß verwendet.

Ein effektiver Transport von Sauerstoff im Körper ist wichtig für ein nachhaltiges Training.
⟶ Dazu sollte man bewusst Eisen zu sich nehmen, das ein Baustein des für den Sauerstoff-Transport zuständigen Hämoglobins ist.
= Reichlich eisenhaltige Nahrungsmittel wie Leber oder (japanischen Senf-)Spinat in den Speiseplan einbauen.

Die Nährstoffe von blassem Gemüse und Gemüse mit starker Farbgebung unterscheiden sich (z. B. in der Menge der Carotinoide).
⟶ Versuchen Sie daher, über den Tag verteilt beide Gemüse in einem ausgewogenen Verhältnis zu sich nehmen.

Um Abwechslung zu haben, kochen Sie Rezepte aus verschiedenen Küchen (japanisch, westlich, chinesisch).

Rezepte für proteinreiche Gerichte

Hier möchte ich Ihnen eine Rezeptsammlung an die Hand geben, um nach dem Training genügend hochwertige Proteine aufzunehmen. Die Rezepte stammen von der Ernährungsberaterin Yukie Higashiyama, einer Freundin von mir, zu der ich grenzenloses Vertrauen habe.

Zum Konzept der Rezepte: Das Ziel ist, wie oben erwähnt, nach dem Training hochwertige Proteine zu sich zu nehmen. Die Rezepte sind extra ergänzend zu Lymphmassagen und -dehnungen entwickelt worden, deshalb ist es hilfreich, sie in den täglichen Ernährungsplan einzubauen.

Auch wenn ich von Rezepten gesprochen habe, handelt es sich nicht um einzelne Mahlzeiten, sondern vielmehr um einen Ernährungsplan für eine Woche. Sie können die einzelnen Mahlzeiten nach Belieben umstellen und neu arrangieren. Wichtig ist, welche Nährstoffe man auf welche Weise zu sich nimmt.

Passen Sie den Plan an Ihre Bedürfnisse an

Achten Sie bei der Auswahl der Gerichte auf Ihre körperliche Verfassung und hören Sie auf Ihren Körper. Auch ich selbst nehme diesen Ernährungsplan als Grundlage und passe ihn den jeweiligen Bedürfnissen meines Körpers an. Das ist ein wichtiger Punkt.

Wenn Sie beispielsweise abends mit anderen zusammen essen oder auswärts essen gehen, kann es leicht vorkommen, dass Sie mehr essen und trinken, als es Ihnen guttut. In solchen Fällen reicht am nächsten Morgen eine kleine Suppe ohne Beilagen, da die Organe noch mit der Mahlzeit vom Vorabend zu tun haben. Sind Sie unter der Woche zu eingespannt, um regelmäßig Sport zu treiben, sollten Sie auf kalorienarme Nahrung achten und den Zuckerkonsum minimieren.

Die Grundlage des Ernährungsplans sind natürlich immer die Rezepte, die einen mit ausreichend hochwertigen Proteinen versorgen. Diese Grundlage kann aber daran angepasst werden, was der Körper gerade braucht. Es geht nicht darum, möglichst viele Nährstoffe in sich hineinzustopfen, sondern darum, auf die körperliche Verfassung zu achten und die Ernährung darauf abzustimmen.

Um möglichst wenig Auf und Ab in Ihren Ernährungsplan zu bringen und um Ihre Gesundheit zu stabilisieren, sollten Sie das athletische Lymphtraining mit seinen drei Säulen Ernährung, Training und Lymphpflege ausführen. Wenn Sie dann doch einmal Stress haben oder auswärts essen, werden eben feine Anpassungen notwendig.

Fühlt sich Ihr Körper schwer an, sollten Sie das durch vermehrtes aerobes Training und Kalorienreduktion ausgleichen. Achten Sie dann auch darauf, genügend Vitamine und Mineralien zu sich zu nehmen. Wenn Sie das Gefühl haben, Ihre Organe seien erschöpft, können Sie eine Fastenperiode einlegen und die Organe ausruhen lassen. Und wenn die Erschöpfung einmal trotzdem nicht weichen will, können Sie sich immer noch eine professionelle Lymphmassage gönnen.

Solange der Mensch lebt, kann alles Mögliche passieren. Achten Sie in schwierigen Zeiten darauf, Ihren Körper in guter Verfassung zu halten, indem Sie auf Ernährung, Bewegung und Lymphpflege achten.

Wochenspeiseplan

Tag/Mahlzeit	Gerichte
Montag	
Frühstück	**Rührei:** Eier, Parmesan, Butter, Salz und Pfeffer **Gebratene Pilze und Spinat:** Spinat, Maitake-Pilze, Speck, Butter, Salz und Pfeffer **Hühnerschinken mit Kräutern:** Hühnerbrust, Petersilie, Oregano, Basilikum, Salz, schwarzer Pfeffer; **Dekoration:** Tomaten **Baguette:** 3 Scheiben von 1 cm Dicke **Joghurt ohne Zucker**
Mittagessen	**Power-Nudel-Salat:** Penne, roher Thunfisch, Garnelen, Avocado, Brokkoli, rote Zwiebeln, junger Mais; **Dressing:** Sojasauce, Essig, Zucker, Ingwer, Olivenöl **Edamame-Suppe:** grüne Sojabohnen (Edamame), Sojamilch, Brühe, Sahne
Abendessen	**Gekochtes Schweinefleisch mit würziger Sauce:** Fleisch von der Schweinekeule, Gurken; **Sauce:** Lauch, Ingwer, Knoblauch, Sojasauce, schwarzer (Kurozu-)Essig, gebratene Zwiebeln **Gebratene Tomaten mit Ei:** Tomaten, Eier, Mu-Err-Pilze, Salz, Hühnerbrühe, Sesamöl **Chinesische Suppe:** Tofu, Hühnerbrust, Karotten, Shiitake-Pilze, Hühnerbrühe **Gekochter Reis:** ½ Schale
Dienstag	
Frühstück	**Pflaumen-Sardinen-Nattô:** Nattô (fermentierte Sojabohnen), getrocknete Sardinen, salzige Pflaumenpaste, Blätter des Aojiso (das Blatt, mit dem Sashimi häufig dekoriert wird) **Gebratene Hühnerbrust mit Senf:** Hühnerbrust, japanische Schwarzwurzel, Blätter vom braunen Senf (Brassica juncea var. integrifolia), Salatöl, Reiswein oder Sherry, Sojasauce **Miso-Suppe:** Miso (Sojabohnenpaste), Tofu, Mozuku (essbare Braunalgen), Schnittlauch **Gekochter Reis:** ½ Schale
Mittagessen	**Soba-Nudeln mit Meeresfrüchten:** knusprig gebratene Soba-Nudeln, Tintenfisch, Garnelen, Jakobsmuscheln, Wachteleier, Pak Choi, Karotten, Chinakohl, Hühnerbrühe, Austernsauce, Speisestärke oder Katakuriko **Schweinefleisch-Salat:** hauchdünn geschnittenes Schweinefleisch von der Keule, Paprika in Streifen geschnitten, Ponzu (Würzsauce), Karashi (jap. Senf), roter Pfeffer
Abendessen	**Lachs Müllerin Art mit Kräuter-Butter-Sauce:** Lachs, Mehl, Butter, Rosmarin, Salz, Pfeffer, Zitrone **Beilage: sautierte Kräuterseitlinge und Paprika:** Kräuterseitlinge, rote Paprika, Petersilie, Butter, Salz und Pfeffer **Rettich-Steaks:** Rettich, Brühe, Olivenöl, Sojasauce, glatte Petersilie **Tomatensuppe mit Speck:** Dosentomaten, Zwiebeln, Paprika, Karotten, Speck, Olivenöl, Knoblauch, Brühe, Salz und Pfeffer **Gekochter Reis:** ½ Schale

Tag/Mahlzeit	Gerichte
Mittwoch	
Frühstück	**Schinken-Käse-Toast:** Toastbrot, Eier, Schinken, Gruyère-Käse, Butter, Petersilie **Fünferlei Salat:** rotblättriger Salat (Eichblattsalat o. Lollo Rosso), Rucola, Mizuna (jap. Senfkohl), junger Spinat, rote Zwiebeln, Dressing **Kiwi und Hüttenkäse mit Zitronendressing:** Kiwi, Hüttenkäse, Zitronensaft, etwas Honig **Heiße Milch**
Mittagessen	**Gegrilltes Yakitori-Hähnchen auf Reis:** Hühnerschenkel, Lauch, salzige Sauce (Hühnerbrühe, Knoblauch, Ingwer), ein »heißes Quellenei« (Ei wird 17 Minuten lang bei 65–68 Grad geköchelt, bis das Eigelb fest, aber das Eiweiß seidig und cremig ist), Reis (etwas auf den Boden einer Schale füllen, das Hühnerfleisch in salziger Sauce und das Ei daraufschichten) **Gebratener Thunfisch mit Brokkoli und Douchi-Bohnen:** Brokkoli, Thunfisch, Sesamöl, schwarze fermentierte Sojabohnen, Austernsauce **Scharfsaure Suppe (Suan La Tang):** Hühnerbrühe, Eier, fein geschnittener Porree, Essig, Chili-Öl
Abendessen	**Suppen-Curry:** Hühnerflügel, Zwiebel, Aubergine, Kürbis, gekochtes Ei, Fleischbrühe, Curry-Gewürz, Butter, Garam Masala **Avocado-Salat:** Avocado, junger Spinat, Oliven, in Salzwasser gekochte Sojabohnen, Mayonnaise, Zitronensaft **Eingelegtes Gemüse:** Gurken, Blumenkohl, Romanesco, rosa Pfeffer, Lake von eingelegtem Gemüse **Gekochter Reis:** ½ Schale
Donnerstag	
Frühstück	**Weichgekochtes Ei** **Salat:** Römersalat, Brokkoli, Räucherlachs, Gruyère-Käse, Dressing **1 Croissant** **Café au lait**
Mittagessen	**Koreanische Pfannkuchen (Buchimgae):** Schnittlauch (oder Frühlingszwiebeln), Karotten, Kimchi (koreanisches scharfsauer eingelegtes Gemüse), Eier, dünn geschnittene Schweinelende, Sesamöl, Sojasauce, XO-Sauce (würzige Meeresfrüchte-Sauce), schwarzer Essig (Kurozu) **Asari-Tofu-Gericht auf Basis von Sojamilch:** Asari-Muscheln (japanische Kammmuscheln), Weißkohl, Tofu, Sojamilch, Sesampaste, Hühnerbrühe, roter Pfeffer **Wakame-Salat mit Tsa Tsai:** Wakame (Seetang), Tsa Tsai (chinesischer brauner Senfkohl), Sesamöl, Ponzu (Würzsauce), fein geschnittener Lauch
Abendessen	**Frittierter Thunfisch:** Thunfisch (fettloses, rotes Fleisch, gewürfelt), Sojasauce, Sake, etwas Mirin (süßer Reiswein), Mehl, Weißkohl (in Streifen geschnitten), Rettich oder Radieschen **Japanischer Senfspinat-Salat mit Enoki-Pilzen:** Komatsuna (jap. Senfspinat), Enoki-Pilze, Dashi (jap. Fischbrühe), Sojasauce, Sesam, Walnüsse

Tag/Mahlzeit	Gerichte
	Misosuppe mit Schweinefleisch: Schweinefleisch, Karotten, Konnyaku (galertartige Masse aus der Konjakwurzel), gebratener Tofu, Rettich, Dashi (Fischbrühe), Miso (Sojabohnenpaste) **Gekochter Reis:** ½ Schale
Freitag	
Frühstück	**Spiegelei mit gebratenem Spargel und Babymais:** Eier, Spargel, Babymais, Butter, Salz und Pfeffer **Hühnerleber süß-scharf mit Nüssen:** Hühnerleber, Ingwer, Mandeln, Pinienkerne, Sojasauce, Mirin (süßer Reiswein) **Miso-Suppe:** grüner Nori (essbarer Seetang), Frühlingszwiebeln, Tofu, Dashi (Brühe), Misopaste **Gekochter Reis:** ½ Schale
Mittagessen	**Nudeln mit Rindfleisch und Kräutern:** Sōmen (jap. Fadennudeln), dünn geschnittenes Rindfleisch (aus der Keule), Tomaten, rotblättriger Salat, Hühnerbrühe (kalt), Namplaa (thailändische Fischsauce), Kräuter **Gebratene Garnelen mit Paprika:** Garnelen, rote und gelbe Paprika, Salatöl, Tomatenketchup, Austernsauce
Abendessen	**Eintopf mit Fischbällchen:** Makrelen-Bällchen, Mizuna (Senfgrün), getrocknete Shiitake-Pilze, Konnyaku-Glasnudeln, Dashi, Sake, Sojasauce, Ingwer **Tintenfisch und Gurke mit Gochujan-Sauce:** Tintenfisch, Gurke, Zwiebel, Gochujan (koreanische Gewürzpaste), Miso, Sesamöl **Obst:** Grapefruit **Gekochter Reis:** ½ Schale
Samstag	
Frühstück	**Salziger Okara-Kuchen:** Mehl, Okara (Nebenprodukt bei der Herstellung von Sojamilch oder Tofu), Zwiebeln, Karotten, Speck, Eier, Brokkoli, Sojamilch, Olivenöl, Frischkäse **Tomaten in Olivenöl:** Kirschtomaten, Sardellen, Olivenöl, Essig, Salz **Joghurt ohne Zucker**
Mittagessen	**Reis mit Meerbrassen-Sashimi:** gekochter Reis, Sashimi von der Meerbrasse, Aojiso-Blatt, frittierte Tempura-Teigstückchen, Wasabi (jap. Meerrettich), Dashi, Sojasauce **Rettichsalat mit Hühnerbrust:** Hühnerbrustfilet, geriebener Rettich, Okra, Dashi, Ponzu (Würzsauce), Mitsuba (jap. Petersilie) **Seetang-Suppe:** Seetang (Kombu), Yuzu oder Kabosu (japanische Zitrusfrucht, alternativ Zitrone) Dashi, Sojasauce
Abendessen	**Italienische Grillplatte:** Rindfleisch (aus der Keule), Jakobsmuschel, Tintenfisch, Paprika, Zwiebeln, Paprikagewürz, Maitake-Pilze, Kräuterseitlinge, Avocado, Olivenöl, Rosmarin, Knoblauch, Salz, Pfeffer **Knoblauch-Kartoffeln:** (nach der Grillplatte) Salzkartoffeln, in Scheiben geschnittener Knoblauch, Butter, Sojasauce

Tag/Mahlzeit	Gerichte
Sonntag	
Frühstück	**Gegrillte Makrele:** Gesalzene Makrele (die Makrele am Abend vorher mit Salz einreiben und über Nacht einwirken lassen), geriebener Rettich, Ponzu (Würzsauce) **Gemüse mit gestoßenem Tofu (Shiraae):** Spinat, Karotten, Tofu, Sesampaste, Dashi, Sojasauce, etwas Zucker **Miso-Suppe:** jap. Stockschwämmchen (Nameko-Pilze), Speiserübe, Asatsuki (jap. Schnittlauch), Dashi, Misopaste **Gekochter Reis:** ½ Schale
Mittagessen	**Rindfleisch-Burger:** Rinderhackfleisch (mager), Zwiebeln, Muskatnuss, rotblättriger Salat, dünngeschnittene Zwiebeln, Tomaten, Ketchup und Worcestersauce, Hamburger-Brötchen **Gemüsesuppe:** Brühe, Zwiebeln, Karotten, Bohnen, Brokkoli
Abendessen	**Gebratener Reis mit Ankake-Sauce:** gebratener Reis (etwas gekochter Reis, Schinken, Lauch, Salz und Pfeffer), Eier, Krabben aus der Dose, Frühlingszwiebeln, Hühnerbrühe, Speisestärke oder Katakuriko **Bang-Bang-Hühnchen:** Hühnerbrust, Aubergine, Gurke, Ingwer, Lauch, Sesampaste, Essig, Sojasauce, etwas Honig **Pak-Choi-Suppe:** Pak Choi, Tofu, Enoki-Pilze, Hühnerbrühe, Speisestärke oder Katakuriko

2. Element: Lymphtraining

Um Beschwerden zu lindern, ist es besonders wichtig, die Haupt-Lymphknoten, die der Dreh- und Angelpunkt der Lymphe sind, zu stimulieren.

Ich habe im Kapitel »Mit Hilfe des Lymphsystems körperliche Beschwerden lindern« (Seite 10) erklärt, dass die Lymphknoten die Mülleimer des Körpers sind. Wenn die Lymphknoten verstopfen, können die Abfallstoffe des Körpers nicht ausgeleitet werden. Die Lymphgefäße können sich mit der Bewegung der Gelenke zusammenziehen wie eine Pumpe.

Die Lymphknoten in den Gelenken fungieren als Pumpe

Indem Sie die Gelenke gründlich bewegen, können Sie die Lymphknoten stimulieren und den Lymphfluss fördern. Wenn Sie die Gelenke beugen, üben Sie Druck aus. Dadurch füllt sich der Körperteil, auf den dieser Druck ausgeübt wird, mit Lymphflüssigkeit. Lockern Sie den Druck, strömt die Lymphflüssigkeit heraus (Seite 35).

Eine Schwäche der Skelettmuskulatur führt zu Störungen. Obwohl die meisten von uns mit zunehmendem Alter an Gewicht zulegen, wird unsere Skelettmuskulatur schwächer und dünner. Auf diese Weise kann man das eigene Körpergewicht nicht mehr richtig stützen und es treten die verschiedensten Schmerzen und Beschwerden wie Kopfschmerzen, Nackenschmerzen, verspannte Schultern, schmerzhaft steife Schultern, Schmerzen in der Lendengegend, Schmerzen des Ischiasnervs, Knieschmerzen usw. auf.

Die Schwächung der Skelettmuskulatur erhöht zudem die Belastung der Gelenke. Wenn die Muskeln das Gewicht nicht mehr tragen können, wird der Körper angespannt und steif, die Organe senken sich und der Blut- und Lymphfluss geraten ins Stocken. Dies kann die Ursache für Verspannungen und Schmerzen sein.

Solche Verspannungen und Schmerzen können mit Lymphtraining, das die Skelettmuskulatur stärkt, gelöst werden – fünf Minuten am Tag genügen schon.

Auf den kommenden Seiten finden Sie Lymphtrainingsübungen für die verschiedensten Symptome.

Tägliches Training für mehr Muskelkraft

Schwache Muskeln → Sie können Ihr eigenes Körpergewicht nicht mehr tragen → die Lymphe stagniert

Wenn schwache Muskulatur es unmöglich macht, das eigene Körpergewicht zu halten, entstehen verschiedenste Schmerzen und Beschwerden. Die Körperteile, die das Gewicht nicht mehr halten können, werden belastet, und auch die Lymphe neigt dazu, zu stagnieren. Wenn die Lymphe nicht mehr richtig fließt, werden Körperglieder kalt und dies verursacht Gelenk- und Organstörungen.

» Das Bewegen der verschiedenen Gelenke hat den Effekt einer Pumpe.

Sie müssen nicht ins Fitness-Studio, um ausreichend zu trainieren. Training mit Geräten und Gewichten ist natürlich auch wirkungsvoll, aber um Schmerzen und Beschwerden zu heilen, reicht Krafttraining mit dem eigenen Körpergewicht vollkommen aus.

Mit zunehmendem Alter nehmen die meisten von uns an Gewicht zu, doch die Muskeln werden schwächer, und dadurch steigert sich die Belastung für Gelenke und Organe. Zunächst einmal ist es wichtig, dass Sie Ihr eigenes Körpergewicht wieder stabil mit Ihren Muskeln stützen können.

Ein paar ausgewählte Übungen genügen, die Hauptsache ist, dass Sie jeden Tag trainieren. Die Übungen in diesem Buch folgen genau diesem Ansatz und sollen motivieren und Ihnen Anreize schaffen, die Übungen jeden Tag auszuführen.

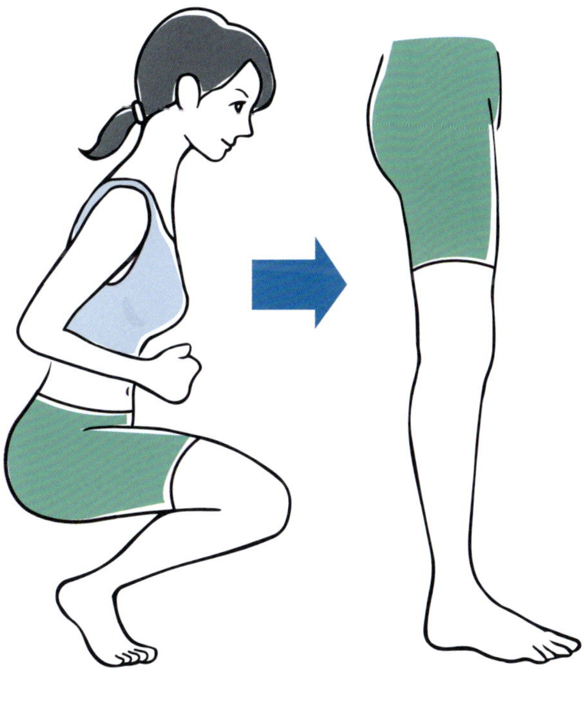

Selbstverständlich dauert es einige Zeit, bis Sie – vor allem, wenn Sie bisher nicht regelmäßig üben – die Übungen in einem Fluss ausführen können. Aber bleiben Sie bitte dran und verlieren Sie nicht gleich den Mut. Suchen Sie sich, in dem Rahmen, in dem es Ihnen möglich ist, 1–2 Übungen pro Tag aus und üben Sie diese konsequent. An Tagen, an denen Sie gut drauf sind, können Sie ruhig auch mal 4 oder 5 Übungen ausprobieren. Achten Sie darauf, dass Sie an mehr Tagen trainieren als nicht trainieren. Ruhephasen sind zwar wichtig, aber wenn Sie im Monat 20 Tage nichts tun, kann die gewünschte Wirkung nur in Teilen eintreten.

Wichtig ist, jeden Tag konsequent zu trainieren, auch wenn es nur eine Übung ist.

Lymphdehnung nach dem Steigerungsprinzip

Die Grundlage des athletischen Lymphtrainings ist das Steigerungsprinzip. Wenn Sie Ihre Aufmerksamkeit darauf lenken, die Lymphe zu dehnen, lernen Sie, die Bewegungen langsam, ordentlich und bewusst auszuführen.

Beim athletischen Lymphtraining zählt man während des Trainings die Einheiten (in Sekunden). Beim Liegestütz zum Beispiel zählen Sie bis 8, wenn Sie die Arme beugen und die Brust zum Boden bringen. Wenn Sie die Arme wieder strecken und in die Ausgangsposition zurückkehren, zählen Sie wieder bis 8. Dieses Tempo wird bei jedem vierten Durchlauf gesteigert. Das bedeutet: Im ersten Durchlauf zählen Sie beim Absenken bis 8 und beim Anheben bis 8. Dies tun Sie viermal. Dann zählen Sie beim Absenken bis 4, beim Anheben ebenfalls bis 4. Auch diese beschleunigte Bewegung führen Sie viermal durch. Dann werden Sie noch schneller: Nun zählen Sie beim Senken und Heben nur noch bis 2, beim letzten viermaligen Durchlauf nur noch bis 1.

Dazwischen können Sie nach Bedarf selbstverständlich Pausen einlegen. Auf diese Weise wird die Pumpfunktion der Lymphknoten, die sich in den Gelenken befinden, genutzt, um den Lymphfluss anzuregen.

Auf den Punkt gebracht:

Zählen Sie – während Sie die Brust senken und wieder heben – viermal bis 8, dann viermal jeweils bis 4, viermal bis 2 und viermal jeweils bis 1. Dieses Steigerungsprinzip ist eine wichtige Grundlage des athletischen Lymphtrainings. Meistern Sie bitte zunächst dieses Prinzip, bevor Sie mit den anderen Übungen im Buch loslegen.

1

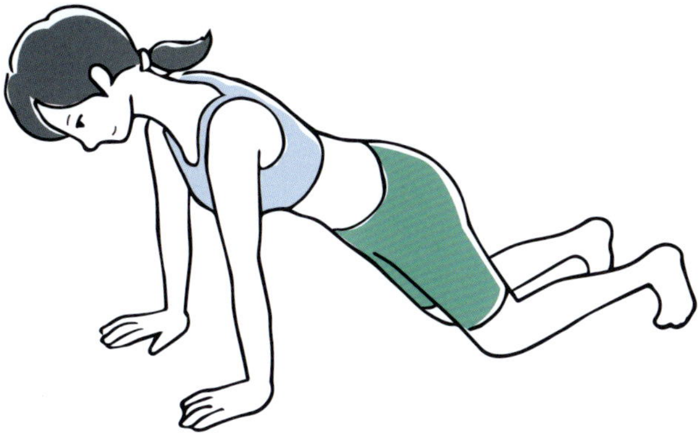

2

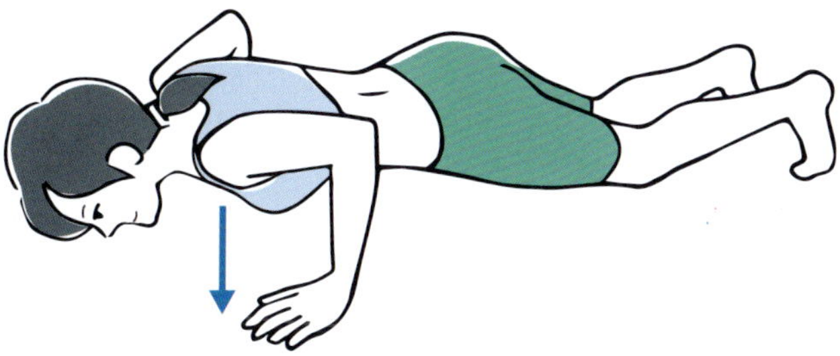

Das Steigerungsprinzip – ein Beispiel

» Das Lymphtraining zu Anfang viermal langsam ausführen und durch ausreichende Dehnung der Lymphe den Lymphfluss anregen.

1. Stellen Sie Ihre Hände etwas breiter als schulterbreit auf, Ihre Knie legen Sie hinter dem Po auf dem Boden ab.
2. Nehmen Sie die Dehnung bewusst war, beugen Sie die Ellbogen und – während Sie bis 8 zählen, senken Sie die Brust in Richtung Boden.
3. Nehmen Sie bewusst die Pumpfunktion der Gelenke wahr, strecken Sie Ihre Ellbogen wieder durch, zählen Sie auch dabei bis 8 und gelangen Sie so in die Ausgangsposition.

Steigerung: Nach vier Durchläufen in diesem Tempo steigern Sie das Tempo und zählen bei den kommenden vier Durchläufen bis 4, dann bis 2 und schließlich bis 1.

Kopf- und Nackenschmerzen

Warum schmerzen eigentlich Kopf und Nacken? Man nimmt an, dass das Gewicht eines menschlichen Kopfes etwa 8–13 % des Körpergewichts beträgt. Da dieses schwere Gewicht von den dünnen Nackenknochen und Muskeln getragen wird, sind die Nackenmuskeln ständig stark belastet.

Der Hals hat eine Vielzahl von in mehreren Schichten übereinanderliegenden großen und kleinen Muskeln. Wenn diese Muskeln zu sehr verspannt sind, verstopfen die Lymphen der Hals-Nacken-Region. Aus diesem Grund entstehen Nacken- und Kopfschmerzen. Auch der Blutfluss zum Gehirn wird dadurch behindert und das verursacht Benommenheit oder Augenbeschwerden wie beispielsweise überanstrengte Augen oder verschwommenes Sehen.

Die Lymphe des Oberkörpers befindet sich oberhalb des Zwerchfells. Durch Bewegung der Arme, des Schlüsselbeins und der Schulterblätter werden die Lymphknoten stimuliert.

Darüber hinaus bewegt sich das Schlüsselbein, wenn die Brustmuskeln wie der Musculus pectoralis major (großer Brustmuskel) bewegt werden, wodurch der Lymphfluss und der Blutfluss oberhalb des Schlüsselbeins angeregt werden.

Auch die Muskeln, die den Kopf stützen, werden gestärkt und der Lymphfluss kommt nicht so leicht mehr ins Stocken. Daher empfehle ich die Übung »Liegestütz auf den Knien« (Seite 42) bei Kopf- und Nackenschmerzen und bei Problemen mit den Augen.

Verspannte Schultern

Es gibt, grob unterteilt, zwei Arten von verspannten Schultern:

- akute Schulterverspannung, beispielsweise durch das Tragen schwerer Lasten
- chronische Schulterverspannung, die jahrelang anhält

Schulterverspannungen, die auf einer plötzlichen Erschöpfung der Schultermuskulatur beruhen, lösen sich meist schnell.

Doch bei chronischen Schulterverspannungen lassen sich die Symptome kurzweilig zwar mildern, wird die eigentliche Ursache aber nicht erkannt und behandelt, treten die Beschwerden immer wieder auf.

Die nachfolgenden Übungen »Schulter Liegestütz« (Seite 44), »Handflächenziehen« (Seite 46), »Weiter Liegestütz« (Seite 48) und »Brust hoch« (Seite 50) helfen Ihnen bei verspannten Schultern.

Zwei Arten von chronischen Schulterverspannungen:

- Schulterverspannungen durch schlechte Haltung
- Schulterverspannungen durch Stress

Schulterverspannungen durch schlechte Haltung: Wenn Sie beispielsweise einen chronisch steifen Nacken haben, der sich aus Ihrer Haltung entwickelt hat, lassen sich die Verspannungen durch die Korrektur Ihrer Haltung beheben. Durch falsche Haltung entstandene Verspannungen lassen sich immer lindern, wenn Sie die Haltung korrigieren. Bei der Verbesserung der Haltung aktivieren Sie durch das Lymphtraining die Lymphknoten und stärken die Skelettmuskulatur, sodass sich die Verspannungen bald lösen.

Schulterverspannungen durch Stress: Wenn der Grund für verspannte Schultern Stress ist, wird es etwas schwieriger. Bei chronischem Stress kann es für die Person aufgrund von anhaltendem Stress bei der Arbeit oder zu Hause schwierig sein, das Problem zu lösen. Noch schwieriger wird es, wenn vergangene Schockereignisse (Erlebnisse von sofortigem und intensivem Stress) traumatisch sind und dieses Empfinden in den Muskeln abgespeichert und ausgelöst wird.

Körper und Seele sind eng miteinander verbunden. Auch die Seele kann leicht – wie die Lymphe – ins Stocken geraten, und die Abfallstoffe (Stress oder Trauma) und Gifte (Neid und Eifersucht, Abhängigkeit und Hass) sammeln sich im Herzen. Das, was sich in einem langen Prozess verhärtet hat, kann auch nur in einem langen Prozess wieder gelöst werden. Bei einem mentalen Vorgehen gegen das Problem ist es wirksam, die Sache auch vom Körper her anzugehen. Selbst wenn es schwierig ist, den Geisteszustand bewusst zu ändern, kann man doch durch eine Änderung des Körperzustands auf die Psyche einwirken.

In einem gesunden Körper wohnt eine gesunde Psyche. Indem Sie durch athletisches Lymphtraining täglich auch die Psyche in Schwung bringen, können Sie auch psychisch bedingte verspannte Schultern lösen.

Wenn Sie mit Lymphtraining den Körper im richtigen Maß stimulieren und die Balance zwischen Körper und Geist herstellen, kommen die Hormone ins Gleichgewicht und Ihre Stimmung hebt sich.

Brust- und Rückenschmerzen

Bei den nachfolgenden Übungen »Liegestütz mit gestreckten Armen« (Seite 52), »Rückenbiegung« (Seite 54) und »Diagonaler Stütz« (Seite 55) wird durch die Bewegung der Schulterblätter die Lymphe des Oberkörpers stimuliert.

In der Rippengegend und im Bereich der Schulterblätter gibt es ebenfalls viele Lymphknoten und kleine Muskeln. Das ist ein Bereich, der, außer bei aktiven Sportlern, nicht stimuliert wird. Durch eine spürbare Weitung der Rippen und das Öffnen und Zusammenziehen der Schulterblätter können Sie nicht nur auf die Lymphknoten und die kleinen Muskeln, sondern auch auf das Herz und die Lunge einwirken. Allerdings sollten Personen, die unter Herz- oder Lungenbeschwerden leiden, vorher ihren Arzt konsultieren.

Ich empfehle diese Übungen auch Personen, deren Arm- und Brustmuskeln schwach sind und die sich beim Lymphtraining mit Liegestützen schwertun. Bevor Sie Ihre Arm- und Brustmuskeln trainieren, sollten Sie die kleinen Muskeln um Ihre Rippen und Schulterblätter stärken. Dann können Sie allmählich die Liegestütze angehen.

Diese Übungen sind aber nicht nur bei Brust- und Rückenschmerzen hilfreich. Wer verspannte Schultern hat, sollte außer auf die Bewegung der Rippen und der Schulterblätter auch auf die Schultermuskeln (den Trapezmuskel) achten. Bei schmerzenden oder steifen Schultern lenken Sie Ihr Bewusstsein zusätzlich auf die Bewegung der Muskeln um die Schultergelenke. Wenn Sie etwas gegen Ihre Halsfalten tun wollen, konzentrieren Sie sich außer auf die Bewegung der Rippen und der Schulterblätter auch auf die Bewegungen des Schlüsselbeins. Und wenn Sie an kalten Händen leiden, achten Sie darauf, die Achseln beim Öffnen der Schulterblätter, wenn die Rippen sich heben, fest beisammenzuhalten.

Schmerzen in der Lendengegend und des Ischiasnervs

Schmerzen in der Lendengegend können vielfältige Ursachen haben, beispielsweise eine schlechte Durchblutung des Beckens, eine Verdrehung oder Verschiebung eines Lendenwirbels, Verdauungsbeschwerden und vieles mehr.

Man sagt auch, dass Schmerzen in der Lendengegend eng mit Wutgefühlen und Ärger verbunden sind und häufig hinter verschiedenen Arten der Schmerzen in der Lendengegend Zorn und unterdrückte Gefühle stecken. Wenn man die Arbeit der Psyche mit dem Lymphfluss vergleicht, ist Ärger nichts anderes als ein Giftstoff. Es mag schwer sein, den Ärger loszulassen, aber stellen Sie sich vor, dass Sie dieses Gift mit jeder Ausatmung aus dem Körper ausleiten können.

Körper und Psyche hängen eng zusammen. Seien Sie sich bewusst, dass Sie mit Lymphtraining und Bewegung auch Ihrem Geist eine Detox-Kur gönnen, nicht nur Ihrem Körper. Fördern Sie den Lymphfluss in der Beckenregion und Ihre Durchblutung und lassen Sie gleichzeitig auch die gestauten Gefühle aus Ihrem Körper.

Bei Schmerzen in der Lendengegend und Schmerzen des Ischiasnervs empfehle ich »Crunches« (Seite 56), »Squats« (Seite 58), »Stütz mit Knie zum Ellbogen« (Seite 60), »Knie-Touch« (Seite 61) und »Seitstütz-Crunches« (Seite 64).

Schmerzen im Hüftgelenk

Im Beckenraum liegen – neben dem Darm – bei Frauen die Gebärmutter und die Eileiter und auch bei Männern liegen in der Beckengegend Organe, die Hormone ausschütten. Wenn der Lymphfluss im Becken stagniert und die Beckenregion auskühlt, wird die hormonelle Balance gestört. Und das führt wiederum zu den verschiedensten Beschwerden.

Die Lymphen des Beckens liegen an den Stellen des Pos, die sich leicht eindellen, wenn man ihn anspannt. Die Lymphe im Becken lässt sich nur schwer ableiten, wenn Sie den ganzen Tag im Sitzen arbeiten oder sich im Alltag wenig bewegen. Daher ist es wichtig, dass die Betroffenen ihre Becken- und Leistenlymphen stimulieren.

Es ist bekannt, dass bei Frauen eine Auskühlung im Beckenraum häufig ist, tatsächlich kommt dieses Phänomen oft auch bei Männern vor. Um körperlich jung zu bleiben, sollten Sie Ihre Hüftgelenke bewegen und den Lymphfluss im Becken fördern. Es ist eine Grundlage von Super-Aging, die Auskühlung der Organe im Becken zu verhindern. Hier hilft der »Tritt mit dem Knie« (Seite 64).

Durch die Förderung des Lymphflusses und der Durchblutung wird die Körpertemperatur im Beckenraum erhöht und der Hormonhaushalt reguliert.

Regelschmerzen und Wechseljahrbeschwerden

Viele Frauen leiden an Regelschmerzen oder Wechseljahrbeschwerden. Beide Beschwerden lassen sich durch die Förderung des Lymphflusses bessern. Ich empfehle dafür »Radfahr-Crunches« (Seite 66), »Bein-Twist« (Seite 68) und »Delfin-Plank« (Seite 70).

Einer Patientin, die durch eine Endometriose (Ansiedlung von Teilen der Gebärmutterschleimhaut außerhalb der Gebärmutter an anderen Stellen des Körpers) 20 Jahre lang an Regelschmerzen gelitten hatte, konnte durch eine einzige Lymphbehandlung geholfen werden. Es gibt auch viele andere Fälle, bei denen sich gravierende Wechseljahrbeschwerden mit einer Lymphmassage dramatisch besserten.

Regelschmerzen und Wechseljahrbeschwerden sind eng mit dem Lymphfluss verbunden. Durch seine Förderung wird auch die Durchblutung im Beckenraum verbessert und das hormonelle Gleichgewicht hergestellt.

Wenn Sie die Lymphe selbst behandeln, steigert sich die Wirkung, wenn Sie zu den Beckenübungen auch verschiedene andere Übungen kombinieren, die den Lymphfluss im gesamten Körper anregen. Bei Regel- und Wechseljahrbeschwerden lässt sich der Lymphstau im Becken effektiver beseitigen, wenn Sie den Lymphfluss im gesamten Körper mit Schwerpunkt auf der Beckenregion stimulieren. Dabei fangen Sie mit dem Training für den Lymphfluss des ganzen Körpers an und gehen dann zu den Übungen, die den Lymphfluss in der Beckenregion steigern, über.

Knieschmerzen

Am Bein fungieren die drei Gelenke – Hüftgelenke, Kniegelenke und Fußknöchel – als Pumpe. Wenn man die Gelenke bewegt, dehnen sich die Muskeln an diesen Gelenken und ziehen sich wieder zusammen. Dadurch wird der Lymphfluss in Schwung gebracht. Da diese drei Gelenke als Pumpe fungieren, bedeutet das aber auch, dass sie leicht verstopfen können, wenn sie nicht bewegt werden. Bei Beschwerden hilft die Übung »Fersenheben« (Seite 71).

Bei manchen Menschen gerät der Lymphfluss in der Reihenfolge Hüftgelenk – Kniegelenk – Fußknöchel, also von oben nach unten, ins Stocken. Bei anderen hingegen stockt der Lymphfluss an Knie und Knöchel, obwohl beim Hüftgelenk noch alles im Fluss ist.

Gelenke, bei denen der Lymphfluss stagniert, werden in der Regel nicht genügend bewegt. Das Hüftgelenk kann bei zu viel Bewegung zwar ebenfalls schmerzen, im Alltag gibt es allerdings nur wenige Möglichkeiten, ein so großes Gelenk wie das Hüftgelenk zu bewegen. Und eine Person mit einem steifen Hüftgelenk belastet oftmals stattdessen das Kniegelenk zu sehr. Die Last des Körpergewichts, die das Hüftgelenk trägt, wird dann häufiger von den Knien aufgefangen. Ihre Belastung steigt und sie fangen an zu schmerzen.

Wenn der Lymphfluss von den Knien abwärts ins Stocken gerät, bekommt man kalte Füße und die Beine werden schwer. Da bei den Lymphen von den Knien abwärts die Muskeln der Waden und Fußknöchel als Pumpe dienen, sollten Sie hier für ausreichend Bewegung sorgen.

Liegestütz auf den Knien

» Dieses Lymphtraining eignet sich besonders gut bei Kopf- und Nackenschmerzen sowie Augenbeschwerden.

Wirkung: Indem Sie die Lymphknoten am Hals stimulieren und die Skelettmuskulatur stärken, fördern Sie den Lymphfluss der Halsregion und lindern die Beschwerden.

Lymphknoten, die stimuliert werden:
Lymphknoten an den Schlüsselbeinen und in den Achselhöhlen

Weitere Anwendungsmöglichkeiten: verspannte Schultern, Schulterschmerzen, alterssteife Schultern, Schwindel, Tinnitus, Überanstrengung der Augen, Schwellung im Gesicht

1. Stützen Sie Ihre Hände etwas mehr als schulterbreit auseinander auf den Boden und platzieren Sie die Knie hinter dem Po auf den Boden. Wenn Sie Ihre Bauchmuskeln anspannen, Ihren Rücken ganz gerade machen und darauf achten, dass Sie in kein Hohlkreuz fallen, wird auch der Oberkörper trainiert.
2. In dieser Position ziehen Sie die Schulterblätter leicht zusammen. Öffnen Sie die Ellbogen nach außen und senken Sie die Brust ab, bis sie fast den Boden berührt. So bilden Schultern, Hüfte und Fersen in etwa eine gerade Linie.
3. Strecken Sie die Ellbogen wieder und kehren Sie in die Ausgangsposition zurück. Wenn Sie die Ellbogen strecken, spüren Sie bewusst, wie sich die Muskeln der Brust bewegen. Richten Sie darauf auch Ihr Bewusstsein, wenn Sie das Tempo steigern.

Auf den Punkt gebracht:

Anzahl:
Nach dem Steigerungsprinzip rechts und links 16-mal. Dabei können Sie nach Bedarf eine Pause einlegen.

Power up!
Wenn Sie die Knie nicht auf dem Boden ablegen, sondern die Liegestütze mit gestreckten Beinen ausführen, ist die Intensität höher.

Easy!
Wenn Ihre Armmuskeln nicht stark genug sind, beugen Sie Ihre Knie rechtwinklig ab und fangen im Vierfüßler-Stand an. So verringern Sie die Belastung auf die Arme.

1

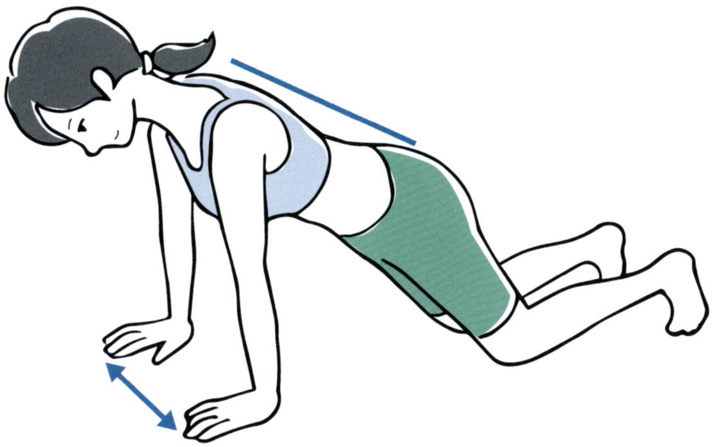

2

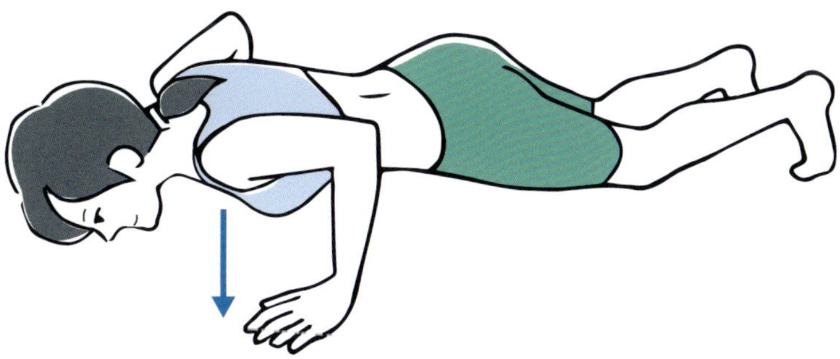

3

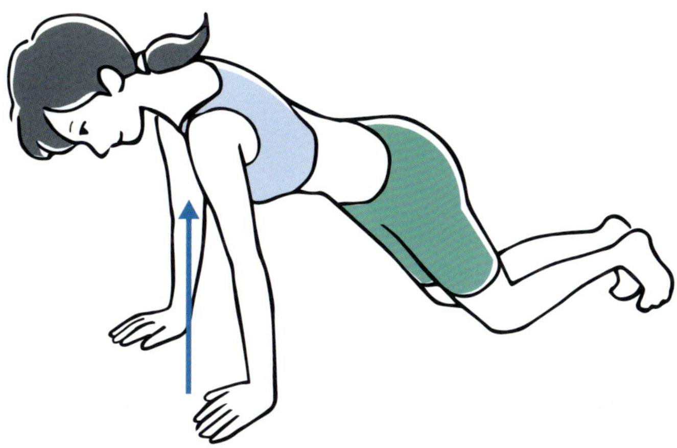

Schulter-Liegestütz

» Dieses Lymphtraining hilft besonders gut bei verspannten Schultern.

Wirkung: Die Übung stimuliert die Lymphknoten der Schultern und der Schulterblätter und stärkt die Muskulatur rund um die Schultern und den Hals. Dadurch werden Beschwerden wie verspannte Schultern gelindert. Dieses Training fördert v. a. den Lymphfluss der Schultern und des Halses

Lymphknoten, die stimuliert werden: Lymphknoten im Halsbereich, am Schlüsselbein und in den Achselhöhlen

Weitere Anwendungsmöglichkeiten: Kopf- und Nackenschmerzen, Schwindel, Tinnitus, Schlafstörungen, Störungen des vegetativen Nervensystems, überanstrengte Augen, Nasenschleimhautentzündung, kalte Hände

1. Dieser Liegestütz ist ähnlich wie der Liegestütz, bei dem die Knie auf den Boden aufliegen (Seite 42). Nun setzen Sie die Hände aber oberhalb der Schultern auf den Boden, ziehen das Kinn ein und strecken die Ellbogen. Lenken Sie Ihr Bewusstsein darauf, dass Sie mit den Schultern Ihren Oberkörper stützen.
2. Kurz bevor die Nase den Boden berührt, beugen Sie Ihre Ellbogen nach außen gerichtet ab.
3. Strecken Sie die Ellbogen dann wieder und kehren Sie in die Ausgangsposition zurück.

Auf den Punkt gebracht:

Anzahl:
Nach dem Steigerungsprinzip 16-mal. Dabei können Sie nach Bedarf eine Pause einlegen.

Power up!
Wenn Sie die Knie nicht auf dem Boden ablegen, sondern durchstrecken und die Hüfte hochschieben, ist die Intensität höher.

Easy!
Wenn es für Ihre Armmuskeln zu viel ist, beugen Sie Ihre Knie rechtwinklig ab und beginnen im Vierfüßler-Stand. So verringern Sie die Belastung auf die Arme.

1

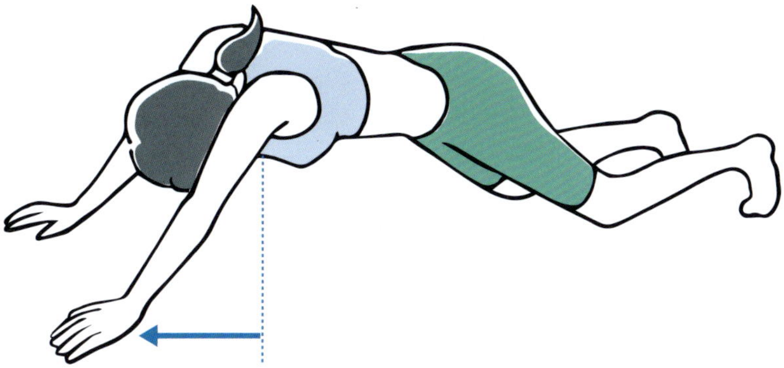

2

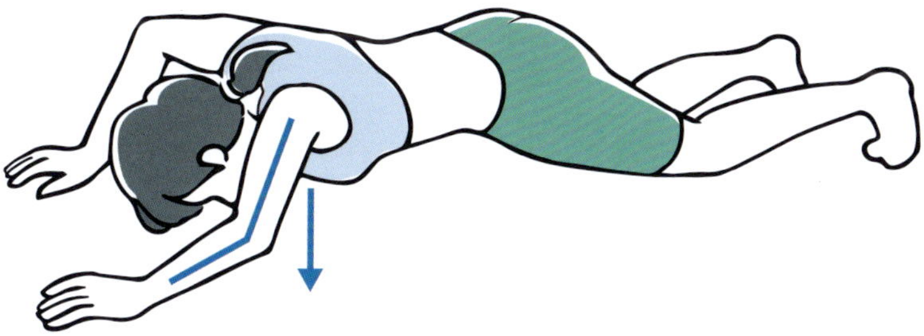

3

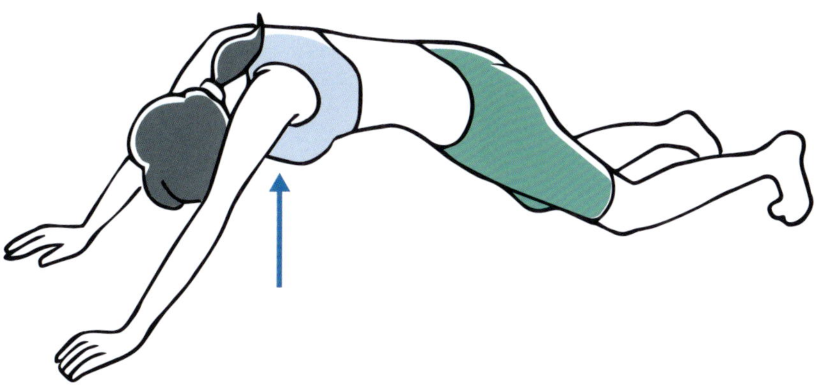

Handflächenziehen

» Dieses Lymphtraining eignet sich besonders gut bei verspannten Schultern.

Wirkung: Indem Sie den Lymphfluss rund um die Schulterblätter anregen und die Skelettmuskulatur der Schulterblätter stärken, werden nach vorne fallende Schultern korrigiert und Schulterverspannungen gelöst. Dieses Training bearbeitet vor allem die Lymphe des oberen Rückens und der Schulterblätter.

Lymphknoten, die stimuliert werden:
Lymphknoten unter dem Schlüsselbein und in den Achselhöhlen

Weitere Anwendungsmöglichkeiten: Kopfschmerzen, verspannte schmerzende oder steife Schultern, Rückenschmerzen, Brustschmerzen, für schöne Haut, Schwindel, Tinnitus, Bluthochdruck, zu niedriger Blutdruck, Schlafstörungen, Störungen des vegetativen Nervensystems, Pollen- und andere Allergien, Atopie, dünnes Haar, kalte Hände, Anspannung, Gereiztheit, Ängstlichkeit

1. Im Stehen oder Sitzen die Finger der beiden Hände ineinander verschränken. Mit der Kraft des Rückens ziehen Sie nun die Arme auseinander, wobei die Hände weiterhin verschränkt bleiben. Dabei streckt sich Ihr Brustkorb nach vorne, die Schulterblätter ziehen am Rücken zueinander hin.
2. Während Sie die Finger beider Hände kräftig auseinanderziehen, führen Sie die Ellbogen nach hinten. Strecken Sie die Brust so heraus, dass sich die Schulterblätter noch weiter annähern können.
3. Entspannen Sie Ihren Rücken wieder, bringen Sie Ihre Schulterblätter zurück und kehren Sie in die Ausgangsposition zurück. Wenn Sie die Übung fünf Mal durchgeführt haben, verschränken Sie die Hände andersherum.

Auf den Punkt gebracht:

Anzahl:
Nach dem Steigerungsprinzip 16-mal im Wechsel links und rechts. Dabei können Sie nach Bedarf eine Pause einlegen.

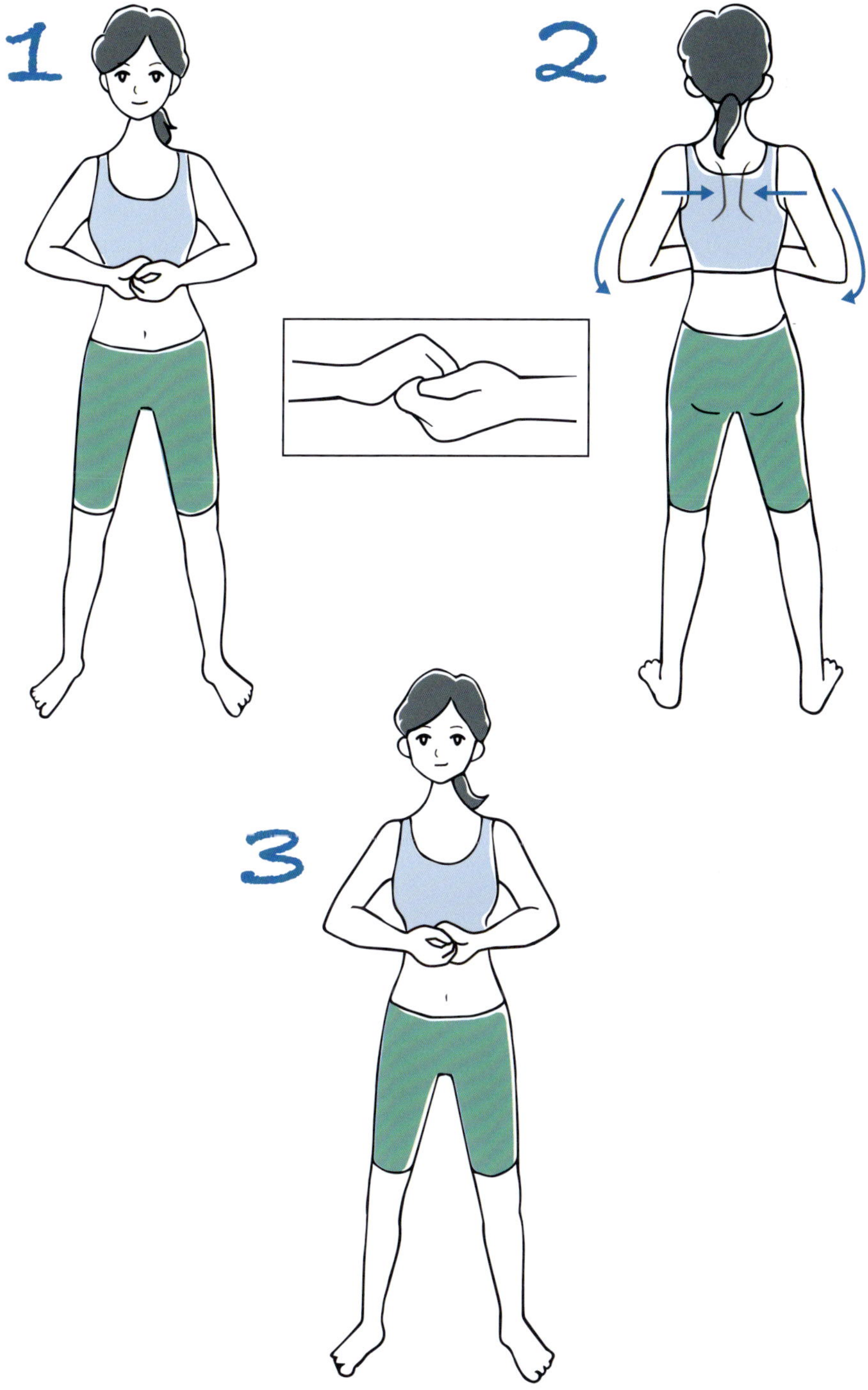
1
2
3

Weiter Liegestütz

» Dieses Lymphtraining löst verspannte Schultern.

Wirkung: Wenn Sie die Hände weiter auseinander als in der vorherigen Übung aufstellen, weitet sich die Brust und die Lymphknoten unter den Achseln werden angeregt. Das fördert den Lymphfluss des Oberkörpers.

Lymphknoten, die stimuliert werden:
Lymphknoten am Schlüsselbein und in den Achselhöhlen

Weitere Anwendungsmöglichkeiten: schmerzende oder steife Schultern, Rückenschmerzen, Brustschmerzen, Halsweh, Asthma

1. In der Liegestütz-Position stützen Sie die Hände doppelt schulterbreit auseinander auf dem Boden auf. Ihre Knie können Sie wieder auf dem Boden ablegen. Indem Sie die Stellung Ihrer Hände weiter machen, können Sie die Lymphknoten in der Achselhöhle etwas anders stimulieren. Richten Sie Ihre Fingerspitzen leicht nach außen, sodass Ihre Handgelenke nicht schmerzen
2. Ziehen Sie in dieser Position die Schulterblätter zusammen und beugen Sie Ihre Ellbogen beim Absinken nach außen. Da Sie Ihre Schulterblätter während der Bewegung fest zusammenziehen, wird der Lymphfluss der Schultern und des oberen Rückens angeregt. Atmen Sie tief und führen Sie die Bewegungen langsam aus
3. Strecken Sie Ihre Ellbogen und kehren Sie in die Ausgangsposition zurück.

Auf den Punkt gebracht:

Anzahl:
Nach dem Steigerungsprinzip 16-mal. Dabei können Sie nach Bedarf eine Pause einlegen.

Power up!
Wenn Sie die Knie nicht auf dem Boden ablegen und die Liegestützen mit gestreckten Beinen ausführen, ist die Intensität höher.

Easy!
Wenn es für Ihre Armmuskeln zu viel ist, biegen Sie Ihre Knie rechtwinklig ab und fangen Sie im Vierfüßler-Stand an. So verringern Sie die Belastung der Arme.

1

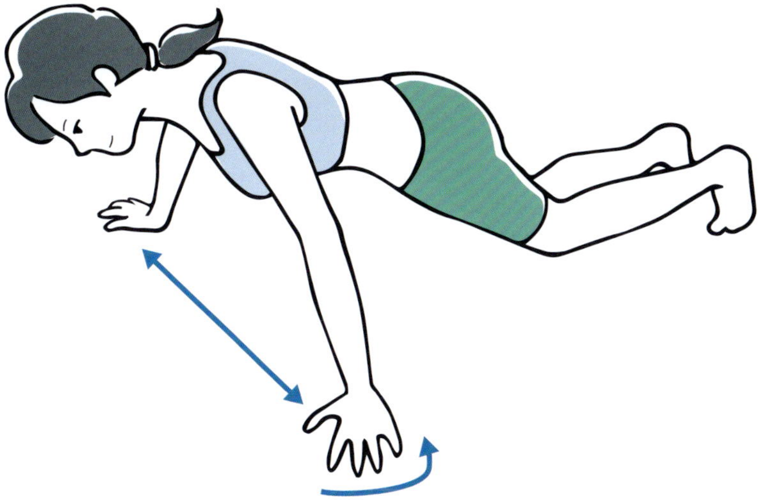

2

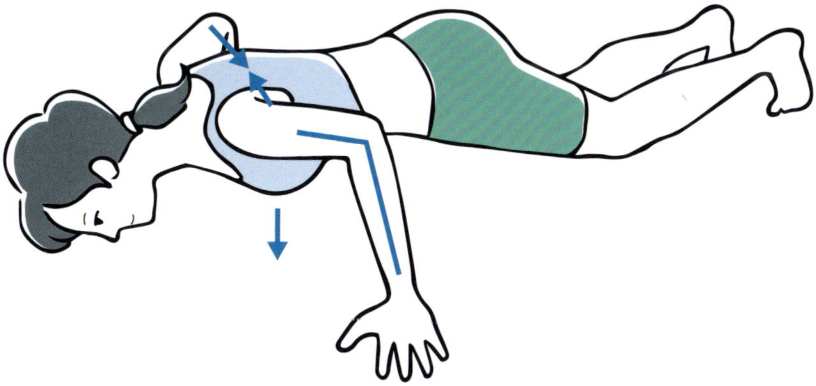

3

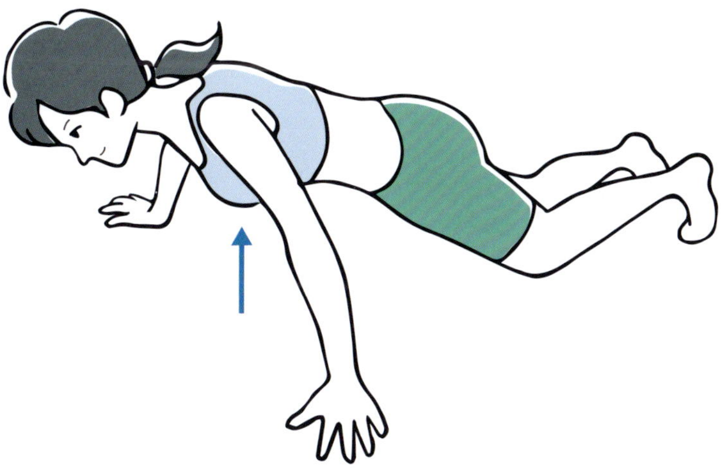

Brust hoch

» Dieses Lymphtraining entspannt die Schultern.

Wirkung: Indem Sie die Schulterblätter zusammenziehen, regen Sie den Lymphfluss im oberen Teil des Rückens und um die Schulterblätter an. Die Rückenmuskeln werden gestärkt und die Durchblutung der Schultern gefördert.

1. Legen Sie sich auf den Rücken und legen Sie Ihre Arme entspannt seitlich weggestreckt neben dem Körper ab. Beide Ellbogen befinden sich auf Höhe der Brust und bilden so eine gerade Linie zur Brust.
2. In dieser Position drücken Sie mit den Ellbogen in den Boden, ziehen die Schulterblätter zusammen und heben Sie dadurch das Brustbein etwas an.
3. Kehren Sie in die Startposition zurück, aber legen Sie den Rücken nicht ganz auf den Boden ab. Heben und senken Sie so einige Male den Brustkorb. Der in der Zeichnung markierte Teil des Rückens bleibt ein bisschen angehoben.

Auf den Punkt gebracht:

Anzahl:

Nach dem Steigerungsprinzip 16-mal. Dabei können Sie nach Bedarf eine Pause einlegen.

Power up!

Sie erhöhen die Intensität, wenn Sie in Position 2 verharren und bis 8 zählen.

1

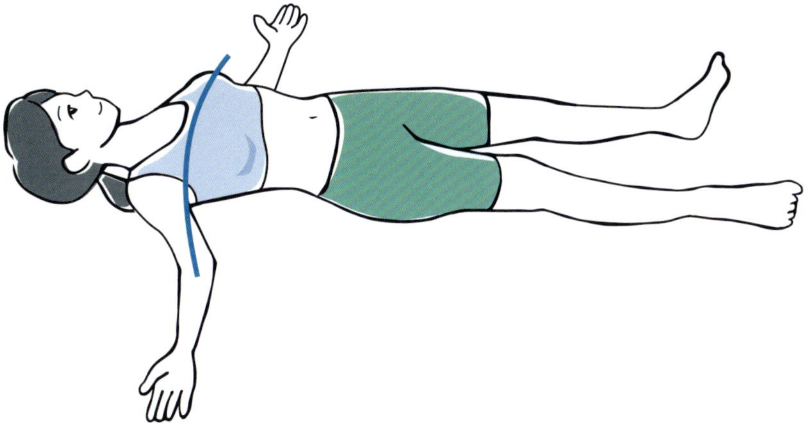

2

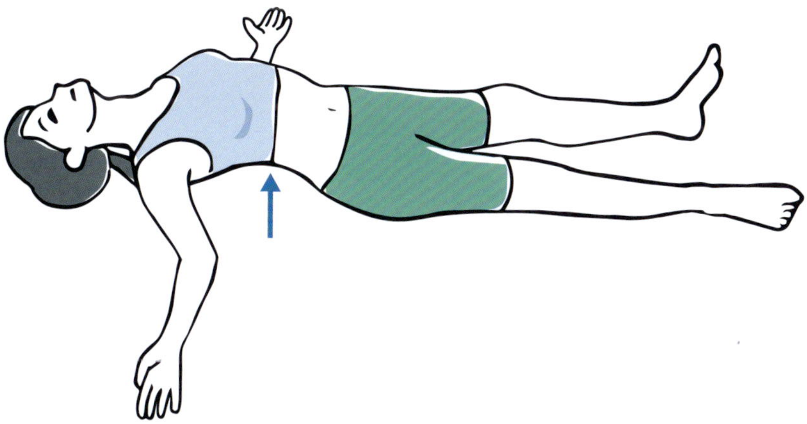

3

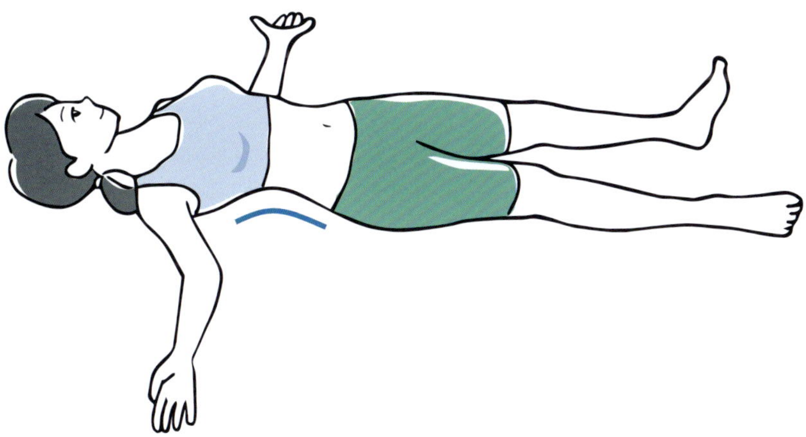

Liegestütz mit gestreckten Armen

» Dieses Lymphtraining eignet sich besonders gut bei Brust- und Rückenschmerzen.

Wirkung: Wenn Sie mit gestreckten Ellbogen die Schulterblätter bewegen, werden durch die Auf- und Ab-Bewegung der Rippen die Lymphe und die Muskeln des Rückens gedehnt.

Lymphknoten, die stimuliert werden:
Lymphknoten am Schlüsselbein und in den Achselhöhlen

Weitere Anwendungsmöglichkeiten: Verspannte, schmerzende oder steife Schultern, Halsfalten, kalte Hände, zur Bruststraffung

1. Dieser Stütz ist ähnlich wie der Liegestütz, bei dem die Knie auf dem Boden liegen. Nun sind allerdings die Ellbogen gestreckt. Dadurch erreichen Sie die tiefer gelegenen Lymphknoten. Richten Sie Ihr Bewusstsein bei der Übung auf die Schulterblätter.
2. Mit durchgestreckten Armen ziehen Sie nun die Schulterblätter zusammen und bewegen die Brust in Richtung Boden. Achten Sie darauf, dass Ihre Oberarme ganz nah am Körper sind, und bewegen Sie Ihre Rippen nach oben und unten (Sie brauchen sich dabei nicht so viel zu bewegen). Achten Sie darauf, Ihre Schulterblätter stark zu bewegen.
3. Kehren Sie in die Ausgangsposition zurück, die Ellbogen bleiben weiter gestreckt. Wenn Sie Ihren Oberkörper wieder anheben und die Schulterblätter in die Ausgangsposition zurückkehren, können Sie auch die kleinen Muskeln an Ihrem Rücken bewegen, indem Sie die Oberarme weiterhin nah am Körper lassen und so die Achseln geschlossen halten.

Auf den Punkt gebracht:

Anzahl:
Nach dem Steigerungsprinzip 16-mal. Dabei können Sie nach Bedarf eine Pause einlegen.

Power up!
Wenn Sie die Knie nicht auf dem Boden ablegen und die Liegestützen mit gestreckten Beinen ausführen, ist die Belastung höher.

1

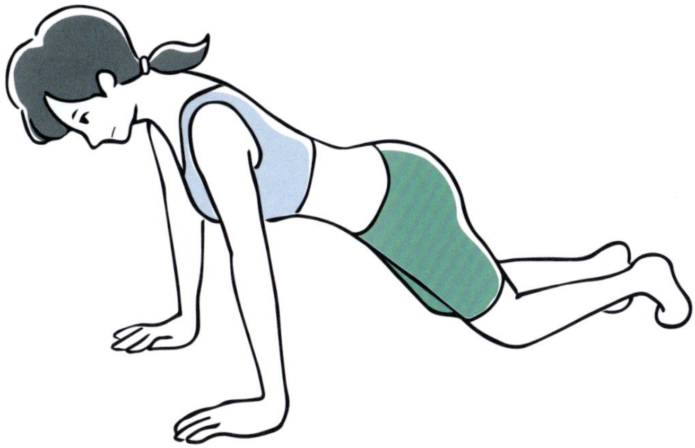

2

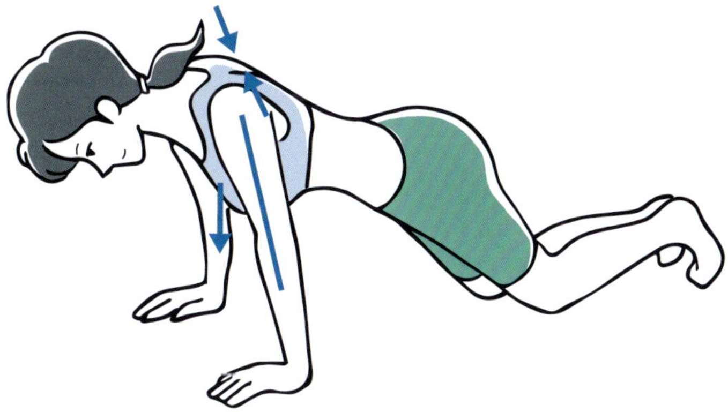

3

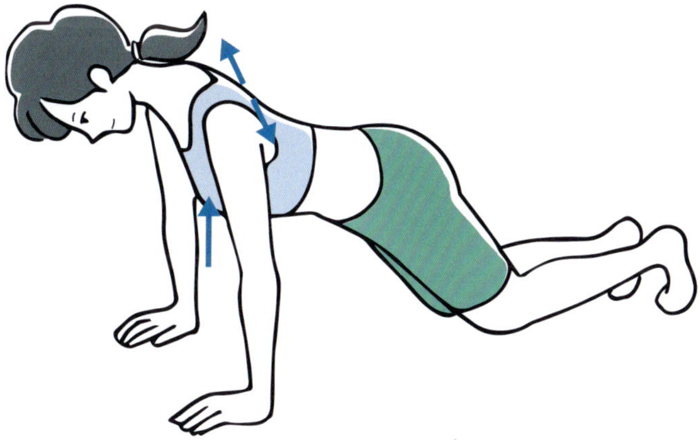

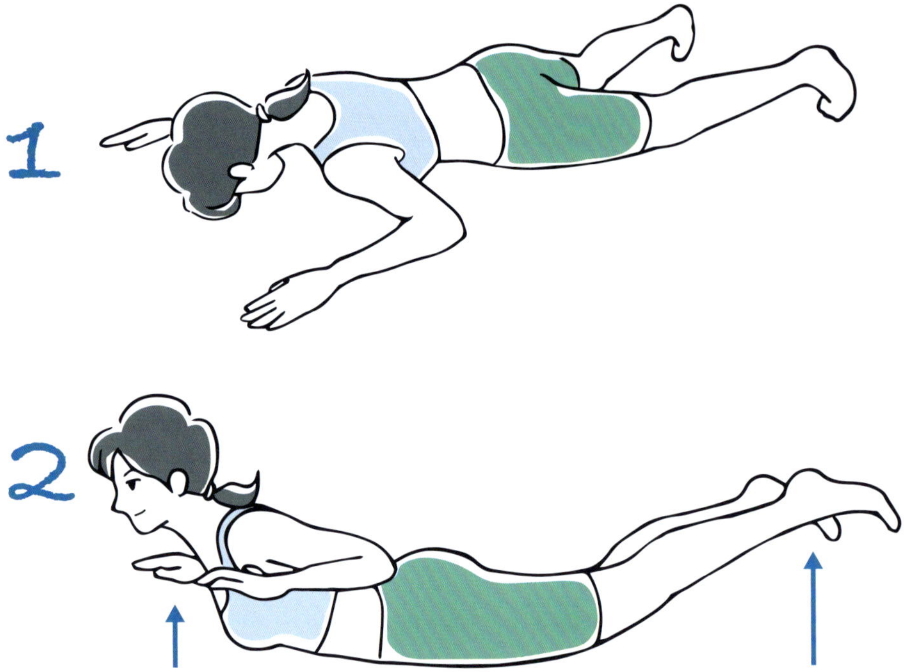

Rückenbiegung (back extension)

» Dieses Lymphtraining hilft bei Brust- und Rückenschmerzen.

Wirkung: Wenn Sie den Rücken beugen und Schulterblätter und Becken näher zusammenbringen, zieht sich die Rückenmuskulatur zusammen und die Lymphe des Rückens und der Brust werden angeregt.

Lymphknoten, die stimuliert werden:
Lymphknoten im Bauchbereich

Weitere Anwendungsmöglichkeiten:
Schmerzen in der Lendengegend, Schmerzen am Ischiasnerv, Hüftgelenkschmerzen, Regelschmerzen, Wechseljahrbeschwerden, Verdauungsstörungen, Appetitlosigkeit, zur Bruststraffung

1. Legen Sie sich auf den Bauch.
2. Heben Sie gleichzeitig Arme und Beine an, ohne zu wippen, und biegen Sie Ihren Körper durch. Holen Sie keinen Schwung und führen Sie die Bewegung langsam, so weit Sie können, aus.
3. Kehren Sie in die Ausgangsposition zurück.

Auf den Punkt gebracht:

Anzahl:
Nach dem Steigerungsprinzip 16-mal. Dabei können Sie nach Bedarf eine Pause einlegen.

Power up!
Wenn Sie die in Punkt 2 beschriebene Haltung beibehalten und bis 8 zählen, ist die Intensität höher.

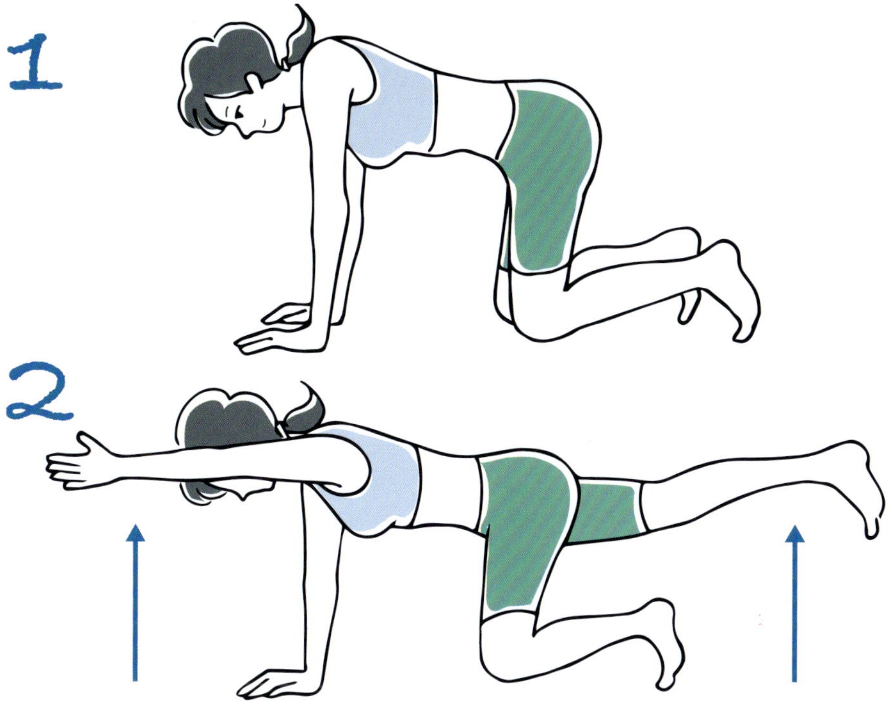

Diagonaler Stütz

» Dieses Lymphtraining lindert Brust- und Rückenschmerzen.

Wirkung: Bei dieser Übung wird durch das Training des oberen Rückens, der Brust, der Seitenmuskeln und der Gesäßmuskeln der Fluss der tiefgelegenen Lymphe angeregt.

1. Gehen Sie in den Vierfüßler-Stand, dehnen Sie dabei Ihre Brust und machen Sie Ihren Rücken ganz gerade.
2. In dieser Position heben Sie den rechten Arm und das linke Bein.
3. Kehren Sie in die Ausgangsposition zurück und wechseln Sie beim nächsten Durchgang links und rechts.

Auf den Punkt gebracht:

Anzahl:
Nach dem Steigerungsprinzip 16-mal im Wechsel. Dabei können Sie nach Bedarf eine Pause einlegen.

Power up!
Wenn Sie die in Punkt 2 beschriebene Haltung beibehalten und bis 8 zählen, ist die Intensität höher.

Crunch

›› Dieses Lymphtraining eignet sich besonders gut bei Schmerzen im unteren Rückenbereich und Schmerzen des Ischiasnervs.

Wirkung: Wenn Sie Ihren Oberkörper anheben und so die oberen Bauchmuskeln anspannen, wirkt das fördernd auf die Lymphe der Bauchregion.

Lymphknoten, die stimuliert werden: die Lymphknoten der Bauchregion

Weitere Anwendungsmöglichkeiten: Verengung des Rückenmarkkanals, Regelschmerzen, Verdauungsstörungen, Appetitlosigkeit, Bluthochdruck, zu niedriger Blutdruck, Gereiztheit

1. Legen Sie sich auf den Rücken, kreuzen Sie die Arme vor der Brust, die Beine sind aufgestellt.
2. Heben Sie beim Ausatmen den Oberkörper an und bringen Sie die Magengrube zum Nabel. Holen Sie keinen Schwung aus dem Rücken, sondern führen Sie die Bewegung mit Ihren Bauchmuskeln aus. Auf diese Weise werden auch die Organe angeregt und die Lymphknoten stimuliert. Führen Sie die Übung langsam aus, sodass sich der Rücken Wirbel für Wirbel vom Boden abhebt.
3. Wenn Sie den Oberkörper aufgerichtet und die Bauchmuskeln fest angespannt haben, kehren Sie in die Ausgangsposition zurück und legen Sie Ihren Rücken gestreckt ab.

Auf den Punkt gebracht:

Anzahl:
Nach dem Steigerungsprinzip 16-mal. Dabei können Sie nach Bedarf eine Pause einlegen.

Power up!
Wenn Sie die in Punkt 2 beschriebene Haltung beibehalten und bis 8 zählen, ist die Intensität höher.

1

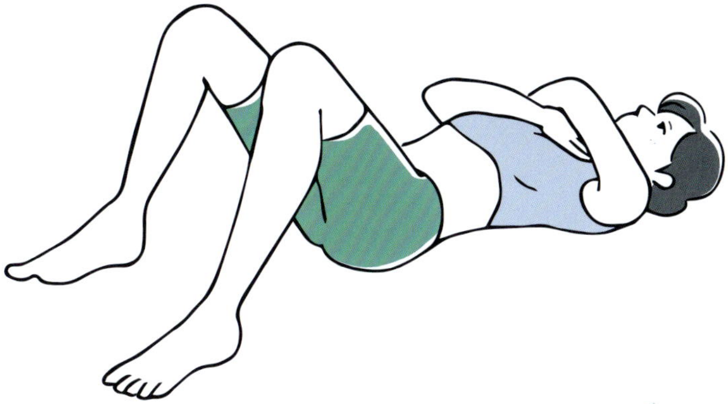

2

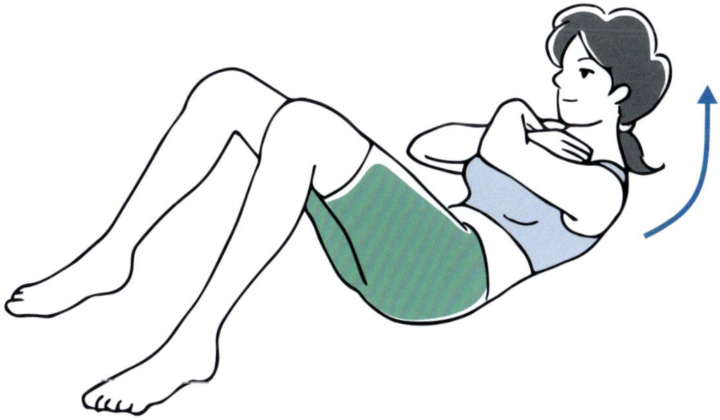

3

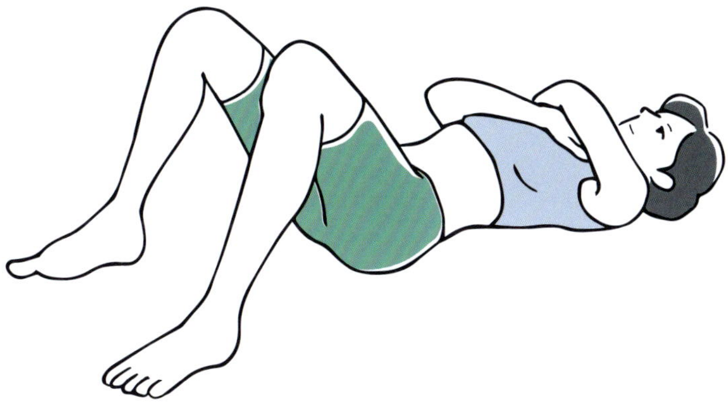

Squat (Kniebeuge)

» Dieses Lymphtraining lindert Schmerzen im Lendenbereich und Schmerzen des Ischiasnervs.

Lymphknoten, die stimuliert werden: die Lymphknoten in der Leistengegend

Weitere Anwendungsmöglichkeiten: Hüftschmerzen, Verengung des Rückenmarkkanals, Schmerzen am Hüftgelenk, geschwollene Beine, Diabetes, Asthma, (Pollen-) Allergie, häufiger Harndrang, nachlassende Potenz, kalte Füße

1. Stehen Sie mit beiden Beinen etwas weiter als schulterbreit auseinander.
2. Schieben Sie das Hüftgelenk nach hinten und beugen Sie Ihre Beine, bis Ihre Oberschenkel parallel zum Boden sind. Halten Sie Ihren Rücken dabei möglichst gestreckt. Ihre Arme zeigen an den Ohren vorbei nach oben. Ihre Aufmerksamkeit ist auf das Hüftgelenk gerichtet, das sich tief abbiegt. Es ist wichtig, dass Sie die Bewegung aus der Hüfte heraus ausführen und die Knie nicht zu sehr nach vorne schieben. Führen Sie die Übung langsam aus, so weit Sie können.
3. Bringen Sie die Hüften langsam wieder in die Ausgangsposition zurück. Ohne die Knie ganz durchzustrecken, beginnen Sie mit dem nächsten Squat.

Auf den Punkt gebracht:

Anzahl:
Nach dem Steigerungsprinzip 16-mal. Dabei können Sie nach Bedarf eine Pause einlegen.

Power up!
Wenn Sie die in Punkt 2 beschriebene Haltung beibehalten und bis 8 zählen, ist die Intensität höher.

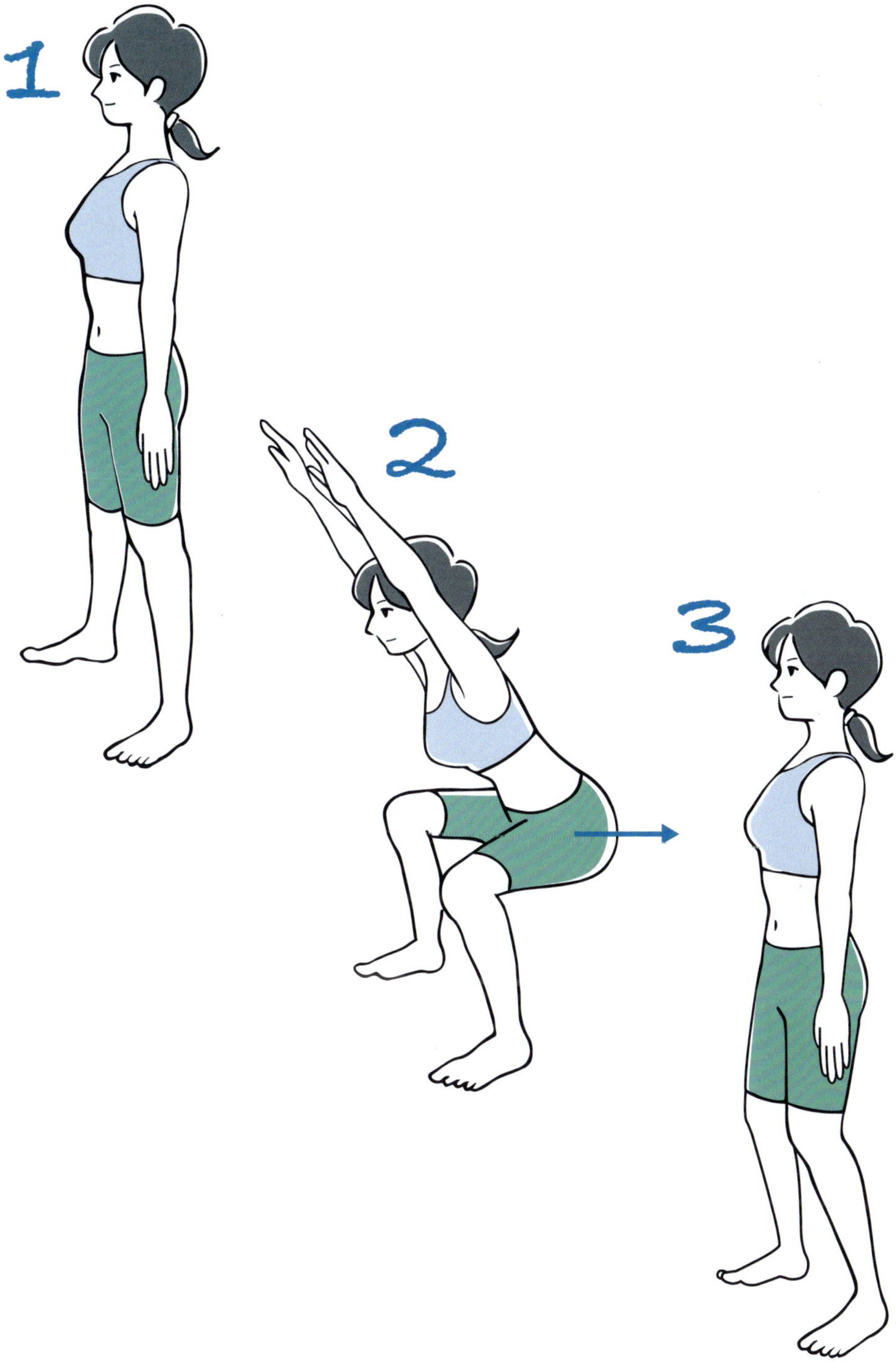
1
2
3

1

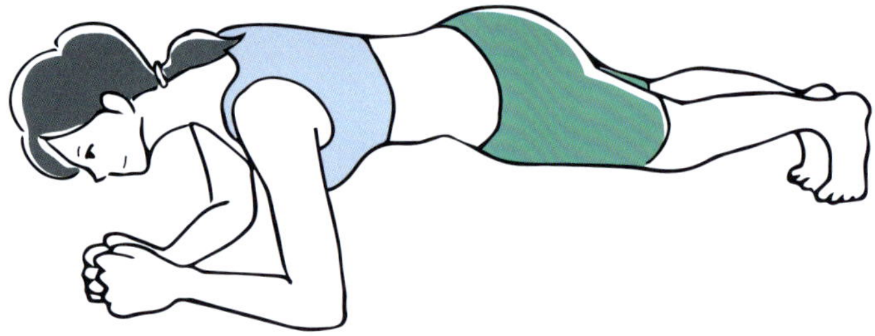

2

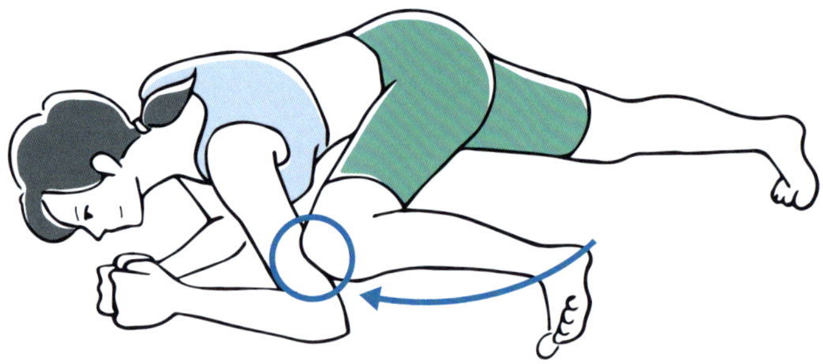

Stütz mit Knie zum Ellbogen

» Hilft bei Schmerzen im Lendenbereich und Schmerzen des Ischiasnervs.

Wirkung: Das Hüftgelenk fördert den Lymphfluss im Becken und Unterkörper. Lenken Sie Ihr Bewusstsein auf die Hüftgelenke und die Gesäßmuskeln.

Lymphknoten, die stimuliert werden:
Lymphknoten im Unterbauchbereich

Weitere Anwendungsmöglichkeiten:
Schmerzen im Hüftgelenk, Allergie, Atopie, häufiger Harndrang, nachlassende Potenz, Anspannung, Gereiztheit, Nervosität

1. Legen Sie sich auf den Bauch, strecken Sie die Beine und stellen Sie die Zehen auf. Vorne stützen Sie den Körper auf den Unterarmen ab (Plank).
2. Winkeln Sie ein Bein an und kommen Sie mit dem Knie an den Oberarm.
3. Wiederholen Sie die Übung links und rechts im Wechsel.

Auf den Punkt gebracht:

Anzahl:
Nach dem Steigerungsprinzip jeweils 16-mal im Wechsel mit links und rechts. Nach Bedarf Pausen einlegen.

Power up!
Wenn Sie die in Punkt 2 und 3 beschriebene Haltung beibehalten und bis 8 zählen, ist die Intensität höher.

Easy!
Wenn Sie sich bei der Übung schwertun, strecken Sie die Ellbogen beim Abstützen durch.

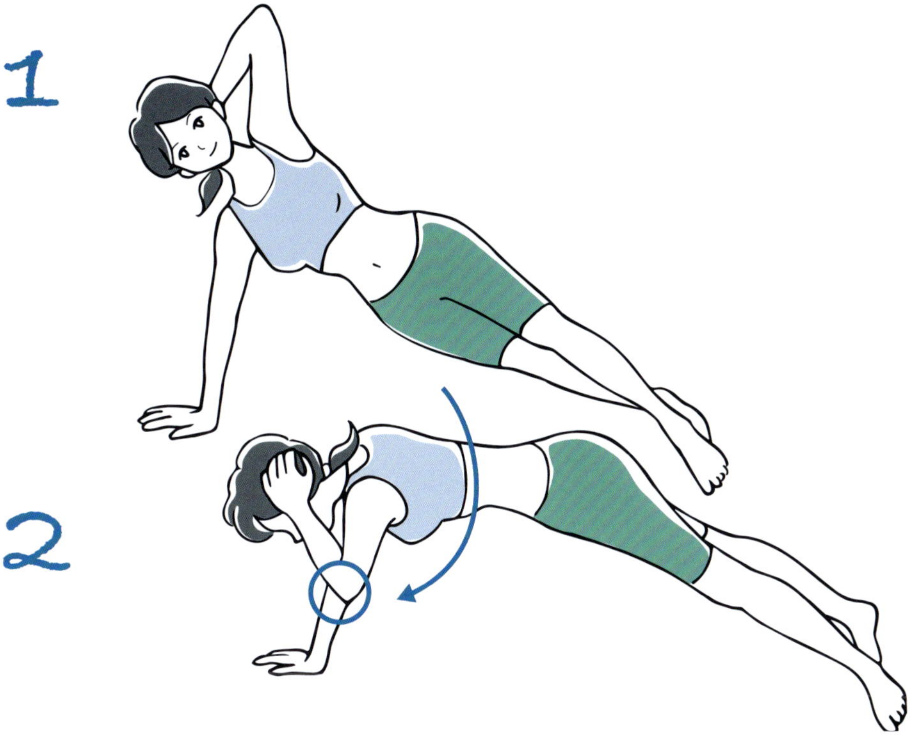

Seitstütz-Crunch

» Hilft bei Schmerzen in der Lendengegend und Schmerzen des Ischiasnervs.

Wirkung: Wenn Sie den Oberkörper in angespanntem Zustand drehen, wird die Lymphe der Bauchgegend stark angeregt und Sie stärken die Muskeln um das Becken herum.

1. Stützen Sie die rechte Hand auf den Boden und legen Sie die linke Hand hinter den Kopf. Legen Sie den äußeren rechten Fuß auf den Boden und legen Sie das linke Bein vor dem rechten Bein ab. Dabei stemmen Sie den Körper hoch.
2. Sie bilden mit dem Körper eine schräge Linie, drehen den Oberkörper nach vorne und bringen den linken Ellbogen zum rechten Arm.
3. Kehren Sie in die Ausgangsposition zurück. Wiederholen Sie diese Übung und wechseln Sie dann die Seite.

Auf den Punkt gebracht:

Anzahl:
Nach dem Steigerungsprinzip 16-mal im Wechsel von links und rechts. Nach Bedarf Pausen einlegen.

Power up!
Wenn Sie die in Punkt 2 beschriebene Haltung beibehalten und bis 8 zählen, ist die Intensität höher.

Easy!
Wenn Ihnen die Übung schwerfällt, legen Sie den rechten Unterarm auf dem Boden ab und nähern Sie sich mit dem linken Ellbogen dem Boden.

Knie-Touch

» Dieses Lymphtraining eignet sich besonders gut bei Schmerzen in der Lendengegend und Schmerzen des Ischiasnervs.

Wirkung: Indem Sie den Oberkörper anheben und so Ihre oberen Bauchmuskeln ordentlich angespannt sind, wird der Lymphfluss in der Bauchgegend angeregt.

Lymphknoten, die stimuliert werden: Lymphknoten der Bauchregion

Weitere Anwendungsmöglichkeiten: Rückenschmerzen, Brustschmerzen, Hüftschmerzen, Schmerzen am Hüftgelenk, Regelschmerzen, Wechseljahrbeschwerden, Verdauungsstörungen, Appetitlosigkeit

1. Legen Sie sich auf den Rücken, winkeln Sie die Knie ab, die Beine sind aufgestellt, und strecken Sie beide Arme Richtung Knie aus.
2. Während Sie ausatmen, heben Sie langsam Ihren Oberkörper so weit an, dass Ihre Hände die Knie berühren. Richten Sie sich nicht mit Schwung auf, arbeiten Sie mit Ihren Bauchmuskeln. Führen Sie die Übung langsam aus, indem Sie den Rücken Wirbel für Wirbel vom Boden abheben.
3. Wenn Sie den Oberkörper angehoben und Ihre Bauchmuskeln fest angespannt haben, strecken Sie Ihre Wirbelsäule und kehren in die Ausgangsposition zurück.

Auf den Punkt gebracht:

Anzahl:
Nach dem Steigerungsprinzip 16-mal. Dabei können Sie nach Bedarf eine Pause einlegen.

Power up!
Wenn Sie die in Punkt 2 beschriebene Haltung beibehalten und bis 8 zählen, ist die Intensität höher.

1

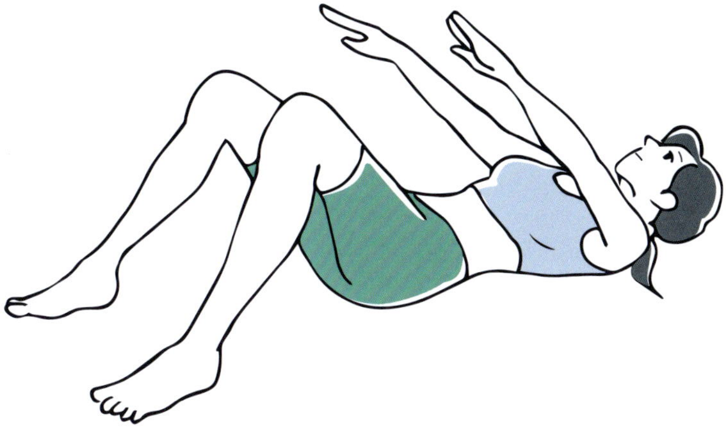

2

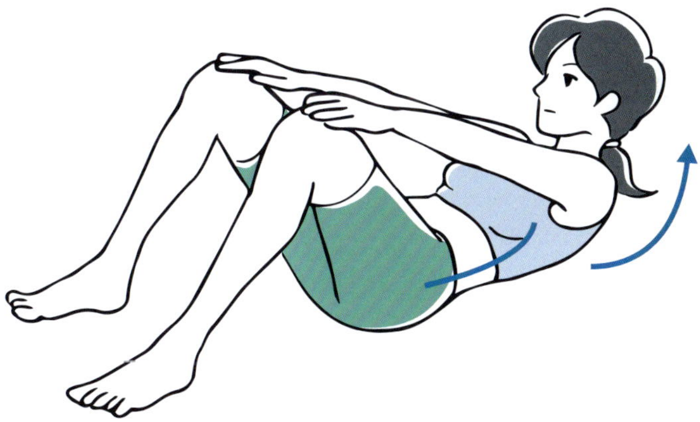

3

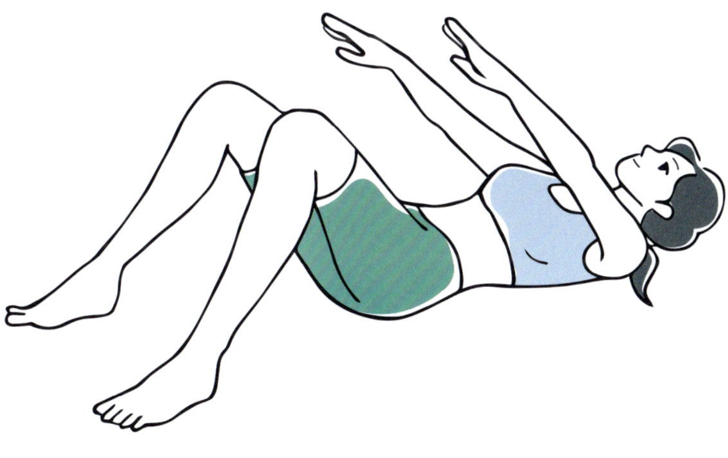

Tritt mit dem Knie

» Dieses Lymphtraining lindert Schmerzen des Hüftgelenks.

Wirkung: Die großräumigen Bewegungen mit Ihrem Hüftgelenk wirken wie eine Pumpe für die Lymphe im Beckenraum.

Lymphknoten, die stimuliert werden: Lymphknoten in der Bauchregion und die Lymphe im Beckenraum

Weitere Anwendungsmöglichkeiten: Verengung des Rückenmarkkanals, Bluthochdruck, zu niedriger Blutdruck, ungewollte Kinderlosigkeit, Gebärmuttermyom, nachlassende Potenz, kalte Bereiche am Körper

1. Gehen Sie im Stand mit dem rechten Fuß einen Schritt nach hinten. Heben Sie Ihre beiden Arme vor die rechte Brust, die Fingerspitzen liegen aufeinander.
2. Heben Sie nun das rechte Knie nach oben, bis es die Handflächen der zusammengelegten Hände berührt. Holen Sie dabei keinen Schwung und führen Sie die Bewegung langsam, so hoch Sie sie ohne Probleme schaffen, aus.
3. Kehren Sie in die Ausgangsposition zurück und führen Sie die Übung jeweils 16-mal auf jeder Seite aus. Wenn Sie die Knie wieder zurückführen und dabei die Balance halten müssen, trainiert das den Oberkörper und regt den Lymphfluss im Beckenraum an.

Auf den Punkt gebracht:

Anzahl:
Nach dem Steigerungsprinzip 16-mal auf jeder Seite. Dabei können Sie nach Bedarf eine Pause einlegen.

Power up!
Wenn Sie die in Punkt 2 beschriebene Haltung beibehalten und bis 8 zählen, ist die Intensität höher.

Easy!
Die Übung wird leichter, wenn Sie die beiden Füße nebeneinanderstellen und aus dieser Position jeweils das Knie anheben.

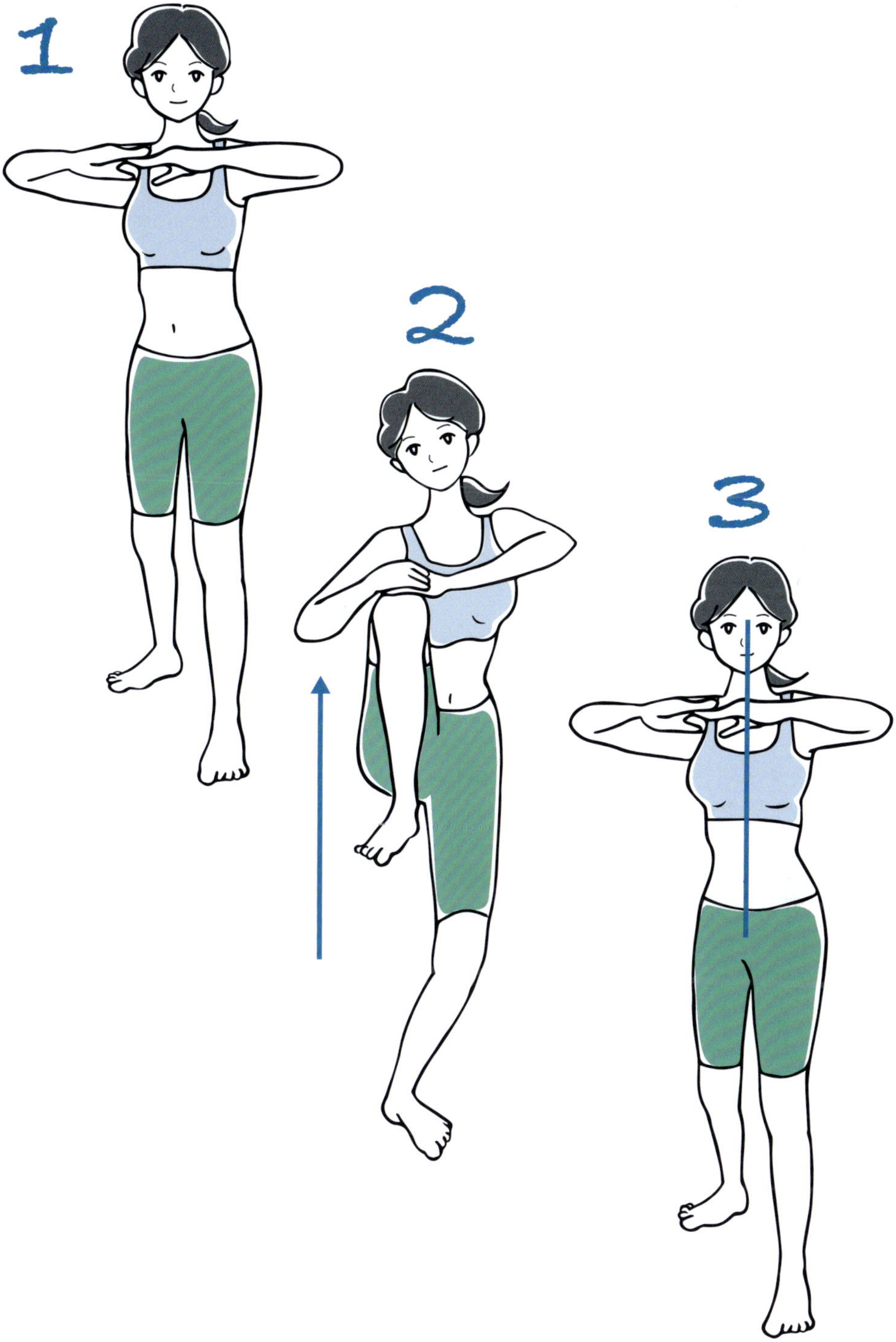
1
2
3

Radfahr-Crunch

» Dieses Lymphtraining eignet sich besonders gut bei Regelschmerzen und Wechseljahrbeschwerden.

Wirkung: Mit Hilfe der Lymphe in der Bauch- und Beckenregion verbessern Sie die Funktion der Organe.

Lymphknoten, die stimuliert werden: Lymphknoten der Bauchregion

Weitere Anwendungsmöglichkeiten: Hüftschmerzen, Schmerzen des Ischiasnervs, Verengung des Rückenmarkkanals, Schmerzen des Hüftgelenks, Verdauungsbeschwerden, Verstopfung, ungewollte Kinderlosigkeit, Gebärmuttermyom

1. Legen Sie sich auf den Rücken, die Hände sind hinter dem Kopf verschränkt. Sie strecken die Knie durch und heben die Fersen etwas vom Boden ab.
2. Winkeln Sie das linke Knie ab und bringen Sie es zum rechten Ellbogen. Drehen Sie dabei bewusst die Bauchregion mit ein und nähern Sie sich dem Knie.
3. Dann nähern sich rechtes Knie und linker Ellbogen einander an. Das Wichtige an dieser Übung ist die Drehung des Bauches.

Wenn Sie den Bauch seitlich einrollen und so Druck ausüben, wirkt das als Pumpe für die Lymphe im Beckenraum.

Auf den Punkt gebracht:

Anzahl:
Nach dem Steigerungsprinzip jeweils 16-mal. Dabei können Sie nach Bedarf eine Pause einlegen.

Power up!
Wenn Sie die in den Punkten 2 und 3 beschriebene Haltung beibehalten und bis 8 zählen, ist die Intensität höher.

Easy!
Wenn Sie die Hände für mehr Balance neben sich am Boden ablegen und mit angehobenen Oberkörper nur die Beine bewegen (ohne sie an die Ellbogen zu bringen), wird die Übung leichter.

1

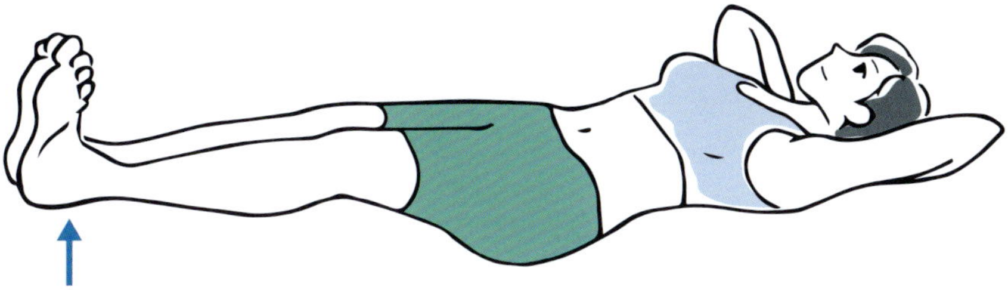

2

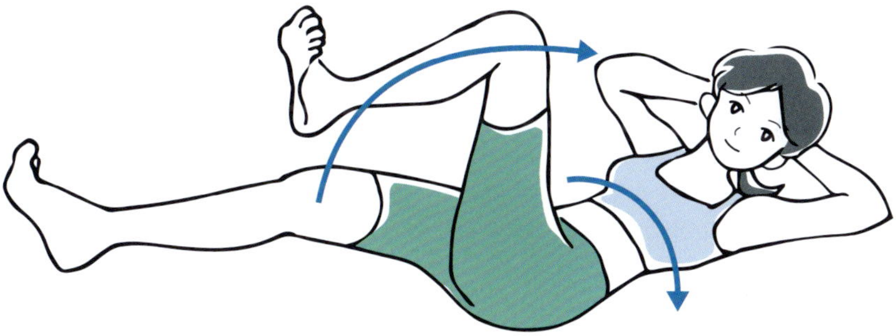

3

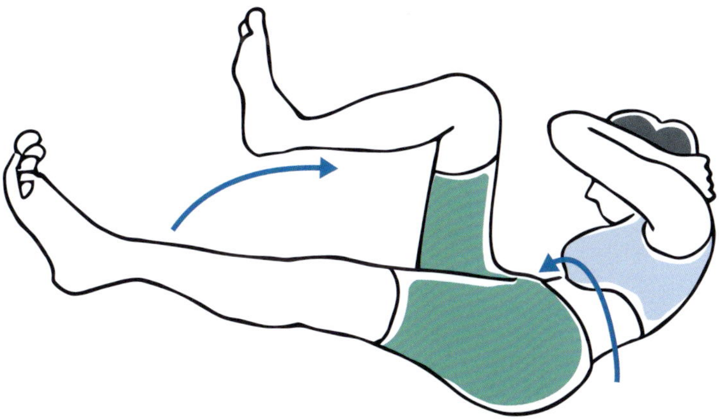

Bein-Twist

» Dieses Lymphtraining lindert Regelschmerzen und Wechseljahrbeschwerden.

Wirkung: Die Schwerkraft in den Beinen wird genutzt, um die Lymphe der Bauch- und Beckenregion anzuregen.

Lymphknoten, die stimuliert werden: Lymphknoten der Bauch- und Beckenregion

Weitere Anwendungsmöglichkeiten: Verdauungsstörungen, Verstopfung, ungewollte Kinderlosigkeit, Gebärmuttermyom, häufiger Harndrang

1. Legen Sie sich in Rückenlage auf den Boden, strecken Sie Ihre Arme horizontal nach rechts und links aus, Ihre Handflächen zeigen zum Boden. Dann strecken Sie Ihre Beine durchgestreckt senkrecht in die Höhe. Holen Sie keinen Schwung und führen Sie die Bewegung langsam, so gut Sie können, aus.
2. Während Sie Ihren Oberkörper mit beiden Händen abstützen, kippen Sie Ihre Beine nach links. Kurz bevor sie den Boden berühren, halten Sie die Position etwas.
3. Kehren Sie mit beiden Beinen zur Startposition zurück und führen Sie die Übung nun genauso zur rechten Seite aus.

Auf den Punkt gebracht:

Anzahl:
Nach dem Steigerungsprinzip jeweils 16-mal. Dabei können Sie nach Bedarf eine Pause einlegen.

Power up!
Wenn Sie die in den Punkten 2 und 3 beschriebene Haltung beibehalten und bis 8 zählen, ist die Intensität höher.

Easy!
Wenn Sie Ihre Beine nicht durchstrecken können, können Sie die Übung auch mit leicht angewinkelten Knien durchführen. So wird sie leichter.

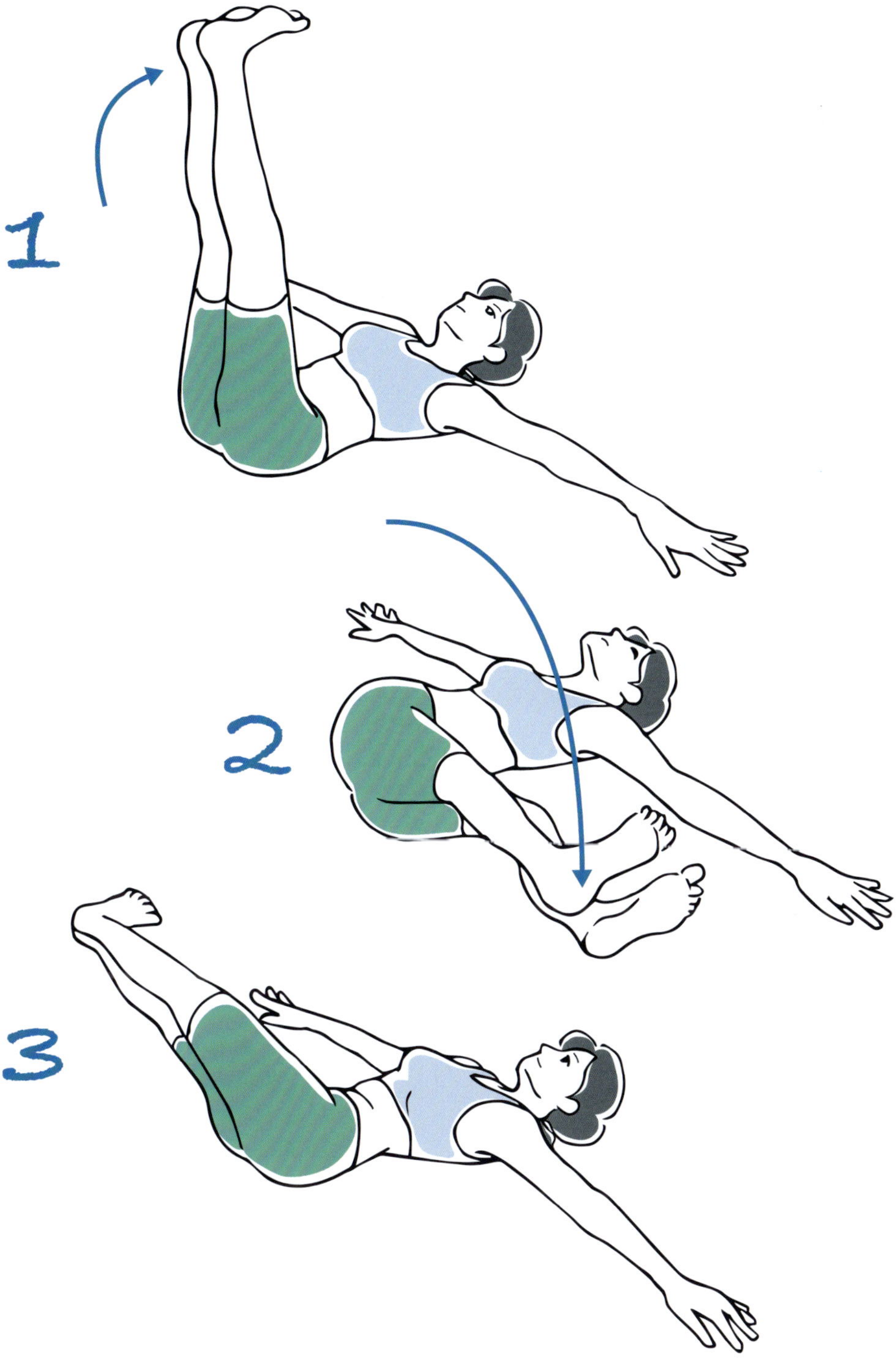
1
2
3

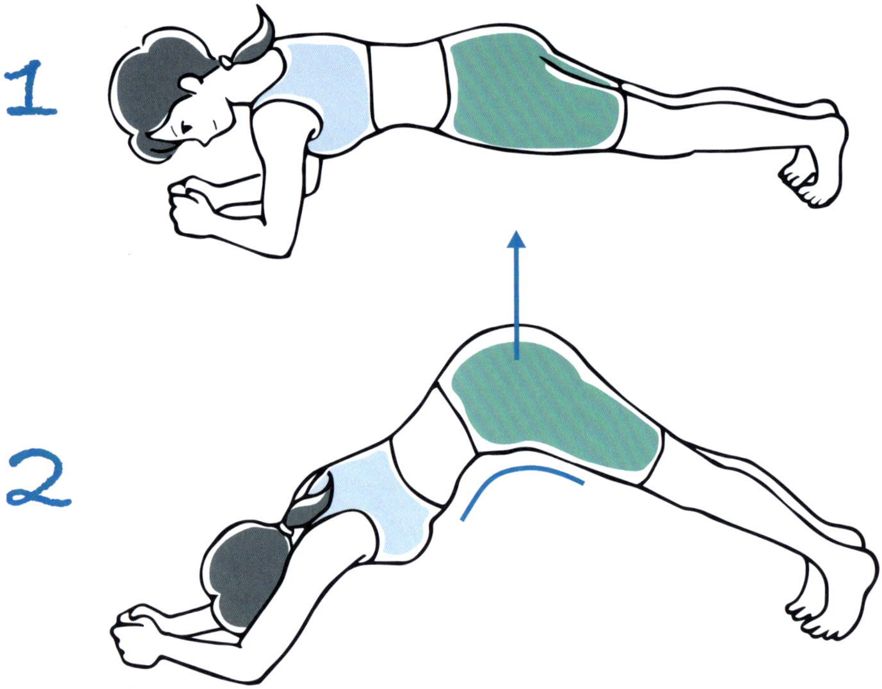

Delfin-Plank

» Dieses Lymphtraining eignet sich besonders gut bei Regelschmerzen und Wechseljahrbeschwerden.

Wirkung: Achten Sie in der Plank-Position darauf, den Po zu heben, und lenken Sie Ihre Aufmerksamkeit auf die unteren Bauchmuskeln. Durch das Einziehen des Nabels wird die Lymphe im Becken stimuliert.

1. Gehen Sie in den Stütz, indem Sie Ihre Unterarme auf dem Boden auflegen.
2. Ziehen Sie Ihren Bauch ein und strecken Sie Ihren Po nach oben, wobei Sie Ihr Schambein zum Nabel hinziehen.
3. Kehren Sie langsam in die Ausgangsposition zurück.

Auf den Punkt gebracht:

Anzahl:
Nach dem Steigerungsprinzip 16-mal. Dabei können Sie nach Bedarf eine Pause einlegen.

Power up!
Wenn Sie die in Punkt 2 beschriebene Haltung beibehalten und bis 8 zählen, ist die Intensität höher.

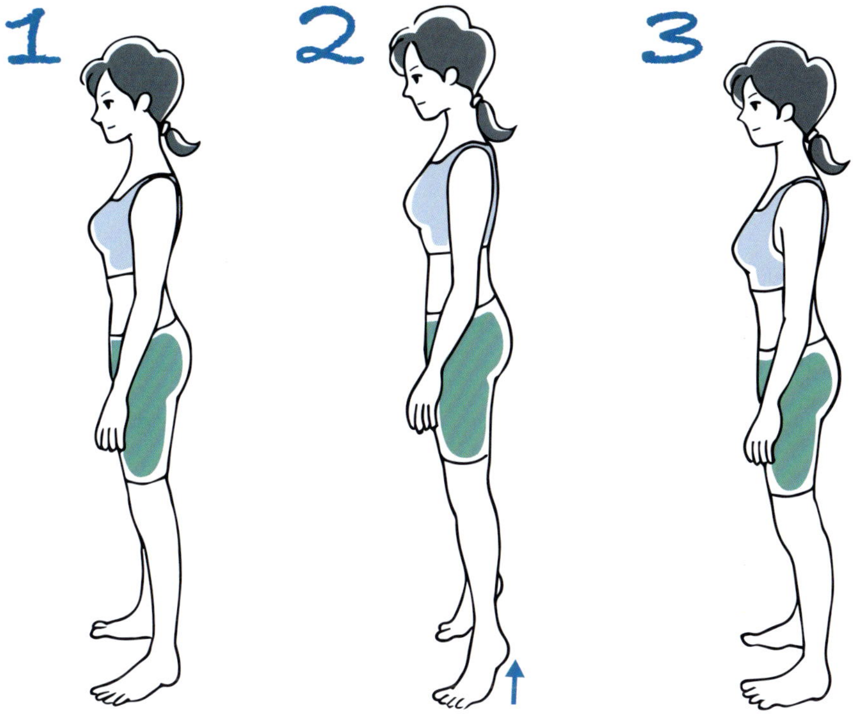

Fersenheben

» Dieses Lymphtraining hilft bei Knieschmerzen.

Wirkung: Die Fußknöchel und die Muskeln der Waden fungieren als Pumpe und fördern den Lymphfluss auf der Rückseite des Knies.

Lymphknoten, die stimuliert werden: Lymphknoten in der Kniekehle

Weitere Anwendungsmöglichkeiten: Hüftschmerzen, Schmerzen des Ischiasnervs, Schmerzen des Hüftgelenks, geschwollene Beine, Regelschmerzen, Wechseljahrbeschwerden, häufiger Harndrang, nachlassende Potenz, kalte Füße

1. Stellen Sie sich mit hüftbreit geöffneten Beinen hin.
2. In dieser Position heben Sie langsam die Fersen. Führen Sie diese Bewegung nicht mit Schwung, sondern so langsam und so weit Sie können aus.
3. Kehren Sie langsam in die Ausgangsposition zurück.

Auf den Punkt gebracht:

Anzahl:
Nach dem Steigerungsprinzip 16-mal. Dabei können Sie nach Bedarf eine Pause einlegen.

Power up!
Wenn Sie die in Punkt 2 beschriebene Haltung beibehalten und bis 8 zählen, ist die Intensität höher.

Störungen des vegetativen Nervensystems

Sowohl bei der Verbesserung der körperlichen Konstitution wie auch bei der Linderung von Beschwerden ist die Grundlage eine stets korrekte Haltung. Auch Störungen des vegetativen Nervensystems lassen sich durch eine richtige Haltung beheben. Durch wiederholtes Üben der Formgedächtnis-Osteopathie (Seite 76) können Sie eine gute Haltung erlangen. Die Formgedächtnis-Osteopathie ist eine Methode, bei der mit Hilfe der Atmung der Körper an die richtige Haltung erinnert wird. Nach ein paar Sekunden des Übens können Sie sich ganz einfach die richtige Haltung einprägen.

Gehen Sie zunächst einige Meter in Ihrer gewöhnlichen Haltung. Achten Sie darauf, wie Sie sich während des Gehens fühlen. Bleiben Sie dann stehen, heben Sie Ihre Brust und Ihr Zwerchfell leicht an und atmen Sie tief ein und aus. Im Prinzip ist das schon das ganze Procedere.

Gehen Sie nun wieder einige Meter. Wenn sich Ihr Körper beim Gehen nicht mehr leicht nach links oder rechts neigt, haben Sie sich die richtige Haltung eingeprägt. Von einem schweren, in sich zusammen gesunkenen Körper sollte der Körper sich aufrichten und das Gehen leicht werden.

Es gibt natürlich individuelle Unterschiede, aber schon nach einmaliger Ausführung dieser Osteopathie-Übung für etwa 30 Minuten bis zu 2 Stunden können Sie lernen, eine richtige Haltung zu bewahren. Und machen Sie es sich zur Angewohnheit, wenn Sie bemerken, dass Ihre Haltung schlecht wird, mit dem Atem die Haltung zu korrigieren.

Nachlassende Potenz

Für nachlassende Potenz gibt es die verschiedensten Gründe, doch das Problem lässt sich durch eine Förderung der Durchblutung im Beckenraum und eine Kräftigung der Muskeln um das Becken, was wiederum zu einem verbesserten Lymphfluss führt, beheben.

Auch bei Männern kommt eine Auskühlung des Beckenraums recht häufig vor. Wenn Sie Ihren Po berühren und er kalt ist, ist Ihr Beckenraum unterkühlt. Bei einer Auskühlung des Beckenraums wird das hormonelle Gleichgewicht gestört und das führt zu nachlassender Potenz.

Durch die Stärkung der Muskeln um das Becken, wie z. B. der Oberschenkelmuskulatur, der Beckenbodenmuskulatur, der Gesäßmuskulatur und der geraden Bauchmuskeln, kann die Durchblutung des Beckens erhöht und Unterkühlung beseitigt werden.

Mit »breitbeinigen Squats« (Seite 78) trainieren Sie die Oberschenkelmuskulatur und berücksichtigen dabei auch die Muskeln des Beckenbodens. Die Knie- und Hüftgelenke wirken dabei als Pumpe und so lässt sich der Lymphfluss im Becken fördern. Während Sie einatmen, senken Sie Ihr angespanntes Gesäß ab. In dieser Position verharren Sie einen Moment, dann atmen Sie aus und kehren langsam in die Ausgangsposition zurück.

Der Beckenboden ist eine der Regionen, in denen sich die Lymphe am ehesten staut. Wenn die Lymphe nicht richtig fließt, verschlechtert sich auch die Durchblutung und es kommt zu einem hormonellen Ungleichgewicht.

Häufiger Harndrang

Durch den Fokus auf die Muskeln des Unterbauchs wird mit Hilfe der nachfolgenden Übung die Unterkühlung im Becken beseitigt. Zudem wird auch die Beckenbodenmuskulatur gestärkt.

Wenn das Becken abkühlt, verspannt sich der Entleerungsmuskel der Harnblase und es entsteht eine überaktive Blase. Deshalb ist es wichtig, das Becken fest anzuheben. Menschen, die unter häufigem Harndrang leiden, sollten ihren Körper nicht durch kalte Getränke auskühlen. Da kaltes Wasser schwerer als warmes ist, sinkt es schneller ab und sammelt sich am Beckenboden. Hier kann man mit Übungen, die die Beckenbodenmuskeln stärken – beispielsweise dem »breitbeinigen Squat« (Seite 78) – gegensteuern und die Übung mit dem »umgekehrten Crunch« (Seite 80) kombinieren.

Verstopfung

Im Darm gibt es viele Lymphknoten, die einen Einfluss auf den Stoffwechsel, die Verdauung und das Immunsystem haben. Da sie tief im Körperinneren liegen, ist es schwierig, sie mit den Händen zu stimulieren. Wenn Sie Ihre Hände zu tief in den Bauch drücken und fest reiben, kann es passieren, dass Sie dadurch Entzündungen hervorrufen. Seien Sie deshalb vorsichtig. Lassen Sie hier lieber einen Fachmann massieren. Es gibt aber auch sanfte Methoden, selbst dieses Lymphgewebe zu stimulieren.

Eine Möglichkeit ist eine Atemtechnik, bei der Sie den »Bauch einziehen« (Seite 84). Indem Sie die Bewegung ganz langsam ausführen, wird der Parasympathikus aktiviert und Sie können die Lymphe des Verdauungstraktes stimulieren.

Wenn Sie die Übung mit anderen Lymphtrainings, die den Lymphfluss der Bauchgegend anregen, kombinieren, wird die Wirkung verstärkt. Dabei sollten Sie Übungen, bei denen die geraden Bauchmuskeln angespannt werden, mit Übungen verbinden, die die seitlichen Bauchmuskeln trainieren, wie beispielsweise der »seitliche Crunch« (Seite 82).

Atopie und Allergien

Beim »Baucheinziehen« (Seite 84) wird mit dem Atem Druck auf den Bauch ausgeübt und die Lymphknoten im Verdauungstrakt werden stimuliert. Dadurch wird das Immunsystem im Darm gestärkt und Atopie und Allergien bessern sich.

Bei Atopie oder auch Allergien wird häufig eine Ernährungsumstellung empfohlen. Es gibt Berichte, wonach sich allein durch die Umstellung von fleischlicher auf pflanzli che Kost das Milieu des Darms ändert. Auch wird die Notwendigkeit betont, Milchsäurebakterien, Ballaststoffe, Oligosaccharide und Milchsäurebakterien produzierende Extrakte aufzunehmen, um nutzbringende Bakterien zu vermehren. Es gibt also verschiedenste Maßnahmen.

Die einzelnen Maßnahmen wirken sicherlich individuell verschieden, doch der Ansatz, dass Ernährung das Darmmilieu verbessert, ist richtig und eine erste Gegenmaßnahme bei Atopie und Allergie.

Wenn man ergänzend zu diesem diätischen Ansatz durch Bewegung die Arbeit des

Darms verbessert und die Lymphknoten des Verdauungstraktes stimuliert, kann man das Immunsystem des Darmes noch wirkungsvoller stärken.

Zusätzlich zu Lymphübungen, die die Bauchmuskeln anspannen oder bei denen sich die Bauchregion verdreht, regt das Baucheinziehen den Darm an, indem es den Bauch nach innen wölbt und so den Bauchdruck erhöht.

Asthma

Ziel ist es, Asthma durch Training der Atemmuskulatur zu verbessern. Wenn Sie bei der nachfolgenden Übung »Vorbeuge« (Seite 86) von Position 1 zu Position 2 übergehen und den Oberkörper nach vorne beugen, heben Sie das Zwerchfell an, weiten Sie Ihre Rippen und atmen Sie durch die Nase ein. Während Sie Ihren Oberkörper vorbeugen, lenken Sie Ihre Aufmerksamkeit auf das Weiten der Lungen. Führen Sie die Übung ganz langsam durch. Fühlen Sie, wie sich Ihre Schulterblätter zusammenziehen und sich Ihre Schultern anheben, während Sie sich nach vorne beugen. Die Rückenmuskeln strecken sich, ohne dass Sie ein Hohlkreuz bilden.

Wenn Sie den Oberkörper ganz nach vorn gebeugt und genügend eingeatmet haben, atmen Sie durch den Mund aus und richten sich wieder auf. Ziehen Sie den Bauch ein und atmen Sie alle Luft vollständig aus.

Bei Menschen, die keinen Sport treiben, verschlechtern sich leicht die Herz- und Lungenfunktion. Wenn diese Funktionen abnehmen, neigt man auch zu einem krummen Rücken. Das wiederum führt dazu, dass die Bronchien eingedrückt werden und der Luftstrom beeinträchtigt wird. Wenn sich die Bronchien verengen, hat man häufiger Atemschwierigkeiten.

Die nachfolgende Übung verbessert die schlechte Haltung und stärkt durch die tiefe Atmung die Atemmuskulatur. Ein tiefer Atem erhöht auch den Grundumsatz. Außerdem können Sie die Lymphknoten der Lunge und der Bronchien stimulieren, wenn Sie den Fokus auf das Heben des Zwerchfells, die Ausweitung der Rippen und die Erweiterung der Bronchien legen.

Diabetes

Menschen mit Diabetes können ihren Blutzucker besser kontrollieren, wenn sie sich im Alltag viel bewegen. Empfehlenswert ist es, verschiedene Übungen des Lymphtrainings zu kombinieren, beispielsweise Liegestütze und Crunches. Übertreiben Sie aber nicht gleich, sondern gewöhnen Sie Ihren Körper langsam an das Training.

Die »Ausfallschritt-Übungen« (Seite 88) stärken sowohl die Muskeln des Unter- wie auch die des Oberkörpers. So können Sie den Lymphfluss im gesamten Körper anregen. Achten Sie darauf, dass Sie in Ihrer Körpermitte stabil sind (Bauchmuskeln angespannt) und nicht nach rechts und links schwanken.

Wenn Sie den Körperrumpf trainieren, stimulieren Sie auch die Lymphknoten, die tiefer im Körper liegen.

Machen Sie einen großen Schritt nach vorne, damit das Hüftgelenk eine große Bewegung ausführt. Wenn Sie darüber hinaus das Knie tief abwinkeln, können Sie auch die Lymphknoten am Ansatz der Oberschenkel erreichen. Nachdem Sie die Position eine Zeitlang gehalten haben, bringen Sie das Bein zurück in die Ausgangsposition. Dabei fördern alle Gelenke der Beine als Pumpen den Lymphfluss.

Da diese kraftvolle Übung für den ganzen Körper anstrengend ist, machen Sie es in einem angemessen langsamen Tempo.

Integrieren Sie ungewohnte Bewegungen

Der »Ausfallschritt nach hinten« (Seite 90) ist wie der Ausfallschritt nach vorne eine Ganzkörperübung, bei der Sie den gesamten Oberkörper anspannen. Beim Ausfallschritt nach vorne wird das Bein nach vorne gebracht und die Hüfte senkt sich ab. Beim Ausfallschritt nach hinten wird der Körper jedoch anders eingesetzt: Das Bein wird nach hinten gebracht und die Hüfte senkt sich ab.

Das Zurückstellen eines Beins ist eine Bewegung, die wir im Alltag eher selten ausführen. Sie bewegen die Muskeln also anders als gewöhnlich. Das Einbeziehen unbekannter Bewegungen in das Training ist eine wirkungsvolle Art, den Lymphfluss an Stellen zu fördern, die man mit gewohnten Bewegungen nicht erreichen kann.

Bei der Stimulation des Lymphflusses ist es wichtig, statt nur bestimmte Bewegungen endlos zu wiederholen, viele unterschiedliche Bewegungen einzubauen.

Selbst eine kleine Änderung der Breite der Beinstellung oder des Winkels der Gelenke verändert die Art und Weise, wie sich die Muskeln dehnen und zusammenziehen, und Sie erreichen immer unterschiedliche Bereiche des Lymphsystems. Die Lymphe breitet sich im Körper wie die Maschen eines Netzes aus und daher können Sie durch verschiedenartige Bewegungen, bei denen sich jeweils andere Muskeln anspannen, größere Lymphbereiche erreichen.

Wenn Sie Ihren Lymphfluss und Ihre Blutzuckerwerte verbessern wollen, bauen Sie die verschiedensten Arten von Bewegungen in Ihren Alltag ein, egal ob durch Tanzen, Kampfsport oder Gymnastik.

Formgedächtnis-Osteopathie

» Dieses Lymphtraining eignet sich besonders gut bei Störungen des vegetativen Nervensystems.

Wirkung: Indem die Bauchmuskeln, das Zwerchfell und die Atemmuskulatur als Pumpe fungieren, wird die Lymphe tief im Inneren erreicht und der Lymphfluss des ganzen Körpers stimuliert.

Lymphknoten, die stimuliert werden: Lymphknoten im ganzen Körper

Weitere Anwendungsmöglichkeiten: Kopfschmerzen, Nackenschmerzen, verspannte, schmerzhafte oder steife Schultern, Rückenschmerzen, Brustschmerzen, Hüftschmerzen, Schmerzen des Ischiasnervs, Verengung des Rückenmarkkanals, Schmerzen des Hüftgelenks, Knieschmerzen, Regelschmerzen, Wechseljahrbeschwerden, schlechte Verdauung, Appetitlosigkeit, Schwindel, Tinnitus, Bluthochdruck, zu niedriger Blutdruck, Schlaflosigkeit, überanstrengte Augen, Nasenschleimhautentzündung, Parodontitis, Halsschmerzen, Verstopfung, ungewollte Kinderlosigkeit, Gebärmuttermyom, Asthma, grauer Star, Pollenallergie, andere Allergien, Atopie, häufiger Harndrang, Nasolabialfalte, geschwollenes Gesicht, Stirnfalten, Halsfalten, nachlassende Potenz, kalte Körperteile, Anspannung, Gereiztheit, Nervosität

1. Im Stand mit geschlossenen Beinen ziehen Sie Ihr Zwerchfell nach oben. Achten Sie darauf, Ihre Schultern nicht anzuspannen.
2. Mit hochgezogenem Zwerchfell ziehen Sie Ihren Bauch ein und Ihr Schambein nach oben.
3. Halten Sie diese Position und atmen Sie 3-mal tief durch die Nase ein und aus. Auch wenn es etwas anstrengend ist, versuchen Sie, die Haltung mit hochgezogenem Zwerchfell und eingezogenem Bauch zu halten.

Auf den Punkt gebracht:

Anzahl:
Führen Sie die Übung 1-mal aus.

Power up!
Seien Sie sich immer Ihrer Haltung bewusst und prägen Sie sich die richtige Haltung durch Wiederholung der Übung ein.

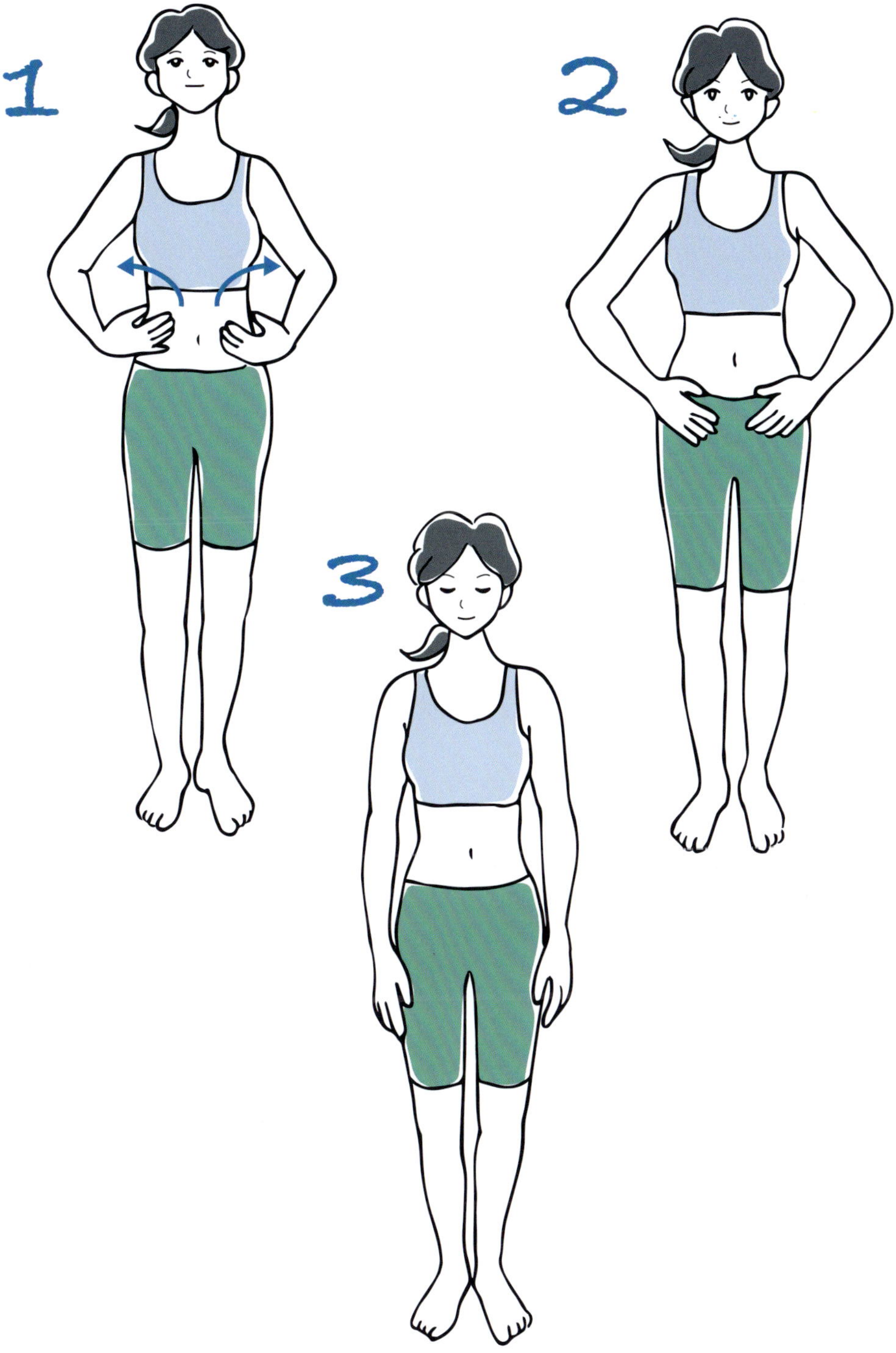
1
2
3

Breitbeiniger Squat

» Dieses Lymphtraining hilft bei nachlassender Potenz.

Wirkung: Knie- und Hüftgelenke fungieren als Pumpe, dadurch wird bei aktivierter Beckenbodenmuskulatur der Lymphfluss im Becken angeregt.

Lymphknoten, die stimuliert werden: Lymphknoten in der Leistengegend

Weitere Anwendungsmöglichkeiten: geschwollene Beine, Regelschmerzen, Wechseljahrbeschwerden, Bluthochdruck, zu niedriger Blutdruck, Diabetes, kalte Körperteile, Angespanntheit, Gereiztheit, Nervosität, häufiger Harndrang

1. Stellen Sie sich aufrecht hin, Ihre Beine sind doppelt so weit wie schulterbreit auseinander. Die Zehenspitzen zeigen leicht nach außen
2. Senken Sie langsam das Gesäß ab und gehen Sie so weit in die Knie, dass die Oberschenkel parallel zum Boden sind. Führen Sie die Bewegung ohne Schwung, so langsam wie möglich, aus.
3. Gehen Sie mit dem Gesäß langsam wieder nach oben und kehren Sie in die Ausgangsposition zurück. Bevor Sie die Knie ganz durchgestreckt haben, senken Sie Ihr Gesäß wieder ab.

Auf den Punkt gebracht:

Anzahl:
Nach dem Steigerungsprinzip 16-mal. Dabei können Sie nach Bedarf eine Pause einlegen.

Power up!
Wenn Sie die in Punkt 2 beschriebene Haltung beibehalten und bis 8 zählen, ist die Übung wirkungsvoller.

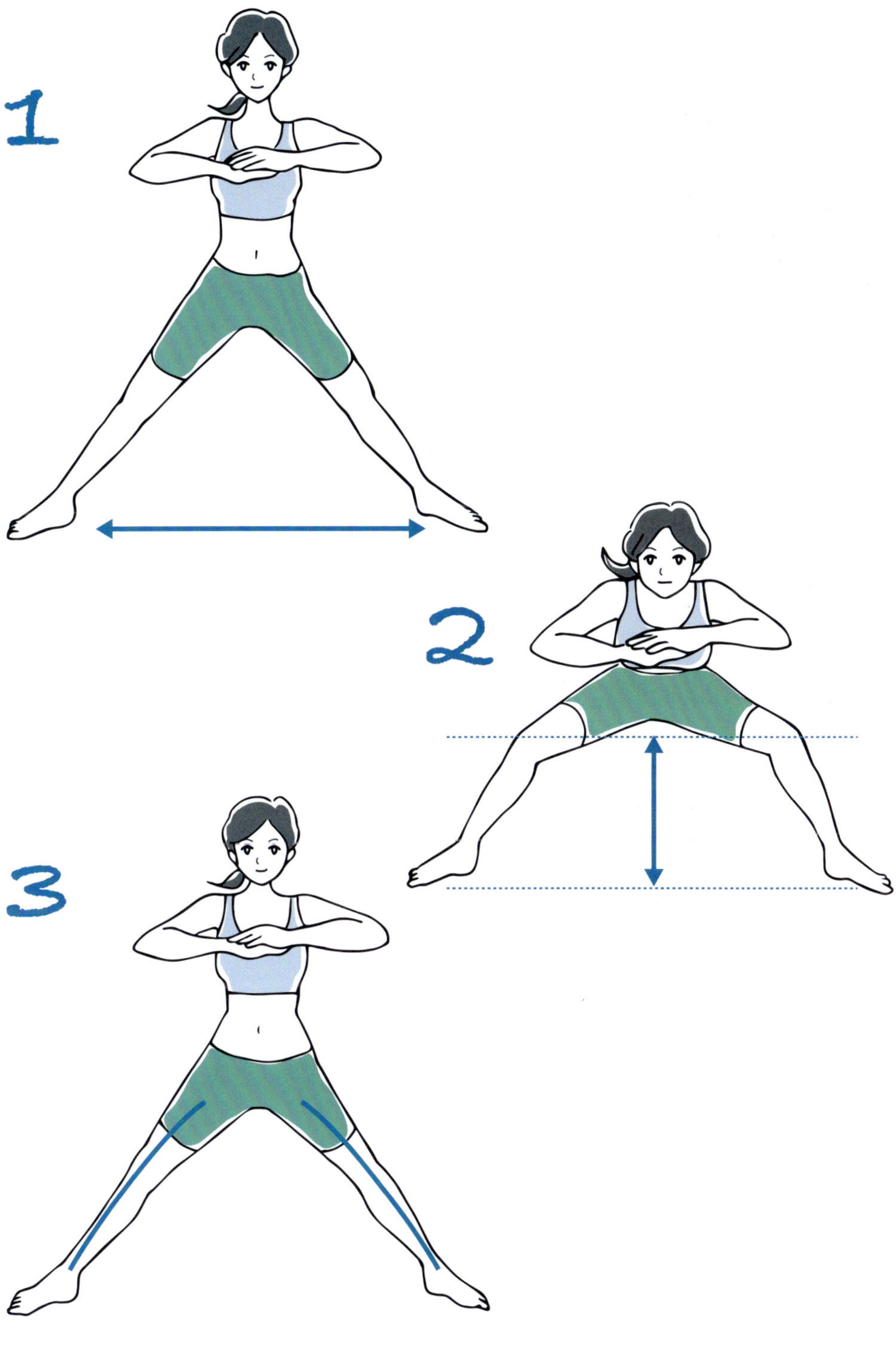
1
2
3

Umgekehrter Crunch

›› Dieses Lymphtraining unterstützt bei häufigem Harndrang.

Wirkung: Die Muskulatur des Unterbauches und des Beckenbodens wird aktiviert und damit wird der Lymphfluss im Becken stimuliert.

Lymphknoten, die stimuliert werden: Lymphknoten der Bauchregion

Weitere Anwendungsmöglichkeiten: Verengung des Rückenmarkkanals, Regelschmerzen, Wechseljahrbeschwerden, schlechte Verdauung, Appetitlosigkeit, Verstopfung, ungewollte Kinderlosigkeit, Gebärmuttermyom, Allergien, Atopie

1. Legen Sie sich auf den Rücken, beugen Sie die Knie im 90-Grad-Winkel (an) und heben Sie die Beine vom Boden ab. Ihre Unterschenkel sind parallel zum Boden.
2. Sie behalten den Winkel der Knie bei, während Sie sie langsam zur Brust bringen und dabei das Becken in die Luft heben. Arbeiten Sie bei der Bewegung nicht mit Schwung und führen Sie die Bewegung langsam, so weit Sie können, aus. Achten Sie darauf, dass Sie beim Anheben des Beckens möglichst nicht das Gewicht der Beine, sondern die Muskeln des Unterbauchs benutzen. Atmen Sie aus, während Sie das Becken anheben, und spannen Sie die Muskeln unterhalb des Nabels an.
3. Kehren Sie langsam in die Ausgangsposition zurück.

Auf den Punkt gebracht:

Anzahl:
Nach dem Steigerungsprinzip 16-mal. Dabei können Sie nach Bedarf eine Pause einlegen.

Power up!
Wenn Sie die in Punkt 2 beschriebene Haltung beibehalten und bis 8 zählen, ist die Übung wirkungsvoller.

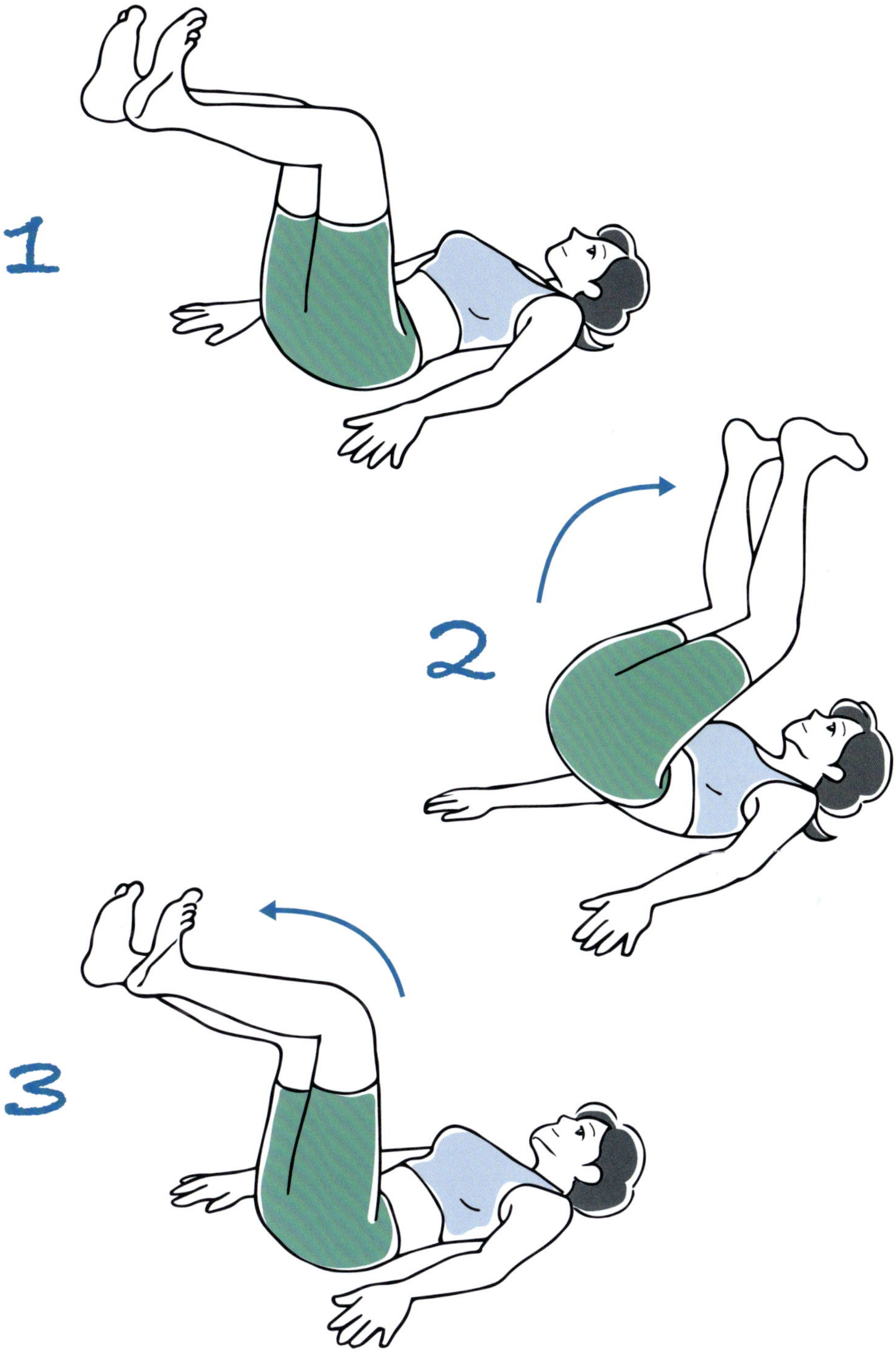
1
2
3

Seitlicher Crunch

» Dieses Lymphtraining hilft bei Verstopfung.

Wirkung: Wenn Sie die Rippen Richtung Becken bringen, stimulieren Sie dadurch die Lymphknoten im Verdauungstrakt

Lymphknoten, die stimuliert werden:
Lymphknoten im Bauchbereich

Weitere Anwendungsmöglichkeiten: Hüftschmerzen, Regelschmerzen, Wechseljahrbeschwerden, Verdauungsbeschwerden, Appetitlosigkeit, ungewollte Kinderlosigkeit, Gebärmuttermyom, häufiger Harndrang

1. Legen Sie sich mit angewinkelten Beinen auf Ihre linke Seite. Heben Sie den rechten Ellbogen nach oben und legen Sie Ihre rechte Hand hinter Ihren Kopf Legen Sie Ihre linke Hand auf die rechte Hüfte.
2. Heben Sie aus dieser Position den Oberkörper vom Boden ab. So, als ob Sie den rechten Ellbogen zum Becken bringen wollten. Führen Sie die Bewegung ohne Schwung, so langsam und so weit Sie können, aus.
3. Kehren Sie in die Ausgangsposition zurück und führen Sie die Bewegung 16-mal aus. Wechseln Sie dann die Seite.

Auf den Punkt gebracht:

Anzahl:
Nach dem Steigerungsprinzip 16-mal auf jeder Seite. Dabei können Sie nach Bedarf eine Pause einlegen.

Power up!
Wenn Sie die in Punkt 2 beschriebene Haltung beibehalten und bis 8 zählen, ist die Übung wirkungsvoller.

Easy!
Wenn Sie den Oberkörper nicht anheben können, lassen Sie ihn am Boden liegen und heben Sie stattdessen die Knie an.

1

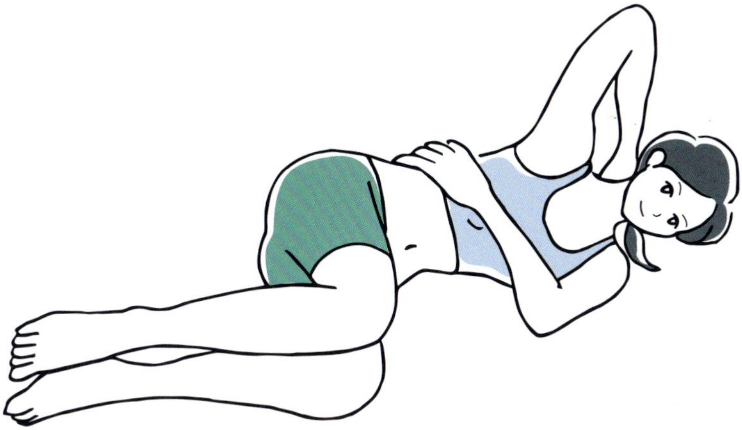

2

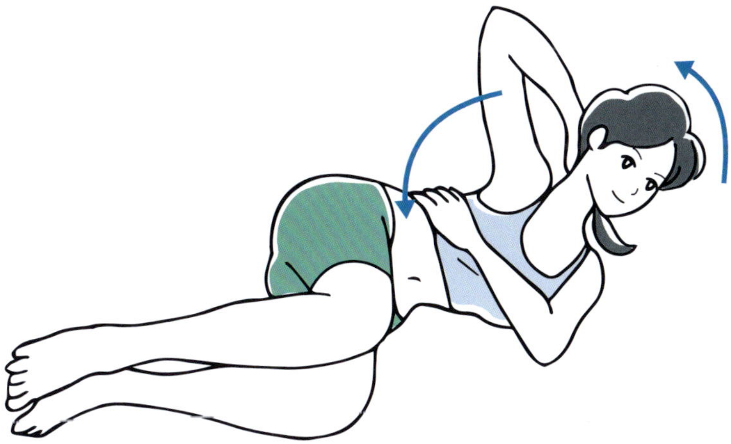

3

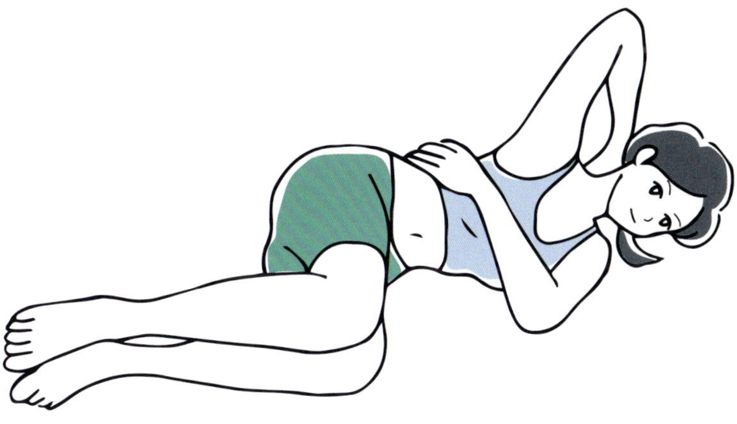

Baucheinziehen

» Dieses Lymphtraining eignet sich besonders gut bei Atopie und Allergien.

Lymphknoten, die stimuliert werden: Lymphknoten in der Bauchregion

Weitere Anwendungsmöglichkeiten: Kopfschmerzen, Nackenschmerzen, verspannte Schultern, Rückenschmerzen, Brustschmerzen, Verdauungsstörungen, Appetitlosigkeit, Störungen des vegetativen Nervensystems, Anspannung, Gereiztheit, Nervosität

1. Atmen Sie 8 Sekunden lang ein. Lassen Sie die Schultern dabei locker und atmen Sie tief und langsam.
2. Atmen Sie 8 Sekunden lang wieder aus. Sie brauchen die 8 Sekunden nicht wörtlich zu nehmen. Zählen Sie in Ihrem Rhythmus bis 8, wenn Sie ein- und ausatmen. Beim Ausatmen ziehen Sie den Bauch kräftig ein, so, als ob Sie Ihren Nabel an der Wirbelsäule befestigen wollten. Achten Sie stets darauf, Ihre Schulter locker zu lassen.

Auf den Punkt gebracht:

Anzahl:
5 Durchgänge bei denen Sie bis 8 zählen. Dabei können Sie nach Bedarf eine Pause einlegen.

Power up!
Wenn Sie in der in Punkt 2 beschriebenen Position 2–4 Zähleinheiten den Atem anhalten, wird die Übung noch wirkungsvoller.

Hinweis:
Das Baucheinziehen ist eine Übung, bei der der Atem genutzt wird, um den Bauch einzuziehen. Sie können sie sowohl im Stehen als auch im Sitzen ausführen. Da die Übung sehr einfach ist, können Sie sie leicht in den Alltag integrieren und häufig ausüben.

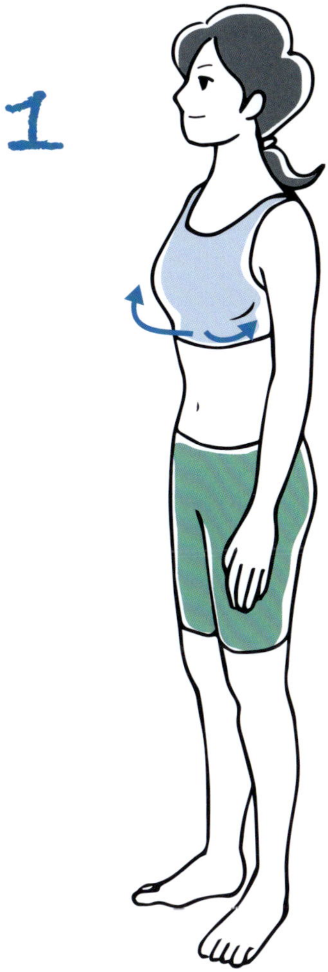
1

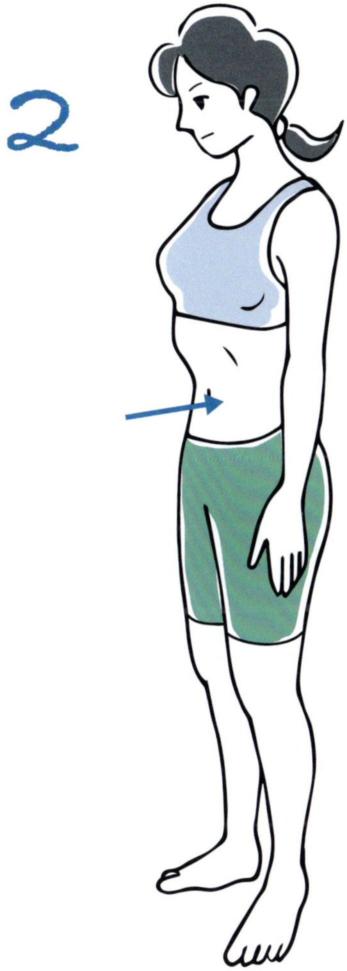
2

Vorbeuge

» Dieses Lymphtraining hilft bei Asthma.

Wirkung: Die Verbindung von Atem und Bewegung stärkt die Atemmuskulatur, stimuliert die Lymphknoten der Lunge und der Bronchien und fördert den Lymphfluss der Brustregion.

Lymphknoten, die stimuliert werden: Lymphknoten der Lunge, der Bronchien, der Bauchregion und der Leistenregion

Weitere Anwendungsmöglichkeiten: Brustschmerzen, Hüftschmerzen, Schmerzen des Ischiasnervs, Verengung des Rückenmarkkanals, Hüftgelenksschmerzen, geschwollene Beine

1. Stellen Sie sich hin, die Beine sind etwas mehr als hüftbreit geöffnet. Die Arme verschränken Sie vor der Brust.
2. Mit geradem Rücken strecken Sie langsam den Po nach hinten, gehen in die Knie und beugen Ihren Oberkörper nach vorne. Achten Sie darauf, dass Ihr Rücken kein Hohlkreuz bildet. Atmen Sie durch die Nase ein und spüren Sie bewusst, wie sich die Lungen weiten.
3. Richten Sie Ihren Oberkörper langsam wieder auf und kehren Sie in die Ausgangsposition zurück. Atmen Sie dabei langsam durch den Mund aus.

Auf den Punkt gebracht:

Anzahl:

Nach dem Steigerungsprinzip 16-mal. Dabei können Sie nach Bedarf eine Pause einlegen.

Power up!

Wenn Sie in der in Punkt 2 beschriebenen Haltung den Atem 2–4 Zähleinheiten anhalten, ist die Übung wirkungsvoller.

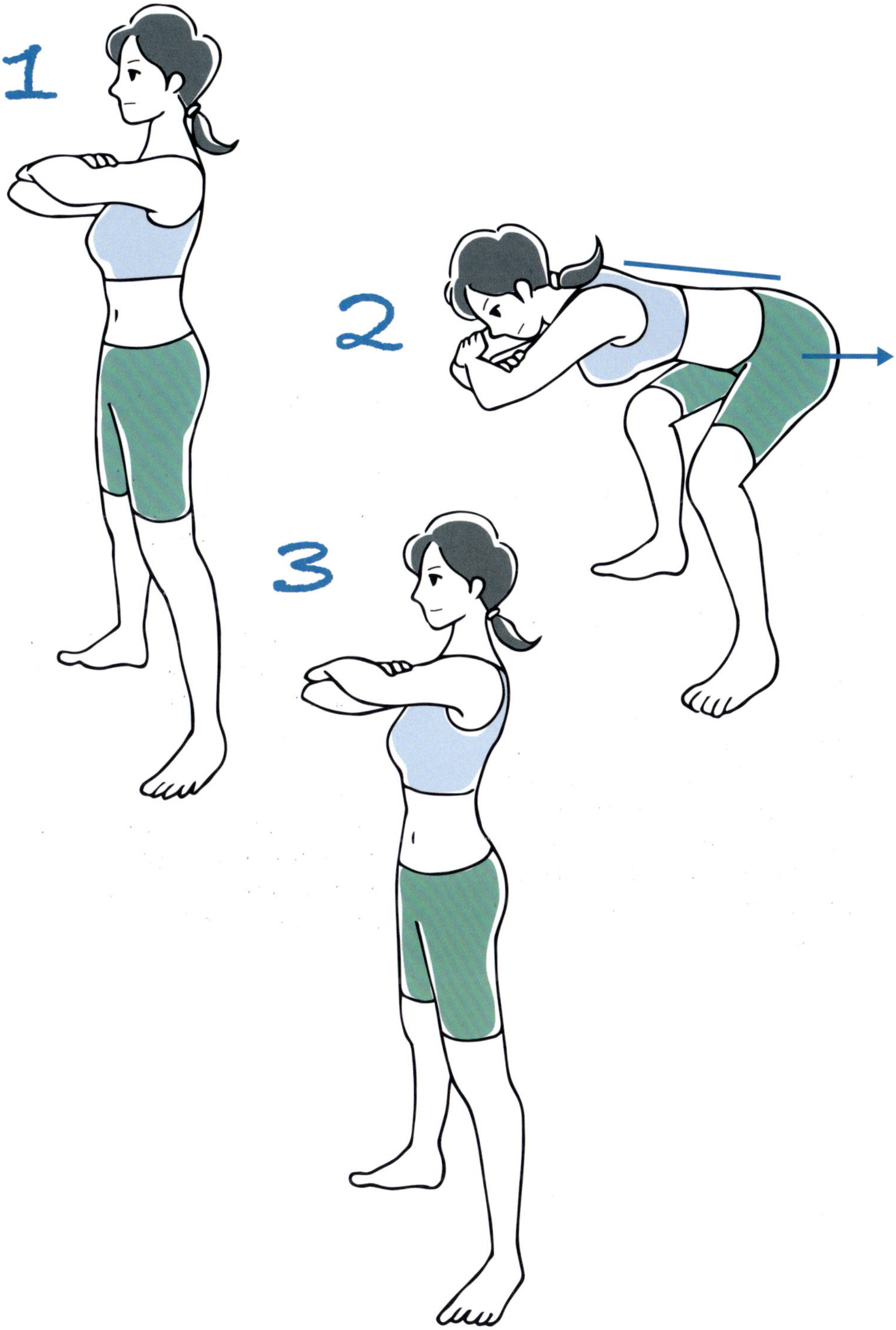
1
2
3

Ausfallschritt

» Dieses Lymphtraining eignet sich besonders gut bei Diabetes.

Wirkung: Die Lymphknoten der Leisten und die tiefergelegenen Lymphknoten werden stimuliert, die Durchblutung wird gefördert und das hilft, die Blutzuckerkontrolle zu verbessern.

Lymphknoten, die stimuliert werden:
Lymphknoten der Leistengegend

Weitere Anwendungsmöglichkeiten: Regelschmerzen, Wechseljahrbeschwerden, Schlaflosigkeit, Asthma, Pollenallergie, andere Allergien, Atopie

1. Machen Sie Ihren Rücken lang und stellen Sie sich hin, die Beine hüftbreit auseinander.
2. Machen Sie mit dem rechten Bein einen Ausfallschritt nach vorne. Holen Sie keinen Schwung und führen Sie die Bewegung langsam, so weit Sie können, aus. Halten Sie die Position einen Moment.
3. Bringen Sie das rechte Bein wieder nach hinten und kehren Sie in die Ausgangsposition zurück.
4. Machen Sie nun mit dem linken Knie einen Ausfallschritt. Arbeiten Sie auch hier nicht mit Schwung, sondern mit Kraft, und führen Sie die Bewegung langsam, so weit Sie können, aus.

Auf den Punkt gebracht:

Anzahl:
Nach dem Steigerungsprinzip 16-mal auf jeder Seite. Dabei können Sie nach Bedarf eine Pause einlegen.

Power up!
Wenn Sie in der in den Punkten 2 und 4 beschriebenen Haltung ein paar Sekunden verharren, ist die Übung wirkungsvoller.

Easy!
Wenn Sie das vorgestreckte Bein nicht im 90-Grad-Winkel beugen und den Ausfallschritt etwas kleiner machen, ist die Belastung geringer.

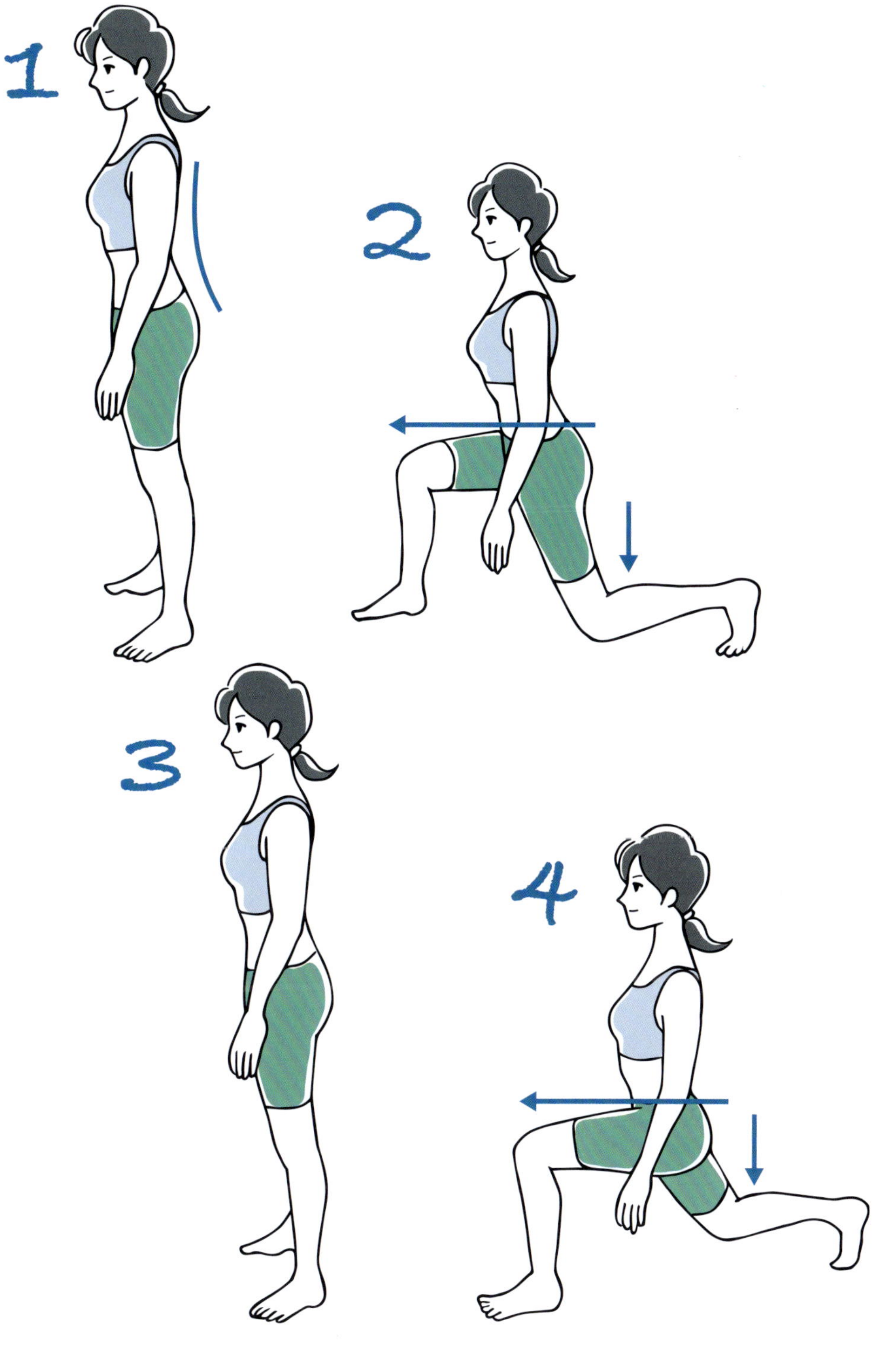
1
2
3
4

Ausfallschritt nach hinten

›› Dieses Lymphtraining eignet sich besonders gut bei Diabetes.

Wirkung: Die Lymphknoten der Leisten und die tiefergelegenen Lymphknoten werden stimuliert, die Durchblutung wird gefördert und das hilft, die Blutzuckerkontrolle zu verbessern.

Lymphknoten, die stimuliert werden:
Lymphknoten der Leistengegend

Weitere Anwendungsmöglichkeiten: Regelschmerzen, Wechseljahrbeschwerden, Schlaflosigkeit, Asthma, Pollenallergie, andere Allergien, Atopie

1. Machen Sie Ihren Rücken lang und stellen Sie sich hin, die Beine hüftbreit auseinander.
2. Machen Sie in dieser Position einen Ausfallschritt nach hinten. Holen Sie dafür keinen Schwung und führen Sie die Bewegung langsam, so weit Sie können, aus. Halten Sie die Position.
3. Bringen Sie das rechte Bein nach vorne und kehren Sie in die Startposition zurück.
4. Machen Sie nun mit dem linken Bein ebenfalls einen Ausfallschritt nach hinten. Arbeiten Sie wieder nicht mit Schwung und führen Sie die Bewegung langsam, so weit Sie können, aus

Auf den Punkt gebracht:

Anzahl:
Nach dem Steigerungsprinzip 16-mal auf jeder Seite. Dabei können Sie nach Bedarf eine Pause einlegen.

Power up!
Wenn Sie in der in den Punkten 2 und 4 beschriebenen Haltung ein paar Sekunden verweilen, ist die Übung wirkungsvoller.

Easy!
Wenn Sie das vorgestreckte Bein nicht im 90-Grad-Winkel beugen und den Ausfallschritt etwas kleiner machen, ist die Belastung geringer.

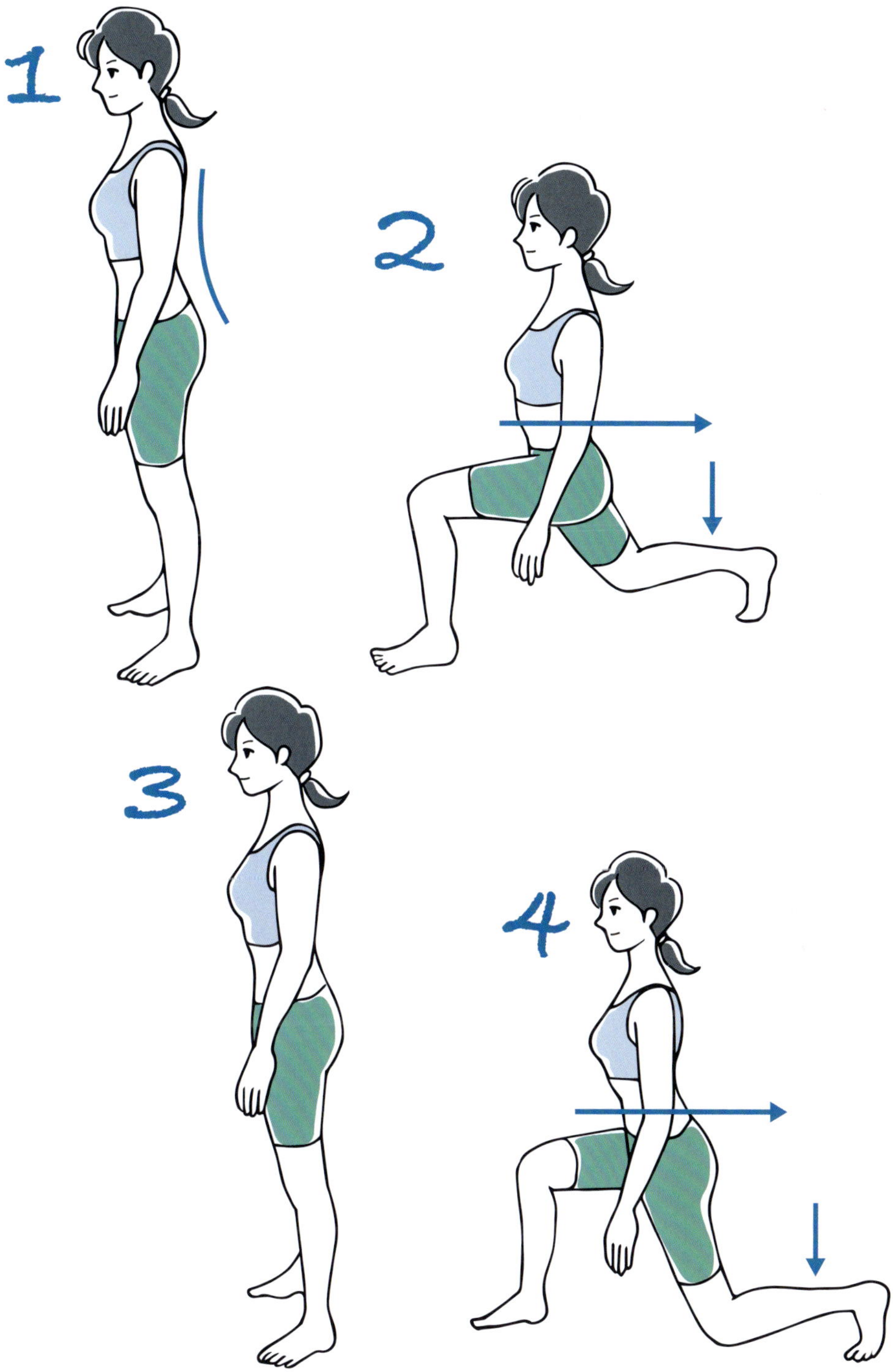
1
2
3
4

Diamant-Liegestütz

›› Dieses Lymphtraining hilft dabei, die Brust zu straffen.

Wirkung: Durch die Bewegung von Schlüsselbein, Schulterblättern und Armgelenken werden die Brustmuskeln nach innen gezogen und das fördert den Lymphfluss der ganzen Brustregion.

Lymphknoten, die stimuliert werden: Lymphknoten unter dem Schlüsselbein und in den Achselhöhlen.

Weitere Anwendungsmöglichkeiten: Kopfschmerzen, Nackenschmerzen, verspannte, schmerzhafte oder steife Schultern, Rückenschmerzen, Brustschmerzen, kalte Hände, Anspannung, Gereiztheit, Nervosität

Auf den Punkt gebracht:

Anzahl:
Nach dem Steigerungsprinzip 16-mal. Dabei können Sie nach Bedarf eine Pause einlegen.

Power up!
Wenn Sie die Knie nicht auf dem Boden ablegen und die Übung mit gestreckten Beinen ausführen, ist die Belastung höher.

Easy!
Ist die Übung zu anstrengend für Ihre Armmuskulatur, beugen Sie Ihre Knie im rechten Winkel ab und fangen im Vierfüßler-Stand an. So verringern Sie die Belastung der Arme.

1. Sie sind im Liegestütz, Ihre Knie sind auf dem Boden abgelegt. Formen Sie mit den Zeigefingern und Daumen eine Raute und legen Sie so die Hände unterhalb der Brust auf dem Boden ab. Um die Lymphe des Oberkörpers anzuregen, werden Arme, Brust und Schultern als Pumpe eingesetzt
2. Ziehen Sie die Schulterblätter zusammen und beugen Sie die Ellbogen, bis die Brust fast den Boden erreicht. Da die Lymphe am Schlüsselbein und in der Brustregion ebenfalls stark angeregt wird, hilft diese Übung, die Brust zu straffen Spannen Sie während der Bewegung die Bauchmuskeln an und achten Sie darauf, dass der Bauch nicht durchhängt.
3. Strecken Sie Ihre Ellbogen wieder und kehren Sie in die Ausgangsposition zurück. Lassen Sie auch jetzt die Bauchmuskeln angespannt und achten Sie darauf, dass der Bauch nicht durchhängt.

1

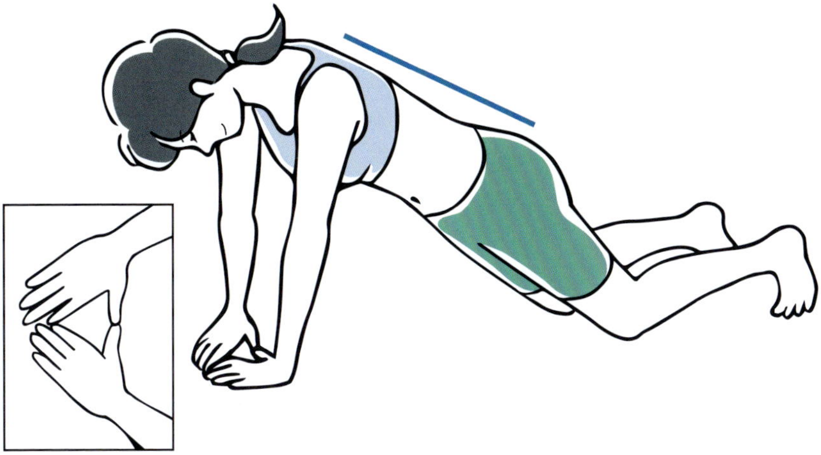

2

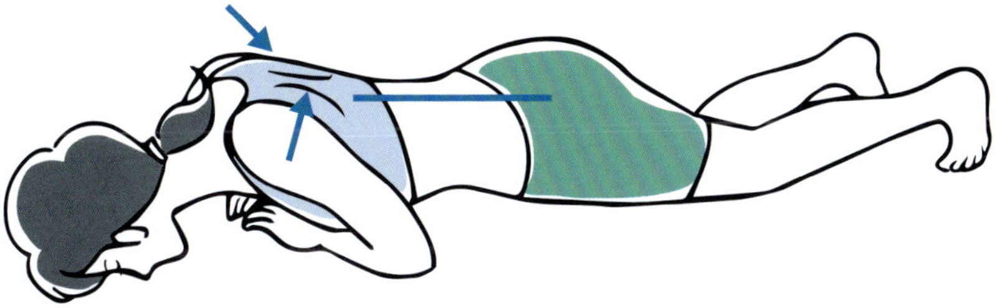

Schwache Brustmuskulatur

Für den Diamant-Liegestütz benötigen Sie Muskelkraft, aber er ist das beste Training zur Bruststraffung, da Sie bei der Übung während der Hebe- und Senkbewegung den großen Brustmuskel anspannen.

Wenn die Kraft der Arme nicht reicht, können Sie auch in der Ausgangsposition verharren, sich auf die Innenseite der Brustmuskeln konzentrieren und diese anspannen. Dehnen Sie dabei die Zeitspanne des Verharrens immer weiter aus – von 8 Zähleinheiten auf 16 und dann auf 24. Wenn Sie dabei auch die Bauchmuskeln anspannen, und somit kein Hohlkreuz bilden und der Bauch nicht durchhängt, können Sie mit dieser Übung auch den Rumpf trainieren.

Führen Sie die Übung immer wieder durch, bis Sie die Position 1 Minute lang halten können.

Wer es schafft, die Ellbogen wenigstens ein bisschen zu beugen, sollte sich bemühen, mit der Brust dem Boden Stück für Stück näher zu kommen und die Ellbogen immer weiter zu beugen. Durch das Ausdehnen und Zusammenziehen des Oberarmmuskels (Trizeps) wird der Lymphfluss angeregt und dadurch lassen sich auch schlaffe Oberarme straffen.

Wer die Ellbogen gut beugen kann, sollte beim Strecken der Ellbogen möglichst nicht nur die Kraft der Arme einsetzen, sondern die Brustmuskeln dabei nach innen ziehen und anheben.

Brücke

» Dieses Lymphtraining strafft den Po.

Wirkung: Diese Übung trainiert die Po-Muskulatur, die dazu neigt, zu erschlaffen, sodass der Po wieder rund und straff wird. Außerdem bewegen Sie das Hüftgelenk und spannen die Beckenbodenmuskulatur an. Dieses Lymphtraining hilft gegen Ödeme und strafft das Gesäß.

Lymphknoten, die stimuliert werden:
Lymphknoten der Bauch- und Leistengegend

Weitere Anwendungsmöglichkeiten:
Schmerzen des Ischiasnervs, Hüftgelenkschmerzen, geschwollene Beine, Regelschmerzen, Wechseljahrbeschwerden, ungewollte Kinderlosigkeit, Gebärmuttermyom, häufiger Harndrang, nachlassende Potenz

1. Legen Sie sich mit dem Rücken auf den Boden und stellen Sie die Beine mit angewinkelten Knien auf.
2. Jetzt heben Sie die Hüften an, bis Rücken und Oberschenkel eine gerade Linie bilden. Arbeiten Sie in der Bewegung nicht mit Schwung und führen Sie die Bewegung langsam, so weit Sie können, aus.
3. Legen Sie die Hüfte langsam wieder ab, stoppen Sie aber, kurz bevor der Po auf den Boden kommt, und gehen Sie in den nächsten Durchgang.

Auf den Punkt gebracht:

Anzahl:
Nach dem Steigerungsprinzip 16-mal. Dabei können Sie nach Bedarf eine Pause einlegen.

Power up!
Wenn Sie die in Punkt 2 beschriebene Haltung beibehalten und bis 8 zählen, ist die Übung wirkungsvoller.

1

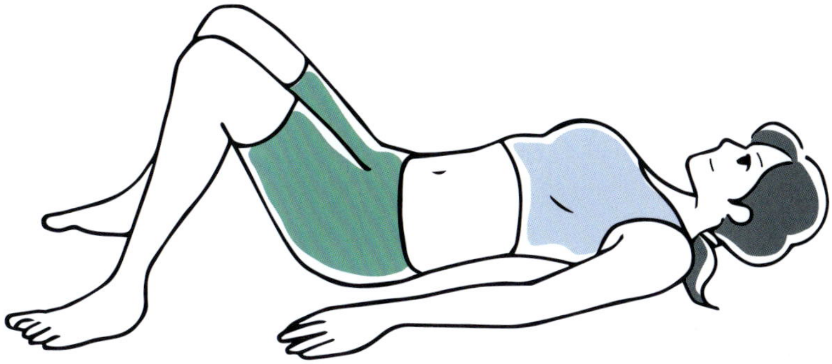

2

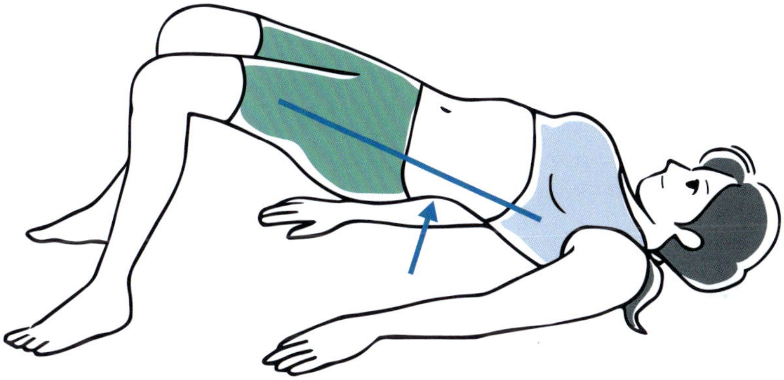

Für einen straffen Po

Wenn Sie Ihre Po-Muskulatur nicht benutzen, wird der Po schlaff. Altersbedingte Muskelschwäche und Ödeme, die sich im Beckenreich bilden, sind der Grund dafür, dass das gesamte Gesäß weich und kalt wird und sich senkt.

Durch die Brücke wird das Hüftgelenk bewegt, die Muskeln um das Becken werden trainiert und der Lymphfluss im Becken wird stimuliert. Wenn der Po angehoben wird und sich die Beckenbodenmuskulatur um den Anus herum strafft, tritt die Gesäßmuskulatur hervor. Da das Hüftgelenk großräumig bewegt wird, verschwinden auch Ödeme und der Po wird geliftet.

Zu Anfang zählen Sie bis 8, während Sie den Po heben. Aktivieren Sie dabei fest die Beckenbodenmuskulatur und spannen Sie den Po an, sodass sich an den Seiten Grübchen bilden. Da dieses Lymphtraining für den Po gedacht ist, heben Sie den Po nicht mit der Kraft Ihrer Beine, sondern lassen die Po-Muskeln arbeiten. Danach senken Sie den Po ab, während Sie bis 8 zählen. Doch bevor der Po den Boden berührt, stoppen Sie die Bewegung und heben ihn wieder an.

Nachdem Sie die Übung 4-mal in diesem Tempo ausgeführt haben, zählen Sie das nächste Mal, während Sie Ihr Gesäß heben und senken, nur bis 4. Beim nächsten Durchgang dann bis 2 und schließlich bis 1. Wiederholen Sie all das jeweils 4-mal.

Noch wirkungsvoller wird die Übung, wenn Sie, sobald Sie den Po angehoben haben, in der Position verharren und bis 8 zählen.

Schönheit

Geschwollene Hände

Wenn man die Lymphabflüsse in den Armen vergrößert, können Ödeme und Schwellungen in Armen und Händen beseitig werden.

Diese »Liegestütz-Übung« (Seite 98) erweitert die Lymphabflüsse durch die enge Handstellung und die Beugung und Streckung der Arme. Da die Armgelenke als Pumpe fungieren, achten Sie darauf, die Arme beim Beugen tief abzuwinkeln.

Schwellungen in den Händen werden durch einen Lymphstau in den Armen verursacht. Die Abflüsse der Lymphe in den Armen verlaufen von den Innenseiten der Arme zu den Achseln. Pressen Sie die angestaute Lymphe durch starkes Beugen und Strecken der Arme heraus.

Geschwollene Beine

Durch die Pumpwirkung des Hüftgelenks können Wassereinlagerungen in den Beinen verschwinden.

Wassereinlagerungen in den Beinen entstehen, wenn die Muskeln der Beine schwächer und die Gelenke im Alltag nicht genug bewegt werden, und dadurch nicht als Pumpe für die Beine wirken können. Um Schwellungen und Wassereinlagerungen in den Beinen zu vermeiden, ist es wichtig, die Muskeln der Beine zu stärken und die Hüftgelenke stark zu bewegen. Hierfür eignen sich vor allem Kniebeugen-basierte Übungen. Neben dem »Ausfallschritt zur Seite« (Seite 100) sind auch folgende Übungen sehr wirksam: »normaler Squat« (Seite 58), »breitbeiniger Squat« (Seite 78), »Ausfallschritt nach vorne« (Seite 88), »Ausfallschritt nach hinten« (Seite 90) und »Fersenheben« (Seite 71).

Ein guter Tipp für den Alltag: Nehmen Sie beim Treppensteigen nur jede zweite Stufe Vielen von uns ist es glücklicherweise schon zur Gewohnheit geworden, statt der Rolltreppe oder des Aufzugs die Treppen zu nehmen. Noch wirkungsvoller wird das, wenn man immer eine Stufe auslässt und so das Hüftgelenk stärker bewegt. Auf diese Weise werden auch die Herz- und Lungenfunktion noch mehr gestärkt und der Lymphfluss im ganzen Körper angeregt.

Passen Sie aber bitte beim Treppabgehen auf, hier kann das Auslassen einer Stufe gefährlich werden. Am besten nehmen Sie nur beim Heraufgehen zwei Stufen auf einmal.

Wassereinlagerungen am Rücken

Wassereinlagerungen am Rücken entstehen durch geschwächte oder gestresste Organe. Je nach Organschwäche ändert sich der Bereich, an der der Rücken mit Wassereinlagerungen zu kämpfen hat. Menschen, deren Magen-Darm-Trakt gestresst ist oder die sich unwohl fühlen, haben eher Ödeme in dem Bereich unterhalb der Rippen. Diejenigen, deren Entgiftungsorgane belastet sind, leiden meist unter Schwellungen am Mittelteil des Rückens. Und Menschen, bei denen durch Bewegungsmangel die Herz- und Lungenfunktion geschwächt sind oder die unter Schlafmangel leiden, neigen zu Wassereinlagerungen am oberen Teil des Rückens, über den Schulterblättern.

Auf diese Weise spiegelt der Rücken häufig den Zustand der Organe wider und eine Ermüdung der Organe oder ihr Stress zeigen sich als Spannungen und Schmerzen im Rücken.

Im Gegensatz zu Muskeln können Organe allerdings nicht trainiert werden. Die beste Methode, sich zu regenerieren, besteht darin, eine gewisse Zeit zu fasten und die Organe zur Ruhe kommen zu lassen. Umgekehrt ist das Schlimmste, was man den Organen antun kann, eine Völlerei nach dem Fasten. Wenn man von morgens bis abends nichts zu sich genommen hat und dann in der Nacht Unmengen in sich hineinstopft, bedeutet das größten Stress für die Organe.

Bei Wassereinlagerungen am Rücken hilft der »Dive-Bomber-Liegestütz« (Seite 102).

Wassereinlagerungen im gesamten Körper

Der beste Weg, Schwellungen im Körper loszuwerden, besteht darin, die Muskeln des ganzen Körpers auf einmal zu nutzen.

Der Burpee ist ein anaerobes Training, das viel Muskelkraft erfordert, gleichzeitig ist es aber auch ein aerobes Training. Der Lymphfluss im ganzen Körper wird stark angeregt und die Übung ist auch sehr effektiv für die Fettverbrennung. Ich stelle Ihnen hier den »halben Burpee« (Seite 102) als Lymphtraining vor, den auch Untrainierte ausführen können.

Liegestütz mit enger Armstellung

» Dieses Lymphtraining hilft bei Wassereinlagerung in den Händen.

Wirkung: Wenn Sie die Arme immer wieder beugen und strecken, fungieren sie als Pumpe und der Lymphfluss der Arme wird verbessert.

Lymphknoten, die stimuliert werden: Lymphknoten unter dem Schlüsselbein und in den Achselhöhlen

Weitere Anwendungsmöglichkeiten: Kopfschmerzen, Nackenschmerzen, verspannte, schmerzhafte oder steife Schultern, Rückenschmerzen, Brustschmerzen, kalte Hände

1. Nehmen Sie die Liegestütz-Position ein, bei dem Ihre Knie auf dem Boden abgestellt sind. Verengen Sie die Armstellung auf schulterbreit.
2. Ziehen Sie die Schulterblätter zusammen, beugen Sie die Ellbogen und gehen Sie mit dem Oberkörper so tief, dass die Brust fast den Boden erreicht. Achten Sie darauf, den Rücken nicht rund zu machen oder ihn durchhängen zu lassen. Nachdem Ihre Oberarme parallel zum Boden waren, drücken Sie sich mit den Händen ab und schieben den Oberkörper mit der Kraft Ihrer Arme wieder nach oben.
3. Strecken Sie Ihre Ellbogen wieder und kehren Sie in die Ausgangsposition zurück. Halten Sie die Achseln zusammen, spannen Sie die Muskeln der Oberarme (Trizeps) an und aktivieren Sie die Lymphknoten unter den Achseln, die die Lymphabflüsse bilden.

Auf den Punkt gebracht:

Anzahl:
Nach dem Steigerungsprinzip 16-mal. Dabei können Sie nach Bedarf eine Pause einlegen.

Power up!
Wenn Sie in der in Punkt 2 beschriebenen Haltung verweilen und bis 8 zählen, ist die Übung wirkungsvoller. Wenn Sie die Knie nicht auf dem Boden ablegen und die Liegestütze mit gestreckten Beinen ausführen, ist die Belastung zusätzlich höher.

Easy!
Wenn es für Ihre Armmuskeln zu anstrengend ist, beugen Sie Ihre Knie rechtwinklig ab und beginnen im Vierfüßler-Stand. So verringern Sie die Belastung der Arme.

1

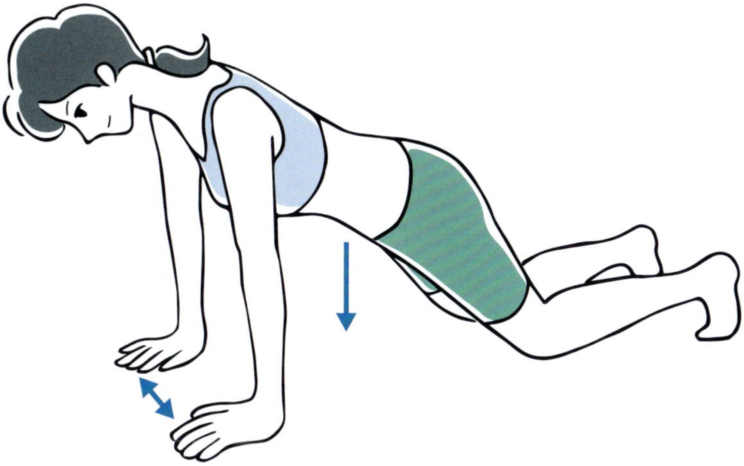

2

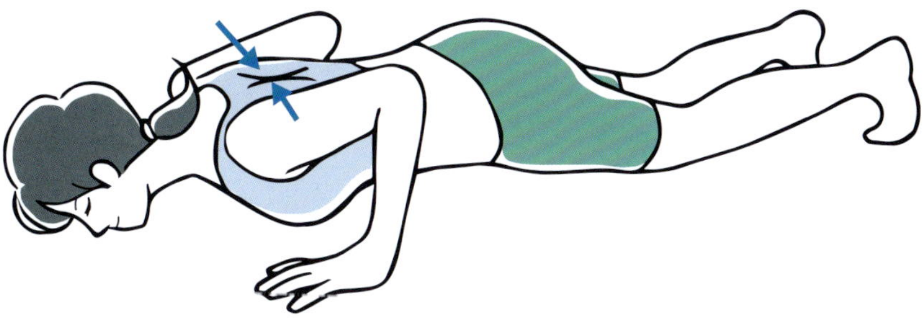

3

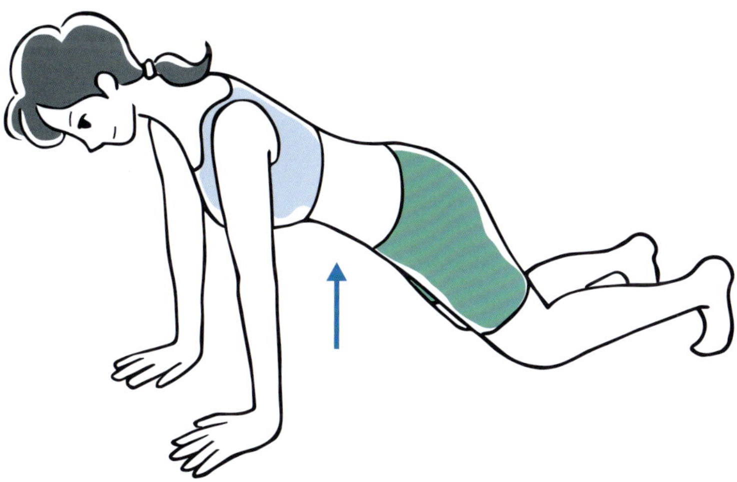

Dive-Bomber-Liegestütz

» Dieses Lymphtraining hilft bei Wassereinlagerungen im Rücken.

Wirkung: In dem Sie in Position 3 den Rücken durchbiegen und die Rückenmuskeln zusammenziehen, drücken Sie die im Rücken gestaute Lymphe heraus.

Lymphknoten, die stimuliert werden:
Lymphknoten unter dem Schlüsselbein und in den Achselhöhlen

Weitere Anwendungsmöglichkeiten: Kopfschmerzen, Nackenschmerzen, verspannte, schmerzhafte oder Schultern, Rückenschmerzen, Brustschmerzen, kalte Hände, Anspannung, Gereiztheit, Nervosität

1. Nehmen Sie die Liegestütz-Position ein, Ihre Knie sind auf dem Boden aufgestellt. Heben Sie den Po an und strecken Sie die Beine durch. Strecken Sie Ihren Rücken dabei in die Länge. Ziehen Sie das Kinn zur Brust und stellen Sie Hände und Füße etwas mehr als schulterbreit auseinander auf.
2. In dieser Position bringen Sie das Gesicht Richtung Boden. Beugen Sie die Ellbogen, bis Ihre Nase fast den Boden berührt.
3. Wenn Sie Ihre Ellbogen nun wieder durchstrecken, drücken Sie Ihren Oberkörper nach vorne, Ihr Blick zeigt ebenfalls nach vorne. Drücken Sie Ihren Rücken ganz durch.
4. Neigen Sie Ihren Oberkörper dann wieder ab, die Nase senkt sich wieder in Richtung Boden.
5. Kehren Sie dann in einem Zug in die Ausgangsposition zurück und wiederholen Sie die Schritte 1 bis 5.

Auf den Punkt gebracht:

Anzahl:
Nach dem Steigerungsprinzip 16-mal. Dabei können Sie nach Bedarf eine Pause einlegen.

Power up!
Wenn Sie in den in Punkt 1,3 und 5 beschriebenen Positionen verweilen, ist die Übung wirkungsvoller.

Easy!
Wenn es für Ihre Armmuskeln zu anstrengend ist, beugen Sie Ihre Knie rechtwinklig ab und beginnen Sie im Vierfüßler-Stand. So verringern Sie die Belastung auf die Arme.

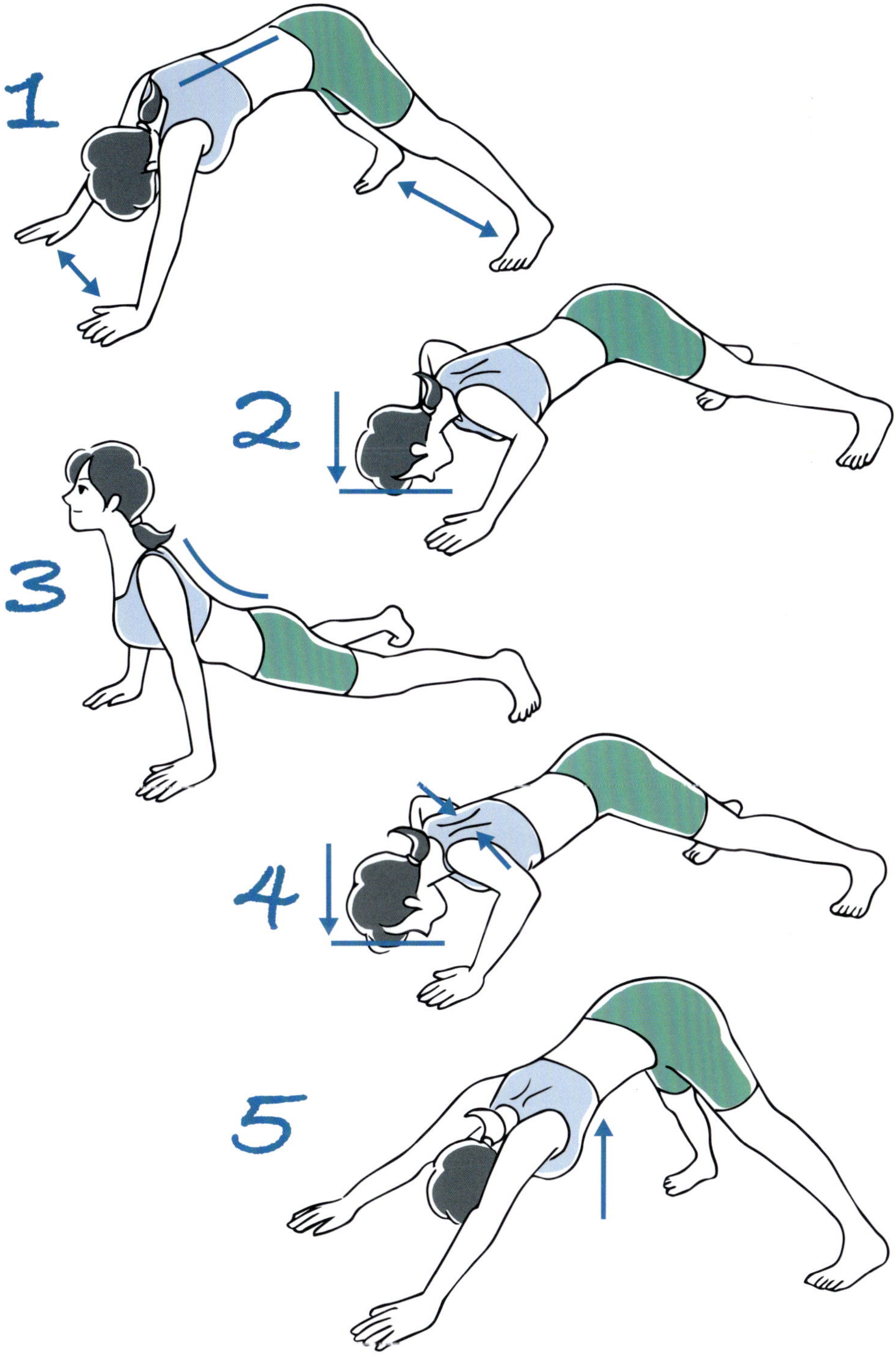
1
2
3
4
5

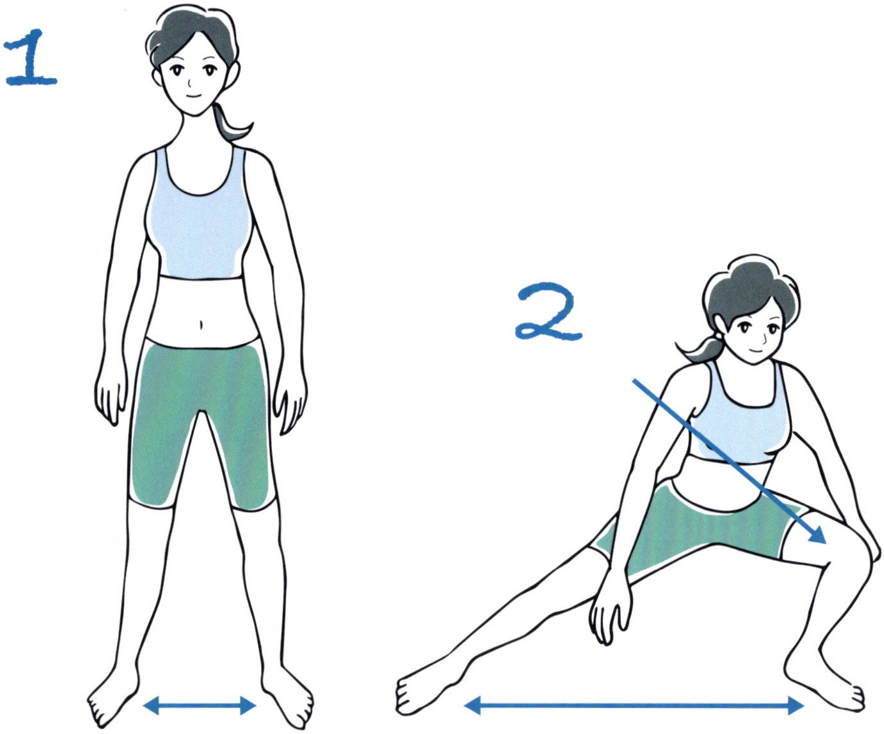

Ausfallschritt zur Seite

» Dieses Lymphtraining hilft bei Wassereinlagerungen in den Beinen.

Wirkung: Das Hüftgelenk wirkt als Pumpe und aktiviert die Lymphknoten am Ansatz der Oberschenkel. Dadurch wird der Lymphfluss überall in den Beinen gefördert.

Lymphknoten, die stimuliert werden:
Lymphknoten der Leistengegend

Weitere Anwendungsmöglichkeiten:
Schmerzen des Ischiasnervs, Verengung des Rückenmarkkanals, Hüftgelenkschmerzen, geschwollene Beine, Regelschmerzen, ungewollte Kinderlosigkeit, Gebärmuttermyom, kalte Füße

1. Stellen Sie sich aufgerichtet mit hüftbreit geöffneten Beinen hin.
2. Machen Sie nun mit dem rechten Bein einen Ausfallschritt zur Seite, sodass die Füße doppelt so weit wie hüftbreit auseinanderstehen.
3. Nehmen Sie das rechte Bein wieder zum anderen und kehren Sie in die Ausgangsposition zurück.

Auf den Punkt gebracht:

Anzahl:
Nach dem Steigerungsprinzip 16-mal auf jeder Seite. Dabei können Sie nach Bedarf eine Pause einlegen.

Power up!
Wenn Sie die in Punkt 2 beschriebene Haltung beibehalten und bis 8 zählen, ist die Übung wirkungsvoller.

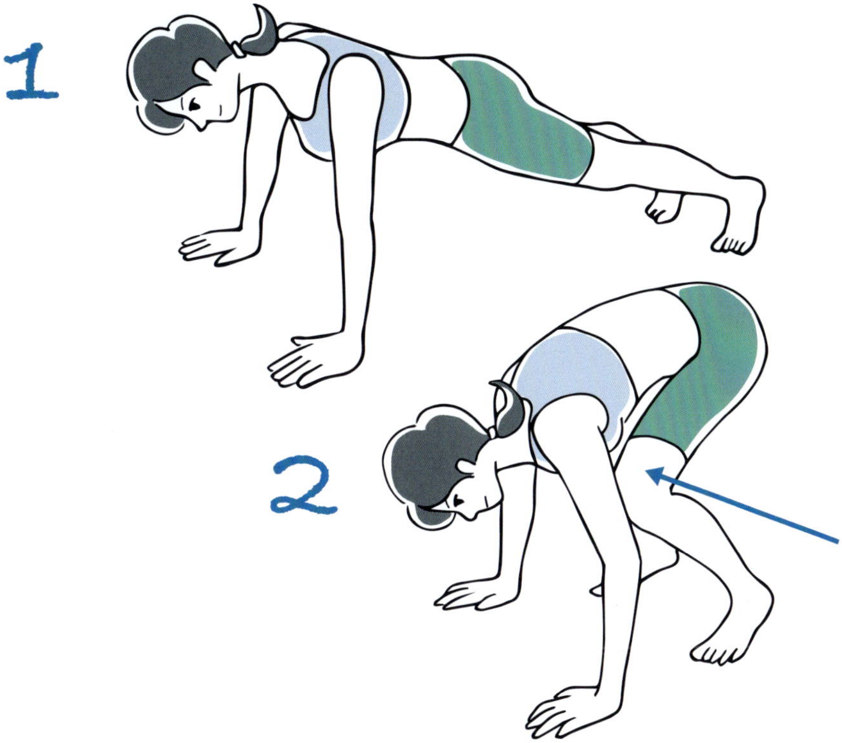

Halbe Burpees

›› Dieses Lymphtraining hilft bei Wassereinlagerungen im ganzen Körper.

Wirkung: Dadurch, dass Sie die Muskeln Ihres ganzen Körpers nutzen, um ihn zusammenzuziehen und zu strecken, fungiert der gesamte Körper als Pumpe und sein Lymphfluss wird stimuliert.

Lymphknoten, die stimuliert werden:
Lymphknoten der Bauchregion

Weitere Anwendungsmöglichkeiten: geschwollene Beine, geschwollenes Gesicht, Diabetes, Asthma, Pollen- und andere Allergien, Atopie, kalte Hände, Füße und andere Kältezonen am Körper, Anspannung, Gereiztheit, Nervosität

1. Gehen Sie in den Liegestütz.
2. Springen Sie mit den Beinen vom Boden ab und bringen die Knie zur Brust. Winkeln Sie dafür die Knie an. Benutzen Sie Ihre Bauchmuskeln, um die Knie zu den Armen zu bringen, und achten Sie darauf, nicht mit zu viel Schwung nach vorne zu springen, sonst fallen Sie vornüber.
3. Springen Sie dann mit gestreckten Beinen in die Ausgangsposition zurück.

Auf den Punkt gebracht:

Anzahl:
In gutem Tempo 10-mal 3 Durchgänge.

Power up!
Wenn Sie die Sprünge 30-mal hintereinander ohne Pause durchführen, sind sie wirkungsvoller.

3. Element: Lymphpflege

Hierbei handelt es sich um Lymphübungen, die mit den Händen und dem gesamten Körper die Lymphe fließen lassen.

Lymphpflegeübungen sind Übungen, die den Lymphfluss unter Verwendung der Handfläche und des gesamten Körpers effektiv fördern, während die Lymphe gedehnt wird.

Während der Bewegung wird die Lymphe mit der Handfläche entwässert, während die Haut leicht gedehnt wird. Was Sie hier beachten müssen, ist, wie viel Kraft Sie aufwenden.

Konzentrieren Sie sich darauf, nicht nur mit der Hand allein die Lymphe zu bewegen, sondern arbeiten Sie mit dem ganzen Körper. Natürlich benutzen Sie auch die Kraft Ihrer Arme ein bisschen, aber achten Sie darauf, die Arme nicht mehr als nötig anzuspannen. Sogar ein Profi wie ich ermüdet recht schnell, wenn er nur mit den Armen arbeitet.

Legen Sie zunächst Ihre Hände auf die Haut, so, als ob sie mit ihr verschmelzen wollten. Auf diese Weise dringt die Temperatur Ihrer Handfläche tief in Ihren Körper. Und während Sie Ihren Körper langsam bewegen, schieben Sie Ihre Handflächen sanft in die gewünschte Richtung. Nutzen Sie dabei das Gewicht Ihrer Arme und Ihres Körpers. Sie stützen sozusagen das Gewicht Ihrer Arme und Ihres Körpers auf ihre Handflächen. Oder anders ausgedrückt: Es ist ein Gefühl, als ob Sie sanft Ihre Handflächen immer mehr in das Innere Ihres Körpers senkten.

Wenn Sie das Gefühl haben, dass die Grenzen zwischen Haut und Handflächen verschwimmen und die Körperteile, die von Ihren Händen berührt werden, eins werden mit Ihren Handflächen, fließt die Lymphe.

Achten Sie auf einen ruhigen, tiefen Atem. Die Handflächen und die Hautoberfläche sind entspannt und unter Einsatz des ganzen Körpers leiten Sie die Lymphe Richtung Lymphknoten. Dort wird sie gesammelt, fließt schlussendlich in den Blutkreislauf und wird aus dem Körper ausgeleitet.

Nahrungsergänzungen allein helfen nicht

Die Lymphpflegeübungen sind nach dem Lymphtraining noch effektiver! Durch das Lymphtraining wird die Lymphe gedehnt und der Lymphfluss aktiviert, indem Gelenke und Muskeln als Pumpen fungieren. Wenn Sie nach dem Training die in diesem Kapitel vorgestellten Übungen zur Lymphpflege ausführen, bei denen die Lymphe direkt berührt wird, wird der Lymphfluss noch stärker angeregt. Darüber hinaus können durch die Durchführung von Lymphpflegeübungen nach dem Lymphtraining Erschöpfungssubstanzen, die sich durch das Training in den Muskeln angesammelt haben, in die Lymphe gespült werden.

Mit Lymphpflege nach dem Training kann man Verletzungen vorbeugen! Wenn Sie nur trainieren, ohne Ihr Lymphsystem zu pflegen, wird das Wachstum der Muskelzellen nicht ausreichend gefördert. Auch die Faszien verkleben dann und die Gelenke werden steif, sodass die Gefahr von Verletzungen besteht.

Effiziente Nährstoffaufnahme durch Lymphpflege Auch Nährstoffe wie Vitamine und Mineralien, die man nach dem Training zu sich nehmen möchte, erreichen nicht die äußersten Zellen, wenn der Lymphfluss schlecht ist. Selbst wenn Sie auch noch so teure Nahrungsergänzungsmittel oder Proteine zu sich nehmen – wenn diese nicht in die Zellen eingebaut werden, passieren sie nur den Körper und werden wieder ausgeschieden – eine reine Geldverschwendung!

Ich denke, Sie verstehen, wie wichtig die Lymphpflege nach dem Training ist.

Lymphpflege nach dem Training ist wichtig.

Und wenn Sie sie vernachlässigen, hat das ernsthafte Folgen:

- Erschöpfungssubstanzen werden schlecht abgebaut.
- Die Faszien verkleben.
- Die Gelenke werden steif.
- Sie verletzen sich leichter.
- Die Nährstoffe erreichen nicht die äußersten Zellen.
- Das Wachstum der Muskelzellen wird nicht ausreichend gefördert.
- Sie können keine Skelettmuskulatur aufbauen, die Sie trägt.
- Es entstehen Beschwerden und Schmerzen.

Kopfschmerzen

Bei Kopfschmerzen sind die Schläfenmuskeln vermutlich auf einer Seite, ob rechts oder links, verhärtet und stehen hervor. Durch Stress verspannen sich die Schläfenmuskeln; um sie zu entspannen, drücken Sie sie mit sanftem Druck der Handflächen. Wenn die Verspannung besonders schlimm ist, ist es auch wirkungsvoll, die Schläfen mit den Fingerspitzen kreisend zu massieren. Hilfreich ist die Übung »Schläfen und Nacken ausstreichen« (Seite 109).

Legen Sie Ihre Handflächen sanft, aber dennoch fest auf die Schläfen, als ob sie angesaugt würden. Wenn Sie dabei zu viel Kraft aufwenden, verkrampfen Ihre Handflächen und sie schmiegen sich nicht so an. Ohne also Ihre Handgelenke und Handflächen zu sehr anzuspannen, legen Sie Ihre Handflächen, als ob sie mit der Hautoberfläche verschmelzen würden, mit der Unterstützung der Ellbogen und des ganzen Körpers an die Schläfen.

Wenn Ihre Handflächen auf den Schläfen liegen, können Sie die Schwellungen beseitigen, indem Sie die überschüssige Flüssigkeit sanft nach außen ableiten. Von den Schläfen gleiten Sie am Ohr vorbei und leiten die Lymphe den Hals in Richtung Dekolleté hinab. Wenn Sie die Bewegung korrekt ausführen, verschwinden auch Schwellungen der Augenlider. Auch die Durchblutung der Augäpfel wird angeregt und Sie sehen wieder klarer. Darüber hinaus wird durch Druck auf die Schläfenknochen (Keilbein) die Durchblutung des Gehirns stimuliert und das hilft bei der Beseitigung von Kopfschmerzen.

Nackenschmerzen

Um Verkrampfungen der Nackenmuskulatur zu lösen, hilft die Übung »Nacken und Schultern ausstreichen« (Seite 110). Heben Sie das Kinn und lockern Sie dadurch die Nackenmuskeln. Legen Sie dafür den Kopf in den Nacken, sodass die Nackenhaut schlaff wird. Schon allein dadurch wird die Verkrampfung der Muskeln gemildert, und weil sich der vordere Teil des Halses dehnt, hat es den Effekt einer Lymphdehnung.

In dieser Position legen Sie die Handflächen auf den Hinterkopf. Das ist in dieser Haltung nicht ganz einfach, aber wenn Sie die Ellbogen seitlich Ihres Kopfes nach oben richten, sollte es klappen. Wenn Sie die Ellbogen anheben, werden auch die Lymphknoten unter den Achseln gedehnt und die Lymphe oberhalb des Halses fließt leichter.

Während Sie das Kinn langsam senken, leiten Sie die Lymphe mit den Handflächen in Richtung Schulterblätter. Da Sie mit den Handflächen allerdings nicht ganz bis zu den Schulterblättern kommen werden, streichen Sie eigentlich mehr in Richtung des Schlüsselbeins. Stellen Sie sich mental aber trotzdem vor, dass Sie zu den Schulterblättern, also in Richtung Rücken streichen. Führen Sie die Lymphübung mit der Absicht aus, die Lymphe von den Schulterblättern weiter zu den Lymphknoten unter der Achsel zu streichen.

Selbstverständlich können Sie auch vorderseitig Richtung Hals und Dekolleté streichen, doch wenn Sie die Haut nach vorne zum Hals hin lockern, kann das zu Falten führen. Daher ist es besser, nach hinten in Richtung Rücken zu streichen.

Verspannte Schultern

Das Ziel der Übung »Arme ausstreichen« (Seite 114) besteht darin, dass durch die Bewegung der Arme die Lymphe der Schultern gedehnt und die Lymphknoten in den Achselhöhlen stimuliert werden.

Zunächst ziehen Sie die Schulter etwas vor und entspannen die Schultermuskulatur. Legen Sie dann eine Hand auf die gegenüberliegende Schulter und während Sie die eingezogene Schulter wieder aufrichten, streichen Sie die Lymphe mit ihrer Handfläche an der Außenseite Ihres Arms entlang zum Handgelenk. Wenn Sie sich beim Ausstreichen etwas nach vorne beugen und den Arm senken, wird auch die Lymphe der Schulter gedehnt, das erleichtert das Abfließen. Dadurch, dass Sie mit der Handfläche über die Gelenke der Schultern, der Ellbogen und über die Handgelenke streichen, werden auch die Lymphknoten dieser Gelenke angeregt.

Als Nächstes heben Sie den gesenkten Arm und streichen die Lymphe an der Innenseite des Arms zu den Lymphknoten in der Achsel. Dadurch, dass Sie eine großräumige Bewegung ausführen, wird die Lymphe gedehnt und fließt besser. Manchmal können verspannte Schultern auch vom Gewicht der Arme herrühren, deshalb streicht man die Lymphe fest Richtung der Lymphknoten der Achselhöhlen, wo sie dann absorbiert wird.

Wenn Sie lange am Computer arbeiten, staut sich das Blut in Ihren Unterarmen und das verstärkt verspannte Schultern. Da es in der Ellenbeuge ebenfalls Lymphknoten gibt, wird durch das feste Streichen dieser Übung auch der Blutstau in den Unterarmen behoben. Gleichzeitig werden Schwellungen in den Armen beseitigt.

Halsschmerzen

Die Lymphknoten an der Vorderseite des Halses (die Lymphknoten der Halsregion) sind sozusagen die Abflussrohre von Gesicht und Kopf. Lymphblockaden im Hals verursachen verschiedene Beschwerden und Krankheiten, beispielsweise Kieferarthrose, Parodontitis, Hörsturz, Schwindel, Morbus Menière (eine Erkrankung des Innenohrs), Lähmungen der Gesichtsnerven, Schlaganfall, Schilddrüsenprobleme etc.

Hier hilft die Übung »Hals ausstreichen« (Seite 111). Heben Sie das Kinn und legen Sie eine Handfläche auf die gegenüberliegende Außenseite Ihres Halses, also neben den Kehlkopf. Um die Halslymphknoten, die sich in dieser Gegend befindenden, zu stimulieren, senken Sie das Kinn, während Sie die Außenseite Ihres Halses sanft drücken. So, als ob Sie mit den ganzen Handflächen den Hals umfassen wollten. Dabei benutzen Sie nicht so sehr die Kraft Ihrer Handflächen, sondern Sie nutzen das Gewicht Ihres Kopfes und drücken leicht in die Halsseite hinein.

Nachdem Sie die Hals-Lymphknoten angeregt haben, streichen Sie langsam die Lymphe mit Ihren Handflächen in Richtung Dekolleté. Diese Übung ist nicht nur gut zur Vorbeugung gegen Schmerzen und Beschwerden, sondern sie hat auch einen hohen Schönheitseffekt. Mit ihr können Sie gegen Schwellungen im Gesicht, ein schlaffes Kinn und Halsfalten vorgehen.

Heutzutage legen viele ihr Handy beim Schlafen neben sich und durch die elektromagnetischen Wellen wird die Hormonbalance der Schilddrüse gestört. Mit dieser Übung können Sie gegensteuern.

Schmerzen in der Lendengegend und Impotenz

Die Beckenregion ist einer der Körperbereiche, in dem sich die Lymphe besonders gern staut. Und wenn der Lymphfluss im Becken beeinträchtigt ist, kühlen die Organe im Becken aus. Egal, wie viele Beckenübungen Sie machen und wie sehr Sie Verkrümmungen Ihrer Lendenwirbel therapieren: Wenn sich die Lymphe im Becken staut und es auskühlt, werden die Schmerzen in der Lendengegend nicht besser. Zusätzlich wirkt es sich negativ auf die Potenz aus, wenn der genitale Blutfluss gestört ist.

Sowohl Schmerzen in der Lendengegend wie auch nachlassende Potenz lassen sich bessern, indem die Lymphdrainage um das Becken gefördert und die Skelettmuskeln gestärkt werden, die das Becken unterstützen. Für Letzteres führen Sie regelmäßig das Lymphtraining für den Unterkörper und die Bauchregion aus.

Um den Lymphfluss der Beckenregion zu stimulieren, legen Sie Ihre Hände auf die Nierengegend, gehen in die Knie und leiten die Lymphe vom Po über die Rückseite der Oberschenkel bis zur Rückseite der Knie (Übung »Oberschenkel ausstreichen«, Seite 114). Indem Sie vom Becken aus über die Hüftgelenke und die Kniegelenke streichen, werden die Lymphknoten dieser Gelenke aktiviert. Von dort streichen Sie die Lymphe von der Innenseite des Knies über die Innenseite der Schenkel entlang bis zum Ansatz der Oberschenkel (der Leistengegend). Am Oberschenkelansatz gibt es große Lymphknoten, in die Sie die Lymphe mit sanftem Druck hineinstreichen.

Verengung des Wirbelsäulenkanals

Die Knochen der Wirbelsäule (Rückenwirbel) sind eigentlich eine Ansammlung von Gelenken. Um die Wirbelsäule herum befinden sich viele Lymphknoten und um die Gelenke, die die einzelnen Knochen verbinden, zu stützen, liegen viele Muskeln in Schichten übereinander. Die Wirbelsäule ist das Gerüst, das den Körper aufrecht hält, und daher ist sie permanent großen Belastungen ausgesetzt. Dadurch verformen sich Knochen, Bänder usw. und es entsteht eine sogenannte Stenose des Wirbelkanals.

Darüber hinaus bestehen Wechselwirkungen zwischen der Wirbelsäule und einigen Organen. In vielen Fällen werden Verspannungen im Rücken und Schmerzen von Beschwerden der Organe verursacht. Diese Beschwerden können gelindert werden, indem Sie gegen die Verspannungen und Schmerzen im Rücken vorgehen.

Lassen Sie uns zunächst die Verspannung der Wirbelsäule lösen, die starkem Stress ausgesetzt ist (Übung »Wirbelsäule auswiegen«, Seite 115). Legen Sie sich auf den Rücken und umschlingen Sie die angezogenen Knie mit den Armen. Auf diese Weise wird die Wirbelsäule gedehnt. In dieser Position wiegen Sie Ihren Körper nach links und nach rechts. Durch das Wiegen wird die Verspannung der Wirbelsäule noch weiter gelöst. Richten Sie sich mit gerundetem Rücken in den Sitz auf und streichen Sie die Lymphe von der Lendenwirbelsäule über den Po in Richtung Oberschenkelansatz.

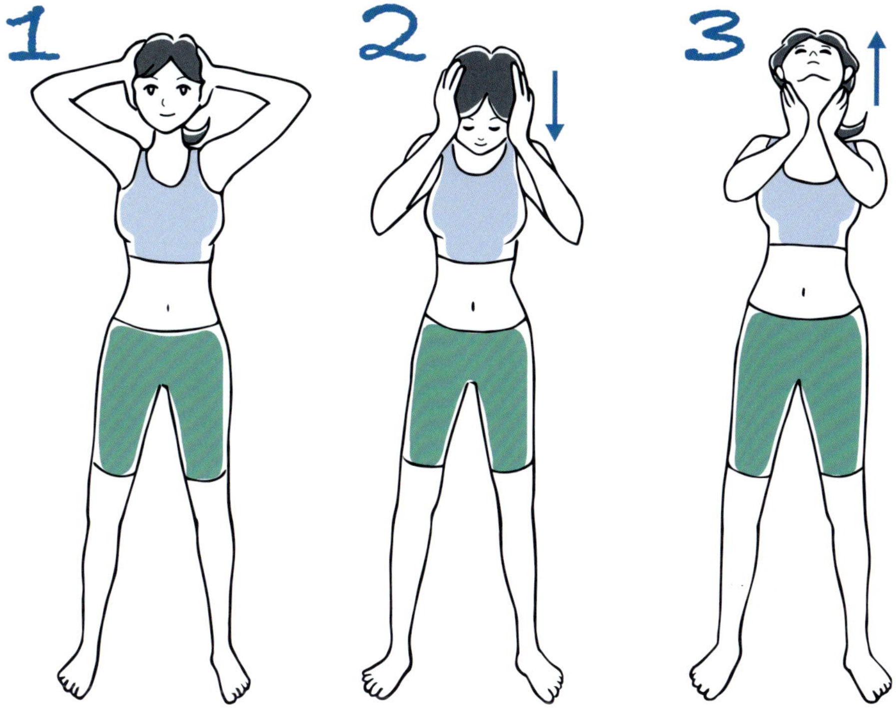

Schläfen und Nacken ausstreichen

» Diese Lymphpflege hilft bei Kopfschmerzen.

1. Stellen Sie sich mit schulterbreit geöffneten Beinen hin und legen Sie mit abgespreizten Ellbogen beide Handflächen an Ihre Schläfen. Meist ist bei Kopfschmerzen entweder die linke oder die rechte Schläfe etwas geschwollen, Sie können die Schwellung ertasten und mit den Fingerspitzen lockern.
2. Ziehen Sie nun das Kinn zur Brust und senken Sie den Kopf. Gleichzeitig schließen Sie die Ellbogen etwas zusammen und drücken die Schläfen mit sanftem Druck der Handflächen. Halten Sie die Spannung für 1–2 Sekunden.
3. Während Sie das Gesicht wieder nach oben richten, streichen Sie mit den Handflächen von den Schläfen hinter die Ohren, seitlich den Nacken herunter bis zum Schlüsselbein.

Auf den Punkt gebracht:

Anzahl:
Streichen Sie 3-mal, während Sie bis 8 zählen.

Check!
Die Schläfen schwellen leicht an, denn dort befinden sich die Schläfenmuskeln. Es kommt häufig vor, dass die eine oder die andere Seite angeschwollen ist. Deshalb arbeiten wir mit leichtem Druck und lockern sie durch Massage. Dadurch wird auch die Durchblutung der Augäpfel angeregt.

1

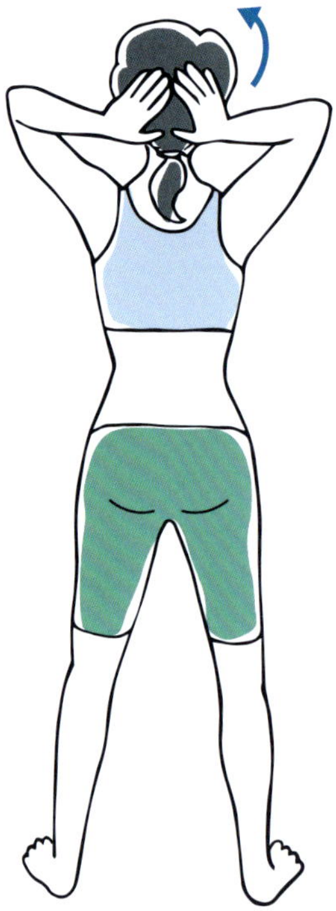

2

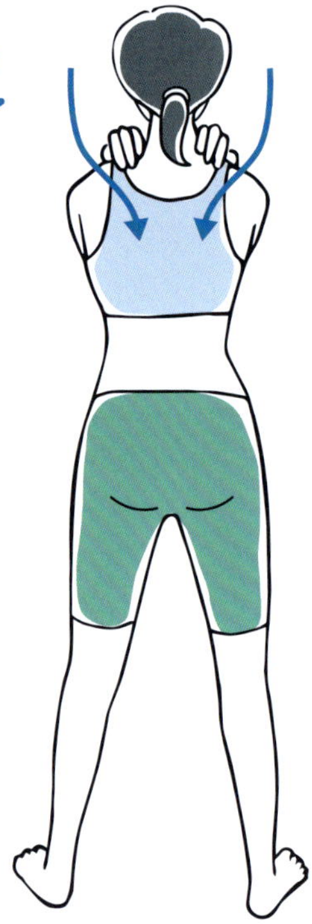

Nacken und Schultern ausstreichen

» Diese Lymphpflege hilft bei Nackenschmerzen.

Lymphknoten, die stimuliert werden: Lymphknoten der Halsregion

Weitere Anwendungsmöglichkeiten: Kopfschmerzen, verspannte Schultern, Schwindel, Tinnitus, Überanstrengung der Augen

1. Stellen Sie sich mit schulterbreit geöffneten Beinen hin, ziehen Sie die Schultern im Rücken etwas zusammen, heben Sie das Kinn und platzieren Sie Ihre Handflächen zwischen den Schädelknochen am Ansatz des Nackens.
2. Während Sie das Kinn wieder Richtung Brust nehmen, streichen Sie mit beiden Händen den Nacken herunter zu den Schultern. Dabei streichen Sie mehr zur Außenseite des Schlüsselbeins als zu den Schulterblättern.

Auf den Punkt gebracht:

Anzahl:
Führen Sie die Streichbewegung 3-mal aus, während Sie bis 8 zählen.

Check!
Bei Stress verkrampft sich der Nacken sehr leicht. Durch das weite Heben und Senken des Kinns werden bei dieser Übung die Halsmuskeln gedehnt.

Hinweis:
Die Lymphe des Nackens fließt vom Hinterkopf zu den Schulterblättern. Streichen Sie in dieser Richtung fest mit den Handflächen.

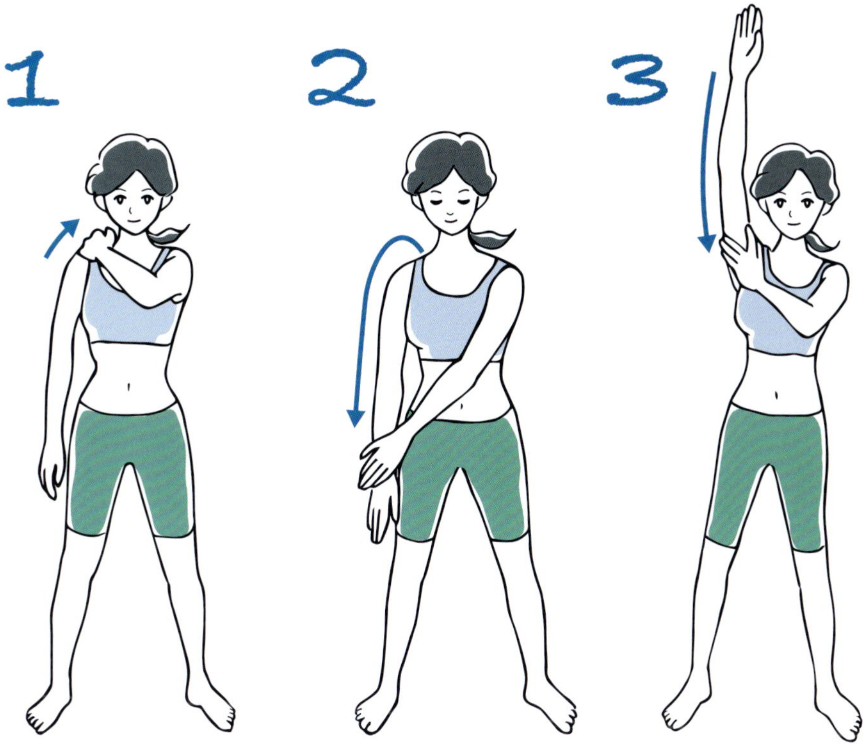

Arme ausstreichen

» Diese Lymphpflege entspannt die Schultern.

1. Stellen Sie sich mit schulterbreit geöffneten Beinen hin. Neigen Sie die rechte Schulter etwas vor und legen Sie die linke Handfläche darauf. Ziehen Sie das rechte Schulterblatt nach schräg oben Richtung Ohr und entspannen Sie die Schultermuskulatur (Trapezmuskel).
2. Aus dieser Position senken Sie die Schulter wieder und streichen mit der linken Hand auf der Armaußenseite Richtung rechtes Handgelenk.
3. Heben Sie den rechten Arm und streichen nun mit der Hand auf der Arminnenseite Richtung Achselhöhle. Wechseln Sie dann die Seite und bearbeiten Sie die linke Schulter.

Auf den Punkt gebracht:

Anzahl:
Führen Sie die Übung 3-mal auf jeder Seite aus, während Sie bis 8 zählen.

Check!
Verspannte Schultern werden oft durch müde Arme und Wassereinlagerungen verursacht. Da wir im Alltag dazu neigen, unsere Arme stark zu beanspruchen, ist diese Übung eine gute Gegenmaßnahme. Dadurch, dass sie die Lymphe zum Fließen bringt, während Sie den Arm heben und senken, werden auch die Lymphknoten in den Achselhöhlen angeregt.

Hals ausstreichen

» Diese Lymphpflege hilft bei Halsschmerzen.

Lymphknoten, die stimuliert werden:
Lymphknoten der Halsregion

Weitere Anwendungsmöglichkeiten: Schwellungen im Gesicht, Kiefergelenksarthrose, Schwindel, Tinnitus, Kopfschmerzen, verspannte Schultern

1. Stellen Sie sich mit schulterbreit geöffneten Beinen hin. Heben Sie das Kinn und umfassen Sie mit der linken Hand Ihren rechten seitlichen Nacken unterhalb des Ohrs.
2. In dieser Position ziehen Sie das Kinn zur Brust und drücken die Lymphknoten der Halsregion mit angenehmem Druck.
3. Heben Sie dann das Kinn wieder, lösen Sie den Griff und streichen Sie mit der linken Handfläche bis zum Dekolleté. Wechseln Sie dann die Seite, drücken Sie mit der rechten Hand die linke Halsseite und streichen Sie dann zum Dekolleté hin aus.

Auf den Punkt gebracht:

Anzahl:
Streichen Sie 3-mal auf jeder Seite, während Sie bis 8 zählen.

Check!
Die Gesichtslymphe nimmt den Weg über die Lymphknoten der Halsregion. Ist dieser Bereich verstopft, sind Schwellungen im Gesicht schwer zu beseitigen. Und da die Lymphe hier auch mit der Schilddrüse zusammenhängt, trägt diese Übung auch zur Erhaltung der Hormonbalance bei.

Hinweis:
Die Lymphe der Halsvorderseite fließt von knapp unterhalb des Ohrläppchens Richtung Schlüsselbein. Streichen Sie mit sanftem Druck.

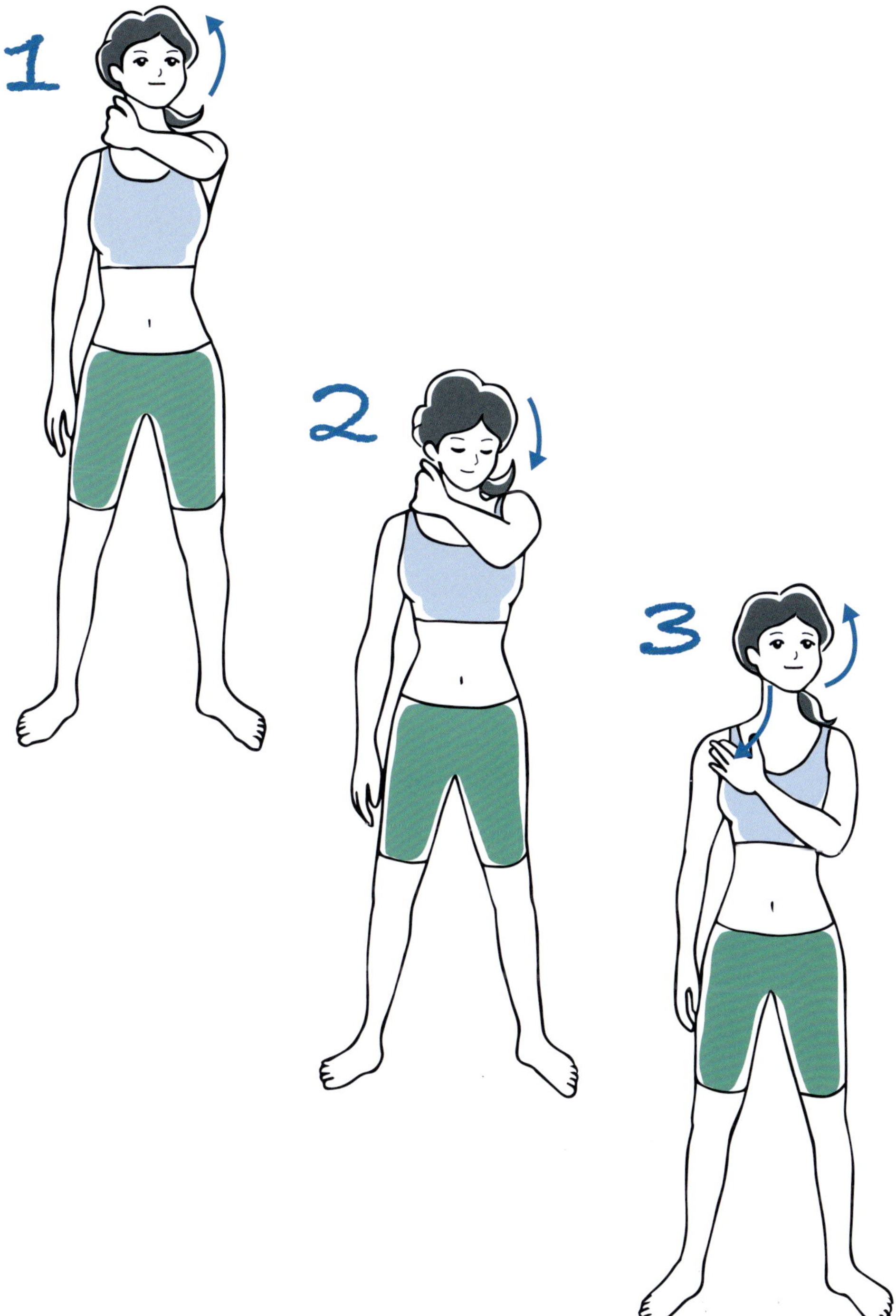
1
2
3

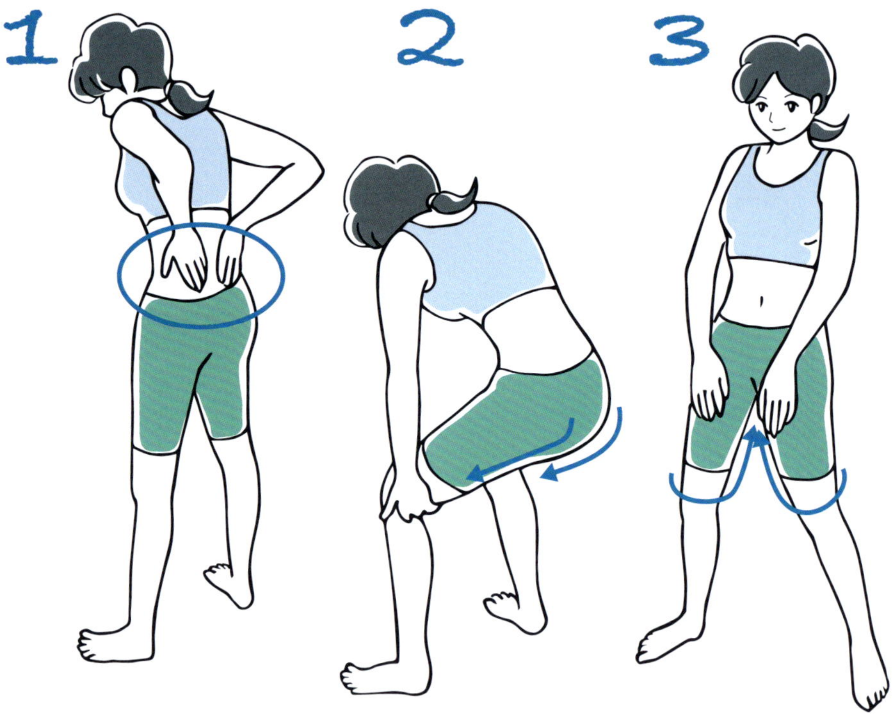

Oberschenkel ausstreichen

» Diese Lymphpflege hilft bei Schmerzen in der Lendengegend und nachlassender Potenz.

1. Stellen Sie sich mit schulterbreit geöffneten Beinen hin und legen Sie Ihre Hände auf die Nierengegend.
2. Krümmen Sie Ihren Rücken, beugen Sie Ihre Knie und streichen Sie mit Ihren Handflächen an der Rückseite der Oberschenkel entlang bis zu den Kniekehlen.
3. Strecken Sie Ihre Knie und streichen Sie nun mit Ihren Handflächen von den Knien an der Innenseite der Oberschenkel entlang nach oben.

Auf den Punkt gebracht:

Anzahl:
Streichen Sie 3-mal, während Sie bis 8 zählen.

Check!
Der Lymphfluss der Beckenregion wird angeregt und damit werden Schmerzen in der Lendengegend gelindert. Das Becken gehört, ähnlich wie Hände und Füße, zu den Körperteilen, die am schnellsten kalt werden und in denen sich die Lymphe gerne staut. Indem Sie den Körper bewegen und die Lymphe der Beckenregion zum Fließen bringen, stimulieren Sie auch die Lymphknoten der Leistengegend.

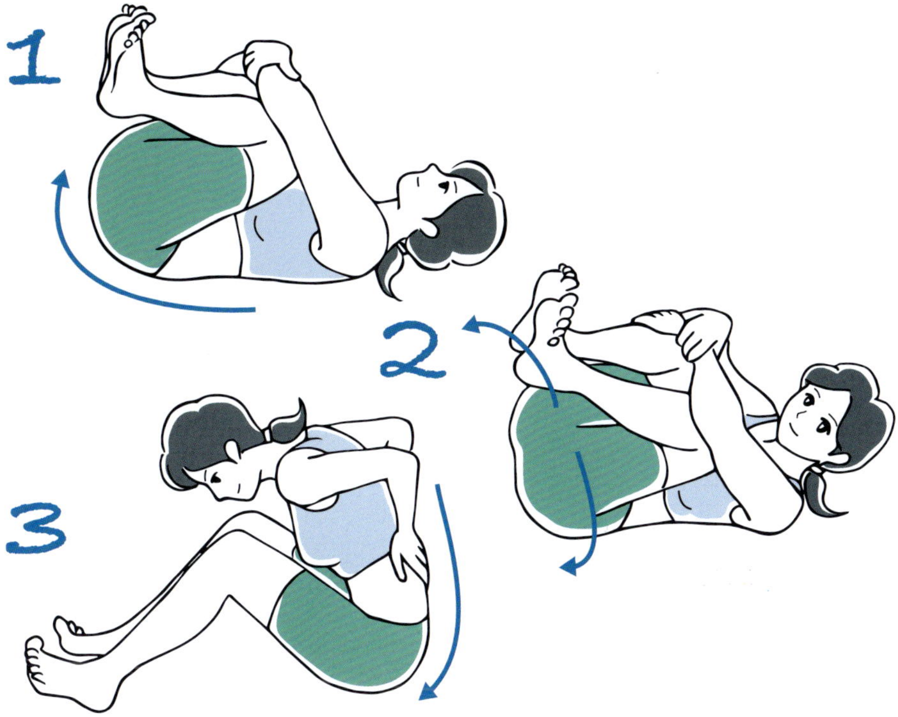

Wirbelsäule »auswiegen«

» Diese Lymphpflegeneignet sich besonders bei Verengungen des Wirbelsäulenkanals.

1. Legen Sie sich auf den Rücken, umfassen Sie mit beiden Armen Ihre angewinkelten Knie und machen Sie Ihren Rücken rund.
2. Schaukeln Sie in dieser Position mit dem ganzen Körper 2-mal nach rechts und nach links.
3. Richten Sie sich mit weiterhin rundem Rücken auf und fahren Sie mit den Handflächen beider Hände den Rücken abwärts bis zum Ansatz der Oberschenkel.

Auf den Punkt gebracht:

Anzahl:
Führen Sie die Schaukel- und Streichbewegung insgesamt 3-mal aus.

Check!
Führen Sie die die Übung langsam und vorsichtig aus. Sollten Sie bei der Ausführung Schmerzen verspüren, lassen Sie die Übung sein.

Unreine Haut und ungesundes Haar

Wenn man ein Zimmer putzt, ist die Mitte des Zimmers zwar leicht zu reinigen, doch je näher man zu den Ecken und Winkeln kommt, desto mehr Staub und Dreck muss man entfernen. In den Ecken des Zimmers häufen sich der feinste und dreckigste Staub und Schmutz des ganzen Zimmers an. Auf den Körper bezogen entsprechen die Ecken und Winkel eines Zimmers den Extremitäten. Die feinsten und schmutzigsten Abfallprodukte im Körper sammeln sich in den Sohlen und der Kopfhaut an. Weil der Fuß aus vielen Knochen und Gelenken besteht, verstopft hier leicht die Lymphe. Und auch in der Kopfhaut, die dicht mit Poren und Haaren bedeckt ist, stagniert der Lymph- und der Blutfluss leicht.

Die Lymphpflege der Kopfhaut sorgt auch für eine klare, schöne Haut. Wenn sich überschüssiges Wasser und Abfallprodukte in der Kopfhaut ansammeln, verschmutzt das Blut, das zum Gesicht fließt, und die Gesichtshaut wird stumpf und fleckig. Allein dadurch, dass Sie die Lymphe der Kopfhaut sorgfältig pflegen, wird die Gesichtshaut rein und klar. So, wie gute Reisähren nicht in schlammigen vermüllten Reisfeldern wachsen können, so können auf einer geschwollenen Kopfhaut, in der sich die Abfallstoffe ansammeln, keine gesunden Haare wachsen. Durch »Lymphmassage der Kopfhaut« (Seite 118) erhalten Sie gesundes Haar und eine klare, schöne Haut.

Geschwollenes Gesicht und Halsfalten

Auch wenn sich viele an Schwellungen in ihrem Gesicht stören, gibt es kaum jemanden, dem Schwellungen an der Stirn auffallen. Doch wenn man die Schwellungen der Stirn beseitigt, lassen sich Schwellungen rund um das Auge, seien es geschwollene Augenlider oder Tränensäcke bessern. Weiterhin führt die verschmutzte Lymphflüssigkeit, die von der Kopfhaut nach unten fließt und sich leicht an der Stirn ansammelt, zu matter und fleckiger Gesichtshaut. Hier hilft die Übung »Gesicht und Hals ausstreichen« (Seite 119).

Legen Sie zunächst Ihre Handflächen auf die Stirn. Ziehen Sie das Kinn in Richtung Brust und nutzen Sie das Gewicht Ihres Kopfes, um gegen die Stirn zu drücken. Die Lymphe, die sich an der Stirn angesammelt hat, wird dadurch nach außen gedrückt. Heben Sie Ihr Kinn wieder an und schieben Sie die Lymphe zu den Schläfen, vor den Ohren vorbei, am Hals nach unten zum Dekolleté. Auf diese Weise können Sie auch schlaffe Haut unter dem Kinn und Halsfalten behandeln.

Beachten Sie allerdings, dass die Gesichtshaut sehr dünn ist. Arbeiten Sie also mit sanftem Druck, sonst können kleine Falten entstehen. Wenn möglich verwenden Sie ein Gesichtsöl oder eine Creme. Dadurch können Ihre Hände besser gleiten und die Lymphe wird so am besten weitergestrichen. Wenn Sie zu viel Kraft aufwenden, wird die Lymphe durch den Druck nur in der Umgebung verteilt. Streichen Sie daher ganz sanft über die zarten Hautpartien und leiten Sie die Lymphe nach außen ab.

Wassereinlagerungen im gesamten Körper

Durch großräumige Bewegungen wird der Lymphfluss auf einen Schlag im ganzen Körper gefördert (Übung »Körper ausstreichen«, Seite 119). Legen Sie zunächst die linke Hand auf die rechte Schulter. Während Sie den Oberkörper vorbeugen, senken Sie den rechten Arm und streichen mit der linken Handfläche von der Schulter über den Ellbogen und das Handgelenk bis zum Handrücken und leiten so die Lymphe. Die vorgebeugte Haltung unterstützt dynamisch den Lymphfluss.

Jetzt richten Sie Ihren Oberkörper wieder auf und heben Sie dabei den rechten Arm an. Von der Handfläche streichen Sie mit der linken Hand die Lymphe über die Innenseite der Handgelenke und der Ellbogen Richtung Achselhöhlen. Mit denselben Handgriffen behandeln Sie anschließend mit der rechten Hand Ihren linken Arm.

Als Nächstes streichen Sie die Lymphe mit Ihren Handflächen vom Haaransatz bis zum Nacken hinunter. Wenn es motorisch möglich wäre, wäre es am besten, von dort gleich weiter den Rücken hinunter zu streichen. Da die Handflächen aber nicht die Schulterblätter und den oberen Rücken erreichen, legen Sie Ihre Hände nun einfach auf die Mitte des Rückens. Während Sie sich wieder vornüberbeugen, streichen Sie über Ihre Lendengegend, den Po, die Rückseite der Knie bis hin zu den Fersen. Sie können dabei ruhig Ihre Knie beugen. Streichen Sie Ihre Beine in einem Fluss aus. Abschließend streichen Sie von den inneren Fußknöcheln nach oben über die Innenseite der Knie, die Oberschenkelansätze, am Nabel vorbei bis zu den Schlüsselbeinen. Setzen Sie Ihren ganzen Körper mit großen Bewegungen ein.

Bodybuilding ab 50

- **An einem Tag der Woche essen, worauf Sie Lust haben.** An 6 Tagen der Woche ernähren Sie sich kohlenhydratarm. Einen Tag können Sie sich gönnen, an dem Sie das essen, worauf Sie gerade Lust haben.
- **30 Minuten athletisches Lymphtraining am Tag.** An 4 Tagen in der Woche trainieren Sie jeweils 30 Minuten mit Übungen aus dem Lymphtraining. 30 Minuten sind eine Einheit, die Sie gut schaffen sollten, ohne sich dabei zu überanstrengen. An den anderen 3 Tagen können Sie sich ausruhen. Nur die Lymphübungen, bei denen die Lymphe zum Fließen gebracht wird, sollten Sie jeden Tag ausführen.
- **Einmal pro Woche eine professionelle Lymphmassage.** Neben der Selbstbehandlung können Sie regelmäßig zu einem Lymphtherapeuten gehen, der nicht nur Ihre Lymphe, sondern auch Ihre Faszien behandelt.

Es kann sein, dass Sie durch das Training an Gewicht zunehmen. Diese Gewichtszunahme ist aber eine gesunde, da Sie an Muskelmasse zunehmen und Wassereinlagerungen und Fett abgebaut werden. Auch Beschwerden wie verspannte Schultern oder Rückenschmerzen können Sie durch das Training loswerden.

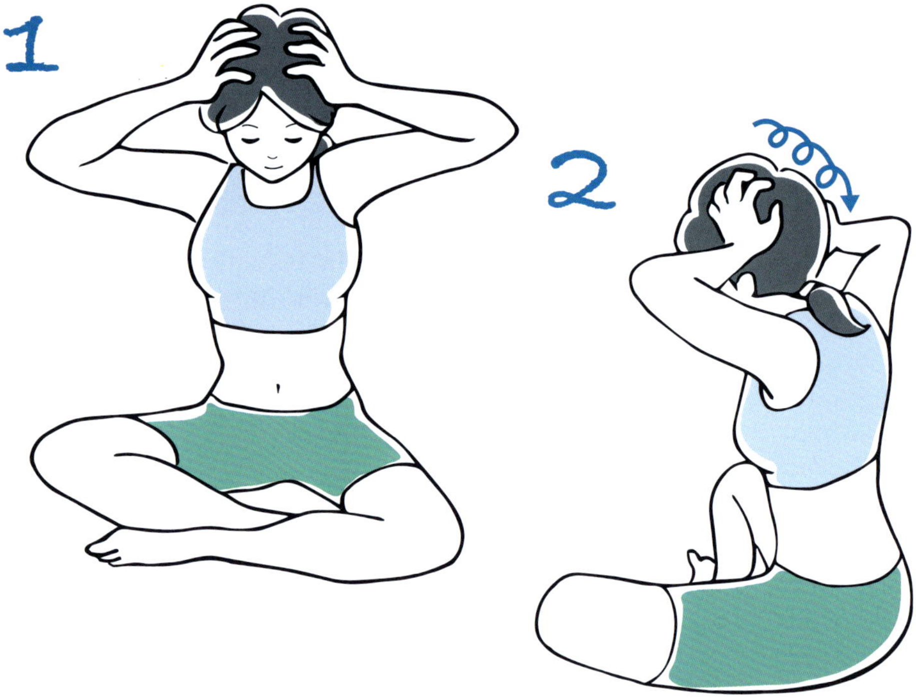

Lymphmassage der Kopfhaut

» Diese Lymphpflege hilft bei dünnem oder ausfallendem Haar und sorgt für eine klare, schöne Haut.

1. Spreizen Sie die Finger Ihrer beiden Hände und greifen Sie mit angenehmem Druck in die Haare.
2. Massieren Sie mit den Fingerspitzen und Handflächen Ihre gesamte Kopfhaut und wandern Sie in kleinen Kreisen Ihren Kopf entlang. Streichend Sie die Lymphe von vorne nach hinten aus.

Auf den Punkt gebracht:

Anzahl:
Führen Sie die Massage 3-mal langsam aus.

Check!
Da die Kopfhaut dünn und sensibel ist, massieren Sie bitte nur mit angenehmem Druck. Achten Sie darauf, dass Ihre Fingerkuppen immer in Kontakt mit der Kopfhaut bleiben. Die Bewegung geht nicht von den Fingerspitzen aus, sondern von den ganzen Armen. Mit den Handflächen streichen Sie in Kreisen.

Hinweis:
Den Hinterkopf streichen Sie so aus, dass die Handflächen die Kopfhaut bedecken.

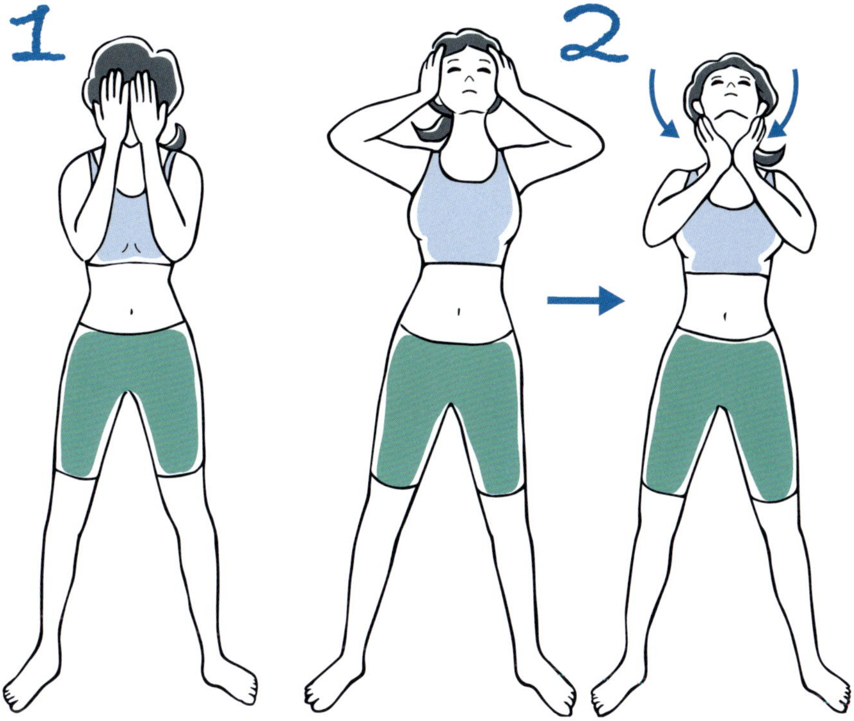

Gesicht und Hals ausstreichen

» Diese Lymphpflege glättet Halsfalten und vermindert Schwellungen im Gesicht.

Lymphknoten, die stimuliert werden: Lymphknoten des Gesichts, die Ohrspeicheldrüse und Lymphknoten am Hals

Weitere Anwendungsmöglichkeiten: überanstrengte Augen, Kopfschmerzen, Schwindel, Tinnitus, ausfallendes oder dünnes Haar, Stirnfalten

1. Ziehen Sie das Kinn in Richtung Brust und bedecken Sie mit beiden Handflächen Stirn und Augen.
2. Während Sie das Kinn langsam heben, streichen Sie über die Schläfen, ans Kinn bis zum Schlüsselbein.

Auf den Punkt gebracht:

Anzahl:
Streichen Sie 3-mal, während Sie bis 8 zählen.

Check!
Führen Sie die Bewegungen langsam aus. Massieren Sie auf keinen Fall zu fest, sondern entspannen Sie Ihre Arme und streichen Sie sanft, indem Sie Ihre Handflächen mit den Bewegungen des Körpers mitgleiten lassen.

Körper ausstreichen

» Diese Lymphpflege lässt Wassereinlagerungen im gesamten Körper abfließen.

1. Legen Sie die Handfläche Ihrer linken Hand auf die rechte Schulter. Beugen Sie sich leicht nach vorne und streichen Sie von der rechten Schulter bis zum rechten Handgelenk die Außenseite der Arme aus.
2. Heben Sie Ihren rechten Arm nun nach oben und streichen Sie an der Innenseite des rechten Handgelenks über die Innenseite des Arms bis zu den Achseln (Lymphknoten in den Achselhöhlen). Führen Sie die Übung an der linken Seite aus.
3. Drücken Sie dann mit beiden Handflächen und allen Fingerspitzen mit angenehmem Druck auf die Kopfhaut und streichen Sie vom Haaransatz zum Nacken hinunter.
4. Streichen Sie mit den Handflächen den Rücken entlang nach unten zur Lendengegend. Beugen Sie sich vornüber und streichen Sie an der Rückseite Ihrer Oberschenkel von der Lendengegend bis zu den Fersen entlang.
5. Fahren Sie mit den Handflächen vom Außenknöchel zum Innenknöchel.
6. Während Sie sich langsam aufrichten, streichen Sie über die Innenseite der Beine den Körper nach oben bis zu den Lymphknoten am Schlüsselbein.

Auf den Punkt gebracht:

Anzahl:
Jeweils 3-mal mit rechts und links ausführen.

Check!
Führen Sie die Übung mit langsamen Bewegungen durch. Um den Lymphfluss am ganzen Körper zu fördern, bewegen Sie Ihren Körper großräumig und nutzen Sie ihn als Pumpe.

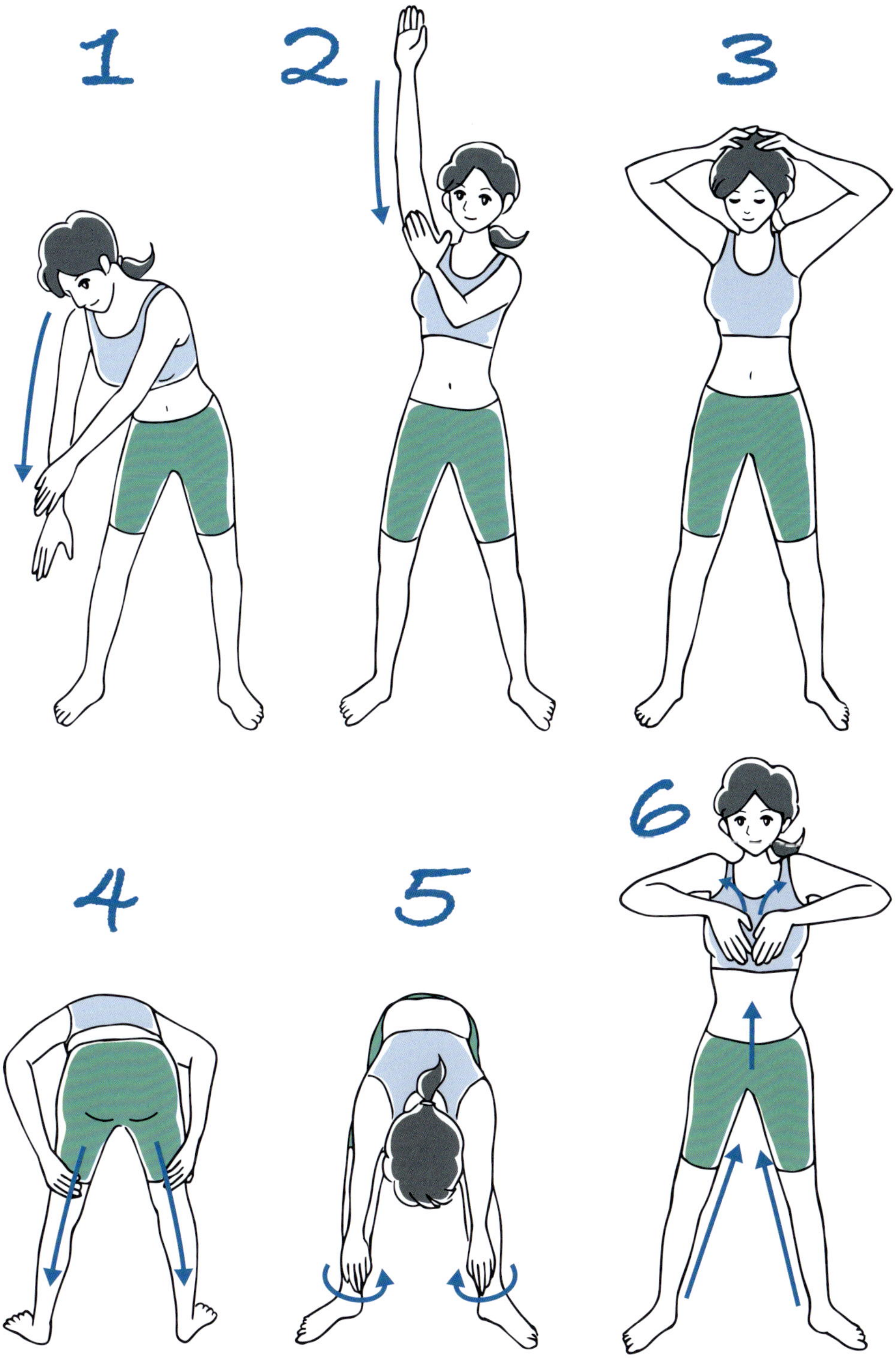
1
2
3
4
5
6

Ergänzendes Element: Lymphpresse

Für Menschen, die wenig Zeit haben und in wenigen Sekunden vorübergehend ihre Symptome lindern wollen, stellt die Lymphpresse eine Art Erste Hilfe dar.

Die Lymphpresse ist eine Methode, bei der mit Hilfe der eigenen Knochen Druck auf die Lymphe ausgeübt und so der Lymphfluss gefördert wird. Die Lymphpresse an den Haupt-Lymphknoten ist nach dem Lymphtraining und vor den Lymphübungen besonders wirkungsvoll.

Mit der Lymphpresse Druck auf die Lymphe ausüben!

Bei der Lymphpresse werden die Lymphknoten und die gestaute Lymphe mit Hilfe der Knochen der Handfläche, der Faust, der Ellbogen usw. gepresst, wobei das eigene Gewicht (das gesamte Körpergewicht oder das Gewicht einzelner Körperteile) eingesetzt wird. Drücken Sie nicht nur mit den Armen oder Fingerspitzen. Das Wesentliche bei der Presse ist es, auf jeden Knochen, der eingesetzt wird, das Körpergewicht zu legen und dabei auszuatmen. Durch den Druck wird der Lymphfluss unterbrochen und die Lymphe stagniert in diesem behandelten Körperteil. Wenn sich die Lymphe für einen Moment angestaut hat, lassen Sie den Druck wieder los und die Lymphe fließt mit neuem Schwung. Die drückenden Handflächen oder Ellbogen fungieren hier als Pumpe und fördern den Lymphfluss.

Sie müssen allerdings darauf achten, langsamer loszulassen als zu drücken. Wenn Sie im gleichen Tempo drücken und loslassen, verspannen Sie zu sehr und es lässt sich schwer überprüfen, ob Sie das eigene Gewicht richtig eingesetzt haben. Wenden Sie zu viel Kraft auf und drücken zu stark, kann das Gewebe geschädigt werden. Lassen Sie also, nachdem Sie den Druck aufgebaut haben, diesen langsam wieder los. Indem Sie das Gewicht Ihres Körpers geschickt einsetzen und Druck ausüben, werden die verschiedenen Körperteile gedehnt und Sie erhöhen auch die Wirkung der Lymphdehnung.

Wenn Sie die grundlegende Methode der Lymphpresse verinnerlicht haben, lässt sie sich auf verschiedene Weisen einsetzen. Sie können Ihr Körpergewicht beispielsweise auch nur auf den Daumen oder die Fingerkuppe legen und auf einen bestimmten Teil, den Sie behandeln wollen, so Druck ausüben, als ob Sie sich auf ihn stützen würden. Mit etwas mehr Erfahrung können Sie dann auch Ihre Fußsohlen mit dem zweiten Fingergelenk drücken oder den Nacken mit den Fingerkuppen bearbeiten. Es werden die verschiedensten Formen der Lymphpresse möglich.

Schmerzen in der Lendengegend und des Ischiasnervs

Sie pressen mit dem äußeren Fußknöchel auf die Muskeln der Außenseite des Oberschenkels (Übung »Druck auf den äußeren Oberschenkel«, Seite 127). Dadurch, dass Sie im seitlichen Kniesitz sitzen, werden die Lymphe und auch die Muskeln des Pos gedehnt. In dieser Position legen Sie die Hand auf den Fußknöchel und üben Druck aus, indem Sie den ganzen Körper vor- und zurückwiegen.

Pressen Sie keinesfalls nur mit der Kraft Ihrer Arme. Verwenden Sie möglichst das eigene Körpergewicht und lehnen Sie sich auf den Fußknöchel.

Der Muskel an der Außenseite des Oberschenkels verbindet das Becken mit dem Unterschenkel und stützt das Körpergewicht. Daher verspannt er sich leicht und wird hart. Dadurch verzieht sich das Becken und es entstehen Schmerzen in der Lendengegend, die ausstrahlen und zu Nackenschmerzen und verspannten Schultern führen.

Da auch die Akupressurpunkte für Schmerzen im unteren Rücken hier liegen, ist diese Übung bei Schmerzen rund um das Becken wie Schmerzen in der Lendengegend oder Schmerzen des Ischiasnervs sehr geeignet.

Hüftgelenkschmerzen

Hier hilft nun die Übung »Druck auf den inneren Oberschenkel« (Seite 128). Drücken Sie mit den Handflächen auf den Ansatz des Oberschenkels. Da dieser Punkt sehr eng am Oberkörper liegt, ist es nicht ganz einfach, das Körpergewicht darauf zu stützen. Nutzen Sie Ihre Bauchmuskeln, ziehen Sie den Bauch etwas ein und stützen Sie so Ihr Körpergewicht auf die Handflächen.

Hüftgelenksschmerzen können verschiedenste Ursachen haben, doch zunächst ist es einmal wichtig, einen Stau der Lymphknoten am Oberschenkelansatz (der Lymphknoten der Leistengegend) zu beseitigen. Dadurch wird die Durchblutung des Beckens verbessert und auch Muskelverspannungen um das Hüftgelenk lassen sich leichter lösen.

Da die Hüftgelenke die Grundlage für das Gehen auf zwei Beinen sind, sind sie ständig einer starken Belastung ausgesetzt. Infolgedessen verkrampft sich die umliegende Muskulatur leicht und auch bei den Gelenken besteht die Gefahr einer Verzerrung. Das wiederum führt zu Schmerzen.

Indem Sie fest auf die Ansätze der Oberschenkel drücken, lassen sich Verzerrungen der Gelenke und Verspannungen der Muskulatur um das Hüftgelenk bessern.

Häufiger Harndrang

Eine Hauptursache häufigen Harndrangs sind eine überaktive Blase und die Erschlaffung der Beckenbodenmuskulatur. Hilfreich ist die Übung »Druck auf das Energiezentrum« (Seite 129).

Setzen Sie sich in den Schneidersitz und legen Sie Ihre Faust zwischen Nabel und Schambein. Während Sie ausatmen, ziehen Sie Ihren Bauch ein und den Anus nach oben, so, als ob Sie ihn in den Darm hineinziehen wollten. Das spannt die Beckenbodenmuskulatur an. Gleichzeitig setzen Sie Ihren Oberkörper ein, um Ihre Faust schräg nach unten in den Unterbauch zu drücken.

Die Überaktivität der Blase rührt von einer Verspannung des Entleerungsmuskels her. Lösen Sie diese Verspannung, indem Sie beim Ausatmen langsam die besagte Stelle mit der Faust drücken. Dadurch, dass Sie darüber hinaus auch noch den Anus anspannen, wird die Beckenbodenmuskulatur stimuliert und gestärkt.

Es ist nicht nötig, allzu fest in den Unterbauch zu pressen. Konzentrieren Sie sich darauf, beim Ausatmen den Anus anzuspannen und den Unterbauch einzuziehen. Auf diese Weise wird die Durchblutung des Beckenraumes verbessert und auch eine Auskühlung des Beckens wird beseitigt. Ist das Becken nicht mehr ausgekühlt, kann sich auch der Entleerungsmuskel entspannen.

Knieschmerzen

Die Waden sind geschwollen, die Beine schwer, die Fußknöchel sind dick oder die Fußsohlen schmerzen – häufig steckt hinter solchen Symptomen eine gestaute Lymphe in den Kniekehlen. Linderung verschafft die Übung »Druck auf die Kniekehlen« (Seite 130).

Setzen Sie sich mit leicht angewinkelten Beinen auf den Boden und betasten Sie Ihre Kniekehlen. Wenn hier etwas vorsteht, ist Vorsicht angebracht. Staut sich die Lymphe in den Knien, verkleben die Faszien und der Bewegungsradius des Knies verkleinert sich. Und diese eingeschränkte Beweglichkeit des Knies kann zu Verletzungen und Schmerzen führen.

Man nimmt an, dass das Kniegelenk beim Gehen das Dreifache des Gewichts und beim Treppensteigen das Siebenfache des Gewichts trägt. Da die Knie täglich diese schwere Arbeit verrichten müssen und den Körper stützen, gerät die Lymphe hier leicht ins Stocken.

Sowohl bei der Arbeit im Stehen als auch im Sitzen neigt die Lymphe in den Kniekehlen dazu, zu stagnieren, daher sollten Sie die Lymphknoten in den Knien gut pflegen, um so Verletzungen und Wassereinlagerungen vorzubeugen.

Durch die Stimulierung der Lymphknoten in der Kniekehle und die Beseitigung der angestauten Lymphe werden kalte Füße, geschwollene und müde Beine, kalte Knie, Schmerzen in der Lendengegend, Schmerzen des Ischiasnervs und ein unterkühltes Becken wirksam gelindert.

Regelschmerzen und Wechseljahrbeschwerden

Regelschmerzen und Wechseljahrbeschwerden können Sie mit der Übung »Druck auf den Unterbauch« (Seite 132) lindern. Setzen Sie sich in den Schneidersitz, entspannen Sie sich und drücken Sie mit Ihrer Faust in Ihren Unterbauch. Drücken Sie dabei nicht mit zu viel Kraft in den Bauch, sondern achten Sie darauf, zunächst ganz auszuatmen und den Bauch dabei vollständig einzuziehen. Beugen Sie Ihren Oberkörper nach vorne, während Sie Ihre Faust in den Unterbauch drücken. Mit der Förderung des Lymphflusses im ganzen Körper können Sie Regelschmerzen und Wechseljahrbeschwerden lindern.

Die Wirkung wird verstärkt, wenn Sie zunächst mit dem Lymphtraining und den Lymphübungen die Lymphknoten in der Beckenregion stimulieren und zum Schluss dann diese Lymphpresse einsetzen.

Da Sie mit dieser Übung auch die Organe im Becken und den Darm (die Lymphe des Darmtrakts) anregen, fördert es den Lymphfluss in diesen Bereichen. Somit hilft die Übung auch bei Störungen der Hormonbalance, wie sie bei Regelschmerzen oder Wechseljahrbeschwerden auftreten. Sind die Hormone wieder im Gleichgewicht, können Sie auch unter stressigen Lebensumständen fröhlich und gesund bleiben. Umgekehrt, wenn die Hormonbalance gestört ist, verspüren Sie leichter Unruhe und Unzufriedenheit, selbst unter günstigen Umständen.

Da das hormonelle Gleichgewicht darüber entscheidet, ob Sie sich glücklich oder unglücklich fühlen, ist es wichtig, die Region des Unterbauches gut zu pflegen.

Kieferschmerzen

Der Bereich um das Kiefergelenk ist der Auslass der Gesichtslymphe. Sie fließt von den Kiefergelenken über den Hals bis unter das Schlüsselbein.

Das Gesicht liegt im äußeren Bereich des Körpers und ist daher anfällig für Wassereinlagerungen. Das Gewicht dieser überschüssigen Flüssigkeit, die sich im Gesicht staut, lässt die Gesichtskonturen hängen und verursacht die Nasolabialfalte, andere Falten und schlaffe Haut. Allein durch Beseitigung der Wassereinlagerungen wird das Gesicht schmaler und auch die Haut wird wieder klar und rein.

Auf der Rückseite des Kiefergelenks liegt die Ohrspeicheldrüse, die auch Parotis genannt wird. Der Ohrspeicheldrüsengang ist der Weg, auf dem der in der Parotis gebildete Speichel in den Mund befördert wird. Umgekehrt werden durch ihn aber auch Bakterien und Speisereste Richtung Ohrspeicheldrüse gespült. Am Unterkiefer befinden sich viele Lymphknoten. Ist die Ohrspeicheldrüse verstopft, verhärten sich die dortigen Lymphknoten und schwellen an. Eine starke Schwellung kann zu Tinnitus, Hörsturz, Schwindel oder Morbus Menière (eine Krankheit des Innenohrs) bis hin zu Gesichtslähmungen führen.

Durch den Druck mit den Handballen auf das Kiefergelenk können Sie Kieferverschiebungen korrigieren, Verspannungen in der Kaumuskulatur lösen und die Lymphe der Ohrspeicheldrüse stimulieren (Übung »Druck des Kiefergelenks«, Seite 133).

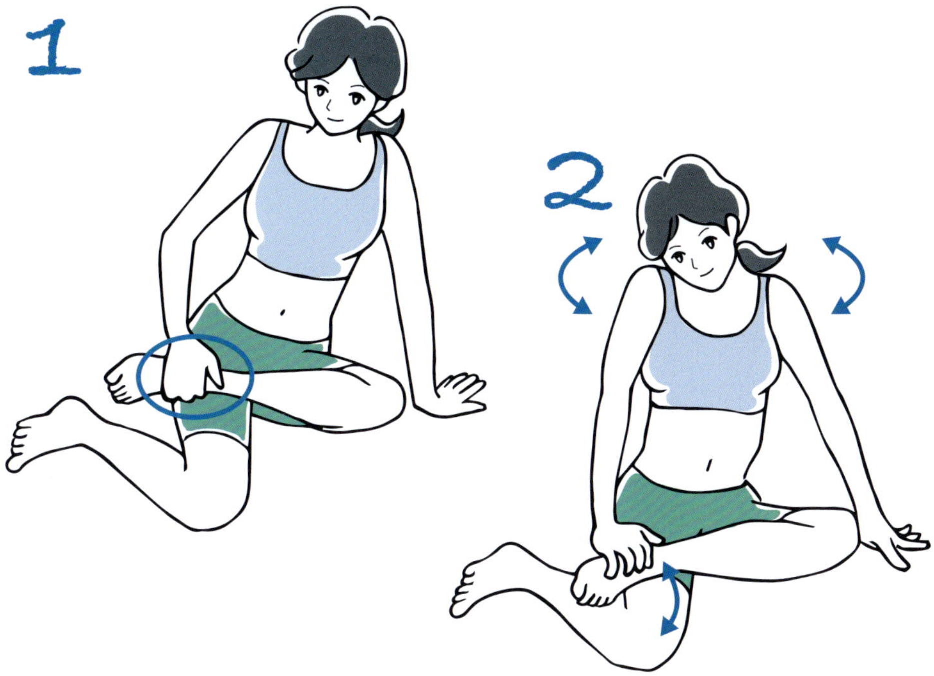

Druck auf den äußeren Oberschenkel

» Diese Lymphpresse hilft bei Schmerzen in der Lendengegend und des Ischiasnervs.

1. Setzen Sie sich in den seitlichen Kniesitz, mit der linken Hand können Sie sich seitlich am Boden abstützen. Legen Sie den äußeren Fußknöchel des linken Beins auf die Außenseite des rechten Oberschenkels. Ihre rechte Hand legen Sie auf den inneren Fußknöchel des linken Beins.
2. Halten Sie mit der rechten Hand den Knöchel Ihres linken Fußes und bewegen Sie ihn mit Druck auf dem darunterliegenden Oberschenkel vor und zurück. Pressen Sie vom Ansatz des Oberschenkels bis zum Knie drei bis fünf Stellen und wiegen Sie dabei den Oberkörper leicht vor und zurück.
3. Kehren Sie in die Ausgangsposition zurück, führen Sie die Übung 3-mal aus und wechseln Sie dann die Seite.

Auf den Punkt gebracht:

Anzahl:
Bearbeiten Sie einige Stellen Ihres Oberschenkels mit dem Knöchel und wechseln Sie dann die Seite.

Check!
Dadurch, dass sich die Muskulatur um das Becken verspannt, verschiebt sich das Becken und verursacht Schmerzen. Insbesondere die Muskeln, die an der Außenseite der Oberschenkel verlaufen und das Becken und die Schienbeinknochen verbinden, sind häufig angespannt und unflexibel. Massieren Sie sie mit angenehmem Druck.

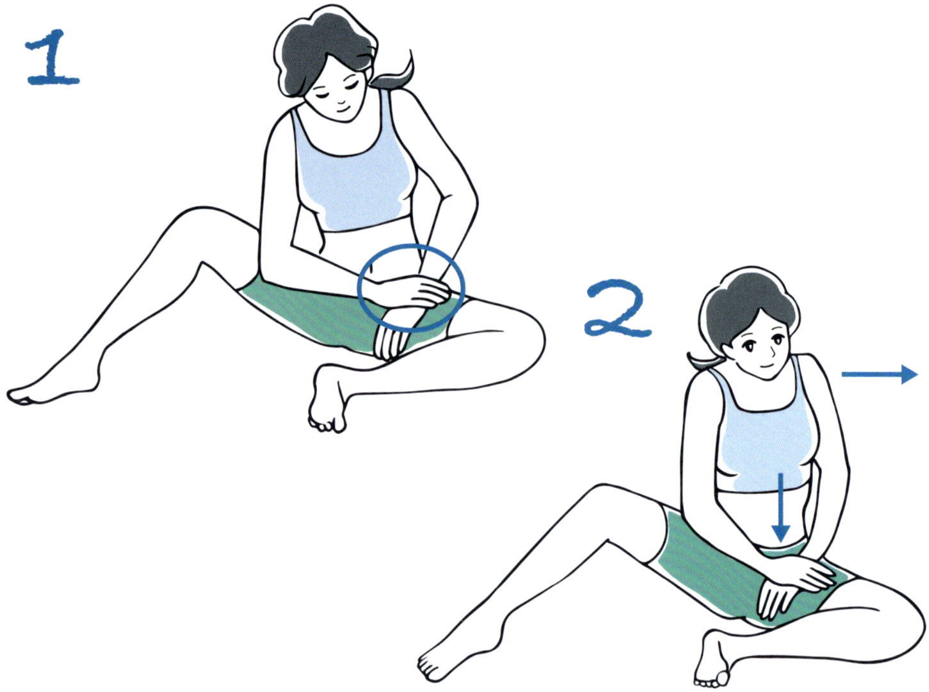

Druck auf den inneren Oberschenkel

» Diese Lymphpresse hilft bei Hüftgelenkschmerzen.

1. Setzen Sie sich hin, das rechte Bein ist aufgestellt und das linke Bein wie im Schneidersitz angewinkelt. Legen Sie beide Hände übereinander sanft auf das linke Hüftgelenk. Ziehen Sie den Bauch etwas ein und benutzen Sie Ihre Bauchmuskeln, um Ihr Körpergewicht auf die Hände zu übertragen.
2. Drehen Sie Ihren Oberkörper nach links und drücken Sie Ihr Gewicht dabei mit den Handflächen auf das linke Hüftgelenk.
3. Kehren Sie in die Ausgangsposition zurück und nachdem Sie die Übung dreimal ausgeführt haben, wechseln Sie die Seite.

Auf den Punkt gebracht:

Anzahl:
Langsam 3-mal auf beiden Seiten.

Check!
Achten Sie darauf, nicht die Kraft der Arme, sondern das Körpergewicht zum Pressen zu benutzen, und atmen Sie ruhig und tief. Wenn Sie den Griff langsam lösen, wird der Lymphfluss rund um das Hüftgelenk stimuliert und gleichzeitig tun Sie auch den Faszien dieser Region Gutes.

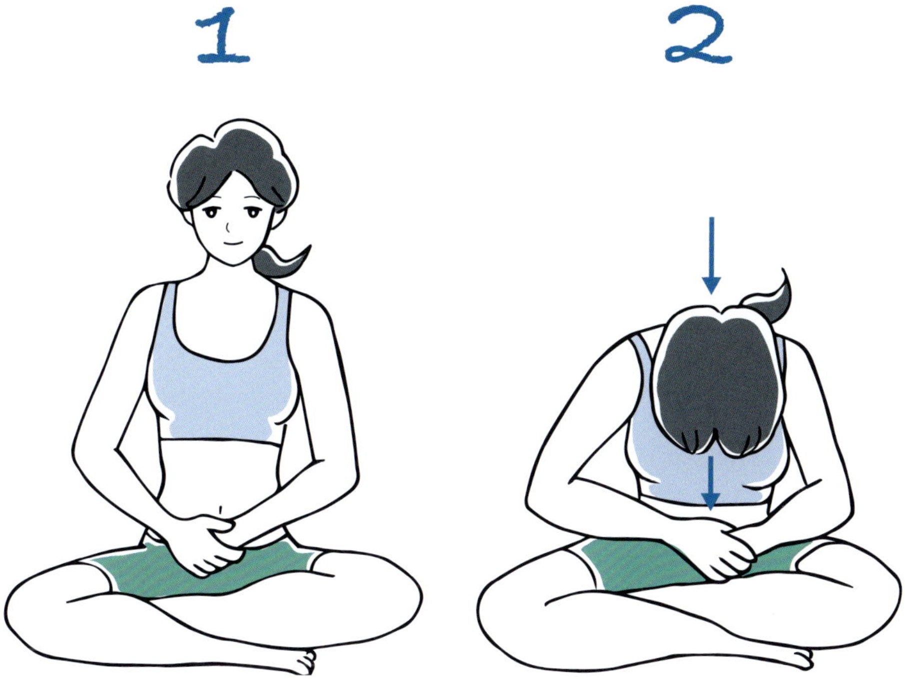

Druck auf das Energiezentrum

» Diese Lymphpresse vermindert häufigen Harndrang.

1. Setzen Sie sich in den Schneidersitz, ballen Sie eine Hand zur Faust und legen Sie sie zwischen Nabel und Schambein (vier Fingerbreit unter dem Nabel) an den Körper. Die andere Hand legen Sie auf die Faust.
2. Beugen Sie den Oberkörper vornüber und drücken Sie mit Ihrer Faust unter Einsatz des Körpergewichts in Ihr Energiezentrum (Dantian).
3. Kehren Sie in die Ausgangsposition zurück und wiederholen Sie die Übung 3-mal.

Auf den Punkt gebracht:

Anzahl:
Führen Sie die Übung 3-mal langsam aus.

Check!
Durch das Drücken der Lymphknoten des Unterbauches verbessern Sie die Durchblutung Ihres Unterkörpers und Ihre Nierenfunktion. Durch langsame und tiefe Atmung können Sie die Durchblutung Ihres Beckens stimulieren und so eine Auskühlung des Beckens verhindern.

Druck auf die Kniekehlen

» Diese Lymphpresse hilft bei Knieschmerzen.

Lymphknoten, die stimuliert werden: Lymphknoten in der Kniekehle

Weitere Anwendungsmöglichkeiten: kalte Füße, müde Beine, geschwollene Beine, kalte Knie, Schmerzen in der Lendengegend, Schmerzen des Ischiasnervs

1. Setzen Sie sich auf den Boden und stellen Sie das linke Bein auf. Mit der linken Hand umfassen Sie das Schienbein des linken Beins. Ihren rechten Arm führen Sie unter dem aufgestellten Knie durch und legen Sie Ihre rechte Hand auf die Armbeuge des linken Arms. Durch diese Position verwenden Sie Ihren rechten Unterarm, um die Lymphknoten auf der Rückseite Ihres Knies zu stimulieren.
2. In dieser Position neigen Sie sich nun nach hinten und setzen Ihr Körpergewicht ein, um Druck auf die Kniekehle auszuüben.
3. Kehren Sie nach einigen Sekunden in die Ausgangsposition zurück, wiederholen Sie die Bewegung in dieser Position 3-mal und wechseln Sie dann die Seite.

Auf den Punkt gebracht:

Anzahl:
Führen Sie die Übung langsam 3-mal nacheinander mit jeder Seite aus.

Check!
Eine Übung mit Hebelgriff: Indem Sie das Hebelprinzip einsetzen und vom Lendenbereich aus das Körpergewicht nach hinten verlagern, stimulieren Sie ohne Kraftanstrengung die Rückseite des Knies (die Lymphknoten in der Kniekehle). Durch langsames Drücken und Loslassen kann der Lymphfluss gefördert werden.

1

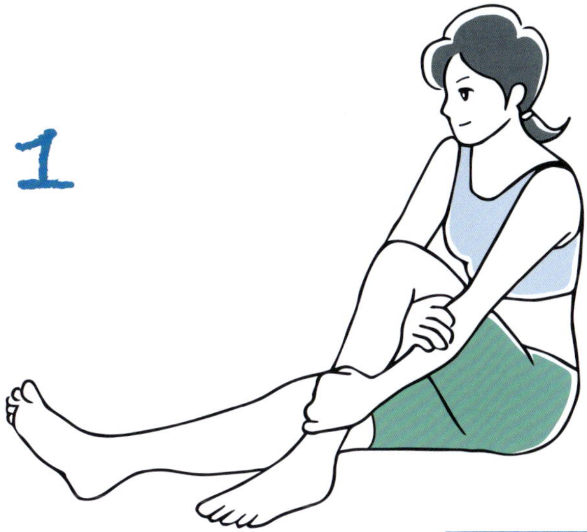

2

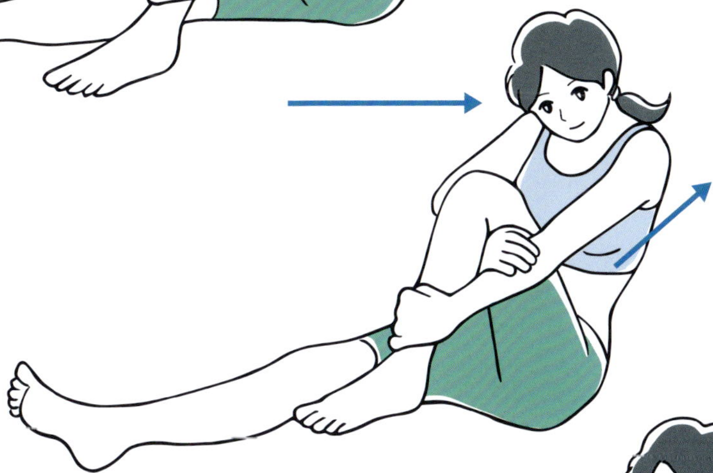

3

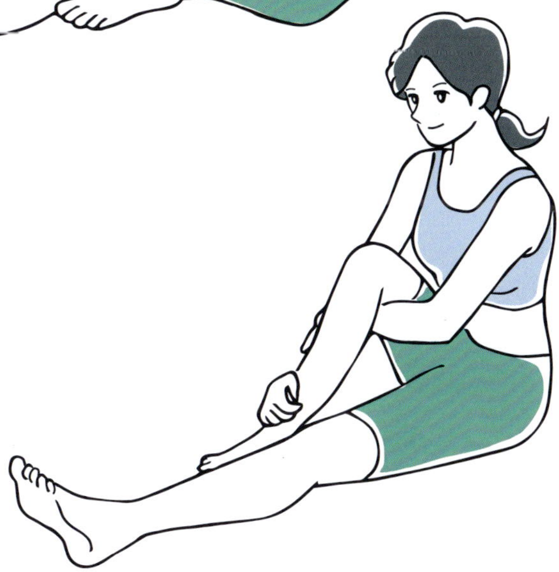

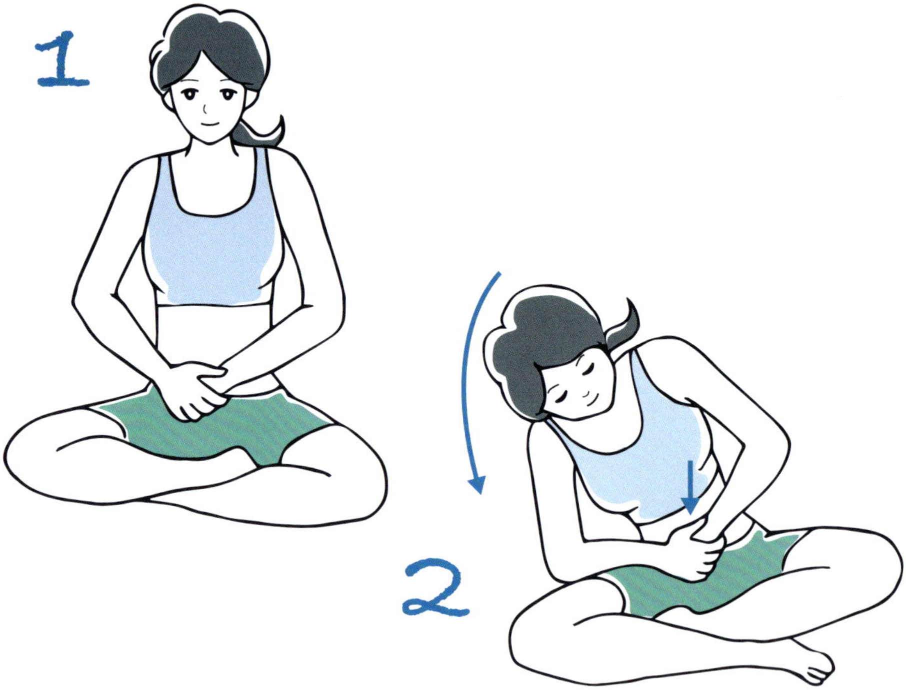

Druck auf den Unterbauch

» Diese Lymphpresse lindert Regelschmerzen und Wechseljahrbeschwerden.

Lymphknoten, die stimuliert werden:
Lymphknoten des Beckens und des Unterbauchs

Weitere Anwendungsmöglichkeiten: ausgekühltes Becken, Gebärmuttermyom, Störungen der Hormonbalance, nachlassende Potenz, Schmerzen der Lendengegend, Verstopfung, häufiger Harndrang

1. Setzen Sie sich in den Schneidersitz, und platzieren Sie Ihre Faust zwischen Nabel und Schambein. Legen Sie die andere Hand auf die Faust. Wichtig ist das Einziehen des Unterbauchs während der Ausatmung. Ziehen Sie dabei das Schambein nach innen oben.
2. Während Sie den Oberkörper zu den Seiten und nach vorne beugen, drücken Sie Ihre Faust langsam in 3 Punkte zwischen Nabel und Schambein, nämlich rechts der Mitte, in die Mitte und links der Mitte.

Auf den Punkt gebracht:

Anzahl:
Führen Sie die Übung 3-mal an diesen drei Punkten aus.

Check!
Der Druck auf den Unterbauch verbessert die Durchblutung des Beckens und stellt dadurch die Hormonbalance her. Sie massieren bei tiefer Atmung gerade so fest in den Unterbauch, dass es Ihnen guttut.

1

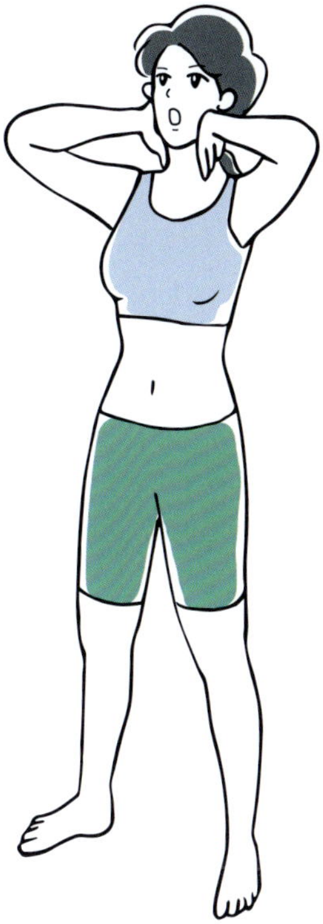

2

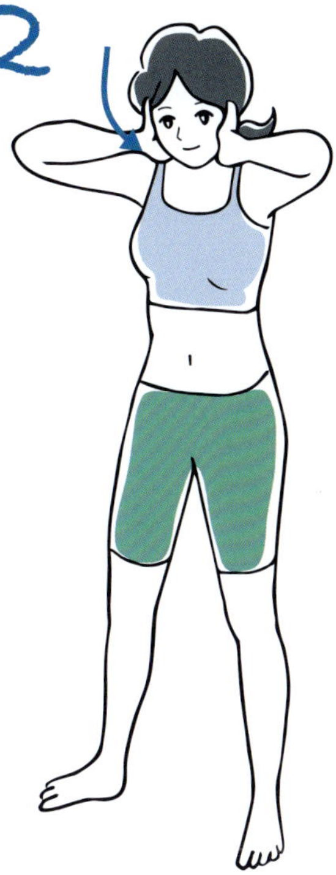

Drücken des Kiefergelenks

» Diese Lymphpresse hilft bei Kieferschmerzen.

Weitere Anwendungsmöglichkeiten: Kiefergelenksarthrose, für ein schmales Gesicht, reine, klare Haut, gegen Nasolabialfalten, Falten im Allgemeinen und schlaffe Haut

1. Stellen Sie sich mit hüftbreit geöffneten Beinen hin. Öffnen Sie den Mund und heben Sie Ihr Kinn leicht an. Legen Sie Ihre Handballen vor die Ohrläppchen, Ihre Finger zeigen unterhalb des Ohrs in Richtung Hinterkopf.
2. Während Sie den Mund schließen, ziehen Sie das Kinn zur Brust und drücken mit beiden Handballen auf das Kiefergelenk.
3. Während Sie einatmen, kehren Sie mit dem Kinn in die Ausgangsstellung zurück und entspannen.

Auf den Punkt gebracht:

Anzahl:
Führen Sie die Übung 3-mal langsam aus.

Check!
Vor den Ohrläppchen liegen die Kaumuskeln, die für das Zerkleinern der Nahrung benutzt werden. Viele Menschen neigen dazu, auf Dingen herum zu kauen oder die Zähne aufeinander zubeißen. Dadurch schwillt die rechte oder linke Seite leicht an. Massieren Sie die Kaumuskeln langsam mit den Handballen und lösen Sie Verspannungen.

Zahnfleischerkrankungen

Gesundheit und Krankheit beginnen im Mund. Im Japanischen heißt es, der Mund sei die »Quelle allen Übels«; in jedem Fall ist es nicht übertrieben zu sagen, dass Gesundheit und Krankheit im Mund beginnen. Was der Mund aufnimmt, nährt den Körper. Ohne Zweifel ist die Grundlage der Gesundheit, wann man wie welche Nahrung zu sich nimmt. Auf der anderen Seite ist der Mund der Weg, über den durch Atem, Essen und Trinken Mikroorganismen wie Bakterien und Viren von außen in den Körper eindringen.

Für die Hygiene im Mund sind die Speicheldrüsen verantwortlich. Sie alle befinden sich im Bereich des Unterkiefers. Die Pflege der Speicheldrüse verbessert nicht nur die Mundhygiene, sondern ist auch unentbehrlich für die Schönheit, da sie für ein schmales Gesicht und klare Haut sorgt und bei Nasolabial- und anderen Falten oder schlaffer Haut Abhilfe schafft. Verstopfen die Speicheldrüsen, schwillt das Gesicht an, die Falten vertiefen sich und die Haut wird schlaffer.

Pathologisch gesehen kann eine Verstopfung der Speicheldrüsenlymphknoten zu Schwindel, Tinnitus, Hörsturz, Morbus Menière und Gesichtslähmungen führen.

Die Speicheldrüsen haben einen großen Einfluss auf Beschwerden rund um das Gesicht, daher ist es wichtig, sie gut zu pflegen und die Hygiene der Mundhöhle zu verbessern, beispielsweise mit der Übung »Druck auf den Unterkiefer« (Seite 136).

Neurodermitis und Allergien

Bei Neurodermitis und Allergien ist es wichtig, das Darmmilieu zu verbessern. Da das Darmmilieu einen starken Einfluss auf Allergien hat, ist es zudem wichtig, dass Sie Ihre Ernährung verbessern. Achten Sie darauf, nicht zu viel Zucker, Gluten, Alkohol, Koffein, Medikamente usw. zu sich zu nehmen und auch auf Lebensmittelzusätze und oxidierte Öle sollten Sie ein Auge haben.

Der Darm wird auch als zweites Gehirn bezeichnet. Die Darmbakterien haben einen großen Einfluss auf das Immunsystem.

Viele Menschen leiden unter einem unterkühlten Darm. Durch diese Unterkühlung wird die Bewegung des Darms beeinträchtigt und auch das Darmmilieu verschlechtert sich. Wenn die Darmwände rissig werden, breiten sich Viren, Bakterien, entzündungsfördernde Substanzen sowie unverdaute schädliche Proteine im Darmtrakt über den Blutkreislauf im gesamten Körper aus.

Um das zu verhindern, ist es neben einer Verbesserung der Ernährungsgewohnheiten wirkungsvoll, den Darm mit der Lymphpresse (Seite 138) zu stimulieren und die Durchblutung zu verbessern. Sie sollten allerdings darauf achten, den Darm nicht mit zu viel Kraft zu bearbeiten, da sonst die Darmwände verletzt werden können. Belassen Sie es bei einem Druck, der Ihnen guttut.

Augenleiden

Mit der weit verbreiteten Verwendung von Fernsehgeräten, PCs und Smartphones gibt es zunehmend mehr Situationen, in denen die Augen überbeansprucht werden und man sich nicht bewegt. Wenn Sie Ihre Augen längere Zeit überbeanspruchen, ohne Ihren Körper zu bewegen, reicht die Durchblutung der Augen nicht aus und es treten verschiedene Symptome im Zusammenhang mit den Augen auf.

Rund um die Augen liegen viele Akupressur-Punkte für die Augen. Doch es ist schwierig, diese Punkte präzise zu behandeln. Das ist aber auch gar nicht notwendig, es reicht aus, wenn Sie die Umgebung der Augen sanft mit den Fingerkuppen massieren. Dadurch werden die Augäpfel genügend durchblutet und genährt. Mit der nachfolgenden Übung lassen sich viele Augenleiden beheben.

Bei der Lymphpresse (Seite 139) legen Sie zunächst Ihre Fingerkuppen leicht auf die Augenbrauen. Verwenden Sie dann das Gewicht Ihres Kopfes, um Ihre Augenbrauen mit den Fingerspitzen zu massieren.

Dies allein verbessert die Durchblutung des Augapfels und macht das Sichtfeld klarer. Da die Haut um die Augen herum sehr zart ist, sollten Sie die Übung nicht zu oft ausführen. Nach einer Behandlung sollten Sie mindestens eine Stunde bis zur nächsten Massage verstreichen lassen. Auch zu starkes Drücken oder Massieren ist kontraproduktiv. Am besten fördern Sie die Durchblutung der Muskeln, die die Augäpfel bewegen, indem Sie mit wohltuendem Druck arbeiten.

Druck auf den Unterkiefer

» Diese Lymphpresse hilft bei Zahnfleischerkrankungen.

Weitere Anwendungsmöglichkeiten: für ein schmales Gesicht, für reine, klare Haut, gegen Nasolabialfalten, Falten im Allgemeinen und schlaffe Haut

1. Stellen Sie sich mit schulterbreit geöffneten Beinen hin und heben Sie das Kinn. Legen Sie dann die Mittelfinger unterhalb der Ohrläppchen an Ihren Unterkiefer, sodass Sie sie leicht in den Unterkiefer hineinschieben können.
2. Während Sie das Kinn zur Brust neigen, drücken Sie mit den Mittelfingern sanft gegen die Speicheldrüse.
3. Fahren Sie mit den Fingern weiter den Unterkieferknochen entlang bis zur Kinnspitze, wobei Sie die Finger stets leicht in den Unterkieferknochen hineindrücken und die Speicheldrüse akupressieren.

Auf den Punkt gebracht:

Anzahl:

Führen Sie die Übung 3-mal langsam aus.

Check!

Diese Übung stimuliert die Lymphe der Speicheldrüse und verbessert die Hygiene in der Mundhöhle. Stellen, die verstopft sind, tun oftmals etwas weh. Statt mit Kraftaufwendung kreisend zu massieren, sollten Sie alle Anspannung im Hals loslassen und mit den Fingern lediglich punktuell sanften Druck ausüben.

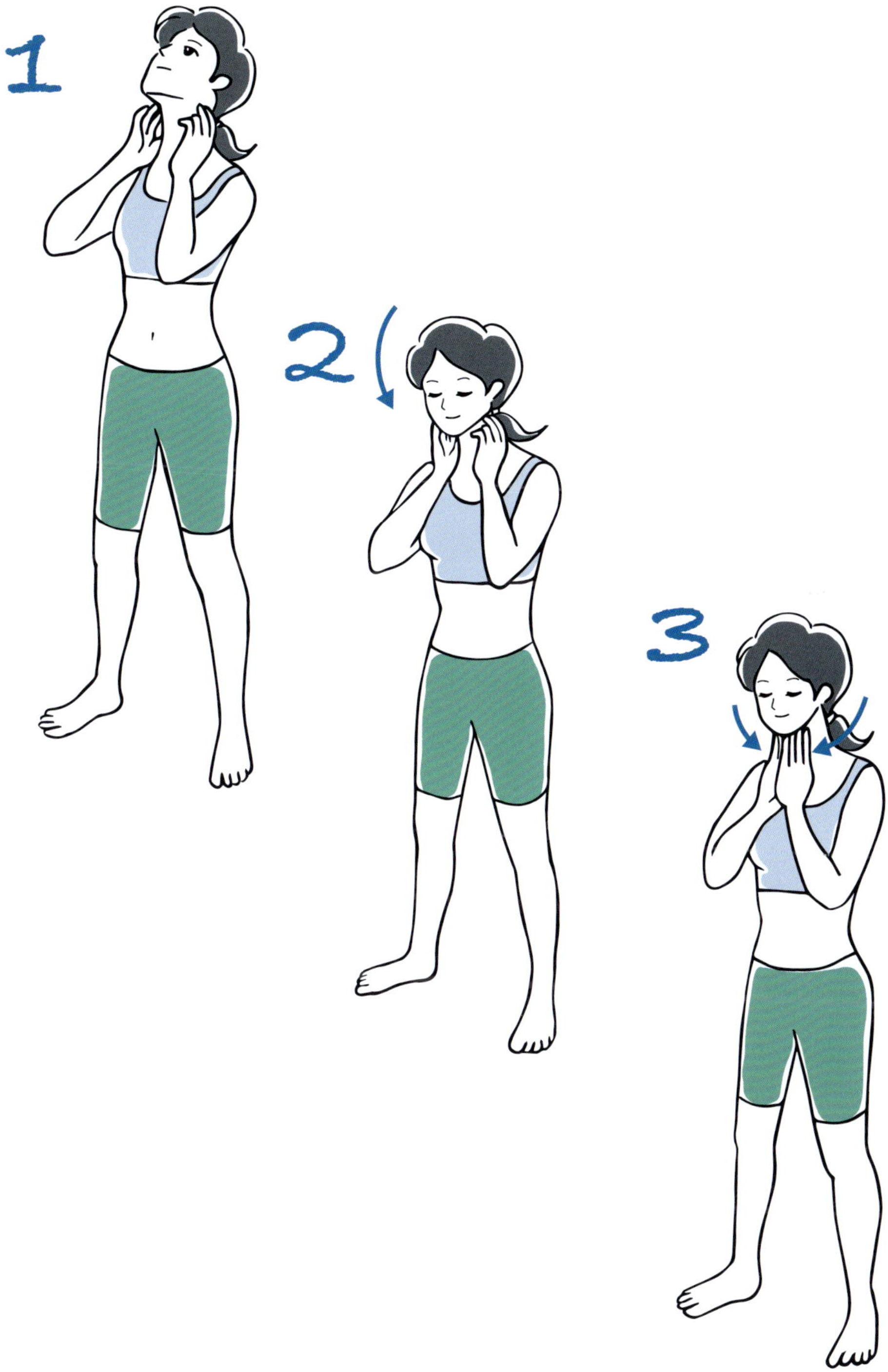
1
2
3

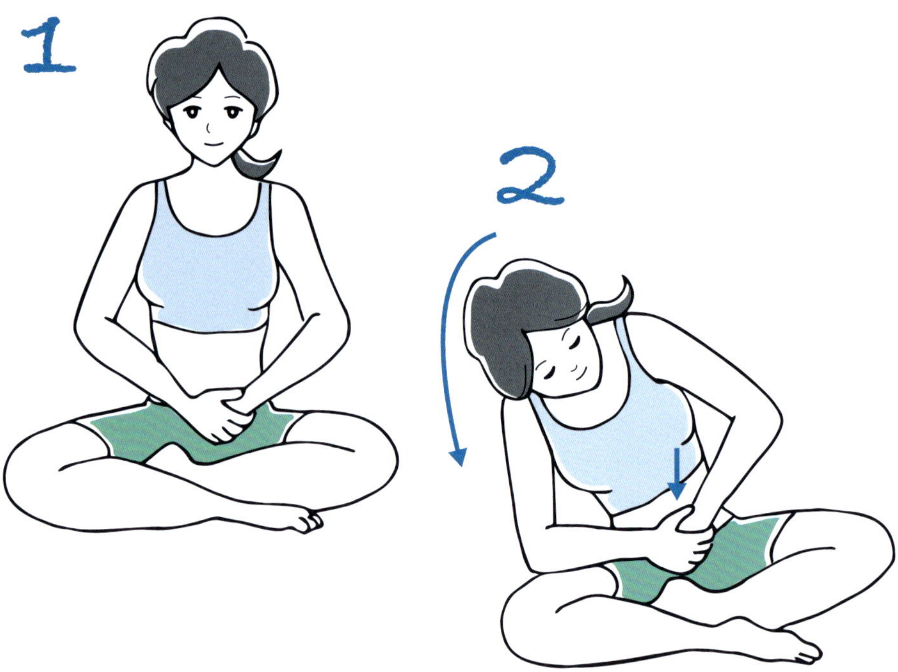

Druck auf den Darm

» Diese Lymphpresse lindert Neurodermitis und Allergien.

Lymphknoten, die stimuliert werden: Lymphknoten des Darmtrakts

Weitere Anwendungsmöglichkeiten: Störungen der Hormonbalance, Auskühlung des Beckens, nachlassende Potenz, Schmerzen im Lendenbereich, Verstopfung, häufiger Harndrang

1. Setzen Sie sich in den Schneidersitz, machen Sie mit einer Hand eine Faust und platzieren Sie sie am Unterbauch. Legen Sie die andere Hand auf die Faust. Wichtig bei dieser Lymphpresse ist das Einziehen des Unterbauchs während der Ausatmung. So stimulieren Sie den Darm.
2. Kippen Sie Ihren Oberkörper langsam nach rechts, drücken Sie sanft mit den Händen in den Unterbauch und schieben Sie ihn leicht vom Nabel weg.
3. Richten Sie sich wieder auf und führen Sie die Übung nach links aus.

Auf den Punkt gebracht:

Anzahl:
Führen Sie den sanften Druck je Seite 3-mal aus.

Check!
Durch die Stimulierung der Darmlymphknoten werden Neurodermitis und Allergien gelindert. Achten Sie darauf, nicht zu fest zu drücken, da der Darm sonst verletzt werden könnte. Bleiben Sie bei der Übung entspannt und genießen Sie den leichten Druck.

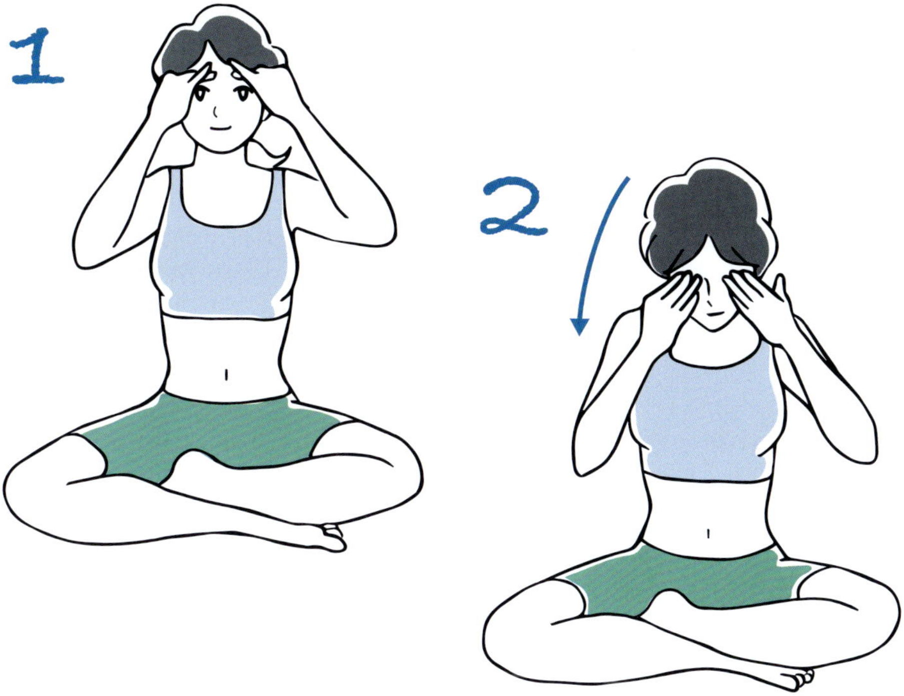

Druck auf die Augenbrauen

» Diese Lymphpresse hilft bei Augenbeschwerden.

Weitere Anwendungsmöglichkeiten: grüner und grauer Star

1. Legen Sie Ihre Fingerkuppen auf die Augenbrauen.
2. Während Sie sich nach vorne neigen, drücken Sie langsam und sanft auf die Augenbrauen.
3. Richten Sie sich wieder auf und kehren Sie in die Ausgangsposition zurück, lösen Sie den Druck auf die Augenbrauen.

Auf den Punkt gebracht:

Anzahl:

Führen Sie die Übung 3-mal langsam aus.

Check!

Um die Augen herum liegen viele Akupressurpunkte und Nerven, die die Durchblutung der Augäpfel fördern. Indem Sie langsam und sanft Druck anwenden und langsam wieder loslassen, stimulieren Sie die Durchblutung der Augäpfel.

Geschwollene Hände

Die Muskeln des Unterarms werden im Alltag stark belastet. Sie werden beim Tippen auf der Tastatur, bei manuellen Tätigkeiten wie Kochen oder Wäschewaschen oder beim Tragen von Gepäck ständig eingesetzt. Da sie zu den Muskeln gehören, die kaum zur Ruhe kommen, sind sie auch bei Menschen, die keinen Sport treiben, häufig erschöpft.

Darüber hinaus haben die Unterarmmuskeln die Aufgabe, das in den Fingerspitzen angesammelte Blut und die Lymphe wieder Richtung Herz zu bringen. Die Unterarme sind also das Pendant zu den Waden in der unteren Hälfte des Körpers. Wenn sich in den Unterarmen verschmutztes Blut oder Lymphe staut, schwellen sie an und die Arme als Ganzes werden schwer. Das kann auch zu verspannten Schultern und einem schmerzenden Nacken führen.

Um Schwellungen in den Händen zu beseitigen, können Sie Ihre Arme höher als das Herz heben, doch es dauert einige Zeit, bis die Schwellungen abklingen. Außerdem verspannen die Schultern und die Schultermuskeln werden müde, wenn Sie Ihre Arme so lange nach oben strecken.

Deshalb ist es effektiver, in einer für die Unterarme entspannten Position mit den Knochen des einen Unterarms den anderen Unterarm unter Einsatz seines Körpergewichts zu pressen (Übung »Druck auf die Unterarme«, Seite 142). Dadurch, dass die Erschöpfung der Muskulatur auf diese Weise behoben wird, wird auch der Kopf klar und Schmerzen in Schulter und Nacken bessern sich.

Geschwollene Beine

Die Waden werden in Japan auch das zweite Herz genannt, denn sie pumpen das Blut, das die Beine hinunterfließt, wieder Richtung Herz zurück. Doch mit zunehmenden Alter werden die Muskeln in den Waden dünner und schwächer und sie können dieser Aufgabe nicht mehr ausreichend nachkommen. Dann kehrt das Blut, das zu den Füßen gelangt ist, nicht mehr zum Herzen zurück, und die Lymphflüssigkeit staut sich in den Beinen. Wenn die Wassereinlagerungen stärker werden, werden auch die Fußknöchel dick und selbst die Fußsohlen schwellen an. Und wegen dieser Schwellungen vom Knie abwärts kühlt die untere Hälfte des Körpers aus.

Das kalt gewordene Blut und die Lymphe kühlen das Innere des Beckens aus, und das führt zu Schmerzen in der Lendengegend, gynäkologischen Beschwerden und nachlassender Potenz.

Vor allem Menschen, die den ganzen Tag bei der Arbeit vor dem Computer sitzen oder auf engem Raum stehen müssen, sollten mit Lymphtraining ihre Fußgelenke und Wadenmuskeln trainieren, damit diese nicht schwach werden.

Nach dem Training pressen Sie mit nachfolgender Übung mit Ihren Unterarmknochen unter Einsatz Ihres Körpergewichts Ihre Waden (Übung »Druck auf die Waden«, Seite 144). Streichen Sie mit der Lymphpresse das verunreinigte Blut und die verschmutzte Lymphe, die sich in den Waden angesammelt haben, heraus.

Nasolabialfalte

Die Nasolabialfalte entsteht, wenn sich in der Vertiefung zwischen Nasenbein und Wangenknochen die Gesichtslymphe staut. In die Mulde, die durch die Gesichtsform zu beiden Seiten der Nase gebildet wird, fließt Lymphflüssigkeit von oberhalb der Wangen hinein und durch die Schwellung vertieft sich die Nasolabialfalte.

Legen Sie zunächst den Handgelenkknochen auf die Nasolabialfalte. Verwenden Sie dann das Gewicht Ihres Kopfes, um die Nasolabialfalte zu drücken. Üben Sie nicht zu viel Druck aus, aber greifen Sie ordentlich die Wangenknochen und drücken Sie Ihr Handgelenk dabei etwas in die Nasenflügel. Es geht dabei nicht so sehr um die Stärke des Drucks, sondern darum, dass Sie präzise die richtige Stelle bearbeiten.

Bei Stress und Erschöpfung schwillt das Gesicht leicht an, deshalb können Sie die Lymphpresse gegen Nasolabialfalten ruhig einmal täglich ausführen. Noch wirkungsvoller ist es, wenn Sie sie mit Lymphübungen, die den Lymphfluss oberhalb der Wangen, an der Kopfhaut, der Stirn oder den Schläfen stimulieren, und Lymphübungen für den Lymphfluss des Halses kombinieren.

Wenn Sie die Schwellungen beseitigen, werden nicht nur die Nasolabialfalten weniger ausgeprägt, auch das Gesicht wird gestrafft. Beseitigen Sie also die Schwellungen im Gesicht und am Kopf und pressen Sie die Lymphe aus der Vertiefung der Nasolabialfalten (Übung »Druck auf die Nasolabialfalte,« Seite 145).

Druck auf die Unterarme

» Diese Lymphpresse löst den Lymphstau in Armen und Händen.

Lymphknoten, die stimuliert werden:
Lymphknoten der Ellenbeuge

Weitere Anwendungsmöglichkeiten:
Schmerzen in den Ellbogen, Schmerzen in den Handgelenken, Schwellungen der Handflächen, verspannte Schultern, Nackenschmerzen

1. Gehen Sie in den Vierfüßler-Stand, Ihre Unterarme liegen flach auf dem Boden. Legen Sie den rechten Unterarm über den linken. Mit den Knochen des oberen Unterarms wird nun Druck auf den unteren Unterarm ausgeübt. Das gestaute Blut wird so weitergepresst.
2. Legen Sie Ihr Körpergewicht auf den rechten Unterarm und während Sie Ihren Oberkörper nach vorne schieben, drücken Sie langsam auf den linken Unterarm.
3. Führen Sie die Übung ebenso auf der anderen Seite aus.

Auf den Punkt gebracht:

Anzahl:
Führen Sie die Übung langsam 3-mal auf jeder Seite aus.

Check!
Diese Übung können Sie auch auf einem Stuhl sitzend ausführen, Ihre Unterarme liegen vor Ihnen auf einem Tisch. Legen Sie langsam Ihr Körpergewicht in den drückenden Arm, halten Sie eine Weile und lassen Sie den Druck langsam wieder los.

1

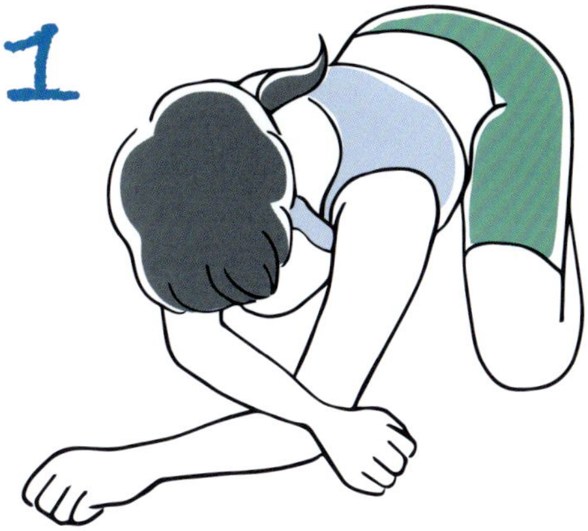

2

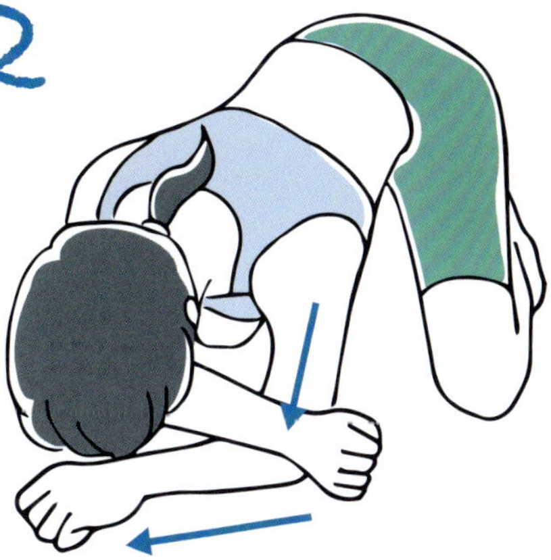

3

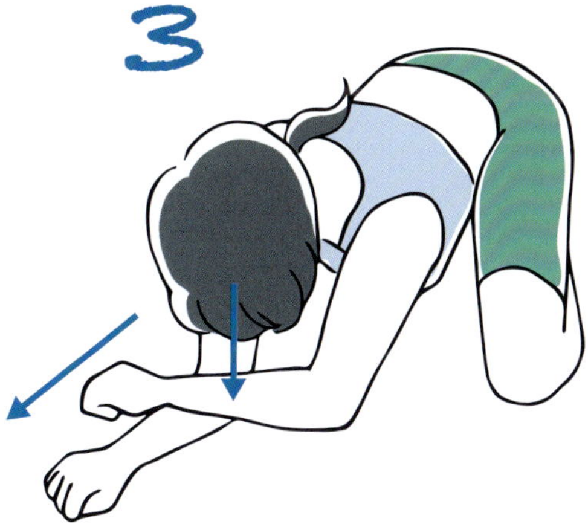

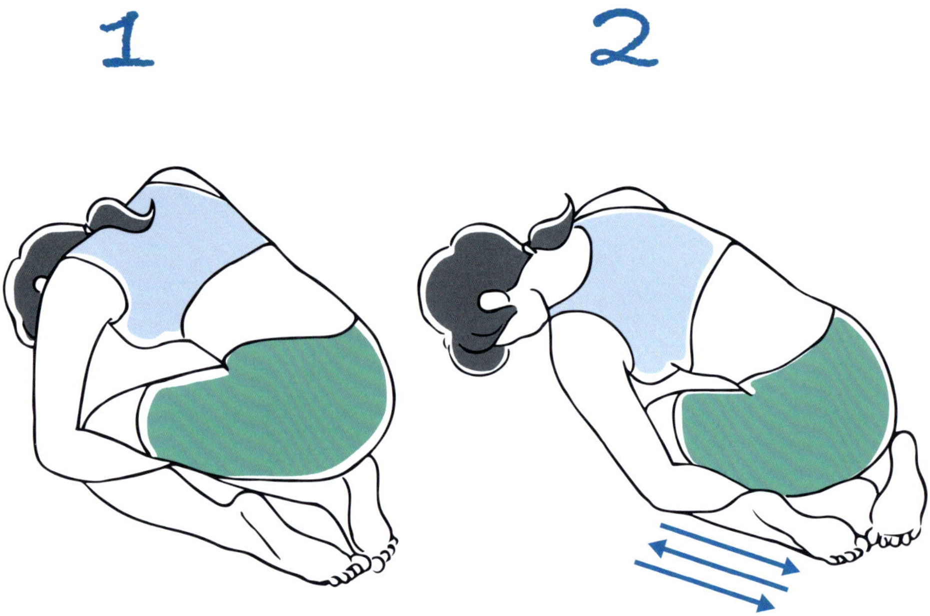

Druck auf die Waden

» Diese Lymphpresse lindert Schwellungen in den Beinen.

Lymphknoten, die stimuliert werden:
Lymphknoten in den Kniekehlen

Weitere Anwendungsmöglichkeiten: Kalte Füße und Knie, schwere Beine, Schmerzen in den Beinen, Schmerzen in der Lendengegend, Schmerzen des Ischiasnervs

1. Setzen Sie sich in den Kniesitz, klemmen Sie Ihren linken Unterarm mit dem linken Knie ein und setzen Sie Ihr Gewicht darauf. Benutzen Sie Ihren Unterarm, um Druck auf Ihre Waden auszuüben. Dadurch wird das Blut, das in den Waden gestaut ist, weitergepresst.
2. Heben Sie Ihr Gesäß leicht an und streichen Sie mit Ihrem Unterarm mit Druck von der Kniekehle zu den Fußknöcheln hin und her.

Auf den Punkt gebracht:

Anzahl:
Führen Sie die Übung langsam je 3-mal auf beiden Seiten aus.

Check!
Setzen Sie sich mit Ihrem Körpergewicht auf den Unterarm. Verlagern Sie Ihr Körpergewicht langsam auf den Arm und verharren Sie für eine Weile. Dann lassen Sie langsam wieder los, indem Sie Ihr Gesäß anheben. Fahren Sie mit Ihrem Unterarm mit Druck über die Waden hinunter, herauf und wieder hinunter.

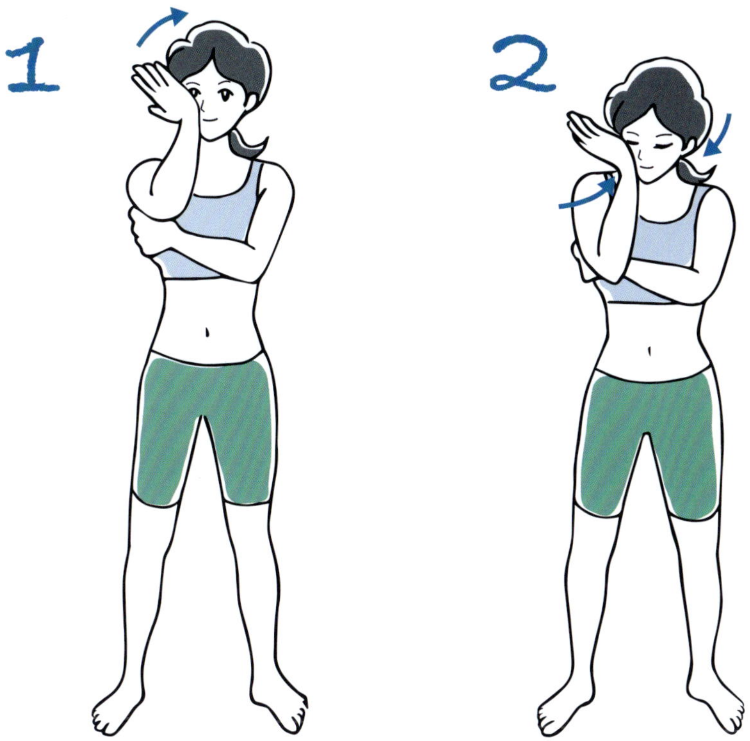

Druck auf die Nasolabialfalte

» Diese Lymphpresse verringert die Ausprägung der Nasolabialfalte.

1. Heben Sie Ihr Kinn etwas an und legen Sie Ihren rechten Handballen in die Vertiefung zwischen Nasenbein und rechtem Wangenknochen.
2. Während Sie das Kinn zur Brust ziehen, drücken Sie langsam mit dem Handballen in die Mulde zwischen Nasenbein und Wangenknochen.
3. Führen Sie die Übung ebenso mit der linken Hand an der linken Wange aus.

Auf den Punkt gebracht:

Anzahl:
Führen Sie die Übung langsam 3-mal auf jeder Seite aus.

Check!
Die Nasolabialfalte wird durch die Ansammlung von überschüssiger Flüssigkeit und Abfallprodukten in der Rille zwischen Nasenbein und Wangenknochen vertieft. Durch den Druck der Handballen werden diese überschüssige Flüssigkeit und die Abfallstoffe herausgepresst. Diese Übung können Sie auch an einem Tisch sitzend, mit aufgestützten Ellbogen, durchführen.

Nachwort

Zunächst möchte ich, dass Sie erkennen, dass Ihr Körper nicht Ihr Gehirn ist. Was das Gehirn will, ist nicht unbedingt das, was der Körper verlangt. Auch wenn das Gehirn nach Süßem oder Alkohol giert, ist das nicht gerade wünschenswert für den Körper. Es ist nicht so, dass das, was dem Gehirn Freude bereitet, dem Körper auch guttut.

Das Gehirn ist ziemlich geschwätzig, der Körper (die Organe) aber ist eher wortkarg. Schweigsam arbeitet er vor sich hin.

»Das möchte ich essen und dies auch. Es ist mühsam, sich zu bewegen, Dehnungen tun weh ...« Das alles ist die Stimme des Gehirns und es schreit es laut heraus. Hingegen ist die Stimme des Körpers zu leise und man überhört sie leicht. Sie würde sagen: »Iss nicht zu viel, es ist schwer zu verdauen und zu entgiften«, oder »Wenn du dich nicht bewegst, stagnieren Blut und Lymphe, deshalb treibe Sport. Dehne dich, denn sonst wirst du steif ...« Um gesund und fit zu bleiben, flüstert Ihnen der Körper all diese Hinweise permanent zu. Für gewöhnlich ist seine Stimme so leise, dass Sie sie kaum hören. Kann er es allerdings nicht mehr aushalten, wie Sie mit ihm umgehen, schreit der Körper auf. Zu diesem Zeitpunkt sind Schmerzen und Beschwerden meist schon ziemlich gravierend. Achten Sie also mehr auf die leise Stimme Ihres Körpers und reagieren Sie nicht erst, wenn er vor Schmerz laut schreit.

Da wir in ständigem Stress leben, ist es wohl notwendig, dem Gehirn eine maßvolle Belohnung zu geben. Aber zeigen Sie ihm Ihre Dankbarkeit unter Berücksichtigung Ihres Körpers und verwöhnen Sie es nicht übermäßig. Und schließlich ist ja auch körperliche Bewegung ja gut für das Gehirn. Das Erste, was wir an einer anderen Person sehen, ist ihr Körper. Ein Leben, das dem Körper guttut, strahlt nach außen. Sie merken: Wenn Sie Ihrem Körper Gutes tun, werden das auch die anderen sehen.

Zum Schluss noch ein Wort: Ich habe mich mit dem Stil eines Ratgeberbuches, der so anders ist als eine Abhandlung oder ein Drama, sehr schwergetan. Aber die Leidenschaft des Redakteurs des Sôtech-Verlags, Kiyoo Fukuda, ein Buch zu veröffentlichen, das auch nach Jahren noch Wirkung hat, hat mich ermutigt und ich konnte das Buch doch fertigstellen. Vielen Dank!

Weiterhin möchte ich mich bei Hiroko Tanaka bedanken, Professorin des Aufbaustudiums BWL an der Graduiertenabteilung der Präfektur-Universität Hiroshima und meiner Alma Mater. Auch Yukie Higashiyama, Professorin an der Fakultät für Gesundheits- und Ernährungswissenschaften der Tôkaigakuen Universität, die auch die Rezeptsammlung in diesem Buch entworfen hat, gebührt mein Dank. Ebenso Wako Satô, die die Illustrationen entworfen hat. Mein Dank gilt auch meinen Freunden auf Facebook, die mich beim Schreiben angespornt haben, den Mitarbeitern und Mitarbeiterinnen vom Medical Center Wai, die mir bei der Korrektur geholfen haben, und nicht zuletzt auch Ihnen, liebe Leserin, lieber Leser, die Sie dieses Buch in die Hand genommen haben, möchte ich von Herzen danken.

Kôichi Kira

Stichwortverzeichnis

Bibliografische Information der Deutschen Nationalbibliothek
Die Deutsche Nationalbibliothek verzeichnet diese Publikation in der Deutschen Nationalbibliografie; detaillierte bibliografische Daten sind im Internet über http://dnb.d-nb.de abrufbar.

Programmplanung: Katja Liese, Kathleen Rother
Projektmanagement: Sabine Ilg
Redaktion: Magdalena Kieser
Bildredaktion: Christoph Frick
Übersetzung: Birgit Quitterer

Umschlaggestaltung: © Thieme
Layout: CYCLUS · Visuelle Kommunikation, Stuttgart

Bildnachweis:
Umschlagmotiv und Bild S. 3:
© blackday/stock.adobe.com

Zeichnungen: Wako Sato

Die japanische Originalausgabe erschien 2017 unter dem Titel » LYMPHA STRETCH & MASSAGE BOOK by Koichi Kira«. Copyright © Koichi Kira & Wako Sato, 2017. All rights reserved.
Original Japanese edition published by Sotechsha Co., Ltd., Tokyo.
This German edition published by arrangement with Sotechsha Co., Ltd., Tokyo, c/o Tuttle-Mori Agency, Inc., Tokyo.

1. Auflage 2022

TRIAS Verlag in Georg Thieme Verlag KG
Rüdigerstraße 14, 70469 Stuttgart, Germany
www.trias-verlag.de

Printed in Germany

Satz: Fotosatz Buck, Kumhausen
Druck: Grafisches Centrum Cuno, Calbe

Gedruckt auf chlorfrei gebleichtem Papier

ISBN 978-3-432-11336-4 1 2 3 4 5 6

Auch erhältlich als E-Book:
eISBN (ePub) 978-3-432-11337-1

Datenschutz
Wo datenschutzrechtlich erforderlich, wurden die Namen und weitere Daten von Personen redaktionell verändert (Tarnnamen). Dies ist grundsätzlich der Fall bei Patienten, ihren Angehörigen und Freunden, z. T. auch bei weiteren Personen, die z. B. in die Behandlung von Patienten eingebunden sind.

Thieme nennt Autorinnen und Autoren konkrete Beispiele, wie sich die Gleichstellung von Frauen und Männern sprachlich darstellen lässt. Wo im Text (z. B. aus Gründen der Lesbarkeit) nur das generische Maskulinum verwendet wird, sind alle Geschlechter gleichermaßen gemeint.

TRIAS, einer der führenden Ratgeberverlage im Bereich Gesundheit, gehört zur Thieme Gruppe, marktführender Anbieter medizinischer Fachinformationen und Services. Anspruch der Thieme Gruppe ist es, den im Gesundheitswesen tätigen Berufsgruppen sowie allen an Gesundheit Interessierten genau die Informationen und Angebote bereitzustellen, die sie in einer bestimmten Arbeitssituation oder Lebensphase benötigen. Durch die hohe Qualität und zielgruppenspezifische Relevanz der angebotenen Leistungen bereitet Thieme den Weg für eine bessere Medizin und mehr Gesundheit im Leben.

Thieme

Rundum
fit & entspannt

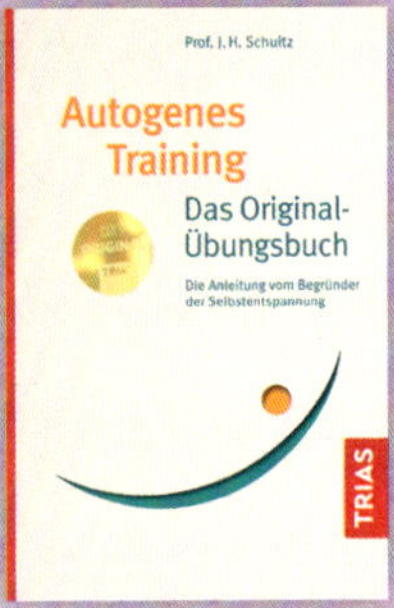

J.H. Schultz
Autogenes Training – Das Original-Übungsbuch

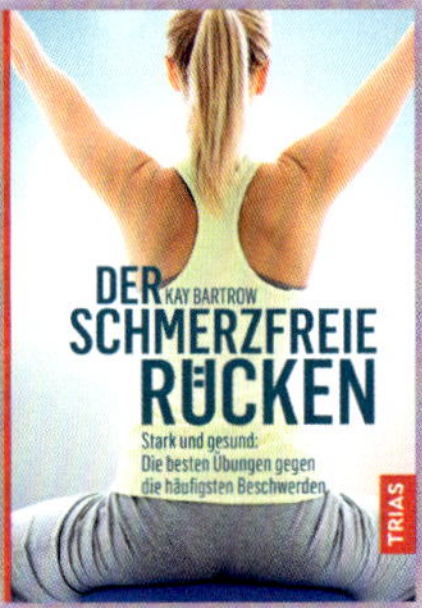

Kay Bartrow
Der schmerzfreie Rücken

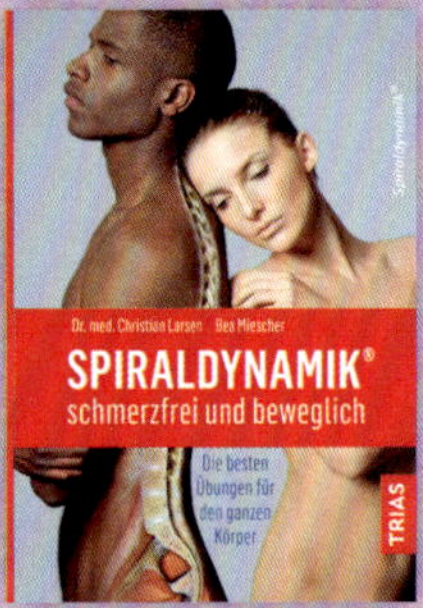

Christian Larsen, Bea Miescher
Spiraldynamik – schmerzfrei und beweglich

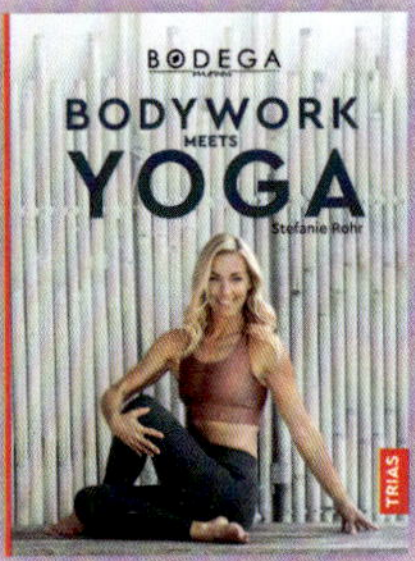

Stefanie Rohr
BODEGA moves® – Bodywork meets Yoga

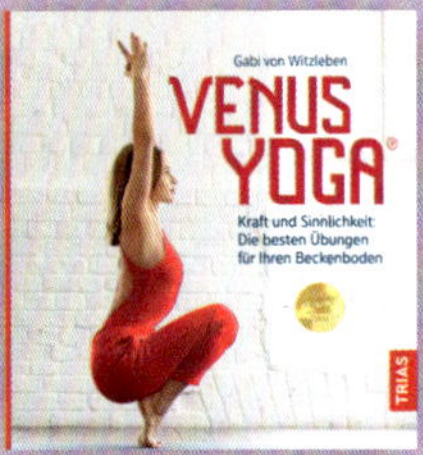

Gabi von Witzleben
Venus-Yoga

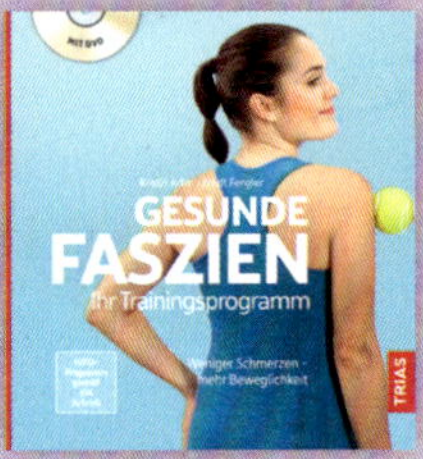

Kristin Adler, Arndt Fengler
Gesunde Faszien – Ihr Trainingsprogramm

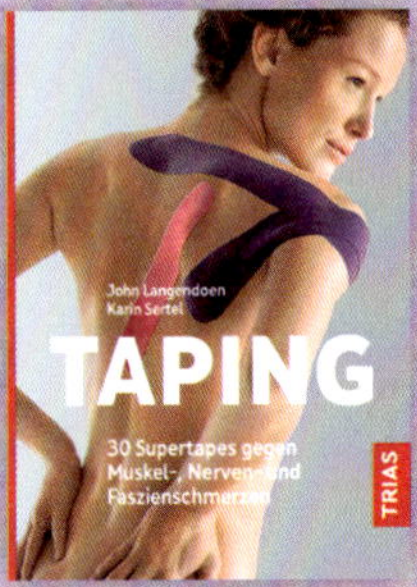

John Langendoen/Karin Sertel
Das Taping-Selbsthilfe-Buch

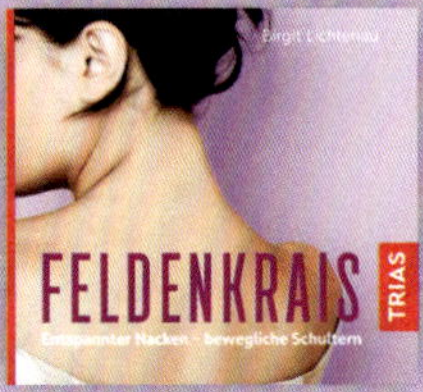

Birgit Lichtenau
Feldenkrais: Entspannter Nacken – bewegliche Schultern (Hörbuch)

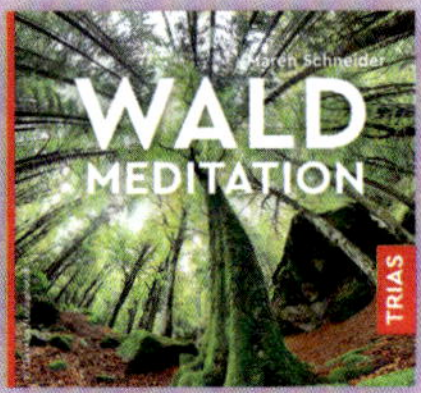

Maren Schneider
Wald-Meditation (Hörbuch)

Auch erhältlich als E-Book!

Mehr Bücher finden Sie hier:
www.trias-verlag.de

Matthias K. Widmer · Andrei Zdoroveac · Andrej Isaak
Hrsg.

Dialysezugänge in Theorie und Praxis

Springer

Hrsg.
Matthias K. Widmer
Universitätsklinik für Gefässchirurgie
Inselspital
Bern, Schweiz

Andrej Isaak
Gefässchirurgie und Nierentransplantation
Universitätsspital Basel
Basel, Schweiz

Andrei Zdoroveac
Aorten-Gefässchirurgie Bern
Bern, Schweiz

ISBN 978-3-662-72907-6
ISBN 978-3-662-72908-3 (eBook)
https://doi.org/10.1007/978-3-662-72908-3

Die Deutsche Nationalbibliothek verzeichnet diese Publikation in der Deutschen Nationalbibliografie; detaillierte bibliografische Daten sind im Internet über https://portal.dnb.de abrufbar.

Springer ist ein Imprint der eingetragenen Gesellschaft Springer-Verlag GmbH, DE und ist ein Teil von Springer Nature.
Die Anschrift der Gesellschaft ist: Heidelberger Platz 3, 14197 Berlin, Germany

Grußwort

Vor 60 Jahren gelang dem berühmten Bronx Trio mit der Schaffung einer arteriovenösen Fistel ein bahnbrechender kleiner chirurgischer Eingriff, der die Shuntchirurgie revolutionierte. Patient*innen mit Nierenversagen im Endstadium erhielten dadurch eine sicherere Langzeitbehandlung mit deutlich verbesserter Lebensqualität.

Dialysezugänge in Theorie und Praxis bietet in 20 Kapiteln einen umfassenden Überblick über das Fachgebiet der Gefäßzugänge. Die Autor*innen verfügen über große Erfahrung in diesem Bereich und sind oder waren aktive Mitglieder der Vascular Access Society (VAS). Die in Europa aktive Gesellschaft setzt sich seit ihrer Gründung 1997 für einen interdisziplinären und interprofessionellen Austausch ein, um eine optimale Betreuung von Patient*innen mit Niereninsuffizienz zu gewährleisten.

Dialysezugänge in Theorie und Praxis ist für Spezialist*innen der Nephrologie, (Gefäß-)Chirurgie und interventionellen Radiologie eine großartige Informationsquelle. Die Autor*innen verstehen es, Dilemmata und Herausforderungen im klinischen Alltag verständlich zu präsentieren, damit die Leser*innen eine Hilfestellung für ihre Entscheidungsfindung bekommen. Das Buch ist eine wertvolle Ergänzung in der Bibliothek aller, die sich für die Weiterentwicklung im Bereich der Dialysezugänge engagieren.

Tamara Jemcov

Präsidentin der Vascular Access Society

Geleitwort

Das von den drei Herausgebern Matthias Widmer, Andrei Zdoroveac und Andrej Isaak veröffentlichte Werk ist in gleich mehrfacher Hinsicht eine sehr lesenswerte Besonderheit. *Dialysezugänge in Theorie und Praxis* stellt die facettenreiche und herausfordernde Thematik äußerst umfassend, detailliert, aber auch kritisch dar. In 20 Kapiteln wird das komplexe Thema umfassend abgehandelt und diskutiert – beginnend von der historischen Entwicklung und endend mit einem Blick in die Zukunft der Accesschirurgie: Wie andere Bereiche der Gefäßmedizin besitzt auch die Accesschirurgie ein enormes Innovationspotenzial!

Eine Besonderheit stellt die Kommentierung jedes Kapitels in einem eigenen abschließenden Subkapitel dar – eine kritische Wertung mit Darstellung eigener spezifischer Aspekte, geschrieben von einem anderen Autor und Spezialisten. Dadurch, dass die Autor*innen international vertreten sind, werden sehr unterschiedliche Facetten dargestellt. Eine weitere Besonderheit ist die ausgezeichnete Bebilderung des Werkes, mit künstlerischer und detailgetreuer Darstellung von Andrei Zdoroveac – ein Juwel in diesem umfassenden Werk. Da auch Aspekte rund um den Dialysezugang angesprochen werden und die spezifischen Komorbiditäten mit deren internistischen Herausforderungen ebenfalls ihre besondere Würdigung finden, ist dieses Buch nicht nur für Gefäßchirurg*innen eine äußerst empfehlenswerte Lektüre, sondern auch für Fachpersonen in Nephrologie und Innerer Medizin. Dialysepflichtige Patient*innen brauchen – ähnlich wie auch nicht dialysepflichtige Gefäßpatient*innen – eine umfassende interdisziplinäre und interprofessionelle Betreuung für ein langes und möglichst komplikationsfreies Leben. Insbesondere vor diesem Hintergrund haben die Herausgeber ein modernes Werk geschaffen, welches die Erfordernisse einer engen und grenzüberschreitenden Zusammenarbeit hervorhebt und betont. Dies ist moderne Medizin!

Die dialysepflichtige Niereninsuffizienz betrifft – auch und insbesondere aufgrund des demografischen Wandels – immer mehr Menschen; Schätzungen zufolge sind mehr als 2 Mio. Patient*innen betroffen. Auch deshalb stellt die Lektüre dieses Buches ein Muss für alle Gefäßchirurg*innen und nephrologisch interessierten Ärzt*innen dar.

Sebastian Debus

Past-Präsident der Europäischen Gesellschaft für Gefäßchirurgie

Vorwort

Die wachsende Lebenserwartung ist eine erfreuliche Errungenschaft unserer Zeit. Mit ihr geht jedoch auch ein Anstieg chronischer Nierenerkrankungen einher – und damit die Notwendigkeit, immer häufiger geeignete Nierenersatztherapien anbieten zu können. Gerade bei älteren Patient*innen stellen arteriosklerotische Veränderungen und die Gefäßalteration im Rahmen renaler Erkrankungen eine besondere Herausforderung dar. Die Anlage einer einfachen arteriovenösen Fistel ist oft nicht mehr möglich. Komplikationen wie Aneurysmen, Infektionen oder Ischämien können auftreten und machen aufwendige Korrekturen erforderlich.

Das Lehrbuch *Dialysezugänge in Theorie und Praxis* soll insbesondere jüngeren Kolleg*innen den Einstieg in die Shuntchirurgie erleichtern. Dabei werden nicht nur die aktuellen technischen Optionen dargestellt, sondern auch die historische Entwicklung beleuchtet, die unsere heutige Praxis prägt.

Die einzelnen Kapitel sind in sich abgeschlossen und geben einen kompakten Überblick über die wesentlichen Aspekte dieses Spezialgebiets. Wo Daten mit hoher Evidenz fehlen, kommt der klinischen Erfahrung eine besondere Bedeutung zu. Die Autor*innen legen deshalb den Schwerpunkt auf praxisnahe Tipps und Tricks – im Bewusstsein, dass Subjektivität unvermeidbar ist und sich der Wissensstand stetig weiterentwickelt. Mit Ausnahme der Unterstützung bei englischen Übersetzungen wurde bewusst auf den Einsatz künstlicher Intelligenz verzichtet.

Für die Kapitel konnten weltweit anerkannte Spezialist*innen auf dem Gebiet gewonnen werden. Da eine Münze stets zwei Seiten hat und die Wirklichkeit selten nur in Schwarz und Weiß erscheint, wurden internationale Expert*innen eingeladen, die Kapitel aus ihrer Perspektive zu reflektieren und zu kommentieren. So eröffnet sich den Leser*innen eine zusätzliche, bereichernde Sichtweise. Zudem haben alle Autor*innen eigene Schlüsselpublikationen referenziert, um eine vertiefende Lektüre zu ermöglichen und den persönlichen Zugang zu ihrem Werk zu erleichtern.

Die Erstausgabe richtet sich in erster Linie an Leser*innen im deutschsprachigen Raum. Da das Buch auch in englischer Sprache erscheinen wird, finden sich in beiden Ausgaben Begriffe aus dem anglosächsischen Sprachraum, in der deutschen Version klein und kursiv gesetzt. Auch semantische Fragen waren zu klären: Wir verwenden für autologe Hämodialysezugänge mit wenigen Ausnahmen den Begriff arteriovenöse Fistel (AVF), bei Prothesen den Begriff arteriovenöser Graft (AVG). Den Ausdruck Shunt nutzen wir als Oberbegriff für AVF und AVG. Gefäßzugänge umfassen zudem Hämodialysekatheter. Unter „Shuntchirurgie" fallen alle Zugangsoptionen für eine Nierenersatztherapie – mit Ausnahme der Transplantation.

Besonderer Dank gilt den Berufskolleg*innen, die mit wertvollen Hinweisen und Materialien einzelne Kapitel bereichert haben. Hervorzuheben sind Dr. med. Mirja Minger sowie die Professoren Dres. med. Markus Mohaupt, Jürg Schmidli und Christoph Thalhammer, die das Manuskript mit großer Sorgfalt kritisch gegengelesen haben.

Die Shuntchirurgie ist ein vielseitiges, anspruchsvolles und sehr kreatives Spezialgebiet. Entsprechend bedarf es einer sehr guten theoretischen und praktischen Weiterbildung. Die Herausgeber hoffen, vielen Leser*innen dazu eine Starthilfe zu geben, damit sie zum Wohle ihrer Patient*innen den richtigen Dialysezugang zur richtigen Zeit mit guter Funktionalität schaffen können.

Matthias K. Widmer
Andrei Zdoroveac
Andrej Isaak
Bern und Basel
15. Oktober 2025

Herausgeber

Prof. Dr. med. et MME (unibe) emeritus Matthias K. Widmer Prof. M. K. Widmer war bis zu seiner Emeritierung im Mai 2022 Stv. Chefarzt an der Universitätsklinik für Gefäßchirurgie am Inselspital in Bern. Nach dem Facharzt für allgemeine Chirurgie hat er sich in der Gefäßchirurgie weitergebildet und gleichzeitig einen Master in Medical Education absolviert. Sein spezielles Interesse galt der peripheren Gefäßchirurgie, insbesondere der Shuntchirurgie, wo sein großes klinisches und wissenschaftliches Engagement ihn national wie international zum anerkannten Experten in der Zugangschirurgie werden ließ. Von 2015–2017 war er Präsident der Vascular Access Society und 2020/21 Präsident der Schweizerischen Gesellschaft für Gefäßchirurgie. Er ist Mitbegründer und seit seiner Pensionierung Generalsekretär des Swiss College of Surgeons.

Dr. med. Andrei Zdoroveac Andrei Zdoroveac arbeitet seit 2024 als Gefäßchirurge in der Aorten- & Gefässchirurgie Bern AG sowie als Belegarzt an der Hirslanden Klinik Bern und der Lindenhofgruppe Bern. Nach der Promotion 2009 begann er seine wissenschaftlich-chirurgische Laufbahn an der Charité in Berlin. Er war mehrere Jahre im Kantonsspital Baselland und in Aarau tätig. Er ist Träger der Facharzttitel FMH für allgemeine Chirurgie und Gefässchirurgie und ist *Fellow of the European Board of Vascular Surgery*. Sein besonderes Interesse gilt der peripheren Gefäßchirurgie und den vaskulären Zugangsverfahren. Er engagiert sich zudem für die Schweizerische Gesellschaft für Ultraschall als Tutor für das Modul „Intensivmedizin, Chirurgie, Anästhesie und Notfallmedizin". Zeichnen ist sein großes Hobby; er hat bereits etliche wissenschaftliche Publikationen illustriert.

PD Dr. med. Andrej Isaak Andrej Isaak arbeitet in der Gefässchirurgie und Nierentransplantation des Universitätsspitals Basel, wo er 2024 die Venia docendi erhielt. Auf seinem Weg war er Research Fellow in Glasgow, UK, und mehrere Jahre Chefarzt am Kantonsspital Aarau. Als Kursleiter der Schweizerischen Gesellschaft für Ultraschall in der Medizin (SGUM) engagiert er sich für den Einsatz und die Lehre der Gefäßsonografie und ist Vorreiter der ultraschallgesteuerten arteriovenösen Shuntanlage in der Schweiz. Humanitäre Einsätze mit Swiss Medical Teams sind ein fester Bestandteil seiner Aktivitäten zur Unterstützung von Kollegen*innen und Menschen in Notlagen weltweit.

Inhaltsverzeichnis

Autorenverzeichnis

Fabienne Aregger Inselspital Bern, Universität Bern, Universitätsklinik für Nephrologie, Bern, Schweiz

Markus Aschwanden Angiologie, Universitätsspital Basel, Basel, Schweiz

Pierre Bourquelot Emeritus Jouvenet Medical Center, Paris, Frankreich

Michela Bozzetto Department of Bioengineering, Istituto di Ricerche Farmacologiche Mario Negri IRCCS, Ranica (BG), Italien

Pietro Cippà Chefarzt Nephrologie und Transplantatimmunologie, Basel, Schweiz

Jeremy Crane Imperial Renal and Transplant Centre, Consultant Transplant and Vascular Surgeon Imperial College Healthcare NHS Trust, London, Großbritannien

Ingemar Davidson Division of Transplant Surgery UT, Southwestern Medical Center, Dallas, USA

Margreet R. de Vries Department of surgery, Leiden University Medical Centre, Leiden, Niederlande

Eduard P. de Winter Department of surgery, Leiden University Medical Centre, Leiden, Niederlande

E. Sebastian Debus Universitätsspital Hamburg-Eppendorf, Universitäres Herz- und Gefäßzentrum, Hamburg, Deutschland

Ursula Dietrich Inselspital, Universitätsklinik für Nephrologie, Bern, Schweiz

Marco Franchin Vascular Surgery, University of Insubria,, Asst-settelaghi Universitary Teaching Hospital, Varese, Italien

Maurizio A. Gallieni Department of Biomedical and Clinical Sciences, Università di Milano, Milano, Italien

James Gilbert The Royal Buckinghamshire Hospital, Akessa Healthcare Group, Aylesbury, Großbritannien

Anjana Gopal Department of Nephrology, Amrita Institute of Medical Sciences, Kerala, Indien

Stephen E. Hohmann Baylor Scott & White, Program Director Vascular Surgery Fellowship, Dallas, Texas, USA

Markus Hollenbeck Regionalbereich Nord/West, KfH Kuratorium für Dialyse und Nierentransplantation e. V., Bochum, Deutschland

Nicholas G. Inston Department of Renal Surgery and Transplantation, Queen Elizabeth Hospital, University Hospitals Birmingham, Birmingham, Großbritannien

Andrej Isaak Gefässchirurgie und Nierentransplantation, Universitätsspital Basel, Basel, Schweiz

Tamara Jemcov Clinical Hospital Centre Zemun, Belgrade University, Belgrade, Serbien

William C. Jennings Department of Surgery, The University of Oklahoma School of Community Medicine, Tulsa, Tulsa, OK, USA

Richard Kellersmann Klinikum Fulda AG, Klinik für Gefäßchirurgie, Fulda, Deutschland

David Kingsmore Queen Elizabeth University Hospital, Glasgow, Großbritannien

Benno Kitsche KfH Nierenzentrum, Köln, Deutschland

Charmaine E. Lok Department of Medicine, University Health Network, Division of Nephrology, Toronto, Kanada

Alexandros Mallios Group Hospitalier Paris St Joseph, Director of vascular access, Paris, Frankreich

Eric Peden Houston Methodist Hospital, Chief of Vascular Surgery, Houston, Texas, USA

Arnoud G. Peppelenbosch Center of Acute and Critical Care, Maastricht University Medical Center, Maastricht, Niederlande

Sofia Poloni Department of Engineering and Applied Sciences, University of Bergamo, Dalmine (BG), Italien

Thierry P. Pourchez Clinique Ambroise Pare de Bethune-Beuvry, Beuvry, Frankreich

Andrea Remuzzi Department of Management, Information and Production Engineering, University of Bergamo, Dalmine (BG), Italien

Joris I. Rotmans Department of internal medicine, Leiden University Medical Centre, Leiden, Niederlande

Prabir Roy-Chaudhury Staff Nephrologist, WG (Bill) Hefner VA Medical Center, Salisbury, NC, Drs. Ronald and Katherine Falk Eminent Professor and Co-Director, UNC Kidney Center, Chapel Hill, USA

Gianmarco Sabiu Department of Biomedical and Clinical Sciences, Università di Milano, Milano, Italien

Marc Scheltinga Location Veldhoven, Máxima Medical Center, Veldhoven, Niederlande

Stephan Segerer Abteilung für Nephrologie, Kantonsspital, Aurach, Schweiz

Robert Shahverdyan Section of Surgical Sciences - Department of Vascular Surgery, Vanderbilt Health, Nashville, USA

Surendra Shenoy Department of Surgery, Washington University School of Medicine, Barnes Jewish Hospital, St. Louis, MO, USA

Maarten G. Snoeijs Department of Vascular Surgery, Maastricht University Medical Center +, Maastricht, Niederlande

Luca Soliveri Department of Bioengineering, Istituto di Ricerche Farmacologiche Mario Negri IRCCS, Ranica (BG), Italien

Tobias Steinke Helios Klinik Krefeld, Klinik für Gefäßchirurgie, Krefeld, Deutschland

Jan H. M. Tordoir Department of Vascular Surgery, Maastricht University Medical Center, Maastricht, Niederlande

Matteo Tozzi Department of Medicine and Surgery, University of Insubria, Varese, Italien

Dominik E. Uehlinger Inselspital, Universitätsklinik für Nephrologie, Bern, Schweiz

Jorinde H.H. van Laanen Department of Vascular Surgery, Maastricht University Medical Center, Maastricht, Niederlande

Magda van Loon Department of Vascular Surgery, Maastricht University Medical Center, Maastricht, Niederlande

Carsten Weiß Stuttgart, Deutschland

Matthias K. Widmer Universitätsklinik für Gefässchirurgie, Inselspital, Bern, Schweiz

Teun Wilmink Consultant vascular surgeon, Royal Devon University Healthcare NHS Foundation Trust, Exeter, Großbritannien

Thomas Wolff Gefäss- und Transplantationschirurgie, Universitätsspital Basel, Basel, Schweiz

Andrei Zdoroveac Aorten-Gefässchirurgie Bern, Bern, Schweiz

Geschichte der Dialysezugänge

Jan H. M. Tordoir

Inhaltsverzeichnis

Wichtige Publikationen des Autors Jan H. M. Tordoir

1. Tordoir JH, de Bruin HG, Hoeneveld H, Eikelboom BC, Kitslaar PJ (1989) Duplex ultrasound scanning in the assessment of arteriovenous fistulas created for hemodialysis access: comparison with digital subtraction angiography. J Vasc Surg 10(2):122–8. https://doi.org/10.1067/mva.1989.0100122
2. Tordoir J, Canaud B, Haage P, Konner K, Basci A, Fouque D, Kooman J, Martin-Malo A, Pedrini L, Pizzarelli F, Tattersall J, Vennegoor M, Wanner C, ter Wee P, Vanholder R (2007) EBPG on vascular access. Nephrol Dial Transplant May; 22 Suppl 2: ii88–117
3. Tordoir JH, van Loon MM, Peppelenbosch N, Bode AS, Poeze M, van der Sande FM (2010) Surgical techniques to improve cannulation of hemodialysis vascular access. Eur J Vasc Endovasc Surg 39(3):333–9. https://doi.org/10.1016/j.ejvs.2009.11.033

M.K. Widmer, A. Zdoroveac, A. Isaak (Hrsg.), *Dialysezugänge in Theorie und Praxis*,
https://doi.org/10.1007/978-3-662-72908-3_1

1.1 Einleitung

Die Nierenersatztherapie (*RRT: renal replacement therapy*) ist eine der größten Errungenschaften der modernen Medizin. Heutzutage werden weltweit über 3,4 Mio. Patient*innen mit einem akuten oder chronischen Nierenversagen (*AKI: acute kidney injury; AKD: acute kidney disease; CKD: chronic kidney disease*) erfolgreich mittels Peritonealdialyse (PD) oder Hämodialyse (HD) behandelt bzw. bei einem persistierenden Versagen nierentransplantiert (NTx).

In den letzten 6 Jahrzehnten wurden durch Innovationen bedeutende Verbesserungen bei Dialysemaschinen, Dialysetechniken und den Gefäßzugängen (*VA: vascular accesses*) erreicht. Die neuen Errungenschaften werden bei einer wachsenden Anzahl von Patient*innen mit *CKD* eingesetzt. Die betroffenen Patient*innen erreichen nicht nur ein höheres Lebensalter, sondern weisen dadurch auch erhebliche kardiovaskuläre Komorbiditäten auf. Geschädigte Blutgefäße erschweren das Erstellen eines funktionalen vaskulären Dialysezugangs für eine effektive HD-Behandlung.

In den 1960er-Jahren, als die langfristige chronische HD verfügbar wurde, lag das Durchschnittsalter der Patientenpopulation bei etwa 38 Jahren, wobei angeborene Krankheiten (polyzystische Nierenerkrankung) und chronische Infektionen (Pyelonephritis) als Ursache im Vordergrund standen. Die Ätiologie der dialysepflichtigen chronischen Nierenerkrankung (*ESRD: end-stage renal disease*) bei der heutigen Bevölkerung hat sich geändert, wobei kardiovaskuläre (arterielle Hypertonie; kardiorenales Syndrom; Nephroangiosklerose) und metabolische Erkrankungen (Diabetes mellitus) nun als Hauptursachen für ein chronisches Nierenversagen gelten. Parallel zur Veränderung der Anzahl und Demografie der CKD-Patient*innen wurden das Design der künstlichen Niere und das Konzept der Dialysetechniken angepasst.

> Obwohl die Gefäßzugänge in Bezug auf Planung, Anlage und Nachkontrolle weiterentwickelt wurden, sind sie, wie in den 1960er-Jahren, die „Achillesferse" einer HD.

Die funktionellen Bedürfnisse unterscheiden sich unwesentlich von denen aus den 1960er-Jahren und haben ein Ziel: das Erreichen und Aufrechterhalten eines stabilen und ausreichend hohen Blutflusses.

1.2 Die künstliche Niere

Vor 100 Jahren führte Georg Haas aus Giessen, Deutschland, die erste HD-Behandlung bei Menschen durch (Haas 1923). Der Zugang zu den Blutgefäßen wurde durch den Einsatz von Glaskanülen in der Radialarterie und einer Kubitalvene erreicht. Auf diese Weise gelang es, arterielles Blut zur künstlichen Niere und gereinigtes Blut zurück zum venösen System zu bringen. Hirudin und später Heparin wurden als Antikoagulans verwendet, um das Verklumpen der Kanülen zu verhindern. Während eines Zeitraums von 5 Jahren wurde die Hämodialyse bei 11 urämischen Patient*innen durchgeführt. Keine(r) von ihnen überlebte sehr lange, wahrscheinlich aufgrund des kritischen Zustands und der unzureichenden Wirksamkeit der Dialysebehandlung.

1.2.1 Entwicklung von künstlichen Nieren

Die erste „chronische" HD-Therapie wurde im Februar 1943 von William Kolff in den Niederlanden durchgeführt. Er konstruierte eine rotierende „Trommelnierenmaschine" in Zusammenarbeit mit einer örtlichen Emaillefabrik (Kolff 1965). Diese Maschine verwendete membranöse Schläuche aus einem neuen auf Zellulose basierenden Material namens Zellophan, das in der Lebensmittelindustrie als Verpackungsmaterial verwendet wurde. Die Schläuche wurden um eine hölzerne Trommel gewickelt, die durch eine Elektrolytlösung (Dialysat) rotierte. Wenn die mit Blut gefüllten Schläuche ins Bad eintauchten, wurden die urämischen Toxine aus dem Blut in die Spülflüssigkeit extrahiert (◘ Abb. 1.1). Die Bewegung des Blutes wurde durch die Rotation der Trommel angetrieben, nicht durch eine Blutpumpe.

Anfangs wurde das Blut durch Kanülierung aus der Oberschenkelarterie entnommen und nach der Reinigung durch die Dialysemaschine über eine Venenpunktion reinfundiert. Später wurde ein chirurgischer Schnitt in die Radialarterie durchgeführt, was manchmal aufgrund einer übermäßigen Heparinisierung zu starken Blutungen während der Dialyse führte. Die erste Patientin, eine 29-jährige Hausangestellte, die an maligner Hypertonie und „Schrumpfniere" litt, hatte eine erfolglose HD-Behandlung und starb. Die erste Patientin, welche die Behandlung überlebte, war eine 67-jährige Frau mit einer Cholezystitis und einer Sulfonamidnephrotoxizität. Nach einer Woche mit mehreren Dialysebehandlungen wurde die Patientin mit einer normalen Nierenfunktion entlassen.

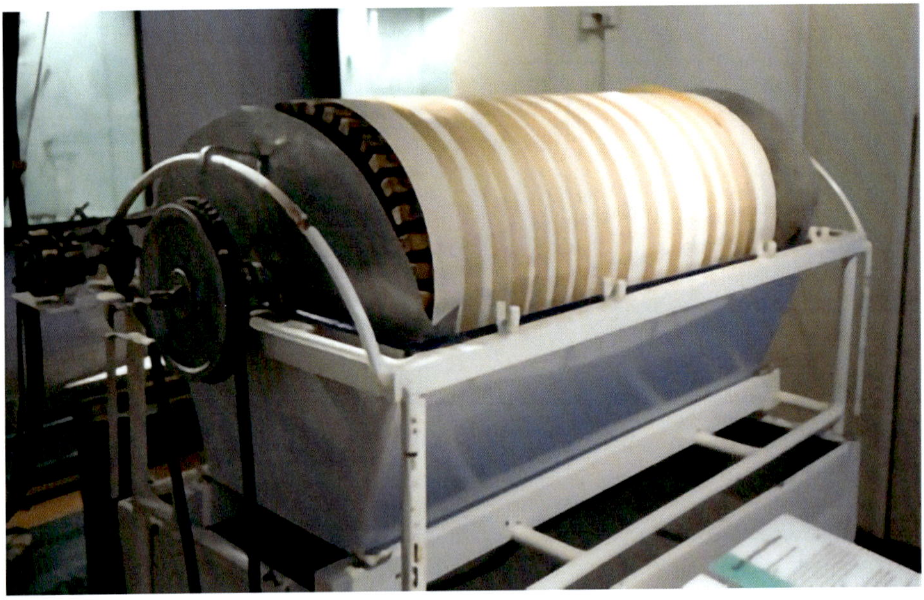

◘ Abb. 1.1 Aufnahme einer rotierenden „Trommelniere", eingeführt von William Kolff im Jahr 1943 (Quelle: Wikimedia Commons, Museum Boerhaave walk-through ▶ https://de.m.wikipedia.org/wiki/Datei:Museum_Boerhaave_Kolff%27s_Artificial_Kidney.jpg. Diese Datei ist unter der Creative-Commons-Lizenz „Namensnennung – Weitergabe unter gleichen Bedingungen 2.0 generisch" (US-amerikanisch) lizenziert (▶ https://creativecommons.org/licenses/by-sa/2.0/deed.de) und wurde ohne Änderungen übernommen)

William Kolff emigrierte 1950 in die USA und widmete sein ganzes Leben der Entwicklung von künstlichen Organen.

Die rotierende Trommelniere von Kolff wurde jenseits des Atlantiks im Bostoner Peter Brent Brigham Hospital übernommen und anschließend nach einigen technischen Weiterentwicklungen an 22 Krankenhäuser weltweit zur Behandlung von *CKD*-Patient*innen geliefert (1954–1962). Die Kolff-Brigham-Maschine wurde zudem erfolgreich während des Korea-Krieges bei Soldaten eingesetzt, die an posttraumatischem Nierenversagen litten.

Die Dialysemaschine hat verschiedene Nierenfunktionen übernommen. Während zunächst die Reduktion von Urämietoxinen im Vordergrund stand, war eine weitere Herausforderung die Entfernung von überschüssiger Flüssigkeit. Das Verfahren, bei dem Plasmawasser vom Patienten durch die Dialysemembran gepresst wird, wird als Ultrafiltration bezeichnet. Nils Alwall aus Lund in Schweden veröffentlichte 1947 seine Arbeit über eine modifizierte Dialysemaschine, die sowohl zur Hämodialyse als auch zur Ultrafiltration verwendet werden konnte (Alwall 1947). Die Zellophanmembranen wurden in einem versiegelten Zylinder zwischen Metallgittern positioniert, sodass verschiedene und zudem höhere Drücke erzeugt werden konnten. Alwall hatte versucht, die venösen und arteriellen Glaskanülen mit einem Gummischlauch zwischen den Dialysesitzungen zu verbinden, um einen kontinuierlich fließenden Shunt zu bilden, aber sie verklumpten bereits nach einigen Anwendungen. Mit der Verwendung dieser „Spulenniere" und den Glaskanülen für den Zugang konnten Patient*innen für Wochen bis einige Monate am Leben erhalten werden, bis es einfach keinen Gefäßzugang mehr gab.

Die erfolgreiche Behandlung urämischer Patient*innen mit der künstlichen Niere war Kolffs Pioniergeist zu verdanken und führte zu vielen Initiativen auf der ganzen Welt, um effektivere Dialysatoren zu entwickeln. Der „Parallelplattendialysator" war eine weitere bedeutende Entwicklung in dieser Periode. Anstatt das Blut durch membranöse Schläuche zu pumpen, leitete dieser Dialysator den Fluss der Dialyselösung und des Blutes durch wechselnde Membranschichten.

Ein großer Fortschritt war auch die Entwicklung des ersten Hohlfaserdialysators im Jahr 1964. Diese Technologie ersetzte die traditionellen membranösen Schläuche und flachen Membranen durch eine Anzahl von kapillargroßen hohlen Membranen.

1.2.2 Langzeitdialyse

Es dauerte bis 1960, bevor eine chronische intermittierende HD-Behandlung (CIHD) über einen längeren Zeitraum durch einen externen Shunt (Quinton et al. 1960) möglich wurde. Der erste *CKD*-Patient in Seattle (USA) lebte über 11 Jahre mit der HD-Behandlung, bevor er an einer Herzkrankheit starb. Zu dieser Zeit war die HD-Behandlung aufgrund der kostspieligen Materialien sehr teuer. Die Dauer einer einzigen Dialysesitzung betrug 12 h. Heutzutage werden ausgeklügelte Dialysemaschinen und verschiedene Dialysetechniken und -verfahren jenseits der konventionellen HD verwendet, wie z. B. Hämodiafiltration (HDF), acetatfreie Biofiltration (AFB), Hämofiltration (HF) und erweiterte HD (HDx) (siehe ▶ Kap. 3).

Jede dieser Techniken hat ihre eigenen spezifischen Eigenschaften. Um während der Dialyse klinische Probleme, wie arterielle Hypotonie und Arrhythmien, zu vermeiden, können Biofeedbacksysteme mit automatischer Regulation des Blutvolumens, der Körpertemperatur und des arteriellen Druckes sowie Kaliumprofile des Dialysebades verwendet werden. Neue technische Innovationen, wie z. B. ein zitrathaltiges Dialysat oder heparinbeschichtete Membranen, können Blutungskomplikationen reduzieren. Um besser auf die Bedürfnisse und Möglichkeiten der Patient*innen eingehen zu können, müssen die Vor- und Nachteile jedes dieser Verfahren gut bekannt sein, um eine individuelle Dialyseverordnung und -anwendung für Patient*innen anbieten zu können.

Darüber hinaus führt die Verbesserung der Dialysetechnik wie z. B. die Hochdosishämodiafiltration zu einem geringeren Todesrisiko im Vergleich zu der konventionellen *High-Flux*-Hämodialyse (Blankestijn et al. 2023). Modernste Dialysemaschinen überwachen Patienten, um kritische Zustände frühzeitig zu erkennen. Viele Dialysegeräte der neuesten Generation sind computergesteuert, verwenden Onlinetechnologien, sind vernetzt und benutzen spezielle Überwachungssoftware.

1.2.3 Zukünftige Perspektiven für die HD-Behandlung

Aufkommende Technologien der künstlichen Intelligenz (KI), des maschinellen Lernens und der Robotik werden weitere Möglichkeiten für die Dialysetherapie bieten. Innovationen sind notwendig, um eine intelligente Dialysemaschine zu konstruieren, die in der Lage ist, Veränderungen der Homöostase der Patient*innen zu analysieren und zu verstehen sowie in Echtzeit angemessen zu reagieren.

> Gewebeengineering und regenerative Medizin könnten alternative, zellbasierte Ansätze für die Behandlung von Nierenversagen bieten. Hierzu zählen auch die bioartifiziellen Nierensysteme und die Implantation von *bioengineered* Nieren (Hueso et al. 2019). Innovative Dialysetechnologien wie umweltverträglichere, portable und implantierbare künstliche Nierensysteme werden mit dem Ziel entwickelt, die Patientenversorgung zu verbessern (Ramada et al. 2023).

1.3 Gefäßzugang für die Hämodialyse

Ursprünglich wurden die ersten Dialysebehandlungen mittels wiederholter Punktion einer Arterie und Vene mit Glasröhrchen durchgeführt. Die Hauptnachteile waren die einmalige Verwendung des punktierten Gefäßes für eine Dialysesitzung und die Notwendigkeit, Heparin anzuwenden, um diese Glasröhrchen offen zu halten. Dies führte häufig zu Blutungskomplikationen.

1.3.1 Externe Shunts

Quinton, Dillard und Scribner leisteten mit der Entwicklung ihres externen, arteriovenösen Shunts einen wichtigen Beitrag auf dem Gebiet der Gefäßzugänge für die Hämodialyse. In ihrer ersten Veröffentlichung wurde eine ausführliche technische Beschreibung des externen arteriovenösen Shunts gegeben, wobei die Bedeutung der Verwendung von Teflonröhrchen zum Einführen in die Gefäße hervorgehoben wurde (Quinton et al. 1960). Eine Kanüle aus Teflon wurde chirurgisch in eine Arterie und eine andere in eine Vene implantiert. Außerhalb der Haut wurden die Kanülen verbunden, wodurch ein kurzer

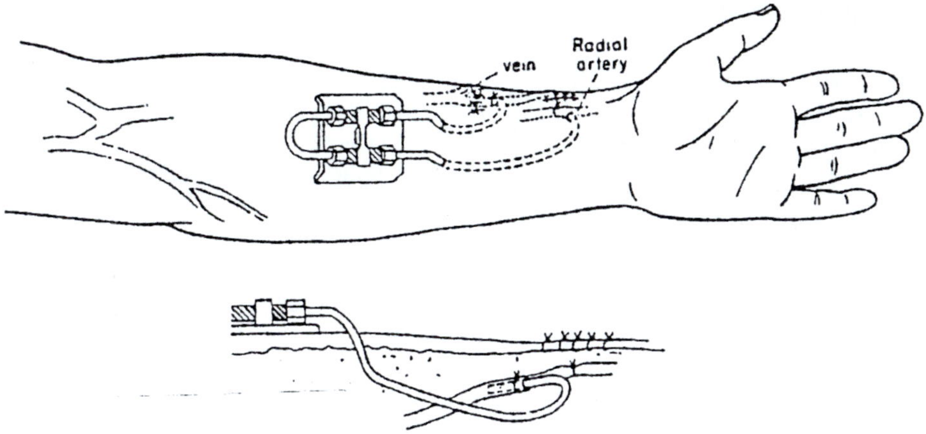

Abb. 1.2 Schematische Zeichnung des Quinton-Scribner-Shunts. Die Teflonkanülen wurden in die Gefäße eingeführt und mit Silikonröhrchen außerhalb des Körpers miteinander verbunden. (Aus Cimino 2007 mit freundlicher Genehmigung des Elsevier-Verlages)

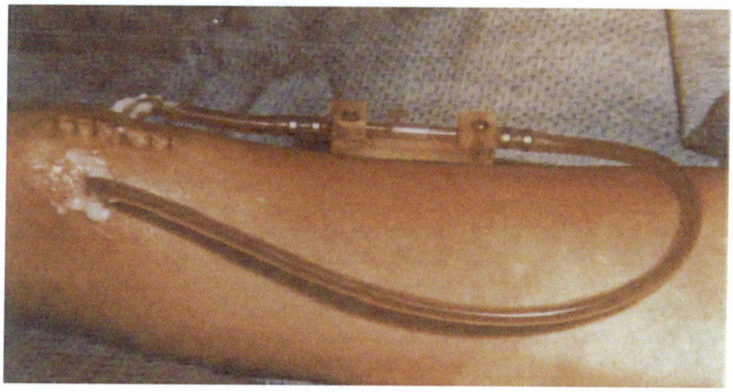

Abb. 1.3 Externer arteriovenöser Shunt, am Handgelenk platziert. Die arterielle Kanüle wurde in die Radialarterie und die venöse Kanüle in die V. cephalica eingeführt. (Aus Bode und Tordoir 2013 mit freundlicher Genehmigung des Springer-Verlages)

Kreislauf entstand. Während der Dialyse wurde der Shunt geöffnet, und beide Schenkel wurden an die Dialysemaschine angeschlossen (Abb. 1.2, 1.3).

Bei den 6 Patienten, die sie mit dem externen arteriovenösen Shunt behandelten, trat keine Thrombose oder Infektion auf. Ein Patient hatte 8 Dialysebehandlungen über einen Zeitraum von 8 Wochen. Gewebereaktionen waren nicht vorhanden, und die Gefäße zeigten keine Entzündung im Bereich der Kanülen. Über 3 Jahrzehnte wurde der Quinton-Scribner-Shunt erfolgreich bei Millionen von Patienten mit akutem und chronischem Nierenversagen eingesetzt (Clark und Parsons 1966). Nach der Einführung doppellumiger, zentralvenöser Katheter wurde seine Verwendung weitgehend aufgegeben. Heute sind die notwendigen Materialien für die Quinton-Scribner-Shunts nicht mehr kommerziell erhältlich.

Eine Reihe von Modifikationen des externen Shunts entstanden in den Jahren nach seiner Einführung, etwa der Buselmeier- und der Allen-Brown-Shunt, welche die Gefäße in der Leiste mit auf Gefäßprothesen montierten Röhrchen verbinden (Adams et al. 1991). Die permanent vorhandene, interne arteriovenöse Fistel (AVF) löste den Quinton-Scribner-Shunt ab (Simonian et al. 1977).

1.3.2 Interne arteriovenöse Fisteln

Die Veröffentlichung von Brescia, Cimino, Appel und Hurwich war ein weiterer Meilenstein auf dem Gebiet der Gefäßzugänge zur HD (Brescia et al. 1966). Noch heute wird die radiozephale AVF (RCAVF) am Handgelenk häufig nach ihren Erfindern als Brescia-Cimino- oder Cimino-Brescia-Fistel genannt. Die RCAVF ist der Goldstandard für einen langfristigen Gefäßzugang.

Es ist eigenartig, dass der Chirurg Kenneth Appel, der tatsächlich die Operationen durchführte, kaum Erwähnung findet. Die vor nicht ganz 6 Jahrzehnten entwickelte chirurgische Technik hat – mit geringfügigen Modifikationen hinsichtlich der Art der Anastomose und ihrer Länge – immer noch Gültigkeit. Die guten Ergebnisse mit nur 2 Frühverschlüssen bei 16 AVF (12 %) und keinen Langzeitkomplikationen hängt auch mit der Dialysepopulation dieser Zeit zusammen. Das Durchschnittsalter der Patient*innen betrug 38 Jahre (Bereich 28–54 Jahre), und alle litten an chronischer Glomerulonephritis. Angesichts der heutigen Altersstruktur der Patient*innen mit vaskulären Erkrankungen im Rahmen ihres *ESRD* ist die Schaffung einer AVF zwischen einer oft sklerotischen Radialarterie und der V. cephalica komplexer und hat entsprechend weniger gute funktionale Resultate. Die Autoren erwähnten als großen Nachteil jeder AVF eine Erhöhung des Herzzeitvolumens, obwohl Herzversagen bei ihren Patienten kein Problem war und die Herzfunktion stabil blieb. Diese Beobachtung ist von Bedeutung und heute noch relevanter für die gegenwärtige Patientenpopulation, bei der häufig eine Herzfunktionsstörung vorliegt. Ein *High-output*-Herzversagen aufgrund einer AVF mit einem hohen Shuntvolumen tritt dennoch relativ selten auf (Basile et al. 2008).

Die Gefäßqualität ist für eine erfolgreiche Reifung und damit die Funktionalität der AVF entscheidend. Bei etwa 1/4 der Patient*innen entwickeln sich die RCAVF nicht, und ein weiterer Teil benötigt ergänzende Maßnahmen zur Reifung (Wilmink et al. 2016). Es werden unterschiedliche medizinische, chirurgische und endovaskuläre Interventionen angewandt, um die Fistelreifung und damit die Funktionalität zu verbessern (Turmel-Rodrigues et al. 2009). Aufgrund der hohen Rate einer fehlenden RCAVF-Reifung wurden in den 1970er-Jahren AVF propagiert, die weiter proximal im Arm liegen. Cascardo et al. beschrieben die Konstruktion einer brachiozephalen AVF (BCAVF) in der Ellenbeuge in einer venoarteriellen End-zu-Seit- oder Seit-zu-Seit-Technik zwischen der Brachialarterie und einer oberflächlichen Ellenbogenvene (Cascardo et al. 1970). Eine alternative Technik wurde von Gracz et al. mit der Verwendung der Perforansvene kubital veröffentlicht, die zur proximalen radialen, ulnaren oder brachialen Arterie anastomosiert wurde (Gracz et al. 1977).

Dagher et al. schufen eine AVF am Oberarm zwischen dem Ende der vorverlagerten V. basilica und dem distalen Anteil der Brachialarterie (Dagher et al. 1976). Das Verfahren zeigte bei 23 Patient*innen wenige Komplikationen und eine niedrige Versagerrate. Die brachiobasiläre AVF (BBAVF) ist ein geradliniger, meist langstreckiger Gefäßzugang mit hoher Flussrate. Sie hat nur eine Anastomose und drainiert in die Achselvene. Heutzutage wird die V. basilica für die BBAVF transponiert oder eleviert (Verlagerung aus der Gefäß-Nerven-Scheide ins Subkutangewebe) und in einem ein- oder zweizeitigen Verfahren durchgeführt. Venentranspositionen am Unterarm und die Transposition von Brachialvenen am Oberarm wurden ebenfalls beschrieben und propagiert (Silva et al. 1997; Bazan und Schanze 2004; siehe ▶ Kap. 8).

1.3.3 Zentralvenöse Katheter (ZVK)

Femorale Venenkatheter wurden 1964 von Stanley Shaldon aus Großbritannien für die akute Hämodialyse eingeführt. Später wurden die V. jugularis interna bzw. die V. subclavia als Punktionslokalisation von Ein- und Doppellumenkathetern verwendet (Shaldon et al. 1964) Der größte Nachteil dieser nicht tunnelierten zentralvenösen Katheter (ntZVK) war die hohe Infektionsrate.

Die Gruppe um Hickman berichtete über die Erfahrungen mit tunnelierten zentralvenösen Kathetern (tZVK) für den langfristigen Gebrauch als Gefäßzugang für die Hämodialyse (McGonigle et al. 1983). Die Neuheit dieses Einlumensilikonkatheters war die Einarbeitung einer Dacronmanschette am äußeren Ende zur Verankerung des Katheters, die im subkutanen Tunnel nahe der Eintrittsstelle zu platzieren war. Die Autoren waren ihrer Zeit voraus, indem sie die V. jugularis interna anstelle der V. subclavia als Zugangsgefäß empfahlen. Die Katheter wurden jedoch noch offenchirurgisch über eine Venotomie eingelegt. Heutzutage wird die ultraschall- und fluoroskopisch gesteuerte perkutane ZVK-Einlage in Seldinger-Technik angewendet.

Bei 38 von 50 Patienten mit zentralem Venenzugang wurde in der Studie von McGonigle et al. der Katheter für die Langzeitdialyse verwendet, wobei 3 Patient*innen den Katheter länger als ein Jahr nutzen konnten. Flussstörungen in den Kathetern führten bei 8 Patient*innen zu einer Entfernung. Bei 4 Patient*innen gab es Probleme mit der Dacronmuffe. Die Katheterblocklösung zu dieser Zeit war Heparin. Sie könnte zu einer Häufung von Septikämien beigetragen haben, die bei 5 Patient*innen diagnostiziert wurden, ohne dass Todesfälle auftraten.

Die größten Vorteile der Technik sind die langfristige Nutzung bei geringer Pflege, der fehlende Bedarf an systemischer Antikoagulation, eine verkürzte Krankenhausaufenthaltsdauer, das minimale chirurgische Verfahren und die Möglichkeit, die Wartezeit bis zur AVF-Reifung oder der Behebung von Komplikationen bei Shunts zu überbrücken.

> Der größte Nachteil der Langzeit-ZVK ist und bleibt die hohe Rate an Reinterventionen bedingt durch zentralvenöse Stenosen oder Verschlüsse, Manschettenprobleme, Katheterthrombosen und Infektionen.

Ein doppelt getunneltes Kathetersystem wurde 1994 von Tesio beschrieben (Tesio et al. 1994). 2 separate Kanülierungen der internen Jugularvene waren notwendig, um beide Katheter einzuführen. Die Studie umfasste 108 Patient*innen, die Hämodialyse über diese Katheter erhielten. Die Überlebensraten nach ein und zwei Jahren betrugen 93 % und 91 %, 36 Patienten starben an nicht katheterbezogenen Ursachen. In der Nachbeobachtung betrugen die durchschnittlichen Blutflussraten bzw. venösen Drücke nach ein Jahr 284 ml/min bzw. 90 mmHg. Komplikationen umfassten

- versehentliches Entfernen des Katheters (6),
- Katheter-Dysfunktionen (4),
- Katheterthrombosen (11),
- Mediastinalhämatome (2),
- Pneumothorax (1) und
- Sepsis (7).

Vollständig implantierbare Portsysteme wie das Dialock® und Lifesite® wurden Ende der 1990er-Jahre mit der Idee eingeführt, katheterassoziierte Infektionen zu verhindern

Abb. 1.4 Das subkutan implantierbare Portsystem (Dialock®) konnte für die Dialyse mit 2 Nadeln punktiert werden. (Aus Hessinger et al. 2003 mit freundlicher Genehmigung des Springer-Verlages)

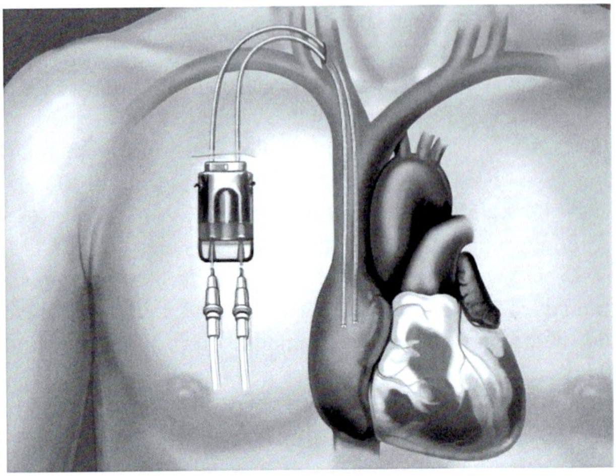

(Abb. 1.4). Die Geräte bestanden aus einem portähnlichen Ventil, das subkutan unterhalb des Schlüsselbeins implantiert wurde und mit Kathetern konnektiert war, die über die innere Jugularvene in den rechten Vorhof gelegt wurden. Die Implantate wurden perkutan mit Nadelkanülen zur Dialyse angestochen. Das Dialock®-Gerät wurde bei 10 Patient*innen unter lokaler Betäubung implantiert und funktionierte erfolgreich für mehr als 6 Monate. Nach 40 Patientenmonaten blieb der Zustand der Nadelstichstellen zufriedenstellend. 4 systemische Infektionen bei 3 Patient*innen konnten unter Erhalt des Gerätes behandelt werden. Diese HD-Ports wurden jedoch nach einigen Jahren weitgehend aufgegeben, da gehäuft Gerinnselbildungen im System und ausgedehnte Hautnarben auftraten (Levin et al. 1998; Beathard und Posen 2000; Zollo et al. 2001).

Das *Hemodialysis-reliable-Outflow*-System (*HeRO*®-System; Merit Medical®; Parkway South Jordan, UT, USA) ist die Kombination einer arteriovenösen Prothese, die über einen Konnektor mit einem röntgendichten, nitinolverstärkten kaliberstarken Silikonkatheter konnektiert wird (siehe ► Kap. 10). Der arteriovenöse Graft (AVG) wird subkutan am Oberarm platziert und an die distale Brachialarterie anastomosiert. Die Idee ist, dass der kontinuierliche Fluss durch den Shunt und den Silikonkatheter bis in den Vorhof eine Thrombosierung verhindert und der subkutane Verlauf das Infektionsrisiko reduziert. Der vaskuläre Zugang für die HD wird über Punktionen des Shunts am Oberarm durchgeführt (Katzman et al. 2009). Innovative Kathetereinführungssets wie das *Surfacer® Inside-Out® Access Catheter System* (Merit Medical®; Parkway South Jordan, UT, USA) machen eine ZVK-Implantation bei Patient*innen mit thrombosierten zentralen Venen machbar. Durch eine scharfe zentralvenöse Rekanalisation mit einem Zugang von der rechten Leiste kann der Katheter nach Tunnelierung zervikal eingebracht und mit der Spitze vor dem rechten Vorhof platziert werden (Hadziomerovic et al. 2017; siehe ► Kap. 14).

Das Konzept der Verwendung von ZVK für die langfristige chronische HD-Behandlung war ein großer Fortschritt bei der Behandlung von Dialysepatient*innen. Seit dieser Zeit haben Entwicklungen im Katheterdesign, wie gerade und gekrümmte tunnelierte Konfigurationen, gestufte, geteilte und symmetrische Spitzen, Heparin- und Antibiotikabeschichtung und die Verwendung von verschiedenen Blocklösungen das Ergebnis der Dialyse über Katheter verbessert und die Inzidenz von Infektionen und Sepsis gesenkt

(Weijmer et al. 2004). Obwohl AVF für die Langzeitdialyse bevorzugt werden sollten, sind ZVK immer noch unverzichtbar in der täglichen Dialysepraxis (siehe ▶ Kap. 11).

1.3.4 Arteriovenöse Prothesen

Biologische Prothesen

Als Alternative zu AVF mit einer direkten arteriovenösen Anastomose wurden autologe Venen als biologisches Graftmaterial für Gefäßzugänge verwendet (◘ Tab. 1.1). An der unteren Extremität dienten dazu Vena saphena magna (VSM)-Transponate, um eine Schleife am Oberschenkel zu bilden, welche dann in einer End-zu-Seit-Technik an die A. femoralis anastomosiert wurden. Analog wurde die VSM an den oberen Extremitäten verwendet, um z. B. infizierte Shunts zu überbrücken (May et al. 1969). Diese Venengrafts wurden als Interponate eingebaut, haben aber eine enttäuschende Offenheitsrate von 20 % nach zwei Jahren gezeigt. Eine erhöhte Operationszeit für die Entnahme der VSM, Wundheilungsstörungen im Entnahmebereich und die Überlegung, die VSM für die periphere arterielle Revaskularisation zu erhalten, haben dazu geführt, auf andere vaskuläre Ersatzconduits zu setzen.

> Die Transposition der V. femoralis ermöglicht in der Regel AVF mit hohen Flussraten, birgt aber das Risiko einer peripheren Ischämie bei Patient*innen mit peripher arterieller Verschlusskrankheit (PAVK) oder Diabetes mellitus (Gradman et al. 2001).

Denaturierte homologe Vv. saphenae (Vascogref®, Bioprotec®, Varivas®) wurden aus gestrippten Krampfadervenen gewonnen und nach Denaturierung mit Glutaraldehyd als AVG mit vernünftigen Ergebnissen eingesetzt (Piccone et al. 1975). In einer randomisierten Studie wurden ähnliche Offenheitsraten für solche Venen gefunden wie für Polytetrafluorethylenprothesen (PTFE). Bei PTFE-Grafts wurden dagegen mehr Infekte mit Notwendigkeit der AVG-Entfernung sowie signifikant mehr chirurgische Revisionen beobachtet. Die Venengrafts mussten häufiger wegen Aneurysmen chirurgisch revidiert oder sogar entfernt werden (Bosman et al. 1998).

Die anfängliche Begeisterung für kryokonservierte Homografts der V. saphena magna bzw. der Femoralvene (CryoVein®, früher Cryolife®, heute Artivion™; Kennesaw, GA, USA) mit einer dokumentierten 2-jährigen kumulativen Durchgängigkeit von 100 % ohne Abstoßungsreaktionen des Transplantates wurde durch nachfolgende Berichte über Transplantatinfektionen und -rupturen relativiert.

Schlechte Ergebnisse wurden mit der menschlichen Nabelvene ohne und mit einer externen Unterstützung durch Polyesternetz erzielt, das das Gefäß ummantelte (Mindich et al. 1975). Diese Transplantate verschwanden vom Markt aufgrund schlechter Offenheitsraten und einer wegen der Wandbeschaffenheit technisch anspruchsvollen Implantation.

Die bovine Halsarterie (Artegraft®) und die bovine Mesenterialvene (Procol®; LeMaitre®, Burlington, MA, USA) waren ab 1972 bzw. 2003 für Shunts verfügbar (Chinitz et al. 1972; Glickman et al. 2003). Widmer et al. berichteten über das Ergebnis von 62 Procol®-Prothesen. Die primäre und sekundäre Offenheit betrug 43 % und 73 % bzw. 30 % und 58 % nach 6 und 12 Monaten. Procol®-Prothesen benötigten Revisionen wegen Thrombosen (66 %), Infektionen (10 %) und peripherer Ischämien (8 %). 18 Transplantate wurden aufgrund wiederkehrender Thrombosen, Stenosen, Ischämien, granulomatöser

Tab. 1.1 Chronologische Übersicht über Grafts, die für einen HD-Zugang verwendet wurden oder werden

Jahr	Herkunft	Typ	Material	Produkte/Beispiele
1969	Biologisch	Autolog	Humane V. saphena magna	VSM Transposition/Translokation
1973	Synthetisch	Polymerisiert	Expandiertes Polytetrafluorethylen	W. L. GORE®; Impra®, Swirlgraft®, Venaflo®, Propaten®
1975	Biologisch	Autolog	Humanes subkutanes Gewebe	Sparks-Mandril
1975	Biologisch	Homolog	Humane V. saphena magna	Vascogref®, Varivas®
1975	Biologisch	Homolog	Menschliche Nabelvene	*Human umbilical vein* (*HUV*)
1978	Synthetisch	Polymerisiert	Polyester	Dacron
1979	Synthetisch	Polymerisiert + Kammer (Port)	Polytetrafluorethylen	Biocarbon®, Hemasite®
1996	Synthetisch	Polymerisiert	Polyurethan Thoralon = segmentiertes Polyurethan und *SMA* (*siloxan containing surface modifying additiv*)	Vectra®, AVflo®
1996	Biologisch	Heterolog	Ovines Kollagen mit Polyesternetz	Omniflow II™
2000	Synthetisch	Polymerisiert	Polytetrafluorethylen	*ec*AVG Diastat®, Flixene®, Acuseal®
2000	Biologisch	Kryokonserviert	Humane V. saphena/V. femoralis	CryoVein®
2001	Biologisch	Autolog	Humane Femoralvene	Transposition
2003	Biologisch	Heterolog	Bovine A. carotis, bovine Mesenterialvene, boviner Harnleiter	Artegraft® Procol® Synergraft®
2016	Biologisch	*Bioengineered*	Humane, azelluläre Prothese	Humacyte®
2022	Synthetisch	*Engineered*	Ethylen-Vinylacetat	3D-gedruckte Prothese
2023	Synthetisch	*Engineered*	Elektrogesponnenes Polyurethan	aXess®
2023	Biologisch	*Bioengineered*	Humane azelluläre Prothese	*true* AVG

*ec*AVG = *early cannulation* AVG

Entzündungen, Blutungen und Nierenfunktionswiederherstellung explantiert. 13 Infektionen traten auf, 6 erforderten eine chirurgische Exzision des Gefäßzugangs (Widmer et al. 2004).

Charles Sparks verwendete einen Silikon-Kautschuk-Stab überzogen mit einem Dacronnetzschlauch und implantierte diesen am Bein für einen arteriellen Bypass und später am Arm für einen HD-Gefäßzugang. Nach 6 Wochen wurde der Stab (Mandril) entfernt und die Enden dieses neu gebildeten autologen Transplantats mit den Ein- und Ausstromgefäßen anastomosiert (Sparks 1973). Die Ergebnisse des Spark-Mandriltransplantats waren unbefriedigend, sodass die Technik aufgegeben wurde. Jahre später wurde eine Modifikation der Sparks-Mandriltechnik in Tierstudien durch die Verwendung speziell hergestellter Stäbe erneut erprobt (Geelhoed et al. 2017). Menschliche Studien mit dieser modifizierten Mandriltechnik sind noch nicht verfügbar.

Schaftransplantate (Omniflow II™; LeMaitre®, Burlington, MA, USA) werden analog der oben beschriebenen Methode gewonnen, sie verfügen ebenfalls über ein Polyesternetz. Nach der Explantation des Grafts aus den Tieren wird das Kollagen denaturiert. Diese Omniflow II™-Transplantate zeichnen sich durch eine hohe Durchgängigkeitsrate und einfache Kanülierung aus (Genoni et al. 1990). Heutzutage werden Omniflow II™-Prothesen bei Patient*innen mit Shuntinfekten oder einem erhöhtem Infektrisiko mit der Notwendigkeit einer Graftimplantation verwendet (siehe ▶ Kap. 9 und 17).

Synthetisches Prothesen

PTFE ist ein inertes Fluorkohlenstoffpolymer, das in den 70er-Jahren zur Anlage von arteriovenösen Grafts (AVG) genutzt wurde (◘ Tab. 1.1). PTFE gewann an Beliebtheit als Prothesenmaterial in der expandierten Form, aufgrund erhöhter Porosität, besserer Gewebeadhäsion, der fehlenden Notwendigkeit einer Konditionierung vor der Implantation und verbesserter Flexibilität (Baker et al. 1976; Haimov 1978). Trotz der relativ hohen Thromboserate – meist aufgrund einer neointimalen Hyperplasie (NIH) im Bereich der venösen Anastomose –, einer möglichen Serombildung, hoher Infektions- und suboptimaler Offenheitsraten ist expandiertes PTFE das beliebteste und am häufigsten verwendete Graftmaterial. Standard-ePTFE-Prothesen (ePTFE:expandiertes Polytetrafluorethylen) wurden in verschiedene Richtungen modifiziert: dünnwandiger, konisch zulaufend (*tapered*), dehnbarer, am Ende aufgeweitet (*cuffed*), mit höherer Porosität, kohlenstoffbeschichtet, heparingebunden, mit externer Ringverstärkung, um eine Knickung oder Quetschung zu vermeiden. All diese Änderungen konnten die langfristigen Offenheitsraten nicht verbessern.

> Als letzte Neuerung wurden früh kanülierbare PTFE-Prothesen (*ec*AVG: *early cannulation* AVG wie Diastat® (W. L. Gore & Associates, Inc., Flagstaff, AZ, USA); Flixene® (Getinge, Göteborg, S) oder ACUSEAL® (W. L. Gore & Associates, Inc., Flagstaff, AZ, USA)) entwickelt mit dem Ziel, eine semidringliche HD (< 48 h) über den AVG bei Patient*innen mit fehlender AVF-Reifung bzw. AVF-Versagen oder bei ZVK-Komplikationen zu ermöglichen.

Die perivaskuläre Implantation einer proliferationshemmenden Sirolimusumhüllung, um die neointimale Hyperplasie (NIH) an der Stelle der Prothesen-Venen-Anastomose zu reduzieren, wurde in einer kleinen ersten Studie am Menschen getestet. Die primären unassistierten Offenheitsraten nach 12 und 24 Monaten betrugen jeweils 76 % und 38 %. Die Thromboserate lag bei 0,37/Patientenjahre (Paulson et al. 2012). Mit der Einführung der Nanotechnologie wurde es möglich, medikamentenbeschichtete Prothesen herzustellen. Als Beispiele sind hier Heparin oder Sirolimus zu nennen, die an die innere Schicht des Grafts gebunden wurden. Allerdings konnte bisher kein Vorteil von beschichteten Prothesen dokumentiert werden. Es wurden auch Polyesterprothesen (Dacron) zu Dialy-

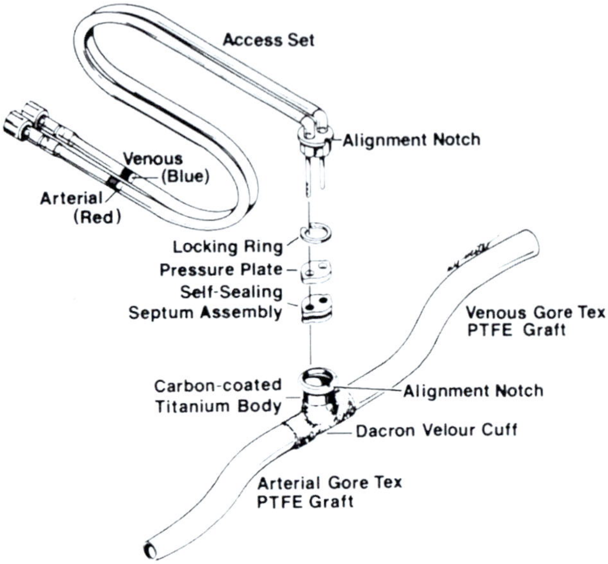

Abb. 1.5 Schematische Zeichnung eines transkutanen Zugangsgerätes (Hemasite®). Die Schläuche zur Dialysemaschine sind in das Portsystem eingesteckt. (Aus Collins et al. 1983; mit freundlicher Genehmigung des Springer-Verlages)

sezwecken produziert und implantiert. Sehr niedrige Offenheitsraten rechtfertigten deren langfristigen Einsatz aber nicht (Burdick et al. 1978).

1979 wurde ein transkutanes Zugangsgerät (*CTAD: carbon transcutaneous access device*) entwickelt mit der Idee, die Notwendigkeit einer Nadelstichverletzung zu umgehen, (Golding et al. 1979). Die Entwicklung bestand aus einem glasartigen Zugangsport aus Kohlenstoff (Biocarbon®), der an eine PTFE-Prothese fixiert war, welche subkutan zwischen einer Arterie und Vene im Oberarm implantiert wurde. Ein Einwegstecker ermöglicht den Transport des Blutes aus dem Gerät zum Dialysator und zurück. Mit 69 Geräten, die in 60 Patient*innen implantiert wurden, konnte eine erfolgreiche Funktion bei 32 Patienten erreicht werden. 30 Geräte wurden wegen nicht behandelbarer Thrombosen (18) und Infektionen (12) entfernt. Das Problem der nicht behandelbaren Thrombosierung verhinderte die langfristige Nutzung, sodass das Produkt vom Markt verschwand (Jakimowicz et al. 1983). Es gab ein weiteres, ähnliches Modell mit dem Namen Hemasite® auf dem Markt, dessen Anschlusskammer aus Titan bestand (Abb. 1.5; Collins et al. 1983).

Im Bioreaktor hergestellte, humane, azelluläre Gefäße, die in vitro aus menschlichen glatten Gefäßmuskelzellen gezüchtet werden, können ebenfalls als AVG verwendet werden. Die Zellen werden auf einem biologisch abbaubaren Polymer kultiviert. Die Dezellularisierung der Gefäße entfernt alle lebenden Zellen, während extrazelluläre Matrixproteine, welche für die mechanischen Eigenschaften des Grafts sorgen, erhalten bleiben (Ebner et al. 2024; Lawson et al. 2016). In kleinen Patientenstudien waren die humanen, azellulären Gefäße gut verträglich, ohne signifikante immunologische Reaktionen hervorzurufen. Nach der Implantation wird das Gefäß mit Endothelzellen besiedelt und umgebaut. Dieser Vorgang könnte den natürlichen Infektionsschutz erhöhen. Wiederholte Kanülierungen über Zeiträume von mehr als 1 Jahr führten zu keiner Aneurysmabildung oder strukturellen Degradation. Die Komplexität und lange Dauer der Kultivierung menschlicher Zellen sind große Nachteile, um diesen Gefäßersatz in großen Mengen verwenden zu können (siehe ► Kap. 9).

1.4 Zukünftige Perspektiven für den Gefäßzugang

Jüngste Leitlinien sind stärker auf einen patientenzentrierten Ansatz mit individuellen VA-Entscheidungen ausgerichtet. Die AVF als primäre Gefäßzugangsoption bei allen Patient*innen wird kontrovers diskutiert. Die Bedürfnisse und Vorlieben jedes Einzelnen bezüglich Lebensqualität müssen bei der Auswahl und Planung eines Gefäßzugangs berücksichtigt werden (Lok et al. 2020). In der täglichen Praxis kann ein ZVK primär bei ausgewählten Patient*innen eine Option sein, während die Anlage einer AVF bei Patient*innen mit einer guten Chance auf erfolgreiche Reifung und langfristigen Ansatz bevorzugt werden sollte.

Dennoch ist das Ausbleiben der AVF-Reifung mit sukzessiven Sekundäreingriffen zur Erreichung eines funktionalen Gefäßzugangs eine große Herausforderung. Hierzu wurden konservative, interventionelle und chirurgische Techniken mit mehr oder weniger positiven Resultaten etabliert.

> Perkutan angelegte Fisteln (pAVF) wurden 2015 erstmals eingeführt (Rajan et al. 2015).

Es konnte gezeigt werden, dass ein HD-Zugang bei selektierten Patient*innen erfolgreich mit einem endovaskulären, katheterbasierten System erstellt werden kann. Die Offenheit von pAVF und die Zeit bis zur Reifung waren in den veröffentlichten Ergebnissen den chirurgisch angelegten AVF überlegen. Die Langzeitresultate der ultraschallgesteuerten pAVF mit dem Ellipsys®-System (Medtronic, Dublin, IRL) waren mit kumulativen Offenheitsraten von 82 % nach 5 Jahren eindrücklich hoch und rechtfertigen diese Methode als zusätzliche HD-Zugangsoption (Hull et al. 2022). Weitere Studien zu diesem Thema wären nützlich und sind in Vorbereitung. Die Planung von Shunts mithilfe einer präoperativen, patientenspezifischen Computersimulation zeigte in einer multizentrischen randomisierten Studie keine Verbesserung der Reifungsraten von AVF (Zonnebeld et al. 2020). Die *computational fluid dynamics* (*CFD*) dagegen kann hilfreich sein, um das Design der venösen Anastomosen bei AVG anzupassen (Quicken et al. 2022).

Neue Grafts werden mit einem biologisch abbaubaren Gerüst aus elektrogesponnenem Polyurethan hergestellt. Das Transplantat wird durch Elektrospinnen einer inneren und äußeren Schicht des Polymers gebildet. Die Einbettung eines Nitinolmikroskeletts bietet zudem die Knicksicherheit. Das poröse, polymere Biomaterial ermöglicht die Infiltration von Zellen und das Wachstum von Neugewebe. Während das Transplantat selbst allmählich resorbiert wird, bildet sich letztendlich ein voll funktionsfähiges, natürliches Blutgefäß (De Vriese et al. 2024).

Mögliche Vorteile könnten bessere Langzeitoffenheits- und niedrigere Infektionsraten im Vergleich zu derzeit verfügbaren AVG sein. Zudem wäre eine kürzere Zeit bis zur ersten Kanülierung verglichen mit einer autologen AVF denkbar.

Eine weitere vielversprechende Entwicklung sind 3D-gedruckte Grafts, welche eine individuell patientenspezifische Zusammensetzung, Konfiguration und Optimierung in Bezug auf die Gefäßanastomose haben. Durch die 3D-Drucktechnologie können AVG maßgeschneidert produziert werden, um z. B. eine spezifische Gefäßgröße zu erzielen. Dabei können die Form und Größe der Gefäße aus präoperativen Ultraschall- oder Computertomografiebildern quantifiziert werden (Li et al. 2022).

Tierstudien konnten zeigen, dass man durch Veränderungen der Wand-Topografie von Prothesen und den Einsatz einer Plasmabehandlung, das Einwachsen von humanen Nabelschnur-Gefäßendothelzellen günstig beeinflussen konnte und somit auch die

Thrombogenität der Prothesen senkt. Die Arbeit gibt zudem Hinweise, wie künftig die Oberflächennanotopografie in der Entwicklung der Endothelialisierung von Gefäßprothesen an Bedeutung gewinnen wird (Chong et al. 2015).

In Zukunft wird sich eine individuelle Entscheidungsfindung für die am besten geeignete Dialyseart und den bestmöglichen Gefäßzugang an den Bedürfnissen der Patient*innen, deren Begleiterkrankungen und deren Lebenserwartung orientieren. Innovationen und neue Technologien werden eine immer wichtigere Rolle in dieser Entscheidungsfindung spielen und Einfluss auf künftige Behandlungskonzepte haben.

1.5 Fazit

- Vor 100 Jahren wurde die erste Hämodialysemaschine erfunden und seither durch Innovationen so verbessert, dass heute eine personalisierte Dialysebehandlung mit hoher Lebensqualität für Patient*innen mit chronischem Nierenversagen möglich ist.
- Die Schaffung eines funktionalen Gefäßzugangs ist noch heute von größter Wichtigkeit, nachdem in den 1960er-Jahren die arteriovenösen Shunts von Quinton & Scribner durch die von Brescia, Cimino, Appel und Hurwich propagierte radiozephale AVF abgelöst wurden, welche eine HD-Behandlung über längere Zeiträume erlauben.
- Trotz Erweiterung der Optionen für eine Fistelanlage, modifizierter chirurgischer Techniken, des Einsatzes von zentralvenösen Kathetern und der Verwendung von synthetischen und biologischen Prothesen bleibt die Schaffung eines funktionalen Gefäßzugangs eine Herausforderung – dies umso mehr, weil sich die Dialysepopulation demografisch und bezüglich Komorbiditäten verändert.
- Innovative Anastomosentechniken und perkutane AVF sowie die Anwendung von *tissue engineering* zur Herstellung von Grafts werden die Zukunft prägen.

Kommentar

Pierre Bourquelot

Das Kapitel zur Historie über die Dialyse bzw. Shuntchirurgie verhilft zu einem umfassenden Verständnis der Thematik. Der chronologische Aufbau zeigt zudem anschaulich die Dynamik in der Weiterentwicklung von Geräten, Konzepten und Techniken in diesem Gebiet. Aus Sicht eines Franzosen gilt es, Bernard Canaud zu erwähnen, der bereits 1986, also noch vor Tesio, die Kanülierung der V. jugularis interna mit zwei Silikonkathetern beschrieben hat. In seiner Fallserie mit 138 Patient*innen war die Komplikationsrate sehr gering (Canaud et al. 1986).

Ergänzend und weil im Kapitel nicht angesprochen, möchte ich meine über Jahrzehnte gesammelte Erfahrung zur Shuntanlage bei Kindern teilen. Im Gegensatz zu den Erwachsenen ist eine dialysepflichtige Nierenerkrankung bei Kleinkindern selten. Eine präemptive Nierentransplantation ist die optimale Therapie, aber wegen des Mangels an geeigneten Nierenspendern oder wegen chirurgischer Schwierigkeiten nicht immer durchführbar. Die Peritonealdialyse wird als erste Option für ein Nierenersatzverfahren empfohlen. Sind die beiden oben genannten Verfahren nicht möglich, wird eine Hämodialyse unumgänglich. Wegen der geringeren Infektionsrate und der besseren Lebensqualität (Baden, Schwimmen) ist ein Shunt einem ZVK vorzuziehen, aber vor allem bei Kindern mit einem Gewicht unter 20 kg eine Herausforderung. 1981 haben wir bereits über unsere Erfahrungen mit mikrochirurgisch angelegten AVF bei Kindern mit einem Gewicht von ≤ 10 kg berichtet (Bourquelot et al. 1981).

Bei der mikrochirurgischen Technik kommen ein Operationsmikroskop, Mikroinstrumente, Mikroklemmen und feinste Nähte zur Anwendung. Um Gefäßdissektionen zu minimieren und Klemmschäden zu vermeiden, soll die Extremität mit einer Esmarch-Bandage gewickelt und ein pneumatisches Tourniquet angelegt werden. Die kleinen Patient*innen sollen eine Thromboseprophylaxe über 20 Tage mit niedermolekularem Heparin und in ausgewählten Fällen wie bei einem nephrotischen Syndrom Vitamin-K-Antagonisten erhalten. Bei einer zu tief liegenden Vene im Bereich des Unterarmes ist eine Lipektomie und bei BBAVF eine Transposition zu empfehlen.

In dieser Technik haben wir von Januar 1998 bis Dezember 2015 bei 41 Kindern mit einem Gewicht unter 20 kg 48 AVF (35 am Unterarm und 13 am Oberarm) angelegt. 6 (12,5 %) der AVF zeigten keine Reifung oder thrombosierten. Nach median 18,8 Wochen (*range* 2–166) konnten 87,5 % der verbleibenden AVF punktiert werden. Die primäre und sekundäre Offenheitsrate nach 1, 5, and 10 Jahren betrug 54,2 %, 29,2 %, bzw. 13,7 %; und 85,4 %, 57,7 %, sowie 33 %. Im medianen *follow-up* von 5,07 Jahren (*range* 0–17,95) war noch 1 AVF in Gebrauch, 2 Kinder sind verstorben, und 38 wurden transplantiert, wobei 1 Person wieder eine neue AVF benötigte (Karava et al. 2017).

Wie bei den Erwachsenen ist ein eingespieltes interdisziplinäres sowie interprofessionelles Shuntteam für Kinder mit gut ausgebildeten Pflegefachpersonen, pädiatrischen Nephrolog*innen, Spezialist*innen der Angiologie, der interventionellen Radiologie und der Mikrochirurgie Voraussetzung, um eine optimale Versorgung sicherzustellen (Merouani et al. 2014).

Wichtige Publikationen des Kommentators Pierre Bourquelot

1. Bourquelot P, Wolfeler L, Lamy L (1981) Microsurgery for haemodialysis distal arteriovenous fistulae in children weighing less than 10 kg. Proc Eur Dial Transplant Assoc 18:537–541
2. Karava V, Jehanno P, Kwon T, Deschênes G, Macher MA, Bourquelot P (2017) Autologous arteriovenous fistulas for hemodialysis using microsurgery techniques in children weighing less than 20 kg. Pediatr Nephrol 33:855–862. https://doi.org/10.1007/s00467-017-3854-6
3. Bourquelot P, Tawakol JB, Gaudric J, Natario A, Franco G, Turmel-Rodrigues L, Van Laere O, Raynaud A (2009) Lipectomy as a new approach to secondary procedure superficialization of direct autogenous forearm radial-cephalic arteriovenous accesses for hemodialysis. J Vasc Surg 50(2):369–374. https://doi.org/10.1016/j.jvs.2009.03.009

Literatur

Adams WJ, Thompson JF, Liounis B, Ekberg H, Rotenko I (1991) The Allen Brown shunt: a useful option for vascular access. Am J Surg 162(1):24–30

Alwall N (1947) On the artificial kidney; apparatus for dialysis of the blood in vivo. Acta Med Scand 128(4):317–325

Baker LD Jr, Johnson JM, Goldfarb D (1976) Expanded polytetrafluoroethylene (PTFE)subcutaneous arteriovenous conduit: an improved vascular access for chronic hemodialysis. Trans Am Soc Artif Intern Organs 22:382–387

Basile C, Lomonte C, Vernaglione L, Casucci F, Antonelli M, Losurdo N (2008) The relationship between the flow of arteriovenous fistula and cardiac output in haemodialysis patients. Nephrol Dial Transplant 23(1):282–287

Bazan HA, Schanzer H (2004) Transposition of the brachial vein: a new source for autologous arteriovenous fistulas. J Vasc Surg 40(1):184–186

1

Beathard GA, Posen GA (2000) Initial clinical results with the LifeSite hemodialysis access system. Kidney Int 58(5):2221–2227
Blankestijn PJ, Vernooij RWM, Hockham C, Strippoli GFM, Canaud B, Hegbrant J, Barth C, Covic A, Cromm K, Cucui A, Davenport A, Rose M, Török M, Woodward M, Bots ML (2023) Effect of hemodiafiltration or hemodialysis on mortality in kidney failure. N Engl J Med 389(8):700–709 (CONVINCE Scientific Committee Investigators)
Bode AS, Tordoir JHM (2013) Vascular access for hemodialysis therapy. Stud Comput Intell 404:235–303
Bosman PJ, Blankestijn PJ, van der Graaf Y, Heintjes RJ, Koomans HA, Eikelboom BC (1998) A comparison between PTFE and denatured homologous vein grafts for haemodialysis access: a prospective randomised multicentre trial. The SMASHStudy Group. Study of Graft Materials in Access for Haemodialysis. Eur J Vasc Endovasc Surg 16(2):126–132
Bourquelot P, Wolfeler L, Lamy L (1981) Microsurgery for haemodialysis distal arteriovenous fistulae in children weighing less than 10 kg. Proc Eur Dial Transplant Assoc 18:537–541
Brescia MJ, Cimino JE, Appel K, Hurwich BJ (1966) Chronic hemodialysis using venipuncture and a surgically created arteriovenous fistula. N Engl J Med 275(20):1089–1092
Burdick JF, Scott W, Cosimi AB (1978) Experience with dacron graft arteriovenous fistulas for dialysis access. Ann Surg 187(3):262–266
Canaud B, Beraud JJ, Joyeux H, Mion C (1986) Internal jugular vein cannulation using 2 silastic catheters. A new, simple and safe long-term vascular access for extracorporeal treatment. Nephron 43(2):183–188
Cascardo S, Acchiardo S, Beven EG, Popowniak K, Nakamoto S (1970) Proximal arteriovenous fistulae for haemodialysis when radial arteries are unavailable. Proc Europ Dial Transplant Assoc 7:42–46
Chinitz JL, Tokoyama T, Bower R, Swartz C (1972) Self-sealing prosthesis for arteriovenous fistula in man. Trans Am Soc Artif Intern Organs 18:452–457
Chong DS, Turner LA, Gadegaard N, Seifalian AM, Dalby MJ, Hamilton G (2015) Nanotopography and plasma treatment: redesigning the surface for vascular graft endothelialisation. Eur J Vasc Endovasc Surg 49(3):335–343
Cimino JE (2007) Historical perspective on more than 60 years of hemodialysis access. Semin Vasc Surg 20(3):136–140
Clark PB, Parsons FM (1966) Routine use of the Scribner shunt for haemodialysis. Br Med J 1(5497):1200–1202
Collins AJ, Shapiro L, Keshaviah P, Ilstrup K, Andersen R, O'Brien T, Cosentino LC (1983) Multicentre clinical experience with the Hemasite blood access device. In: Kootstra G, Jorning PJG (Hrsg) Access surgery. MTP press,
Dagher FJ, Gelber RL, Ramos EJ, Sadler JH (1976) Basilic vein to brachial artery fistula: a new access for chronic hemodialysis. South Med J 69(11):1438–1440
De Vriese AS, D'Haeninck A, Mendes A, Ministro A, Krievins D, Kingsmore D, Mestres G, Villanueva G, Rodrigues H, Turek J, Zieliński M, De Letter J, Coelho A, Loureiro LA, Tozzi M, Menegolo M, Alija PF, Theodoridis PG, Gibbs P, Ebrahimi R, Nauwelaers S, Kakkos SK, Matoussevitch V, Moll F, Gargiulo M (2024) Study protocol of a prospective single-arm multicenter clinical study to assess the safety and performance of the aXess hemodialysis graft: The pivotal study. J Vasc Access 25(4):1301–1307. https://doi.org/10.1177/11297298231174932
Ebner A, Gallo S, Castellano J, Filartiga M, Haarstad A, Pries C, Gahlbeck K, McMahon M, Herrera C, Avila M, Schankereli K, Murphy R, Stenoien M, Syedain Z, Wasse H (2024) First-in-human evaluation of a biological regenerative vascular conduit for hemodialysis access. J Vasc Access 25(4):1271–1278. https://doi.org/10.1177/11297298221147709
Geelhoed WJ, Moroni L, Rotmans JI (2017) Utilizing the foreign body response to grow tissue engineered blood vessels in vivo. J Cardiovasc Transl Res 10(2):167–179
Genoni M, Decurtins M, Metzger U, Largiadèr F (1990) Omniflow: eine neue Gefässprothese für Hämodialysezugänge [Omniflow: a new vascular prosthesis for hemodialysis access]. Helv Chir Acta 57(2):209–212
Glickman MH, Lawson JH, Katzman HE, Schild AF, Fujitani RM (2003) Challenges of hemodialysis access for high-risk patients: Impact of mesenteric vein bioprosthetic graft. J Vasc Access 4(2):73–80
Golding AL, Nissenson AR, Raible D (1979) Carbon transcutaneous access device (CTAD). Proc Clin Dial Transplant Forum 9:242–247
Gracz KC, Ing TS, Soung LS, Armbruster KF, Seim SK, Merkel FK (1977) Proximal forearm fistula for maintenance hemodialysis. Kidney Int 11(1):71–75
Gradman WS, Cohen W, Haji-Aghaii M (2001) Arteriovenous fistula construction in the thigh with transposed superficial femoral vein: our initial experience. J Vasc Surg 33(5):968–975
Haas G (1923) Dialysieren des strömenden Blutes am Lebenden. Klin Wochenschr 2(41):1257

Hadziomerovic A, Hirji Z, Coffey N (2017) Modified inside-out technique for continued use of chronically occluded upper central veins. J Vasc Interv Radiol 28(5):757–761

Haimov M (1978) Clinical experience with the expanded polytetrafluoroethylene vascular prosthesis. Angiology 29:1–6

Hessinger M, Zitta S, Allmayer T, Baumann A, Tomka M, Holzer H, Tiesenhausen K (2003) Alternatives in hemodialysis vascular access – the DIALOCK® port device. Eur Surg 35(6):306–308

Hueso M, Navarro E, Sandoval D, Cruzado JM (2019) Progress in the development and challenges for the use of artificial kidneys and wearable dialysis devices. Kidney Dis 5(1):3–10

Hull JE, Jennings WC, Cooper RI, Narayan R, Mawla N, Decke MD (2022) Long-Term Results from the Pivotal Multicenter Trial of Ultrasound-Guided Percutaneous Arteriovenous Fistula Creation for Hemodialysis Access. J Vasc Interv Radiol. 33(10):1143-1150. https://doi.org/10.1016/j.jvir.2022.05.016

Jakimowicz JJ, Kwan TS, Diderich F, Tordoir JHM, Golding AL (1983) Needleless dialysis using the Biocarbon device. In: Kootstra G, Jorning PJG (Hrsg) Access surgery. MTP press,

Karava V, Jehanno P, Kwon T, Deschênes G, Macher MA, Bourquelot P (2017) Autologous arteriovenous fistulas for hemodialysis using microsurgery techniques in children weighing less than 20 kg. Pediatr Nephrol 33:855–862

Katzman HE, McLafferty RB, Ross JR, Glickman MH, Peden EK, Lawson JH (2009) Initial experience and outcome of a new hemodialysis access device for catheter-dependent patients. J Vasc Surg 50(3):600–607

Kolff WJ (1965) First clinical experience with the artificial kidney. Ann Int Med 62:608–619

Lawson JH, Glickman MH, Ilzecki M, Jakimowicz T, Jaroszynski A, Peden EK, Pilgrim AJ, Prichard HL, Guziewicz M, Przywara S, Szmidt J, Turek J, Witkiewicz W, Zapotoczny N, Zubilewicz T, Niklason LE (2016) Bioengineered human acellular vessels for dialysis access in patients with end-stage renal disease: two phase 2 single-arm trials. Lancet 14:2026–34

Levin NW, Yang PM, Hatch DA, Dubrow AJ, Caraiani NS, Ing TS, Gandhi VC, Alto A, Davila SM, Prosl FR, Polaschegg HD, Megerman J (1998) Initial results of a new access device for hemodialysis technical note. Kidney Int 54(5):1739–1745

Li MC, Chang PY, Luo HR, Chang LY, Lin CY, Yang CY, Lee OK, Wu Lee YH, Tarng DC (202) Functioning tailor-made 3D-printed vascular graft for hemodialysis. J Vasc. Access. 25(1):244–253. https://doi.org/10.1177/11297298221086173

Lok CE, Huber TS, Lee T, Shenoy S, Yevzlin AS, Abreo K, Allon M, Asif A, Astor BC, Glickman MH, Graham J, Moist LM, Rajan DK, Roberts C, Vachharajani TJ, Valentini RP, National Kidney Foundation (2020) KDOQI Clinical Practice Guideline for Vascular Access. Am J Kidney Dis 75(4 Suppl 2):S1–S164

May J, Tiller D, Johnson J, Stewart J, Sheil AG (1969) Saphenous-vein arteriovenous fistula in regular dialysis treatment. N Engl J Med 280(14):770

McGonigle DJ, Schrock LG, Hickman RO (1983) Experience using central venous access for long-term hemodialysis. A new concept. Am J Surg 145:571–573

Merouani A, Lallier M, Paquet J, Gagnon J, Lapeyraque AL (2014) Vascular access for chronic hemodialysis in children: arteriovenous fistula or central venous catheter? Pediatr Nephrol 29:2395–2401

Mindich BP, Silverman MJ, Elguezabal A, Levowitz BS (1975) Umbilical cord vein fistula for vascular access in hemodialysis. Trans Am Soc Artif Intern Organs 21:273–280

Paulson WD, Kipshidze N, Kipiani K, Beridze N, DeVita MV, Shenoy S, Iyer SS (2012) Safety and efficacy of local periadventitial delivery of sirolimus for improving hemodialysis graft patency: first human experience with a sirolimus-eluting collagen membrane (Coll-R). Nephrol Dial Transplant 27(3):1219–1224

Piccone VA Jr, Lee H, Ramos S, Ahmed N, DiScala V, Hammanci M, Piccone VA, Nielsen E, LeVeen HH, Berger E (1975) Preserved allografts of dilated saphenous vein for vascular access in hemodialysis: an initial experience. Ann Surg 182(6):727–732

Quicken S, Mees B, Zonnebeld N, Tordoir J, Huberts W, Delhaas T (2022) A realistic arteriovenous dialysis graft model for hemodynamic simulations. PLoS ONE 17(7)

Quinton W, Dillard D, Scribner BH (1960) Cannulation of blood vessels for prolonged hemodialysis. Trans Am Soc Artif Intern Organs 6:104–113

Rajan DK, Ebner A, Desai SB, Rios JM, Cohn WE (2015) Percutaneous creation of an arteriovenous fistula for hemodialysis access. J Vasc Interv Radiol 26(4):484–490

Ramada DL, de Vries J, Vollenbroek J, Noor N, Ter Beek O, Mihăilă SM, Wieringa F, Masereeuw R, Gerritsen K, Stamatialis D (2023) Portable, wearable and implantable artificial kidney systems: needs, opportunities and challenges. Nat Rev Nephrol 19(8):481–490

Shaldon S, Silva H, Pomeroy J, Rae AI, Rosen SM (1964) Percutaneous femoral venous catheterization and reusable dialysers in the treatment of acute renal failure. Trans Am Soc Artif Intern Organs 10:133–135

Silva MB Jr, Hobson RW 2nd, Pappas PJ, Haser PB, Araki CT, Goldberg MC, Jamil Z, Padberg FT Jr (1997) Vein transposition in the forearm for autogenous hemodialysis access. J Vasc Surg 26(6):981–986 (discussion 987–8)

Simonian SJ, Stuart FP, Hill JL, Mahajan SK (1977) Conversion of a Scribner shunt to an arteriovenous fistula for chronic dialysis. Surgery 82(4):448–451

Sparks CH (1973) Silicone mandril method for growing reinforced autogenous femoro-popliteal artery grafts in situ. Ann Surg 177(3):293–300

Tesio F, De Baz H, Panarello G, Calianno G, Quaia P, Raimondi A, Schinella D (1994) Double catheterization of the internal jugular vein for hemodialysis: indications, techniques, and clinical results. Artif Organs 18(4):301–304

Turmel-Rodrigues L, Boutin JM, Camiade C, Brillet G, Fodil-Chérif M, Mouton A (2009) Percutaneous dilation of the radial artery in nonmaturing autogenous radial-cephalic fistulas for haemodialysis. Nephrol Dial Transplant 24(12):3782–3788

Weijmer MC, Vervloet MG, ter Wee PM (2004) Compared to tunnelled cuffed haemodialysis catheters, temporary untunnelled catheters are associated with more complications already within 2 weeks of use. Nephrol Dial Transplant 19:670–677

Widmer MK, Aregger F, Stauffer E, Savolainen H, Heller G, Hakki H, Carrel T, Schmidli J, Mohaupt MG (2004) Intermediate outcome and risk factor assessment of bovine vascular heterografts used as AV-fistulas for hemodialysis access. Eur J Vasc Endovasc Surg 27(6):660–665

Wilmink T, Hollingworth L, Powers S, Allen CC Dasgupta I (2016) natural history of common autologous arteriovenous fistulae: consequences for planning of dialysis access. Eur J Vasc Endovasc Surg 51(1):134–140

Zollo A, Cavatorta F, Galli S (2001) Experience using a new vascular port access device for hemodialysis: preliminary clinical results. J Vasc Access 2(2):51–55

Zonnebeld N, Tordoir JHM, van Loon MM, de Smet AAEA, Huisman LC, Cuypers PWM, Schlösser FJV, Lemson S, Heinen SGH, Bouwman LH, Toorop RJ, Huberts W, Delhaas T, Shunt Simulation Study Group (2020) Pre-operative patient specific flow predictions to improve haemodialysis arteriovenous fistula maturation (Shunt Simulation Study): A randomised controlled trial. Eur J Vasc Endovasc Surg 60(1):98–106

Das akute und chronische Nierenversagen

Gianmarco Sabiu und Maurizio A. Gallieni

Inhaltsverzeichnis

Wichtige Publikationen der Autoren Gianmarco Sabiu und Maurizio Gallieni

1. Barba Teba R, López Arsuaga L, Firket L, Ferreira F, Moest W, Stoneman S, Georgopoulou GA, Bratsiakou A, Gallieni M (2024) Vascular access hands-on training for young nephrologists: The fellows' experience of the N-PATH project REVAC module. J Vasc Access 25(5):1371–1375. https://doi.org/10.1177/11297298231180325
2. Sabiu G, Gallieni M (2023) Pathophysiology of arteriovenous fistula maturation and nonmaturation. Clin J Am Soc Nephrol 18(1):8–10. https://doi.org/10.2215/CJN.13101122
3. Heidempergher M, Sabiu G, Orani MA, Tripepi G, Gallieni M (2021) Targeting COVID-19 prevention in hemodialysis facilities is associated with a drastic reduction in central venous catheter-related infections. J Nephrol 34(2):345–353. https://doi.org/10.1007/s40620-020-00900-3

M.K. Widmer, A. Zdoroveac, A. Isaak (Hrsg.), *Dialysezugänge in Theorie und Praxis*,
https://doi.org/10.1007/978-3-662-72908-3_2

2.1 Einleitung

Dieses Kapitel beschäftigt sich hauptsächlich mit chronischen Nierenerkrankungen im Endstadium, der dialysepflichtigen, chronischen Nierenerkrankung (*ESRD: end-stage kidney disease*) und deren Auswirkungen auf die Gesundheitssysteme weltweit. Das Krankheitsbild stellt im klinischen Alltag aufgrund seiner komplexen Pathophysiologie und wegen seiner vielfältigen Erscheinungsformen eine große Herausforderung dar. Eine *ESRD* tritt entweder als Folge einer akuten Nierenschädigung (*AKI: acute kidney injury*) auf, welche ohne Erholung nach 7 Tagen als akute Nierenerkrankung (*AKD: acute kidney disease*) bezeichnet wird, oder aufgrund eines fortgeschrittenen Stadiums einer chronischen Nierenerkrankung (*CKD: chronic kidney disease*). Das Verständnis der zugrunde liegenden Mechanismen, welche die *ESRD*-Progression vorantreiben, einschließlich Entzündung und Fibrose, ist entscheidend für ein effektives Management und eine adäquate Behandlung. Zu den präventiven Maßnahmen gehören eine Blutdrucksenkung und die Reduktion der Proteinurie mit *ACE*- und *SGLT2*-Hemmern.

Aufgrund steigender Inzidenzraten belastet die *ESRD* die Gesundheitssysteme weltweit enorm. Der Zugang zu Gesundheitsversorgung und zu adäquater Behandlungsqualität sind regional sehr unterschiedlich. Die wirtschaftlichen Auswirkungen der *ESRD* mit direkten medizinischen Kosten für Diagnostik und Therapie sowie schlussendlich Dialyseverfahren, aber auch indirekte Kosten wie der Verlust der Produktivität, sind große Herausforderungen für alle Beteiligten im Gesundheitswesen.

Mit Blick auf die Entwicklung zukünftiger Strategien zur Optimierung des Managements von Patient*innen mit *ESRD* bedarf es auch aufgrund der Komplexität der Krankheitsbilder intensiver und innovativer Forschung auf dem Gebiet. Dies umfasst die Prävention, eine patientenzentrierte Versorgung und innovative Behandlungsmodalitäten wie z. B. die Xenotransplantation. Durch die breitgefächerte Erforschung von Themen zur *ESRD* können Gesundheitsanbieter die Behandlungsergebnisse verbessern, die Lebensqualität der Patient*innen erhöhen und die wirtschaftliche Belastung zu senken.

2.2 Pathophysiologie des Nierenversagens

Da die Nieren für den Körper eine große Bedeutung haben und neben der Ausscheidung von Abfallprodukten weitere wichtige Funktionen erfüllen, manifestiert sich die *ESRD* sehr unterschiedlich. Die Nephrone regulieren als strukturelle Einheit in einem komplexen Verfahren die Blutfiltration, die Sekretion und Reabsorption von Ionen und Metaboliten sowie die Ausscheidung von Urin (◘ Abb. 2.1). Die *ESRD* kann sich auf 2 Hauptweisen manifestieren: als Folge einer akuten Nierenerkrankung oder als endgültige Progression einer chronischen Nierenerkrankung.

Im klinischen Alltag ist die *ESRD* das am häufigsten auftretende Szenario einer *CKD*. Für die Ärzt*innen ist es eine Herausforderung abzuschätzen, welche Patient*innen bis zu ihrem Tod noch eine ausreichende Nierenfunktion haben werden, also keine Dialyse brauchen.

2

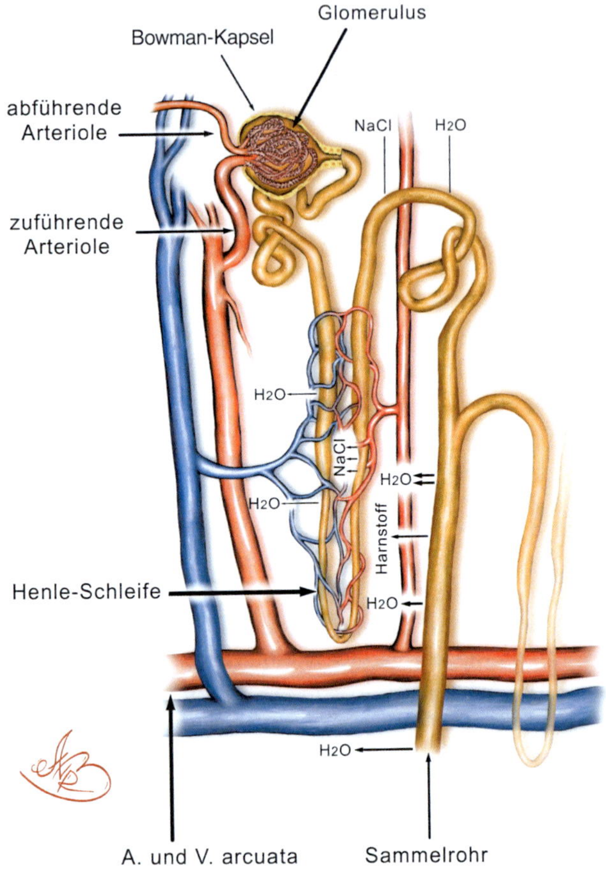

Abb. 2.1 Struktur und physiologische Funktion eines Nephrons

2.2.1 Akutes Nierenversagen

Die *AKI/AKD* zeichnet sich durch eine schnelle Verschlechterung der Nierenfunktion aus, die oft den Blutharnstoff (BUN) und den Serumkaliumspiegel rasch ansteigen lässt, begleitet von einer reduzierten Urinausscheidung. Wenn die *AKI/AKD* bis zur *ESRD* voranschreitet, wird eine Nierenersatztherapie (*RRT: renal replacement therapy*) erforderlich. Die *AKI* steht für die klinische Manifestation einer eingeschränkten Nierenfunktion, welche auf unterschiedliche Pathologien zurückzuführen ist.

Die Pathophysiologie der *ESRD*, die sich aus einem akuten Nierenversagen entwickelt, variiert erheblich, abhängig von der zugrunde liegenden Ursache der akuten Nierenschädigung. Wir klassifizieren die *AKI/AKD* generell in 3 Formen: prärenal, renal und postrenal.

Eine prärenale *AKI/AKD* entsteht typischerweise durch eine verminderte Blutzufuhr zu den Nieren, oft aufgrund von Faktoren wie Hypovolämie, kardiogenem Schock, Nierenarterienstenosen oder schwerer Hypotonie. In diesem Szenario beeinträchtigt der verminderte renale Blutfluss die glomeruläre Filtration. Obwohl diese Form der *ESRD* normalerweise umkehrbar ist, sobald die renale Hämodynamik wiederhergestellt ist und nicht strukturelle Schäden am Nierengewebe verursacht, kann eine anhaltende Ischämie manchmal zu einer akuten Tubulusnekrose (*ATN: acute tubular necrosis*) führen (◘ Abb. 2.2).

Die renale *AKI/AKD* hat unterschiedliche Ursachen, da verschiedene Nephronsegmente betroffen sein können. Häufige Ursachen sind die rasch fortschreitende Glomerulonephritis (*RPGN: rapidly progressiv glomerulonephritis*), eine ischämisch oder nephrotoxische akute Tubulusnekrose bzw. eine akute interstitielle Nephritis (*AIN: acute interstitial nephritis*). Bei der *RPGN* ist hauptsächlich das Glomerulum betroffen. Immunvermittelte Schäden lösen eine schnelle Ausdehnung der parietalen Epithelzellen der Bowman-Kapsel aus, die „glomeruläre Halbmonde" bilden, welche die glomeruläre Filtration behindern.

Bei einer akuten Tubulusschädigung führt der schnelle Tod von proximalen Tubuluszellen zu einer Beeinträchtigung der Resorptions- und Sekretionsprozesse innerhalb des proximalen Nephrons. Darüber hinaus kann die Tubulusnekrose die Filtration beeinflussen und letztendlich zur *ESRD* führen.

Im Gegensatz dazu zeigen sich bei einer akuten interstitiellen Nephritis histopathologisch eine Entzündung und ein interstitielles Ödem mit einem mononukleären Zellinfiltrat, das hauptsächlich aus T-Lymphozyten besteht, die das Interstitium und die Tubuli infiltrieren. Dieser Zustand kann zu erhöhten intraglomerulären Drücken und Tubulusschäden führen, welche die Nephronfunktion anders als bei der *ATN* beeinflussen, aber dennoch zur Nierenschädigung beitragen.

Postrenale Formen der *AKI/AKD* sind mit obstruktiven Störungen verbunden, die den retrograden hydrostatischen Druck innerhalb des Nephrons erheblich erhöhen. In solchen Fällen kommt es pathophysiologisch zu einem plötzlichen Anstieg des tubulären Druckes, was zu einer verminderten glomerulären Durchblutung und nachfolgend zu einer renalen Minderperfusion führt.

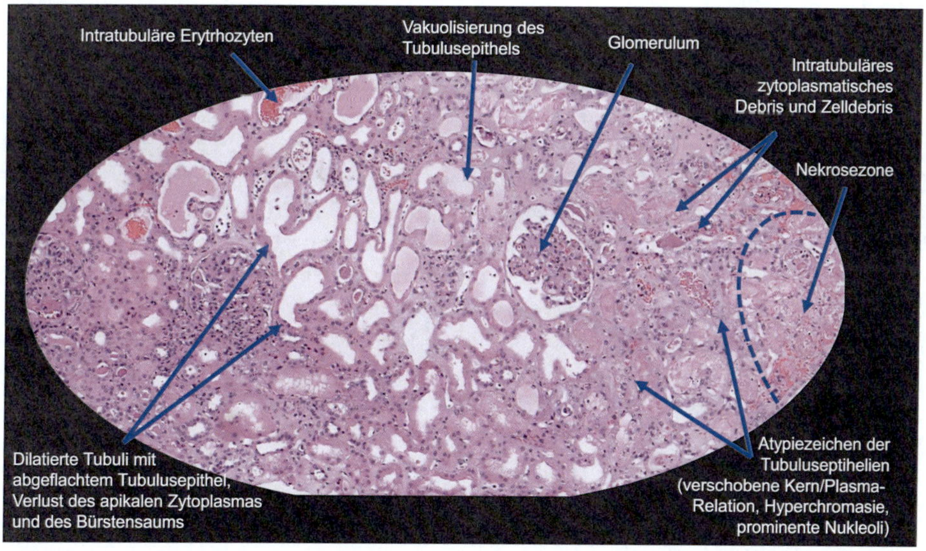

◘ **Abb. 2.2** Histologisches Bild einer akuten Tubulusnekrose. (Freundliche Überlassung durch das Institut für Pathologie, Universität Bern)

Obwohl viele der oben genannten Krankheitsbilder potenziell reversibel sind, sind die Patient*innen möglicherweise über längere Zeiträume von einer Dialyse abhängig. Die Chronifizierung einer *AKI* bzw. einer *AKD* ist in einzelnen Fällen möglich, was zu einer irreversiblen dialysepflichtigen chronischen Nierenerkrankung führt (Kellum et al. 2021; Sato et al. 2020).

2.2.2 Chronisches Nierenversagen

Im Kontext einer *CKD* hat der fortschreitende Funktionsverlust der Nieren tiefgreifende Auswirkungen auf die allgemeine Gesundheit. Bei der *CKD* nimmt typischerweise die glomeruläre Filtrationsrate (GFR) ab, welche ein Maß für die Fähigkeit der Nieren ist, für den Körper giftige und überschüssige Substanzen effizient aus dem Blutstrom auszuscheiden.

Mit fortschreitender *CKD* schreitet dieser Rückgang der GFR voran, was die Eliminierung von Abfallprodukten weiter vermindert und zur Ansammlung von toxischen Metaboliten im Blut bzw. im Körper führt. Die chronische Entzündung des Nierengewebes ist ein typisches Merkmal einer fortschreitenden *CKD*. Die Entzündung betrifft hauptsächlich die Tubuli, aber auch andere Faktoren, wie oxidativer Stress, können die Tubulusfunktion schädigen.

> *ESRD*-Patient*innen haben eine empfindlich gestörte Elektrolyt- und Säure-Basen-Regulation und leiden unter der Retention von überschüssigem Wasser.

Der chronische Entzündungsprozess wird hauptsächlich durch Immunzellen vermittelt, die das Nierengewebe infiltrieren. Diese Immunzellen setzen Mediatoren frei, welche eine Entzündung auslösen und die Entwicklung einer Nierenfibrose fördern, was zu einer übermäßigen Bildung von Narbengewebe führt (Abb. 2.3). Die Fibrose ersetzt nach und nach die gesunden Nierenzellen und zerstört die Struktur und Funktion der Nieren. Im Stadium der *ESRD* hat die Fibrose die funktionellen Zellen der Nephrone weitestgehend verdrängt (Huang et al. 2023). Eine *ESRD* beeinträchtigt des Weiteren die Regeneration von Bicarbonat, was zu einer Ansammlung von freien Säuren im Blutstrom führt und damit zu einer metabolischen Azidose. Diese geht mit einem erhöhten kardiovaskulären Risiko und einer erhöhten Mortalität einher (Kim 2021).

Die verminderte Fähigkeit, Kalium auszuscheiden, führt zu einem Elektrolytanstieg im Plasma. Durch Kompensationsmechanismen der metabolischen Azidose wie dem Austausch von Wasserstoffionen (H^+) gegen Kaliumionen (K^+) wird die Hyperkaliämie verstärkt. Das Risiko für kardiovaskuläre Ereignisse und die damit verbundene Mortalität werden hierdurch erhöht (Seliger 2019).

Patient*innen mit *ESRD* haben Schwierigkeiten, das Plasmavolumen aufgrund ihrer verminderten renalen Filtrationskapazität zu regulieren. Die Natriumretention, die durch eine beeinträchtigte Ausscheidung entsteht, birgt das Risiko einer Volumenüberlastung, was wiederum Einfluss auf die Herzfunktion hat. Die verminderte Fähigkeit, toxische Metabolite auszuscheiden, führt zur Anhäufung von urämischen Toxinen. Diese Substanzen kommen in verschiedenen Größen vor – kleine Moleküle (0,5–15 kDa), mittlere Moleküle (bis 25 kDa) und große Moleküle (bis 58 kDa) – und sind verantwortlich für viele systemische Symptome bei *ESRD*-Patient*innen, einschließlich Müdigkeit, Übelkeit, Juckreiz und peripherer Neuropathie.

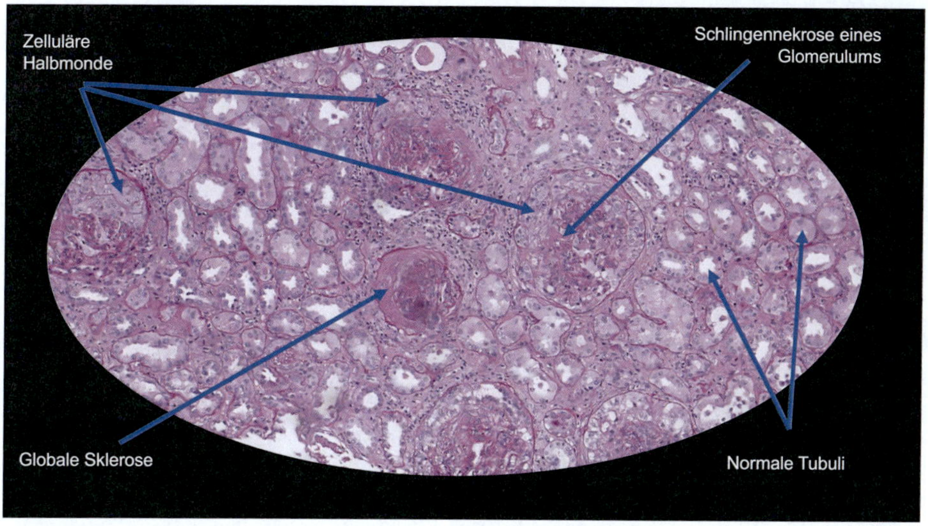

Abb. 2.3 Histologischer Befund einer pauci-immunen Glomerulonephritis (ANCA-Vasculitis assoziiert) mit Entzündung und Fibrose. (Freundliche Überlassung durch das Institut für Pathologie der Universität Bern)

Neben den oben geschilderten Funktionen reguliert die Niere die Erythropoese durch die Produktion und Sekretion von Erythropoietin, einem Hormon, das die Produktion roter Blutkörperchen stimuliert. Bei einer *ESRD* geht diese Funktion verloren, was zu einer normozytären, normochromen Anämie aufgrund eines Erythropoietinmangels führt (Fishbane und Spinowitz 2018).

Die Niere reguliert zudem den Kalzium-Phosphor-Stoffwechsel. Sie spielt auch eine entscheidende Rolle bei der Umwandlung von Vitamin D in seine aktive Form, Dihydroxy-Vitamin D, das die Kalziumaufnahme im Duodenum erleichtert. Bei einer *ESRD* setzt das Fehlen dieser Aktivierung eine Kaskade von Kompensationsmechanismen in Gang. Die Nebenschilddrüse erhöht die Freisetzung des Parathormons (PTH), was zur Knochendemineralisation, zu einem Verlust von Knochenkalzium und einer erhöhten Phosphorfreisetzung führt, mit einer im Labor nachweisbaren Hyperphosphatämie (Sprague et al. 2021). Auch ist die enterale Eisenresorption vermindert.

2.3 Klinische Bilder

Eine *CKD* entsteht typischerweise aufgrund unterschiedlicher Bedingungen, wobei die häufigste Ursache Diabetes mellitus ist, gefolgt von arterieller Hypertonie, Glomerulonephritis und polyzystischer Nierenerkrankung. Die *ESRD* ist gekennzeichnet durch eine Reihe von systemischen und verschiedenen klinischen Manifestationen, die variieren können, je nachdem, ob sie akut auftritt oder als fortschreitende Verschlechterung eines chronischen Nierenversagens. Die Symptome von Personen mit langsam fortschreitender *ESRD* umfassen Müdigkeit, Schläfrigkeit, Appetitverlust, Übelkeit, periphere Neuropathie, trockene Haut und allgemeinen Juckreiz. Bei akuter *ESRD* werden die Patient*innen anurisch oder zeigen eine deutlich reduzierte Urinausscheidung. Sie weisen einen veränderten Bewusstseinszustand auf und/oder leiden unter extremer Müdigkeit (Murtagh et al. 2007).

Laboruntersuchungen, die bei *ESRD*-Patient*innen durchgeführt werden, offenbaren oft charakteristische Abnormalitäten. Dazu gehören erhöhte Serumkreatininwerte, eine deutliche Abnahme der geschätzten glomerulären Filtrationsrate (eGFR) unter 15 ml/min, ein erhöhter Blut-Harnstoff-Stickstoff (*BUN: blood urea nitrogen*), ein erhöhtes Serumkalium, ein Ungleichgewicht im Kalzium-Phosphat-Stoffwechsel, eine Anämie und eine metabolische Azidose.

Ähnliche Laborbefunde werden bei Patient*innen mit *AKI* beobachtet, die eine *RRT* benötigen. Allerdings erfolgen die Entwicklung einer Anämie und Veränderungen im Kalzium-Phosphor-Stoffwechsel in diesen Fällen oftmals langsamer, und das Serumkalzium ist tiefer als bei einer CKD mit etabliertem sekundärem Hyperparathyreoidismus.

Personen mit *ESRD* können zusätzliche Komplikationen im Zusammenhang mit ihrer Erkrankung erleiden. Verminderter Appetit und Übelkeit kann eine Mangelernährung begünstigen; eine verminderte Eisenaufnahme führt zu einer Mikrozytose und in Kombination mit einem Erythropoietinmangel zu einer mikrozytären Anämie. Darüber hinaus kann eine Reduktion der Proteinaufnahme, die oft empfohlen wird, um die Progression einer *CKD* in fortgeschrittenere Stadien zu bremsen, zu einem Abbau der Muskelmasse führen, wenn diese Umstellung nicht korrekt unter Einbezug einer Ernährungsberatung durchgeführt wird. Der sekundäre Hyperparathyreoidismus, der durch eine Reduzierung der Vitamin-D-Aktivierung in den Nieren entsteht und mit einer Hypokalzämie und Hyperphosphatämie einhergeht, vermindert die Knochenmasse und verändert die Knochenqualität, was das Risiko von Knochenbrüchen erhöht.

Die Behandlung von Patient*innen mit *ESRD* stellt Nephrolog*innen vor eine Vielzahl von Herausforderungen, die direkt und indirekt mit der zugrunde liegenden Nierenerkrankung zusammenhängen. Die Komplexität der Krankheitsbilder erfordert einen umfassenden Abklärungs- und Therapieansatz, der sowohl die Nierenfunktion als auch die allgemeine Gesundheit und das Wohlbefinden der Patient*innen berücksichtigt. Bei einer nicht kausal behandelbaren Erkrankung ist auch ein palliatives Therapiekonzept zu bedenken.

2.4 Bedeutung der chronischen Nierenerkrankung im Endstadium für das Gesundheitssystem

2.4.1 Epidemiologie der *ESRD* weltweit

Die *ESRD* stellt eine bedeutende und stetig wachsende Herausforderung für das Gesundheitswesen weltweit dar. Die Zahl der Patient*innen, die aufgrund einer *ESRD* ein Nierenersatzverfahren benötigen, z. B. eine Dialyse oder Nierentransplantation, wird auf 5–8 Mio. weltweit geschätzt (Thurlow et al. 2021). *Die ESRD* kann plötzlich in Form einer *AKI/AKD* auftreten, die eine *RRT* erfordert, aber häufiger entsteht sie als Folge der fortschreitenden Entwicklung einer *CKD*.

> Aktuelle globale Schätzungen haben Aufschluss über die Prävalenz einer *CKD* gegeben und gezeigt, dass zwischen 11,7 und 15,1 %, im Mittel etwa 13,4 % der Weltbevölkerung betroffen sind (■ Abb. 2.4).

Nur ein Bruchteil der *CKD*-Patient*innen erreicht eine *ESRD*. Zwischen 2000 und 2019 stieg die Inzidenz der *ESRD* in den USA um 42 %, die Anzahl prävalenter *ESRD*-Fälle um 119 %. Höhere prozentuale Veränderungen sowohl bei den neu auftretenden als auch bei den vorliegenden *ESRD*-Fällen gab es bei asiatischen und hispanischen Personen und bei Patient*innen mit arterieller Hypertonie oder Diabetes mellitus als Hauptursache (Burrows et al. 2022). Dieser starke Anstieg unterstreicht die klinische und soziale Relevanz für Bevölkerungsgruppen in aller Welt. Im oben genannten Zeitraum wurde jedoch auch ein Rückgang der bereinigten Inzidenzrate um 7,6 % beobachtet. Dies deutet auf einen verbesserten Zugang zu Gesundheitseinrichtungen und auf ein effektiveres Patientenmanagement hin.

Im Ländervergleich gibt es erhebliche Unterschiede in der *ESRD*-Inzidenz. Im Jahr 2019 rapportiert der *Global Kidney Health Atlas* (*GKHA*) der International Society of Nephrology (*ISN*) eine durchschnittliche *ESRD*-Inzidenz für 79 Länder von 144 Patienten pro 1 Mio. Einwohner (*pmp*). Taiwan, die Vereinigten Staaten, Mexiko und Thailand meldeten die höchsten *ESRD*-Inzidenzen mit je 493, 378, 355 oder 346 *pmp*/Jahr. Die niedrigsten Inzidenzen wurden von Südafrika, der Ukraine, Weißrussland, Bangladesch, Russland, Jordanien, Peru, Kolumbien, Iran, Albanien und Estland gemeldet. Hier betrugen die Inzidenzen zwischen 22 und 85 *pmp*/Jahr. Eine neuere Veröffentlichung aus dem Jahr 2022 berichtet von einer weiterhin erhöhten *ESRD*-Inzidenzrate von 525 *pmp* für Taiwan und 396 *pmp* für die Vereinigten Staaten (*United States Renal Data System, USRDS* 2022). Im Gegensatz dazu melden europäische Länder, einschließlich der Schweiz, Finnland, Serbien, Russland, Estland und Litauen, erheblich niedrigere Inzidenzraten, die < 100 pmp/Jahr liegen. Diese geografischen Unterschiede betonen den Einfluss regionaler Faktoren, der Gesundheitsinfrastruktur und des Zugangs zur medizinischen Versorgung auf die Prävalenz und Progression der *ESRD*.

Neben europäischen Ländern (insbesondere den nordischen Ländern) ist die *ESRD*-Inzidenz in Ländern mit einem hohen Einkommen, wie Australien und Neuseeland, am niedrigsten. Das Vorhandensein funktionierender Gesundheitssysteme mit effizienter Prävention von Bluthochdruck, Diabetes mellitus und *CKD*-Progression könnte die niedrigeren *ESRD*-Raten erklären. Allerdings ist die *ESRD*-Inzidenz in Gebieten mit einem

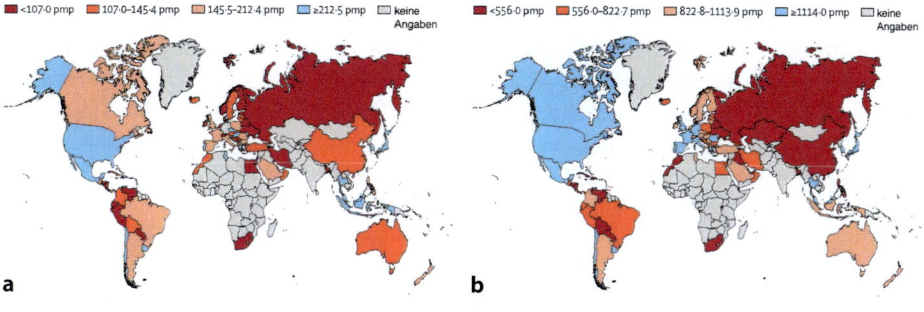

■ **Abb. 2.4** Inzidenz (a) und Prävalenz (b) von behandeltem Nierenversagen, *pmp*: *per million population*. (Aus Bello et al. 2024; mit freundlicher Genehmigung durch den Elsevier-Verlag)

hohen Einkommen in Ost- und Südostasien sehr hoch. Dafür können mehrere Faktoren verantwortlich sein. Ein höheres *CKD*-Auftreten ist durch eine größere Prävalenz von Risikofaktoren wie Alter (insbesondere in Japan), Diabetes mellitus, Bluthochdruck, Fettleibigkeit und glomeruläre Erkrankungen, sowie eine verbesserte Überlebensrate bei Personen mit *CKD* zu erklären (Thurlow et al. 2021).

Ein Lichtblick ist die Beobachtung, dass in einigen westlichen Hochlohnländern die *ESRD*-Inzidenzraten relativ stabil, in einigen Fällen in der Beobachtungszeit von 2003 bis 2016 sogar leicht rückläufig sind. Dies könnte auf eine verbesserte Prävention und Behandlung des Diabetes mellitus und des Bluthochdrucks zurückzuführen sein.

Mehrere Faktoren wie Alter, Ethnie und geografische Lage, beeinflussen das Fortschreiten einer *CKD* zu einer *ESRD*. Besonders das Alter spielt eine besondere Rolle in der Epidemiologie der *ESRD*. Im Jahr 2020 zeigte die *ESRD*-Inzidenz altersbedingte Variationen, mit steigenden Raten in älteren Kohorten. So hatte beispielsweise die Altersgruppe der über 75-Jährigen eine Inzidenzrate von 1447 pmp, während die Rate bei den 0- bis 17-Jährigen mit 12 *pmp* deutlich tiefer lag. Diese Unterschiede in den Inzidenzraten hängen mit dem chronischen Charakter der zugrunde liegenden Krankheiten zusammen, die zu *ESRD* führen, da diese Erkrankungen im Laufe der Zeit fortschreiten (Gupta et al. 2021).

Die *GKHA*-Umfrage der *ISN* von 2019 lieferte zusätzlich zu den Inzidenzraten auch Daten zur *ESRD*-Prävalenz. In 91 Ländern betrug die durchschnittliche Prävalenz 759 *pmp*. Die USA haben die höchste Anzahl an behandelten Patient*innen (709.501), gefolgt von Japan (328.000) und Brasilien (180.000). Die Prävalenz von behandeltem *ESRD* variierte fast um den Faktor 30 zwischen den erfassten Ländern. Taiwan meldete die höchste Prävalenz von behandelter *ESRD* (3392 *pmp*), gefolgt von Japan (2599 *pmp*) und den USA (2196 *pmp*).

Der jüngste Bericht über globale Unterschiede bei Nierenerkrankungen und deren Versorgung in verschiedenen Ländern und Regionen der Welt – wiederum basierend auf dem *ISN-GKHA* – umfasste 167 von 191 (87 %) Länder, die 97,4 % der Weltbevölkerung (7,70 Mrd. von 7,90 Mrd.) repräsentieren (Bello et al. 2024). Chronische Hämodialyse war in 162 von 165 (98 %) Ländern verfügbar, chronische Peritonealdialyse in 130 (79 %) und Nierentransplantation in 116 (70 %). Allerdings konnte nur in 121 von 164 (74 %) Ländern mehr als 50 % der Patient*innen eine Nierenersatztherapie angeboten werden.

Bello et al. geben interessanterweise auch die Prävalenz von Nephrolog*innen in ihrem Bericht an. Die globale Medianprävalenz betrug 11,8 pmp (IQR 1,8–24,8), mit einer 80-fachen Differenz zwischen Ländern mit niedrigem und hohem Einkommen. Der Mangel an Gesundheitspersonal differiert stark in verschiedenen Regionen und Ländern und hängt vom Einkommensniveau ab. Länder mit den höchsten Zahlen an Nephrolog*innen waren Japan (11.000 *pmp*) und die USA (10.000 *pmp*), während einige Länder eine sehr niedrige Anzahl aufwiesen. In dieser Berufsgruppe waren 35 % weiblich. Mehrere Länder meldeten Engpässe beim nephrologischen Gesundheitspersonal. Eine Unterversorgung an Nephrolog*innen findet sich in 64 % von 167 Ländern, bei den pädiatrischen Nephrolog*innen beträgt der Wert 69 %, für die Transplantationschirurg*innen 66 %, für Ernährungsberater*innen 61 % und für das Dialysepflegepersonal 58 %.

In 58 % der Länder wird die Einlage von zentralvenösen Kathetern (ZVK) durch die öffentliche Hand vollständig oder zumindest mit einer Kostenbeteiligung bezahlt. In Europa sind es über 90 % aller Länder. Bei der Schaffung von Gefäßzugängen (arteriovenöse Fisteln oder arteriovenöse Grafts) beträgt die öffentliche Finanzierung bezogen auf 166

Länder 54 %, bei der Einlage von Peritonealdialysekathetern sind es 53 %, und für die Nierentransplantation liegt der Wert bei 52 %.

Eine weitere kürzlich erschienene Publikation verglich die 2021 *ESRD*-Daten zur Nierenersatztherapie aus dem Register der *European Renal Association* (*ERA*) mit denjenigen des *USRDS* (Stel et al. 2024). Im Vergleich zu Europa haben die USA eine fast 3-fach höhere Inzidenz an Nierenersatztherapie (Europa 144 *pmp*, USA 410 *pmp*) mit einer 2-fach höheren Prävalenz (Europa 1188 *pmp*, USA 2436 *pmp*), eine fast 2-fach höhere Nierentransplantationsrate (Europa 42 *pmp*, USA 77 *pmp*) und eine 1,6-fach höhere Sterblichkeit (Europa 99 pro 1000 Patientenjahre, USA 157 pro 1000 Patientenjahre). Trotz einer viel höheren Nierentransplantationsrate in den USA lebten 47 % aller europäischen Prävalenzpatienten mit einem funktionierenden Transplantat, während in den USA dies nur rund 1/3 (32 %) war (Stel et al. 2024). Die Art der initialen Nierenersatztherapie war in den beiden Kohorten ähnlich: Hämodialyse in Europa 82 %, in den USA 84 %; Peritonealdialyse 14 % vs. 13 %; und präemptive Nierentransplantation 4 % vs. 3 % (Stel et al. 2024).

2.4.2 Wirtschaftliche Auswirkungen der *ESRD*

Während in einigen Ländern in den letzten Jahren ein Trend zu einer sinkenden Inzidenz zu verzeichnen war, steigt die Prävalenz der *ESRD* stetig an. Diese Entwicklung verstärkt die mit dieser Erkrankung verbundene wirtschaftliche Belastung. *ESRD* ist mit hohen Kosten für medizinische Ausgaben, Dialyse, Transplantation, aber auch für die oft vernachlässigten Auslagen, welche aus verminderter Produktivität und reduzierter Lebensqualität resultieren, verbunden. Die wirtschaftliche Belastung ist für alle Gesundheitssysteme der Welt extrem herausfordernd. Die finanzielle Belastung von *ESRD* variiert jedoch erheblich zwischen Ländern und Regionen. Faktoren wie Zugänglichkeit zur Gesundheitsversorgung, Verfügbarkeit von Nierenersatztherapien, Gesundheitspolitik und sozioökonomische Bedingungen tragen alle zu Unterschieden in den wirtschaftlichen Auswirkungen der *ESRD* bei.

In den Vereinigten Staaten beispielsweise gibt die *American Society of Nephrology* (ASN) an, dass die jährliche wirtschaftliche Belastung durch *ESRD* 32 Mrd. US-Dollar beträgt. Darüber hinaus hat sich das finanzielle Umfeld rund um *ESRD* in den letzten 10 Jahren dramatisch verändert durch einen signifikanten Anstieg der Kosten. Im Jahr 2012 betrugen die jährlichen medizinischen Kosten zur Behandlung der *ESRD* von bei Medicare versicherten Patient*innen 65.312 US-Dollar, für diejenigen mit privater Versicherung zwischen 96.000 und 180.000 US-Dollar. Ein Jahrzehnt später, im Jahr 2022, verursachen Medicare-Patient*innen durchschnittliche jährliche Ausgaben von 80.509 US-Dollar. Für privat versicherte Personen fallen heute im 1. Jahr der Dialyse durchschnittliche Ausgaben von 238.126 US-Dollar an (League et al. 2022; Wang et al. 2016). Die Ausgaben für einen Nierenersatz sind auch für Länder mit niedrigen und mittleren Einkommen mit jährlichen Kosten von 3424–47.971 US-Dollar pro Patienten herausfordernd (Mushi et al. 2015).

Bello et al. (2024) legt auch Zahlen zu den Kosten für die In-Center-Hämodialyse aus 109 Ländern vor. Die jährlichen Mediankosten im Jahr 2021 betrugen 19.380 US-Dollar pro Person, mit einem Bereich von 1646 US-Dollar in Burkina Faso bis 103.443 US-Dollar in Costa Rica. Ähnlich variieren die jährlichen Kosten pro Patient*in für die Peritonealdialyse (Median 18.959 US-Dollar) und die Kosten für die Nierentransplantation im 1. Jahr (Median 26.903 US-Dollar) je nach Land und Region.

Diese Kostenunterschiede sind hauptsächlich auf Faktoren wie den begrenzten Zugang zur Dialyse, verringerte finanzielle Beiträge von staatlichen Institutionen und Versicherungen zu den Dialysekosten, einen Mangel im Bereich der Gesundheitsinfrastruktur und an ausreichend ausgebildeten Gesundheitsfachleuten zurückzuführen. So decken beispielsweise in Südostasien in Ländern mit hohem Einkommen hauptsächlich der Staat (65 %) oder Versicherungen (30 %) die Dialysekosten. Im Gegensatz dazu werden in Ländern mit niedrigen Einkommen die Ausgaben mit einem Anteil von 41 % durch die Patient*innen getragen. Länder mit niedrigem Einkommen verfügen darüber hinaus über eine schlechtere Dialyseinfrastruktur mit einem Median von 53 Dialysemaschinen pro 1000 *ESRD*-Patient*innen, im Gegensatz zu 110 Geräten in Ländern mit hohem Einkommen. Diese Differenz führt letztendlich zu Unterschieden in der Qualität der Versorgung. In Ländern mit hohem Einkommen erhalten die meisten Patient*innen mehr als 2 Dialysesitzungen pro Woche (84 %), während sich in Ländern mit niedrigem Einkommen die Patient*innen in der Regel mit weniger als 2 Sitzungen pro Woche begnügen müssen. Länder mit niedrigem Einkommen bevorzugen oft keine regelmäßigen Dialyseschemata, sodass weniger häufig Sitzungen angeboten werden (Alexander et al. 2021).

Neben den direkten Kosten, die mit der Dialysebehandlung und medizinischen Therapien verbunden sind, belasten viele andere mit *ESRD* verbundene Aufwendungen kollektiv die Ökonomie eines Landes. So sind *ESRD*-Patient*innen oft in ihrer Mobilität eingeschränkt und nach Dialysesitzungen extrem erschöpft, was eine Transportunterstützung zu und von den Behandlungszentren erfordert. Die 3-mal pro Woche anfallenden Transportkosten für zentrumsgebundene Dialysen sind für die Mehrheit der *ESRD*-Patient*innen erheblich. In den Vereinigten Staaten belaufen sich die geschätzten jährlichen Kosten für dialysebezogene Transporte auf erschreckende 3 Mrd. US-Dollar, wobei etwa die Hälfte auf Krankenwagendienste entfallen (Stephens et al. 2013).

An einer Nierenerkrankung leidende Personen haben es oft schwer, einer regelmäßigen beruflichen Tätigkeit nachzugehen, um ein ausreichendes Einkommen zu generieren. In der Tat steht ein erheblicher Teil dieser Personen vor großen beruflichen Herausforderungen. In den USA sind etwa 81 % dieser Patient*innen arbeitslos oder krankgeschrieben; dies im Gegensatz zu einer Arbeitslosenquote in der Normalbevölkerung von 10–15 %. Bemerkenswert ist auch die Tatsache, dass der Beschäftigungsgrad von 38 % 6 Monate vor Beginn der *ESRD* auf 24 % bei Beginn der Dialyse sinkt. Auch in anderen Teilen der Welt ist die Situation ähnlich. Das finnische Register für Nierenerkrankungen gibt ebenfalls eine niedrige Beschäftigungsquote von 33 % an. Eine kürzlich in Indien durchgeführte Studie stellte fest, dass die Beschäftigungsquote bei Patient*innen nach Beginn der Dialyse bei 29,9 % lag (Hallab und Wish 2018). Darüber hinaus erlebten 44 % bzw. 51 % der Patient*innen, die eine Hämodialyse bzw. Peritonealdialyse begannen, einen Beschäftigungsverlust abhängig von Alter, ethnischer Herkunft und Bildungsstand mit finanziellen Folgen für die betroffene Person und deren Familien.

Nebenerscheinungen einer Dialyse machen eine regelmäßige Überwachung durch Gesundheitsanbieter notwendig. Die Therapiemodalitäten setzen die Patient*innen einem erhöhten Risiko für verschiedene Begleiterkrankungen aus, welche die körperliche Funktion und persönliche Arbeitsleistung beeinträchtigen können.

2.5 Was erwartet uns in der Zukunft?

Das künftige *ESRD*-Management muss sich vielen Herausforderungen stellen. Dies trifft insbesondere angesichts der steigenden Inzidenz und Prävalenz zu, welche eng mit der steigenden Lebenserwartung der Bevölkerung weltweit verbunden sind. Die demografische Verschiebung hin zu einer älteren *ESRD*-Patientenpopulation bringt zusätzliche Komplexität mit sich. Ältere Menschen haben oft zusätzliche Begleiterkrankungen, was medizinische Betreuung aufwendiger und ressourcenintensiver macht. Dies schlägt sich unmittelbar in höheren Gesundheitskosten nieder. Regionen mit einem erheblichen Anteil an älteren Menschen werden durch die zunehmende Prävalenz von *ESRD*-Patient*innen, die eine Nierenersatztherapie benötigen, eine deutlich höhere wirtschaftliche Belastung erfahren (Himmelfarb et al. 2020).

Um diese Herausforderungen zu bewältigen, ist eine umfassende Neubewertung der aktuellen ökonomischen Modelle zur Dialyse und der Richtlinien in Bezug auf Behandlungsoptionen erforderlich. Die Gesamtkosten der Dialyse, insbesondere der Hämodialyse in Zentren, sind erheblich und werden voraussichtlich weiter steigen, da die *ESRD*-Population wächst. Das Festhalten am Status quo im *ESRD*-Management, gekennzeichnet durch eine starke Abhängigkeit von Dialysezentren, könnte den rechtzeitigen Zugang zu optimaler Behandlung gefährden, insbesondere für Bevölkerungsgruppen mit fehlenden finanziellen Mitteln und einem begrenzten Zugang zu Bildungs- und Gesundheitsressourcen.

> Ein Paradigmenwechsel hin zu einem patientenzentrierten Ansatz ist zwingend, um die Herausforderungen zu bewältigen. Investitionen in Präventionsstrategien und auch palliative Angebote haben eine große Bedeutung.

Personen zu identifizieren, die ein Risiko für die Entwicklung einer *CKD* haben, und die Implementierung von Frühinterventionen können helfen, die Inzidenz der *ESRD* erheblich zu reduzieren. Darüber hinaus kann die Förderung der ambulanten Peritonealdialyse und der Heimhämodialyse die Patientenautonomie erhöhen, die Lebensqualität verbessern und potenziell die Gesundheitskosten senken. Dies gilt insbesondere in Ländern mit niedrigem Einkommen und eingeschränkter Verfügbarkeit von Gesundheitseinrichtungen.

Aus technologischer Sicht könnte die Xenotransplantation in Zukunft das *ESRD*-Management verändern (Montgomery et al. 2022). Die jüngste Entwicklung von Schweineorganen, die so konstruiert sind, dass sie histokompatibel mit Menschen sind, könnte die Transplantation revolutionieren. Erfolgreiche Xenotransplantationen wären eine kostengünstigere Alternative zur Langzeitdialyse, da die Ausgaben im Zusammenhang mit Transplantatempfänger*innen im Allgemeinen niedriger sind. Diese Patient*innen benötigen oft weniger Krankenhausaufenthalte und haben ein besseres Langzeitüberleben.

Zusammenfassend bedarf es in Zukunft eines ganzheitlichen Ansatzes bei der Betreuung von Patient*innen mit *ESRD*, welche die Prävention, patientenzentrierte Versorgung und innovative Lösungen umfasst.

Die zunehmende Inzidenz der *ESRD*, insbesondere bei älteren Menschen mit mehreren Begleiterkrankungen, erfordert eine Neubewertung der aktuellen Praktiken und die Erforschung von kosteneffektiven Alternativen, wie z. B. eine Xenotransplantation oder aber auch eine reine Palliation. Durch eine proaktive Auseinandersetzung mit diesen Herausforderungen können im Gesundheitswesen die Patientenergebnisse verbessert und die wirtschaftliche Belastung reduziert werden.

2.6 Fazit

- Die *ESRD* ist das Ergebnis eines irreversiblen Verlustes der Nierenfunktion aufgrund progressiver Verschlechterung, entweder durch akutes Nierenversagen (*AKI* bzw. *AKD*) mit schneller Verschlechterung der Nierenfunktion oder durch eine fortgeschrittene chronische Nierenerkrankung mit multifaktoriell bedingtem (Entzündung, Fibrose), progressivem Rückgang der glomerulären Filtrationsrate.
- Klinisch manifestiert sich die *ESRD* durch systemische Symptome wie Müdigkeit, Übelkeit, peripherer Neuropathie und Juckreiz; im Labor ist ein erhöhtes Serumkreatinin, eine verminderte errechnete GFR, ein erhöhter Blut-Harnstoff-Stickstoff-Wert und eine Hyperkaliämie oftmals begleitet von einer metabolischen Azidose zu beobachten. Zusätzlich wird die *ESRD* durch Mangelernährung, Eisenmangelanämie und einen sekundären Hyperparathyreoidismus erschwert.
- Die Inzidenz und Prävalenz der *ESRD* steigen weltweit, wobei der Zugang zur Gesundheitsversorgung, die Qualität der Behandlung und die wirtschaftlichen Folgen je nach Region stark variieren. Dabei fallen nicht nur direkte, sondern auch indirekte Kosten an. Die finanziellen Unterschiede beeinflussen entsprechend die Behandlungserfolge.
- Präventionsstrategien, die auf *CKD*-Risikofaktoren abzielen, sind wesentlich, um die *ESRD*-Inzidenz zu reduzieren. Eine patientenzentrierte Versorgung und innovative Behandlungsmethoden wie Xenotransplantation bieten vielversprechende Wege zur Verbesserung der Ergebnisse. Die Bewältigung von Gesundheitsunterschieden und die Implementierung von kosteneffektiven Lösungen sind entscheidend, um die wachsende Belastung durch *ESRD* zu verringern. Je nach Situation kann auch eine Palliation eine Behandlungsstrategie sein.

Kommentar

Markus Hollenbeck

Die Autoren Gianmarco Sabiu und Maurizio Gallieni beschreiben ausführlich die Pathophysiologie der chronischen Nierenkrankheit (*CKD*) und die Störungen des Organismus auf verschiedenen Ebenen. Verlauf und klinische Symptome können sehr unterschiedlich sein. Ausführlich wird auf die Folgen für Gesundheitssysteme eingegangen bezüglich der Bedeutung und der Kosten. Inzidenz und Prävalenz der dialysepflichtigen Niereninsuffizienz variieren weltweit außerordentlich, wobei Faktoren wie der Zugang zum Gesundheitssystem und die Übernahme der Kosten relevant sind.

In meinem Kommentar möchte ich zusätzlich Aspekte zur Prävention und Progressionshemmung einbringen. Wichtig ist auch die optimierte Versorgung von Patient*innen in der Prädialysephase und zum Beginn der Dialyse.

Ein akutes Nierenversagen ist in der intensivmedizinischen Behandlung eine häufige Komplikation schwerer Systemerkrankungen wie Sepsis, Trauma, Tumorerkrankung und erheblicher Kreislaufinsuffizienz. Es kommt zu einem relevanten Abfall der glomerulären Fitrationsrate. Bei rasch behebbaren Störungen kann sich das akute Nierenversagen rasch und vollständig zurückbilden. Es gibt aber auch Situationen, bei denen ein renaler Restschaden bestehen bleibt. Bei schwerer struktureller Störung der Nieren kann eine dauerhafte Dialysebedürftigkeit verbleiben.

Die unterschiedlichen Verläufe sind abhängig von der Grunderkrankung, aber auch von der optimierten intensivmedizinischen Behandlung. Hier ist die enge Kooperation von Intensivmediziner*innen und Nephrolog*innen notwendig, um potenziell behandelbare Erkrankungen zu erkennen und einer Therapie zuzuführen. So sind z. B. intraparenchymale Erkrankungen wie eine Glomerulonephritis oder eine interstitielle Nephritis zu nennen, ein optimiertes Volumenmanagement und die mögliche Vermeidung nephrotoxischer Substanzen (Bienholz und Kribben 2013). Diese Behandlungsmodalitäten scheinen relevanter zu sein als die Wahl verschiedener Dialyseentgiftungsverfahren wie Hämodialyse oder eine kontinuierliche Nierenersatztherapie. Auch die Wahl der Intensität der extrakorporalen Entgiftung oder die Wahl spezieller Dialysefilter ergibt keinen eindeutigen Überlebensvorteil. Eckpfeiler für die Prognose des akuten Nierenversagens sind die supportive Therapie und die interdisziplinäre Zusammenarbeit.

Eine chronische Niereninsuffizienz mit einer GFR von < 60 ml/min tritt häufig auf, insbesondere im Alter. Nur wenige dieser Patient*innen zeigen eine Progression der Erkrankung bis zur dialysepflichtigen Niereninsuffizienz. Diese frühzeitig zu erkennen, ist Aufgabe von Präventionsprogrammen. Das Mortalitätsrisiko und das Risiko einer raschen Verschlechterung der Nierenfunktion steigt sowohl mit dem Ausmaß der Nierenfunktionseinschränkung (niedrige eGFR) als auch mit steigender Albuminurie bzw. Proteinurie gemessen als Albumin/Kreatinin-Ratio (CKD Work Group 2024).

Auch in Ländern mit umfassender Gesundheitsversorgung wie in Deutschland werden Screeningsuntersuchungen auf Albuminurie viel zu selten durchgeführt und teilweise von den Krankenkassen nicht vergütet. Die Albuminurie ist ein erheblicher Risikofaktor der Funktionsverschlechterung bei allen Patienten und führt zur gesteigerten Mortalität, nicht nur im Rahmen der diabetischen Nephropathie, sondern aller Nierenerkrankungen. Die Aufmerksamkeit im hausärztlichen Bereich bezüglich der Eiweißausscheidung ist noch nicht ausreichend. Es wäre notwendig, solche Patienten frühzeitig einem Nephrologen vorzustellen und/oder Medikamente zu verordnen, die die Progressionswahrscheinlichkeit der Niereninsuffizienz verringern. Hierzu gehören eine konsequente Blutdruckeinstellung unter Einschluss von *ACE*-Hemmern oder Angiotensinrezeptorantagonisten, die konsequente Blutzuckereinstellung bei Diabetikern und die Gabe von *SGLT2*-Hemmern und Aldosteronrezeptorantagonisten (van der Giet 2023). Diese Medikamente müssen häufig eingebunden werden in eine schon bestehende Medikation, die wegen anderer Komorbiditäten wie z. B. einer kardiovaskulären Erkrankung bereits indiziert ist.

Eine rechtzeitige Vorstellung niereninsuffizienter Patient*innen bei den Nephrolog*innen im Sinne eines *early referral* ist auch notwendig, um die Dialysepflichtigkeit hinauszuzögern und den Beginn einer Nierenersatztherapie möglichst komplikationslos zu starten. Patient*innen sollten frühzeitig über die verschiedenen Methoden der Nierenersatzverfahren wie Peritonealdialyse, Hämodialyse oder eine präemptive Nierentransplantation (NTx) von einem Lebendspender informiert werden. Patient*innen nach NTx oder unter Heimdialyseverfahren mit Hämodialyse oder Peritonealdialyse haben die höchste Langzeitüberlebenschancen. Gerade in der Phase kurz vor einer Dialyse sind Patient*innen häufig in stationärer Behandlung. Hier sind die behandelnden Ärzt*innen verantwortlich, Patient*innen, die noch nicht nephrologisch betreut werden, an entsprechende Fachärzt*innen zu verweisen.

Die chronischen Dialysebehandlung sollte über einen arteriovenösen Shunt begonnen werden. In allen Arbeiten wurde gezeigt, dass dies mittel- und langfristig die besten Überlebenschancen bietet. Aktuell beginnen aber auch in hochindustrialisierten Ländern wie der USA und Deutschland ca. 80 % der Dialysepatienten ihre Dialysebehandlung über einen implantierten Vorhofkatheter (Kolbrink et al. 2023). Diese Zugänge weisen deutlich höhere Raten an bakteriellen Blutstrominfektionen, Flussproblemen und Stenosen sowie Verschlüssen zentraler Venen auf.

Wichtige Publikationen des Kommentators Markus Hollenbeck

1. Jester I, Hollenbeck M (2021) Neue Aspekte zum Ultraschall am Hämodialyseshunt. Gefäßchirurgie 26(7):510–521
2. Gallieni M, Hollenbeck M, Inston N et al (2019) Clinical practice guideline on peri- and postoperative care of arteriovenous fistulas and grafts for haemodialysis in adults. Nephrol Dial Transplant 34:II1–II42. https://doi.org/10.1093/ndt/gfz072
3. Hollenbeck M, Graur C (2009) Stellenwert der Sonographie bei der Entscheidungsfindung des Dialysezugangs und bei der Diagnostik der Shuntdysfunktion. Nephrologe 4:42–52

Literatur

Alexander S, Jasuja S, Gallieni M et al (2021) Impact of national economy and policies on end-stage kidney care in South Asia and Southeast Asia. Int J Nephrol 2021:6665901. https://doi.org/10.1155/2021/6665901

Bello AK, Okpechi IG, Levin A et al (2024) An update on the global disparities in kidney disease burden and care across world countries and regions. Lancet Glob Health 12:e382–e395. https://doi.org/10.1016/S2214-109X(23)00570-3 (ISN-GKHA Group)

Bienholz A, Kribben A (2013) KDIGO-Leitlinien zum akuten Nierenversagen. Nephrologe 8:247–251. https://doi.org/10.1007/s11560-013-0752-1

Burrows NR, Koyama A, Pavkov ME (2022) Reported cases of end-stage kidney disease — United States, 2000–2019. MMWR Morb Mortal Weekly Rep 71:412–415. https://doi.org/10.15585/mmwr.mm7111a3externalicon

CKD Work Group (2024) KDIGO 2024 KDIGO 2024 clinical practice guideline for the evaluation and management of chronic kidney disease. Kidney Int 105(4S):S117–S314. https://doi.org/10.1016/j.kint.2023.10.018

Fishbane S, Spinowitz B (2018) Update on anemia in ESKD and earlier stages of CKD: core curriculum 2018. Am J Kidney Dis 71:423–435. https://doi.org/10.1053/j.ajkd.2017.09.026

Gupta R, Woo K, Yi JA (2021) Epidemiology of end-stage kidney disease. Semin Vasc Surg 34:71–78. https://doi.org/10.1053/j.semvascsurg.2021.02.010

Hallab A, Wish JB (2018) Employment among patients on dialysis: an unfulfilled promise. Clin J Am Soc Nephrol 13:203–204. https://doi.org/10.2215/cjn.13491217

Himmelfarb J, Vanholder R, Mehrotra R et al (2020) The current and future landscape of dialysis. Nat Rev Nephrol 16:573–585. https://doi.org/10.1038/s41581-020-0315-4

Huang R, Fu P, Ma L (2023) Kidney fibrosis: from mechanisms to therapeutic medicines. Signal Transduct Target Ther 8:129. https://doi.org/10.1038/s41392-023-01379-7

Kellum JA, Romagnani P, Ashuntantang G et al (2021) Acute kidney injury. Nat Rev Dis Primers 7:52. https://doi.org/10.1038/s41572-021-00284-z

Kim HJ (2021) Metabolic acidosis in chronic kidney disease: pathogenesis, clinical consequences, and treatment. Electrolyte Blood Press 19:29–37. https://doi.org/10.5049/ebp.2021.19.2.29

Kolbrink B et al (2023) Patient-focused outcomes after initiation of dialysis for ESRD: mortality, hospitalization and functional impairment. Nephrol Dial Transplant 38:2528–2536. https://doi.org/10.1093/ndt/gfad099

League RJ, Eliason P, McDevitt RC et al (2022) Assessment of spending for patients initiating dialysis care. JAMA Netw Open 5:e2239131. https://doi.org/10.1001/jamanetworkopen.2022.39131

Montgomery RA, Stern JM, Lonze BE et al (2022) Results of two cases of pig-to-human kidney xenotransplantation. N Engl J Med 386:1889–1898. https://doi.org/10.1056/NEJMoa2120238

Murtagh FEM, Addington-Hall J, Higginson IJ (2007) The prevalence of symptoms in end-stage renal disease: a systematic review. Adv Chronic Kidney Dis 14:82–99. https://doi.org/10.1053/j.ackd.2006.10.001

Mushi L, Marschall P, Fleßa S (2015) The cost of dialysis in low and middle-income countries: a systematic review. BMC Health Serv Res 15:506. https://doi.org/10.1186/s12913-015-1166-8

Sato Y, Takahashi M, Yanagita M (2020) Pathophysiology of AKI to CKD progression. Seminars Nephrol 40:206–215. https://doi.org/10.1016/j.semnephrol.2020.01.011

Seliger SL (2019) Hyperkalemia in patients with chronic renal failure. Nephrol Dial Transplant 34:iii12–iii18. https://doi.org/10.1093/ndt/gfz231

Sprague SM, Martin KJ, Coyne DW (2021) Phosphate balance and CKD – mineral bone disease. Kidney Int Reports 6:2049–2058. https://doi.org/10.1016/j.ekir.2021.05.012

Stel VS, Boenink R, Astley ME et al (2024) A comparison of the epidemiology of kidney replacement therapy between Europe and the United States: 2021 data of the ERA Registry and the USRDS. Nephrol Dial Transplant. https://doi.org/10.1093/ndt/gfae040

Stephens JM, Brotherton S, Dunning SC et al (2013) High costs of dialysis transportation in the United States: exploring approaches to a more cost-effective delivery system. J Health Econ Outcomes Res 1:134–150. https://doi.org/10.36469/9861

Thurlow JS, Joshi M, Yan G et al (2021) Global epidemiology of end-stage kidney disease and disparities in kidney replacement therapy. Am J Nephrol 52:98–107. https://doi.org/10.1159/000514550

United States Renal Data System (2022) Annual data report: epidemiology of kidney disease in the United States. National Institutes of Health, National Institute of Diabetes and Digestive and Kidney Diseases. https://adr.usrds.org/2022

Van der Giet M (2023) SGLT2-Inhibitoren für Herz und Niere. Dtsch Med Wochenschr 148(22):1456–1461. https://doi.org/10.1055/a-1971-3381

Wang V, Vilme H, Maciejewski ML et al (2016) The economic burden of chronic kidney disease and end-stage renal disease. Semin Nephrol 36:319–330. https://doi.org/10.1016/j.semnephrol.2016.05.008

Rund um die Dialyse

Fabienne Aregger und Ursula Dietrich

Inhaltsverzeichnis

Wichtige Publikationen der Autorinnen Fabienne Aregger und Ursula Dietrich

1. Guedes M, Vernooij RWM, Davenport A, Kuhlmann MK, Aregger F, Pecoits-Filho R (2022) Clinical performance, intermediate and long-term outcomes of high-volume hemodiafiltration in patients with kidney failure. Semin Dial 25:420–426
2. Aregger F, Uehlinger DE, Witwoski J et al (2014) Identification of IGFBP-7 by urinary proteomics as a novel prognostic marker in early acute kidney injury. Kidney Int 85:909–919

M.K. Widmer, A. Zdoroveac, A. Isaak (Hrsg.), *Dialysezugänge in Theorie und Praxis*,
https://doi.org/10.1007/978-3-662-72908-3_3

3.1 Einleitung

3

Weltweit sind mehr als 3 Mio. Menschen dialysepflichtig (Himmelfarb et al. 2020). Knapp 90 % der Patient*innen mit einer dialysepflichtigen chronischen Nierenerkrankung werden hämodialysiert, etwa 10 % mit Peritonaldialyse (PD) behandelt (Kovesdy 2022).

Eine akute Nierenschädigung (*AKI: acute kidney injury*) von 1–7 Tagen Dauer kann in eine akute Nierenerkrankung (*AKD: acute kidney disease*) übergehen. Besteht diese länger als 90 Tage, spricht man von einer chronischen Nierenerkrankung (*CKD: chronic kidney disease*), die bei Notwendigkeit einer Dialyse als dialysepflichtige chronische Nierenerkrankung (*ESRD: end-stage renal disease*) bezeichnet wird unabhängig von der zugrunde liegenden Pathologie.

Die Wahl der Dialysemethode ist von vielen Faktoren abhängig. Es gibt zwar viele vermeintliche Kontraindikationen für PD, jedoch nur wenige absolute (fehlende Möglichkeit, einen PD-Katheter zu implantieren, eine fehlende funktionierende peritoneale Membran, aktive chronisch entzündliche Darmerkrankungen). Absolute Kontraindikationen für eine Hämodialyse (HD) sind lediglich die Unmöglichkeit, einen funktionstüchtigen Gefäßzugang zu kreieren.

Die Präferenz des Patienten ist ein entscheidender Faktor bei der Wahl der Nierenersatztherapie (*KRT: kidney replacement therapy*). Aber auch Interventionen des Staates können bei der Wahl der *KRT* eine Rolle spielen. So ist die Prävalenz von PD in Hongkong > 80 % aufgrund einer PD-*first*-Strategie. In Japan, wo es keine staatliche Intervention gibt, aber die PD teurer ist als die HD, beträgt die Quote < 5 %. Aufgrund der großen Veränderung des Lebensalltages in Abhängigkeit von der Dialysemodalität (HD oder PD) sind randomisierte prospektive Studien, welche das Outcome zwischen den Verfahren vergleichen, rar und aufgrund geringer Patientenzahlen nicht aussagekräftig. Die großen Beobachtungsstudien weisen jedoch darauf hin, dass HD und PD äquivalente Dialyseverfahren sind (Mehrotra et al. 2011; Yeates et al. 2012).

Demographische Veränderungen sowie Zunahme von Hypertonie und Diabetes werden in Zukunft zu einer höheren Prävalenz von chronischen Nierenerkrankungen führen.

3.2 Hämodialyse

Die Hämodialyse ist ein extrakorporales Dialyseverfahren, das seit den 1960er-Jahren etabliert ist. In der chronischen Anwendung wird sie stets intermittierend durchgeführt, in der Regel mit 3 Behandlungen pro Woche, die 2 kurze Intervalle beinhalten sowie ein langes von 3 Tagen. Voraussetzung für eine ausreichende Dialysequalität ist ein gut funktionierender Gefäßzugang.

Bei der Hämodialyse fördert eine Blutpumpe das Blut zum Dialysefilter (*dialyzer*) (Abb. 3.1). Um die Gerinnung im extrakorporalen Kreislauf zu hemmen, wird vor dem Dialysefilter ein Antikoagulans zugefügt – dies ist meist Heparin (unfraktioniert oder niedermolekular). Der Filter beinhaltet tausende Kapillaren, durch welche das Blut fließt. Die Kapillaren fungieren als semipermeable Membran und werden von Dialysat umspült, das in der Regel im Gegenstromprinzip zum Blut fließt. Nach Passage des Filters ist im Kreislauf zunächst ein Luftabscheider (*bubble catcher*) und daran anschließend ein Luft-

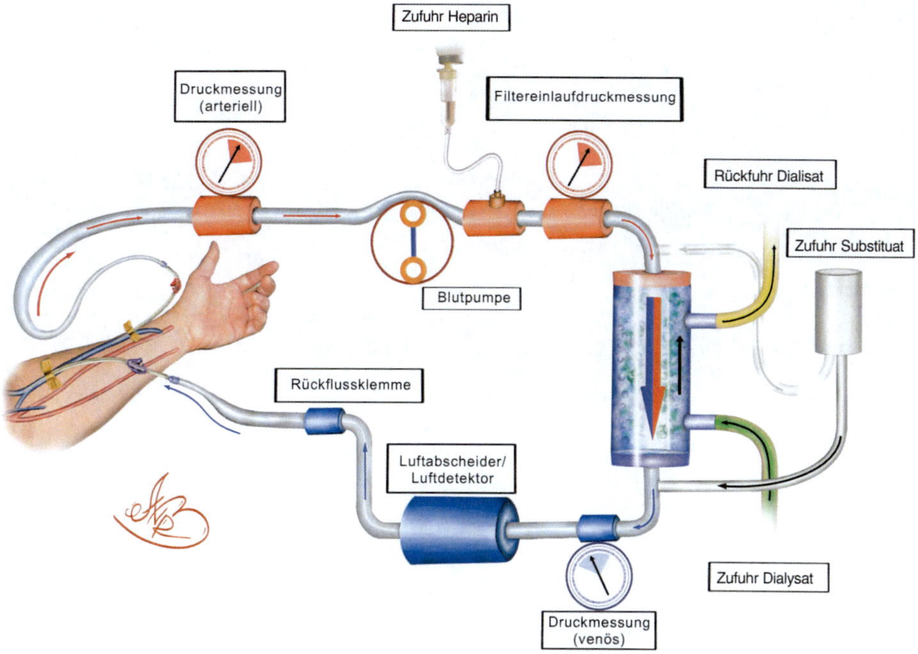

Abb. 3.1 Schematische Darstellung eines Hämodialysekreislaufs

detektor installiert, um Luftembolien zu verhindern bzw. zu erkennen. Die Blutrückgabe erfolgt in der Regel proximal der arteriellen Punktionsstelle. Im Falle einer arteriovenösen Fistel (AVF) oder eines arteriovenösen Grafts (AVG) ist das Blut an beiden Punktionsstellen arterialisiert, im Gegensatz zu zentralvenösen Kathetern, wo venöses Blut dialysiert wird.

> Terminologisch wird das zum Dialysegerät zuführende Gefäß Arterie genannt, und das Gefäß, in welches das Blut retransfundiert wird, wird als Vene bezeichnet.

Bei der Hämodialyse besteht ein Wasserverbrauch von etwa 500 l pro Behandlung (Ben Hmida 2023). Der größte Anteil davon ist unverbrauchtes Wasser, das für die Umkehrosmose notwendig ist, um ultrapures Wasser für die Behandlung zu generieren. Die Umkehrosmose ist ein elementarer Vorgang bei der Aufbereitung der Lösung, die durch den Dialysefilter läuft und als Dialysat bezeichnet wird. Die Generierung von ultrapurem Wasser erfolgt in 3 wesentlichen Schritten.

- Zu Beginn wird Leitungswasser filtriert, durch Austausch von Kalzium und Magnesium durch Natrium enthärtet sowie mit einem Kohleadsorber zur Elimination von Chlorinen, Chloraminen und anderen organischen Kontaminanten vorbehandelt.
- In einem 2. Schritt wird nach erneuter Filtration des Wassers die Umkehrosmose durchgeführt, in der Wasser durch eine semipermeable Membran mit hohem Druck zur Elimination von Bakterien, Toxinen und geladenen Kontaminanten gepresst wird. Danach erfolgt eine Deionisierung, welche kontinuierlich überwacht wird.
- Als letzter Schritt wird das deionisierte Wasser von der Umkehrosmose zum Dialysegerät geleitet (Coulliette 2013; Abb. 3.2).

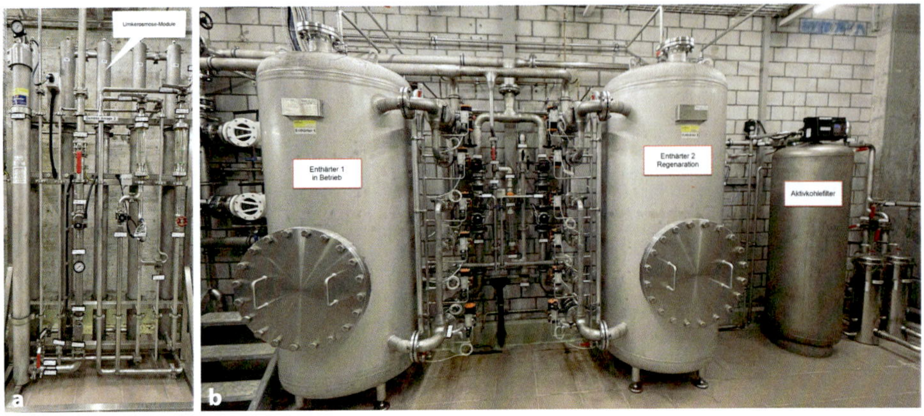

Abb. 3.2 Aufbereitungsanlage für ultrapures Wasser einer mittelgroßen Dialysestation: **a** Module für die Umkehrosmose; **b** Wasserenthärtungsanlage

Die Dialysemaschine führt dann diesem aufbereiteten Wasser individuell dosierte Säure- sowie Bicarbonatkonzentrate zu, um das gewünschte Dialysat aus dem ultrapuren Wasser zu bekommen. Neuere Geräte enthalten einen Bakterien- und Endotoxin retinierenden Ultrafilter, der direkt vor dem Eintritt des Dialysates in den Dialysefilter lokalisiert ist.

Die Dialysatkomposition wird für jeden Patienten individuell festgelegt. Typische Dialysatverordnungen benutzen folgende molekularen Konzentrationspannbreiten:

- Na^+ 134–144 mmol/l,
- K^+ 1–4 mmol/l,
- Ca^{2+} 1,25–1,5 mmol/l,
- Mg^{2+} 0,5–0,75 mmol/l,
- Bicarbonat 28–36 mmol/l,
- Cl^- 106–112 mmol/l,
- Acetat 2–3 mmol/l,
- Glukose 5–8 mmol/l.

Bei der Hämodialyse werden gelöste Teile, sogenannte Solute, hauptsächlich mittels Diffusion eliminiert. Dabei wird Blut mit einer semipermeablen Membran (Dialysefilter) in Kontakt gebracht, um welche das Dialysat fließt. Typische Dialysefilter haben eine Oberfläche zwischen 1,5 und 2,5 m^2. Diese Membran hat unzählige Poren, die durchgängig sind für kleine Moleküle bis zu 10 kDa. Aufgrund des Konzentrationsgradienten dieser kleinmolekularen Solute zwischen Blut und Dialysat diffundieren diese vom Bereich der höheren Konzentration (Blut) in die Dialyselösung mit geringerer Konzentration. Dieser Stoffaustausch ist jedoch bidirektional, was insbesondere relevant ist beim Bicarbonat, das im Dialysat in der Regel in einer höheren Konzentration vorhanden ist als im Blut. Nach Passage des Blutes entlang der Membran des Dialysefilters wird das Blut zurückgegeben. Dieses Verfahren wird Hämodialyse genannt.

Der zweite Mechanismus zur Solutelimination ist die Konvektion. Dabei wird ein hydrostatischer Druckgradient zwischen Blut und Dialysat aufgebaut und Plasmawasser aus dem Blut gepresst (Ultrafiltration). Mit dem Abpressen von Plasmawasser werden somit Solute eliminiert. Das abgepresste Volumen wird dann sogleich durch ein Substituat ersetzt. Die mit Konvektion eliminierbaren Solute sind in Abhängigkeit vom eingesetzten

Dialysefilter sowohl kleinmolekular (< 0,5 kDa) als auch mittelmolekular (0,5–60 kDa). Dieses Verfahren wird Hämofiltration genannt.

Die Kombination von Hämodialyse und Hämofiltration wird Hämodiafiltration (HDF) genannt.

Zur Volumenelimination kann bei jeder Hämodialysebehandlung normalerweise bis zu 5 l Volumen ultrafiltriert werden. Diese Ultrafiltration erfolgt wie bei der Hämofiltration druckgesteuert. Eine hohe Ultrafiltrationsrate > 13 ml/kgKG/h ist hämodynamisch sehr belastend und mit einer höheren Mortalität assoziiert (Assimon 2016). Im klinischen Alltag wird im chronischen Bereich die alleinige Hämofiltration (HF) zur Clearance nicht angewandt, hingegen werden weltweit die meisten Patienten ausschließlich mit Hämodialyse behandelt. Seit mehr als 2 Jahrzehnten wird zunehmend die Hämodiafiltration (HDF), die Kombination von diffusiver und konvektiver Solutelimination, angewandt.

Obschon viel Evidenz bestand, dass mit HDF eine deutlich bessere mittelmolekulare Clearance erreicht werden kann als mit alleiniger HD (Golper 2014), blieb lange offen, ob HDF zu einem Überlebensvorteil führt. Mehrere große randomisiert kontrollierte Studien weisen nun auf ein besseres Überleben mit HDF hin (Blankestijn 2023; Maduell 2013). Zur Verbesserung des Überlebens muss jedoch mit einem großen konvektiven Volumen behandelt werden. Typischerweise beträgt das verordnete konvektive Volumen zwischen 20 und 25 l pro Behandlung. Die Filtration erfolgt volumen- oder druckgesteuert durch die Blutpumpe sowie die Hydraulikpumpe auf Dialysatseite. Um keine bedrohliche Volumendepletion durch Filtration von > 20 l Volumen zu induzieren, wird isotone Dialyselösung mittels eines Ultrafilters aufbereitet und dem Dialyseblut zugeführt. Diese wird Substituat genannt und in der Regel durch Onlinegenerierung erstellt, d. h. durch eine bedarfs- und zeitverzugslose Aufbereitung (Online-HDF). Das Substituat kann sowohl vor dem Dialysefilter infundiert werden (*Predilution*-HDF), nach dem Filter (*Postdilution*-HDF) oder vor und nach dem Filter (*Mixed-Dilution*-HDF) (Tattersall 2013). Voraussetzung für *High-Volume*-HDF ist ein Dialysefilter mit hoher Wasserpermeabilität. Die *Postdilution*-HDF ist pathophysiologisch sinnvoller.

Die Solutelimination durch Dialyse oder die Dialysedosis, wird mit der einheitslosen Formel Kt/V quantifiziert (Gotch 2001). Kt/V repräsentiert das Plasmavolumen, welches von Harnstoff gereinigt wird. Eine Kt/V von 1 bedeutet, dass das durch Hämodialyse behandelte Blutvolumen gleich groß ist wie das Harnstoffverteilungsvolumen.

Kt/V

- **K** steht für die Harnstoffelimination durch den Dialysekreislauf. K ist abhängig vom Blutfluss (Q_b), dem Dialysatfluss (Q_d) und den Dialysefiltereigenschaften.
- **t** steht für die Behandlungszeit.
- **V** entspricht dem Harnstoffverteilungsvolumen.

Die Determinanten von K (Blutfluss, Dialysatfluss, Dialysefiltereffizienz K_0A) sowie die Zeit (t) können individuell verordnet werden. Das Harnstoffverteilungsvolumen, das etwa 50 % des Körpergewichtes bei Frauen und 60 % des Körpergewichtes bei Männern entspricht (Maduell 1994), ist eine nicht veränderbare Variable.

Die aktuellen *KDOQI Guidelines* empfehlen, eine Kt/V von 1,4 pro Behandlung zu verordnen (*prescribed dose*), damit minimal eine Kt/V von 1,2 erreicht werden kann (*delivered dose*) (*KDOQI Clinical Practice Guideline for Hemodialysis Adequacy* 2015).

Die Kt/V kann durch unterschiedliche Methoden objektiviert werden. Am häufigsten angewandt wird das mathematische Modell mit der Formel von Daugirdas (Daugirdas 1993). Wichtigste Determinanten dabei sind

- die Harnstoffkonzentration im Blut vor Dialyse,
- die Harnstoffkonzentration im Blut nach Dialyse,
- die Menge der Ultrafiltration sowie
- das Körpergewicht.

Sie wird routinemäßig alle 1–3 Monaten bei allen HD-Patient*innen bestimmt. Neuere Dialysegeräte bieten ein *Online-Clearance*-Monitoring an. Dabei wird die Diffusion von Natrium bestimmt durch Messung der Leitfähigkeit im Dialysat in der Annahme, dass die Natriumdiffusion identisch ist zur Harnstoffdiffusion. Eine weitere Möglichkeit zur indirekten Bestimmung der Kt/V ist die Messung der Harnstoffreduktionrate (*URR*: *urea reduction rate*). Eine *URR* von 63 % entspricht etwa einer Kt/V von 1,2.

Um eine ausreichende Harnstoffelimination pro Behandlung erreichen zu können, wird im chronischen Bereich typischerweise ein Blutfluss (Q_b) zwischen 300 und 450 ml/min sowie ein Dialysatfluss (Q_d) von 500–600 ml/min verschrieben. Bei Akutdialysebehandlungen und bei Einleitung einer Hämodialysetherapie müssen deutlich tiefere Behandlungscharakteristika angewendet werden, um kein Disäquilibrium mit den Folgen eines Hirnödems zu riskieren. Die Solutclearance kann bei der Hämodialyse nie höher sein als der gewählte Blutfluss. In ► Kap. 8, 10 und 11 werden die Optionen für Gefäßzugänge ausführlich erklärt und die Vor- und Nachteile diskutiert.

3.3 Peritonealdialyse

Die PD ist klassischerweise eine kontinuierliche Dialyseform, die von den Patient*innen selbstständig zu Hause durchgeführt wird. Dabei wird das Peritoneum als semipermeable Membran zur Solutelimination mehrheitlich durch Diffusion genutzt (Teitelbaum 2021). Eine konvektive Solutelimination bei der PD ist zwar möglich, sie erfolgt jedoch ausschließlich durch Ultrafiltration, indem kleine Solute mit dem Wassertransfer die Membran passieren. Dies nennt man *solvent drag*. Aufgrund der sehr guten Durchblutung des Peritoneums bietet sich die peritoneale Membran besonders gut zur Solutelimination an. Die Oberfläche des Peritoneums ist vergleichbar mit jener eines kommerziellen Hämodialysefilters. Das Peritoneum besteht aus einem parietalen (20 %) und einem viszeralen Anteil (80 %). Wie bei der Hämodialyse ist auch bei der PD der Soluttransfer bidirektional. Kleinmolekulare Solute wie Kreatinin, Harnstoff, Phosphat und Kalium diffundieren vom Blut ins Dialysat; hingegen diffundieren Bicarbonat und Glukose vom Dialysat ins Blut aufgrund deren höheren Konzentration im Dialysat verglichen mit der Konzentration im Blut.

Die Transfergeschwindigkeit der Solute variiert stark zwischen den Patient*innen je nach den Eigenschaften des Peritoneums („Transportertyp"). Um PD individuell und damit optimal zu verschreiben, ist es notwendig, den Transportertyp zu evaluieren. Dieser wird in Funktionstests (*peritoneal function tests*) ermittelt (Morelle 2021). Beim am häufigsten angewandten Funktionstest, dem *peritoneal equilibration test* (*PET*), wird nach 4 h Verweildauer des Dialysates die Konzentration von Kreatinin im Dialysat und im Blut bestimmt und ein Quotient berechnet (D/P Kreatinin). Wäre dieser Quotient 1, so wäre das Dialysat mit Kreatinin zum Zeitpunkt Stunde 4 equilibriert. Je höher dieser Quotient ist, umso schneller ist der Transportstatus. Ein D/P Kreatinin Stunde 4 zwischen 0,34 und 0,5 entspricht einem langsamen Transportertyp (*low transporter*) – ein D/P Kreatinin Stunde 4 > 0,81 entspricht einem schnellen Transportertyp (*high transporter*). Entsprechend wird beim Schnelltransporter die Verweildauer eher kurz gewählt und beim Langsamtransporter hingegen länger (Morelle 2021). Der Transportertyp kann erst nach eingeleiteter PD bestimmt werden und ist somit zum Zeitpunkt der Katheterimplantation unbekannt.

Die Volumenelimination bei der PD erfolgt durch die Generierung eines osmotischen Gradienten zwischen Dialysat und Blut. Die herkömmlichen Peritonealdialyselösungen sind stark hyperosmolar aufgrund sehr hoher Glukosekonzentration. Die bei der PD eingesetzten Lösungen enthalten entweder 1,5 % Glukose (entspricht einer Glukosekonzentration von 83 mmol/l), 2,3 % Glukose (entspricht einer Glukosekonzentration von 126 mmol/l) oder 4,25 % Glukose (entspricht einer Glukosekonzentration von 236 mmol/l).

Im Alltag werden auch alternative Osmolyte zur Ultrafiltration eingesetzt. Die am häufigsten eingesetzte Alternative für klassische Glukoselösungen ist das von der peritonealen Membran schlecht resorbierbare Glukosepolymer Icodextrin (Frampton 2003). Als eine weitere Alternative für die Glukoselösungen ist eine Aminosäurelösung auf dem Markt. Typische Dialysatkonzentrationen bei PD sind Na^+ 134 mmol/l, K^+ 0 mmol/l, Ca^{2+} 1,25 mmol/l, Mg^{2+} 0,5 mmol/l, Bicarbonat 34 mmol/l und individuell verschriebene Glukosekonzentrationen bzw. icodextrin- oder aminosäurehaltige Lösungen.

Ein gut funktionierender Peritonealdialysekatheter ist essenziell für die PD. PD-Katheter können sowohl offen chirurgisch, laparoskopisch oder perkutan mit vergleichbarem Outcome eingesetzt werden (Crabtree 2019; siehe ▶ Kap. 18). Empfohlen wird die Einlage eines einlumigen Silikonkatheters mit 2 Dacronmuffen. Die Spitze des Katheters sollte im kleinen Becken liegen (siehe ▶ Kap. 18). Der weitere Verlauf des Katheters erfolgt durch die Rektusmuskulatur mit einem mehrere cm langen Tunnel entlang des Subkutangewebes bis zum Austrittspunkt. Die Katheteraustrittsstelle sollte für Patient*innen sichtbar sein, um eine optimale Pflege zu ermöglichen. Die Katheteraustrittsstelle sollte keine nach oben geöffnete Hauttasche haben, um eine Ansammlung von Debris zu vermeiden.

Die PD kann sowohl kontinuierlich als auch intermittierend erfolgen. Aufgrund des deutlich langsameren und weniger effizienten Soluttransfers verglichen mit der HD ist bei vielen Patienten eine kontinuierliche Therapie notwendig. Da das K in der Formel von Kt/V bei der PD viel kleiner ist als bei der HD, muss die Zeit (t) entsprechend verlängert werden.

Die Beutelwechsel können manuell (*CAPD: continuous ambulatory peritoneal dialysis*) oder mithilfe eines *Cyclers* (*APD: automated peritoneal dialysis*) erfolgen (◻ Abb. 3.3). Ein manueller Wechsel dauert in der Regel 20–30 min. Die Cyclertherapie erfolgt in der Regel nachts. Falls *APD* mit Befüllung nach Ablauf des *APD*-Programms durchgeführt wird, bezeichnet man dies als *CCPD (continuous cycling peritoneal dialysis),* da immer Dialyselösung intraabdominal vorhanden ist. Falls aber keine letzte Füllung nach der *APD* erfolgt, also tagsüber ein Leerbauch besteht, wird diese Therapie auch *NIPD: nightly intermittent peritoneal dialysis* genannt. Einige Patient*innen haben unter *APD* einen Auslaufschmerz kurz bevor das Abdomen leer ist. Dies wird „*drain pain*“ genannt. Andere Patient*innen haben bei nicht optimal liegendem PD-Katheter gehäufte Alarme. In diesen Situationen kann eine *tidal PD* verschrieben werden, bei der nicht das gesamte Volumen ausgetauscht wird, sondern nur 90 % bis minimal 50 % des

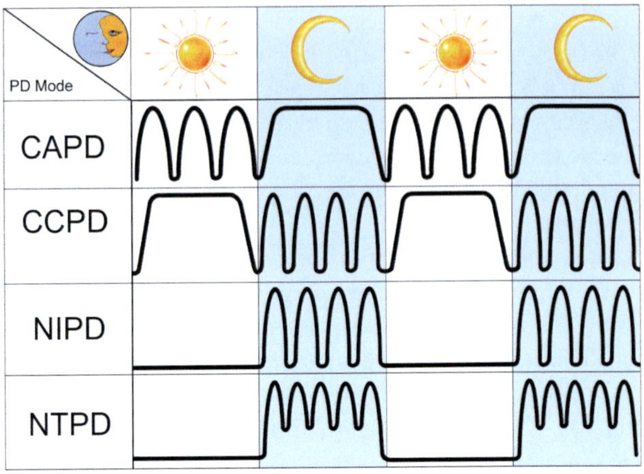

Abb. 3.3 Modalitäten der Peritonealdialyse. *CAPD*: *continuous ambulatory peritoneal dialysis* mit manuellem Beutelwechsel; *CCPD*: *continuous cycling peritoneal dialysis* mit einer Cyclertherapie nachts und einer Befüllung tagsüber; *NIPD*: *nightly intermittent peritoneal dialysis* mit einer Cyclertherapie und Leerbauch tagsüber; *NTPD*: *nightly tidal peritoneal dialysis* mit einer Cyclertherapie nachts mit *tidal* (nicht gesamtes Volumen mit jedem Wechsel ausgetauscht)

Volumens (*NTPD: nightly tidal peritoneal dialysis*) Nachteil davon ist eine schlechtere Dialysequalität (Vychytil 2006).

Es gibt medizinische Gründe, weswegen eine Therapieform der anderen vorgezogen werden sollte. Typischerweise eignen sich Schnelltransporter für die *APD*, da dabei mit kurzen Verweildauern gearbeitet werden kann, und Langsamtransporter für die *CAPD*, wo eine lange Verweildauer besteht. Häufig ist aber die Methodenwahl eine Patientenpräferenz. Gerade berufstätige Patienten*innen bevorzugen die *APD*, da sie tagsüber keine Zeit durch die Dialyse verlieren.

Eine typische *CAPD*-Verordnung beinhaltet 4 Beutelwechsel à 2 l Füllvolumen pro 24 h. Bei der *APD* werden häufig 10 l Dialysat am *cycler* über Nacht verbraucht und im Falle von *CCPD* zusätzlich 2 l mit der Tagesfüllung.

Die Qualität der PD wird ebenfalls in Kt/V quantifiziert. Die Zieldosis ist eine wöchentliche Kt/V > 1,7. Eine höhere Dialysedosis ist nicht mit einem besseren Überleben assoziiert (Paniagua 2002). In den letzten Jahren hat sich der inkrementelle, also schrittweise aufbauende Ansatz in der PD zunehmend etabliert. Dabei wird zu Beginn der PD eine geringere peritoneale Dialysedosis verschrieben, welche zusammen mit der zu Beginn relevanten, renalen Restfunktion in Summe eine ausreichende Solutelimination, Volumen- und Blutdruckkontrolle erlaubt. Unter längerer PD-Therapie kommt es wie auch bei der HD zum weiteren Verlust der renalen Restfunktion. Dann muss die PD-Dosis schrittweise erhöht werden (Blake 2020). Vorteile dieser inkrementellen PD sind ein sanfterer PD-Start, eine bessere Lebensqualität, geringere Kosten und eine geringere Glukosebelastung des Peritoneums.

3.4 Monitoring

Monitoring des Dialysezugangs beinhaltet die klinische Untersuchung des Zugangs, die Dokumentation von Auffälligkeiten bei der Hämodialyse, regelmäßige Bestimmung der Kt/V und der Rezirkulation.

Im Gegensatz dazu werden bei der Surveillance apparative Methoden zur Beurteilung des arteriovenösen Zugangs genutzt.

Eine Rezirkulation tritt auf, wenn „venöses" Blut (Q_b), welches den Dialysefilter verlassen hat, erneut in den „arteriellen" Dialysekreislauf (Q_a) gerät.

Normalerweise gibt es keine relevante Rezirkulation. Eine Rezirkulation von > 10 % weist auf eine Inflowstenose hin (in diesem Falle ist der $Q_a < Q_b$), oder es besteht eine venöse Stenose. Die Rezirkulation kann berechnet werden, indem die Harnstoffkonzentration im „arteriellen" Blut (A, vor dem Dialysefilter), venösen Blut (V, nach dem Dialysefilter) sowie systemisch/peripher (P) bestimmt wird.

$$\text{Rezirkulation in } \% = (P - A)/(P - V) \times 100$$

Alternativ können Dilutionsverfahren angewandt werden.

Einige Anbieter von Dialysegeräten bieten integrierte Module zur Messung der Rezirkulation an, meist durch ein Temperaturdilutionsverfahren (Schneditz 2003). Rezirkulation führt zu einer Verschlechterung der Dialysequalität, da die Solutkonzentration im zum Filter fließenden Blut bereits tief ist und somit nur eine geringere Clearance im Filter erreicht werden kann. Neben der klinischen Untersuchung können Auffälligkeiten an der Dialyse auf Pathologien des Gefäßzugangs hinweisen. Dazu zählen insbesondere folgende Faktoren:

Hinweise für Inflowpathologien bestehen bei Aspiration von Thromben, gehäuften arteriellen Alarmen, Rezirkulation > 10 % oder Punktionsproblemen. Auf Outflowpathologien deuten zum Teil ähnliche Symptome hin wie: Aspiration von Thromben oder Rezirkulation > 10 %, jedoch auch gehäufte venöse Alarme, verlängerte Abdrückzeit bzw. Abfall der Kt/V > 0,2 bei gleich bleibender Verschreibung Verschreibung (Tab. 3.1; siehe ► Kap. 13 und 14).

Tab. 3.1 Typische Zeichen für die Dysfunktion durch Stenosen bei Shunts

Untersuchung	Normal	Inflow Stenose	Outflow Stenose
Palpation	„Schwirren" sanfte Pulsation	Schwirren abnehmend bis fehlend Pulsation verschwindet	Eher harte Pulsation
Auskultation	Kontinuierlich niederfrequentes systolisch-diastolisches Rauschen	Schwirren in der Diastole, verschwindet über der Stenose, hochfrequenter „Möwenschrei" über der Stenose	Schwirren in der Diastole, verschwindet über der Stenose, hochfrequenter „Möwenschrei" über der Stenose
Augmentationstest	Kräftige Pulsation	Keine harte Pulsation	Harte Pulsation (jedoch oft keine Veränderung)
Armhebeversuch	Kollaps der Shuntvene beim Anheben der Extremität über die Horizontale	Kollaps der Vene hinter der Stenose ohne Anheben der Extremität	Vene bleibt gefüllt bis zur Stenose
Inspektion	–	Fehlende Reifung des neuen Shunts	Hand-/Armschwellung (V. a. auf zentralvenöse Stenosen) Bildung von Kollateralvenen rasches Wachstum von Aneurysmen

Der positiv prädiktive Wert für Monitoringauffälligkeiten und bestehende Stenosen liegt für die meisten Methoden zwischen 60 und 90 % (Robbin et al. 2006). Einen tiefen positiv prädiktiven Wert für eine Stenose hatte in dieser Arbeit das Aspirieren von Thromben bei AVG (30 %).

Weitere Pathologien, die sich bei der klinischen Untersuchung darstellen, sind stark geschlängelte Venen, kurze Punktionsstrecken (hier bietet sich die Knopflochpunktion an) und die Ausbildung von Seitenästen. Diese können mit dem Augmentationstest lokalisiert werden. Durch Kompression der Shuntvene fühlen sich diese vermehrt. Rötung und Überwärmung müssen als möglicher Infekt (Rötung, Schwellung, Schmerzen, Austritt von Eiter) abgeklärt und von der Perigraftreaktion des neu angelegten Grafts differenziert werden. Eine gefäßzugangsinduzierte Extremitätenischämie zeigt sich klinisch durch eine kalte, blasse Extremität am Shuntarm, Schmerzen während der HD, später auch als Ruheschmerzen und im Spätstadium durch das Auftreten von Nekrosen. Wird der Shunt komprimiert, zeigt sich eine Verbesserung der Handdurchblutung (die Hand wird warm, und der Schmerz verschwindet, der Puls hinter der Anastomose wird wieder tastbar) (siehe ▶ Kap. 16).

Beim oben beschriebenen Augmentationstest, auch „Verstärkungstest" genannt, wird die Shuntvene komprimiert, was im Normalfall zu einer Zunahme der Pulsation führt. Bei schlechtem Zufluss fehlt diese Augmentation, ebenso, wenn kräftige Seitenäste vorhanden sind. Bei Stenosen ist diese Augmentation bereits aufgrund der Pathologie vorhanden. Mit diesem Test kann auch die Flussrichtung in einem AVG definiert werden.

3.5 Surveillance

Bei der Surveillance wird der Hämodialysezugang unter Einsatz von Geräten evaluiert. Die Duplexsonografie ist die akkurateste und am häufigsten angewandte nichtinvasive Methode zur Beurteilung der Funktionalität eines arteriovenösen Zugangs (siehe ▶ Kap. 5). Die statische venöse Druckmessung kann Hinweise zum Vorhandensein einer venösen Stenose/Graftstenose bei Prothesenshunts geben. Dabei wird die arterielle Dialysenadel an ein Manometer angeschlossen, mit dem der Druck im Graft vor Start der Dialysebehandlung gemessen wird. Diese Druckmessung im Graft wird dann ins Verhältnis zum systolischen Blutdruck gesetzt (*SVP/RR systolic*). Als Methode zur Erfassung von Graftstenosen hat sich diese Messung im klinischen Alltag jedoch nicht etabliert, da es keinen klaren Cut-off gibt, der eine zufriedenstellende Sensitivität und Spezifität hat (Dember 2002). Das Flussmonitoring durch eine Dilutionsmethode quantifiziert den Zugangsfluss (Q_a). Eine Abnahme des Flusses < 600 ml/min oder ein Abfall > 25 % zum Baselinewert weisen auf eine Stenose arteriell, venös oder im Anastomosenbereich bzw. auf eine nicht dilatierende Arterie hin.

3.6 Kanülierung

Die Kanülierungsstrategien unterscheiden sich je nach HD-Zentrum zum Teil beträchtlich (Castro 2020). Allerdings sind Studien bezüglich optimaler Kanülierungsstrategien rar, und entsprechend gibt es nur wenige Empfehlungen zur Punktion in den *KDOQI Guidelines* (Lok 2020).

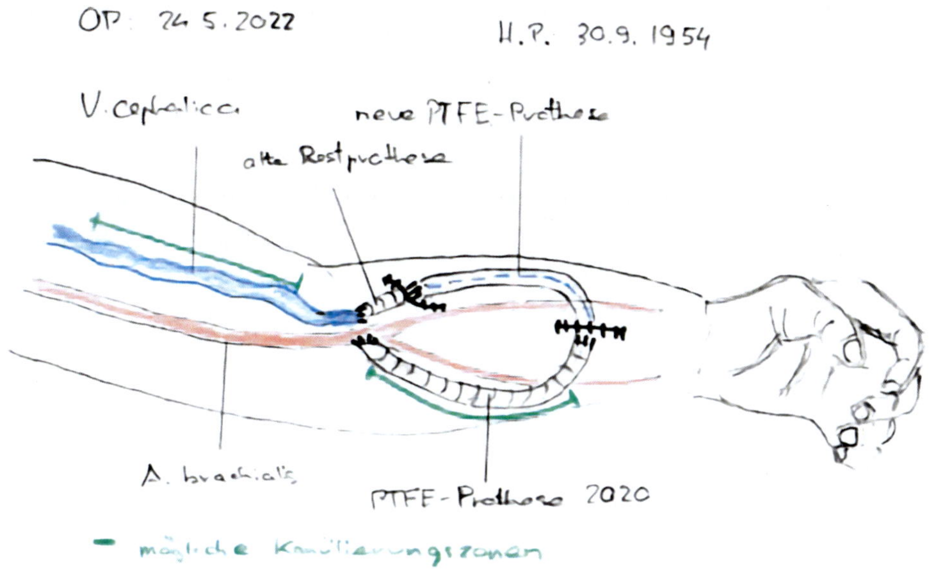

Abb. 3.4 Postoperative Dokumentation bei Shuntneuanlage bzw. nach einer Shuntrevision am Beispiel eines durchgeführten Prothesenteilersatzes am Unterarm

Die Punktion des AV-Zugangs sollte, wann immer möglich, mit 2 Nadeln erfolgen, um eine ausreichende Dialysequalität erreichen zu können. Die meisten Zentren benutzen Edelstahlkanülen, die in Abhängigkeit der Produzenten unterschiedliche Schliffgeometrien haben. Die in den letzten Jahren häufig eigesetzten Plastikkanülen sind möglicherweise gefäßschonender sowie besser bei geschlängelten Gefäßen und unruhigen Patienten. Zum aktuellen Zeitpunkt gibt es jedoch zu wenig Evidenz, um diese Kanülen uneingeschränkt zu empfehlen. Die Länge der Nadel (20–38 mm) und der Durchmesser der Nadel sind relevant, um den Zielblutfluss zu erreichen. In der Regel wird die kürzestmögliche Nadel und der kleinstmögliche Durchmesser verwendet zum Erreichen des Zielblutflusses, solange die venösen Drücke tolerabel sind. Um eine Rezirkulation zu vermeiden, sollte der Abstand zwischen den Nadeln optimalerweise mindestens 5 cm betragen.

Vor der Punktion ist die Inspektion des AV-Zugangs elementar, um die optimale Punktionsstelle zu identifizieren. Eine Zugangsskizze mit Hintergrundinformationen zur Punktionsstrecke ist sinnvoll und sollte bei Eingriffen, insbesondere bei Revisionen, immer von Operateur*innen dem Patienten postoperativ mitgegeben werden. Es sei an dieser Stelle auch nochmals darauf hingewiesen, dass man sich bereits vor einer Shuntanlage über die mögliche Kanülierungsstrecke Gedanken machen soll (Abb. 3.4).

Punktiert wird unter Stauung der AVF bei jedoch weiterhin sichtbarer Pulsation. AVG können auch ohne Stauung punktiert werden. Patienten, die Angst vor der Punktion haben oder unter starken Schmerzen leiden, können mit Lokalanästhetika in Form von Salbe oder Pflastern 30–60 min vor der Punktion behandelt werden. Vor jeder Punktion ist eine Wischdesinfektion mit 30 s Einwirkdauer elementar.

Nadeldurchmesser und erreichbarer Blutfluss sind in Tab. 3.2 dargestellt.

3

Tab. 3.2 Nadeldurchmesser und erreichbarer Blutfluss bei der Punktion zur Shuntanlage

Nadeldurchmesser	Erreichbarer Blutfluss
17 G	200 ml/min
16 G	300 ml/min
15 G	400 ml/min
14 G	450 ml/min

Die Nadel kann sowohl mit Schliff nach oben oder Schliff nach unten eingesetzt werden. Die meisten Zentren empfehlen die Technik mit dem Kanülenschliff nach unten, da ein geringeres Risiko besteht, die Unterseite der Gefäßwand zu verletzten. Zudem wird eine geringere Narbenbildung/Nachblutungstendenz durch die Verschiebung des Hautdefektes nach unten beobachtet (Ozen 2022). Der Winkel der Nadel wird in Abhängigkeit zu der Tiefe des Gefäßes gewählt. Bei radiozephalen AVF wird eher flach punktiert (Winkel zwischen 20–30°), bei Prothesen eher steil (um 45°).

Die **arterielle Nadel** (anastomosennahe Nadel) kann sowohl anterograd als auch retrograd gesetzt werden. Die Punktionsstelle soll außerhalb des Operationsgebietes liegen. Nach individueller Evaluation soll diese mindestens 5 Zentimeter proximal der Anastomose liegen. Dadurch kann gerade bei perkutan angelegten AVF die Punktionsstrecke deutlich verlängert werden. Die **venöse Nadel** (anastomoseferne Nadel) sollte immer anterograd punktiert werden.

Falls nur eine Nadel gesetzt werden kann, so ist die Hämodialyse auch in *Single-Needle*-Technik möglich. Dabei wird eine Nadel gelegt, welche mit einem Y-Stück versehen ist: Dadurch ist eine Blutzufuhr und -rückgabe möglich, wobei stets eine relevante Rezirkulation entsteht mit einer Verminderung der Dialysequalität. Trotz der schlechteren Dialysequalität sind *Single-Needle*-Behandlungen kurzfristig sinnvoll, um überhaupt eine extrakorporale Therapie durchführen zu können. Bei Patient*innen ohne renale Restfunktion reicht nach mehrmaligen *Single-Needle*-Behandlungen die Clearance so nicht mehr aus, sodass die Dialysezeit verlängert und zeitnah eine bessere Option gefunden werden muss.

Die am häufigsten verwendete Punktionsart ist die Strickleiterpunktion (Abb. 3.5a). Dabei werden die Vene/der Graft an 2 Stellen punktiert, wobei bei jeder Dialyse die Einstichstellen verschoben werden, um die durch die Kanülen bedingten Verletzungen gleichmäßig zu verteilen und den Abheilungsprozess nicht zu stören. Besonders bei Prothesen sind Punktionen an stets gleicher Stelle gefährlich, da das Kunststoffmaterial zerstört und dadurch falsche Aneurysmen entstehen können.

Knopflochpunktionen werden aufgrund des höheren Risikos für Infektionen (v. a. mit Staphylococcus aureus) nur bedingt empfohlen (Lok, *KDOQI Guidelines for „Vascular access“*). Dabei wird unter Verwendung von halbscharfen Nadeln an gleicher Stelle punktiert, was bei AVF zu einer fibrotischen Auftreibung führt (Abb. 3.5b). Typische Indikationen für Knopflochpunktionen sind Heim- oder *Self-Care*-HD, kurze Punktionsstrecken und größer werdende Aneurysmen, um eine weitere Dilatation zu verhindern. Die Arealpunktion, wo die Kanülierungen in einem eingegrenzten Abschnitt erfolgen, wird heute nicht als Standard empfohlen.

Strickleiterpunktion	Knopflochpunktion
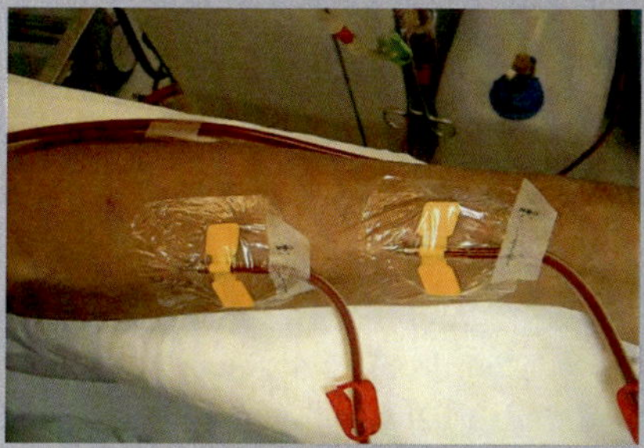 a	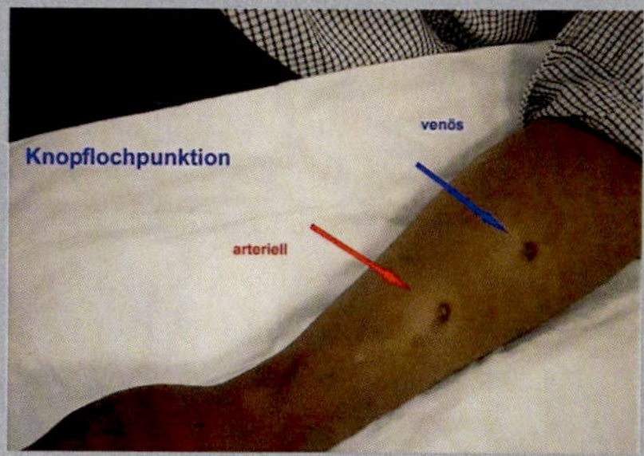 b
Wechselnde Lokalisation der Punktionsstellen im Bereich der kanülierbaren Strecke	Punktionsstellen immer an gleicher Stelle im Bereich der kanülierbaren Strecke
Empfohlene Methode	In Einzelfällen für AVF sinnvoll, jedoch nicht empfohlen bei AVG
Venenschonend	Höheres Infektrisiko

Abb. 3.5 Strickleiter- (**a**) und Knopflochpunktion (**b**) im Vergleich

Beim Ziehen der Nadel wird das Abdrücken erst nach vollständiger Entfernung der Nadel empfohlen. Beim Abdrücken ist auf eine ausreichende Pulsation des gesamten AV-Zugangs zu achten.

Das Blutungsrisiko ist bei Hämodialysepatient*innen aufgrund von urämiebedingten Koagulationsstörungen, der verabreichten Antikoagulation während der Dialyse, einer häufigen Begleitmedikation mit systemischen, oralen Antikoagulanzien sowie von nadelinduzierten Gefäßschäden erhöht. Relevante Blutungen am AV-Zugang sind jedoch relativ selten und können als Folge einer Zugangsdysfunktion (insbesondere proximale Stenosen, Infektionen), von traumatischen Punktionen oder bei Gerinnungsstörungen auftreten. Die meisten Blutungen am AV-Zugang sind durch verlängerte Kompression kontrollierbar. Bei ausgeprägten Blutungen, die nicht durch manuelle Kompression beherrschbar sind, sind (selten) die Unterbrechung der Blutzufuhr durch Stauung am Oberarm notwendig sowie der Beizug eines/r Chirurg*in. Hämatome werden durch lokale Maßnahmen behandelt (Kühlung, Hochlagern). Auf Punktionen im Bereich großer Hämatome sollte verzichtet werden.

3.7 Dialyseverfahren in der Zukunft

Aufgrund der hohen Kosten der Dialyse haben mehrere Länder Regulationen zur Förderung von Heimverfahren eingeführt, wobei sich dies vor allem auf die PD bezieht (Brown 2023). Mehrere Länder haben eine PD-*first*-Strategie (z. B. Hongkong und Thailand).

Die PD ist das klassische Heimverfahren, aber auch Hämodialyse kann als Heim-HD durchgeführt werden. Der aktuelle Trend in der Heim-HD ist hin zu kleineren, mobilen Heimdialysegeräten, welche keine separate Umkehrosmose mehr benötigen. Diese speziell aufbereiteten und kommerziell erhältlichen Hämodialyselösungen werden in Beuteln an die kleinen Dialysemaschinen angeschlossen. Die auf dem Markt nun neu eingeführten Geräte sind optimal für die tägliche HD mit kurzer Behandlungszeit (ca. 2 h) bei geringem Blutfluss (bis 350 ml/min) und relativ geringem Dialysatfluss (bis 300 ml/min). Ein zuverlässiger und einfach punktierbarer Dialysezugang ist dazu elementar.

Eine weitere Innovation gibt es im Bereich der Dialysatregeneration durch Adsorber. Dabei wird das solutreiche Dialysat nach Passage des Dialysefilters durch Adsorber geleitet, sodass es wiederverwendet werden kann. Dazu wird das Dialysat in Kontakt mit Kationen- und Anionenaustauschern sowie Harnstoffadsorbern gebracht (Ramada 2023). Dadurch kann der ausgesprochen hohe Wasserbedarf reduziert werden.

Limitierend bei der PD ist die durch die hohe Glukosekonzentration sowie PD-assoziierten Peritonitiden induzierte epithelial-mesenchymale Transition (EMT) des Peritoneums (Yanez-Mo 2003). Dieser Umbau führt zu einem schnelleren Transportertyp mit rascherem Austausch von kleinmolekularen Partikeln und damit zu gehäuftem Ultrafiltrationsversagen aufgrund der auch raschen Glukoseresorption. Hauptfolge davon ist eine nicht kontrollierbare Volumenexpansion, was zum Teil zum Methodenversagen führt. Alternative Osmolyte, welche zu weniger Fibrosierung führen, sind gefragt. Jedoch gibt es relativ wenig Innovation bei den PD-Dialyselösungen. Im Bereich der Cyclertherapie sind Remoteoptionen, welche den Datentransfer vom Gerät zum/r Betreuer*in in bidirektionaler Richtung ermöglichen, hilfreiche Strategien, um den Anteil an PD-Patient*innen zu erhöhen, insbesondere in abgelegenen Regionen.

3.8 Fazit

- Die Hämodialyse (HD) ist das am häufigsten angewandte Nierenersatzverfahren weltweit. Mit dieser intermittierenden, extrakorporalen Therapie erfolgt die Clearance von löslichen Soluten sowohl durch Diffusion als auch durch Konvektion.
- Um eine ausreichende Dialysequalität zu erreichen, ist ein gut funktionierender Dialysezugang essenziell. Die Dialysequalität, welche als Kt/V quantifiziert wird, ist stark abhängig vom gewählten Blutfluss.
- Monitoring und Surveillance des Gefäßzugangs sind wichtige Methoden zur prospektiven Evaluation einer möglichen Zugangsdysfunktion.
- Die beste Punktionsstrategie des AV-Zugangs ist die Strickleiterpunktion.
- Das Ergebnis in Bezug auf die Mortalität ist für die Peritonealdialyse und die Hämodialyse vergleichbar. Eine PD ist kostengünstiger und schneidet in Umfragen bezüglich Lebensqualität besser ab.
- Die Peritonealdialyse wird aufgrund ihrer geringeren Effizienz bezüglich Solutelimination pro Zeiteinheit in vielen Fällen kontinuierlich eingesetzt.
- Neue Trends im Bereich der Heim-HD zielen auf mobilere Geräte mit geringerem Dialysatverbrauch ab.

Kommentar

Stephan Segerer

Dieses Kapitel gibt einen guten Einblick in die Grundlagen der Nierenersatztherapie. Neben der Zunahme multimorbider, älterer Patienten an der Dialyse steigen die Zahlen weltweit, da die Dialyse nun in Ländern angeboten werden kann, in denen die Therapie früher nicht verfügbar war. Des Weiteren wird die Zunahme hitzebedingter, akuter und chronischer Nierenschädigungen in Teilen der Welt eine wichtige Bedeutung bekommen.

Wie in ▶ Abschn. 3.2 beschrieben, ist die Hämodialysebehandlung seit den 70er-Jahren zu einer sicheren Routinebehandlung geworden. Die technischen Voraussetzungen der Wasseraufbereitung und der Dialysemaschinen sind von der Industrie anwenderfreundlich umgesetzt worden. Die Hämodialysegeräte sind dabei in der täglichen Anwendung einfacher und sicherer geworden. Weltweit arbeiten Nephrologen, Pflegende und Industrie nun daran, die Umweltbelastung durch die Dialyse zu reduzieren. Die Hämodialyse verbraucht große Mengen Wasser und Energie und erzeugt reichlich infizierten Abfall. Moderne Wasseraufbereitungen haben zur Reduktion des Wasserverbrauches geführt. Eine Optimierung im täglichen Ablauf hilft, Wasser und Strom zu sparen. Ein Recycling der Kunststoffprodukte ist derzeit jedoch noch kaum möglich.

Wie beschrieben, wurde in der Vergangenheit, relativ einheitlich, eine HD-Verschreibung von 3 × wöchentlich 4 h angesetzt. Die Evidenz für die Hämodiafiltration ist jedoch besser geworden, sodass diese zunehmend eingesetzt wird. Die Dialysezeit und -frequenz werden an die Restausscheidung und die Bedürfnisse des Patienten angepasst (inkrementelle Dialyse, Dialyse bei Hochbetagten).

Ein Grundverständnis für die Berechnung der Dialysequalität anhand der Harnstoffelimination (Cave: Kt/V) ist wichtig. Im klinischen Alltag hat die Relevanz des Wertes in den letzten Jahren abgenommen, und Faktoren der subjektiven Einschätzung der Lebensqualität werden wichtiger. Für die inkrementelle Dialyse kann das notwendige Kt/V an die Restausscheidung angepasst werden.

Die Peritonealdialyse als wichtigste Form der Heimdialyse wird in Europa und weltweit zu wenig eingesetzt, und die Nutzung nimmt tendenziell weiter ab. Wie beschrieben, wird ganz überwiegend Hämodialyse verwendet, was vorwiegend „nichtmedizinische" Gründe hat. Die Entscheidung für Hämodialyse oder Peritonealdialyse kann meistens von den Patient*innen frei getroffen werden. Aufgrund des zunehmenden Alters der Patient*innen ist jedoch häufig eine Unterstützung bei der PD notwendig. Ein zweiter Faktor, der zur Abnahme der PD führt, ist das flächendeckende Angebot an Hämodialyseabteilungen. Die Hämodialyse wird in den meisten europäischen Ländern derzeit besser bezahlt als die Peritonealdialyse.

Die Technik der PD hat sich in den letzten Jahrzehnten wenig verändert. Besonders enttäuschend ist der fehlende Fortschritt bei der Katheterkonnektion und bei den PD-Dialysatlösungen. Diese unphysiologischen Dialysatlösungen führen über verschiedene Mechanismen wie Druck, niedriger pH-Wert und die hohe Glukosekonzentration zu Inflammation, Fibrose und unphysiologischer Angiogenese. Die epithelial-mesenchymale Transition (EMT) ist ein Mechanismus, der gut beschrieben ist, aber daraus sind bisher leider keine therapeutischen Prinzipien entstanden.

Für die klinische Untersuchung des Shunts ist eine einheitliche Beschreibung der Befunde wichtig. Ein normaler Shunt „schwirrt" (Palpation), hat eine weiche Pulsation (Palpation) und bei der Auskultation ein kontinuierliches, niederfrequentes systolisch-diastolisches Rauschen. Der sogenannte Augmentationstest zeigt eine harte Pulsation bei Kompression der Shuntvene (positive Augmentation, guter Zufluss). Der venöse Abfluss kann im Armhebeversuch getestet werden. Das Heben des Armes über die Horizontale führt zum Kollaps der Shuntvene.

Bei einer Stenose nimmt das Schwirren ab, der diastolische Teil des Rauschens verschwindet, und unmittelbar über der Stenose wird das Rauschen hochfrequent. Der Augmentationstest ist negativ, es kommt zu keiner Verstärkung der Pulsation. Hinter der Stenose ist die Vene schlaff.

Mit dem Augmentationstest kann auch leicht die Flussrichtung in einem Graft klinisch definiert werden. Die klinische Untersuchung nimmt in der Überwachung des Dialyseshunts eine zentrale Bedeutung ein. Diese lässt durch den geübten Untersucher das Problem klar lokalisieren. Die technischen Untersuchungen dienen der Quantifizierung und Planung der Intervention. Allein eine gemessene Abnahme des Shuntvolumens sollte nicht zu einer Intervention führen. Eine Therapie wird notwendig, wenn zusätzlich klinische Probleme auftreten.

Die regelmäßige Überwachung von Dialyseshunts mittels Flussmessung wird für Grafts derzeit nicht empfohlen. Bei nativen AV-Fisteln braucht es weitere Studien, bevor dies empfohlen werden kann.

Die Punktion des AV-Shunts ist im Kapitel detailliert beschrieben. Ziel wäre eine Strickleiterpunktion. Leider führt ein systematischer Circulus viciosus zur Arealpunktion, was Punktionsaneurysmen zur Folge hat. Die Strickleiterpunktion macht es notwendig, dass die Fistel auf ganzer Länge auspunktiert wird. Die Patient*innen merken schnell, dass die Punktion im Bereich früherer Punktionen weniger schmerzhaft ist und drängen darauf, in diesem Bereich zu bleiben. Die Punktion in „frischen“ Bereichen ist schmerzhafter und technisch anspruchsvoller, sodass Pflegende auch eher dazu neigen, die Punktionen nahe beieinander zu machen (dann hat man rasch einen guten Ruf für Punktionen, „kein Schmerz und keine Fehlpunktionen“). Dem Shunt und damit dem Patienten schadet jedoch die Arealpunktion. Es braucht eine gute Schmerztherapie bei der Punktion und eine gute Aufklärung der Patient*innen, um diesen Teufelskreis zu durchbrechen.

Leider ist der Abschnitt zur Dialyse der Zukunft kurz und zeigt den marginalen Fortschritt in der Dialysebehandlung der letzten Jahrzehnte. Bis heute haben sich keine tragbaren Geräte etablieren können. Eine Verbesserung der Giftstoffelimination durch Nierenzellen hat keinen Einzug in die Routine gefunden, um nur 2 Beispiele zu nennen. Die Industrie hat aufgrund der Dominanz des Marktes durch wenige große Firmen wenig Anreiz für Innovation.

Wichtige Publikationen des Kommentators Stephan Segerer

1. Gregoriano C, Hauser S, Schuetz P, Mueller B, Segerer S, Kutz A (2024) Evaluation of health care utilisation and mortality in medical hospitalisations with multimorbidity and kidney disease, according to frailty: a nationwide cohort study. Swiss Med Wkly 154(6):3400
2. Pruijm M, Rho E, Woywodt A, Segerer S (2024) Ten tips from the Swiss Working Group on Sustainable Nephrology on how to go green in your dialysis unit. Clin Kidney J 17(6):sfae144
3. Bonani M, Achermann R, Seeger H et al (2020) Dialysis after graft loss: a Swiss experience. Nephrol Dial Transplant 35(12):2182–2190

Literatur

Assimon MM, Wenger JB, Wang L et al (2016) Ultrafiltration rate and mortality in maintenance hemodialysis patients. Am J Kidney Dis 68:911–922

Blake PG, Dong J, Davies SJ (2020) Incremental peritoneal dialysis. Perit Dial Int 40:320–326

Blankestijn PJ, Vernooij RWM, Hockham C et al (2023) Effect of hemodiafiltration or hemodialysis on mortality in kidney failure. N Engl J Med 389:700–709

Brown EA, Jha V (2023) Introducing the international home dialysis consortium. Kidney Int Rep 8:1277–1280

Castro MCM, Carlquist FTY, Silva CF et al (2020) Vascular access cannulation in hemodialysis patients: technical approach. J Bras Nefrol 42:38–46

Coulliette AD, Arduino MJ (2013) Hemodialysis and water quality. Semin Dial 26:427–438

Crabtree JH, Shrestha BM, Chow KM et al (2019) Creating and maintaining optimal peritoneal dialysis access in the adult patient 2019 update. Perit Dial Int 39:414–436

Daugirdas JT (1993) Second generation logarithmic estimates of single-pool variable volume Kt/V: an analysis of error. J Am Soc Nephrol 4:12051–11213

Dember LM, Holmberg EF, Kaufmann JS (2002) Value of static venous pressure for predicting arteriovenous graft thrombosis. Kidney Int 61:1899–1904

Frampton JE (2003) Icodextrin: a review of its use in peritoneal dialysis. Drugs 63:2079–2105

Golper TA, Fissell R, Fissell WH et al (2014) Hemodialysis core curriculum 2014. Am J Kidney Dis 63:153–163

Gotch FA (2001) Evolution of the single-pool urea kinetic model. Semin Dial 14:252–256

Himmelfarb J, Vanholder R, Mehrotra R et al (2020) The current and future landscape of dialysis. Nat Rev Nephrol 16:573–585

Hmida BM, Mechichi T, Piccoli BG et al (2023) Water implications in dialysis therapy, threats and opportunities to reduce water consumption: a call for the planet. Kidney Int 104:46–52

(2015) KDOQI Clinical Practice Guideline for Hemodialysis Adequacy. https://www.kidney.org/sites/default/files/KDOQI-Clinical-Practice-Guideline-Hemodialysis-Update_Public-Review-Draft-FINAL_20150204.pdf. Zugegriffen: 5. Mai 2025

Kovesdy CO (2022) Epidemiology of chronic kidney disease: an update 2022. Kidney Int 12(Sup):7–11

Lok CE, Huber TS, Lee T et al (2020) KDOQI clinical practice guideline for vascular access: 2019 update. Am J Kidney Dis 75:1–164

Maduell F, Sigüenza F, Cardidad A et al (1994) Analysis of urea distribution volume in hemodialysis. Nephron 66:312–316

Maduell F, Moreso F, Pons M et al (2013) High-efficiency postdilution online hemodiafiltration reduces all-cause mortality in hemodialysis patients. J Am Soc Nephrol 24:487–497

Mehrotra R, Chiu YW, Kalantar-Zadeh K et al (2011) Similar outcomes with hemodialysis and peritoneal dialysis in patients with end-stage renal disease. Arch Intern Med 171:110–118

Morelle J, Stachowska-Pietka J, Öberg K et al (2021) ISPD recommendations for the evaluation of peritoneal membrane dysfunction in adults: Classification, measurement, interpretation and rationale for intervention. Perit Dial Int 41:352–372

Ozen N, Tosun B, Sayilan AA et al (2022) Effect of the arterial needle bevel position on puncture pain and postremoval bleeding time in hemodialysis patients: A self-controlled, single blind study. Hemodial Int 26:503–508

Paniagua R, Amato D, Vonesh E et al (2002) Effects of increased peritoneal dialysis clearances on mortality rates in peritoneal dialysis: ADEMEX, a prospective, randomized, controlled trial. J Am Soc Nephrol 13:1307–1320

Ramada DL, de Vries J, Vollenbroek J et al (2023) Portable, wearable and implantable artificial kidney systems: needs, opportunities and challenges. Nat Rev Nephrol 19:481–490

Robbin ML, Oser RF, Lee JY et al (2006) Randomized comparison of ultrasound surveillance and clinical monitoring on arteriovenous graft outcome. Kidney Int 69:730–735

Schneditz D, Kaufmann AL, Levine N (2003) Surveillance of access function by the blood temperature monitor. Semin Dial 16:483–487

Tattersall JE, Ward RA, Canaud B et al (2013) Online hemodiafiltration: definition, dose, quantification and safety revisited. Nephrol Dial Transplant 28:542–550

Teitelbaum I (2021) Peritoneal dialysis. New Engl J Med 385:1786–1795

Vychytil A, Hörl WH (2006) The role of tidal peritoneal dialysis in modern practice: a European perspective. Kidney Int 70:96–103

Yanez-Mo M, Lara-Pezzi E, Selgas R et al (2003) Peritoneal dialysis and epithelial-to-Mesenchymal transition of Mesothelial cells. New Engl J Med 348:403–413

Yeates K, Zhu N, Vonesh E et al (2012) Hemodialysis and peritoneal dialysis are associated with similar outcomes for end-stage renal disease treatment in Canada. Nephrol Dial Transplant 27:3568–3575

Behandlungsstrategien bei chronischem Nierenversagen

Anjana Gopal und Charmaine E. Lok

Inhaltsverzeichnis

Wichtige Publikationen der Autorinnen Anjana Gopal und Charmaine Lok

1. Lok CE, Huber TS, Orchanian-Cheff A, Rajan DK. (2024) Arteriovenous access for hemodialysis: a review. JAMA 331(15):1307–1317. https://doi.org/10.1001/jama.2024.0535
2. Lok CE, Huber TS, Lee T, Shenoy S, Yevzlin AS, Abreo K, Allon M, Asif A, Astor BC, Glickman MH, Graham J, Moist LM, Rajan DK, Roberts C, Vachharajani TJ, Valentini RP; National Kidney Foundation (2020) KDOQI Clinical practice guideline for vascular access: 2019 Update. Am J Kidney Dis 75(4 Suppl 2):S1–S164. https://doi.org/10.1053/j.ajkd.2019.12.001. Erratum in: Am J Kidney Dis 2021 Apr; 77(4):551. https://doi.org/10.1053/j.ajkd.2021.02.002
3. Lok CE, Moist L, Hemmelgarn BR, Tonelli M, Vazquez MA, Dorval M, Oliver M, Donnelly S, Allon M, Stanley K (2012) Fish Oil Inhibition of Stenosis in Hemodialysis Grafts (FISH) Study Group. Effect of fish oil supplementation on graft patency and cardiovascular events among patients with new synthetic arteriovenous hemodialysis grafts: a randomized controlled trial. JAMA 307(17):1809–16. https://doi.org/10.1001/jama.2012.3473

M.K. Widmer, A. Zdoroveac, A. Isaak (Hrsg.), *Dialysezugänge in Theorie und Praxis*,
https://doi.org/10.1007/978-3-662-72908-3_4

4.1 Einleitung

Die chronische Nierenerkrankung (*CKD: chronic kidney disease*) betrifft mehr als 10 % der Bevölkerung weltweit und beeinträchtigt über 850 Mio. Menschen (Jager et al. 2019; Kovesdy 2022). Inzidenz und Prävalenz eines Nierenversagens mit Notwendigkeit einer Nierenersatztherapie (dialysepflichtige, chronische Nierenerkrankung; *ESKD: end-stage kidney disease*) nehmen stetig zu. Entsprechend steigen die damit verbundenen Behandlungskosten. Die Mehrheit der Patient*innen (88 %) wird dialysiert, während ein weitaus geringerer Anteil eine Nierentransplantation (NTx) erhält (Levey und Inker 2019; Bello et al. 2022). Von denen, die sich einer Dialyse unterziehen müssen, werden 90 % hämodialysiert (Pecoits-Filho et al. 2020). Aus einer Umfrage, die 182 Länder umfasste, ergab sich eine geschätzte mittlere länderspezifische HD-Pflichtigkeit von 298,4 pro 1 Mio. Einwohner, die jedoch abhängig von der Verfügbarkeit von Ressourcen und der Patientenzuweisungsstrategie um mehr als das 7000-Fache zwischen den Ländern variierte (Pecoits-Filho et al. 2020; Htay et al. 2021).

Um eine Hämodialyse (HD) durchführen zu können, braucht es einen Gefäßzugang, damit Blut von den Patient*innen zur Hämodialysemaschine gebracht werden kann. Dies erfolgt über einen arteriovenösen Zugang (AV-Zugang) als arteriovenöse Fistel (AVF) oder arteriovenösen Graft (AVG) bzw. über einen zentralvenösen Katheter (ZVK). Die Peritonealdialyse (PD) ist ein alternatives Verfahren zur Entfernung von Urämietoxinen. Hierzu wird ein Katheter in die Bauchhöhle eingelegt.

> Die Entscheidung für eine Dialyse, die Wahl der Dialysemodalität und des Dialysezugangs hängen von der Art und Progression der Nierenerkrankung und dem *ESKD*-Lebensplan ab.

Das Ziel des Managements beim Nierenversagen beziehungsweise der *ESKD* muss es sein, das Wohlbefinden der Patient*innen zu optimieren. Bei Progression einer akuten oder chronischen Nierenerkrankung (*acute kidney disease, AKD,* oder *chronic kidney disease, CKD*) soll die Nierenfunktion möglichst erhalten und eine Behandlungsstrategie im Umgang mit der *ESKD*, ein sogenannter *ESKD*-Lebensplan, aufgestellt werden.

4.2 *ESKD*-Lebensplan und Dialysezugang

Der *ESKD*-Lebensplan ist eine personalisierte Strategie für das Leben mit *ESKD*, die in den *Vascular Access Guidelines* der *Kidney Disease Outcomes Quality Initiative* (*KDOQI*) von 2019 propagiert wurde. Der *ESKD*-Lebensplan wird zwischen den Patient*innen und ihrem Versorgungsteam entwickelt und berücksichtigt, dass Patient*innen viele Optionen für eine Nierenersatztherapie haben, einschließlich verschiedener Formen der Peritonealdialyse und der Nierentransplantation. Der *ESKD*-Lebensplan umfasst eine individuelle und umfassende Vorgehensweise unter Einbezug aller Nierenersatzmodalitäten. Dabei werden auch die Optionen für Dialysezugänge berücksichtigt. Das Akronym *PLAN* (*Patient's ESKD Life-Plan first then Access Needs*) steht für ein Konzept, für jede Patientin/jeden Patienten mit *ESKD* ein optimales Behandlungsverfahren festzulegen abhängig von deren/dessen allgemeinem Gesundheitszustand und den Möglichkeiten eines Dialysezugangs, wobei Präferenzen der Person und potenzielle Shuntkomplikationen mit Revisionsszenarien mitzuberücksichtigen sind. Der *ESKD*-Lebensplan ist im

Patientendossier festzuhalten und bei Entscheidungen bezüglich Dialysezugängen und deren Verwendung einzubeziehen (Lok et al. 2020).

> Der *PLAN* basiert auf Strategien zur Erhaltung der Nierenfunktion und der Blutgefäße, um die Auswahlmöglichkeiten für Nierenersatzmodalitäten und Dialysezugänge zu optimieren.

4.3 Präventionsstrategien zur Erhaltung der Nierenfunktion

Anstrengungen, die Restnierenfunktion zu erhalten, bieten viele Vorteile für *CKD/ESKD*-Patient*innen, einschließlich einer längeren Patientenüberlebenszeit und einer besseren gesundheitsbezogenen Lebensqualität (Mathew et al. 2016). Die Vorteile der Restnierenfunktion sind eine verbesserte Kontrolle von Volumen, Spurenelementen und Elektrolyten, weniger Entzündungen und eine größere Clearance von protein-gebundenen Substanzen und mittleren Molekülen. Dies wurde erstmals durch eine neuerliche Analyse der Kanada-USA-Peritonealdialyse-Studie (CANUSA) dokumentiert, welche die Bedeutung der Restnierenfunktion für das Überleben von Peritonealdialyse-Patient*innen zeigte (Bargman et al. 2001). Die Strategien, um die Nierenfunktion bei allen *CKD*-Patient*innen zu erhalten, sind in der Übersicht aufgeführt. Dies gilt ebenso für die Restnierenfunktion nach Dialysebeginn.

Strategien, um die Restnierenfunktion zu erhalten

- Frühzeitige Überweisung an eine Nephrologin/einen Nephrologen (siehe ◘ Tab. 4.1).
- Vermeidung nephrotoxischer Mittel wie Röntgenkontrastmittel, nichtsteroidale Entzündungshemmer, Aminoglykosidantibiotika und nicht regulierter natürlicher oder rezeptfreier Nahrungsergänzungsmittel
- Kontrolle des Blutdruckes, Natriumaufnahme adaptieren und Proteinexzesse vermeiden
- Bei hämodynamisch stabilen Patient*innen vorsichtige Anwendung von Renin-Angiotensin-Aldosteron-System-Inhibitoren (RAASI) und Diuretika
- Wenn angemessen und möglich, Peritonealdialyse als erstes Nierenersatzverfahren wählen
- Eventuell schrittweiser Beginn der Dialyse (inkrementelle Dialyse) mit engmaschiger Überwachung der verbleibenden Nierenfunktion, aktuell noch in Diskussion

4.4 Bewertung der Nierenersatzoptionen

Die rechtzeitige Aufklärung und Vorbereitung von Patient*innen mit einer *CKD* hinsichtlich der Nierenersatzverfahren ist unerlässlich. Zunächst ist eine zeitgerechte Überweisung an eine Nephrologin/einen Nephrologen erforderlich, um eine temporäre, akute Nierenschädigung bzw. eine reversible Ursache einer Nierenbeeinträchtigung auszuschließen, um die Restnierenfunktion zu erhalten und um eine *CKD* oder *ESKD* zu bestätigen (◘ Tab. 4.1).

Idealerweise erfolgt die Aufklärung darüber, wie man mit einer *CKD* lebt, und die Beratung über die verschiedenen Nierenersatzverfahren durch ein multidisziplinäres Team. Dazu gehören

Tab. 4.1 Kriterien für eine Überweisung an eine Nephrologin/einen Nephrologen im Rahmen einer chronischen Nierenerkrankung (*CKD*). (Shlipak et al. 2021; *KDIGO-Guidelines CKD* 2024, modifiziert)

Klinische Veränderung oder refraktärer Zustand	– Akute Nierenschädigung oder abrupt einsetzender, anhaltender Rückgang der GFR – *CKD* und Bluthochdruck, der auf die Behandlung mit 4 oder mehr Antihypertensiva nicht anspricht – fortschreitende *CKD* (eGFR < 30 ml/min per 1,73 m^2) – Wiederkehrende oder ausgedehnte Nephrolithiasis – erbliche Nierenerkrankung – Azidose, Anämie, Knochenerkrankung, Mangelernährung
Abnormale Labor- oder Urinbefunde	– Anhaltende Abnormalitäten des Serumkaliums – durchgehend signifikante Albuminurie (*ACR* > 300 mg/g oder 30 mg/mmol) in Kombination mit einer Hämaturie oder eine *ACR* > 700 mg/g (> 70 mg/mmol) – urinäre *RBC*-Zylinder oder *RBC* > 20/*HPF*, die anhaltend sind oder nicht leicht erklärt werden können

ACR: *albumin creatinine ratio* (Dt. Verhältnis Albumin zu Kreatinin); *CKD*: *chronic kidney disease*; *eGFR*: geschätzte [*estimated*] glomeruläre Filtrationsrate; *HPF*: *high powered field under microscopy* (Dt. hochauflösendes Gesichtsfeld unter dem Mikroskop); *RBC/HPF*: *red blood cell per high powered field under microscopy* (Dt. Rote Blutzellen pro HPF)

- Die Hämodialyse und ihre verschiedenen Formen – kurze tägliche HD (z. B. 2–2,5 h, 5 × pro Woche), konventionelle HD (3,5–5,0 h, 3 × pro Woche), konventionelle Heimhämodialyse (HHD) (gleiche Frequenz wie konventionelle HD) oder die nächtliche Heimhämodialyse (5–7 h, 3–6 × pro Woche, während der Patient schläft).
- Die Peritonealdialyse (kontinuierliche ambulante Peritonealdialyse [*CAPD*] oder automatisierte Peritonealdialyse [*APD*] und ihre verschiedenen Modifikationen).
- Die Nierentransplantation (NTx) – lebend (verwandt, nicht verwandt, Paarspende) oder eine NTx von verstorbenen Spender*innen (Spende nach Hirntod oder nach Herzstillstand).
- Die Option einer optimalen konservativen Behandlung ohne Nierenersatzverfahren und palliative Pflege sollte vor allem auch immer mit Patient*innen besprochen werden, die nicht bereit oder in der Lage sind, sich einer Nierenersatztherapie zu unterziehen.

Je nach *ESKD*-Lebensplan der Patient*innen und wenn keine Kontraindikationen vorliegen, wird durch eine Nierentransplantation der Lebensstil am wenigsten beeinträchtigt, wobei die präemptive Transplantation sich als überlegen erweist, weil sie mit einer besseren Patient*innen- und Nierentransplantationsüberlebensrate einhergeht (Tonelli et al. 2011). Allerdings ist eine NTx aufgrund der begrenzten Verfügbarkeit von Spender*innen, der fehlenden Möglichkeiten einer Transplantation oder wegen schlecht ausgestatteter Gesundheitseinrichtungen nicht immer möglich. Absolute Kontraindikationen für eine Nierentransplantation sind: aktive Infektionen, vorliegende maligne Erkrankungen, fortgesetzter Drogenabusus, eine unkontrollierte psychiatrische Erkrankung, dokumentierte Nonadhärenz für Behandlungen und wenn Komorbiditäten vorliegen oder erwartet werden, welche die Lebenserwartung einschränken und/oder die Vorteile einer Nierentransplantation in Frage stellen (Knoll 2005).

Die Hämodialyse ist am weitesten verbreitet und kann in einer Einrichtung/„im Zentrum“ oder zu Hause durchgeführt werden (Torreggiani et al. 2023). Heimbasierte Dialysebehandlungen können Hämodialyse oder Peritonealdialyse sein. Heimbasierte Behandlungen machen die Patient*innen flexibler, erfordern aber auch eine aktive Beteiligung der Patient*innen. Dieses Vorgehen ist jedoch mit einer höheren Lebensqualität und einem besseren Überleben als bei einer Dialyse in Gesundheitszentren verbunden (Hussein et al. 2022; Lightfoot et al. 2022).

Die Vorteile und Kontraindikationen der wichtigsten Dialyseverfahren sind in Tab. 4.2 aufgeführt. Die wichtigsten Kontraindikationen für eine PD sind eine ge-

Tab. 4.2 Vorteile und Kontraindikationen für verschiedene Dialysemodalitäten. (Lightfoot et al. 2022)

Dialysemodalität	Vorteile	Kontraindikationen
Dialyse in Institutionen	– Geschultes Personal vor Ort – etablierte soziale Netzwerke mit guter Integration und der Möglichkeit von Unterstützung – Gesundheitsfachleute helfen in schwierigen Situationen – in Nephrologie geschulte Fachperson rasch verfügbar	– Fehlende Optionen für einen Gefäßzugang – prohibitive kardiovaskuläre Instabilität
Heimhämodialyse	– Flexibilität eines individuell angepassten Dialyseplans (5–7/Woche) – eventuell längeres und besseres Überleben – Annehmlichkeiten der eigenen vier Wände während der Heimhämodialyse (*HHD*) – erhöhtes Verantwortungsgefühl – weniger Klinikbesuche und wegfallende Reisen zum Dialysezentrum	– Fehlen eines Gefäßzugangs – hämodynamisch instabiler Patient (Cave: Flüssigkeitsmanagement) – Koagulopathien – fehlende kognitive Fähigkeiten, eine *HHD* durchzuführen – fehlende personelle Unterstützung/Betreuung – fehlende manuelle Geschicklichkeit – fehlendes Sehvermögen
Peritonealdialyse (*APD*/*CAPD*)	– Besseres Überleben (*APD* = *HHD*) – bessere Mobilität und größere Flexibilität – kontinuierliche Behandlung kann das Wohlbefinden verbessern – weniger Flüssigkeits- und Diäteinschränkungen – bessere Voraussetzungen für eine Nierentransplantation – bessere Erhaltung der verbleibenden Nierenfunktion – Protektion der Gefäße für eine eventuelle spätere HD – weniger Klinikbesuche und Reisen zum Dialysezentrum	– Entzündliche Baucherkrankungen – schwere COPD (chronisch obstruktive Lungenerkrankung) – Endstadium einer Lebererkrankung mit Aszites – nicht korrigierte Hernie – Stomata/Ernährungssonden – fehlende aktive Mitarbeit durch Patient*innen – fehlende kognitive Fähigkeit, eine PD durchzuführen – fehlende personelle Unterstützung/Betreuung – fehlende manuelle Geschicklichkeit – fehlendes Sehvermögen

APD: automasierte Peritonealdialyse; *CAPD*: kontinuierlich ambulante Peritonealdialyse; *HHD*: Heim-Hämodialyse schädigte Peritonealmembran oder Rahmenbedingungen, welche die Solutclearance und Ultrafiltration beeinträchtigen.

Ein idealer *ESKD*-Lebensplan beinhaltet einen festgelegten Beginn der Dialyse, um einen „*Crash*-Start" zu vermeiden. Bei der gemeinsamen Entscheidungsfindung zwischen Patient*innen und Behandlungsteam soll nicht nur die beste Modalität ausgewählt, sondern auch ihre Akzeptanz und ihre Anwendbarkeit im täglichen Leben bewertet werden (Chan et al. 2019; Murea et al. 2021). Der akute oder dringende Beginn einer Dialyse kann auch bei sorgfältiger Planung auftreten, wenn Patienten unerwartete Zwischenfälle erleiden, welche die Nierenfunktion verschlechtern. Deshalb sind Notfallszenarien anzudenken.

4.5 Zeitpunkt der Schaffung des Dialysezugangs

Die Planung und Vorbereitung eines Gefäßzugangs ist für alle Patient*innen mit *CKD* erforderlich, die einer Hämodialyse bedürfen, eine insuffiziente PD zeigen (s. Übersicht), ein Transplantatversagen erleiden oder deren arteriovenöser Gefäßzugang nicht mehr suffizient funktioniert.

> Diskussionen über den *ESKD*-Lebensplan und das mögliche Nierenersatzverfahren sollten geführt werden, wenn die *CKD*-Patient*innen eine eGFR < 30 ml/min erreicht haben. Bei einer eGFR von 15–20 ml/min mit gleichzeitig fortschreitender Verschlechterung der Nierenfunktion ist eine Überweisung an den Spezialisten für die Planung eines Gefäßzugangs sinnvoll (Lok et al. 2020).

Indikationen zum Wechsel von einer Peritoneal- auf eine Hämodialyse (Lok et al. 2020)

- Wiederkehrende Peritonitiden, insbesondere bei schlechter Katheterpflege (grampositive Keime) oder wegen eines Darmlecks (gemischte gramnegative Keime); Pilzperitonitis
- Ultrafiltrationsversagen, insbesondere bei Oligurie oder Anurie und anhaltender Volumenüberlastung
- Verschlechterung des körperlichen Zustands als Ergebnis einer insuffizienten Dialyse, z. B. bei Adhärenzproblemen oder durch den Verlust der Restnierenfunktion (ein Verlust der Restnierenfunktion impliziert nicht per se einen Wechsel zu einer HD)
- Cave: Patient*innen, bei welchen keine PD möglich ist, qualifizieren nicht zwingend für eine HD.
- Änderung des Gesundheitszustandes, sodass eine Selbstdialyse nicht mehr möglich ist, wie z. B. ein Schlaganfall oder der Tod/ein anderer Verlust einer Betreuungsperson
- Schwerwiegende, nicht infektiöse Komplikationen (z. B. wiederkehrende Hernien, Dialysatlecks einschließlich eines Hydrothorax, die nicht behandelbar oder nur refraktär zu behandeln sind)

4.6 Planung und Vorbereitung der Erstellung des Gefäßzugangs

4.6.1 Klinische Überlegungen

Der ideale Gefäßzugang sollte sicher und leicht zu punktieren sein, eine ausreichende Durchflussrate zur Dialyse aufweisen, eine hervorragende Langzeitoffenheit mit wenigen Komplikationen zeigen, kosteneffektiv sein und von der Patientin/vom Patienten akzeptiert werden. Die Wahl des Hämodialysezugangs (AVF versus AVG versus ZVK) folgt einem komplexen Entscheidungsalgorithmus. Es muss die Balance zwischen dem „idealen Zugang", den Zielvorstellungen der Patient*innen, der voraussichtlichen Dauer der Hämodialyse, den Komorbiditäten, den Präferenzen und der Lebenserwartung gefunden werden. Abhängig von der Lebenserwartung wird die Mehrheit der *ESKD*-Patient*innen irgendwann eine Hämodialyse benötigen, auch wenn die PD oder eine Nierentransplantation Teil ihres *ESKD*-Lebensplans sein können. Bei der Betrachtung des Lebensplans und der Zugangsbedürfnisse ist es wichtig, zu realisieren, dass Gefäßzugänge nur für einen begrenzten Zeitraum funktionieren. In Nordamerika beträgt dieser für AVG 2–3 Jahre und für AVF 3–5 Jahre, sofern eine ausreichende Reifung erreicht wurde.

Für den Einsatz von ZVK gibt es klare Indikationen (◘ Tab. 4.3). Grundsätzlich wird ein AV-Zugang bevorzugt, da die Komplikations- und Sterblichkeitsraten für Patient*innen, welche mit einen AV-Zugang dialysiert werden, niedriger sind im Vergleich zu einem ZVK. Allerdings ist die Evidenz hierfür durch die Komorbiditäten der Patient*innen verzerrt (Ravani et al. 2017). Die KDOQI-Richtlinien von 2019 zu den AV-Zugängen überlassen die Wahl zwischen einer AVF oder einer AVG dem klinischen Urteil des Gefäßzugangsteams bzw. der Chirurgin/dem Chirurgen und betonen, dass eine AVF vorzuziehen ist, wenn dies machbar ist (Lok et al. 2020). Bei der Wahl zwischen AVF

◘ **Tab. 4.3** Indikationen für die Verwendung von zentralvenösen Kathetern zur Hämodialyse

Kurzfristiger Gebrauch	Langfristiger Gebrauch
AVF oder AVG erstellt, aber noch nicht funktionstüchtig für eine notwendige HD	Mehrere fehlgeschlagene Versuche zur Anlage eines Gefäßzugangs ohne weitere Optionen
Komplikationen nach einer Nierentransplantation, wie akute Abstoßung, die eine unterstützende Dialyse notwendig macht	Nachvollziehbare Präferenz vonseiten der Patient*innen, die um ihre Lebensqualität fürchten in Kenntnis der Vor- und Nachteile (Risiken) der unterschiedlichen Dialysezugangsmöglichkeiten
Komplikationen unter Peritonealdialyse wie eine Peritonitis, die eine vorübergehende Ruhigstellung braucht oder gar eine PD-Katheterentfernung	Eine begrenzte Lebenserwartung
Bestätigte Nierentransplantation mit einem OP-Termin innerhalb von 90 Tagen und der Notwendigkeit einer zwischenzeitlichen HD	Erhebliche anatomische Einschränkungen, ohne Optionen zur Schaffung eines AV-Zugangs
Probleme beim Gefäßzugang, der vorübergehend nicht genutzt werden kann	Besondere medizinische Umstände

AVF: arteriovenöse Fistel; *AVG*: arteriovenöser Graft; *AV-Zugang*: arteriovenöser Zugang; *HD*: Hämodialyse; *OP*: Operation; *PD*: Peritonealdialyse und AVG gilt es, die Offenheits- versus die Komplikationsraten unter Berücksichtigung der Zeitdauer einer Dialysenotwendigkeit und der Lebenserwartung der Patient*innen abzuwägen. Die kumulativen Durchgängigkeitsraten für eine ausgereifte AVF übersteigen diejenigen für einen AVG. Allerdings reifen bis zu 40–60 % der AVF nie ausreichend oder genügen qualitativ nicht für eine effiziente HD (Dember et al. 2008; Huber et al. 2021). Zudem beträgt die erforderliche Zeit für die Reifung einer AVF bis zu einer erfolgreichen Punktion rund 4 Monate (Woodside et al. 2018). Die vorteilhafte Offenheitsrate einer ausgereiften AVF wird dann relativiert, wenn in der Zwischenzeit ein ZVK benö-

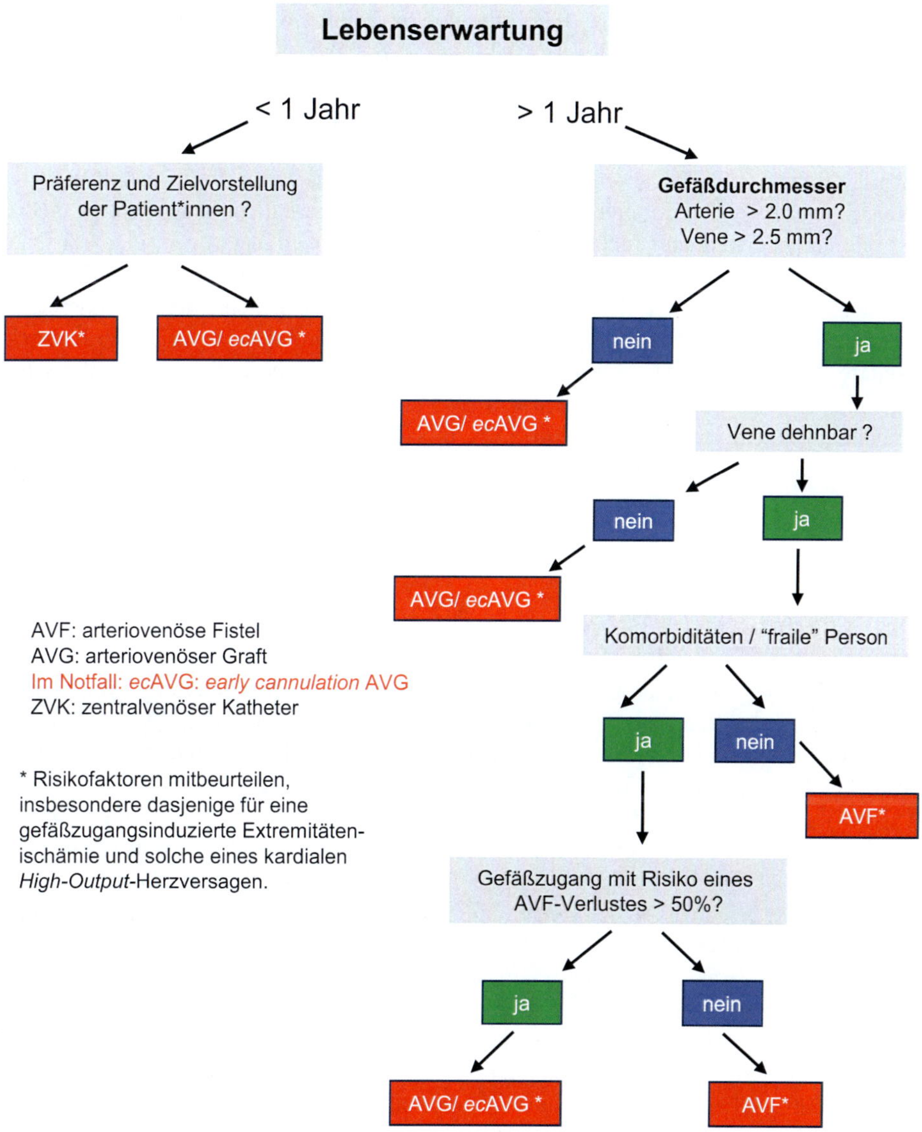

Abb. 4.1 Entscheidungsbaum bei der Anlage eines HD-Zugangs. Die Wahl des Gefäßzugangs muss berücksichtigen, ob später ein weiterer Zugang nötig werden könnte, und welche Gefäße dafür in Frage kämen

tigt wird. Die Mehrheit der AVF benötigt Interventionen, um die Reifung zu fördern und den Gefäßzugang nutzbar zu machen. Dies führt kumulativ zu einer ähnlichen oder sogar niedrigeren Offenheitsrate im Vergleich zu AVG, die keine Interventionen zur Nutzung benötigen (Harms et al. 2016). Die Reifungsraten und Ergebnisse der AVF können durch eine gute Patienten- bzw. Gefäßselektion verbessert werden. AVG benötigen keine eigentliche Reifungszeit, insbesondere bei Verwendung von früh kanülierbaren Prothesen (*ec*AVG*: early cannulation AVG*). AVG zeigen allerdings häufig Stenosen und Thrombosen, weshalb Revisionen bei diesen AV-Zugängen zum klinischen Alltag gehören.

Wie entscheidet man praktisch, welcher Gefäßzugang gewählt werden sollte? Als erstes muss geklärt sein, ob im *ESKD*-Lebensplan eine HD als prioritäres Nierenersatzverfahren (*RRT: renal replacement therapy*) aufgeführt wird und dann als zweites, ob eine ZVK-Einlage notwendig ist (◘ Tab. 4.3). Sobald eine *HD* als erste Modalität feststeht und eine ZVK-Implantation obsolet ist, sind die folgende Faktoren entscheidend: 1. Die Dringlichkeit des Bedarfs eines AV-Zugangs; 2. die Lebenserwartung und 3. zukünftige Gefäßzugangsoptionen mit der Notwendigkeit, Gefäße zu schonen. Weitere wichtige Entscheidungskriterien für Chirurg*innen sind die Verfügbarkeit von Gefäßen, deren Eigenschaften und Qualität, die Komorbiditäten der Patient*innen, sowie medizinische, chirurgische und funktionelle Voraussetzung der Patient*innen, die Wünsche der betroffenen Personen und die Lebensqualität. Lokale Ressourcen können ebenfalls den Entscheid beeinflussen, wie die Verfügbarkeit von Instrumenten und Materialien, um z. B. endovaskuläre AVF anzulegen oder *ec*AVG, andere biologische AVG oder humanzelluläre Transplantate zu verwenden. Diese Überlegungen beeinflussen das klinische Ergebnis in Form von Offenheitsraten von AVF und AVG, der Notwendigkeit von Interventionen, den temporären Einsatz von ZVK, etc. Die oben aufgeführten Punkte erlauben es, den Zugangstyp wie AVG und AVF, die anatomische Lage (z. B. radiozephale versus brachiozephale AVF) oder die Technik (offen vs. endovaskuläres Verfahren) zu wählen (◘ Abb. 4.1).

4.6.2 Diagnostische Bewertung

Bei allen Patient*innen müssen vor einer Shuntanlage eine vollständige Anamnese und eine umfassende körperliche Untersuchung durchgeführt werden. Die 30-Tage-Mortalitäts- und Krankenhaushospitalisationsraten liegen zwischen 1,1 % und 25,5 %, hauptsächlich abhängig von den Komorbiditäten der Patient*innen (Jorna et al. 2016; Siracuse et al. 2017). Es ist sinnvoll, das präoperative medizinische Management der Patient*innen zu optimieren. Alle bisherigen Gefäßzugänge wie ZVK, zentral oder peripher eingelegt, sowie „Drähte“ von Schrittmachern und Defibrillatoren müssen erfasst werden, da sie möglicherweise negative Auswirkungen auf zukünftige AV-Zugangsoptionen und -verfahren haben können (McGill et al. 2016; Czajkowski et al. 2022; Otoya et al. 2022). Die arteriellen Pulse der oberen Extremität müssen untersucht werden. Die venöse Situation, insbesondere Zeichen für einen zentralen Venenverschluss oder eine -stenose wie ein Armödem bzw. eine verstärkte Venenzeichnung über der Brustregion müssen dokumentiert werden.

Die nichtinvasive Bildgebung mittels Ultraschallgerät ergänzt die körperliche Untersuchung. Damit werden Arterien und Venen entlang ihres Verlaufs (Georgiadis et al. 2015; Han et al. 2016; Lopes et al. 2021), hinsichtlich ihrer Größe (innerer Durchmesser), Integrität und Qualität (Durchgängigkeit/Stenose, Dehnbarkeit, Vorhandensein von

Tab. 4.4 Klinische Situationen und Konstellationen, bei welchen ein Gefäßmapping hilfreich sein kann. (Modifizierte Tab. 7.2 der *KDIGO Guidelines* für Gefäßzugänge 2019; Lok et al. 2020)

Klinische Situation	Risikofaktoren
Neuanlage eines Hämodialysezugangs mit perkutanen Optionen	Keine
Versagen eines Hämodialysezugangs	Hohes Alter, weibliches Geschlecht, periphere Gefäßerkrankung, Herzinsuffizienz, kleine Gefäße bei Kindern
Iatrogene periphere Gefäßschädigung	Z. n. antekubitaler Venenpunktion oder *PICC*-Einlage, Z. n. Punktion der A. radialis für koronare Interventionen, Z. n. Entnahme der A. radialis für einen aortokoronaren Bypass (ACB)
Patientenbedingte Gefäßschädigung	Vaskulitis, i. v.-Drogenkonsum
Zentralvenöse Stenose oder Okklusion	Langzeitgebrauch eines ZVK, mehrfache ZVK-Einlagen, Einlage von Elektroden für Herzschrittmacher oder *ICD*, *PICC*, Z. n. Operationen an Hals, Brust oder oberer Extremität
Eingeschränkte körperliche Untersuchung	Patient: Weigerung zur Untersuchung, morbide Adipositas, Dehydration Umgebung: kalter Raum

ICD: *implantable cardioverter defibrillator*; *PICC*: *peripherally inserted central catheter*; *Z.n.*: Zustand nach; *ZVK*: zentralvenöser Katheter

Läsionen/Verkalkungen, Geschwindigkeiten und Druckmessungen usw.) beurteilt (Lok et al. 2020; siehe ▶ Kap. 5). Während die *KDOQI Guidelines* aufgrund einer unzureichenden Studiengrundlage keine präoperative Gefäßevaluation mittels Duplexultraschall bei allen Patienten vorschlagen, unterstützen sie deren Einsatz in vielen Situationen (Tab. 4.4).

Im Gegensatz dazu empfehlen die *ESVS*-Leitlinien die Sonografie bei allen Patienten vor einer Shuntanlage (Schmidli et al. 2018). Idealerweise wird dieses „Gefäßmapping" gemeinsam mit oder von Operateur*innen selbst durchgeführt, da somit essenzielle Informationen für den intraoperativen Situs gewonnen werden können (Grieff et al. 2023; Wolf et al. 2023). Eine Computertomografie oder eine katheterbasierte Bildgebung kann hilfreich sein, wenn es Zweifel an der Eignung des arteriellen Zuflusses oder des zentralvenösen Abflusses gibt. Eine 2D-Echokardiografie kann Informationen über die Herzfunktion liefern, welche die Entscheidungsfindung der Operateurin/des Operateurs beeinflussen kann. So ist z. B. die Wahrscheinlichkeit einer fehlenden AVF-Reifung bei Patient*innen mit verminderter linksventrikulärer Auswurffraktion im Sinne einer Herzinsuffizienz mit reduzierter Ejektionsfraktion (HFrEF) viel größer als bei kardial Gesunden (Farrington et al. 2020). Andere abnormale Herzparameter können ebenfalls mit schlechten AV-Zugangsergebnissen korrelieren (Wakabayashi et al. 2017; Xiong et al. 2020; Wang et al. 2022). Eine 2D-Echokardiografie als Ausgangsbefund erlaubt es, bei Zeichen einer Herzinsuffizienz deren Einfluss auf die Funktionalität eines AV-Zugangs einzuschätzen.

4

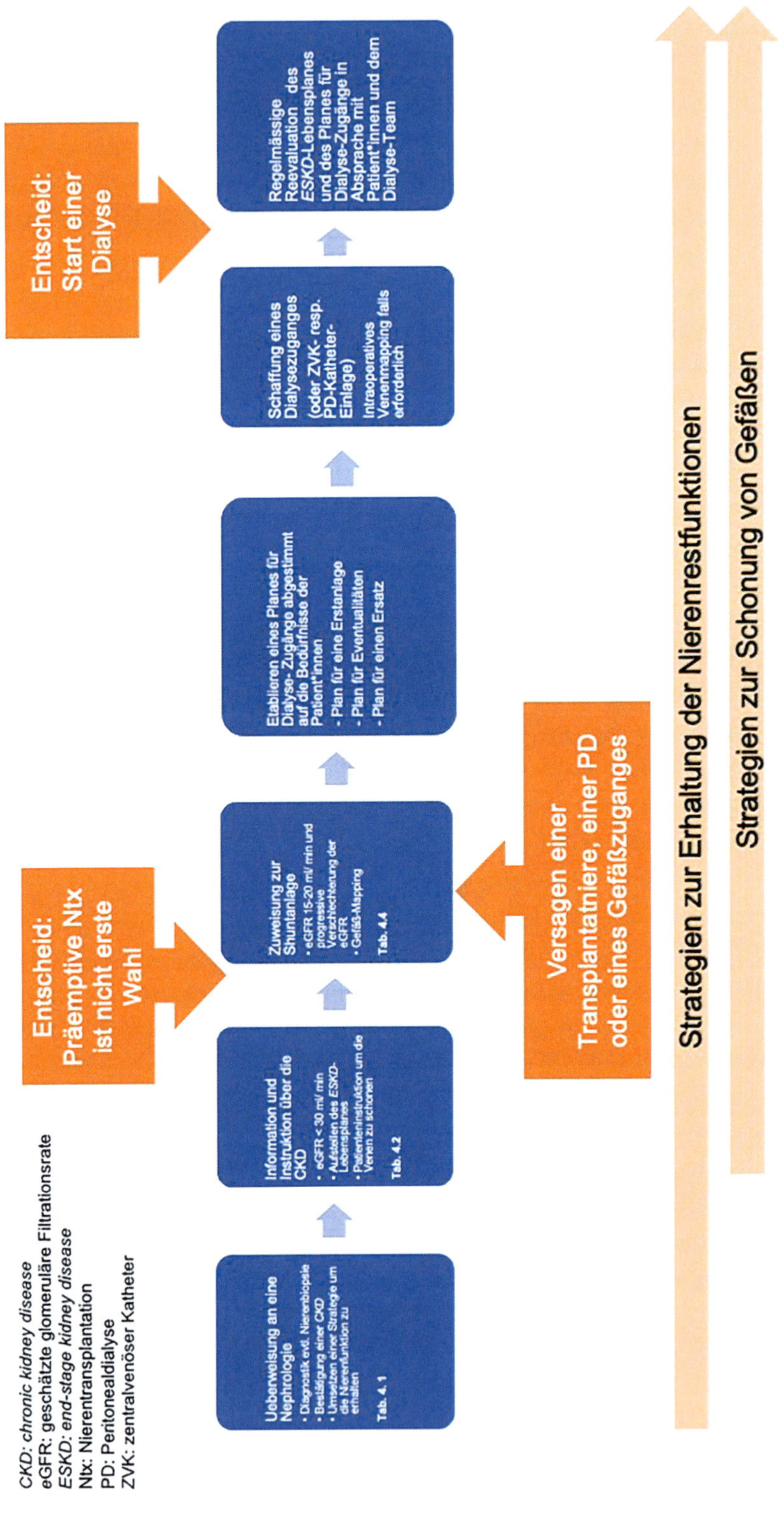

Abb. 4.2 Arbeitsschritte eines Dialyseteams

4.7 Arbeitsablauf für die Erstellung eines Dialysezugangs

Die Planung zur Erstellung eines Dialysezugangs beginnt mit der Diagnose einer *CKD* und beinhaltet die Abklärung der *CKD* und die Prävention der Gefäße vor Punktionen, die Erstellung eines *ESKD*-Lebensplans (Modalitätsstrategie) und die Überweisung zur Shuntanlage, wenn ein anhaltender progressiver Rückgang der eGFR auf 15–20 ml/min vorliegt.

Ein präoperatives *mapping* der Gefäße wird immer und insbesondere im Hinblick auf die anatomische Eignung zur Anlage einer perkutanen AVF durchgeführt. Die Ärztin/der Arzt bespricht mit den Patient*innen die Zugangsoptionen und legt präoperativ den Gefäßzugang fest; dies unter Berücksichtigung eines Lebensplanes für Dialysezugänge inkl. Optionen bei Notfällen und Komplikationen, damit klar ist, was der nächste Schritt bei Problemen wäre.

Die Schaffung eines Dialysezugangs ist eine multidisziplinäre Teamarbeit und stellt auch sicher, dass der *ESKD*-Lebensplan im Sinne eines *advanced care planning* und die Anforderungen eines Gefäßzugangs regelmäßig mit den Patient*innen und dem Dialyseteam diskutiert und aktualisiert werden. Ein möglicher Arbeitsablauf ist in ◘ Abb. 4.2 detailliert dargestellt.

4.8 Fazit

- Eine frühzeitige nephrologische Überweisung und eine umfassende Patientenaufklärung über das Krankheitsbild einer *CKD/ESKD*, einschließlich der Entwicklung eines individualisierten *PLAN*, sind die Voraussetzungen für die Entscheidungsfindung und präoperative Planung eines Dialysezugangs.
- Der ***PLAN*** besteht 1. aus dem **P**atienten *ESKD*-**L**ebensplan für die Wahl der Nierenersatzmodalität und 2. den ***A**ccess **N**eeds* für die Schaffung und Erhaltung von Dialysezugängen. Die Identifizierung und das Erreichen von patientenzentrierten Zielen sind heute wichtiger Bestandteil der Versorgung von Patient*innen mit *ESKD*. Der am besten geeignete Dialysezugang hängt nicht nur vom Gefäßstatus, sondern auch vom *ESKD*-Lebensplan der Patient*innen, der Prognose bezüglich Grunderkrankung und Komorbiditäten sowie den Präferenzen der Betroffenen ab. Tatsächlich ist die Wahl des AV-Zugangs oft ein Kompromiss zwischen kurzfristigen Vorteilen, die für AVG sprechen, und langfristigen Vorteilen, die für AVF sprechen.
- Es ist auch legitim, für Patient*innen mit begrenzter Lebenserwartung, fehlenden AV-Zugangsoptionen und solche mit fortgeschrittenen Komorbiditäten, die keine AV-Zugangskandidat*innen sind, einen ZVK als endgültigen Gefäßzugang zu implantieren.
- Die präoperative Evaluation beinhaltet eine gründliche körperliche Untersuchung und im Falle einer vorgesehenen AVF oder AVG ein Gefäßmapping, spätestens intraoperativ.
- Eine ständige Neubewertung des *ESKD*-Lebensplans und der Zugangsoptionen ist zwingend, damit das Dialyseteam zusammen mit den Patient*innen notwendige Entscheidungen fällen kann, um rechtzeitig die Schritte zur optimalen Versorgung einzuleiten, damit eine nahtlose Nierenersatztherapie unter Berücksichtigung der Lebensziele der Patient*innen gewährleistet werden kann.

Kommentar

Dominik E. Uehlinger

Nierenersatztherapien sind heute leider vorwiegend Patient*innen aus Industrienationen vorbehalten. 80 % der Personen mit einem Nierenersatzverfahren leben in Europa, den USA oder Japan. Nur 4 % der Patient*innen, welche eine Nierenersatztherapie benötigen, aus Ländern mit begrenzten Ressourcen haben Zugang zu einer solchen.

Nierenersatztherapien sind nicht nur teuer, sondern führen bei den Patient*innen zu einschneidenden Veränderungen der Lebensumstände. Mit Ausnahme der Transplantation, wo bei gutem Verlauf nach einigen Monaten eine Wiederaufnahme des normalen Tagesablaufs erwartet werden kann, wird die Welt der Patienten mit Aufnahme der Dialyse buchstäblich auf den Kopf gestellt. Mussten bisher nur einzelne Arzttermine in die normale Tagesstruktur integriert werden, gilt es nun plötzlich, den gesamten Tagesablauf der Dialyse unterzuordnen. 3 Halbtage pro Woche in einem Dialysezentrum zu verbringen und dies ohne Ausnahme Woche für Woche, bedeutet einen großen Autonomieverlust und eine enorme Umstellung für die Betroffenen und ihre nächsten Angehörigen. Eine Heimbehandlung bietet etwas flexiblere Planungsmöglichkeiten, aber auch dort wird die Tagesstruktur der Patient*innen weitgehend durch die Dialysebehandlung diktiert.

Wir müssen deshalb alles versuchen, die Progredienz einer Niereninsuffizienz so weit zu verlangsamen, dass eine Nierenersatztherapie möglichst spät und im besten Fall gar nie notwendig wird. In den letzten Jahren sind mit den SGLT-2-Hemmern, GLP-1-Rezeptoragonisten und Finerenon neue Medikamente auf den Markt gekommen, von welchen wir uns neben den in ▶ Abschn. 4.3 besprochenen Maßnahmen eine zusätzliche Unterstützung zur Verlangsamung der Progression der Niereninsuffizienz erhoffen. Bestens bekannt und gut dokumentiert ist zudem der positive Einfluss eines Rauchstopps auf die Progression der Niereninsuffizienz.

Damit Patient*innen und ihre Angehörigen eine informierte und fundierte Entscheidung treffen können, ist es notwendig, dass sie mit allen vorhandenen Therapiemöglichkeiten vertraut werden. Dazu gehört auch das Ansprechen der Möglichkeit eines Verzichtes auf eine Dialysebehandlung und das Aufzeigen des erwarteten Verlaufs bei einer konservativen Therapie, und dies nicht nur bei polymorbiden, hochbetagten Patient*innen. Die Demonstration der einzelnen Behandlungsmöglichkeiten erfolgt primär durch das Behandlungsteam. Dabei kann auch abgeschätzt werden, ob der Patient über die notwendigen manuellen und intellektuellen Fähigkeiten für eine Selbstbehandlung verfügt. Gute Informationsquellen zu den einzelnen Dialyseverfahren sind aber auch Mitpatienten, und gerade für Heimbehandlungen ist es hilfreich, wenn sich der Patient bei einem Besuch eines Heimdialysepatienten vor Ort über den Aufwand und die notwendigen Installationen informieren kann.

Alle diese Abklärungen brauchen Zeit, und eine schwere Urämie im Rahmen einer weit fortgeschrittenen Niereninsuffizienz ist für die Erfassung der Situation und für einen fundierten Therapieentscheid sicher nicht hilfreich. Gerade deshalb ist es notwendig, dass Patienten rechtzeitig an eine Nephrologin/einen Nephrologen zu überwiesen werden. Eine besondere Herausforderung stellen Patient*innen mit fehlender oder eingeschränkter Urteilsfähigkeit dar. Bei urämischen Patient*innen mit Demenz ist es oft schwierig abzuschätzen, ob sich die Demenz nach Korrektur der Urämie verbessern wird. In dieser Situation kann mit den Angehörigen eine definierte Dialyseversuchsperiode vereinbart werden, nach deren Ablauf die Entscheidung zum weiteren Vorgehen getroffen wird.

Es gibt keine randomisierten, kontrollierten Studien, welche einen Überlebensvorteil der Transplantation gegenüber der Dialyse beweisen. Ebenso wenig existieren entsprechende Studien zum Vergleich einzelner Dialyseverfahren. Wenn aber eine Therapieform möglicherweise ein längeres Überleben und eine bessere Lebensqualität bietet und darüber hinaus noch billiger ist, dann gibt es meiner Meinung nach keinen Grund, diese nicht vorzuziehen. Wir werden deshalb immer versucht sein, Patient*innen primär zu transplantieren, am liebsten präemptiv mit einer Lebendspende. Wenn diese Möglichkeit nicht zur Verfügung steht, dann sollte am liebsten eine Selbstbehandlungstherapie zu Hause zum Einsatz kommen, ob nun Peritonealdialyse oder Hämodialyse. Eine passive Hämodialyse im Zentrum, die teuerste, und bezüglich Outcome und Lebensqualität wahrscheinlich schlechteste aller Nierenersatztherapien, sollte meiner Meinung nach erst nach Ausschöpfung aller anderen Alternativen vorgesehen werden.

Schlussendlich ist es aber so, dass nicht wir, sondern die informierten Patient*innen sich für eine Behandlungsmethode entscheiden müssen. Deren Entscheidung deckt sich oft, aber nicht immer mit unserer Wunschvorstellung – ob bezüglich Nierenersatztherapie oder Gefäßzugang. Hier sind eine große Flexibilität und Kompromissbereitschaft des Behandlungsteams gefragt. Hochmotivierte Patient*innen mit einem suboptimalen Dialysezugang werden wahrscheinlich eine bessere Lebensqualität haben als solche, die von uns zu etwas gedrängt wurden, was ihnen nicht behagt.

Wichtige Publikationen des Kommentators Dominik E. Uehlinger

1. Uehlinger DE, Gotch FA, Sheiner LB (1992) A Pharmacodynamic Model of Erythropoietin Therapy for Uremic Anemia. Clin Pharmacol Ther 51:76–89
2. Uehlinger DE (1996) Another look at the relationship between protein intake and dialysis dose. J Am Soc Nephrol 7:166–168
3. Saner E, Nitsch D, Descoeudres C et al (2005) Outcome of home haemodialysis patients: a case-cohort study. Nephrol Dial Transpl 20:604–610
4. Uehlinger DE, Jakob SM, Ferrari P et al (2005) Comparison of continuous and intermittent renal replacement therapy for acute renal failure. Nephrol Dial Transpl 20:1630–1637
5. Hodzic E, Rasic S, Klein C et al (2016) Clinical Validation of a Peritoneal Dialysis Prescription Model in the PatientOnLine Software. Artif Organs 40:144–152

Literatur

Bargman JM, Thorpe KE, Churchill DN (2001) Relative contribution of residual renal function and peritoneal clearance to adequacy of dialysis a reanalysis of the CANUSA study. J Am Soc Nephrol 12(10):2158–2162. https://doi.org/10.1681/ASN.V12102158

Bello AK, Okpechi IG, Osman MA et al (2022) Epidemiology of haemodialysis outcomes. Nat Rev Nephrol 18:378–395

Chan CT, Blankestijn PJ, Dember LM et al (2019) Dialysis initiation, modality choice, access, and prescription: conclusions from a Kidney Disease: Improving Global Outcomes (KDIGO) Controversies Conference. Kidney Int 96:37–47

Czajkowski M, Jachec W, Polewczyk A et al (2022) Severity and extent of lead-related venous obstruction in more than 3000 patients undergoing transvenous lead extraction. Vasc Health Risk Manag 18:629–642

Dember LM, Beck GJ, Allon M, Delmez JA et al (2008) Effect of clopidogrel on early failure of arteriovenous fistulas for hemodialysis: a randomized controlled trial. JAMA 299:2164–2171

Farrington CA, Robbin ML, Lee T et al (2020) Early predictors of arteriovenous fistula maturation: a novel perspective on an enduring problem. J Am Soc Nephrol 31:1617–1627

Georgiadis GS, Charalampidis DG, Argyriou C et al (2015) The necessity for routine pre-operative ultrasound mapping before arteriovenous fistula creation: A meta-analysis. Eur J Vasc Endovasc Surg 49(5):600–605

Grieff AN, Lee K, Beckerman MA, Akinsanya J et al (2023) The role of physician-directed duplex after brachial plexus block in arteriovenous fistula creation. Ann Vasc Surg 89:135–141

Han A, Min SK, Kim MS et al (2016) A prospective, randomized trial of routine duplex ultrasound surveillance on arteriovenous fistula maturation. Clin J Am Soc Nephrol 11(10):1817–1824

Harms JC, Rangarajan S, Young CJ et al (2016) Outcomes of arteriovenous fistulas and grafts with or without intervention before successful use. J Vasc Surg 64:155–162

Htay H, Bello AK, Levin A et al (2021) Hemodialysis use and practice patterns: an international survey study. Am J Kidney Dis 77:326–335

Huber TS, Berceli SA, Scali ST et al (2021) Arteriovenous fistula maturation, functional patency, and intervention rates. JAMA Surg 156(12):1111–1118

4

Hussein WF, Bennett PN, Abra G et al (2022) Integrating patient activation into dialysis care. Am J Kidney Dis 79:105–112

Jager KJ, Kovesdy C, Langham R et al (2019) A single number for advocacy and communication – worldwide more than 850 million individuals have kidney diseases. Kidney Int 96:1048–1050

Jorna T, Methven S, Ravanan R et al (2016) 30-day mortality after haemodialysis vascular access surgery: A retrospective observational study. J Vasc Access 17(3):215–219

KDIGO Guideline (2024) Clinical practice guideline for the evaluation and management of chronic kidney disease. https://www.kidney-international.org/article/S0085-2538(23)00766-4/fulltext. Zugegriffen: 10. Mai 2025

Knoll G (2005) Canadian Society of Transplantation: consensus guidelines on eligibility for kidney transplantation. Can Med Assoc J 173:S1–S25

Kovesdy CP (2022) Epidemiology of chronic kidney disease: an update 2022. Kidney Int Suppl 12:7–11

Levey AS, Inker LA (2019) Improving glomerular filtration rate estimation. Kidney Int 95:1017–1019

Lightfoot CJ, Nair D, Bennett PN et al (2022) Patient activation: the cornerstone of effective self-management in chronic kidney disease? Kidney Dial 2:91–105

Lok CE, Huber TS, Lee T et al (2020) KDOQI Clinical Practice Guideline for Vascular Access: 2019 update. Am J Kidney Dis 75(4 Suppl 2):S1–S164

Lopes JRA, Marques ALDB, Correa JA (2021) Randomised clinical study of the impact of routine preoperative Doppler ultrasound for the outcome of autologous arteriovenous fistulas for haemodialysis. J Vasc Access 22(1):107–114

Mathew AT, Fishbane S, Obi Y, Kalantar-Zadeh K (2016) Preservation of residual kidney function in hemodialysis patients: reviving an old concept. Kidney Int 90:262–271

Mcgill RL, Ruthazer R, Meyer KB et al (2016) Peripherally inserted central catheters and hemodialysis outcomes. J Am Soc Nephrol 11:1434–1440

Murea M, Grey CR, Lok CE (2021) Shared decision-making in hemodialysis vascular access practice. Kidney Int 100:799–808

Otoya D, Simmonds A, Lavingia K, Amendola MF (2022) Central line access for hemodialysis adversely affects ipsilateral arteriovenous graft outcomes. Ann Vasc Surg 86:236–241

Pecoits-Filho R, Okpechi IG, Donner JA et al (2020) Capturing and monitoring global differences in untreated and treated end-stage kidney disease, kidney replacement therapy modality, and outcomes. Kidney Int Suppl 10:e3–e9. https://doi.org/10.1016/j.kisu.2019.11.001

Ravani P, Quinn R, Oliver M et al (2017) Examining the association between hemodialysis access type and mortality: the role of access complications. Clin J Am Soc Nephrol 12:955–964

Schmidli J, Widmer MK, Basile C et al (2018) Editor's choice – vascular access: 2018 Clinical Practice Guidelines of the European Society for Vascular Surgery (ESVS). Eur J Vasc Endovasc Surg 55:757–818

Shlipak MG, Tummalapalli SL, Boulware LE et al (2021) The case for early identification and intervention of chronic kidney disease: conclusions from a Kidney Disease: Improving Global Outcomes (KDIGO) Controversies Conference. Kidney Int 99:34–47

Siracuse JJ, Shah NK, Peacock MR et al (2017) Thirty-day and 90-day hospital readmission after outpatient upper extremity hemodialysis access creation. J Vasc Surg 65:1376–1382

Tonelli M, Wiebe N, Knoll G et al (2011) Systematic review: kidney transplantation compared with dialysis in clinically relevant outcomes. Am J Transplant 11:2093–2109

Torreggiani M, Piccoli GB, Moio MR et al (2023) Choice of the dialysis modality: practical considerations. J Clin Med. https://doi.org/10.3390/jcm12093328

Wakabayashi K, Io H, Nakata J et al (2017) Effects of cardiac function with postoperative arteriovenous fistula blood flow in patients with hemodialysis. Blood Purif 44:24–29

Wang Q, Lin J, Han H, Wu D et al (2022) Preoperative cardiac index as a predictor of maturation and primary patency of radiocephalic arteriovenous fistula in hemodialysis. Blood Purif 51(11):932–942
Wolf H, Hillenbrand CJ, Warren AS, Tang GL (2023) Association of pre and perioperative vein mapping with hemodialysis access characteristics and outcomes. Ann Vasc Surg 95:188–196
Woodside KJ, Bell S, Mukhopadhyay P et al (2018) Arteriovenous fistula maturation in prevalent hemodialysis patients in the United States: a national study. Am J Kidney Dis 71:793–801
Xiong Y, Yu Y, Zhang C et al (2020) The role of echocardiography in prognosis for dysfunction and abandonment of radiocephalic arteriovenous fistula in elderly Chinese patients on hemodialysis. Semin Dial 33:309–315

Ultraschall bei Gefäßzugängen

Andrej Isaak

Inhaltsverzeichnis

Wichtige Publikationen des Autors Andrej Isaak

1. Isaak A, Jörg L, Attigah N, Thalhammer C, Staub D, Aschwanden M, Richarz S (2023) Practical guide of vascular ultrasound in arteriovenous fistulae. Vasa 52(1):22–28
2. Isaak A, Wolff T, Zdoroveac A, Taher F, Gürke L, Richarz S, Akifi S (2022) Ultrasound-guided percutaneous arteriovenous fistula creation simulation training in a lifelike flow model. Bioengineering (Basel) 9(11):659
3. Zeindler J, Richarz S, Franchin M, Soysal SD, Gürke L, Isaak A (2019) Endoscopic superficialisation of haemodialysis arteriovenous fistulas in obese patients – safety, feasibility, and outcomes. Eur J Vasc Endovasc Surg 58(5):756–760

M.K. Widmer, A. Zdoroveac, A. Isaak (Hrsg.), *Dialysezugänge in Theorie und Praxis*,
https://doi.org/10.1007/978-3-662-72908-3_5

5.1 Einleitung

5

Entscheiden sich Patienten mit einer fortgeschrittenen, chronischen Nierenerkrankung gemeinsam mit dem medizinischen Personal für eine Hämodialyse (HD) als Nierenersatzverfahren, werden die weiteren Schritte im Hinblick auf einen Gefäßzugang maßgeblich vom Gefäßultraschall mitbestimmt. Seit Einführung der perkutanen Shuntanlage und der ultraschallgesteuerten endovaskulären Behandlung von Stenosen rückt der vaskuläre Ultraschall zunehmend auch ins therapeutische Spektrum. Die technologische Entwicklung mit Etablierung von 3D-Ultraschall, kombiniert mit innovativen, minimalinvasiven Verfahren, wird den Stellenwert des Ultraschalls weiter erhöhen. Konsequenterweise sollten alle an der Planung, Anlage und Nachverfolgung von Gefäßzugängen Beteiligten in der vaskulären Ultraschalluntersuchung adäquat geschult sein, um höchste Qualitätsstandards bei der Behandlung von HD-Patient*innen zu garantieren.

Nach einer sorgfältigen klinischen Untersuchung wird die Lokalisation der arteriovenösen Anastomose entsprechend den europäischen Leitlinien durch die präoperative Sonografie der Arterien sowie der oberflächlichen und tiefen Venen beider oberen Extremitäten im *B-Mode* festgelegt. Bei Bedarf ist ein *Pulsed-Wave*-Doppler (*PWD*) bzw. eine farbkodierte Doppler-Sonografie (FKDS) zur Festlegung des Fistelverlaufs und der Anastomose indiziert. Eine solche präoperative, vaskuläre Ultraschalluntersuchung ist zwingend notwendig, um eine möglichst distale arteriovenöse Fistel (AVF) unter Berücksichtigung der perkutanen Optionen planen und anlegen zu können. Dadurch können effizient und schonend alle Optionen zur Anlage einer nativen AVF ausgeschöpft und ggf. die Voraussetzungen für alternative Gefäßzugänge wie einen arteriovenösen Graft (AVG) oder einen getunnelten (tunnelierten) zentralvenösen Katheter (tZVK) eruiert werden.

Die zunehmende Anwendung des Ultraschalls in der Diagnostik und als Teil therapeutischer Verfahren wie der perkutan endovaskulären AVF-Anlage (pAVF) erweitert das gefäßchirurgische und interventionelle Spektrum. Es fördert und fordert eine vertiefte theoretische und praktische Aus- und Weiterbildung. Dazu gehört die Aneignung der praktischen Fähigkeiten für ultraschallgesteuerte Verfahren wie endovaskuläre Interventionen und gezielte arteriovenöse Punktionen, die zentrale Elemente technisch erfolgreicher minimalinvasiver Eingriffe bei HD-Patient*innen darstellen.

5.2 Der präoperative Ultraschall

5.2.1 Allgemeine Beurteilung

Neben einer ausführlichen präoperativen Anamnese und körperlichen Untersuchung spielt die Gefäßsonografie eine wichtige Rolle bei der Festlegung der Art und der Lokalisation des Gefäßzugangs (Schmidli et al. 2018; *AIUM Practice Parameter for the Performance of Ultrasound Vascular Mapping for Preoperative Planning of Dialysis Access* 2016). Bei Patient*innen mit Diabetes mellitus, Adipositas und einer im Vorfeld angelegten AVF bzw. zentralvenösen Kathetern wird die alleinige klinische Untersuchung als unzureichend eingestuft und führt zu einer erhöhten Rate primär nicht gereifter AVF (Ferring et al. 2010; Mihmanli et al. 2001). Ist die klinische Beurteilbarkeit gut, ist jedoch durch die präoperative Gefäßsonografie eher keine zusätzliche Information für eine konventionell chirurgische Shuntanlage zu erwarten (Wells et al. 2005). Die aktualisierten *KDOQI Vascular Access Guidelines* empfehlen das präoperative Gefäßmapping bei den oben genannten Risikopatient*innen. Der Verzicht auf ein routinemäßiges sonografisches Gefäßmapping wurde damit begründet, dass die potenziellen Vorteile wie die Beurteilung der Gefäßmorphologie und der Innendurchmesser (IDM) von Gefäßen durch Nachteile wie Messfehler und Untersucherabhängigkeit ausgeglichen werden (Lok et al. 2020). Im Zeitalter der endovaskulären Optionen mit der Notwendigkeit einer spezifischen Evaluation der sonoanatomischen Eignung bedürfen diese Guidelines eines Updates.

> Das Gefäßmapping unter Verwendung der Gefäßsonografie ermöglicht neben der Beurteilung der Wandqualität (kalzifizierte Arterien, postthrombotische Veränderungen der Venen etc.) und des Innendurchmessers von Gefäßen im *B-Mode* auch die Bestimmung der Gefäßtiefe. Darüber hinaus können wichtige Informationen über den Gefäßverlauf gewonnen werden, welche die Planung einer primären oder sekundären Transposition bzw. von Superfizialisierungen nach sich ziehen. Hierzu werden meist hochfrequente (7–15 MHz) lineare Schallköpfe zur guten oberflächlichen Auflösung verwendet.

Um beim Gefäßmapping, das unbedingt sorgfältig dokumentiert werden sollte (▪ Abb. 5.1), möglichst große venöse IDM zu messen, sollte die Patientin/der Pa-

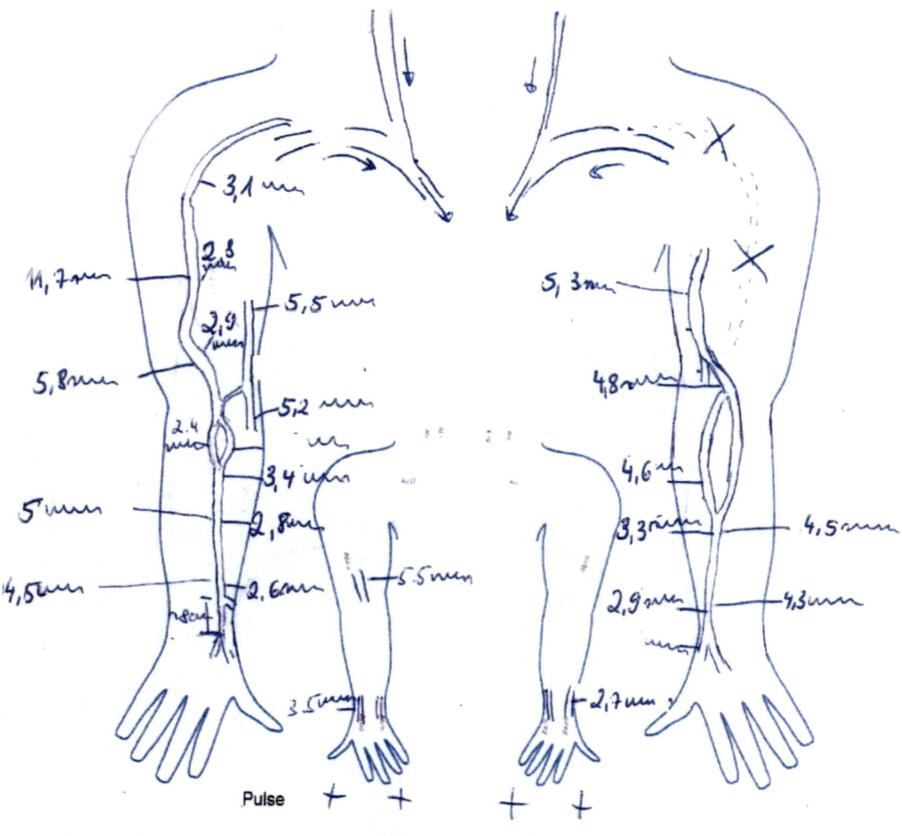

▪ **Abb. 5.1** Dokumentation eines sonografischen Gefäßmappings tient sitzend – eventuell mit aufgestütztem Arm, wenn nötig mit einem Tourniquet (60–80 mmHg) – untersucht werden. Eine weitere Zunahme des IDM um 0,5 mm im Vergleich zur Untersuchung mit dem Tourniquet kann außerdem mittels extrakorporaler Erwärmung auf 43–44 °C erreicht werden (Korten et al. 2009), wenngleich diese Untersuchungsmodalität nicht sehr praktikabel ist.

Bei Patient*innen mit ungeeigneten oberflächlichen Venen für eine AVF ist ein Screening der tiefen Venen im Bereich der Ellenbeuge zu empfehlen, da es für eine adäquate venöse Anastomose eines AVG eines IDM von 4 mm bedarf.

Anatomische Varianten, welche die Operationsplanung entscheidend beeinflussen können, werden mittels *B-Mode* identifiziert. Insbesondere muss bei auffällig geringen Durchmessern der A. brachialis eine hohe Bifurkation ausgeschlossen werden, welche als anatomische Variante bei 12,3 % der Patient*innen vorliegen kann (Kian et al. 2012).

Die Beurteilung des arteriellen Systems in der Praxis erfolgt primär klinisch. Die arterielle Gefäßsonografie wird gezielt eingesetzt, insbesondere bei klinischem Verdacht eines beeinträchtigten arteriellen Zuflusses. Blutdruckdifferenzen, Geräusche bei der Auskultation und/oder schwach palpable Pulse führen zu einer fokussierten Suche nach Stenosen. Der Allen-Test ergänzt die Beurteilung der Handperfusion. Mithilfe der Geschwindigkeitsmessung im *Pulsed-Wave*-Doppler kann eine Flusskurve abgeleitet, aber auch der Stenosegrad in einer Arterie bestimmt werden. Der *PWD* kann auch zur Beurteilung der Reaktivität eines peripheren arteriellen Gefäßes auf Hyperämie genutzt werden (Distensibilitätstest). Dabei verändert sich die typische triphasische Flusskurve in ein biphasisches Flussprofil, nachdem die Hand aus einer 2 min gehaltenen Fauststellung geöffnet wird (Malovrh 2003).

5.2.2 Ultraschallevaluation vor Anlage einer perkutanen AVF

Die Einführung der perkutan endovaskulären AVF mit vielversprechenden technischen und funktionellen Resultaten erweitert das Lokalisationsspektrum einer arteriovenösen Anastomose, wenn ein Gefäßzugang am distalen Unterarm nicht möglich ist bzw. ausgeschöpft wurde, und hat unmittelbaren Einfluss auf die Planung einer AVF-Anlage (Harika et al. 2021; Inston et al. 2020; Shahverdyan et al. 2023). Die Evaluation, ob eine pAVF aufgrund der anatomischen Voraussetzungen angelegt werden kann, erfolgt sonografisch.

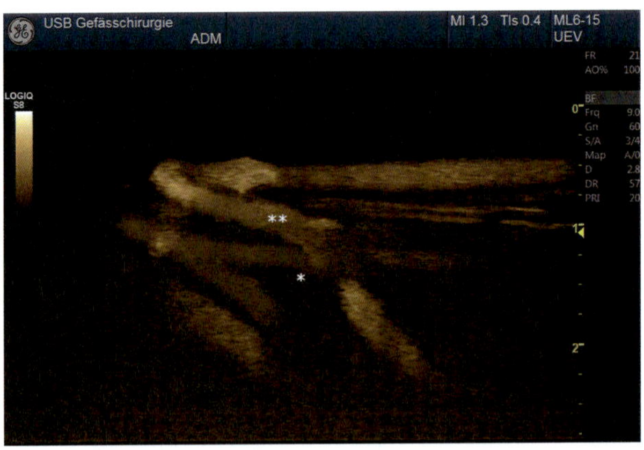

Abb. 5.2 Gefäßscreening Ellenbeuge vor pAVF mittels *B-Flow*-Sonografie; proximale A. radialis (*) und kreuzende V. perforans (**)

Tab. 5.1 Sonografische Kriterien für Arterien und Venen vor AVF-Anlage

Sonographische Kriterien von Arterien vor Shuntanlage		
Arterien	**Pathologie/ *Cut-off***	**Modalität**
A. radialis A. ulnaris A. brachialis A. axillaris/ A. subclavia	> 2 mm IDM* Kalzifikationen** Stenosen** *gilt für Unterarmarterien **gilt für alle Arterien	*B-Mode* *B-Mode* FKDS/ *PWD*
Ergänzende Kriterien für pAVF		
Ellipsys®: proximale A. radialis WavelinQ™: proximale A. ulnaris oder radialis	> 2 mm IDM > 2 mm IDM	*B-Mode* *B-Mode*
Sonographische Kriterien von Venen vor AVF- Anlage		
Venen (evtl. mit Tourniquet)	**Pathologie/ *Cut-off***	**Modalität**
V. cephalica V. basilica	> 2,5 mm IDM Abstand Vene zur Oberfläche Thrombosen Stenosen	*B-Mode* *B-Mode* *B-Mode* FKDS/ *PWD*
V. brachialis/ V. axillaris V. jugularis int./ V. subclavia	Stenosen Zentrale Abflussstörungen (direkt/ indirekt)	FKDS/ *PWD* FKDS/ *PWD*
Ergänzende Kriterien für pAVF		
Ellipsys®: kubitale Perforansvene	Gerader Verlauf, > 2,5 mm IDM, max. Abstand zur proximalen A. radialis 1,5 mm	*B-mode* (evtl. FKDS/ *B-Flow)*
WavelinQ™: prox. Unterarm	Abstand Arterie und Vene < 2 mm	*B-mode*

IDM: Innendurchmesser, ***PWD:*** *pulsed-wave*-Doppler, **FKDS:** farbkodierte Doppler-Sonographie, **pAVF:** perkutane arteriovenöse Fistel

Die Beurteilung kann im *B-Mode* durchgeführt werden und hängt vom zu verwendenden pAVF-System ab.

Das WavelinQ™ (Becton, Dickinson and Company, Franklin Lakes, NJ, USA) erlaubt es, radioradiale und ulnoulnare AVF am proximalen Unterarm zu kreieren, wofür Mindestdurchmesser für die Zielgefäße von 2 mm und ein maximaler arteriovenöser Abstand von 2 mm erforderlich sind (Rajan et al. 2015). Da es sich bei dieser Methode um die Anlage einer AVF im tiefen Venensystem handelt, ist die Kenntnis über den Status des venösen Abflusses brachial, also proximal der WavelinQ™-Anastomose, für die

Einschätzung der Reifung oberflächlicher Venen entscheidend, insbesondere weil vor Abschluss der pAVF die brachiale Zugangsvene mittels Coils verschlossen wird, um die pAVF-Reifung der oberflächlichen Venen zu begünstigen.

Beim Ellipsys®-System (Medtronic, Dublin, IRL)[1] erfolgt die Anlage der pAVF ultraschallgesteuert. Die anatomischen Voraussetzungen für eine erfolgreiche perkutane Anastomose zwischen der kubitalen Perforansvene und der proximalen A. radialis sehen einen maximalen Abstand beider Strukturen von 1,5 mm auf Höhe von deren Kreuzung vor. Die kubitale Vene sollte einen möglichst geraden Verlauf und einen IDM > 2,5 mm aufweisen. Der minimale IDM der proximalen A. radialis sollte 2 mm betragen. Gemäß einer kürzlich veröffentlichten Studie erfüllen etwa 60 % der Patient*innen mit chronischer Nierenerkrankung die sonografischen Kriterien für eine pAVF mit Ellipsys®-System, wobei hier ein minimaler IDM der kubitalen Perforansvene von 2 mm angenommen wurde (Franco et al. 2020).

> Hilfreiche Applikationen zur besseren Darstellung der Gefäße der Ellenbeugeregion sind die *B-Flow*-Sonografie oder der *Power*-Doppler. Durch die winkelunabhängige Farbkodierung können sowohl die pulsierende proximale A. radialis als auch die kubitale Perforansvene auf Höhe der Kreuzung miterfasst werden (■ Abb. 5.2).

Wird die Option einer pAVF in Betracht gezogen, ist die präoperative sonografische Beurteilung obligat. In ■ Tab. 5.1. werden die präoperativen sonografischen Empfehlungen vor einer konventionellen Shuntanlage zusammengefasst, ergänzt durch die Kriterien zur Evaluation einer pAVF.

5.3 Der intraoperative Ultraschall

Erste intraoperative Bestimmung des Flussminutenvolumens (FMV) mit dem Ultraschall erfolgten in den 90er-Jahren nach Anlage von radiozephalen Shunts (Sivanesan et al. 1998) und in der Folge im Rahmen diverser Flussreduktionsverfahren (Shemesh et al. 1999; Aschwanden et al. 2003; Chemla et al. 2007). Die Autoren waren sich der Tatsache bewusst, dass Messfehler bei der Flussbestimmung mit dem vaskulären Ultraschall bis zu 30 % betragen können (Evans 1985).

> Die Messungen des Flussminutenvolumens (FMV) sind dann besonders ungenau, wenn das Flussvolumen gering, der Gefäßdurchmesser klein und der arteriovenöse Blutfluss anastomosennah nicht laminar sind. Diese störenden Faktoren können durch die Messung in der A. subclavia positiv beeinflusst werden (Aschwanden et al. 2003). Das FMV eines Shunts kann approximativ nach Subtraktion des FMV der gegenseitigen A. subclavia bestimmt werden.

AVF und AVG sowie deren Zu- und Abflussgefäße liegen oberflächlich und sind somit einer Ultraschalldarstellung sehr gut zugänglich. Intraoperativ bieten sich multiple Einsatzmöglichkeiten. Nach AVF/AVG-Korrekturoperationen oder Thrombektomien lässt sich neben dem FMV auch die Behebung des pathologischen Befundes mittels Ultraschalls kontrollieren. Im Jahr 2007 wurde eine Ballondilatation der zuführenden A. radialis über

1 Das System ist aktuell nicht mehr auf dem Markt. erhältlich (Stand 10.8.2026).

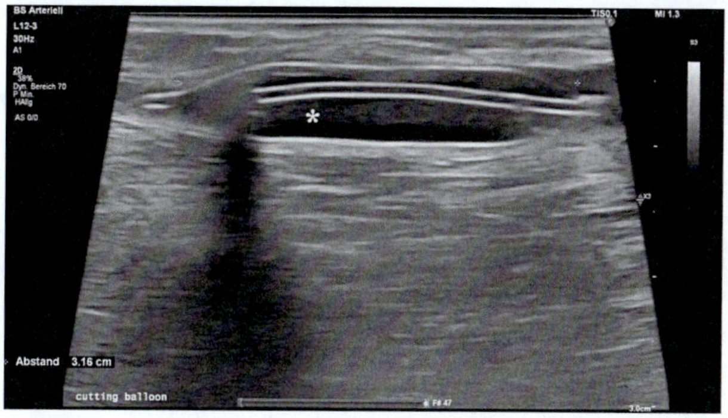

Abb. 5.3 Ultraschallgesteuerte Ballondilatation (*Stern*)

die Arteriotomie unmittelbar vor AVF-Anlage als therapeutisches, ultraschallgesteuertes Verfahren beschrieben (Napoli et al. 2007). Wakabayashi et al. konnten in einem großen Kollektiv von HD-Patient*innen zeigen, dass die unmittelbaren Resultate von ultraschallgesteuerten Angioplastien und Stentbehandlungen mit fluoroskopischen Verfahren unter Verwendung von Kontrastmitteln vergleichbar sind (Wakabayashi et al. 2013). Insbesondere bei noch nicht dialysepflichtigen Patienten mit schlecht reifenden AVF aufgrund von Stenosen haben ultraschallgesteuerte Verfahren den Vorteil, dass sie ohne nephrotoxische Substanzen auskommen (Abb. 5.3). Ultraschallgesteuerte endovaskuläre Behandlungen können zudem in selektionierten Fällen mit chirurgischen Eingriffen wie der Ligatur von Seitenästen gut kombiniert werden.

Die erfolgreiche pAVF-Anlage mit dem Ellipsys®-System erfordert eine Kombination verschiedener ultraschallgesteuerter Schritte, beginnend mit einer präzisen Punktion der proximalen A. radialis über die kreuzende kubitale Perforansvene, die exakte Platzierung des Katheters teils in der Arterie, teils in der Perforansvene und die Nachdilatation der perkutan erstellten Anastomose (siehe ▶ Kap. 8). Im Falle einer distal angelegten und nicht gereiften radiozephalen AVF kann die sonografische Identifikation von arterialisierten Venen im Rahmen einer pAVF in der Ellenbeugeregion erschwert sein. Diesem Umstand muss während der Planung einer pAVF Rechnung getragen werden.

5.4 Ultraschall in der Nachsorge

Die FKDS als nichtinvasives, bildgebendes Verfahren ist die primäre diagnostische Modalität bei AVF-Dysfunktionen (Schmidli et al. 2018). In den Händen eines erfahrenen Untersuchers können in Zusammenschau mit den klinischen Befunden die Ursachen einer ausbleibenden Reifung bzw. einer Verschlechterung der Dialysequalität identifiziert und weitere diagnostische und therapeutischen Schritte eingeleitet werden.

Die Funktionstüchtigkeit einer AVF wird durch 4 Faktoren bestimmt. Dazu zählen

- der arterielle Einstrom,
- die Dimension der AV-Anastomose,
- die Qualität und Lage der arterialisierten Vene sowie
- der venöse Abfluss.

Eine arterielle Stenose als Korrelat für einen insuffizienten Zufluss ist in bis zu 12,9 % der Fälle für eine AVF-Dysfunktion mitverantwortlich (Grogan et al. 2005; Chandra et al. 2010). Diese ist häufig weniger als 2 cm proximal der AV-Anastomose lokalisiert und kann entsprechend den arteriellen Stenosekriterien bei Verdopplung der maximalen systolischen Flussgeschwindigkeitsratio (*PSVR: peak systolic velocity ratio*) 2:1 gegenüber dem unstenosierten vorgeschalteten Gefäßabschnitt bzw. einer *peak systolic velocity* (*PSV*) von mehr als 250 cm/s als kritisch eingestuft werden (Lomonte et al. 2015; ◘ Abb. 5.4). Die Stenose führt durch die Flussgeschwindigkeitszunahme auch zu einer Veränderung des Farbspektrums, welches die farbkodierte Darstellung der Blutflussgeschwindigkeit im Gefäßlumen als Funktion der Zeit darstellt. Proximale arterielle Stenosen treten eher selten auf.

5

Für die Detektion einer Anastomosenstenose bestehen keine klar definierten Flusskriterien, sodass die Diagnose anhand von mehreren Parametern eingegrenzt werden kann. Hierzu zählen die Beurteilung des Lumens im *B-Mode*, eine erhöhte maximale Geschwindigkeit innerhalb der Anastomose mit deutlicher Abnahme im nachgeschalteten Gefäßabschnitt sowie ein niedriges Flussminutenvolumen der AVF.

Dysfunktionen des venösen Gefäßabschnittes werden als Outflowstenosen bezeichnet. Venöse Abflussbehinderungen tragen mit bis zu 90 % zu Thrombosen der AVF bei (Vascular Access Work 2006). Bei der arterialisierten V. cephalica entwickeln sich Stenosen in mehr als 50 % der Fälle 2 bis 5 cm nach der Anastomosenregion und in 25 % im Ausflusstrakt (◘ Abb. 5.5), am Oberarm werden dagegen 30–55 % der Stenosen im Bereich der Mündung ins tiefe Venensystem gefunden (Tordoir et al. 2007; ◘ Abb. 5.6). Bei AVG befindet sich die häufigste Lokalisation für Stenosen im Bereich der venösen Anastomose.

> Die duplexsonografischen Kriterien für eine > 50 % venöse Stenose werden durch eine PSV > 400 cm/s und ein FMV < 1300 ml/min definiert (Dumars et al. 2002). Ergänzend erfolgt die Beurteilung des durchflossenen Lumens im *B-Mode*. Als Kriterien für hämodynamisch relevante venöse Stenosen wurden eine Lumenreduktion um 50 % sowie eine Verdopplung der *PSV* und zusätzlich entweder eine Reduktion des FMV um 25 %, ein FMV von < 600 ml/min oder ein verbleibender IDM von < 2 mm vorgeschlagen (Lomonte et al. 2015).

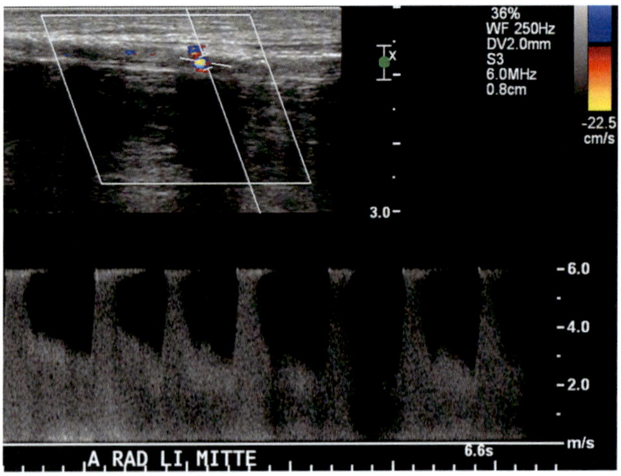

◘ **Abb. 5.4** Hochgradige Stenose der A. radialis

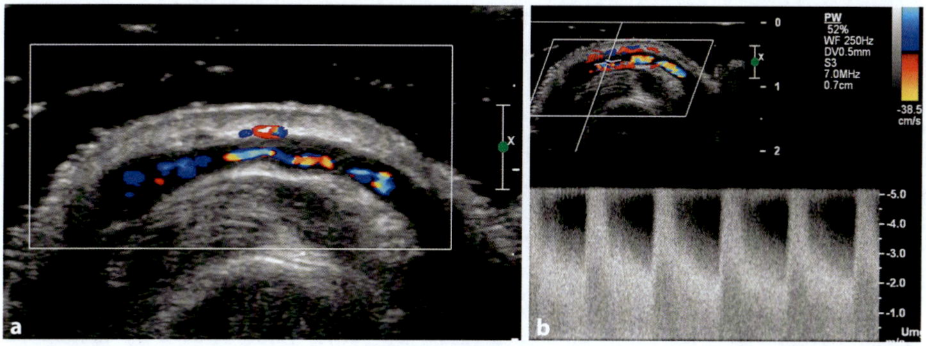

Abb. 5.5 Hochgradige Stenose einer anastomosennahen V. cephalica: **a** in der farbkodierten Doppler-Sonografie bzw. **b** unter Verwendung eines Spektraldopplers

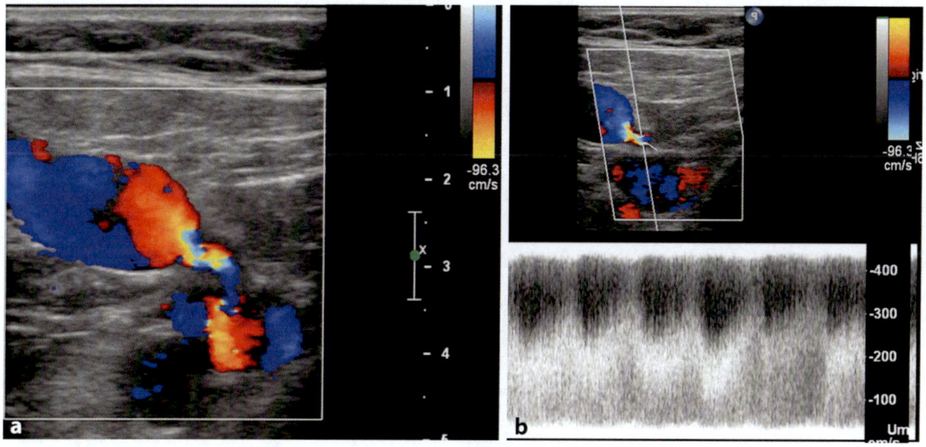

Abb. 5.6 Hochgradige Stenose der V. cephalica im Bereich der Einmündung ins tiefe Venensystem (*cephalic arch*): **a** in der farbkodierten Doppler-Sonografie bzw. **b** unter Verwendung des Spektraldopplers

Zentralvenöse Abflussbehinderungen bzw. Verschlüsse können sonografisch häufig nur indirekt und in Zusammenschau mit den klinischen Zeichen einer venösen Hypertonie vermutet werden. Eine Bildgebung mittels Schnittbildern hilft weiter oder eine angiografische Diagnosesicherung mit der Option einer endovaskulären Behandlung (Vascular Access Work 2006; Tordoir et al. 2007). Bei direktem duplexsonografischem Nachweis einer zentralvenösen Stenose gilt für eine Stenose von > 50 % ein *PSVR* > als 2,5 (Labropoulos et al. 2007).

Thrombotische AVF- und AVG-Verschlüsse können verlässlich im *B-Mode* diagnostiziert werden, indem sich die Gefäße nicht komprimieren lassen (Kompressionstest).

Die Inzidenz einer shuntbedingten Extremitätenischämie (*VAILI*: *vascular access induced ischemia*) beträgt 5–10 % bei AVF mit der A. brachialis als Einstromgefäß und tritt nur selten bei radiozephalen AVF auf (Scheltinga und Bruijninckx 2012; siehe ► Kap. 16). Ein retrogrades Flussmuster Richtung Anastomose, ein sogenanntes Stealphänomen, kann dagegen bei 70 % der Unterarm-AVF und bei 90 % der Oberarm-AVF nachgewiesen werden. Eine Sonderform der *VAILI* ist die ischämische monomelische

Neuropathie (IMN), welche sich akut nach AVF-Anlage mit motorischen Defiziten aller großen peripheren Nerven, Sensibilitätsverlust und stärksten Schmerzen bei erhaltener Makroperfusion präsentiert. Neben der apparativen Diagnostik (Oszillografie, $tcpO_2$-Bestimmung) mit temporärer Shuntokklusion erfolgt die Objektivierung durch Messung der FMV und zwingt zu einem notfallmäßigen definitiven Shuntverschluss.

5.5 Algorithmus zum Gefäßmapping

Entsprechend unserem standardisierten Vorgehen haben wir einen pragmatischen Algorithmus einer präoperativen Gefäßevaluation vor einer Shuntanlage entwickelt. In 5 Schritten beginnend mit einer klinischen Beurteilung der arteriellen Gefäße (1) und einer duplexsonografischen Evaluation des zentralvenösen Abflusses (2) können alle für eine erfolgreiche Shuntanlage benötigten Informationen generiert und dokumentiert (5) werden. Sollten sich in den ersten beiden Schritten keine Pathologien zeigen, erfolgt im 3. und 4. Schritt die genaue Darstellung der arteriellen (3) und oberflächlichen venösen Gefäße (4) im vaskulären Ultraschall ergänzt durch die Dokumentation der anatomischen Voraussetzungen für eine perkutane Shuntanlage (Abb. 5.7).

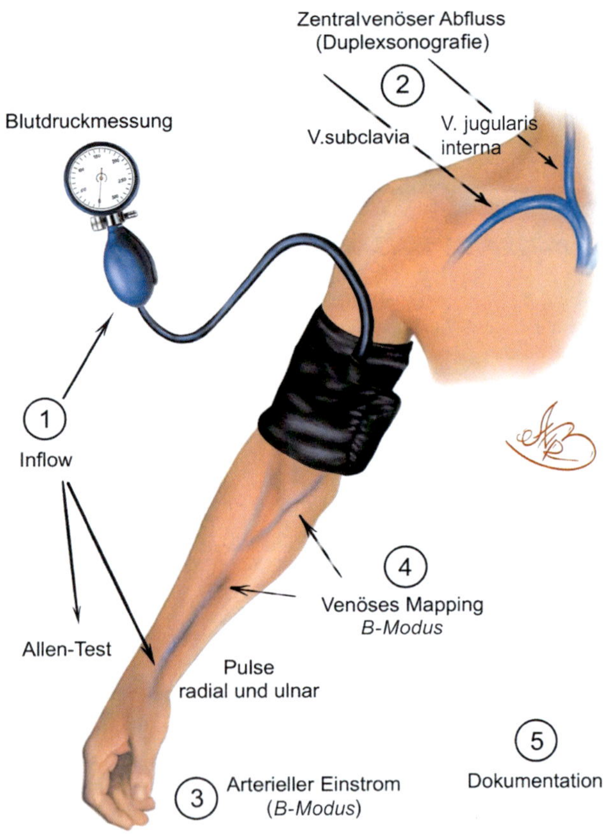

Abb. 5.7 Schematische Darstellung der klinischen und sonografischen Evaluation vor einer arteriovenösen Shuntanlage

5.6 Fazit

- Der vaskuläre Ultraschall ist als diagnostisches und therapeutisches Mittel ein Kernelement bei der Betreuung von HD-Patient*innen.
- Das präoperative sonografische Gefäßmapping sollte standardisiert und unter Berücksichtigung der perkutanen Optionen einer Shuntanlage erfolgen.
- Die Bestimmung des Flussminutenvolumens ergibt verlässlichere Werte, wenn ein ausreichend großer und konstanter Gefäßdurchmesser sowie ein laminarer Fluss vorliegen.
- Um den hohen Anforderungen für eine ultraschallgesteuerte Diagnostik und Intervention gerecht zu werden, bedarf es intensiver *Hands-on*-Trainings an ultraschallfähigen Simulationsmodellen.

Kommentar

Markus Aschwanden

Der am Schluss des Kapitels gemachte Vorschlag (Abb. 5.7) zur praktischen Durchführung der FKDS ist insgesamt weniger ausführlich und komplex als in Leitlinien bzw. Beschreibungen zur Durchführung vorgegeben. Die Grundidee dahinter ist einerseits das Betonen einer eventuellen Pathologie (*red flags*), welche für eine Shuntanlage entweder wirklich prohibitiv oder aber mit einer absehbaren Problematik in der Ausreifung und letztlich im Gebrauch des Shunts verbunden ist. Andererseits sollen einfache klinische Tests, vor allem auf der arteriellen Seite, helfen, Unsicherheiten bezüglich der Interpretation von sonografischen Grenzbefunden zu vermeiden. Hier nochmals die 5 Schritte, die sich im Sinne eines effizienten und effektiven Untersuchungsablaufs bewährt haben:

1. **Schritt 1:** Tasten der Pulse (im Seitenvergleich), Auskultieren und beidseitige Blutdruckmessungen dienen zur Detektion wirklich relevanter proximaler Arterienpathologien (Inflowproblem). Ein fehlender Ulnarispuls, noch mehr die fehlende Handfüllung im Allen-Test über die A. ulnaris werden als hochprädiktiv für eine mögliche Handischämie nach Shuntanlage betrachtet (vor allem bei Unterarmshunts).
   Wenn unauffällig, dann:
2. **Schritt 2**: Duplexsonografische Prüfung des zentralvenösen Abflusses (Seitenvergleich): je höher die Vortestwahrscheinlichkeit auf eine Pathologie, umso intensiver die Suche nach Kollateralen/retrogradem Fluss jugulär bzw. in Seitenästen der V. subclavia/axillaris.
   Wenn unauffällig, dann:
3. **Schritt 3**: *B-Mode* arteriell im Bereich der Ellenbeuge (hohe Bifurkation radial/ulnar?) und im Bereich der A. radialis (Durchmesser, Wandbeschaffenheit und Pathologien wie z. B. Verkalkungen).
4. **Schritt 4**: *B-Mode* von V. cephalica und V. basilica an Unter- und Oberarmen in Abhängigkeit eventuell vorher festgestellter Pathologien.
   Kursorische Beurteilung der Venen bezüglich postphlebitischen Wandveränderungen oder Okklusionen sowie des Durchmessers. Bei Nachweis einer Wandpathologie insbesondere im Bereich des mittleren und proximalen Venensegmentes Verzicht auf detailliertere Dokumentation des entsprechenden Venenabschnittes am Unterarm bzw. Oberarm.

Bei formal sicher ausreichendem (> 3 mm) bzw. sicher zu geringem (< 2 mm) Durchmesser Verzicht auf eine Untersuchung mit Tourniquet bzw. Blutdruckmanschette. Bei dazwischen liegendem Durchmesser Untersuchung mit und ohne Stauung zur Beurteilung einer eventuell vorhandenen guten Wandcompliance. Messen des Durchmessers an mindestens 3 Stellen am Unterarm und Markierung von größeren Seitenästen 5–10 cm oberhalb einer eventuellen radiozephalen Anastomose. Messen des Durchmessers der V. cephalica und V. basilica am Oberarm sowie Beurteilung, ob V. basilica bereits ab dem mediodorsalen Unterarm verwendbar wäre. Festhalten der Höhe der Konfluenz der V. basilica ins tiefe Venensystem.

Die detaillierte Skizzierung und Evaluation der tieferen Venenverhältnisse im Bereich des proximalen Unterarms und der Ellenbeuge mit Frage nach Vorhandensein, Eignung und Qualität einer Perforansvene. Falls eine pAVF angeboten werden kann, Ausmessen der Distanz zwischen Perforansvene oder einer tiefen Vene zu den proximalen Unterarmarterien.

5. **Schritt 5**: Dokumentation aller erhobener Befunde zur besseren Übersicht anhand einer Skizze.

Wichtige Publikationen des Kommentators Markus Aschwanden

1. Isaak A, Jörg L, Attigah N et al (2023) Practical guide of vascular ultrasound in arteriovenous fistulae. Vasa 52(1):22–28
2. Aschwanden M, Hess P, Labs KH et al (2003) Dialysis access-associated steal syndrome: the intraoperative use of duplex ultrasound scan. J Vasc Surg 37(1):211–213. https://doi.org/10.1067/mva.2003.16

Literatur

AIUM Practice Parameter for the Performance of Ultrasound Vascular Mapping for Preoperative Planning of Dialysis Access (2016). J Ultrasound Med 35 (9):1–10. https://doi.org/10.7863/ultra.35.9.1-a

Aschwanden M, Hess P, Labs KH et al (2003) Dialysis access-associated steal syndrome: the intraoperative use of duplex ultrasound scan. J Vasc Surg 37(1):211–213. https://doi.org/10.1067/mva.2003.16

Chandra AP, Dimascio D, Gruenewald S et al (2010) Colour duplex ultrasound accurately identifies focal stenoses in dysfunctional autogenous arteriovenous fistulae. Nephrology 15(3):300–306. https://doi.org/10.1111/j.1440-1797.2009.01250.x

Chemla ES, Tang VC, Eyman SA (2007) Intraoperative flow measurements are helpful in the treatment of high-inflow steal syndrome on a predialysis patient with a brachiocephalic fistula: a case report. Ann Vasc Surg 21(5):645–647. https://doi.org/10.1016/j.avsg.2007.03.028

Dumars MC, Thompson WE, Bluth EI et al (2002) Management of suspected hemodialysis graft dysfunction: usefulness of diagnostic US. Radiology 222(1):103–107. https://doi.org/10.1148/radiol.2221991095

Evans DH (1985) On the measurement of the mean velocity of blood flow over the cardiac cycle using Doppler ultrasound. Ultrasound Med Biol 11(5):735–741. https://doi.org/10.1016/0301-5629(85)90107-3

Ferring M, Claridge M, Smith SA, Wilmink T (2010) Routine preoperative vascular ultrasound improves patency and use of arteriovenous fistulas for hemodialysis: a randomized trial. Clin J Am Soc Nephrol 5(12):2236–2244. https://doi.org/10.2215/CJN.02820310

Franco G, Mallios A, Bourquelot P, Hebibi H et al (2020) Feasibility for arteriovenous fistula creation with Ellipsys((R)). J Vasc Access 21(5):701–704. https://doi.org/10.1177/1129729819900114

Grogan J, Castilla M, Lozanski L et al (2005) Frequency of critical stenosis in primary arteriovenous fistulae before hemodialysis access: should duplex ultrasound surveillance be the standard of care? J Vasc Surg 41(6):1000–1006. https://doi.org/10.1016/j.jvs.2005.02.019

Harika G, Mallios A, Allouache M et al (2021) Comparison of surgical versus percutaneously created arteriovenous hemodialysis fistulas. J Vasc Surg 74(1):209–216. https://doi.org/10.1016/j.jvs.2020.12.086

Inston N, Khawaja A, Tullett K, Jones R (2020) WavelinQ created arteriovenous fistulas versus surgical radiocephalic arteriovenous fistulas? A single-centre observational study. J Vasc Access 21(5):646–651. https://doi.org/10.1177/1129729819897168

Kian K, Shapiro JA, Salman L et al (2012) High brachial artery bifurcation: clinical considerations and practical implications for an arteriovenous access. Semin Dial 25(2):244–247. https://doi.org/10.1111/j.1525-139X.2011.00964.x

Korten E, Spronk S, Hoedt MT et al (2009) Distensibility of forearm veins in haemodialysis patients on duplex ultrasound testing using three provocation methods. Eur J Vasc Endovasc Surg 38(3):375–380. https://doi.org/10.1016/j.ejvs.2009.03.029

Labropoulos N, Borge M, Pierce K, Pappas PJ (2007) Criteria for defining significant central vein stenosis with duplex ultrasound. J Vasc Surg 46(1):101–107. https://doi.org/10.1016/j.jvs.2007.02.062

Lok CE, Huber TS, Lee T et al (2020) KDOQI Clinical Practice Guideline for Vascular Access: 2019 Update. Am J Kidney Dis 75(4 Suppl 2):S1–S164. https://doi.org/10.1053/j.ajkd.2019.12.001

Lomonte C, Meola M, Petrucci I et al (2015) The key role of color Doppler ultrasound in the work-up of hemodialysis vascular access. Semin Dial 28(2):211–215. https://doi.org/10.1111/sdi.12312

Malovrh M (2003) Approach to patients with end-stage renal disease who need an arteriovenous fistula. Nephrol Dial Transplant 18(Suppl 5):v50–v52. https://doi.org/10.1093/ndt/gfg1047

Mihmanli I, Besirli K, Kurugoglu S et al (2001) Cephalic vein and hemodialysis fistula: surgeon's observation versus color Doppler ultrasonographic findings. J Ultrasound Med 20(3):217–222. https://doi.org/10.7863/jum.2001.20.3.217

Napoli M, Montinaro A, Russo F et al (2007) Early experiences of intraoperative ultrasound guided angioplasty of the arterial stenosis during upper limb arteriovenous fistula creation. J Vasc Access 8(2):97–102

Rajan DK, Ebner A, Desai SB et al (2015) Percutaneous creation of an arteriovenous fistula for hemodialysis access. J Vasc Interv Radiol 26(4):484–490. https://doi.org/10.1016/j.jvir.2014.12.018

Scheltinga MR, Bruijninckx CM (2012) Haemodialysis access-induced distal ischaemia (HAIDI) is caused by loco-regional hypotension but not by steal. Eur J Vasc Endovasc Surg 43(2):218–223. https://doi.org/10.1016/j.ejvs.2011.10.018

Schmidli J, Widmer MK, Basile C et al (2018) Editor's Choice – Vascular Access: 2018 Clinical Practice Guidelines of the European Society for Vascular Surgery (ESVS). Eur J Vasc Endovasc Surg 55(6):757–818. https://doi.org/10.1016/j.ejvs.2018.02.001

Shahverdyan R, Konner K, Matoussevitch V (2023) Gracz fistula is a feasible option after two failed percutaneous arteriovenous fistulae. J Vasc Access 24(1):145–148. https://doi.org/10.1177/11297298211021339

Shemesh D, Mabjeesh NJ, Abramowitz HB (1999) Management of dialysis access-associated steal syndrome: use of intraoperative duplex ultrasound scanning for optimal flow reduction. J Vasc Surg 30(1):193–195. https://doi.org/10.1016/s0741-5214(99)70192-8

Sivanesan S, How TV, Bakran A (1998) Characterizing flow distributions in AV fistulae for haemodialysis access. Nephrol Dial Transplant 13(12):3108–3110. https://doi.org/10.1093/ndt/13.12.3108

Tordoir J, Canaud B, Haage P et al (2007) EBPG on Vascular Access. Nephrol Dial Transplant 22(Suppl 2):ii88–ii117. https://doi.org/10.1093/ndt/gfm021

Vascular Access Work G (2006) Clinical practice guidelines for vascular access. Am J Kidney Dis 48(Suppl 1):S176–S247. https://doi.org/10.1053/j.ajkd.2006.04.029

Wakabayashi M, Hanada S, Nakano H, Wakabayashi T (2013) Ultrasound-guided endovascular treatment for vascular access malfunction: results in 4896 cases. J Vasc Access 14(3):225–230. https://doi.org/10.5301/jva.5000126

Wells AC, Fernando B, Butler A et al (2005) Selective use of ultrasonographic vascular mapping in the assessment of patients before haemodialysis access surgery. Br J Surg 92(11):1439–1443. https://doi.org/10.1002/bjs.5151

Shuntchirurgie und Hämodynamik

Michela Bozzetto, Sofia Poloni, Luca Soliveri und Andrea Remuzzi

Inhaltsverzeichnis

Wichtige Publikationen der Autoren Michela Bozzetto, Sofia Poloni, Luca Soliveri, Andrea Remuzzi

1. Soliveri L, Bozetto M, Brambilla P, Caroli A, Remuzzi A (2023) Hemodynamics in AVF over time: A protective role of vascular remodeling toward flow stabilisation. Int J Art Org 46(10–11):547–554. https://doi.org/10.1177/03913988231191960
2. Bozetto M, Soliveri L, Poloni S, Brambilla P, Curtò D, Condemi GC, Defalì P, Spina I, Villa A., Caroli A, Remuzzi A (2024) Arteriovenous fistula creation with VASQ™: A feasibility study to reveal hemodynamic implications J Vasc Access 25(1):60–70. https://doi.org/10.1177/11297298221087160
3. Bozzetto M, Ene-Iordache B, Remuzzi A (2016) Transitional flow in the venous side of patient-specific arteriovenous fistulae for hemodialysis. Ann Biomed Eng 44(8):2388–2401. https://doi.org/10.1007/s10439-015-1525-y

M.K. Widmer, A. Zdoroveac, A. Isaak (Hrsg.), *Dialysezugänge in Theorie und Praxis*,
https://doi.org/10.1007/978-3-662-72908-3_6

6.1 Konfiguration von arteriovenösen Anastomosen

In den letzten Jahren ist in Europa die Zahl an Patient*innen mit chronischem Nierenversagen angestiegen, sodass mehr Personen eine Nierenersatztherapie benötigen (Himmelfarb et al. 2020; Lawson et al. 2020). Um eine Hämodialyse (HD) durchzuführen, braucht es einen Gefäßzugang (*VA: vascular access*), der die Entnahme von Blut, seine Zirkulation durch die Dialysemaschine und eine Rückführung in den Kreislauf der Patient*innen erlaubt. Die bevorzugte Wahl eines Gefäßzugangs ist die arteriovenöse Fistel (AVF), eine Verbindung zwischen einer Vene und einer Arterie, idealerweise am Arm (Lok et al. 2020). Eine AVF ist 1. Wahl für 65 % der HD-Patient*innen wegen ihrer guten Offenheits- und ihrer niedrigen Komplikationsrate sowie der geringeren Kosten im Vergleich zu Prothesen und zentralvenösen Kathetern (ZVK) (Böhlke et al. 2015; Ravani et al. 2013).

Zuführendes Gefäß am Arm ist die Brachialarterie, welche sich im Ellbogenbereich in die Radial- und Ulnararterie aufzweigt; abführende Gefäße sind die oberflächlich liegende V. cephalica bzw. die V. basilica. Neben der häufig verwendeten radiozephalen AVF (RCAVF) im Handgelenkbereich besteht die Möglichkeit, eine proximale radiozephale AVF, eine brachiozephale AVF (BCAVF) oder eine brachiobasiläre AVF (BBAVF) anzulegen (siehe ► Kap. 8). In der Regel soll eine Shuntanlage möglichst distal erfolgen, damit später proximalere Optionen noch zur Auswahl stehen. Bei einem Arteriendurchmesser < 2 mm ist das Risiko einer fehlenden Fistelreifung hoch (Lok et al. 2020).

Anastomosen von AVF können 3 Konfigurationen aufweisen (Konner 2003; siehe ► Kap. 7).

Seit-zu-Seit- oder laterolaterale Anastomose: Bei dieser longitudinalen Verbindung zwischen der Vene und der Arterie ist ein bidirektionaler Blutfluss möglich. Funktionale venöse Klappen sind wichtig, um einen retrograden Fluss in die Vene distal der Anastomose zu verhindern. Bei insuffizienten Klappen kommt es zu einer retrograden Arterialisierung des venösen Systems mit möglichen Folgen wie einer venösen Stase, Ödemen und seltener trophischen Störungen.

End-zu-End- oder terminoterminale Anastomose: Bei dieser Konfiguration wird die quer oder leicht schräg durchtrennte Vene bzw. Arterie Stoß-an-Stoß genäht. Wird beispielsweise die distale A. radialis ligiert, kann es bei einer kompromittierten A. ulnaris bzw. einem alterierten Hohlhandbogen zu einer Mangelversorgung der Finger kommen.

Seit-zu-End- oder lateroterminale Anastomose: Bei dieser Technik wird die quer durchtrennte Vene seitlich auf die Arterie aufgenäht. Im Falle eines Verschlusses einer RCAVF ist die Perfusion der Hand über das Einstromgefäß immer noch sichergestellt.

Die Planung von Gefäßzugängen basiert auf einer präoperativen Beurteilung der arteriellen und venösen Gefäße mittels eines Ultraschalls, wobei dem *B-Mode* die größte Bedeutung hinsichtlich morphologischer Beurteilung zukommt. Ergänzend können zudem unter Verwendung der farbkodierten Doppler-Sonografie die arteriellen Flusskurven beurteilt werden (Isaak et al. 2023; siehe ► Kap. 5).

6.2 Grundlagen zum Verständnis des Fistelflusses

> Die hämodynamischen Veränderungen, die durch Schaffung von arteriovenösen Anastomosen entstehen, verursachen Gefäßtransformationen, die sich während der Reifungsphase einer AVF etablieren.

Der Begriff „Reifung" umfasst eine Reihe von Veränderungen, die nach dem chirurgischen Eingriff auftreten. Dazu zählen Venendilatation, Verdickung der Venenwand und Erhöhung der Blutflussrate. Dieser adaptive Prozess wird üblicherweise als Gefäßremodelling bezeichnet. Diese sogenannte Arterialisierung der Vene führt zu einem sofortigen Anstieg des Blutflusses und einer Verfestigung der Venenwand, welche dadurch eine sicherere Kanülierung zur Dialyse erlaubt. Gleichzeitig kommt es zu einem markanten Absinken des Druckunterschiedes zwischen Arterie und Vene, da durch die ausgeschaltete Mikrozirkulation der periphere Widerstand sinkt (Korsheed et al. 2011). Der Druck in der Arterie liegt sehr nahe am arteriellen Druck, während der Blutdruck in der Vene bei etwa 20–40 mmHg liegt.

Blutgefäße sind ständig 2 hämodynamischen Kräften ausgesetzt: Erstens der Wandschubspannung (*WSS: wall shear stress)*, die auf der inneren Oberfläche des Gefäßes wirkt. Dabei bewirkt der Blutfluss eine Reibungskraft parallel auf die Endothelzellen zur Gefäßwand. Die zweite mechanische Belastung, die durch die neu geschaffene Anastomose verursacht wird, ist die Zugspannung mit Wirkung auf den Umfang (*TCS: tensile circumferential stress;* Dt. *Umfangsspannung*). Wird die Venenwand einem höheren Druck ausgesetzt, entfaltet der *TCS* Wirkung auf die glatten Muskelzellen (*SMC*: *smooth muscle cells*) und dehnt diese in der Gefäßwand (Abb. 6.1).

Es wird angenommen, dass nach einer AVF-Anlage der erhöhte Blutfluss zu einem Anstieg des *WSS* führt, der die Endothelzellen stimuliert, Signalstoffe wie z. B. Stickmonoxid an die glatten Muskelzellen zu senden, was zu einer Vasodilatation führt. Die Proliferation von *SMC* lässt den Venendurchmesser zunehmen und die Wand dicker werden. Diese Adaptationsprozesse sind entscheidend, um die physiologischen *WSS*-Werte durch die Erhöhung des Gefäßdurchmessers wiederherzustellen. Der Druckanstieg in der Vene von 7–8 mmHg auf 20–40 mmHg führt zu einer markanten Erhöhung der Umfangsspannung im betroffenen Gefäß. Die Zunahme der Wanddicke der Vene ermöglicht es,

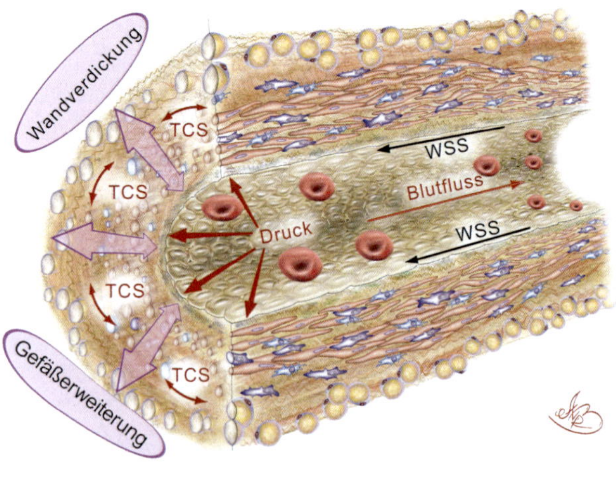

Abb. 6.1 Wirkung von *wall shear stress (WSS)* in Kombination mit *tensile circumferential stress* (*TCS*) auf die Venenwand nach Anlage einer arteriovenösen Fistel

die Umfangsspannung wieder auf das Basisniveau zurückzubringen (Pries und Secomb 2005).

> Mit dem physiologischen *remodelling* der Gefäße nach AVF-Anlage passen sich die Blutgefäße an die neuen hämodynamischen Bedingungen an, um die ursprünglichen Niveaus von Wandschubspannung und Umfangsspannung wiederherzustellen (Remuzzi und Ene-Iordache 2013).

Der Reifungsprozess einer AVF erstreckt sich typischerweise über eine durchschnittliche Dauer von etwa 40 Tagen mit einer großen Variabilität. Die 6-er-Regel umfasst 3 einfach zu merkende Kriterien, welche eine reife AVF erfüllen sollte.

- So soll der Blutfluss einer AVF mindestens 600 ml/min betragen, damit der Dialysemaschine genügend Blut pro Zeiteinheit zugeführt werden kann.
- Die Vene soll sich angemessen auf einen Durchmesser von > 6 mm erweitern. Diese Erweiterung ist ein wichtiger Indikator für die Fähigkeit der Vene, dass der gewünschte Blutfluss erreichbar wird.
- Zudem soll die Vene nicht tiefer als 6 mm unter der Haut liegen, damit eine einfache Kanülierung möglich ist.

Erfüllt eine AVF die Kriterien dieser 6-er-Regel, sind meist die Anforderungen für eine zuverlässige und effiziente Hämodialyse gegeben (Hakim et al. 2022).

6.3 Hämodynamik bedingte Komplikationen

Probleme bei den Gefäßzugängen sind noch heute relevante Herausforderungen der modernen Hämodialyse, weil diese Hauptursache für eine erhöhte Morbidität und repetitive Krankenhausaufenthalte der Patient*innen darstellen, die auf eine HD angewiesen sind (Lok und Foley 2013). Bemerkenswert ist die hohe Rate an „nicht gereiften" AVF, definiert als fehlende Nutzbarkeit einer AVF oder komplettes Versagen innerhalb der ersten 3 Monate. Der Wert liegt bei 20–50 % und beeinflusst die Entscheidung der Lokalisation einer AVF. Ein unzureichender Blutfluss bzw. eine ungenügende Gefäßdilatation lässt sich an anatomischen Faktoren wie dem Durchmesser oder der Intimadicke der zuführenden Arterie sowie der abfließenden Vene abschätzen (Allon und Robin 2002; Caroli 2013; Dember et al. 2008). Neuere Studien zeigen, dass die primäre Offenheitsrate, definiert als das Überleben einer AVF ohne die Notwendigkeit unterstützender Eingriffe 1 Jahr nach der AVF-Anlage etwa 60 % beträgt und auf 50 % nach 2 Jahren sinkt (Al-Jaishi et al. 2014; Bozzetto et al. 2023). Dysfunktionen wie Stenosen, ein thrombotischer Verschluss, eine gefäßzugangsinduzierte Extremitätenischämie (*VAILI: vascular access induced limb ischemia*) oder eine Herzinsuffizienz sind Probleme, die mit einer AVF einhergehen können und zu hämodynamischen Veränderungen führen, welche zu einem Shuntversagen beitragen.

6.3.1 Stenosen und Thrombosen

Der Hauptgrund für das Versagen einer AVF ist häufig eine Stenose im venösen Schenkel nahe der arteriovenösen Anastomose (siehe ▶ Kap. 13). Bei einer Reduktion des Gefäßlumens unter 50 % sinkt der Blutfluss drastisch, was zu einer Thrombosierung bzw.

einem vollständigen Shuntverschluss führen kann. Wenn das Blut eine stenotische Stelle passiert, erhöht sich der Flusswiderstand, was wiederum zu einem ungenügenden Blutfluss und damit zu einer unvollständigen Elimination von Toxinen aus dem Blut führt. Schwere Stenosen erhöhen das Risiko einer Thrombose, wahrscheinlich bedingt durch eine Thrombozytenaktivierung in Regionen mit hoher Scherbelastung.

AVF-Versagen oder Thrombosen können auf 3 Hauptgründe zurückgeführt werden.

Die 1. Ursache ist ein unzureichender venöser Abfluss, der hauptsächlich von einer Stenose in der Abflussvene oder den zentralen Abflussvenen herrührt.

> Stenosen entwickeln sich typischerweise aufgrund einer neointimalen Hyperplasie (NIH), einer Reaktion auf hämodynamische Veränderungen, die durch den Fluss von arterialisiertem Blut durch das Venensystem induziert werden oder durch die Einlage zentralvenöser Katheter (Roy-Chaudhury 2009).

Der 2. Grund ist ein unzureichender arterieller Zufluss, der aufgrund einer Verschlusskrankheit der Arterien auftritt, welche die AVF versorgen (Duijm et al. 2006).

Der 3. Faktor, der zum AVF-Versagen beiträgt, hängt mit medizinischen Komorbiditäten zusammen, einschließlich einer verminderten Herzfunktion mit reduziertem Herzzeitvolumen, eines Bluthochdrucks oder einer Hyperkoagulabilität. Die NIH mit der Ausbildung stenotischer Läsionen ist einer Kaskade von miteinander verbundenen Kettenreaktionen geschuldet. Insbesondere kann dieser Umbauprozess in primäre (stromaufwärts) und sekundäre (stromabwärts) Ereignisse unterteilt werden. Die primären Ereignisse sind solche, die zu einer Verletzung der Endothelschicht führen (Abb. 6.2). Im Gegensatz dazu initiieren Ereignisse stromabwärts eine Kaskade von Phänomenen wie eine Leukozytenadhäsion, die Migration von glatten Muskelzellen aus der mittleren Schicht zur Adventitia und deren anschließende Proliferation.

Darüber hinaus zeigt eine Untersuchung der Hämodynamik an stenotischen Stellen eine gestörte Blutbewegung und einen reduzierten Fluss, wobei ein niedriger Blutfluss wiederum die NIH durch eine schädliche Rückkopplungsschleife fördert (Remuzzi und

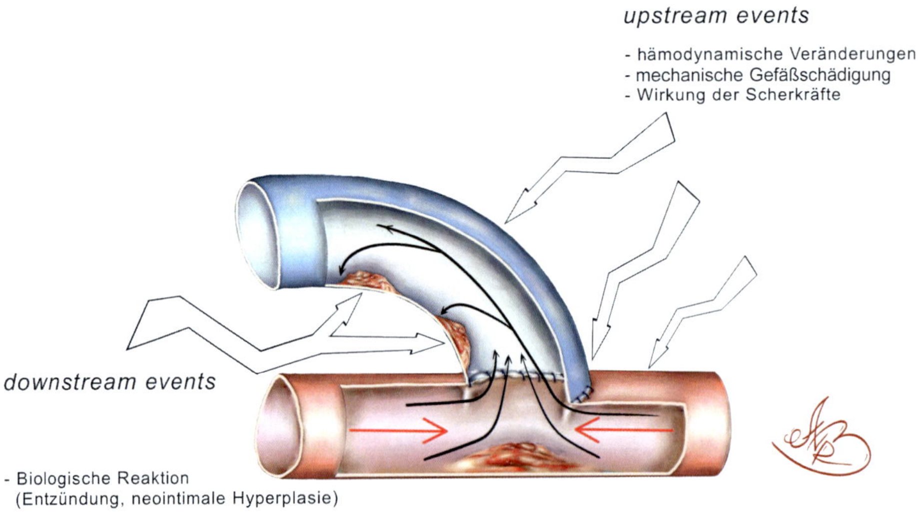

Abb. 6.2 Ereignisse stromaufwärts und stromabwärts in einer arteriovenösen Fistel

Ene-Iordache 2013). Als Folge der gestörten Hämodynamik manifestieren sich Stenosen an spezifischen Stellen beim Gefäßzugang (Sivanesan 1999).

6.3.2 Aneurysmen und Pseudoaneurysmen

Neben den oben beschriebenen Umbauprozessen, welche die Langlebigkeit von Gefäßzugängen beeinträchtigen, sind es Aneurysmen und Pseudoaneurysmen (falsche Aneurysmen), die Interventionen nach sich ziehen können (siehe ► Kap. 15).

> Im klinischen Alltag werden AVF-Aneurysmen als abnormal lokalisierte Gefäßerweiterungen definiert, die nach Typ (Aneurysma oder Pseudoaneurysma), Lage (arteriell oder venös) und Ort (in Nähe der Anastomose, entlang der Punktionsstrecke, im Abflussgebiet der Vene) kategorisiert werden.

Pseudoaneurysmen treten typischerweise nach Punktionen oder im Bereich von Anastomosen auf und zeichnen sich im Wesentlichen durch lokalisierte Hämatome mit einer Verbindung zum Gefäßlumen aus. Mit der Zeit können sie sich zu fibrösen Höhlen ohne Endothel- oder Gefäßwandstruktur entwickeln. Pseudoaneurysmen im Bereich der Anastomose sind auf technische Fehler bei der Operation zurückzuführen oder können als Komplikation im Rahmen einer Infektion auftreten. Die wiederholte Kanülierung von AVF und AVG kann durch eine Wandschädigung der unter arteriellem Druck stehenden Gefäße zu Pseudoaneurysmen führen.

Bei echten Aneurysmen sind alle Gefäßwandschichten erweitert. Diese entstehen z. B. als Folge einer Narbenbildung nach Kanülierungen durch eine lokalisierte Dilatation. In Bereichen ohne Kanülierungen kann eine aneurysmatische Erweiterung aufgrund eines erhöhten Flusses auftreten, was zu abnormen Scherkräften führt. Die Untersuchung resezierter AVF-Aneurysmen zeigt eine Kollageninfiltration und Veränderungen in der Gefäßwandarchitektur. Stenosen können durch ihre abnorme Hämodynamik zur Entwicklung von Aneurysmen beitragen. Stromabwärts von Stenosen können Aneurysmen aufgrund erhöhten Drucks oder gestörter Flussmuster auftreten, die zu einer pathologischen Gefäßumgestaltung führen. Einige Individuen, insbesondere solche mit Bindegewebserkrankungen, können eine Prädisposition zur Aneurysmenbildung aufweisen. Verschiedene weitere Erkrankungen, die sich u. a. durch einen systemischen Charakter auszeichnen, wie die adulte polyzystische Nierenerkrankung, die auch mit intrazerebralen Aneurysmen assoziiert ist, sind assoziiert mit zunehmenden AVF-Durchmessern (Mudoni et al. 2015).

6.3.3 Herz-Kreislauf-Komplikationen

Mit zunehmender Nierenfunktionseinschränkung und in besonderem Ausmaß bei Patient*innen mit einem Nierenersatzverfahren gibt es eine sehr hohe Prävalenz kardiovaskulärer Morbidität und Mortalität. Diese stellt die Haupttodesursache von HD-Patient*innen dar (Stolic 2013; siehe ► Kap. 12). Die erhöhte kardiale Morbidität kann durch Herz-Kreislauf-Probleme aggraviert werden, die hauptsächlich bei AVF mit übermäßig hohem Fluss auftreten. Nach Shuntanlage reduziert sich der systemische arterielle Fluss des Herzzeitvolumens, da das Blut, das die Anastomose erreicht, von der arteriellen Seite auf die Vene umgeleitet wird. Alternativ gibt es Situationen mit einem kardialen *high-output failure* bei sehr hohen Fistelflussvolumina bzw. bei stark eingeschränkter linksventrikulärer Funktion im Sinne einer Herzinsuffizienz mit reduzierter Ejektionsfraktion (*HFrEF: heart failure with reduced ejection fraction*).

> Die adaptive Reaktion auf die Volumenüberlastung des rechten Herzens ist eine Erhöhung des *cardiac output (CO)* durch eine erhöhte Herzfrequenz. Diese übermäßige Stimulation des Herzens führt zur Entwicklung einer linksventrikulären Hypertrophie und bis hin zu einer Herzinsuffizienz, bei der das Herz keine ausreichende Menge an Blut pumpen kann, um die Sauerstoffversorgung des Gewebes sicherzustellen.

Eine Herzinsuffizienz tritt häufiger bei AVF mit einer Durchflussrate weit über 25–30 % des Herzzeitvolumens (HZV) auf, aber es wurde festgestellt, dass Komplikationen auch vom Verhältnis zwischen dem AVF-Durchfluss und dem Herzzeitvolumen abhängen (Basile et al. 2008). Als Faustregel kann gelten, dass der Blutfluss nicht 20 % des HZV überschreiten soll, was ungefähr dem Blutstrom durch beide Nieren entspricht. Studien legen nahe, dass ein Verhältnis zwischen Blutfluss des Shunts und dem Herzzeitvolumen von über 0,30 als kritischer Wert für eine weiterführende kardiale Testung anzusehen ist.

Die Art der möglichen Interventionen hängt vom Schweregrad der Symptome ab. In milderen Fällen können Interventionen wie ein Bandingverfahren sinnvoll sein, die darauf abzielen, den Durchfluss durch die AVF drastisch zu reduzieren. Diese gezielte Reduktion soll die Belastung des Herz-Kreislauf-Systems mildern und die allgemeine hämodynamische Stabilität verbessern. Bei schweren Symptomen bedingt durch die kardiale Beeinträchtigung muss auch die vollständige Aufgabe eines Gefäßzugangs in Betracht gezogen werden (Bucktowarsing et al. 2020).

6.3.4 Gefäßzugangsinduzierte Extremitätenischämie

Hämodialyseshunts können zu einer gefäßzugangsinduzierten Extremitätenischämie führen, die sich durch eine allmähliche Reduktion des Blutflusses zur Hand auszeichnet. Dadurch kann es zu Sensibilitätseinschränkungen und Schmerzen bis hin zum Auftreten von Nekrosen, mit oder ohne Gangrän, kommen (siehe ▶ Kap. 16). Das Stadium I wird durch einen retrograden Blutzustrom ins Abflussgefäß während der Diastole charakterisiert. Es geht typischerweise ohne begleitende Beschwerden einher und erfordert in der Regel keine Intervention. Im Stadium II können Personen Handschmerzen bei Bewegung oder an der Dialyse verspüren. Kontinuierliche Überwachung ist entscheidend, um eine Progression ins Stadium III, gekennzeichnet durch Schmerzen in Ruhe, oder Stadium IV, mit dem Auftreten von Nekrosen, rechtzeitig zu identifizieren.

Die Pathophysiologie einer *VAILI* hängt unter anderem mit der Konfiguration der Fistel zusammen. Bei einer Seit-zu-End-Konfiguration der Shuntanastomose kommt es in Ruhe wegen des erhöhten Widerstandes in der Arterie während der Diastole zu einem retrograden Blutfluss in die AVF/AVG. Dies führt zu einem Phänomen, das allgemein als „physiologischer" *steal* bezeichnet wird, der bei etwa 73 % der AVFs Einfluss auf die Handzirkulation hat (Schanzer und Eisenberg 2004). Bei distalen radiozephalen AVFs stammen etwa 75 % ihres Blutflusses aus der proximalen radialen Arterie und die restlichen 25 % aus dem Hohlhandbogen, sofern die A. ulnaris offen ist (Sivanesan et al. 1998). Dieser retrograde diastolischer Zufluss wird durch Dilatation der Anastomose sowie der proximalen und distalen Arterien kompensiert, wenn gesunde Gefäße vorliegen. Im Gegensatz dazu können Gefäßerkrankungen wie arterielle Stenosen peripherer Arterien durch Beeinträchtigung dieser adaptiven Mechanismen zu Ischämiesymptomen führen. Mehr als das Blutflussvolumen scheinen schwere Gefäßpathologien die Ausbildung einer *VAILI* zu begünstigen, die von einem Stadium I über ein Stadium II bis zum Stadium IV fortschreiten kann (Mickley 2007).

6.4 Fluss und Druck im Prozess der AVF-Reifung

Die Schaffung einer Anastomose zwischen einer Arterie und Vene etabliert einen Niederwiderstandskreislauf, was zu einer sofortigen Erhöhung des Blutflusses und erhöhtem Blutdruck in den Venen nach dem chirurgischen Eingriff führt.

Um eine Vorstellung von der erheblichen Erhöhung des Blutflusses nach der Erstellung einer AVF zu geben, zeigte eine Untersuchung des Flusses in der A. brachialis bei 63 Patienten einen Anstieg von 65 ± 42 ml/min auf 448 ± 213 für die radiozephale End-zu-End-Konfiguration, von 68 ± 35 auf 268 ± 142 ml/min für die radiozephale Seit-zu-End-Konfiguration, und von 49 ± 20 auf 451 ± 170 ml/min für die brachiozephale Konfiguration 40 Tage nach Shuntanlage (Caroli et al. 2013). Der erhöhte arterielle Fluss setzt die Vene neuen physischen Reizen aus, initiiert die Umgestaltung der Ausflussvene mit adaptiven Reaktionen, einschließlich eines strukturellen und funktionellen Umbaus der Gefäßwand. Theoretische Modellierungsansätze legen nahe, dass Variationen in hämodynamischen Reizen unweigerlich zu Veränderungen in der Struktur der Gefäßwand und des Lumendurchmessers führen, die darauf abzielen, mit Anpassungen das ursprüngliche Niveau der Zugspannung wieder herzustellen (Pries und Secomb 2005; siehe auch ► Kap. 12).

Der Anstieg des Blutdruckes bestimmt als primärer Faktor die Gefäßdehnung. Hämodynamischer Druck auf die Gefäßwand induziert Umfangsspannung, die dem intraluminalen Druck entgegenwirkt (Tsamis et al. 2009). Browne et al. berichteten über intraluminale Druckwerte in der juxtaanastomotischen Vene, gemessen mit einem Katheter in 2 brachiozephalen AVF, die von 40–80 mmHg reichten (Browne et al. 2015). Außerdem haben Corpataux et al. den Druck in der radialen Arterie und im venösen Ausstrom nach einer AVF-Anlage mit einem intravaskulären Katheter bei 6 ERDS-Patient*innen gemessen (Corpataux et al. 2002). Zum Zeitpunkt der Operation betrugen die Werte 49 ± 19 mmHg für die radiale Arterie bzw. und 24,5 ± 6 mmHg für den venösen Teil des Gefäßzugangs. 1 Jahr nach der AVF-Anlage war der Blutdruck in der radialen Arterie und am venösen Teil fast unverändert (42 ± 14 mmHg und 25,3 ± 7 mmHg). Die invasiven Blutdruckmessungen zum Zeitpunkt der Operation und nach 1 Jahr zeigten jeweils einen Druckabfall auf der Anastomosenebene.

Darüber hinaus gilt es festzuhalten, dass die in der AVF-Vene gemessenen Druckwerte um ein Vielfaches höher sind als normale physiologische Werte bei gesunden Freiwilligen (Ochsner et al. 1951). Eine chronische Erhöhung des Blutdruckes beeinflusst die Dimensionen und Eigenschaften der Arterienwände (Hayashi et al. 2009). Speziell die Wandhypertrophie ist eine biomechanische Manifestation der Anpassung der Arterienwand auf Hypertonie, die hauptsächlich durch vaskuläre, glatte Muskelzellen realisiert wird. Diese Zellen sind verantwortlich für die sich manifestierende Wandverdickung, die sowohl in arteriellen als auch in venösen Gefäßen beobachtet wird und die dazu führt, dass die Zugspannung und die arterielle Steifigkeit auf normale Werte zurückgehen (Hayashi et al. 2009).

6.5 Wandschubspannung – Definition und Auswirkungen

Wie bereits erwähnt, führt Reibung (*frictional stress*), welche durch den Kontakt des fließenden Bluts mit der inneren Oberfläche der Blutgefäßwand (dem Endothel) zustande kommt, zur sogenannten Wandschubspannung (*WSS: wall shear stress*). Dieser hängt vom Gradienten der Blutgeschwindigkeit nahe der Gefäßoberfläche und der Blutviskosität ab. Die Wandspannung (*WS: wall stress*) setzt sich aus unterschiedlichen *stress*-Komponenten (*tensile stress, compressive stress und shear stress*) zusammen. Der *WSS* wirkt auf die vaskulären Endothelzellen (*EC: endothelial cells*) und verändert deren Biologie (Li et al. 2005). Daher fördern pulsierende und gerichtete Fließgeschwindigkeiten, im physiologischen Bereich der Scherkräfte von 10–20 Dyn/cm^2, die Ausrichtung von *EC*, die Organisation des Zellskeletts und die Freisetzung von Molekülen, wie Stickstoffmonoxid, die auf die darunter liegenden vaskulären *SMC* einwirken und damit Einfluss auf deren Entspannung und Ruhezustand haben (Abb. 6.3).

> Einer der wichtigsten Faktoren, die von *EC* unter laminaren Flussbedingungen produziert werden, ist ein Transkriptionsfaktor, der *Krüppel-like factor* 2 (*KLF2*). Die oben beschriebenen Phänomene sind notwendig, um die physiologische Struktur und Funktion der Gefäßwände aufrechtzuerhalten.

Wenn der *WSS*, der auf die *EC* wirkt, unter dem physiologischen Wert liegt, d. h. weniger als 1–2 Dyn/cm^2 beträgt, und aufgrund von Turbulenzen nicht auf die Hauptflussrichtung ausgerichtet ist, wird die Biologie der *EC* stark beeinflusst und die Regulation der *SMC* durch die *EC* beeinträchtigt. Solche Verhältnisse sind normalerweise die Folge eines gestörten Blutflusses, der durch Wirbel und Turbulenzen verursacht wird, die sich durch ausgeprägte Änderungen in der Blutflussgeschwindigkeit im ersten venösen Segment der Anastomose ergeben. Unter physiologischen Bedingungen tritt eine solche Situation nicht auf. Bei den AVF allerdings ist die Blutgeschwindigkeit sehr hoch. Zudem wird durch die Bildung der AVF die Flussrichtung rasch um fast 180° aufgrund der Gefäßzugangsgeometrie geändert. Diese Flussgeschwindigkeitsgradienten nahe der Wand induzieren Flussinstabilität, die turbulenten Flussbedingungen ähnelt (Bozzetto et al. 2015). Wir haben gezeigt, dass *EC*, die in vitro einem physiologischen laminaren Fluss unterworfen werden, sich mit der Flussrichtung ausrichten und Stickstoffmonoxid

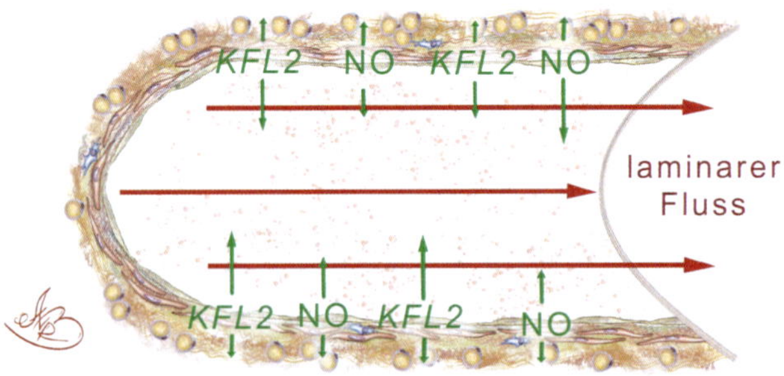

Abb. 6.3 Effekt des laminaren Flusses mit Bildung von Stickstoffmonoxid (*NO*) und *Krüppel-like factor 2* (*KFL2*)

und *KLF2* produzieren. Aus den *EC* in den Zellüberstand sezernierte Substanzen sind in der Lage, die Proliferation von *SMC* zu kontrollieren (Franzoni et al. 2016).

Im Gegensatz dazu richten sich *EC* in vitro nicht aus, wenn sie ungleichmäßiger Wandschubspannung mit geringer Amplitude und Richtungswechseln (reziprokem Fluss) ausgesetzt werden. Sie produzieren weniger Stickstoffmonoxid und *KLF2*, und die Überstände dieser *EC*-Monolayer sind nicht in der Lage, die *SMC*-Proliferation zu hemmen. Diese und andere Beweise in der Literatur deuten darauf hin, dass die hämodynamischen Bedingungen, die sich auf der venösen Seite von AVF durch Flussinstabilitäten und Turbulenzen nach der Operation entwickeln, eine Dysfunktion von *EC* und/oder *SMC* hervorrufen können (Remuzzi und Ene-Iordache 2013). Diese Dysfunktion ist für den Gefäßumbau verantwortlich und führt schließlich zu Prozessen in der Blutgefäßwand, die zu Gefäßstenosen und AVF-Versagen in variablen Zeiträumen beitragen.

6.6 Einfluss der Hämodynamik auf den Gefäßwandumbau

Native Fisteln sind der bevorzugte Gefäßzugang für HD aufgrund besserer kumulativer Langzeitoffenheitsraten im Vergleich zu synthetischen Prothesen und zentralvenösen Kathetern (Drew et al. 2015). Allerdings durchlaufen nicht alle AVF den gewünschten Reifungsprozess mit einer zu beachtenden Anzahl an AVF-Versagen binnen Monaten. Selbst in Fällen, in denen eine erfolgreiche Reifung erreicht wurde, besteht das Risiko eines stenosierenden Gefäßumbaus im Laufe der Zeit mit der möglichen Folge eines Gefäßverschlusses und konsekutiv dem eines Gefäßzugangsverlustes. Daten einer europäischen multizentrischen klinischen Studie mit 93 Patient*innen, deren Gefäßzugänge systematisch klinisch und mit Ultraschalluntersuchungen über einen Zeitraum von 2 Jahren überwacht wurden, zeigen eine 1-Jahres-Offenheitsrate von etwa 60 % (Caroli et al. 2013). Diese 1-Jahres-Offenheitsrate wurde in einer kürzlich durchgeführten internationalen, multizentrischen Studie, welche 180 Patient*innen umfasste, bestätigt (Bozzetto et al. 2023). Die Hauptursache für den stenotischen Innenumbau im Kontext von HD-Zugängen ist das Auftreten einer neointimalen Hyperplasie (Roy-Chaudhury et al. 2007).

> Der mechanistische Ansatz, die NIH und den abnormalen Gefäßumbau zu erklären, ist die Kaskade von *Upstream*- und *Downstream*-Ereignissen, wie sie Roy-Chaudhury et al. ursprünglich vorgeschlagen haben (Roy-Chaudhury 2006; ◘ Abb. 6.2).

Upstream-Ereignisse umfassen Faktoren, die zur Endothel- und glatten Muskelzellverletzung beitragen. Diese Faktoren beinhalten hämodynamischen Wandschubstress, chirurgische Manipulationen, wiederholte Kanülierungen, Angioplastien und die Verwendung von bioinkompatiblen Prothesen. Diese Ereignisse initiieren eine komplexe Kaskade von *Downstream*-Ereignissen. Durch das Zusammenspiel von proinflammatorischen Mediatoren wie Zytokinen, Chemokinen, Metalloproteinasen und Adhäsionsmolekülen kommt es zur Zellaktivierung mit Proliferation und Migration. Die daraus resultierende neointimale Hyperplasie (NIH) führt schlussendlich zu den Gefäßpathologien. Ein Zusatzfaktor, der diese Veränderungen beeinflusst, ist das urämische Milieu, das entzündliche Prozesse, den oxidativen Stress und die endotheliale Dysfunktion begünstigt. Eine genetische Prädisposition zur NIH-Bildung, eine Vasokonstriktion, Entzündungen und Thrombosen können den pathologischen Umbauprozess zusätzlich modulieren (Sabiu und Gallieni 2023; Viecelli et al. 2020).

Mit Blick auf die Hämodynamik betonte Sivanesan bereits 1999, dass sich Gefäßstenosen typischerweise in spezifischen Bereichen einer juxtaanastomotischen Vene entwickeln (Sivanesan 1999). In der Studie wurden 3 Lokalisationen identifiziert: die Anastomose, die innere Wand im Bereich der Venenkrümmung und das unmittelbar proximale Segment der Ausflussvene. Diese Beobachtungen deuten darauf hin, dass das fokale Auftreten einer NIH mit den komplexen lokalen hämodynamischen Bedingungen verknüpft ist.

In den letzten Jahren wurde die Hypothese, dass die veränderte lokale Hämodynamik über Endothelzellen die Initiierung und Steuerung der Entwicklung von Shuntstenosen beeinflusst, in Studien bestätigt.

> Die bildbasierte *computational fluid dynamics* (*CFD*) ist bei der Quantifizierung lokaler Effekte und bei der Untersuchung der Auswirkungen einer veränderten Hämodynamik auf den Shuntumbau und hinsichtlich eines AVF-Versagens unverzichtbar geworden.

In den letzten Jahrzehnten wurden *CFD* sowohl am Modell wie auch zur Evaluation patientenspezifischer AVF-Konfigurationen angewandt. Die Untersuchungen haben einen tieferen Einblick in den komplexen Prozess gegeben, der zu einem Shuntversagen führt. Dabei liegt der primäre Fokus der Wirkung von *WSS* auf dem Endothel. Durch die Anwendung von *CFD* bemühen sich Forscher*innen um ein besseres Verständnis für die Rolle der Hämodynamik in der Pathophysiologie von Gefäßzugängen, um diese länger nutzbar zu machen. Ene-Iordache et al. führten transiente *CFD* an standardisierten, dreidimensionalen Modellen von End-zu-Seit- und End-zu-End-RCAVF-Anastomosen und bei patientenspezifischen AVF-Konfigurationen durch (Ene-lordache und Remuzzi 2012; Ene-Iordache et al. 2015). Dabei fanden sie spezifische Zonen, welche im Bereich des Arterienbodens bzw. der inneren Wand der juxtaanastomotischen Vene arteriosklerotische Veränderungen aufwiesen.

Auch Browne et al. hat *CFD* für Situationen mit gleichmäßigem (*steady state*) und pulsatilem Fluss durchgeführt (Browne et al. 2015). Die Resultate waren die Dokumentation von hohen Druckschwankungen und ein instabiles Strömungsverhalten im venösen Segment sowohl unter *steady state* als auch unter pulsatilen Flussverhältnissen. In aktuellen Untersuchungen mit patientenspezifischen AVF-Konfigurationen hat unsere Forschungsgruppe gezeigt, dass es im venösen Segment von AVF zu einem Wechsel von einem laminaren zu einem turbulenten Blutfluss kommt (Bozzetto et al. 2015; ◘ Abb. 6.4).

> Ein transienter Fluss, also ein zwischen laminarer und turbulenter Strömung wechselnder Fluss, der in den meisten AVF beobachtet wird, beruht auf einer Kombination unterschiedlicher Faktoren wie der Geometrie der AVF, der Steigerung des Blutflusses und dem erhöhten Druckabfall im Bereich der Anastomose.

Die turbulente Natur des Shuntflusses wurde von Fulker et al. durch eine hochauflösende computergestützte Studie bei patientenspezifischen AVF während der Kanülierung bestätigt (Fulker et al. 2018). Zudem wiesen Gunasekera et al. einen turbulenten Fluss in der AVF-Vene in patientenspezifischen Simulationen von AVF mit wie auch ohne Stenteinlage nach (Gunasekera et al. 2022). Diese Studien bestätigen, dass eine turbulente Strömung beim Gefäßumbau und Ausbildung von Stenosen bei AVF von Bedeutung ist.

Um den Zusammenhang zwischen Veränderungen in der Hämodynamik und des *remodelling* von Gefäßwänden zu untersuchen, wurden eine begrenzte Anzahl von Längsschnittstudien durchgeführt. Für diese patientenspezifischen *CFD*-Längsschnittstudien

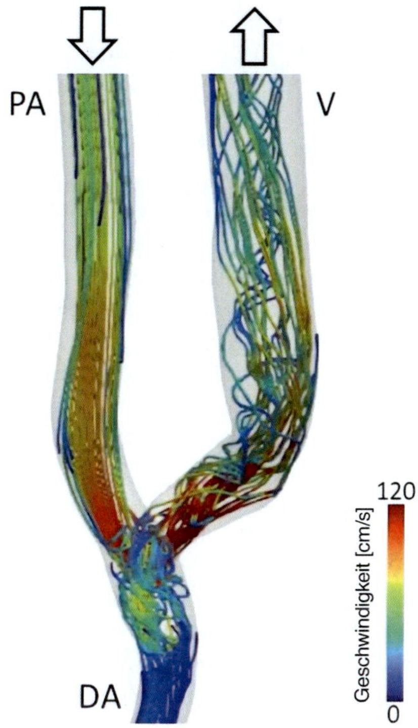

Abb. 6.4 Geschwindigkeitslinien einer *CFD*-Simulation bei einer radiozephalen AVF. Die Stromlinien zeigen einen „transienten" Fluss (weder laminar noch turbulent), gekennzeichnet durch Wirbelbildung und Rezirkulation auf der venösen Seite der AVF (*PA*: proximale Arterie; *DA*: distale Arterie; *V*: Vene)

wurde die nicht kontrastgebende Magnetresonanztomografie (MRT) als Bildgebungstechniken eingesetzt. He et al. und Sigovan et al. haben auf diesem Gebiet als Pioniere die Machbarkeit der Verwendung einer kontrastmittelfreien MRT in Kombination mit computergestützten Strömungssimulationen zur Untersuchung der morphologischen und hämodynamischen Entwicklung von AVF aufgezeigt (He et al. 2013; Sigovan et al. 2013). Sie konnten keinen klaren Zusammenhang zwischen berechneten *WSS*-Mustern und dem *remodelling* von Gefäßen in ihren Studien feststellen. Die Veröffentlichung einer weiterführenden, großen, prospektiven klinische Studie mit 120 Patient*innen von He und Mitarbeitenden der Studiengruppe für *hemodialysis fistula maturation* beinhaltet die serielle Beurteilung der AVF-Morphologie und -Hämodynamik 1 Tag, 6 Wochen und 6 Monate nach der Operation (He et al. 2023). Die Ergebnisse zeigen, dass ein erhöhter *WSS*, ein niedriger oszillatorischer Scherindex (OSI) – ein gestörter *WSS*-Parameter als Ausdruck einer komplexen Strömung (Strömungsgeschwindigkeiten in verschiedene zufällige Richtungen, nicht nur in der axialen Richtung des Gefäßes) – und eine Rezirkulation mit einer Gefäßerweiterung korrelieren. Dies belegt den potenziellen Nutzen konventioneller hämodynamischer Parameter, um eine erfolgreiche Reifung von AVF vorauszusagen.

Unser Forschungsteam hat kürzlich ein nicht kontrastmittelverstärktes MRT-Protokoll etabliert (Bozzetto et al. 2018), das in einer kurzen Erfassungszeit von nur wenigen Minuten hochauflösende *Black-Blood*-Sequenzen liefert. Dies ermöglicht bei Patient*innen eine nichtinvasive und präzise Bildgebung der AVF-Morphologie über eine längere Zeitperiode. Mit diesem Protokoll führten wir eine *CFD*-Längsschnittstudie durch, um den

Prozess des inneren Gefäßwandumbaus bei einem Patienten zu untersuchen, der 1,5 Jahre nach der AVF-Anlage eine Stenose entwickelte (Soliveri et al. 2023).

> Die Ergebnisse legen nahe, dass der innere Gefäßwandumbau als Schutzmechanismus zur Stabilisierung des Flusses führt. Wir vermuten, dass mit diesem *remodelling* ein laminarer Fluss im venösen Segment der AVF wiederhergestellt wird, was die Flussgeschwindigkeit reguliert und damit den unregelmäßigen Fluss in spezifischen Zonen reduziert.

Trotz jahrzehntelanger intensiver Forschung gibt es widersprüchliche Ergebnisse im Zusammenhang zwischen abnormalem *WSS* und der Entwicklung einer NIH. Es wurden unterschiedliche Strömungsmuster in Hochrisikoregionen von AVF identifiziert, zudem existieren mehrere Theorien, welche ein gestörtes *WSS*-Muster mit der Ätiologie der NIH in Verbindung bringen. Die Theorie eines niedrigen und oszillierenden *WSS* schlägt eine Korrelation zwischen solchen Störungen und möglichen Stenosestellen aufgrund von NIH vor (Ene-Iordache et al. 2015). Es werden aber auch gegensätzliche Ansichten geäußert, indem einige Autoren propagieren, dass ein hoher *WSS* (Carroll et al. 2011) oder hoher *WSS*-Gradient (Kharboutly et al. 2007), der als Änderung des *WSS* zwischen 2 Punkten in einem gegebenen Abstand definiert ist, mit der Krankheitsentwicklung assoziiert ist. Ein Forschungsansatz hebt die Bedeutung des multidirektionalen Flusses beim *transWSS* (= oszillierender *WSS*) hervor, der bei einer Erhöhung zur NIH führt (Bozzetto et al. 2015). Der Mangel an Konsens unterstreicht die Komplexität im Verständnis der Rolle von Hämodynamik und Gefäßwandumbau (Colley et al. 2022). Obwohl eine geänderte Hämodynamik mit verändertem *WSS* als Schlüsselfaktoren des Gefäßwandumbaus identifiziert sind, braucht es weitere Forschungsanstrengungen, um die Mechanismen noch besser zu verstehen.

6

6.7 Anastomosenwinkel

Es gibt nur eine kleine Anzahl von Studien, die den Effekt einer Veränderung des Anastomosenwinkels untersuchen. Einige bemerkenswerte Untersuchungen zielen darauf ab, den optimalen AVF-Winkel zu identifizieren. Die meisten Studien haben computergestützte Strömungssimulationen verwendet und gezeigt, dass der Anastomosenwinkel die Hämodynamik ändert, insbesondere im perianastomotischen Bereich, wo Stenosen häufig auftreten (Van Canneyt et al. 2010; Ene-Iordache et al. 2013; He et al. 2023; Prouse et al. 2020; Yang et al. 2020; Cunnane et al. 2023). Neben computergestützten Untersuchungen gibt es auch wenige klinische Untersuchungen, die Messungen des Anastomosenwinkels mit dem AVF-Ergebnis bezüglich Offenheit korrelieren (Sivanesan et al. 1999; Sadaghianloo et al. 2015; Xu et al. 2023).

Die meisten Studien empfehlen, die AVF-Anastomose mit einem spitzen Winkel zu fertigen, was die Flussinstabilität zu begrenzen scheint und zu einer günstigeren Hämodynamik führt. Die jüngste Studie wurde 2023 von Xu et al. veröffentlicht, die die Analyse von 124 Patient*innen mit einer funktionalen End-zu-Seit-Anastomose beinhaltete (Xu et al. 2023). Die Autoren haben gezeigt, dass ein Anastomosenwinkel von 30–50° die höchste primäre Durchgängigkeit und die niedrigste kumulative Rate von Reinterventionen nahe dem anastomotischen Venensegment hatte. Dieses Resultat bestätigt zudem die Ergebnisse von Yang et al. aus dem Jahr 2020, die zeigten, dass ein Anastomosenwinkel < 46,5° zu einem homogeneren Blutfluss führt (Yang et al. 2020). Ene-Iordache et al.

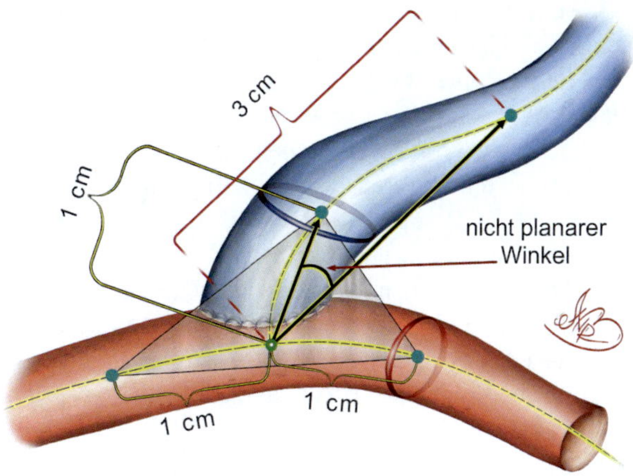

Abb. 6.5 Veranschaulichung des nicht planaren Winkels bei der arteriovenösen Fistel. (In Anlehnung an He et al. 2021)

und Van Canneyt et al. präsentierten bereits 10 Jahre zuvor ähnliche Ergebnisse (Ene-Iordache et al. 2013; Van Canneyt et al. 2010). Ene-Iordache et al. führten im Jahr 2013 eine parametrische *CFD*-Studie von idealen AVF-Anastomosen mit Winkeln von 30°, 45°, 60° und 90° durch (Ene-Iordache et al. 2013). Sie fanden heraus, dass ein spitzer Winkel (< 30°) die chirurgische Option darstellt, die die gestörten Flusszonen in einer distalen Seit-zu-End AVF-Anastomose am meisten minimiert. Van Canneyt et al. simulierten den Blutfluss in AVF mit variierenden Winkeln und zeigten, dass ein Anastomosenwinkel zwischen 30 und 45° zu begrenzten Niedrigflusszonen führt (Van Canneyt et al. 2010).

All die oben erwähnten Studien bestätigten die bereits 1999 von Sivanesan et al. gemachte Aussage, die den spitzen Anastomosenwinkel als bevorzugte Option vorschlugen, ohne einen klaren Grenzwert anzugeben.

Die oben präsentierten Studien betrachteten idealisierte, (ko)planare Winkel bei AVF-Anastomosen, während He et al. die mögliche Rolle des nicht planaren Winkels auf das Outcome von AFV diskutierten (He et al. 2021). Der erstere wird definiert als ein Winkel zwischen den Geraden, die den Anastomosenursprung mit den Punkten an den jeweiligen Mittellinien der proximalen Arterie und der AVF-Vene verbinden, die 1 cm vom Ursprung entfernt sind. Nach dieser Definition kann ein Anastomosenwinkel zwischen 0 und 180° variieren. Für die Bestimmung des nicht planaren Winkels ist die Anastomosenebene erforderlich, welche durch die 3 Punkte auf den Mittellinien der proximalen Arterie, AVF-Vene und distalen Arterie, jeweils 1 cm vom Anastomosenursprung entfernt, gebildet wird. Der nicht planare Winkel zwischen den Arterienpunkten und der AVF-Vene wird als der positive spitze Winkel zwischen der Anastomosenebene und der Geraden definiert, die den Anastomosenursprung und den Punkt auf der AVF-Venenmittellinie 3 cm vom Ursprung entfernt verbindet (Abb. 6.5).

Die Autoren analysierten 111 Patienten, 73 von ihnen mit proximalen AVF und die anderen mit distalen AVF. Sie fanden heraus, dass der nicht koplanare Winkel gemessen am ersten Tag nach der AVF-Anlage nicht mit der Reifung der beiden Positionen korrelierte. Die proximalen AVF waren aber mit weniger Reinterventionen assoziiert. Cunnae et al. analysierten im Jahr 2023 ebenfalls den nicht koplanaren 3D-Winkel und schlussfolgerten in ihrer Publikation, dass größere Anastomosen dazu beitragen könnten, einen spiralförmigen Fluss zu erzeugen, der vor einer Stenosebildung schützt (Cunnae et al. 2023).

Im Gegensatz zu allen oben diskutierten Studien gibt es einige klinische Untersuchungen, die bei Anastomosen die Bildung eines stumpfen Winkels unterstützen. Prouse et al. führten eine computergestützte Studie durch, in der der Anastomosenwinkel in idealen AVF-Anastomosenmodellen variiert wurde, die auf der Grundlage von Ultraschallmessungen bei Patient*innen erstellt wurden. Sie kamen zum Schluss, dass größere Winkel zu einem besseren klinischen Ergebnis bei AVF bezüglich Offenheit führen (Prouse et al. 2020). Den gleichen Schluss zogen auch Sedaghianloo et al. aus ihren Daten, welche bei Anastomosenwinkeln $< 30°$ eine erhöhte Reinterventionsrate im juxtaanastomotischen Segment von RCAVF zeigte (Sedaghianloo et al. 2015).

Die Heterogenität der Studienresultate macht weitere Studien notwendig, um die Auswirkungen des Winkels von AVF-Anastomosen auf die Hämodynamik und folglich auf das klinische Ergebnis bei AVF zu klären.

> Es gilt jedoch hervorzuheben, dass selbst ein klar definierter und optimaler Anastomosenwinkel in der Praxis nicht immer konstruiert werden kann, weil die Gefäßanatomie sehr heterogen und die technische Variabilität bei chirurgischen AVF-Anlagen groß ist.

6.8 Anastomosenlänge

Wie beim Anastomosenwinkel ist es sehr herausfordernd und wahrscheinlich unrealistisch, eine optimale Anastomosenlänge zu definieren, die für alle Patient*innen anwendbar ist. Im Allgemeinen sollte die Größe der Arteriotomie einen ausreichenden Blutfluss für eine HD ermöglichen, ohne zu hohe Werte zu erreichen, welche eine *VAILI* hervorrufen. In der Literatur gibt es nur wenig Arbeiten, die die optimale Größe der Anastomose zu definieren versuchen. Kürzlich haben Ahn et al. gezeigt, dass die Länge der Anastomose die Reifungsrate in einer Studie an 114 RCAVF nicht beeinflusst (Ahn et al. 2022). Sie wiesen aber darauf hin, dass eine längere Arteriotomie im Bereich der Radialarterie die anfängliche Offenheitsrate erhöht. Die Studien von Crane et al. und Shenoy et al. haben gezeigt, dass eine relativ kleine Anastomose eine suffiziente HD-Behandlung erlaubt und eine *VAILI* verhindern kann (Crane et al. 2021; Shenoy 2017). Insbesondere analysierten Crane et al. 68 brachiozephale AVF und kamen zu dem Ergebnis, dass bei einer 3 mm langen Arteriotomie die primäre und sekundäre Durchgängigkeitsrate nach 12 Monaten vergleichbar mit der Literatur war und in nur 3 Fällen eine Ischämie auftrat (Crane et al. 2021). Shenoy et al. haben gezeigt, dass die *piggy back straight-line onlay technique (pSLOT)* eine genaue Größenbestimmung der Anastomose auf genau 5 mm Länge ermöglicht, was dazu beitrug, Komplikationen im Zusammenhang mit hohen Blutflüssen zu reduzieren und dennoch akzeptable Offenheitsraten zu erzielen (Shenoy 2017). Schließlich schlugen Van Canneyt et al. vor, dass eine Anastomosenlänge von 7 mm bei Handgelenk- oder Unterarm-AVF sinnvoll erscheint, ohne aber überzeugenden Begründungen in der computergestützten klinischen Studie zu liefern (Van Canneyt et al. 2010).

> Widersprüchliche Ergebnisse in der Literatur lassen heute noch offen, wie der beste Anastomosenwinkel und wie lang eine Arteriotomie sein soll, um eine gute Langzeitoffenheit einer AVF zu erreichen.

6.9 Fazit

- Die Schaffung von arteriovenösen Shuntanastomosen führt zu einer veränderten Hämodynamik durch die Arterialisierung des venösen Ausstroms mit den Folgen eines Gefäßremodellings.
- Das Gefäßremodelling kann die AVF-Reifung negativ beeinflussen und zu einem Fistel-Versagen führen.
- Ein turbulenter Blutfluss in AVF/AVG führt zu einer veränderten Wandschubspannung, wobei die Zusammenhänge trotz jahrelanger Forschungsanstrengungen noch nicht gänzlich geklärt sind.
- Auch bezüglich der Geometrie von Anastomosen gibt es keine allgemeingültigen Empfehlungen, insbesondere auch, was den Anastomosenwinkel und die Anastomosenlänge betrifft.
- Weitere klinische Untersuchungen, eine ausgeklügelte Bildgebung und der Einsatz von Computermodellen sind wichtig, um Faktoren zu identifizieren, die die Langlebigkeit von AV-Zugängen verbessern können.

Kommentar

Alexandros Mallios

Das Kapitel von Dr. Bozzetto et al. befasst sich mit der Hämodynamik von arteriovenösen Fisteln. Die Autor*innen gehen auf das komplexe Zusammenspiel zwischen Gefäßhämodynamik und den physiologischen Auswirkungen nach Anlage einer AVF ein. Das Kapitel beginnt mit einem kurzen Überblick über die Anatomie des Gefäßsystems und die möglichen Konfigurationen von Anastomosen zwischen Venen und Arterien (siehe ▶ Kap. 7 und 8) Zudem werden einzelne Elemente im Entscheidungsprozess zur Wahl des geeigneten AVF-Standorts hervorgehoben.

Die Diskussion geht über zu den Grundlagen des Fistelflusses und erklärt, wie sich Druckunterschiede auf die Wandschubspannung auswirken, die schließlich zu AVF-Reifungsphänomenen führt. Die Autor*innen beschreiben akribisch die physiologischen Veränderungen, die nach der Anlage einer AVF auftreten, einschließlich des erhöhten Blutvolumens und der veränderten Druckdynamik innerhalb des Venensystems. In diesem Abschnitt wird betont, wie wichtig es ist, diese Veränderungen zu verstehen, weil sie die Wirksamkeit der Dialysebehandlung und folglich den Allgemeinzustand von Patient*innen beeinflussen.

Das Kapitel beleuchtet potenzielle Komplikationen, die mit der Hämodynamik der AVF zusammenhängen, wie Thrombose, Stenose, Aneurysmenbildung, systemische kardiovaskuläre Komplikationen und VAILI. Die Autoren nennen Risikofaktoren, die zu diesen Komplikationen beitragen, und unterstreichen die Notwendigkeit einer sorgfältigen Überwachung und Behandlung von Patient*innen mit AVF. Der Einbezug von konkreten Fragestellungen und klinischen Studien ist Grundlage für die wissenschaftliche Diskussion und bietet einen realen Kontext für die vorgestellten theoretischen Konzepte.

Aus eigener Erfahrung legen wir besonderen Wert auf eine gründliche Ultraschalluntersuchung des Zuflusses, des Abflusses und des *conduit*, und zwar sowohl bei der präoperativen Abklärung als auch am Tag der Operation direkt nach erfolgter Regionalanästhesie. Wir wählen die bestmögliche Stelle auf der Grundlage der Qualität der Gefäße, aber auch des geringstmöglichen Abstands zwischen Arterie und Vene, da wir festgestellt haben, dass dies einer der ausschlaggebenden Faktoren für die erfolgreiche AVF-Anlage ist. Insbesondere bei distalen AVF bevorzugen wir die Anastomose als *side-to-side* mit Ligatur und Durchtrennung des distalen Teils der Vene nach Abschluss der Anastomose. Wir sind der Meinung, dass diese Art der Anastomose einfacher zu bewerkstelligen ist, da die Vene weniger mobilisiert werden muss und sich dadurch das Risiko einer Verdrehung verringert und die Passage eines Dilatators oder eines Fogarty-Katheters über den Venenstumpf ermöglicht, sollte der Blutfluss nach der Entfernung der Gefäßklemmen unzureichend sein.

Meiner Meinung nach ist dieses Kapitel eine wichtige Wissensquelle für medizinisches Fachpersonal, das Patient*innen mit Nierenerkrankungen im Endstadium betreut. Durch die Erläuterung von hämodynamischen Prinzipien, die der Anlage einer AVF zugrunde liegen, verbessern die Autor*innen nicht nur das Verständnis der Leser*innen für das Verfahren, sondern weisen auch auf die Wichtigkeit einer individuellen Patientenversorgung und auf Ergebnisse in der Forschung auf diesem Gebiet hin. Die Beschreibung neuartiger, bildgebender Verfahren und von neuen Therapieansätzen geben zukunftsweisend eine Perspektive, welche Wege die weitere Forschung nehmen sollte und welche Innovationen von Gefäßzugangsstrategien bedeutend werden könnten.

Wichtige Publikationen des Kommentators Alexandros Mallios

1. Mallios A, Jennings WC, Boura B, Costanzo A, Bourquelot P, Combes M (2018) Early results of percutaneous arteriovenous fistula creation with the Ellipsys Vascular Access System. J Vasc Surg 68(4):1150–1156. https://doi.org/10.1016/j.jvs.2018.01.036
2. Mallios A, Bourquelot P, Franco G, Hebibi H, Fonkoua H, Allouache M, Costanzo A, de Blic R, Harika G, Boura B, Jennings WC (2020) Midterm results of percutaneous arteriovenous fistula creation with the Ellipsys Vascular Access System, technical recommendations, and an algorithm for maintenance. J Vasc Surg 72(6):2097–2106. https://doi.org/10.1016/j.jvs.2020.02.048
3. Mallios A, Bonnet M, Michel C (2023) Endobypass for Arteriovenous Fistula with Poor Outflow. Eur J Vasc Endovasc Surg 66(3):447. https://doi.org/10.1016/j.ejvs.2023.07.006

Literatur

Ahn HY, Cho BS, Kim H, Lee SG, Jang J-H (2022) Effect of radiocephalic anastomotic length on the maturation of Arteriovenous fistula. Ann Vasc Surg 82:334–338

Al-Jaishi AA et al (2014) Patency rates of the arteriovenous fistula for hemodialysis: a systematic review and meta-analysis. Am J Kidney Dis 63:464–478

Allon M, Robbin ML (2002) Increasing arteriovenous fistulas in hemodialysis patients: Problems and solutions. Kidney Int 62:1109–1124

Basile C et al (2008) The relationship between the flow of arteriovenous fistula and cardiac output in haemodialysis patients. Nephrol Dial Transplant 23:282–287

Böhlke M, Uliano G, Barcellos FC (2015) Hemodialysis catheter-related infection: prophylaxis, diagnosis and treatment. J Vasc Access 16:347–355

Bozzetto M, Ene-Iordache B, Remuzzi A (2015) Transitional flow in the venous side of patient-specific Arteriovenous fistulae for hemodialysis. Ann Biomed Eng. https://doi.org/10.1007/s10439-015-1525-y

Bozzetto M et al (2018) Toward longitudinal studies of hemodynamically induced vessel wall remodeling. Int J Artif Organs 41:714–722

Bozzetto M et al (2023) The use of AVF.SIM system for the surgical planning of arteriovenous fistulae in routine clinical practice. J Vasc Access 24:1061–1068

Browne LD, Walsh MT, Griffin P (2015) Experimental and numerical analysis of the bulk flow parameters within an Arteriovenous fistula. Cardiovasc Eng Technol 6:450–462

Bucktowarsing B, Vin Y, Lerma EV (2020) The clinical relevance and management of high-flow Arteriovenous access. Adv Chronic Kidney Dis 27:214–218

Caroli A et al (2013) Validation of a patient-specific hemodynamic computational model for surgical planning of vascular access in hemodialysis patients. Kidney Int 84:1237–1245

Carroll GT et al (2011) Wall shear stresses remain elevated in mature arteriovenous fistulas: a case study. J Biomech Eng 133:21003

Colley E et al (2022) A longitudinal study of the arterio-venous fistula maturation of a single patient over 15 weeks. Biomech Model Mechanobiol 21:1217–1232

Corpataux J-M (2002) Low-pressure environment and remodelling of the forearm vein in Brescia-Cimino haemodialysis access. Nephrol Dial Transplant 17:1057–1062

Crane J, Salim S, Storey R (2021) Feasibility of a 3 mm arteriotomy for brachiocephalic fistula formation. J Vasc Access 22:697–700

Cunnane CV et al (2023) Spiral laminar flow is associated with a reduction in disturbed shear in patient-specific models of an Arteriovenous fistula. Cardiovasc Eng Technol 14:152–165

Dember LM et al (2008) Effect of Clopidogrel on early failure of Arteriovenous fistulas for hemodialysis: a randomized controlled trial. JAMA 299:2164

Drew DA et al (2015) Vascular access choice in incident hemodialysis patients: a decision analysis. J Am Soc Nephrol 26:183–191

Duijm LEM et al (2006) Inflow stenoses in dysfunctional hemodialysis access fistulae and grafts. Am J Kidney Dis 48:98–105

Ene-Iordache B, Remuzzi A (2012) Disturbed flow in radial-cephalic arteriovenous fistulae for haemodialysis: low and oscillating shear stress locates the sites of stenosis. Nephrol Dial Transplant 27:358–368

Ene-Iordache B, Cattaneo L, Dubini G, Remuzzi A (2013) Effect of anastomosis angle on the localization of disturbed flow in ‚side-to-end' fistulae for haemodialysis access. Nephrol Dial Transplant 28:997–1005

Ene-Iordache B, Semperboni C, Dubini G, Remuzzi A (2015) Disturbed flow in a patient-specific arteriovenous fistula for hemodialysis: multidirectional and reciprocating near-wall flow patterns. J Biomech 48:2195–2200

Franzoni M et al (2016) Endothelial cell activation by hemodynamic shear stress derived from arteriovenous fistula for hemodialysis access. Am J Physiol Heart Circ Physiol 310:H49–H59

Fulker D, Ene-Iordache B, Barber T (2018) High-resolution computational fluid dynamic simulation of haemodialysis cannulation in a patient-specific Arteriovenous fistula. J Biomech Eng. https://doi.org/10.1115/1.4038289

Gunasekera S et al (2022) Mitigation of the turbulence within an arteriovenous fistula with a stent implantation. Phys Rev Fluids 7:123101

Hakim AJ, Brooke BS, Beckstrom JL, Sarfati MR, Kraiss LW (2022) Rules of 6 criteria predict dialysis fistula maturation but not all rules are equal. J Vasc Surg 76:232–238.e2

Hayashi K, Naiki T (2009) Adaptation and remodeling of vascular wall; biomechanical response to hypertension. J Mech Behav Biomed Mater 2:3–19

He Y et al (2013) Serial analysis of lumen geometry and hemodynamics in human arteriovenous fistula for hemodialysis using magnetic resonance imaging and computational fluid dynamics. J Biomech 46:165–169

He Y et al (2021) Analyses of hemodialysis arteriovenous fistula geometric configuration and its associations with maturation and reintervention. J Vasc Surg 73(5):1778–1786

He Y et al (2023) Association of shear stress with subsequent lumen remodeling in hemodialysis Arteriovenous fistulas. Clin J Am Soc Nephrol 18:72–83

Himmelfarb J, Vanholder R, Mehrotra R, Tonelli M (2020) The current and future landscape of dialysis. Nat Rev Nephrol 16:573–585

Isaak A, Jörg L, Attigah N, Thalhammer C, Staub D, Aschwanden M, Richarz S (2023) Practical guide of vascular ultrasound in arteriovenous fistulae. Vasa 52(1):22–28

Kharboutly Z, Fenech M, Treutenaere JM, Claude I, Legallais C (2007) Investigations into the relationship between hemodynamics and vascular alterations in an established arteriovenous fistula. Med Eng Phys 29:999–1007

Konner K (2003) Interventional nephrology and dialysis: the initial creation of native Arteriovenous fistulas: surgical aspects and their impact on the practice of nephrology. Semin Dial 16:291–298

Korsheed S, Eldehni MT, John SG, Fluck RJ, McIntyre CW (2011) Nephrol Dial Transplant 26(10):3296–3302

Lawson JH, Niklason LE, Roy-Chaudhury P (2020) Challenges and novel therapies for vascular access in haemodialysis. Nat Rev Nephrol 16:586–602

Li Y-SJ, Haga JH, Chien S (2005) Molecular basis of the effects of shear stress on vascular endothelial cells. J Biomech 38:1949–1971

Lok CE, Foley R (2013) Vascular access morbidity and mortality: trends of the last decade. Clin J Am Soc Nephrol Cjasn 8:1213–1219

Lok CE et al (2020) KDOQI clinical practice guideline for vascular access: 2019 update. Am J Kidney Dis 75:S1–S164

Mickley V (2007) Steal syndrome strategies to preserve vascular access and extremity. Nephrol Dial Transplant 23:19–24

Mudoni A et al (2015) Aneurysms and pseudoaneurysms in dialysis access. Clin Kidney J 8:363–367

Ochsner AJ, Colp RJ, Burch GE (1951) Normal blood pressure in the superficial venous system of man at rest in the supine position. Circulation 3:674–680

Pries AR, Secomb TW (2005) Control of blood vessel structure: insights from theoretical models. Am J Physiol Heart Circ Physiol 288:H1010–1015

Prouse G et al (2020) Computational analysis of turbulent hemodynamics in radiocephalic arteriovenous fistulas to determine the best anastomotic angles. Ann Vasc Surg 68:451–459

Ravani P et al (2013) Associations between hemodialysis access type and clinical outcomes: a systematic review. J Am Soc Nephrol 24:465–473

Remuzzi A, Ene-Iordache B (2013) Novel paradigms for dialysis vascular access: upstream hemodynamics and vascular remodeling in dialysis access stenosis. Clin J Am Soc Nephrol N 8:2186–2193

Roy-Chaudhury P, Sukhatme VP, Cheung AK (2006) Hemodialysis vascular access dysfunction: a cellular and molecular viewpoint. J Am Soc Nephrol 17:1112–1127

Roy-Chaudhury P et al (2007) Neointimal hyperplasia in early arteriovenous fistula failure. Am J Kidney Dis 50:782–790

Roy-Chaudhury P et al (2009) Cellular phenotypes in human stenotic lesions from haemodialysis vascular access. Nephrol Dial Transplant 24:2786–2791

Sabiu G, Gallieni M (2023) Pathophysiology of Arteriovenous fistula maturation and nonmaturation. Clin J Am Soc Nephrol 18:8–10

Sadaghianloo N et al (2015) Increased reintervention in radial-cephalic arteriovenous fistulas with anastomotic angles of less than 30 degrees. J Vasc Surg 62:1583–1589

Schanzer H, Eisenberg D (2004) Management of steal syndrome resulting from dialysis access. Semin Vasc Surg 17:45–49

Shenoy S (2017) Surgical technique determines the outcome of the Brescia/Cimino AVF. J Vasc Access 18:S1–S4

Sigovan M et al (2013) Vascular remodeling in autogenous arterio-venous fistulas by MRI and CFD. Ann Biomed Eng 41:657–668

Sivanesan S (1999) Sites of stenosis in AV fistulae for haemodialysis access. Nephrol Dial Transplant 14:118–120

Sivanesan S, How T, Bakran A (1998) Characterizing flow distributions in AV fistulae for haemodialysis access. Nephrol Dial Transplant 13:3108–3110

Soliveri L, Bozzetto M, Brambilla P, Caroli A, Remuzzi A (2023) Hemodynamics in AVF over time: a protective role of vascular remodeling toward flow stabilization. Int J Artif Organs 46:547–554

Stolic R (2013) Most important chronic complications of Arteriovenous fistulas for hemodialysis. Med Princ Pract 22:220–228

Tsamis A, Stergiopulos N, Rachev A (2009) A structure-based model of arterial remodeling in response to sustained hypertension. J Biomech Eng 131:101004

Van Canneyt K et al (2010) Hemodynamic impact of anastomosis size and angle in side-to-end Arteriovenous fistulae: a computer analysis. J Vasc Access 11:52–58

Viecelli AK et al (2020) Identifying critically important vascular access outcomes for trials in haemodialysis: an international survey with patients, caregivers and health professionals. Nephrol Dial Transplant 35:657–668

Xu W, Lu G, Tang W, Gong L, Lu J (2023) Comparison of different anastomosis angles in radiocephalic fistula with modified functional end-to-side anastomosis. Int Urol Nephrol 55:3237–3243

Yang C-Y et al (2020) The anastomotic angle of hemodialysis arteriovenous fistula is associated with flow disturbance at the venous stenosis location on angiography. Front Bioeng Biotechnol 8:846

Technische Aspekte von Anastomosen in der Shuntchirurgie

Matthias K. Widmer, Andrei Zdoroveac und Andrej Isaak

Inhaltsverzeichnis

Wichtige Publikation der Autoren Matthias K. Widmer, Andrei Zdoroveac, Andrej Isaak

1. Wyss TR, Widmer MK (2015) Careful and safe vascular access creation. Contrib Nephrol, Basel, Karger, 184:123–125

M.K. Widmer, A. Zdoroveac, A. Isaak (Hrsg.), *Dialysezugänge in Theorie und Praxis*,
https://doi.org/10.1007/978-3-662-72908-3_7

7.1 Einleitung

In der Gefäßchirurgie werden Anastomosen durch eine einheitliche Nomenklatur definiert. Für eine eindeutige Zuordnung wird stets zuerst das Einstrom-, dann das Abstromgefäß genannt. ◘ Abb. 7.1 illustriert die klassischen Optionen der Shuntchirurgie. Diese sind eine End-zu-End- oder eine Seit-zu-Seit-Anastomose entsprechend der ursprünglichen radiozephalen arteriovenösen Fistel (RCAVF) nach Brescia-Cimino. Letztere Anastomosentechnik lässt eine Venenreifung nach distal und proximal zu, sodass später die dilatierten Venen zusätzlich genutzt werden können (z. B. durch Transposition oder für einen Transfer). End-zu-End-Anastomosen erreichen per se höhere Flussraten als Seit-zu-End-Anastomosen (Caroli et al. 2013). Eine End-zu-End-Anastomose verursacht zudem weniger Turbulenzen. Bei End-zu-End-Anastomosen können Vene und/oder Arterie etwas inzidiert werden, um den Umfang zu vergrößern und die Anastomose zu erweitern (◘ Abb. 7.3a). Bei einer distalen RCAVF werden jedoch am häufigsten Seit-zu-End-Anastomosen oder Seit-zu-Seit-Anastomosen mit Ligatur der distalen Vene gefertigt. Liegen Arterie und Vene sehr nahe beieinander, ist eine Seit-zu-Seit-Anastomose eine gute Option. Die Vene wird dabei nach distal ligiert, was funktionell eine Seit-zu-End-Anastomose ergibt. Während über Jahrzehnte arteriovenöse Fisteln (AVF) mit einer Seit-zu-End-Anastomose gefertigt wurden, gibt es heute einige Publikationen, welche andere Anastomosenkonfigurationen für RCAVF propagieren (siehe ▶ Kap. 8). Auch bei der Anastomosentechnik gibt es viele Möglichkeiten. Wir beschreiben im Folgenden einige Optionen, die sich in unserer Erfahrung bewährt haben.

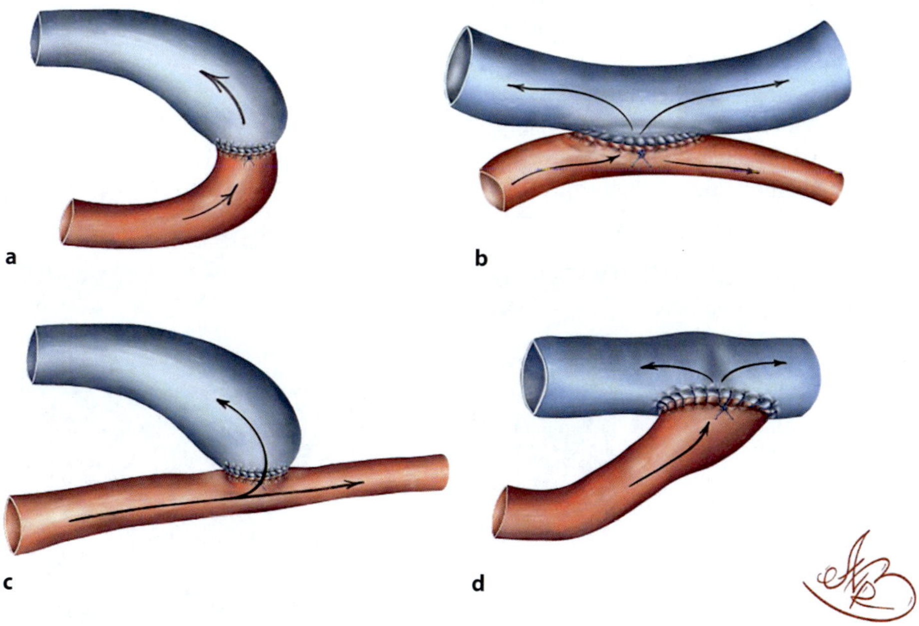

◘ **Abb. 7.1** Anastomosenkonfigurationen: **a** End-zu-End-Anastomose, **b** Seit-zu-Seit-Anastomose, **c** Seit-zu-End-Anastomose, **d** End-zu-Seit-Anastomose

> Die Fertigung von Anastomosen sollte immer in der gleichen Art und Weise vonstatten gehen, weil dadurch effizient gearbeitet werden kann. Um präzise und fokussiert arbeiten zu können, lohnt es sich in der Shuntchirurgie, mit einer Lupenbrille zu arbeiten.

7.2 Vorbereiten der Vene

Die Abflussvene liegt meist nicht in unmittelbarer Nähe zur Arterie. Die Vene soll nur so weit wie nötig freigelegt werden. Oftmals muss sie weiter nach distal mobilisiert werden als der geplante Ort der Anastomose, da beim Schwenken Länge verloren geht. Wird die Vene vor der vollständigen Mobilisation mit einem Farbstift auf der ventralen Seite markiert, lässt sich eine Verdrehung vermeiden. Es lohnt sich, die Vene mit Heparinlösung (1000 ml Ringer-Laktatlösung mit 25.000 IE Heparin) zu spülen und durch digitale Kompression einige Zentimeter proximal davon zu dilatieren (Abb. 7.2).

7

Die präparierte Vene kann in unterschiedlicher Art und Weise an die Arterie herangeführt werden.

Bei einer spitzwinkligen Seit-zu-End-Anastomose kann die Vene im Bedarfsfall kurzstreckig längs inzidiert werden. Die überstehenden Venenenden werden am besten während der Anastomosierung entsprechend der Passung abgeschnitten, um eine schöne aufgeweitete Anastomose, als Kobrakopf bezeichnet, der Arterie aufzusetzen (Abb. 7.3a, Abb. 7.9). Gibt die Vene im Bereich der Anastomose einen Seitenast ab, kann dieser ebenso wie die Hauptvene inzidiert werden, was eine schön aufgeweitete Anastomosenkonfiguration mit einer weiten Ferse ergibt (Abb. 7.3b). Wird die Vene rechtwinklig an die Arterie herangeführt, kann man diese auf beiden Seiten, quer zum Verlauf der geplanten Anastomose, kurzstreckig längs etwas inzidieren („Fischmaul"). Dadurch ergibt sich eine größere Zirkumferenz, um die Seit-zu-End-Anastomose zu fertigen (Abb. 7.3c). Es kann hilfreich sein, am Ende der Vene einen Haltefaden zu platzieren, um bei der Anastomosierung mehr Stabilität zu haben (Abb. 7.10).

Trotz vieler Studien zur Flussdynamik bleibt bisher unklar, in welchem Winkel die Vene zur Arterie anastomosiert werden soll (siehe ► Kap. 6). Die Lage der Vene zur Arterie bestimmt maßgeblich, wie groß der Einfallswinkel wird und wie die Anastomose

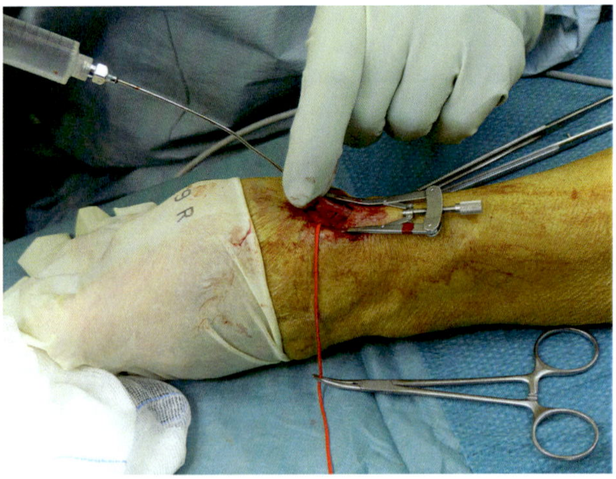

Abb. 7.2 Vor der Anastomosierung kann die Vene proximal mit den Fingern leicht abgedrückt und mit Heparinlösung leicht expandiert werden

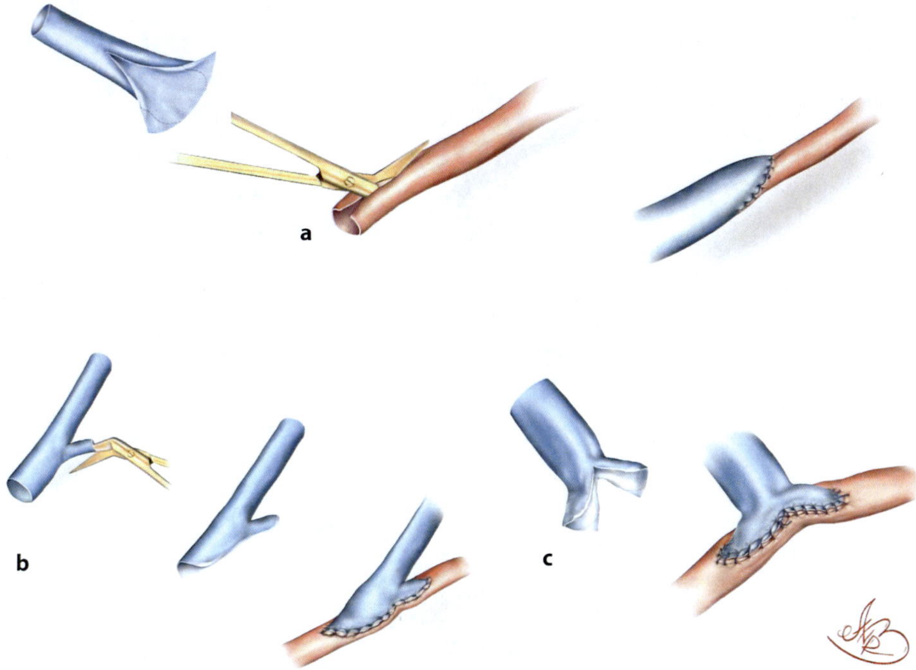

◘ Abb. 7.3 Konfiguration der Vene für eine Anastomosierung: **a** Spatulierte End-zu-End-Anastomose, **b** Seit-zu-End-Anastomose unter Verwendung eines Seitenastes, **c** Rechtwinklige Seit-zu-End-Anastomose in „Fischmaultechnik"

idealerweise angefertigt werden kann. Die Heranführung der Vene leicht bogenförmig in einem stumpfen Winkel (um die 135°) hat den Vorteil eines antegraden Einstroms.

7.3 Arteriotomie

Die Länge der Arteriotomie ist in der Shuntchirurgie bedeutungsvoll, da der Querschnitt unmittelbare Konsequenzen auf den Fistelfluss hat (Van Canneyt et al. 2010). Im Bereich des Handgelenks soll die Länge der Arteriotomie 5–10 mm betragen, bei Anastomosen am Oberarm/in der Ellenbeuge genügt in der Regel eine solche von 4–5 mm, damit einem zu großen Shuntfluss mit der Gefahr einer *High-Flow*-AVF vorgebeugt werden kann.

Zur Arteriotomie wird eine spitze Klinge verwendet, deren Schliff nach oben gerichtet ist (◘ Abb. 7.4). Nach der Inzision wird die Arteriotomie mit einer Potts-Schere in der Länge exakt vervollständigt. Mit einem 2,8-mm-Punch können die Ecken der Arteriotomie abgerundet werden, damit die Vene harmonisch auf die Arterie zu liegen kommt (◘ Abb. 7.5). Diese Maßnahme erlaubt zudem eine bessere Einsicht in die Arterie, damit die Nähte im Bereich der Ecken in gutem Abstand zueinander zu liegen kommen. Zudem können Manipulationen an der Arterienwand durch Offenhalten mit der Pinzette minimiert werden. Als Regel gilt, die Stiche bei 90°, 60°, 30°, 0°, 30°, 60°, 90° zu platzieren (◘ Abb. 7.5). Bei größeren oder leicht verkalkten Gefäßen kann es sinnvoll sein, nicht nur zu arteriotomieren, sondern etwas von der Arterienwand zu resezieren. Die Längsar-

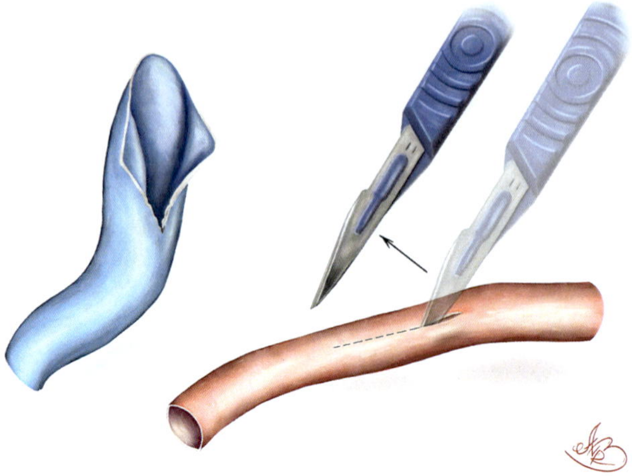

Abb. 7.4 Die Arteriotomie erfolgt mit einer spitzen Klinge mit Schliff nach oben. Die Länge der Arteriotomie soll für RCAVF 5–10 mm betragen, angepasst an das Kaliber der Vene und den Winkel zwischen Arterie und Vene

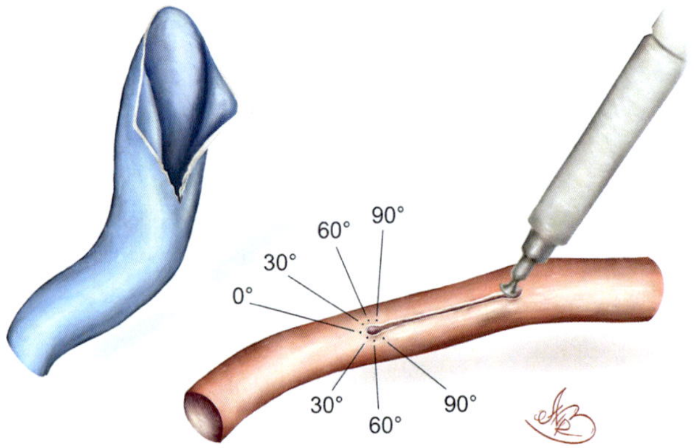

Abb. 7.5 Nach der Arteriotomie werden die Ecken mit einem Punch gerundet, um die Eckfäden in einer Anordnung von 90°, 60°, 30°, 0°, 30°, 60°, 90° zu platzieren, damit nicht alle Fäden auf einen Punkt zulaufen

teriotomie soll der Vene zugewandt sein, damit die hergeführte Vene „physiologisch" zu liegen kommt, d. h. die Inzisionen bei Vene und Arterie müssen korrespondierend platziert werden.

7.4 Das Nähen der Anastomose

Idealerweise arbeitet man immer zu sich her und möglichst mit Vorhandstichen.

Die Halbrundnadel soll in einem 60°-Winkel zum Nadelhalter eingespannt werden, damit kann 2/3 der Zirkumferenz in Vorhandtechnik gestochen werden. Die Nadel soll am Ende des Nadelhalters so eingespannt sein, dass 2/3 der Nadel vorstehen, damit diese nach dem Ausstich einfach mit der Pinzette gefasst werden kann (Abb. 7.6).

Nach dem Stich kann so die Nadel ohne Berührung der Spitze mit der Pinzette gefasst und neu im Operationsfeld gerade wieder so eingespannt werden, dass der nächste Stich erfolgen kann. Damit gewinnt man Zeit und muss bei Verwendung einer Lupenbrille (was empfehlenswert ist) nicht immer neu fokussieren. Wichtig ist zudem, die Stichrichtung der Arterienwand, vor allem wenn sie etwas verkalkt ist, immer von innen nach außen zu

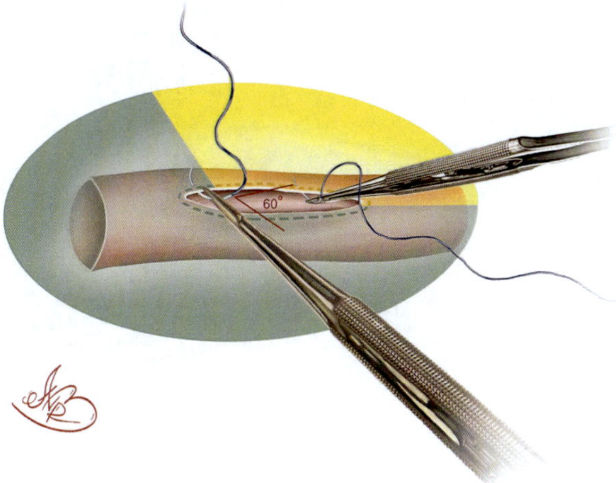

Abb. 7.6 Die Nadel soll in einem Verhältnis von 2/3 zu 1/3 und mit einem Winkel von 60° zum Nadelhalter eingespannt werden. Damit hat man große Bewegungsfreiheit und kann unter guter Übersicht stets zu sich her arbeiten

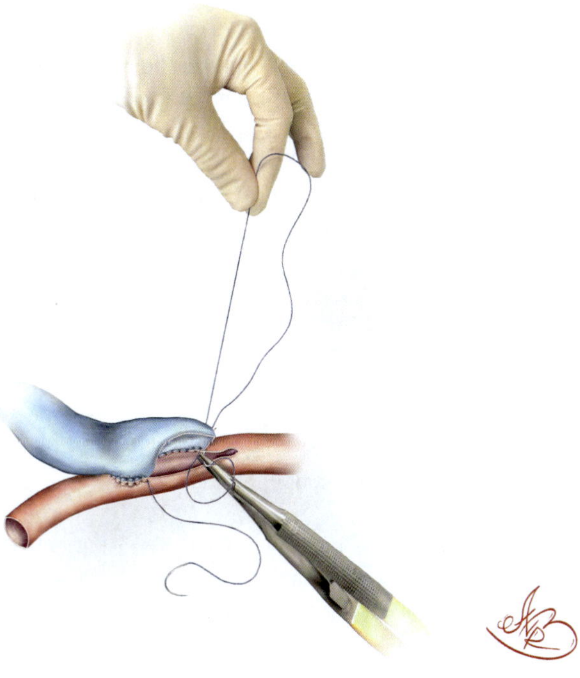

Abb. 7.7 Eine ideal eingespannte Nadel erlaubt effizientes Arbeiten. Die Assistenzperson soll den Faden kontrolliert führen und diesen immer in Ausstichrichtung unter dosiertem Zug halten

führen. Der Abstand zwischen den Stichen soll 1–1,5 mm betragen, ebenso der Abstand zum Rand von Vene bzw. Arterie.

Eine gute Fadenführung durch die Assistenzperson erleichtert die Anfertigung der Anastomose erheblich. Als wichtige Regeln gelten, dass der Faden immer in Ausstichrichtung gezogen wird und nicht ganz mittig gehalten wird. Der Faden wird im Scheitel so gehalten, dass ca. 45 % der von der Anastomose kommenden Fadenlänge unter Zug gehalten werden und 55 % der Fadenlänge mit Nadel locker sind, damit der/die Chirurg*in mit voller Bewegungsfreiheit den nächsten Stich setzen kann (Abb. 7.7). Es sollte darauf geachtet werden, dass der Faden zwischen den Fingern gehalten wird und nicht über

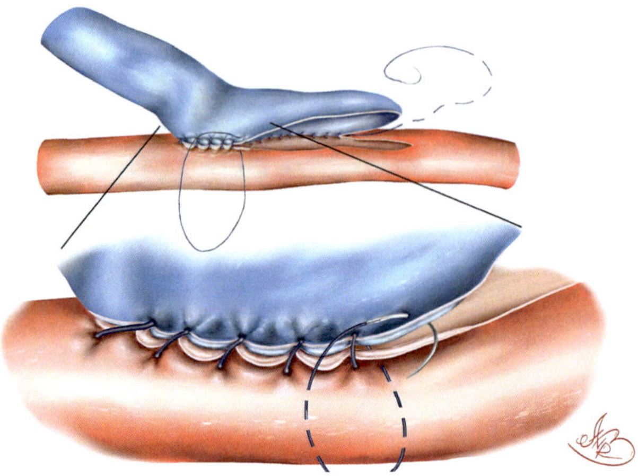

■ **Abb. 7.8** Arterienwand und Venenwand sollen möglichst evertierend zueinander gebracht werden, damit Endothel auf Endothel zu liegen kommt

einen Finger, damit nicht unnötige Ruckbewegungen entstehen und der Faden aus der Arterie ausreißt.

Beim Stechen soll mit dem Fadenzug leicht nachgelassen werden, damit der/die Chirurg*in genügend Spielraum für eine ideale Platzierung des Stiches hat. Beim Anziehen soll die Venenwand evertierend in Position gebracht werden und der Faden nur so stark angezogen werden, dass die Nahtreihe satt sitzt (■ Abb. 7.8).

Ein Standardisieren der Schritte erleichtert das Nähen von Anastomosen und ermöglicht ein effizientes Arbeiten.

7.5 Anastomosentechniken

Für das Anfertigen der Anastomose gibt es verschiedene Techniken mit Vor- und Nachteilen. Bei übersichtlichen Verhältnissen ist eine fortlaufende Nahttechnik eine gute Option. Es muss darauf geachtet werden, dass der Faden in der Ausstichrichtung gezogen wird, damit die Arterienwand nicht einreißt.

> Eine Naht in Einzelknopfnahttechnik (EKN) ist bei spastischen Gefäßen empfehlenswert (bei Kindern, jungen Patient*innen und vor allem auch Frauen), weil sich die Anastomose ohne Schnürring zirkulär ausdehnen kann, wenn sie nach der Fertigung wieder unter Druck gesetzt wird.

Die Knoten können von Hand oder unter Verwendung eines Nadelhalters angelegt werden. Bei letzterer Methode lässt sich viel Fadenmaterial sparen. Dabei wird der Faden nach dem Stich bis auf ein kurzes Ende (ca. 3–4 cm) durchgezogen, der Faden zweifach um den Nadelhalter gewickelt, das Fadenende mit dem Nadelhalter gefasst und der Faden nochmals nachgezogen, bis das Ende ca. 10 mm erreicht, dann wird die Doppelschlinge über das Fadenende geworfen. Es erfolgen dann 2–3 gegenläufige Absicherungsknoten.

Vor dem Knoten der letzten EKN oder der fortlaufenden Naht wird ein Flushmanöver (temporäres Freigeben des Ein- und Rückstroms mit nachfolgender Spülung der Anastomosenregion mit Heparinlösung) durchgeführt. Dadurch werden eventuelle Gerinnsel ausgespült, und die Konfiguration der Anastomose kann unter Druck gesetzt werden, damit sie sich ausdehnt. So kann grob abgeschätzt werden, wie dicht die Anastomose ist und ob eine Einschnürung besteht. Was von außen nicht „schön“ aussieht, ist von innen meist auch nicht besser. Eine Kombination beider Techniken (siehe unten: Hybridanastomose) ist bei kleinen Arterien ein sinnvoller Kompromiss: Hier wird die Ferse in fortlaufender Technik genäht und die Spitze der Anastomose mit 6–9 EKN (Aitken et al. 2015).

Seit der Jahrtausendwende sind *U-clips* aus Nitinol (Medtronic, Minneapolis, MN, USA) erhältlich, mit welchen sich Anastomosen schneller fertigen lassen als in EKN-Technik. Im Tiermodell wurden weniger Arterienwand-Nekrosen und myointimale Zellproliferationen nachgewiesen. Zudem konnten neuere Studien höhere Offenheitsraten als nach fortlaufender Naht zeigen (Varcoe et al. 2015).

Bereits in den 1980er-Jahren wurde von Zhu und Kirsch das *vascular clip system* (*VCS*) (LeMaitre; Vascular Inc., Burlington, MA, USA) entwickelt, bei dem nicht penetrierende Klammern von außen auf die mit einer Spezialpinzette evertierte Arterien- und Venenwand gesetzt werden (Zhu und Kirsch 1985). Dadurch sollen, dank erhaltener Endothelfunktion, die Aggregation von Fibrin und Thrombozyten als auch inflammatorische Prozesse reduziert werden. In 3 Studien zum *VCS* war die primäre Offenheit gegenüber herkömmlichen Anastomosen verbessert (Zeebregts 2005; Nguyen et al. 2016). Trotz dieser Daten hat sich diese Methode bis heute nicht durchgesetzt, wohl auch aus Kostengründen. Wegen der schwachen Evidenz sollte gemäß Empfehlung 8.4. der *KDOQI Guidelines* die Art der Nahttechnik bei Shuntanastomosen den einzelnen Operateur*innen überlassen werden (Lok et al. 2020).

7.5.1 Seit-zu-End-Anastomose in Parachutetechnik

Die fortlaufende Distanznahttechnik (Parachutetechnik) erlaubt das Durchstechen der Arterienwand unter guter Sicht. Diese Anastomosentechnik ist ebenfalls in der Bypasschirurgie sehr wertvoll. Sie hat sich aber auch zur Fertigung von AVF bewährt und kann unter guter Übersicht in der Shuntchirurgie antrainiert werden.

Zu Beginn erfolgt ein erster Stich auf Distanz bei 90° im Bereich der Hinterwand, und nachfolgend arbeitet sich der Operateur im Gegenuhrzeigersinn in Vorhandtechnik zu sich her um die Ferse herum (◘ Abb. 7.5, 7.9). Nach 5–6 vorgelegten Stichen wird der Polyethylenfaden befeuchtet und die Vene in leicht ruckelnder Bewegung zur Arterie gebracht, wobei die Fäden gut angezogen werden. Nachdem 2 Stiche im Bereich der Vorderwand durchgeführt werden, wechselt man die Nadel. Nach einem Umkehrstich in der Vene werden dann die restliche Hinterwand, die Spitze und die verbleibende Vorderwand genäht. Die Naht wird in der Mitte der Arteriotomie abgeschlossen.

> Vor dem Knoten soll ein Flushmanöver unter Spülung mit Heparinlösung durchgeführt werden, um eventuelle Thromben zu entfernen.

7.5.2 Fortlaufende Naht mit Fixation im Fersenbereich

Diese Anastomosentechnik ist weit verbreitet und hat den Vorteil, dass die Vene bereits zu Beginn nach dem 1. Stich mit 2–3 Knoten an einem Punkt stabilisiert wird (Fixationsnaht) (◘ Abb. 7.10). Danach sollte zuerst ein Stück der Hinterwand fortlaufend genäht

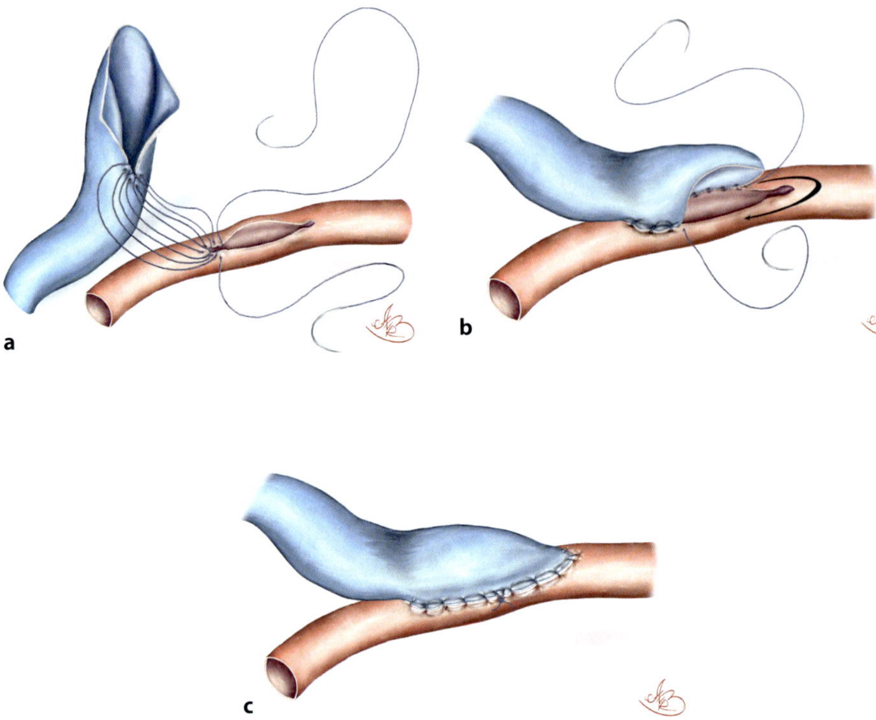

Abb. 7.9 Fortlaufende Seit-zu-End-Anastomose in Parachutetechnik: **a** Vorlegen der Fäden, **b** Naht der Hinterwand, **c** fertige Anastomose mit Knoten mittig der Anastomose

Abb. 7.10 Operationsschritte einer Seit-zu-End-Anastomose mit Fixationsnaht im Bereich der Ferse

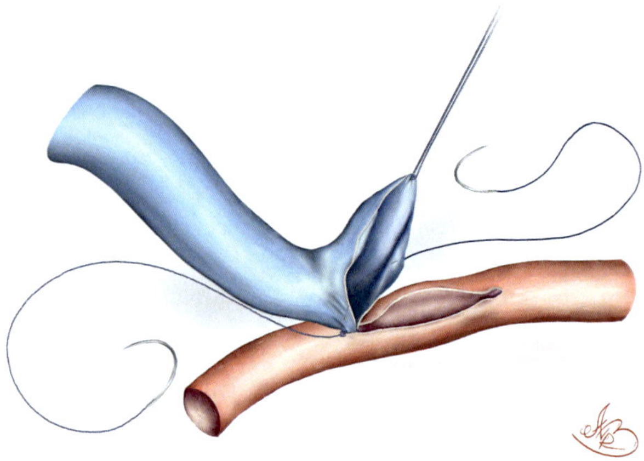

werden und dann die der Ferse angrenzende Vorderwand, damit man unter guter Sicht arbeiten kann. Es erfolgt nochmals ein Nadelwechsel, damit die restliche Hinterwand und Vorderwand genäht werden können. Der Knoten sollte in der Mitte der Anastomose zu liegen kommen, dort, wo die Arteriotomie den größten Querdurchmesser hat. Nachteile der Fixationsnaht sind: Die Naht kann bei zarter Arterienwand sehr leicht ausreißen. Man hat außerdem weniger freie Sicht in die Arterie und muss, um bessere Sicht zu haben, mehr an der Anastomose manipulieren.

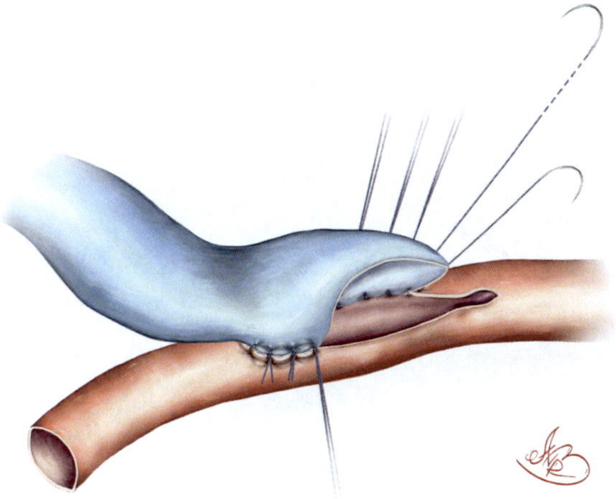

Abb. 7.11 Bei der Hybridtechnik wird ein Teil der Anastomose fortlaufend, der andere in EKN-Technik genäht

7.5.3 Hybridanastomose

Neben der fortlaufenden Naht ist vor allem bei spastischen oder schmalen Gefäßen, wie man sie bei Kindern, Jugendlichen oder jungen Frauen vorfindet, eine Kombination von fortlaufender Naht mit Einzelknopfnähten als Hybridanastomose eine mögliche Option. Aitken et al. haben gezeigt, dass Patient*innen, bei denen diese Hybridtechnik bei AVF angewendet wurde, nach 6 Wochen eine höhere Offenheitsrate gegenüber Patient*innen mit fortlaufender Naht haben (Aitken et al. 2015). Dabei wird der Fersenbereich fortlaufend genäht und die Spitze der Anastomose in EKN (Abb. 7.11). Diese EKN werden im Ablauf geknotet; die letzten 3 Stiche können aus Gründen der Übersicht vorgelegt und dann nach dem Flushmanöver geknotet werden. Die Fäden der EKN werden erst am Schluss abgeschnitten, damit die Fadenstümpfe nicht in die benachbarten Knoten fixiert werden.

7.5.4 End-zu-End-Anastomose in Einzelknopfnahttechnik

End-zu-End-Anastomosen in Einzelknopfnahttechnik sind in der Shuntchirurgie selten notwendig. Beim *DRIL*-Verfahren, das zur Korrektur einer gefäßzugangsinduzierten Extermitätenischämie angewendet wird (siehe ▶ Kap. 16), ist die End-zu-End-Anastomose sehr sinnvoll. Abb. 7.12 veranschaulicht die einzelnen Schritte. Zu Beginn werden die Stoß-auf-Stoß platzierten Gefäße mit je einem vorgelegten Haltefaden fixiert. Diese beiden werden erst am Schluss geknotet, sodass man immer etwas Spielraum hat, um bis zum Schluss die Stiche mit der nötigen Übersicht zu platzieren.

Um keine störenden Nahtenden beim nächsten Stich zu haben, werden die im Bereich der Vorderwand geknoteten Fäden erst am Schluss abgeschnitten. Um Fadenmaterial zu sparen, kann es sinnvoll sein, die Knoten mit dem Nadelhalter anzufertigen. Nach der Vorderwand werden die Gefäßstümpfe gedreht, indem die Haltefäden um 180° schwenkt und so die noch nicht genähte Hinterwand als „Vorderwand" exponiert wird. In analoger Nachtechnik wie oben beschrieben wird die Anastomose fertiggestellt. Vor dem Knoten

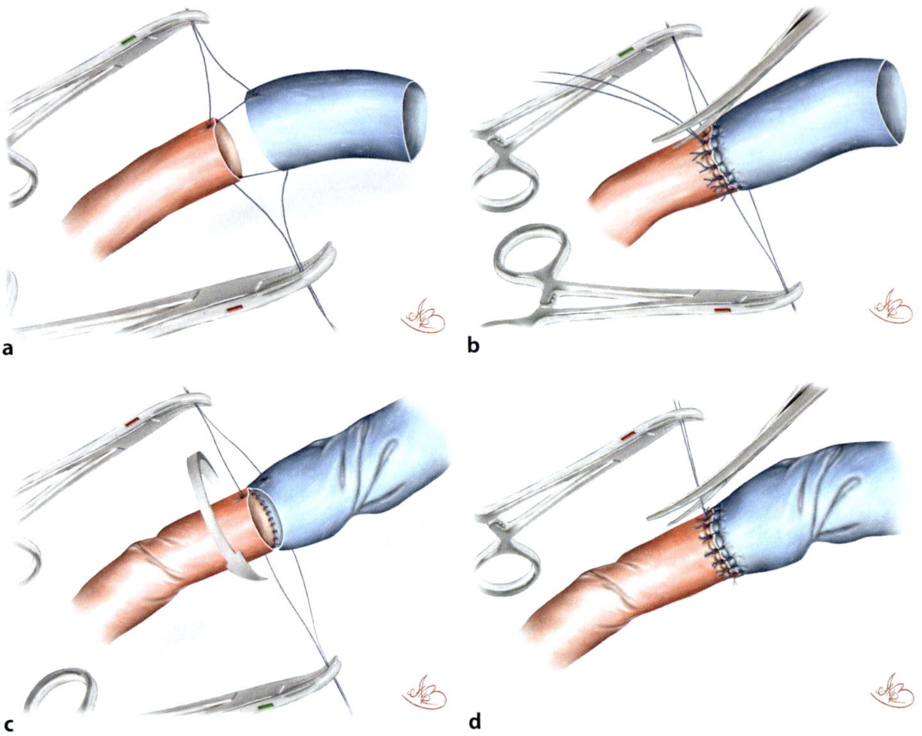

Abb. 7.12 End-zu-End-Anastomose in Einzelknopfnahttechnik: **a** Anbringen von 2 Fixationsnähten zur Konfiguration der Anastomose, **b** Fertigen der Vorderwand in EKN, **c** Drehen des Gefäßes um 180°, um mit guter Übersicht die „Hinterwand" zu nähen, **d** am Schluss Knoten der Haltefäden mit Repositionierung des Gefäßes

der Haltefäden wird ein Flushmanöver durchgeführt. Nach dem Knoten und Durchschneiden der Haltefäden nimmt das rekonstruierte Gefäß seine ursprüngliche Lage ein.

Auch bei dieser Anastomose kann die Hinterwand des Gefäßes hybrid in fortlaufender Nahttechnik genäht werden, wozu es keiner Rotation der Gefäßstümpfe bedarf. Die Vorderwand wird dann in EKN gefertigt, wobei 2 Fäden am Schluss vorgelegt werden, welche erst nach dem Flushmanöver geknotet werden. Vorteil: End-zu-End-Anastomosen verursachen kaum Flussturbulenzen. Zudem ist das Auftreten von Stenosen im Verlauf sehr selten. Wenn sie trotzdem auftreten, sind sie mit einer Ballondilatation gut behandelbar. Bei einer Lumendifferenz kann es hilfreich sein, die Gefäße leicht anzuschrägen bzw. zu inzidieren, um eine spatulierende, sich aufweitende Anastomose zu bekommen, oder nur die Vene etwas zu inzidieren, um die Zirkumferenz zu vergrößern (Abb. 7.3a).

7.5.5 Prothesenanastomosen

Prothesenanastomosen werden grundsätzlich in der gleichen Technik wie oben beschrieben angelegt. Bei Anastomosen eines arteriovenösen Grafts kann die Länge gut bemessen

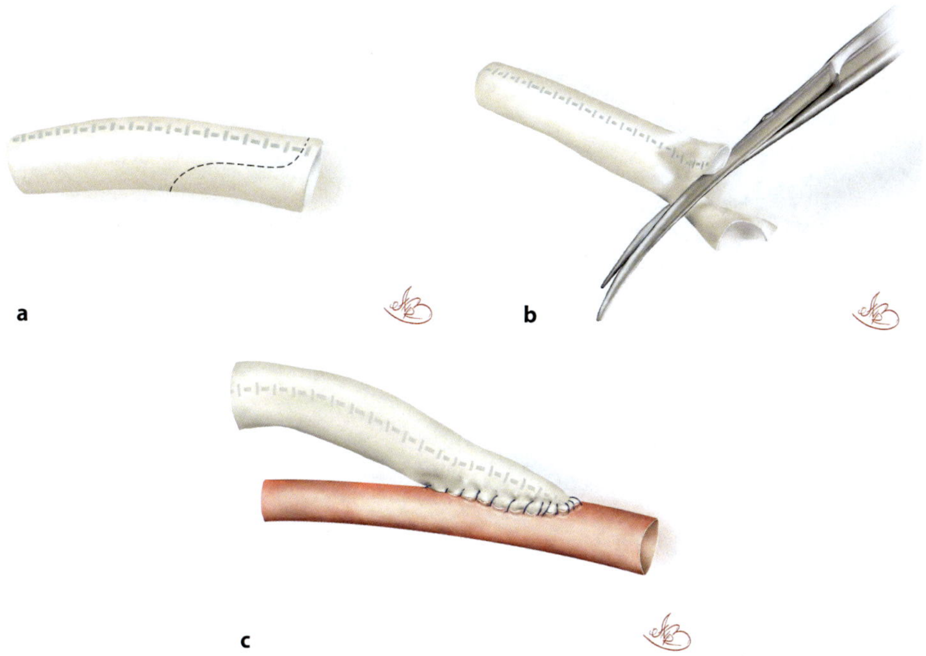

Abb. 7.13 Zuschneiden einer Prothese: **a** Schnittführung, **b** Beginn des Schnittes mit der Biegung zur Prothese und Umdrehen für den letzten Schritt, **c** Zustand nach der Anastomosierung

werden, weil das Flussvolumen nicht von der Anastomosenlänge, sondern durch den Prothesendurchmesser bestimmt wird.

Prothesen sollen so zu geschnitten werden, dass diese für Seit-zu-End- oder End-zu-Seit-Anastomosen an den Enden nicht spitzwinklig zulaufen.

Indem man mit der leicht gebogenen Schere 1/3 der Zirkumferenz senkrecht einschneidet, dann 5 mm parallel zur Prothese schneidet, um dann die Schere nochmals so zu drehen, dass das letzte Drittel wieder senkrecht geschnitten werden kann, bekommt man an der Ferse und Spitze gerundete Enden (Abb. 7.13). Alternativ kann eine Péan-Klemme auf die Prothese gesetzt und diese prothesenwärts auf der konkaven Seite mit dem Messer entlang der Klemme geschnitten werden. Es ist darauf zu achten, dass der gequetschte Prothesenteil entfällt.

7.5.6 Patchplastik

Patchplastiken dienen zur Erweiterung eines Gefäßes. Sekundäre Stenosen sind in der Shuntchirurgie häufig, sei es aufgrund einer neointimalen Hyperplasie nach einer Shuntthrombose oder bei schlecht konfigurierten AVF-Anastomosen. Die Patchplastik ist eine gute Technik, um solche Stenosen zu erweitern. Als Patchmaterial kommen PTFE, Vene oder biologisches Material wie Rinderperikard in Frage. Venenmaterial passt sich im

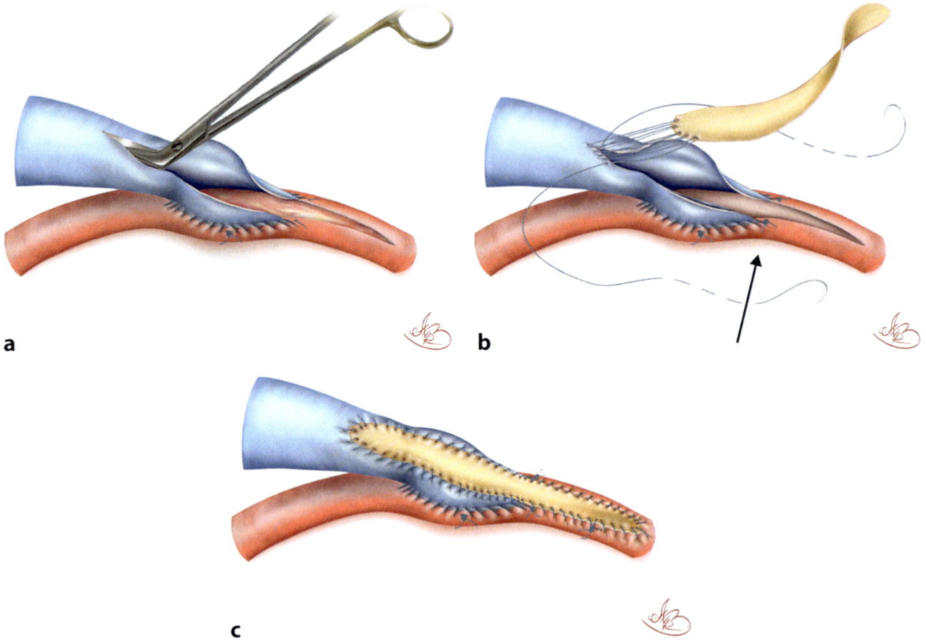

Abb. 7.14 Fertigen einer Patch-Plastik: **a** Genügend langes Einschneiden im Bereich der stenosierten Anastomose. **b** Cave: Die Fadenenden nach Durchtrennen einer frischen Nahtreihe müssen mit einem Zusatzstich neu verknotet werden (*Pfeil*); erst dann kann der Patch eingenäht werden. **c** Patch in situ

Gegensatz zu den synthetischen und biologischen Patches sehr gut ins Anastomosenkonstrukt ein. Bei anastomosennahen Stenosen ist immer auch eine Proximalisierung zu prüfen, weil dadurch die Anastomose neu konfiguriert und kein zusätzliches Material benötigt wird.

Der Patch soll breit genug sein, um die Hälfte der Venenzirkumferenz abzudecken.

Nach einer Inzision mit einer spitzen Klinge wird der Schnitt mit der Potts-Schere in die Arterie und Vene verlängert (Abb. 7.14a). Bei frischen Anastomosen ist es zwingend, dass die beiden Fadenenden einer ursprünglich fortlaufenden Naht mit einem Zusatzknoten gesichert werden (Abb. 7.14b). Wenn nötig, erfolgt eine lokale Endarteriektomie, bevor der Patch wie bei herkömmlichen Anastomosen in Fixations- oder Parachutetechnik fortlaufend eingenäht wird (Abb. 7.14c). Auch hier ist es wichtig, den Patch evertierend auf die Venen- bzw. Arterienwand aufzubringen.

7.6 Techniken der Superfizialisation

Die oberflächlichen Venen proximal der Anastomose lassen sich meist gut punktieren. Wenn aber die Venen – bei adipösen oberen Extremitäten – tief im Subkutangewebe verlaufen, kann eine sichere Punktion schwierig bis unmöglich sein. In solchen Fällen ist eine Superfizialisation der Vene zur Erleichterung der Punktion sinnvoll.

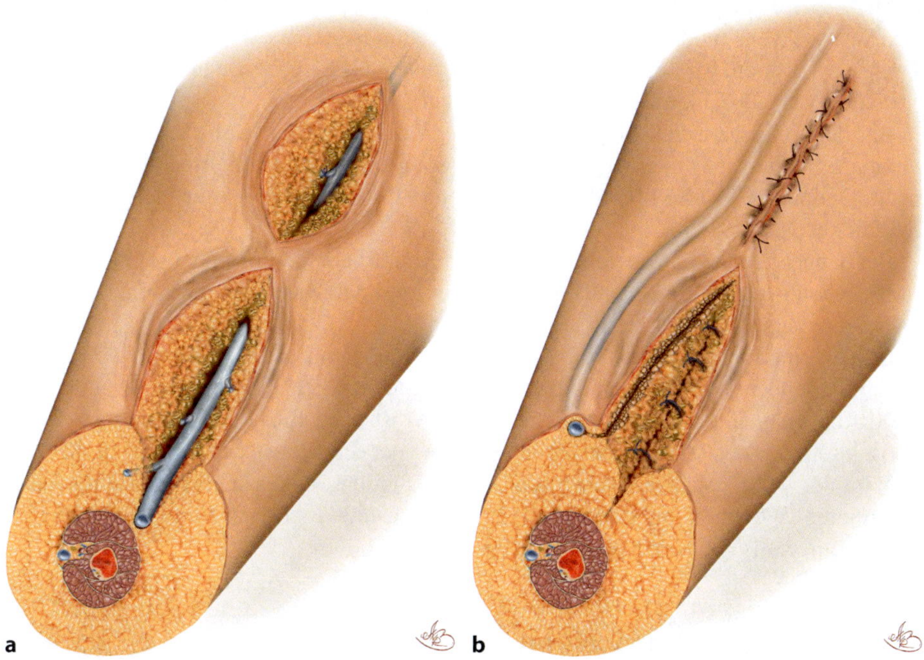

Abb. 7.15 Die Technik der Superfizialisation mittels direkter Elevation. Hier wird die Vene aus dem Fettgewebe herauspräpariert (**a**) und lateral der Inzision unter die Haut gebracht (**b**), bevor die Wunde wieder verschlossen wird

Heute werden 3 Techniken zur Superfizialisation empfohlen (Tasopoulou et al. 2022; Bourquelot et al. 2015):

- die Venenelevation,
- die Lipektomie oder
- die Liposuktion.

Bei der Elevation wird die Vene präoperativ mittels Ultraschall eingezeichnet und nachfolgend durch 1–3 Längsinzisionen exploriert, damit Hautbrücken stehen bleiben. Abgehende Venenäste werden ligiert. In einem nächsten Schritt wird subkutan längsverlaufend eine Tasche in einer Distanz von ca. 6 mm zur Haut gebildet, in welche die Vene hochgehoben und platziert werden kann. Nach Subkutannähten wird die Haut etwas lateral der superfizialisierten Vene verschlossen (Abb. 7.15). Es ist ebenfalls möglich, die Vene ohne Taschenbildung anzuheben, indem das über der Vene inzidierte Subkutangewebe unter der Vene adaptiert wird. Dabei kommt aber die Vene direkt unter die Inzision zu liegen. Die Vene kann auch vollständig mobilisiert und neu subkutan tunneliert werden (Transposition). In diesem Fall muss die Vene abgesetzt und neu anastomosiert werden. Auf eine primäre Transposition von kleinkalibrigen Venen sollte verzichtet werden, da diese Venen fibrosieren und schrumpfen können.

> Eine Superfizialisation erfolgt idealerweise sekundär, nachdem sich die Vene einige Wochen an die „Arterialisierung“ adaptieren und die Venenwand sich verfestigen konnte.

Bei der Lipektomie wird das Subkutangewebe offenchirurgisch über der Vene entfernt, ohne dass die Vene mobilisiert wird. Die Liposuktion ist ein in der plastischen Chirurgie gängiges Verfahren, bei dem durch kleine Inzisionen das Fettgewebe in Tumeszenzanästhesie über der Vene abgesaugt wird (Rajput et al. 2022).

Bei der endoskopischen Superfizialisierung wird unter Sicht auf die Shuntvene das subkutane Fettgewebe mit einem großlumigen Sauger entfernt. Ein Vorteil dieser Technik ist die Option, die häufig über der Vene liegende Faszie unter Sicht spalten zu können (Zeindler et al. 2019).

Bei den letztgenannten Verfahren entstehen Konturveränderungen bei sehr minimaler Narbenbildung. Bei allen Techniken, offen oder minimalinvasiv, sind Wundheilungsstörungen möglich.

Gemäß einer vergleichenden Übersichtsarbeit aus dem Jahr 2022 haben alle Methoden ähnliche technische Erfolgsraten bezüglich Stechbarkeit (Tasopoulou et al. 2022). Die Erfolgsraten in Bezug auf primäre Offenheit ist nach Elevation besser als bei der Liposuktion, bei der sekundären Offenheit schneidet die Liposuktion besser ab als die Lipektomie, wobei nicht alle eingeschlossenen Studien verlässliche Langzeitresultate präsentieren. Wundheilungsstörungen mit und ohne Infekt sind nach einer Superfizialisation häufiger als nach einer Transposition.

7.7 Technik der Transposition

Von einer Transposition spricht man, wenn eine Vene aus ihrem ursprünglichen Venenbett herausgelöst und durch eine Neutunnelierung im Subkutangewebe an die Oberfläche gebracht wird (◘ Abb. 7.16) Diese Technik wird am häufigsten bei der V. basilica am Oberarm angewendet, weil diese am medialen Oberarm zu tief liegt und von Nerven umgeben ist, weshalb die Kanülierung erschwert und schmerzhaft sein kann. Auch die V. basilica am Unterarm muss gelegentlich transponiert werden, weil sie ungünstig oder zu tief liegt (siehe ► Kap. 8).

Eine Neutunnelierung erlaubt, die Vene näher an die Oberfläche zu bringen, ohne die Haut und das Subkutangewebe zu stark zu kompromittieren. Man muss sich bewusst sein,

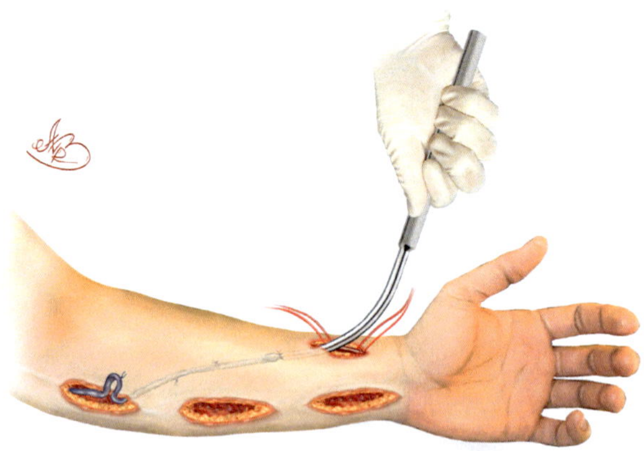

◘ **Abb. 7.16** Transposition am Beispiel einer präparierten V. basilica am Unterarm, welche neu subkutan tunneliert wird

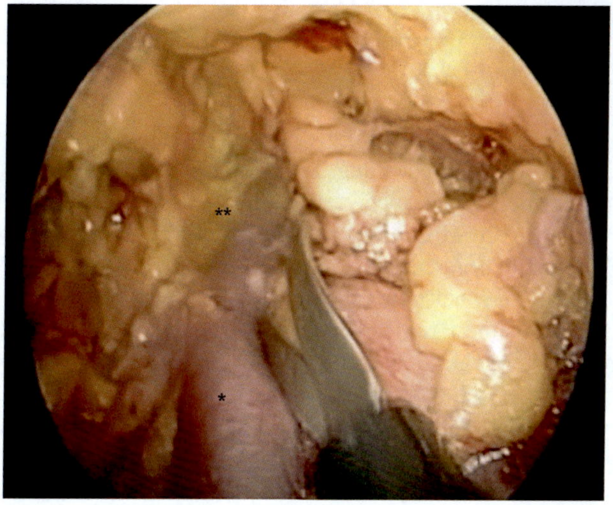

Abb. 7.17 Endoskopische Superfizialisierung der Shuntvene (*Stern*) mit Blick auf die gespaltene Fascia antebrachii (*Doppelstern*)

dass bei einem solchen Manöver Venenlänge verloren geht, d. h. die Vene muss möglichst weit nach distal mobilisiert werden, also über die geplante Anastomosenstelle hinaus.

Ein zweiter kritischer Punkt ist die Gefäßmalrotation. Indem man die Vene noch in situ mit einem Stift markiert, kann die korrekte Lage beim Durchzug kontrolliert werden. Durch Anspülen der präparierten Vene lässt sich diese vorsichtig dilatieren. Die Klemme, mit der die Vene gefasst wird, darf beim Durchzug nicht rotiert werden. Es ist ratsam, den Durchmesser des Durchzugskanals eng zu halten, um das Gewebetrauma und damit das Risiko für Wundheilungsstörungen zu minimieren. Tunnellierungsgeräte mit auswechselbaren Oliven verschiedener Größe sind atraumatisch; alternativ kann eine Kornzange verwendet werden. Die Verwendung eines hohlen Tunnelers verhindert das Abrutschen von Ligaturen beim Durchzug der Vene.

In der Literatur sind Fallserien einer endoskopisch unterstützten Venendissektion zur Transposition beschrieben, wobei sich für dieses Verfahren vor allem die V. basilica am Oberarm anbietet (Paul et al. 2010; Jeong et al. 2020; Almhanni et al. 2024, Abb. 7.17).

7.8 Fazit

- Durch standardisierte Operationsschritte gewinnt man Sicherheit und Geschwindigkeit in der Shuntchirurgie.
- Die Konfiguration von Anastomosen sind den anatomischen Gegebenheiten anzupassen.
- Eine sorgfältige Anastomosentechnik mit evertierender Naht erlaubt es, funktionale Gefäßzugänge zu schaffen.
- Dank einer gut abgestimmten Arbeitsteilung zwischen Operateur*in und Assistenz können Anastomosen in hoher Qualität und effizient angelegt werden.

Kommentar

Thomas Wolff

Gerade in der Shuntchirurgie ist eine sorgfältige und standardisierte chirurgische Technik von großer Bedeutung. In der Regel werden die gleichen gefäßchirurgischen Techniken und Regeln angewendet, die auch sonst in der Gefäßchirurgie gelten: Die Verwendung von Mikroinstrumenten und einer Lupenbrille, minimale Traumatisierung der Intima durch Fassen lediglich der Adventitia sowohl an Arterie und Vene und Stechen der Arterienwand von innen nach außen zur Vermeidung einer Dissektion. Bei spastischen Unterarmarterien kann die Anwendung von Techniken aus der Mikrochirurgie sehr von Vorteil sein: Einzelknopftechnik anstatt fortlaufender Naht und konsequentes Knoten mit dem Nadelhalter anstatt von Hand.

Auch wenn in diesem Kapitel die 4 verschiedenen möglichen Konfigurationen einer arteriovenösen Anastomose beschrieben werden, sind in der Praxis fast ausnahmslos Seit-zu-End-Anastomosen zwischen Arterie und Vene anzutreffen; die anderen Konfigurationen haben sich – wahrscheinlich zu Recht – nicht durchgesetzt. Die Konfiguration der Anastomose ist aber in der Shuntchirurgie von noch größerer Bedeutung als in der übrigen Gefäßchirurgie, da sie nicht nur Einfluss auf das Entstehen einer neointimalen Hyperplasie mit nachfolgender Stenose, sondern auch auf das Shuntvolumen haben kann. Ein zu großes Shuntvolumen kann eine kardiale Belastung darstellen oder eine gefäßzugangsbedingte Extremitätenischämie bewirken. Die Länge der Anastomose kann also in der Shuntchirurgie nicht nur zu klein, sondern auch zu groß sein!

Die arteriovenöse Anastomose in der Shuntchirurgie unterscheidet sich in einem weiteren wichtigen Punkt von gefäßchirurgischen Anastomosen in der Bypasschirurgie. Der Venenbypass verläuft üblicherweise fast parallel zur Arterie, sodass mit dem seitlichen Einschneiden der Vene an ihrem Ende („Spatulieren“) eine schöne Konfiguration der Anastomose erreicht werden kann. Gerade bei Oberarmfisteln muss die Vene aber oft rechtwinklig an die Arterie herangeführt werden. Das Spatulieren der Vene kann dann eine Knickbildung in der Vene gegenüber der Spatulierung mit nachfolgender Stenose bewirken, sodass es oft besser ist, auf ein Spatulieren zu verzichten. Auch das Ausmaß der Präparation der Vene ist ein ungelöstes Problem: Wird zu wenig Strecke der Vene präpariert, besteht die Gefahr einer Knickbildung am Übergang zwischen nicht präpariertem und präpariertem Venensegment; wird zu viel Strecke der Vene präpariert, besteht die Gefahr einer Knickbildung im befreiten Segment.

Eigentlich ist es erstaunlich, dass trotz all dieser Herausforderungen an die chirurgische Technik die Shuntchirurgie oft als „Anfängerchirurgie“ behandelt wird, anhand derer angehende Gefäßchirurg*innen ihre Technik erlernen sollen. Für mich persönlich zählt die Shuntchirurgie zum technisch und chirurgisch Anspruchsvollsten! Wie so häufig in der Chirurgie gibt es kaum Studien, die die Überlegenheit der einen chirurgischen Technik gegenüber einer anderen belegen. So ist es umso wertvoller, dass in diesem Kapitel 3 Chirurgen mit sehr großer Erfahrung in der Shuntchirurgie uns ihre bevorzugten chirurgischen Techniken beschreiben.

Wichtig Publikation des Kommentators Thomas Wolff

1. Isaak A, Mallios A, Gürke L, Wolff T (2020) Teleproctoring in vascular surgery to defy COVID-19 travel restrictions. Eur J Vasc Endovasc Surg 60(4):623–624

Literatur

Aitken E, Jeans E, Aitken M, Kingsmore D (2015) A randomized controlled trial of interrupted versus continuous suturing techniques for radiocephalic fistulas. J Vasc Surg 62:1575–1582. https://doi.org/10.1016/j.jvs.2015.07.083

Almhanni G, Sen I, Vang S et al (2024) Midterm outcomes of endoscopic-assisted brachial-basilic arteriovenous fistula creation. J Vasc Surg Cases Innov Tech 10:101382. https://doi.org/10.1016/j.jvscit.2023.101382

Bourquelot P, Karam L, Robert-Ebadi H, Pirozzi N (2015) Transposition, elevation, lipectomy and V-wing for easy needling. J Vasc Access 16:S108–S113. https://doi.org/10.5301/jva.5000353

Caroli A, Manini S, Antiga L et al (2013) Validation of a patient-specific hemodynamic computational model for surgical planning of vascular access in hemodialysis patients. Kidney Int 84:1237–1245. https://doi.org/10.1038/ki.2013.188

Jeong H, Bae M, Chung SW et al (2020) Videoscopic surgery for arteriovenous hemodialysis access. Korean J Thorac Cardiovasc Surg 53:28–33. https://doi.org/10.5090/kjtcs.2020.53.1.28

Lok CE, Huber TS, Lee T et al (2020) KDOQI clinical practice guideline for vascular access: 2019 update. Am J Kidney Dis 75:S1–S164. https://doi.org/10.1053/j.ajkd.2019.12.001

Nguyen KP, Teruya T, Alabi O et al (2016) Comparison of nonpenetrating titanium clips versus continuous polypropylene suture in dialysis access creation. Ann Vasc Surg 32:15–19. https://doi.org/10.1016/j.avsg.2015.11.008

Paul EM, Sideman MJ, Rhoden DH, Jennings WC (2010) Endoscopic basilic vein transposition for hemodialysis access. J Vasc Surg 51:1451–1456. https://doi.org/10.1016/j.jvs.2009.12.062

Rajput S, DeMartino R, Mendes B, Sharaf B (2022) Liposuction to improve vascular access in hemodialysis patients with arteriovenous fistulas. J Vasc Surg Cases Innov Tech 8:719–725. https://doi.org/10.1016/j.jvscit.2022.08.014

Tasopoulou K-M, Argyriou C, Kakkos SK et al (2022) Superficialization methods of arteriovenous fistula in obese patients: a review of the literature. Ann Vasc Surg 83:313–327. https://doi.org/10.1016/j.avsg.2021.12.013

Van Canneyt K, Pourchez T, Eloot S et al (2010) Hemodynamic impact of anastomosis size and angle in side-to-end arteriovenous fistulae: a computer analysis. J Vasc Access 11:52–58. https://doi.org/10.1177/112972981001100111

Varcoe RL, Teo ABP, Pelletier MH et al (2015) A nitinol „u-clip" versus sutured arteriovenous anastomosis: local tissue response and intimal hyperplasia development in a sheep model. Eur J Vasc Endovasc Surg 49:344–352. https://doi.org/10.1016/j.ejvs.2014.12.025

Zeebregts CJ (2005) Non-penetrating clips for vascular anastomosis. Eur J Vasc Endovasc Surg 30:288–290. https://doi.org/10.1016/j.ejvs.2005.04.010

Zeindler J, Richarz S, Franching M, Soysal SD, Gürke L, Isaak A (2019) Endoscopic superficialisation of haemodialysis arteriovenous fistulas in obese patients-safety, feasibility, and outcomes. Eur J Vasc Endovasc Surg 58:756–760. https://doi.org/10.1016/j.ejvs.2019.06.023

Zhu YH, Kirsch WM, Cushman R et al (1985) Comparison of sutures and clip for microvascular anastomoses. Surg Forum 36:492–495

Hämodialysezugänge am Arm

Matthias K. Widmer, Andrej Isaak und Andrei Zdoroveac

Inhaltsverzeichnis

Wichtige Publikation der Autoren Matthias K. Widmer, Andrej Isaak, Andrei Zdoroveac

1. Schmidli J, Widmer MK, Basile C et al (2018) Editor's choice. Vascular Access: 2018 Clinical practice
2. European Society for Vascular Surgery. Guidelines of the European Society for Vascular Surgery (ESVS). Eur J Vasc Endovasc Surg 55:757–818. https://doi.org/10.1016/j.ejvs.2018.02.001

M.K. Widmer, A. Zdoroveac, A. Isaak (Hrsg.), *Dialysezugänge in Theorie und Praxis*,
https://doi.org/10.1007/978-3-662-72908-3_8

8.1 Allgemeine Behandlungsschritte

8.1.1 Diagnostik und Risikostratifizierung

Bei der Planung von Gefäßzugängen kommen Anamnese und der klinischen Untersuchung große Bedeutung zu (◘ Tab. 8.1). Bei der Befragung muss unbedingt die Händigkeit geklärt werden. Bei guter Gefäßqualität soll der Zugang an der nicht dominanten oberen Extremität erfolgen. Es sind Risikofaktoren zu erfassen; die Einlage von Pacemaker-Sonden oder von zentral venösen Kathetern ist zu erfragen. Durch die Einlage dieser Produkte kommt es zu einer Schädigung des Endothels mit konsekutiver Fibrosierung. Oftmals sind die zentral-venösen Stenosen okkult vorhanden und werden erst bei oder nach einer Shuntanlage klinisch manifest, z. B. durch die Ausbildung eines Arm-Ödems (Adwaney et al. 2019; Cacko et al. 2019).

Auch Begleiterkrankungen und eingenommene Medikamente wie z. B. Immunsuppressiva oder Steroide sind zu erfassen (◘ Tab. 8.1; Lok et al. 2020). Bei der klinischen Untersuchung müssen die Hautverhältnisse der Extremität (Ödeme, Steroidhaut etc.) beurteilt, Zeichen einer venösen Obstruktion mit Kollateralvenen gesucht und der Pulsstatus inkl. Allen-Test durchgeführt werden. Beim Allen-Test werden A. radialis und A. ulnaris komprimiert, und durch repetitiven Faustschluss wird die Hand blutleer gemacht. Wird die Zirkulation entweder in die A. radialis oder in einer 2. Runde in die A. ulnaris freigegeben, sollen sich Handfläche und Finger beim Gesunden als Zeichen einer guten Kollateralisation der Hohlhand über die jeweils nicht komprimierte Arterie binnen 3–7 s rosa färben (◘ Abb. 8.1).

Der Barbeau-Test wurde zur Prüfung der Fingerdurchblutung vor einer Koronarangiografie über die A. radialis eingeführt und ist eine Alternative zum Allen-Test. Dabei wird ein Pulsoxymetrie in Kombination mit einem Plethysmografen am Zeigefinder oder Daumen angebracht. Unter Kompression der A. radialis und A. ulnaris wird mit mehreren Faustschlüssen die Hand blutleer gemacht. Dies führt zu einer massiven Abflachung der Kurve. Nach Lösen des Druckes auf die A. ulnaris bei noch erhaltener Kompression der

◘ Tab. 8.1 Wichtige Aspekte der Anamnese und klinischen Untersuchung vor einer Shuntanlage

Anamnese	– Händigkeit – Einschätzung der Lebenserwartung (Alter) – Risikofaktoren – Hinweise auf Extremitätenverletzungen – Einlage von zentralvenösen Kathetern oder Pacemakerelektroden – Komorbiditäten (Herzinsuffizienz, Herzklappenerkrankungen, rheumatische Erkrankungen, Diabetes mellitus etc.) – Medikation (Steroide, Immunsuppressiva, Antikoagulanzien)
Klinische Untersuchung	– Haut- und Weichteilverhältnisse (Narben, Ödeme, Venenzeichnung, Venenfüllung, Adipositas etc.) – Blutdruckmessung an beiden Armen – Pulsstatus – Allen-Test (Barbeau-Test) – bei Bedarf: *Finger-brachial index (FBI)* – Gefäßmapping mittels Ultraschalls – bei Bedarf kardiale Evaluation

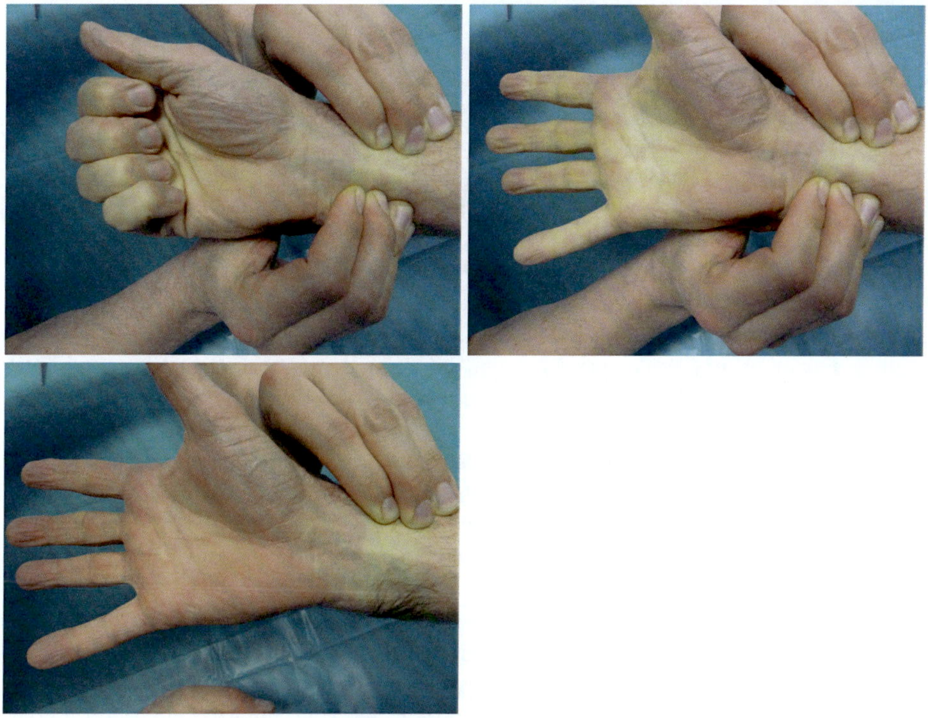

Abb. 8.1 Allen-Test zur Beurteilung der Kollateralversorgung der Finger. Hier führt die Freigabe des Blutflusses in der A. ulnaris zu einer sofortigen Hyperämie der Finger

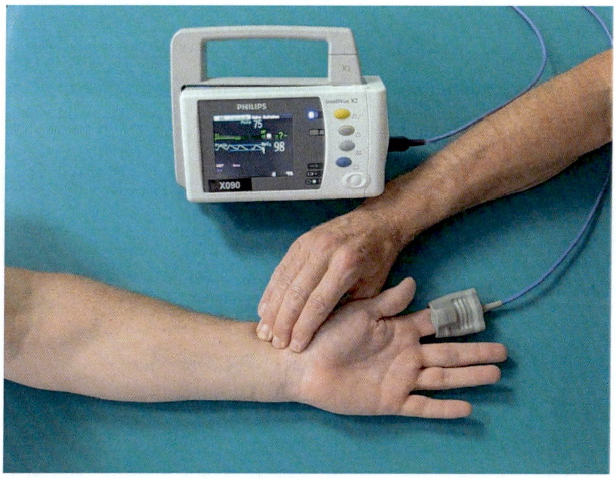

Abb. 8.2 Barbeau-Test: Bei einem pathologischen Test bleibt die Plethysmografiekurve flach, wenn die A. radialis nach Blutleere der Hand durch Kompression von A. radialis und A. ulnaris weiter zugedrückt bleibt

A. radialis wird sich bei einer guten Kollateralversorgung über den Hohlhandbogen die Plethysmografie-Kurve wieder erholen (Abb. 8.2; Barbeau et al. 2004).

Bei Zeichen einer schweren Arteriosklerose und/oder bei Patient*innen mit langjährigem Diabetes mellitus kann eine arterielle Ausmessung mit Bestimmung des Finger-Arm-Indexes (*FBI: finger-brachial index*) hilfreich sein, damit eine Handischämie durch einen neu geschaffenen Dialysezugang vermieden werden kann. Bei einem *FBI* < 0,8 sind weitergehende Abklärungen mittels Bildgebung (Magnetresonanztomografie (MRT); CO_2-Angiografie) sinnvoll (Frizen und Franziska 2010). Eine CO_2-Angiografie oder eine MRT ohne Verwendung von jodhaltigen Kontrastmitteln bietet den Vorteil, dass damit die Nierenfunktion nicht weiter beeinträchtigt wird. Die CO_2-Angiografie bietet zudem den Vorteil, dass eine statische Befundarchivierung und in der gleichen Sitzung auch bei Bedarf eine Intervention möglich ist. Bei der MRT mit Kontrastmittel besteht ein kleines Risiko für eine nephrogene systemische Fibrose (NSF), die sich auch durch neuere Gadoliniumpräparate nicht ganz verhindern lässt (Lunyera et al. 2020).

Gegenwärtig gehört eine Ultraschalluntersuchung zur Standardabklärung, obwohl es auch kritische Stimmen gibt, die die Aussagekraft eines *mapping* der Venen als prädiktiver Faktor bezüglich der primären und funktionellen Offenheit in Frage stellt (El Khoury et al. 2021; siehe ▶ Kap. 5). Mit dem Ultraschall können jedoch Stenosen und der Verkalkungsgrad der Arterien gut beurteilt werden. Die Untersuchung hat bei Zimmertemperatur zu erfolgen. Für die Beurteilung der Venen hilft eine auf 60 mmHg aufgeblasene Oberarmblutdruckmanschette, um kollabierte Venen unter Druck zu setzen. Für die Anlage einer radiozephalen arteriovenösen Fistel (RCAVF) sind minimale Innendurchmesser von 2,0 mm für Arterien und von 2,5 mm für Venen notwendig, ansonsten sollte ein alternativer Zugang erwogen werden. Die Untersuchung soll immer an beiden oberen Extremitäten gemacht werden, ebenso eine routinemäßige Bestimmung des arteriellen Blutdruckes auf beiden Seiten. Eine Seitendifferenz des Blutdruckes von 10 mmHg sollte mittels Bildgebung weiter abgeklärt werden.

In seltenen Fällen, vor allem bei Verdacht auf eine zentrale arterielle Stenose oder eine venöse Abflussstörung, können eine CT-Angiografie (CTA) oder Magnetresonanzangiografie hilfreich sein, um den idealen Gefäßzugang festzulegen. Neben dem oben beschriebenen Risiko des MR-Kontrastmittels beinhaltet jodhaltiges Röntgenkontrastmittel das Risiko einer Nierenfunktionsverschlechterung insbesondere bei Diabetikern mit einer schon vorbestehenden marginalen Nierenfunktion sowie das einer Schilddrüsenfunktionsstörung. CO_2 als Kontrastmittel kann momentane Perfusionsstörungen durch das Gas bedingen, sodass eine differenzierte Auswahl des zu applizierenden Kontrastmittels getroffen werden muss. Wichtig ist auch, die kardiale Situation zu evaluieren (Echokardiografie), um Zeichen einer möglichen Herzinsuffizienz nicht zu verpassen, da eine Shuntanlage diese verschlechtern kann.

> Steht eine baldige Notwendigkeit eines Nierenersatzverfahrens zur Diskussion, müssen Patient*innen instruiert werden, dass keine Venenpunktionen an dem Arm durchgeführt werden, der für die potenzielle Fistelanlage in Frage kommt.

Wie ◘ Abb. 8.3. zu entnehmen ist, gibt es diverse Faktoren, die berücksichtigt werden müssen, um sich für den am besten geeigneten Gefäßzugang zu entscheiden. Es versteht sich von selbst, dass die Bedürfnisse der Patient*innen mit ihrem Wunsch nach einer guten Lebensqualität im Fokus der Bemühungen stehen sollten. Der Zeitfaktor, die verfügbaren Ressourcen und die klinisch/anatomischen Voraussetzungen sind ebenfalls zu berücksichtigen, aber auch die zu erwartende Funktionalität und das Risiko von Reinterventionen und Komplikationsraten müssen in die Überlegungen einbezogen werden.

> In der Shuntchirurgie sollte immer ein Plan B angedacht sein, um bei ungenügender Funktion des Gefäßzugangs eine Alternative anbieten zu können.

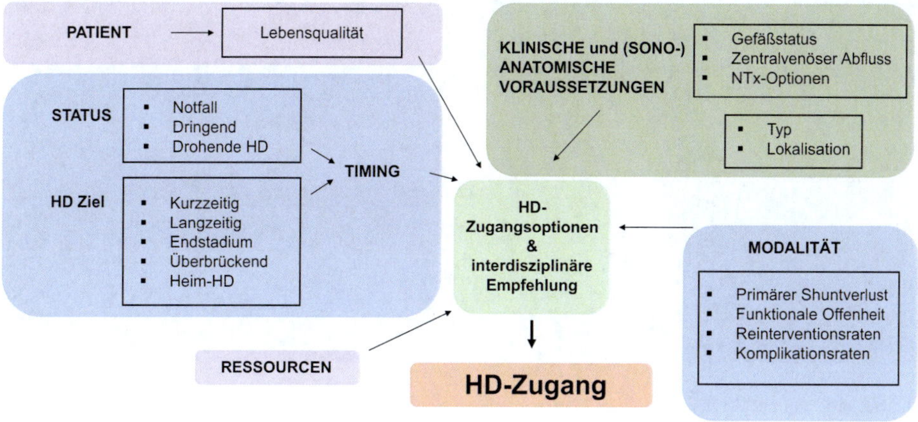

Abb. 8.3 Einflussfaktoren, die bei einer Shuntanlage beachtet werden müssen (*HD*: Hämodialyse; *NTx*: Nierentransplantion)

Der Wert von Trainingsprogrammen, um präoperativ den Venendurchmesser und dadurch die Flussrate zu steigern, ist Gegenstand von Untersuchungen. Eine randomisierte Studie aus Holland zeigt einen Zuwachs des Venendurchmessers im Ellbogenbereich von 0,56 ± 1,19 mm unter regelmäßigem Einsatz (3 × 10 min pro Tag über 6 Wochen) eines Handtrainers (Wilschut et al. 2024). Gemäß *KDOQI Guidelines* können postoperative (isometrische) Kräftigungsübungen des Arms nicht mit genügender Evidenz empfohlen werden, wobei Armübungen erfolgsversprechender sind als nur reine Fingerübungen (Lok et al. 2020). Eine weitere rezente Studie unterstreicht den Benefit, wenn ein Handtrainer eingesetzt wird (Tapia González et al. 2024).

8.1.2 Anästhesieverfahren

Einfache Gefäßzugänge können in Lokalanästhesie durchgeführt werden, was kostengünstig ist, keine relevanten hämodynamischen Auswirkungen hat und durch die/den Chirurg*in appliziert werden kann. Die Plexusanästhesie ist aufwendiger und wird heute meist unter Ultraschallkontrolle gemacht. Sie hat den Vorteil einer guten intraoperativen Vasodilatation und ermöglicht die intraoperative Anlage einer Blutsperre. Daraus ergeben sich die Vorteile einer minimalen Präparation und der Verzicht auf traumatische Gefäßklemmen bei der Anastomosierung (Abb. 8.4). Bei Shunteingriffen im Bereich des Oberarms kann ein supraklavikulärer Block (z. B. brachiobasiläre AVF, Korrektur einer Typ-III-Stenose der V. cephalica) indiziert sein.

In einer Metaanalyse zeigt sich bezüglich der Offenheit eine Überlegenheit der Regionalanästhesie gegenüber der Lokalanästhesie (Tordoir et al. 2017). Eine Allgemeinnarkose bleibt immer ebenfalls noch eine Option bei komplexen Shuntrevisionen, aus anderen medizinischen Gründen oder auf Wunsch der Patient*innen. Die Diskussion um die am besten geeignete Anästhesieform ist noch nicht abgeschlossen (Ramadan et al. 2022).

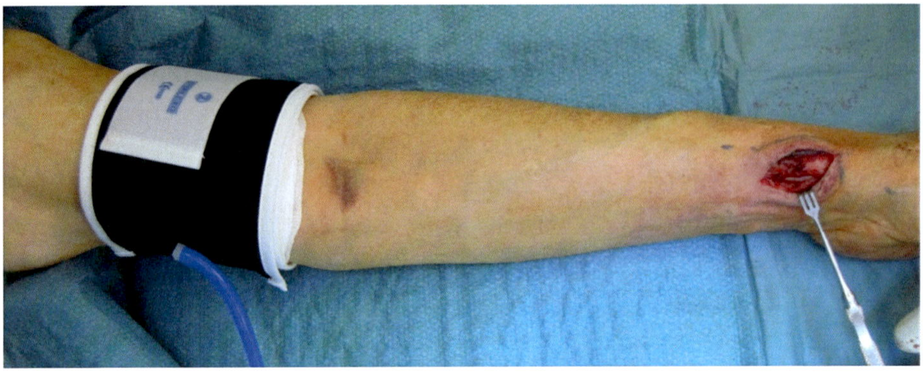

Abb. 8.4 Durch Verwendung einer Blutsperre lässt sich die Exposition minimieren, und Gefäßklemmen können vermieden werden

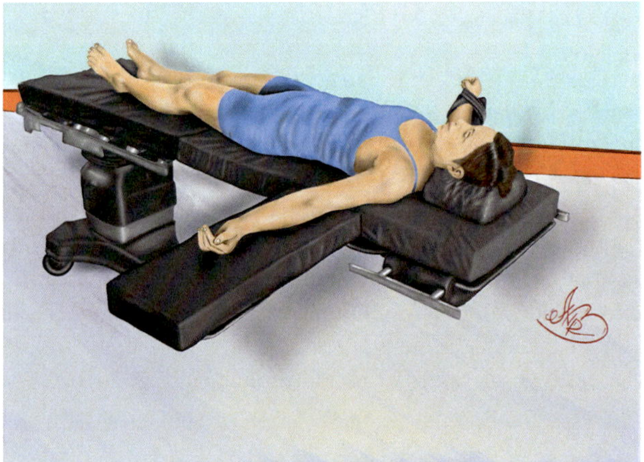

Abb. 8.5 Standardlagerung für Shunteingriffe. Cave: Bei Notwendigkeit des Einsatzes eines Bildverstärkers Karbontisch/-platte verwenden!

8

8.1.3 Lagerung

Die Patient*innen liegen auf dem Rücken mit rechtwinklig ausgelagertem Arm (Abb. 8.5). Bei Revisionseingriffen wird idealerweise ein Karbontisch/eine Karbonplatte verwendet, um eine Röntgendarstellung zu ermöglichen. Dabei ist es wichtig, dass auch die Achselregion und der Thorax für die Durchleuchtung zugänglich sind. Parallel zu Lagerung werden vom OP-Fachpersonal die Instrumente und das notwendige Verbrauchsmaterial bereitgestellt sowie eventuell benötigtes Zusatzmaterial wie ein Tunnelierungsgerät, eine Blutsperre oder Gefäßprothesen in den Saal oder in Saalnähe gebracht.

8.1.4 Perioperative Antibiotikaprophylaxe

Die Infektinzidenz für AVF über die Zeit wird mit 0,2–0,4 auf 1000 AVF-Tage beziffert; bei arteriovenösen Grafts (AVG) liegt diese um etwa das 10-Fache höher. Bei AVG treten Infekte gehäuft in den ersten 30 Tagen auf (Ryan et al. 2004). Der Benefit einer präventiven Antibiotikaprophylaxe bei peripheren Gefäßeingriffen darf als erwiesen angesehen werden (Stewart et al. 2007), wobei bei der Wahl des Antibiotikums vor allem Staphylococcus aureus und gramnegative Keime abgedeckt sein müssen. Die Leitlinie der *ESVS* von 2018 empfiehlt, bei der AVG-Implantation Breitspektrumantibiotika (Cephalosporine/Amoxicillin in Kombination mit Clavulansäure) einzusetzen, ebenso bei der Schaffung von Gefäßzugängen am Bein (Schmidli et al. 2018). Bei einer hohen Prävalenz von methicillinresistentem Staphylococcus aureus sind Glykopeptide zu bevorzugen. Auch die *European Renal Best Practice* von 2019 empfiehlt eine Antibiotikaprophylaxe bei der Platzierung von AVG oder in Fällen von komplexen Shuntrevisionen (Gallieni et al. 2019). Für AVF wird eine Antibiotikaprophylaxe als nicht notwendig erachtet. Bei einer rezenten PubMed-Abfrage zum Einsatz einer *Single-Dose*-Antibiotikaprophylaxe bei der Schaffung von AVF fanden sich keine neuen Ergebnisse. Letztlich hat die/der Operateur*in individuell zu entscheiden hat, ob er eine solche geben will oder nicht.

8.1.5 „Mise en place"

Aus Komfortgründen operieren wir sitzend in einem 2er-Team. Dabei sitzt der Operateur auf der medialen Seite der zu operierenden Extremität, weil dies eine optimale Exposition erlaubt und vor allem Rechtshändern entgegenkommt. Die Assistenzperson sitzt gegenüber. Das Tragen einer Lupenbrille hilft, die anatomischen Strukturen klar zu identifizieren, und erlaubt ein präzises Nähen. Eine klare Instruktion des Operationspflegepersonals, welche Materialien auf dem Tisch bzw. im Raum bereitgestellt werden sollen, ist hilfreich für einen flüssigen Operationsablauf. Definierte Materiallisten für die unterschiedlichen Zugänge vereinfachen die Vorbereitungen. Eventuell notwendige Implantate sollen ebenfalls vor Operationsbeginn bereitgestellt werden.

> Vor dem Schnitt ist aus Gründen der Patientensicherheit ein *Team-Time-out* nach Empfehlung der WHO durchzuführen, ebenso wie ein *Sign-out* am Ende des Eingriffes.

Ersteres erlaubt es, das Operationsteam inkl. Anästhesist*innen auf die Operation einzustimmen und die Operationsstrategie bekanntzugeben, inklusive möglicher Schwierigkeiten. Beim *Sign-out* wird kurz der Operationsablauf reflektiert und das postoperative Procedere kommuniziert.

8.1.6 Allgemeine Schnittführung und Gefäßpräparation

Der Venenverlauf sollte präoperativ markiert werden. Dadurch kann die Vene einfacher aufgefunden werden, ohne dass das Subkutangewebe zu stark exploriert und traumatisiert werden muss. Über den Gelenken und insbesondere bei Revisionen bevorzugen die Autoren eine s-förmige Inzision. Dies erlaubt es, die Anastomose, die Vene oder den Graft nur über eine kurze Strecke unter der Hautinzision zu führen. Zudem kann der Schnitt problemlos nach distal oder proximal erweitert werden, was bei queren Inzisionen am Arm nur schwerlich möglich ist. Ebenso können Lymphgefäße durch längsverlaufende Inzisionen geschont werden.

Die Schnitte sollen lang genug sein, sodass man das Operationsgebiet ohne großen Zug durch den Wundspreizer (Gefahr eines Hautschadens) darstellen kann. Bei kleinen Inzisionen sind Lidspreizer hilfreich. Bei der Gefäßpräparation ist die Exploration atraumatisch durchzuführen. Die Arterie soll so weit dargestellt werden, dass die Gefäßklemmen atraumatisch gesetzt werden können und genügend Platz für eine übersichtliche Anastomosierung bleibt.

Durch den Einsatz einer Blutsperre können die Exposition und die Gewebeschädigung minimal gehalten werden. Die Blutsperre ist bei Revisionen besonders hilfreich, da auf eine ausgedehnte Präparation von narbigem Gewebe verzichtet werden kann, was auch zu einer Zeitersparnis führt.

Venen sollen nur minimal aus dem Fettgebewebe herausgelöst und nicht übermäßig aufgedehnt werden. Indem man die Vene in situ markiert, kann die ursprüngliche Ausrichtung beibehalten und eine Malrotation vermieden werden.

8.1.7 Peri- und postoperative Blutverdünnung

Für die peri- und postoperative Anwendung von Heparin gibt es gemäß Leitlinien der *National Kidney Foundation* von 2021 bzw. der *ESVS* von 2018 aufgrund fehlender Evidenz keine Empfehlung (Lok et al. 2020; Schmidli et al. 2018). Eminenzbasiert geben die Autoren perioperativ 2000 IE Heparin intravenös unabhängig vom Körpergewicht. Intraoperativ wird die Vene meistens noch mit Heparinlösung gespült. Eine kürzlich erschienene Studie von Heindel et al. für RCAVF zeigt einen positiven Effekt bezüglich der Offenheit nach 14 Tagen ohne ein erhöhtes Risiko für Blutungen (Heindel et al. 2024). Erfahrungsgemäß können aber selbst geringe Heparindosen durch Kumulation zu einer kompletten Ungerinnbarkeit führen. Es bilden sich dann oftmals im Operationsfeld flüssige Hämatome, oder es kommt nach einem Wundverschluss zu einer Sickerblutung. In solchen Fällen ist ein Gerinnungstest sinnvoll, um im Bedarfsfall Gegenmaßnahmen ergreifen zu können.

Eine Metaanalyse in der *Cochrane Library* von Mohamed et al. aus dem Jahr 2021 gibt keine eindeutige Empfehlung, ob der postoperative Einsatz von Thrombozytenaggregationshemmern, Fischöl oder eine Antikoagulation tatsächlich einen Benefit bezüglich einer verbesserten Offenheit von Shunts bringt (Mohamed et al. 2021). Nach perkutaner AVF-Anlage wird die Einnahme eines Thrombozytenaggregationshemmers empfohlen. Zudem sollte beachtet werden, dass Patient*innen mit terminaler Niereninsuffizienz häufig bereits Medikamente zur Antikoagulation bzw. Thrombozytenaggregationshemmer aus anderen Gründen einnehmen.

8.1.8 Intraoperative Qualitätskontrollen

Wird nach dem Fertigen einer AVF oder eines AVG der Einstrom freigegeben, ist ein Schwirren zu tasten. Dieses sollte permanent, d. h. systolisch und diastolisch, vorhanden sein (Meyer et al. 2023). Mittels *Transit-Time*-Fluss-Messung lässt sich der Fluss objektivieren (Saucy et al. 2014; Ryu et al. 2016; Meyer et al. 2023; ◘ Abb. 8.6). Ist der Fluss über die Zeit ansteigend und beträgt mehr als 150 ml/min, besteht eine gute Chance, dass die AVF bzw. der AVG offen bleibt. Nimmt der Fluss über die Beobachtungsperiode bei

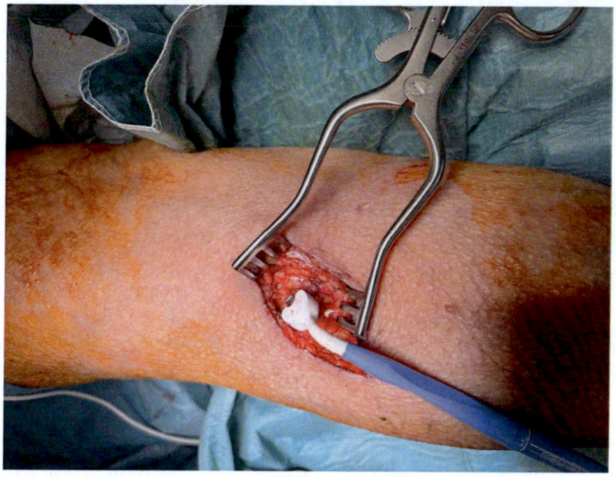

Abb. 8.6 Die intraoperative Transit-Time-Fluss-Messung (BCAVF rechts) hat sich heute als Qualitätskontrolle nach Shuntanlage etabliert. (Freundliche Überlassung durch C. Kohler)

gleichbleibendem systemischem Druck ab, muss ein technisches Problem im Anastomosenbereich oder eine bisher nicht erkannte Alteration der Arterie oder Vene in Betracht gezogen werden. In diesem Fall ist eine Bildgebung mittels Ultraschalls eine gute Option, eventuell sogar eine Arteriografie. Bei einem *pulsatility index (PI) von* > 0,8 muss eine weiter zentral liegende venöse Stenosierung durch eine intraoperative Bildgebung (vaskulärer Ultraschall oder eine Fistulografie) ausgeschlossen werden.

8.1.9 Postoperatives Management

Die postoperativen Verordnungen sind schriftlich festzuhalten. Dabei ist eine Zeichnung sehr hilfreich, die die Konstruktion erläutert und vor allem nach Revisionen zeigt, wo Punktionskanülen gelegt werden dürfen. Die Stechstrecken können zudem auch auf die Extremität der Patient*innen gezeichnet werden, wodurch sich Rückfragen von den Dialysepflegefachpersonen erübrigen. Weiter sind das Festlegen eines Regimes für eventuelle Blutverdünnung und der Rhythmus der routinemäßigen Shuntkontrollen wichtig. Von Patient*innen beklagte Schmerzen im postoperativen Verlauf sind ernst zu nehmen und brauchen eine ärztliche Einschätzung vor Ort. Dabei sind die Wunden auf Hämatome und die Finger auf Motilität und Zeichen einer Ischämie zu prüfen.

Die ischämische monomelische Neuropathie ist eine seltene Komplikation, welche sich durch ischämische Schmerzen unmittelbar nach einer Shuntanlage manifestiert. Sie ist durch eine gestörte Nervendurchblutung bedingt; Zeichen einer Mangeldurchblutung der Finger fehlen typischerweise. In solchen Fällen muss der Shunt zeitverzugslos aufgehoben werden.

Patient*innen sollen täglich ihre Fistel auf das typische Schwirren prüfen. Ein mit dem Stethoskop zu hörendes langanhaltendes systolisches und diastolisches Strömungsgeräusch ist typisch für eine gut funktionierende AVF. Ein hochfrequentes, kurzes Geräusch hingegen, auch als „Möwenschrei“ beschrieben, ist der typische Auskultationsbefund einer hochgradigen Fistelstenose. Eine stark pulsierende Fistel ist ebenfalls stenosenverdächtig, was auch mit dem Arm-Hochhalte-Test verifiziert werden kann. Liegt eine Stenose vor, kollabiert die Shuntvene bei diesem Manöver nicht (Abreo et al. 2018).

Im Allgemeinen geht man von einer Reifungszeit von AVF von 4–6 Wochen aus. Gemäß Wilmink et al. ist diese aber mit median 10,3 Wochen deutlich höher (Wilmink et al. 2016). Prothesenshunts können bei guter Integration nach 2–4 Wochen angestochen werden, früh anstechbare Prothesen idealerweise innerhalb von 24–48 h.

8.2 Tabatière-AVF

8.2.1 Anatomie

Im Bereich der Fovea radialis, auch Tabatière genannt (historisch der Ort der Schnupftabakplatzierung), zieht die A. radialis von der Beugeseite zum Handrücken. Dort ist der Puls der A. radialis gut zu tasten, und die V. cephalica liegt unmittelbar über der Arterie; es braucht also keine Transposition für die AVF. Die Arterie ist zwischen der M. extensor pollicis longus- und der M. extensor brevis-Sehne bzw. der Sehne des M. abductor pollicis longus zu finden (◘ Abb. 8.7). Die Gefäße sind in diesem Bereich bei Männern größer als bei Frauen. Rassat publizierte 1969 als Erster die Technik einer radiozephalen AVF im Bereich der Fovea radialis, welche auch als Tabatière-AVF (*snuffbox fistula*) bezeichnet wird (Rassat et al. 1969).

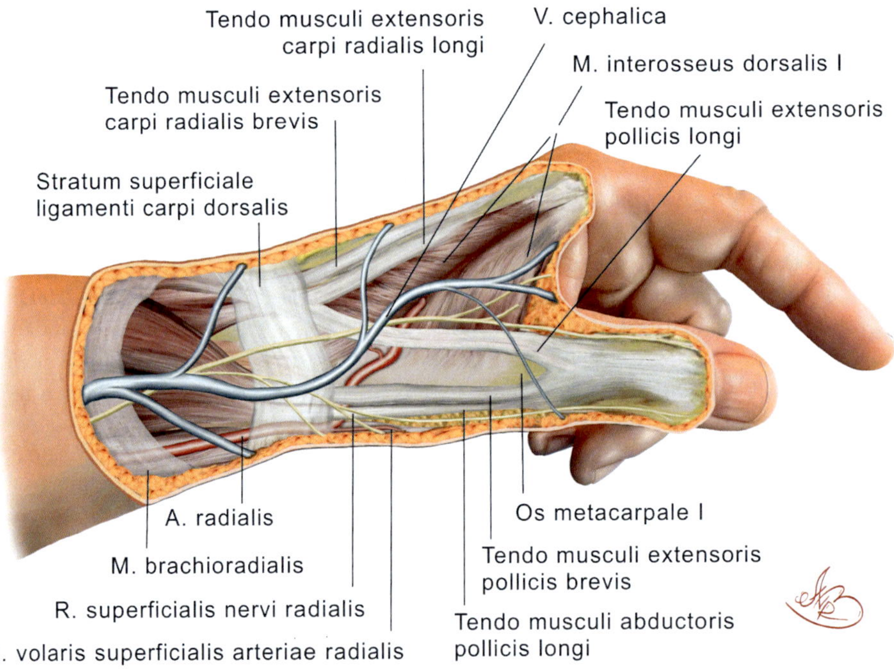

◘ **Abb. 8.7** Anatomie im Bereich der Tabatière

8.2.2 Technik

Durch eine kurze Längsinzision knapp medial der Sehne des M. extensor pollicis longus können zuerst die V. cephalica antebrachii präpariert und nachfolgend in der Tiefe die A. radialis dargestellt werden.

Durch den Einsatz einer Blutsperre kann das Verwenden von atraumatischen Gefäßklemmen vermieden werden, welche zu Klemmschäden führen können und die Übersicht wegen der kurzen Strecke der exponierten Arterie erschweren. Die nach distal abgesetzte Vene wird nun dorsalseitig längs inzidiert und mit der in ▶ Kap. 7 gezeigten Technik nach lokaler Dilatation mit Heparinlösung quasi „Huckepack" auf die über eine Länge von 5–6 mm inzidierte Arterie genäht.

8.2.3 Resultate und Verlauf

Wolowczyk et al. haben im Jahr 2000 Resultate eine großen Fallserie von 208 Tabatière-AVF bei 199 Patienten publiziert (Wolowczyk et al. 2000). Bei 50 % ihrer Patient*innen mit einer primären AVF-Anlage wurde eine Tabatière-AVF angelegt. 22/208 (11 %) waren nach 24 h verschlossen und 8 weitere innerhalb von 6 Wochen. Weitere 11 waren zwar zu dieser Zeit offen, aber zeigten keine genügende Fistelreifung für eine Hämodialyse. Bei 80 % aller Tabatière-AVF war eine HD möglich. Die kumulative primäre Offenheit betrug im 1. Jahr 65 %, im 2. Jahr 58 %, im 3. Jahr 55 % und im 5. Jahr 45 %. Männer zeigten eine gegenüber Frauen signifikant bessere Offenheit, und interessanterweise zeigten Tabatière-AVF der rechten Seite eine schlechtere Offenheitsrate.

Es ist möglich, eine AVF distal der Sehne des M. extensor pollicis longus mit guten Langzeitresultaten zu konstruieren, sofern die Vene einen Durchmesser > 3 mm aufweist (Maharaj et al. 2018). Für diese distale Tabatière-AVF, auch als *Hitchhiker*-AVF bezeichnet, wird für das 1. Jahr eine Offenheit von 90 %, nach 2, 3 und 5 Jahren eine solche von 87 %, 84 % und 81 % angegeben. Bei Männern mit einem gut palpablen Puls der A. radialis und einer V. cephalica mit einem Durchmesser > 3 mm ist eine Tabatière-AVF eine gute Option. Häufigste Komplikation von Tabatière-AVF ist eine Thrombose, sonstige Komplikationen, die eher bei anderen AVF verkommen, sind selten.

8.3 Radiozephale AVF

8.3.1 Anatomie

Die A. radialis verläuft zusammen mit Begleitvenen am distalen Unterarm im Sulcus radialis zwischen der Sehne des M. flexor carpi radialis und dem M. brachioradialis. Auf Höhe des Processus styloideus des Radius gibt die A. radialis den Ramus A. radialis superficialis ab Richtung Daumenballen (◘ Abb. 8.8). Die Hauptarterie läuft unter der Sehne von M. abductor pollicis longus und M. extensor brevis zur Fovea radialis. Das Hautareal wird sensibel durch den N. cutaneus antebrachii radialis versorgt. Entlang der Speiche verläuft subkutan die V. cephalica, welche oft einige Zentimeter oberhalb des Handgelenks einen kräftigen Venenast zur Fovea radialis abgibt. Die A. ulnaris liegt medial der Sehne des M. flexor carpi ulnaris. Entlang der Ulna verläuft die V. basilica als mögliche Abflussvene für eine AVF.

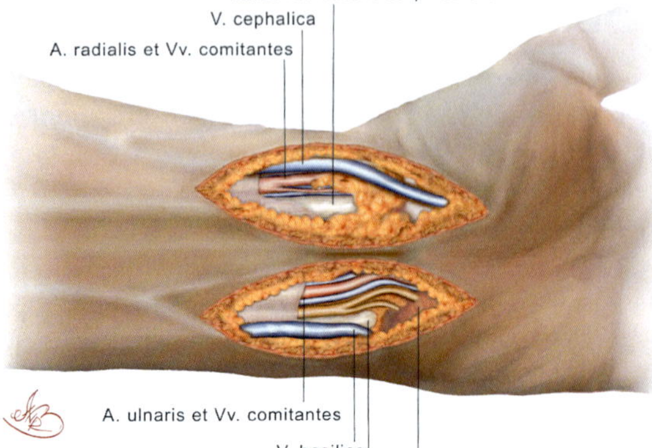

Abb. 8.8 Anatomie im Handgelenkbereich mit Darstellung der A. radialis bzw. der A. ulnaris

8.3.2 Allgemeine Technik

8

Diese radiozephale arteriovenöse Fistel (RCAVF) ist die am häufigsten angelegte, primäre native (autologe) Fistel. Diese wird auch als Brescia-Cimino-Fistel geführt, wobei die ursprüngliche Anastomose Seit-zu-Seit angelegt wurde (Brescia et al. 1966). Der kurze Längsschnitt soll zwischen der A. radialis und der V. cephalica platziert werden, damit die Anastomose nicht unter der Hautinzision zu liegen kommt.

Zuerst wird die Vene präpariert, um die Eignung des Gefäßes für eine AVF-Anlage zu sichern und um ein unnötig invasives Vorgehen im Bereich der Arterie zu vermeiden. Je nach Qualität kann die V. cephalica als solche oder der nach lateral abgehende Venenast präpariert wird. Liegt letzterer weit dorsal, kann es sinnvoll sein, eine zweite Inzision zur Venenpräparation zu platzieren und die Vene durch intaktes Subkutangewebe zur Arterie heranzuführen. Dies hat den Vorteil, dass die Vene bogenförmig und in unberührtem Fettgewebe zu liegen kommt und keine große subkutane Tasche entsteht. Wichtig ist es, die Vene etwas über die geplante Arteriotomie hinaus zu präparieren, weil durch das Schwenken der Vene hin zur Arterie Länge verloren geht. Vor der Ligatur nach distal wird die Vene noch im Gewebebett liegend mit einem Stift markiert, um ein Torquieren zu vermeiden.

Nach Exposition der A. radialis wird diese geklemmt oder eine Blutsperre angebracht. Nun kann die vorher präparierte Vene abgesetzt und zur Fertigung einer Seit-zu-End-Anastomose zur Arterie hin transponiert werden. Je nach anatomischer Lage kommt die Vene mehr spitzwinklig zu liegen oder mehr in einem Winkel von 60°, was eigentlich von der Flussmechanik her zu bevorzugen ist. Durch das Heranführen der vorher sachte mit etwas Heparinlösung dilatierten und markierten Vene kann nun die ideale Position der Arteriotomie gewählt werden. Dies kann mehr dorsal oder auch lateral liegen je nach anatomischen Gegebenheiten. Bei einer spitzwinkligen Anastomose soll die Arteriotomie 8–10 mm betragen, bei einem stumpfen Winkel genügen 5–6 mm (Konner 1999). Die Vene soll leicht im Uhrzeigersinn gedreht werden, um eine torsionsbedingte juxtaanastomotische Stenosierung zu vermeiden. Die Anastomosierung erfolgt nach der im ▶ Kap. 7 beschriebenen Technik.

8.3.3 Resultate und Verlauf

Hauptproblem der RCAVF ist eine fehlende primäre AVF-Reifung. Die Zahlen dazu variieren von 20–40 % und hängen auch von der Definition einer erfolgreichen Fistelreifung ab. Diese besagt, dass 6 konsekutive Dialysen mit 2 Nadeln möglich sein müssen. Nur bei Patient*innen, welche schon über einen zentralvenösen Katheter (ZVK) dialysiert werden, lässt sich dieser Zeitpunkt exakt bestimmen, da bei prädialytischen Patienten die Verschlechterung der Nierenfunktion den Zeitpunkt der Kanülierung definiert (Wilmink et al. 2016).

Die mediane Dauer für eine RCAVF-Reifung wird in der Arbeit von Wilmink mit 10,3 Wochen angegeben (10. Perzentile 5,9 Wochen und 90. Perzentile 33,9 Wochen) (Wilmink et al. 2016). In dieser Studie war die primäre Versagerrate für RCAVF gegenüber einer brachiozephalen bzw. brachiobasilären AVF (BCAVF bzw. BBAVF) unter Einschluss der primären AVF-Verschlüsse am 1. Tag erhöht. Weibliches Geschlecht, Dialyse schon zur Zeit der AVF-Anlage und Diabetes mellitus sind negativ prädiktive Faktoren für eine funktionierende AVF. In den *ESVS*-Leitlinien werden Studien von 1998 bis 2009 aufgeführt, welche zeigen, dass es bei 5–41 % der Fälle in den ersten 30 Tagen zu einem AVF-Verschluss kommt mit einer sekundären Offenheitsrate von zwischen 42 und 83 % nach 1 Jahr (Schmidli et al. 2018). Diese Daten sind vergleichbar mit einer Metanalyse von Al-Jaishi et al., die den primären AVF-Verlust für AVF des Unterarms mit 28 % (95%-KI; 20 %–37 %, 12 Kohorten und 1447 AVF) angibt im Vergleich zu 20 % (95%-KI; 12 %–28 %, 14 Kohorten mit 1586 AVF) bei AVF des Oberarms (Al-Jaishi et al. 2014). Auch die Größe des Venendurchmessers hat Einfluss auf die Offenheitsrate. Bei einem Durchmesser < 3 mm steigt die Versagerrate sukzessive an (Hussain et al. 2021).

Eine interessante Zahl ist auch die Rate von Interventionen bei einer RCAVF-Anlage. Die Inzidenz für Interventionen wird in der Studie von Heindel mit 1,04 (KI-95 % 0,95–1,12) angegeben vor Nutzung einer AVF und mit 0,96 (KI-95 % 0,82–1,11), wenn die AVF gebraucht wird (Heindel et al. 2023). Die Ballondilatation ist mit 55 % die häufigste Intervention.

Ist die Fistelreifung ungenügend, gibt es die Möglichkeit, kräftige, sich dilatierende Seitenästen zu ligieren, um mehr Fluss in der Hauptvene zu bekommen. Bei Stenosen sind endovaskuläre Verfahren eine Option oder vor allem bei juxtaanastomotischen Stenosen eine Proximalisierung der radiozephalen Anastomose.

8.3.4 Varianten von Anastomosen bei RCAVF

pSLOT-Technik

Das Bestreben, durch Modifikationen der Anastomosenkonfiguration die Offenheitsraten zu verbessern, besteht auch aufgrund der hohen Rate an primären AVF-Verschlüssen. Bei der 1999 beschriebenen *pSLOT*-Technik (*piggy back straight-line onlay technique*) zur Verhinderung von juxtaanastomotischen Stenosen wird die Vene endständig verschlossen, und statt einer Seit-zu-End-Anastomose wird eine Seit-zu-Seit-Anastomose gefertigt, wobei die Vene an ihrer Unterseite und die Arterie dorsalseitig inzidiert wird (◘ Abb. 8.9; Bharat et al. 2012). Diese Technik vermeidet ein „Schwenken" der Vene, sodass diese de facto nur parallel zur Arterie verschoben wird. Die Resultate der Autoren zeigt eine im Vergleich zur herkömmlichen Technik (57 Patient*innen vs. 54 mit

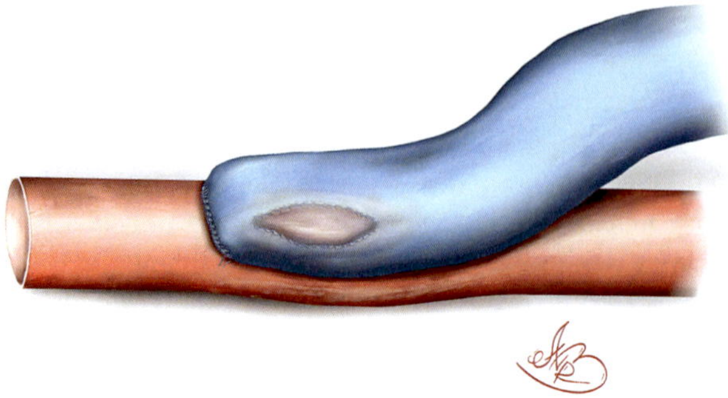

Abb. 8.9 *pSLOT*-Technik (*piggy back straight-line onlay technique*)

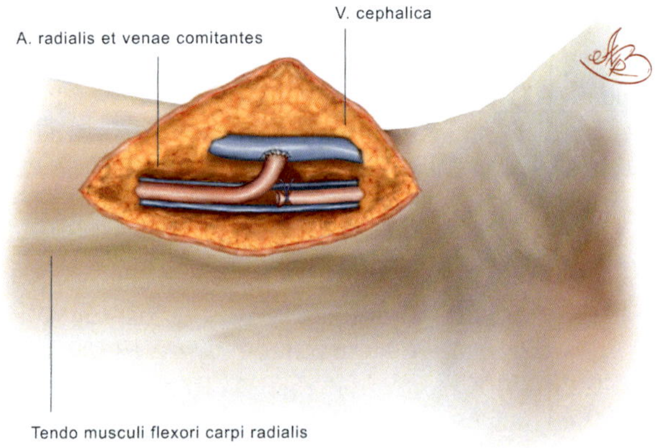

Abb. 8.10 Konfiguration einer radiozephalen AVF in der *RADAR*-*Konfiguration*

8

pSLOT) eine signifikante Reduktion juxtaanastomotischer Stenosen. Größere Fallserien durch andere Autor*innen fehlen. Es gibt eine Metaanalyse mit überwiegend Studien aus dem asiatischen Raum, die die Technik einer Seit-zu-End-Anastomose mit distaler Ligatur der Vene bezüglich Offenheit gegenüber der herkömmlichen Seit-zu-End-Anastomose im Vorteil sehen (Zhou und Wu 2023).

RADAR Technik

Die Technik, statt der Vene die Arterie im Sinne einer End-zu-Seit-Anastomose zu schwenken, wurde 1968 von L. Röhl et al. erstmals publiziert (Röhl et al. 1968; Abb. 8.10). Die Tatsache, dass die distale Radialarterie ligiert wird, hat Bedenken bezüglich einer möglichen Handischämie geschürt. Die fehlende Reifung von RCAVF und eine primäre Offenheit nach 1 Jahr < 50 % in der konventionellen Anastomosenanlage waren Gründe, die Technik der *radial artery deviation and reimplantation* (*RADAR*) wieder und weiter zu studieren (Sadaghianloo et al. 2016). Prospektiv wurden zwischen 10/2014 und 06/2015 von 53 Patient*innen mit einer *RADAR*-AVF mit einer retrospektiven Patientengruppe (01/2013 bis 09/2014) mit RCAFV in Seit-zu-End-Technik verglichen. Dabei zeigten sich eine signifikant bessere Reifung und eine bessere Offenheit in der *RADAR*-Gruppe. Eine Nachfolgestudie mit 201 Patient*innen und zusätzlich einer tierexperimentellen Untersuchung der Flussverhältnisse bestätigten die hämodynamisch günstige Anastomosenkonfiguration mit weniger Turbulenzen und einem reduzierten Risiko für eine neointimale Hyperplasie (NIH) (Bai et al. 2020). Die günstige Hämodynamik spiegelt sich in einer im Vergleich zur Kontrollgruppe deutlich geringeren Anzahl an juxtaanastomotischen Stenosen wider. Bei keiner Person mit *RADAR*-AVF fanden sich im Verlauf Hinweise für eine Handischämie. Die Methode kann eine sekundäre Option für eine AVF sein, wenn die Arterie im Anastomosenbereich eingeengt ist (Gołębiowski et al. 2023).

Weitere Modifikationen der RCAVF

In einer Pilotstudie aus Schweden wurde bei der Präparation für eine RCAVF-Anlage auf eine Denudierung von Vene und Arterie verzichtet. Ziel dieser *no-touch technique* ist es, das die Gefäße umgebende Fett- und Weichteilgewebe zu belassen, ähnlich einer Pedikelpräparation, wie man sie aus der Mammariapräparation in der Herzchirurgie kennt. Damit können das Endothelium geschont, die Vasa vasorum belassen und möglicherweise auch einem Gefäßspasmus entgegengewirkt werden. Interessanterweise waren RCAVF mit Venendurchmessern < 2 mm gegenüber solchen > 2 mm hinsichtlich der primären und sekundären Offenheit nicht signifikant unterschiedlich (Hörer et al. 2016). Ob diese Art der Präparation die Offenheitsrate steigern kann, bleibt abzuwarten.

In der Literatur finden sich noch weitere Modifikationen für die Anlage einer RCAVF. Mit der *modified no-touch technique* (*MNTT*-AVF) wird die Vene minimal exponiert, um eine Devaskularisation zu vermeiden, die A. radialis mobilisiert, Seit-zu-Seit an die Vene anastomosiert und am Schluss die Vene nach distal ligiert. Bei 40 Patient*innen war die primäre Offenheitsrate verbessert gegenüber der Kontrollgruppe mit konventioneller Technik (Hou et al. 2022).

Neben Veränderungen der Anastomosenkonfiguration sind aktuell 2 medikamentöse Ansätze in Evaluation, um die Offenheit von AVF zu verbessern bzw. der neointimalen Hyperplasie entgegenzuwirken.

Das VasQ-*device* (Laminate Medical Technologies Ltd, Tel Aviv, ISR) ist ein „Exostent" aus Nitinol, der angepasst auf die Größe von Arterie und Vene die Anastomose in einen Winkel von 50–60° positioniert; damit soll ein laminarer Fluss begünstigt werden (◘ Abb. 8.11; Shahverdyan et al. 2020; Shahverdyan und Hentschel 2022; Dillavou et al. 2023; Bozzetto et al. 2024). Dieser Exostent wird über die abgesetzte Vene eingebracht und nach Fertigen der Anastomose noch ohne Druck über die Vene und

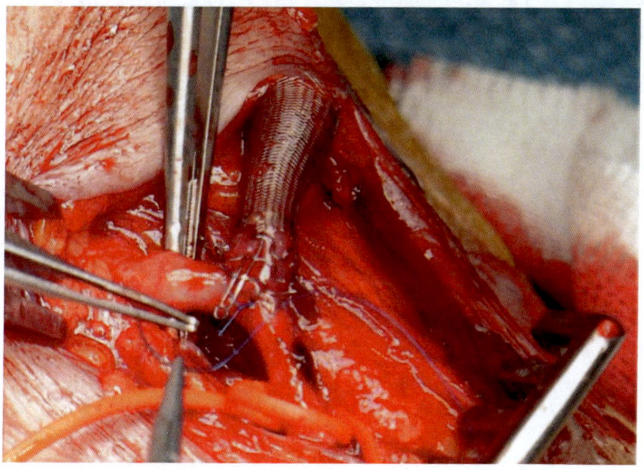

◘ Abb. 8.11 Mit dem VasQ-*device* soll bei einem Winkel von 50–60° anastomosennah ein weniger turbulenter Fluss erzielt werden

Arterie gelegt und fixiert. Noch fehlen randomisierte Studien, welche die Überlegenheit dieses Verfahrens schlüssig beweisen können.

Um die neointimale Hyperplasie zu hemmen, wurden in letzten Jahrzehnten diverse Substanzen getestet, um die Zellproliferation zu hemmen (Cahalane et al. 2023). Eine Praxis ist die Verwendung von Vonapanitase, einer rekombinierten humanen chymotrypsinähnlichen Elastase, die während 10 min auf die Anastomose getropft wird. Dabei wird das aus Gefäßmuskelzellen und Fibrozyten über Tropoelastin gebildete Elastin fragmentiert und ein nach außen gerichtetes *remodelling* des Gefäßes begünstigt (Bleyer et al. 2019; Wong et al. 2015). Weitere im Test befindliche Substanzen sind unter anderem Sirolimus, Simvastatin, mesenchymale Stammzellen, endotheliale Zellen und Beta-Aminopropionitrin (Barcena et al. 2022; Piryani et al. 2021). Die Studien müssen zudem zeigen, in welcher Form die Substanzen ins Zielgebiet gebracht werden können: als Umhüllung (*wrap*), unter Verwendung eines *scaffold* oder als Kollagenmembranen bzw. durch mit Nanotechnologie bearbeitetes Nahtmaterial (Barcena et al. 2023; Paulson et al. 2012; Parikh et al. 2023).

8.4 Varianten für Unterarm-AVF

8.4.1 Distale radiobasiläre AVF

Kann die V. cephalica am Unterarm nicht verwendet werden, ist es eventuell möglich, die ulnarseitig verlaufende V. basilica zu verwenden. Diese muss zur besseren Anstechbarkeit nach radial transponiert werden. Die zuvor oder bei der Operation eingezeichnete V. basilica wird durch mehrere Inzisionen unter Belassen von Hautbrücken mobilisiert, dann transponiert und an die A. radialis anastomosiert (◘ Abb. 7.17, 8.12). Diese distalen radiobasiläre AVF (dRBAVF) am Unterarm machen nur einen kleinen Teil der autologen Fisteln aus und werden bezüglich der primären Offenheit kontrovers beurteilt (Weaver et al. 2019; Schwein et al. 2016).

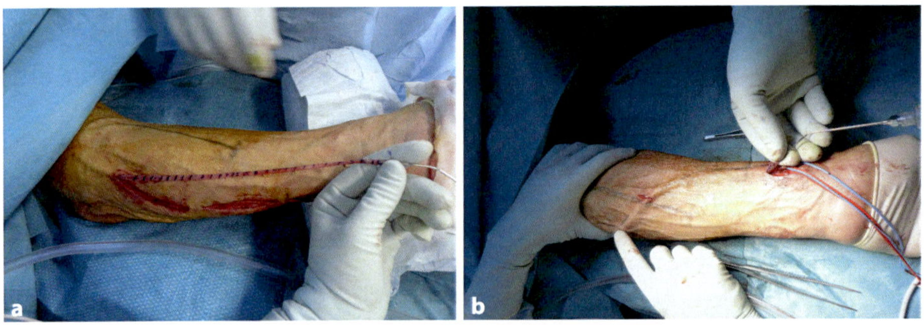

◘ **Abb. 8.12** Radiobasiläre AVF am Unterarm: **a** Nach Präparation der V. basilica wird diese mit Heparinlösung gefüllt und markiert. **b** Die transponierte Vene wird nochmals unter Druck gesetzt, um die korrekte Lage und den ungestörten Abfluss zu überprüfen

8.4.2 Distale ulnozephale oder ulnobasiläre AVF

Nach der ersten Publikation einer radiozephalen AVF durch Brescia et al. hat Hanson 1967 in 4 von 14 Fällen die A. ulnaris als Einstromgefäß benutzt. Er machte dies, weil die Radialarterie durch die Einlage von Scribner-Quinton-Shunts geschädigt war (Brescia et al. 1966; Hanson et al. 1967). Vor einer distalen ulnozephalen AVF-Anlage (dUCAVF) muss man sicher sein, dass die Fingerzirkulation durch die Schaffung einer AVF nicht kompromittiert wird. Die transponierte V. cephalica weist meistens eine für die Kanülierung gut zugängliche Zone auf. Dies ist bei der distalen ulnobasilären AVF (dUBAVF) kaum der Fall, da die Nadeln ulnarseitig zu liegen kommen und die Hand während der Hämodialyse in einer unbequemen Außenrotationsposition gehalten werden muss, oder die Nadeln durch mechanische Belastung irritiert werden, was Schmerzen verursacht. Bezüglich primärer und sekundärer Offenheit ist diese Fistel der RCAVF ebenbürtig (Shintaku et al. 2014). Mögliche Erleichterungen sind eine Operation mit abgewinkeltem Unterarm oder eine Operation in Bauchlage, wenn die A. ulnaris als Einstromgefäß gewählt wird (Gołębiowski et al. 2022). Ist die V. basilica am Unterarm von guter Qualität, aber das Inflowgefäß ist ungenügend, kann die Vene mit guten Offenheitsraten als Schlinge am Unterarm platziert und auf die A. brachialis anastomosiert werden (Zielinski et al. 2018).

8.5 Brachiozephale AVF

8.5.1 Anatomie

Im Bereich der Ellenbeuge findet sich im Subkutanraum ein sehr variables Venengeflecht, wobei sich die vom Unterarm kommende V. mediana cubiti antebrachii in die V. mediana cubiti cephalica bzw. V. mediana cubiti basilica aufzweigt und in die entsprechenden Abflussvenen drainiert. Kubital gibt es meist eine gut ausgebildete V. mediana cubiti profunda (Perforansvene), welche ins tiefe Venensystem des Ellenbogens drainiert. Das tiefer liegende Nerven-Gefäß-Bündel wird vom Lacertus fibrosus überdeckt. Dieses Nerven-Gefäß-Bündel liegt medial der Bizepssehne, wobei der N. medianus medial der Arterie liegt, welche sich nach distal in die ventrolateral liegende A. radialis und die in die Tiefe ziehende A. ulnaris aufteilt. Letztere wiederum gibt die A. interossea communis ab (◻ Abb. 8.13).

An dieser Stelle sei auch darauf hingewiesen, dass es im Bereich des Arms anatomische Varianten des Gefäßbaums gibt. In bis 18 % der Fälle kann die A. radialis einen hohen Abgang haben, wobei diese Aufzweigung auf der ganzen Länge der A. brachialis möglich ist (Kusztal et al. 2014). Unerkannt kann dies die Konsequenz haben, dass die vermeintlich auf die Brachialarterie angelegte AVF ungenügend reift. Eine weitere Variante kann eine oberflächlich liegende Brachialarterie sein. Die Arterie verläuft dann vor dem N. medianus. Eine akzessorische A. brachialis kann Ausdruck einer doppelt angelegten A. brachialis sein. In diesem Fall liegt die Arterie vor dem N. medianus bzw. der Nerv zwischen den 2 Arterien. Im Bereich des Unterarms können sowohl die A. radialis wie auch die A. ulnaris in bis zu 1 % der Fälle oberflächlicher als vermutet liegen.

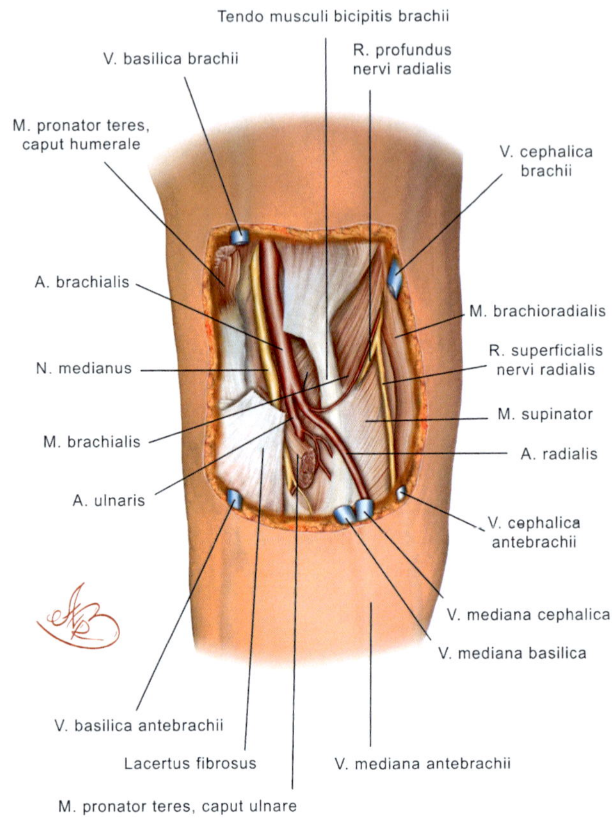

Abb. 8.13 Anatomie der Fossa cubiti

8.5.2 Allgemeine Technik

Ist eine AFV/AVG-Anlage am Unterarm nicht oder nicht mehr möglich, ist die nächste Möglichkeit für eine AVF die Ellenbeuge. Die V. cephalica liegt hier sehr oberflächlich und kann leicht punktiert werden. Ein s-förmiger Hautschnitt in der Ellenbeuge erlaubt bei Bedarf die Extension des Schnittes. Zuerst wird wiederum die Vene dargestellt, wobei wir aufgrund der Normvarianten den am besten geeigneten Venenast wählen. Die Exposition der A. brachialis erfolgt unter teilweiser oder vollständiger Spaltung des Lacertus fibrosus.

Die Arteriotomie der A. brachialis sollte nicht größer als 3–5 mm sein, was sich gut mit einem Punch bewerkstelligen lässt.

Bei sehr großen Arteriotomien riskieren wir eine *High-Flow*-AVF mit einem Flussvolumen > 1200 ml/min. Dies kann zu einer Handischämie oder zu einer Beeinträchtigung der Herzleistung führen. Die Seit-zu-End-Anastomose wird in der in ▶ Kap. 7 vorgestellten Technik durchgeführt.

8.5.3 Resultate bei der BCAVF

Weil die Venen- und Arteriendurchmesser in der Ellenbeuge größer sind als am Unterarm, entwickeln sich BCAVF nicht selten zu *High-Flow*-AVF. Deshalb ist es wichtig, die Arteriotomie nicht größer als 4–5 mm zu machen. BCAVF haben ein geringeres Risiko, nicht zu reifen, und sind rascher anstechbar, was vor allem für Männer gilt. Die primäre Versagerquote nach 1 Monat wird mit 8–15 %, die sekundäre Offenheitsrate mit 66–89 % angegeben (Schmidli et al. 2018).

8.5.4 Gracz-AVF

Bereits 1977 hat Gracz erkannt, dass die kubital in die Tiefe abgehende Perforansvene als Abflussvene für AVFs genutzt werden kann. Dabei wird die Perforansvene aus der Abflussvene in der Tiefe abgesetzt und längs inzidiert, sodass man sie wie ein Patch auf die A. brachialis aufnähen kann (Grazs et al. 1977). Die kumulative Offenheit ist mit 84 % im 1. und 78 % im 3. Jahr sehr hoch (Bender et al. 1995). Eine neuere und sehr gut dokumentierte Studie mit fast 1400 Patient*innen unter Nutzung der proximalen A. radialis als Einstromgefäß statt der A. brachialis zeigt eine primäre Offenheitsrate von 60 % nach 1 Jahr und von 47 % nach 2 Jahren (Jennings et al. 2018). Diese Studie wird auch herangezogen, um die unten beschriebene Technik der perkutanen AVF-Anlage als Konzept und bezüglich ihrer Resultate zu bewerten (siehe ► Abschn. 8.8).

8.5.5 Distalisierte brachiozephale AVF

Bei Patienten mit erhöhtem Risiko für eine drohende Handischämie kann es von Vorteil sein, die Anastomose nicht im Bereich der A. brachialis anzulegen, sondern distaler auf die proximale A. radialis (pRCAVF) bzw. die proximale A. ulnaris (pUCAVF) auszuweichen. Dabei soll das distal kaliberschwächere Gefäß als Inflowgefäß genutzt werden, um die Handdurchblutung über das qualitativ bessere Gefäß sicherzustellen. Diese Methode kann man auch als „prophylaktischen" *RUDI* (*revision using distal inflow*) bezeichnen. Dieselbe Technik wird nämlich auch zur Behandlung einer manifesten Handischämie verwendet (siehe ► Kap. 16) Eine Fallserie von Jennings hat für die proximale ulnozephale AVF gute primäre und kumulative Offenheitsraten von 80 % bzw. 94 % im 1. Jahr ergeben (Jennings und Mallios 2017).

8.6 Brachiobasiläre AVF

8.6.1 Anatomie

Die V. basilica verläuft entlang der ulnaren Kante des Unterarms, taucht einige Zentimeter oberhalb der Ellenbeuge im Hiatus basilicus unter die Fascia brachii und mündet im Bereich des mittleren bis proximalen Oberarms in die V. brachialis communis, wobei die Höhe der Einmündungsstelle sehr variabel ist (◘ Abb. 8.14). Weil die Vene am Oberarm relativ tief liegt, von einer Faszie bedeckt und von Nervenfasern des N. cutaneus antebrachii umgeben ist, muss sie mobilisiert und durch Transposition auf die laterale

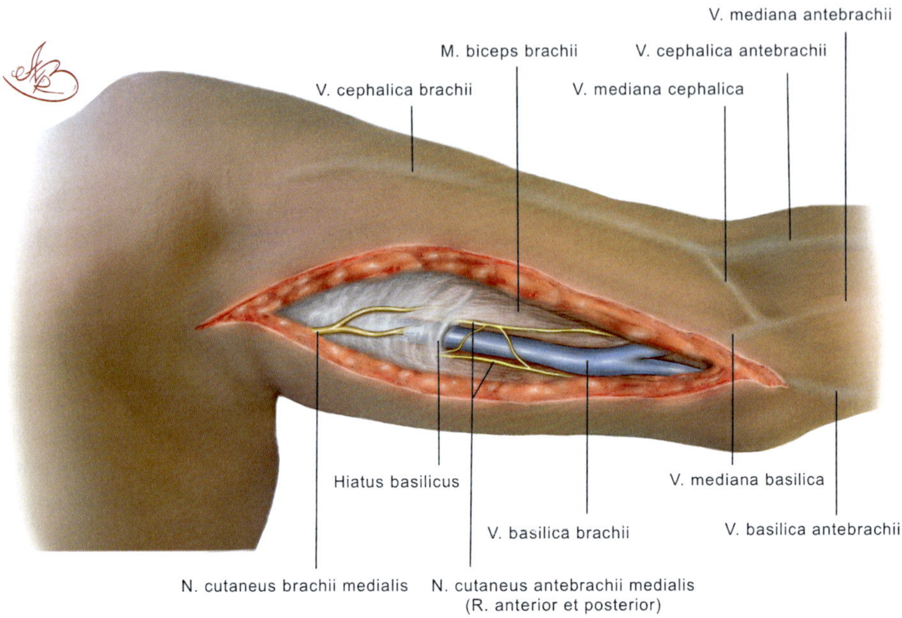

8

Abb. 8.14 Oberarmanatomie zur Darstellung des Verlaufs der V. basilica

Oberarmseite „anstechbar" gemacht werden. Dieses Hautareal ist weniger sensibel als im Bereich der Innenseite des Oberarms, was die Kanülierungen erträglicher macht.

8.6.2 Technik der klassischen brachiobasilären AVF

Dagher hat 1976 die brachiobasiläre AVF (BBAVF) als autologe AVF vorgeschlagen, und noch heute wird über Art und Weise diskutiert, wie diese am besten angelegt werden soll und welches die Vor- und Nachteile sind (Dagher et al. 1976).

Damit die V. basilica einfacher im Fettgewebe gefunden werden kann, lohnt es sich, diese vor der Operation einzuzeichnen, da man so den Gewebeschaden durch Präparation minimieren kann. Oftmals muss etwas über das Ellenbogengelenk hinaus nach distal präpariert werden, da bei der Transposition Länge verloren geht. Es ist auch möglich, die V. mediana cubiti basilica oder sogar die V. mediana cubiti profunda als Venenabschnitt für eine Anastomosierung zu nutzen. Dadurch kann wiederum Länge gewonnen werden.

Setzt man am Oberarm 2 oder 3 Inzisionen, kann man große Gewebehöhlen und damit Wundheilungsstörungen vermeiden. Es muss sorgfältig präpariert werden, um einen Schaden am N. cutaneus antebrachii mit dem Ramus volaris und ulnaris zu vermeiden und alle Seitenäste zu ligieren. Am Schluss muss die Vene durch distales Absetzen aus dem Nervengeflecht herausgeholt werden. Die Einmündungsstelle ins tiefe Venensystem ist sehr variabel. Um eine maximale Kanülierungsstrecke zu erhalten, muss zwingend bis dorthin präpariert werden. Zudem ermöglicht dieses Vorgehen eine optische Kontrolle, dass bei der Transposition in dieser Zone die Vene nicht torquiert oder geknickt ist. Bei einer sehr kurzen V. basilica kann die V. brachialis ebenfalls mittransponiert werden. Die

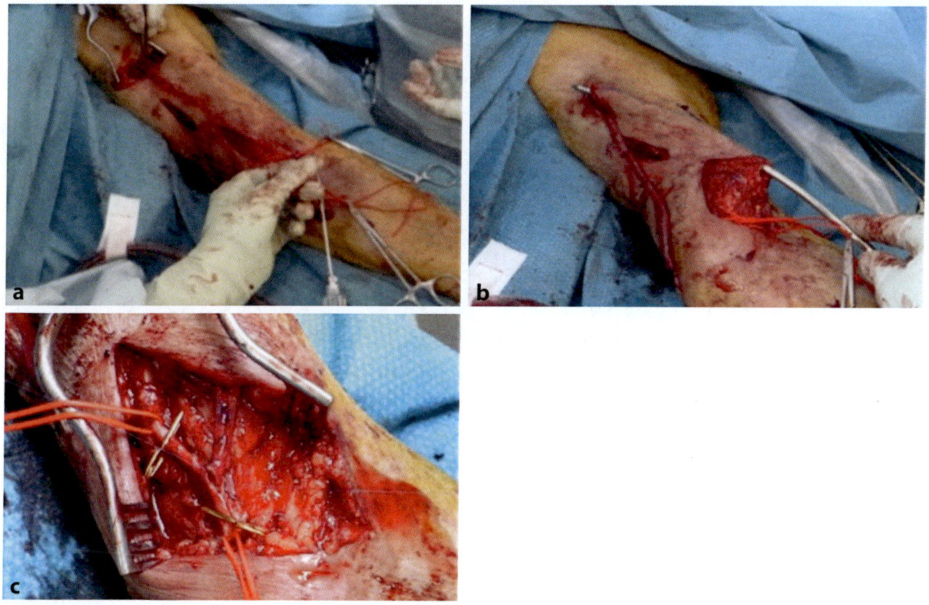

Abb. 8.15 Operationsschritte einer primären Basilikatransposition: **a** Präparation der V. basilica durch 3 Inzisionen. **b** ventrolaterale Tunnelierung. **c** Anastomosierung Seit-zu-End der V. basilica auf die A. brachialis

Anastomosierung erfolgt in einer Seit-zu-End-Anastomose, wobei eine Arteriotomie von 3–5 mm genügt (Abb. 8.15).

Die Leitlinien empfehlen, eine BBAVF zweizeitig anzulegen, damit die Vene reifen kann, bevor man sie subkutan vorverlagert. Bei diesem Vorgehen wird zuerst durch eine kubitale s-förmige Inzision die distale V. basilica oder je nach Qualität die V. mediana cubiti basilica/profunda mit etwas Überlänge und ohne Spannung auf die A. brachialis genäht. Bei guter Fistelreifung kann die V. basilica nach 6–8 Wochen im Bereich der Anastomose und über 2 Inzisionen am Oberarm in der Tiefe unter Schonung der sensiblen Nerven frei präpariert werden. Nach Durchtrennung der Vene oberhalb der Anastomose wird diese auf Dichtigkeit geprüft, mit Heparinlösung sanft expandiert, markiert und neu am ventrolateralen Oberarm subkutan durchgezogen. Als Tunnelierungsinstrument eignet sich eine Kornzange oder ein Tunneler mit einer etwas größeren Olive als der Venendurchmesser, damit genügend Raum bleibt und die Ligaturen bei der Transposition nicht abstreifen. Wer dieses Risiko weiter minimieren will, kann auch ein hohles Tunnelierungsgerät benutzen, durch dessen Inneres die Vene hindurchgezogen werden kann. Wiederum ist peinlich darauf zu achten, dass bei der Einmündungszone der V. basilica ins tiefe Venensystem die Vene ohne Knickbildung oder Torquieren platziert wird.

Die neu subkutan liegende Vene kann nun bei Spannungsfreiheit wieder direkt mit dem Venenstumpf anastomosennah end-zu-end vernäht werden. Besteht nach der Transposition zu wenig Venenlänge, kann es notwendig sein, die ursprüngliche Anastomose aufzugeben und weiter proximal eine neue Seit-zu-End-Anastomose in der üblichen Technik zu fertigen.

8.6.3 Resultate und Verlauf

Die V. basilica hat meist ein gutes Kaliber, sodass keine Schäden durch Venenpunktionen entstehen; allerdings muss sie aus ihrem Venenbett herauspräpariert werden, was die Vasa vasorum und die Venenaufhängung schädigt. Bedingt durch die großen Wundflächen sind Hämatome möglich, was gelegentlich die Einlage einer Wunddrainage sinnvoll macht. Serome und Wundinfekte sind selten, ebenso wie Handischämien.

Derzeit wird noch immer über Offenheitsraten bzw. die Vor- und Nachteile einer ein- oder zweizeitigen Transposition diskutiert. Bashar et al. haben 2015 in einem systematischen Review mit Metaanalyse keinen signifikanten Vorteil für die eine oder andere Vorgehensweise nachweisen können. Auch bezüglich Komplikationen wie Hämatome, Wundinfekte und Handischämie waren die Differenzen nicht eindeutig (Bashar et al. 2015). In neueren Studien scheint ein zweizeitiges Verfahren eine deutlich höhere primäre (44–58,8 % vs. 57–72 %) und sekundäre (44–57 % vs. 80–86 %) Offenheitsrate nach 1 Jahr zu haben (Alnahhal et al. 2023). Letzteres Verfahren braucht aber eine längere Zeit für die Reifung und Integration (2 Monate einzeitig und 4 Monate zweizeitig) und ist ressourcenintensiver, weil die Personen für 2 Operationen vorgesehen werden müssen (Arroyo et al. 2008).

8

Welches Behandlungskonzept gewählt wird, hängt letztlich von Entscheidung der Chirurg*innen ab, wie sie die anatomischen Gegebenheiten einschätzen, und was die Patient*innen in Kenntnis der Risiken bevorzugen. Vor allem bei Patient*innen mit schmalen Venen ist ein zweizeitiges Verfahren zu empfehlen (Kakkos et al. 2015).

8.6.4 Brachiobrachialvenen-AVF

Ist die V. basilica am Oberarm in ihrer Qualität ungenügend, kann auch eine Transposition der Brachialvene zur Schaffung einer Brachiobrachialvenen-AVF (BBVAVF) diskutiert werden, wobei hier die Präparation sehr sorgfältig zu erfolgen hat, weil einerseits Nerven direkt oder durch Zug geschädigt werden können und oftmals sehr viele Seitenäste ligiert werden müssen. Zudem muss bei der Transposition und Tunnelierung darauf geachtet werden, dass genügend Raum im Subkutangewebe vorhanden ist, damit die Ligaturen nicht hängen bleiben und abgestreift werden. Die Offenheitsraten sind vergleichbar mit der klassischen BBAVF (Arroyo et al. 2008).

8.7 AVF am Unterarm mit retrogradem Fluss

Kim et al. haben 2023 eine Fallserie mit 48 Patient*innen publiziert, wo sie eine AVF mit retrogradem Fluss (RFAVF) am Unterarm kreierten. Indikationen waren eine schlechte V. cephalica am Oberarm, sklerosierte und enge Arterien im Handgelenkbereich oder ein zu großer Aufwand, um die V. basilica oder der Brachialvene zu transponieren (Kim et al. 2023).

In diesem Verfahren wurden die Venenklappen der V. cephalica bzw. der V. mediana antebrachii am proximalen Unterarm mittels retrograder Valvulotomie oder durch den Einsatz eines Dilatators bzw. vom Handgelenk her in einzelnen Fällen mittels antegrader Valvulotomie zerstört. Waren die Venenklappen zerrissen, wurde die Vene, manchmal unter Verwendung der V. perforans, auf die proximale A. radialis mit einer Seit-zu-End-

Anastomose anastomosiert oder Seit-zu-Seit bei Verwendung der V. mediana antebrachii. Fanden sich akzessorische Perforansvenen, wurden diese ligiert, um einen Abstrom des Blutes ins tiefe Venensystem zu verhindern. Die V. basilica bzw. das tiefe Venensystem am distalen Vorderarm dienten als Abstromgefäße für das stechbare Shuntsegment. 19 AVF gingen nach einer Medianzeit von 14 Monaten verloren bei einer primären Offenheit von 62 % bzw. einer kumulativen Offenheit von 91 % nach 1 Jahr.

8.8 Perkutane arteriovenöse Fistel

8.8.1 Voraussetzungen für perkutane Systeme

Die Einführung der perkutanen AVF (pAVF) mit vielversprechenden technischen und funktionellen Resultaten erweitert das Lokalisationsspektrum einer arteriovenösen Anastomose und hat unmittelbaren Einfluss auf die Planung der AVF-Anlage (Harika et al. 2021; Inston et al. 2020; Shahverdyan et al. 2021). Die Evaluation, ob eine pAVF aufgrund der anatomischen Voraussetzungen angelegt werden kann, erfolgt mittels Ultraschall im *B-Mode* und hängt vom verwendeten pAVF-System ab.

Das WavelinQ™ pAVF-System (Becton, Dickinson and Company, Franklin Lakes, NJ, USA) erlaubt es, radioradiale und ulnoulnare AVF am proximalen Unterarm zu schaffen, wofür Mindestdurchmesser für die Zielgefäße von 2 mm und ein maximaler arteriovenöser Abstand von 2 mm erforderlich sind (Rajan et al. 2015). Da es sich bei dieser Methode um die Anlage einer AVF im tiefen Venensystem handelt, ist die Kenntnis über den Status des venösen Abflusses brachial, also proximal der WavelinQ™-Anastomose, wichtig, um die Reifung oberflächlicher Venen einschätzen zu können. Manchmal müssen periinterventionell die brachialen Venen mittels Coils verschlossen werden, um die pAVF-Reifung zu begünstigen.

Beim Ellipsys®-System[1] (Medtronic, Dublin, Irland) kann die pAVF-Anlage ultraschallgesteuert erfolgen. Die anatomischen Voraussetzungen für eine erfolgreiche perkutane Anastomose bedingen einen maximalen Abstand zwischen der kubitalen Perforansvene und der proximalen A. radialis auf Höhe von deren Kreuzung von 1,5 mm. Die kubitale Vene sollte einen möglichst geraden Verlauf und einen Innendurchmesser (IDM) von > 2,5 mm aufweisen. Für die proximale A. radialis wäre ein minimaler IDM von 2 mm ideal. Gemäß einer kürzlich veröffentlichten Studie erfüllen etwa 60 % der chronisch niereninsuffizienten Patient*innen die sonografischen Kriterien für eine Ellipsys®-pAVF, wobei hier ein minimaler IDM der kubitalen Perforansvene von 2 mm genügte (Franco et al. 2020).

Eine hilfreiche Applikation zur besseren Darstellung der Gefäße in der Ellenbeugeregion ist der *B-Flow*-Ultraschall (▣ Abb. 8.16). Durch die Doppler-unabhängige Farbkodierung können die pulsierende proximale A. radialis wie auch die kubitale Perforansvene auf Höhe der Kreuzung eingesehen werden. Bei anatomisch identischen Voraussetzungen sind die Ergebnisse des Ellipsys®-Systems gleich wie bei einer operativen AVF-Anlage kubital (Mallios et al. 2021).

1 Im Moment ist unklar, ob dieses System künftig weiter im Handel sein wird.

8.8.2 Technisches Vorgehen

Eine Kombination verschiedener ultraschallgesteuerter Manöver, beginnend mit einer präzisen Punktion der proximalen A. radialis über die kreuzende kubitale Perforansvene, die exakte Platzierung des Katheterdevices teils in der Arterie, teils in der Perforansvene, und die Nachdilatation der perkutan erstellten Anastomose (◘ Abb. 8.16) ist die Voraussetzung für eine erfolgreiche pAVF-Anlage mit dem Ellipsys®-System. Der Eingriff sollte in Plexusanästhesie und an einer gestauten, leicht hyperextendierten oberen Extremität knapp distal der Ellenbeuge erfolgen. Die Plexusanästhesie trägt neben einer maximalen Vasodilatation zur Verminderung von Gefäßspasmen beider Gefäßsysteme bei. Die Lumenexpansion erleichtert die technisch anspruchsvolle venoarterielle Punktion.

◘ Abb. 8.17 zeigt die Lagerung, wenn die pAVF auf der linken Seite durch eine rechtshändige Person durchgeführt wird. Erfolgt der Eingriff auf der rechten Seite, so sind Operateur*in und Assistent*in rumpfseitig positioniert.

Die ultraschallgesteuerte Anlage erfolgt mit dem Ellipsys®-Kathetersystem, das im Anschluss an die venoarterielle Punktion kubital (von der Perforansvene zur proximalen A. radialis) über eine 6-Fr-Schleuse eingebracht wird. Nach korrekter Positionierung und Annähern der beiden Katheterschenkel wird die elliptische Anastomose thermisch gebildet. Die Gewebefusion der Gefäßwände schafft eine sofortige und dauerhafte Verbindung zwischen der Arterie und der Vene. Nach Entfernen des Ellipsys®-Katheters erfolgt als letzter Teilschritt die prolongierte Dilatation der Anastomose mit einem kurzen 5er-Ballon (◘ Abb. 8.18). Zur Erfolgskontrolle können der typische arteriovenöse Doppler-Fluss über der Perforansvene und ein entsprechend hohes Flussminutenvolumen (> 500 ml/min) in der A. brachialis gemessen werden.

Intraoperative Fehlpunktionen können zu Hämatomen führen mit der Konsequenz einer deutlich schlechteren Schallqualität und Kompression der angrenzenden Gefäßstrukturen. Atherosklerotische Veränderungen der A. radialis im Punktionsbereich können das

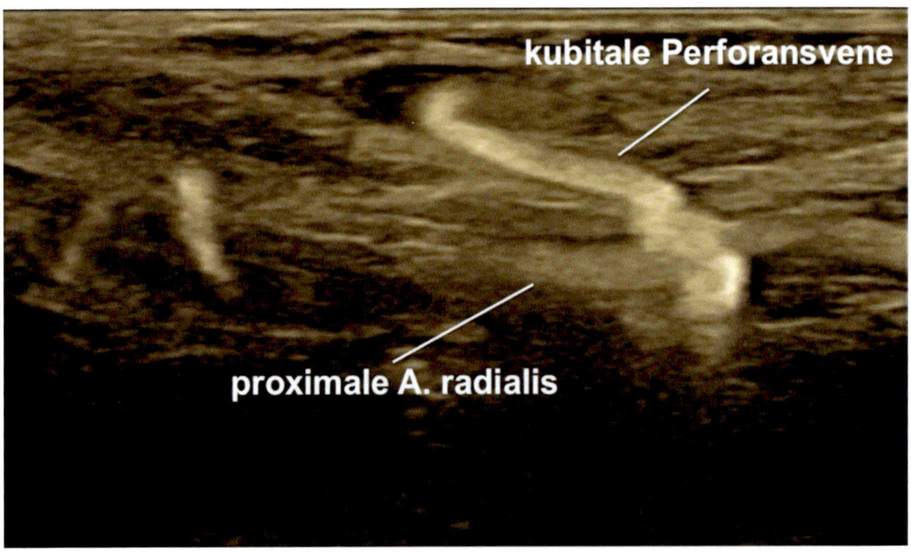

◘ **Abb. 8.16** Gefäßscreening kubital vor pAVF-Anlage mittels B-Flow

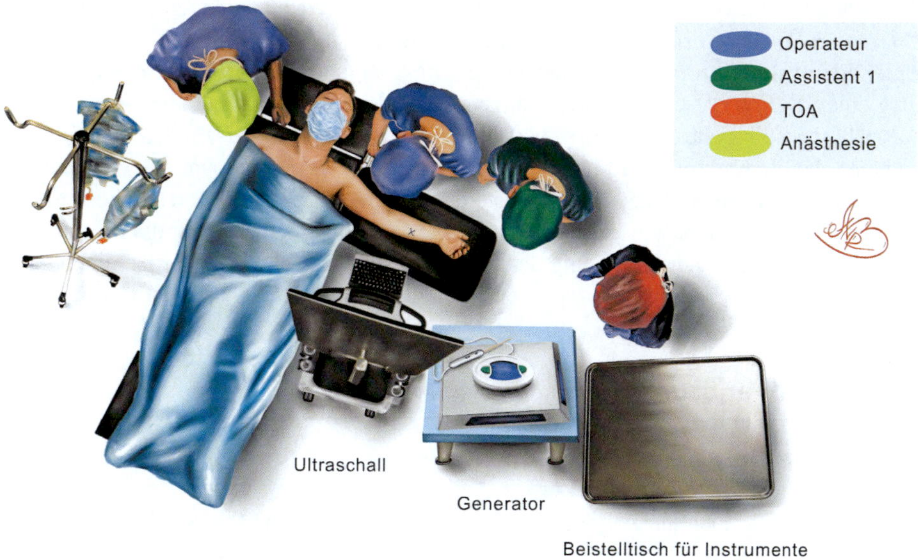

Abb. 8.17 Lagerung zur Anlage einer pAVF auf der linken Seite

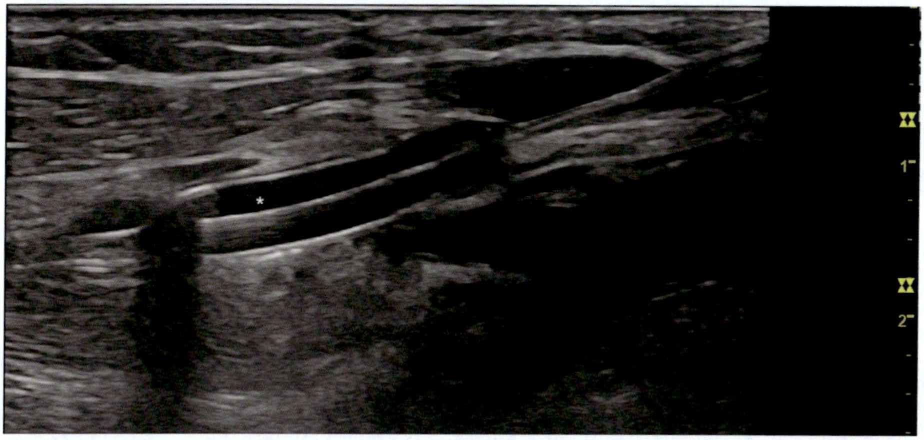

Abb. 8.18 Periinterventionelle Aufnahme einer ultraschallgesteuerten Dilatation der pAVF mit einem 5-mm-Ballon (*Stern*)

Punktionsmanöver erschweren und sollten im Ultraschall im Vorfeld erkannt werden. Intraoperativ kann über eine 4-Fr-Schleuse in der A. radialis am Handgelenk eine arterielle Prädilatation im Punktionsbereich notwendig werden, um den kubitalen Zugang zu erleichtern. Im Fall einer distal angelegten und nicht gereiften radiozephalen AVF kann die sonografische Identifikation von arterialisierten Venen in der Ellenbeugeregion erschwert sein. Diesem Umstand ist vor allem bei der Planung von pAVF Rechnung zu tragen.

Die endovaskuläre Anlage einer pAVF mit dem WavelinQ™-System unterscheidet sich einerseits durch die Lokalisation der Anastomose im tiefen Venensystem, proximal radioradial oder ulnoulnar, und durch die Notwendigkeit der Fluoroskopie. Zudem werden 2 Punktionen, venös und arteriell, benötigt, worüber die Katheter eingebracht werden. Die venöse Punktion erfolgt retrograd brachial, die Arterie wird distal antegrad punktiert. Unter Fluoroskopie werden die Katheter an die geeignete Lokalisation für die Erstellung einer AVF vorgeschoben. Die Magnete in den Kathetern ermöglichen eine präzise Ausrichtung und ziehen die beiden benachbarten Gefäße näher zusammen. Der Venenkatheter, der die Elektrode enthält, liefert die Radiofrequenzenergie, um eine Verbindung zwischen der Arterie und der Vene herzustellen (Rajan et al. 2015). Auch bei diesem Verfahren ist der Fluss über die kubitale Perforansvene an die Oberfläche für die Reifung der pAVF entscheidend. Zur Umleitung des Flusses aus der Tiefe in die oberflächlichen Venen ist häufig ein Verschluss (*coiling*) der Brachialvene vor Interventionsende notwendig.

8.9 Arteriovenöse Grafts

8.9.1 Allgemeine Gesichtspunkte

Die ungenügende Qualität von Venen bei guten arteriellen Verhältnissen ist ein Grund, Prothesenmaterial zu verwenden.

> AVG können als Brückenfistel gestreckt von distal nach proximal am Unter- oder Oberarm angelegt werden, oder aber in der Form einer Schlinge (*loop*).

Bei Patient*innen mit einer langen Lebenserwartung und ohne Risikofaktoren für Infekte (Diabetes, schlechte Hautqualität, Immunsuppression) kann ein Prothesenshunt am Unterarm eine gute Option sein, um einen Hämodialysezugang am Vorderarm zu platzieren. Außerdem werden die Abflussvenen kubital konditioniert, sodass später auf eine AVF gewechselt werden kann. Heute steht eine Vielzahl von Prothesen mit verschiedenen Vor- und Nachteilen zur Verfügung (siehe ▶ Kap. 1 und 9) Früh anstechbare Prothesen sind dann geeignet, wenn Kathetereinlagen vermieden werden sollen oder eine immediate Dialysenotwendigkeit besteht. Bei einem Risiko für eine Handischämie können *tapered* Prothesen mit einem Durchmesser 4/6 mm bzw. 5/7 mm eine Reduktion der Flussmenge bewirken, wobei die lumenreduzierte Prothesenlänge zur Widerstandserhöhung über eine Länge von 5 cm belassen werden muss. Auch bei schmalkalibrigen Arterien (z. B. distale oder proximale A. radialis) kann ein kleinerer Prothesendurchmesser die Anastomosierung erleichtern.

Beim Protheseneinbau ist eine Antibiotikaprophylaxe sinnvoll. Zudem ist bei der Implantation auf strikte Asepsis zu achten. Die Prothese soll möglichst nicht auf die Haut gelegt oder mit den Handschuhen berührt werden. So kann das Risiko einer Kontamination minimiert werden. Eine der verfügbaren PTFE-Prothesen hat ein spezielles Konnektionssystem für den Prothesendurchzug (Slidersystem) und ist von einer Zellophanhülle umgeben, welche erst nach der Implantation entfernt wird. Die Verwendung eines Tunnelierungssystems mit abnehmbaren Oliven macht den Durchzugskanal nur unwesentlich größer als den Prothesendurchmesser, sodass kein Hohlraum entsteht, der mit Gewebeflüssigkeit gefüllt wird. Damit kann einer Serombildung entgegengewirkt werden. Man muss sich aber bewusst sein, dass „eng" durchgezogene Prothesen nach kurzer Zeit kaum mehr in ihrer Lage verändert werden können. Tunnelierungsinstrumente mit einer Olive erlauben es zudem, die Prothese ideal zwischen Kutis und Subkutangewebe zu platzieren, sodass die Prothese von Weichteilgewebe gut geschützt, aber nicht zu tief liegt, um eine problemlose Kanülierung zu ermöglichen.

Bei der Anastomosierung von PTFE-Prothesen kann es zu lästigen Stichkanalblutungen kommen. Die Auflage einer warmen Kompresse zur Aktivierung der Thrombozytenaggregation oder der temporäre Einsatz von Hämostyptika hilft in solchen Fällen.

Nach der Implantation von PTFE-Prothesen kann es zu einer Hautreaktion mit schmerzhafter Rötung kommen, die sich kaum von einem Frühinfekt unterscheiden lässt. Hier helfen die Applikation von Kälte und die Bestimmung von Entzündungsparametern (Leukozyten, C-reaktives Protein), welche bei Infekten meist massiv ansteigen, jedoch bei einer reaktiven Entzündung auf das Prothesenmaterial nur moderat erhöht sind. Solche Hautreaktionen sind für die Patient*innen unangenehm, und es kann Wochen dauern, bis die Rötung und Schwellung abklingt. Man hat diese Reaktion früher als „Goretexitis" bezeichnet.

Prothesenmaterial wird auch dazu verwendet, um bei funktionierenden AVF geschädigte Venenabschnitte (z. B. durch langstreckige Stenosen, in seltenen Fällen bei Aneurysmen) zu ersetzen, damit die Shuntlokalisation möglichst lange genutzt werden kann, bevor man eine Neuanlage mehr proximal ins Auge fassen muss. Bei infektiösen Situationen kann der Einsatz der etwas teureren biologischen Prothesen von Vorteil sein. Die primäre Verwendung biologischer Prothesen ist nur in Ausnahmefällen angezeigt.

8.9.2 Brückenshunt am Unterarm

Es ist nicht häufig, dass man sich für einen solche Art Prothesenshunt entscheidet. Die A. radialis muss in diesem Fall von guter Qualität sein, und die venöse Anastomose sollte distal der Ellenbogenfalte z. B. auf die V. mediana antebrachii zu liegen kommen.

Es lohnt sich, die gewünschte Position der Prothese bei Operationsbeginn auf der Haut einzuzeichnen, damit die Schnittführung so gelegt werden kann, dass die Inzisionen nur kurzstreckig oder gar nicht über der Prothese/der Anastomose zu liegen kommen, um Wundheilungsstörungen mit dem Risiko einer Infektion zu vermeiden. S-förmige Inzisionen lassen die Möglichkeit einer Schnittverlängerung offen.

8.9.3 Prothetische Schlingenfistel

In gewissen Situationen kann eine Unterarmschlingenfistel (*loop* AVG) eine gute Option sein, um noch nicht eine AVF am Oberarm anlegen zu müssen. Bei der Implantation von Grafts muss sorgfältig vorgegangen werden, die Weichteile müssen schonend behandelt werden, und es muss auf maximale Asepsis geachtet werden (◘ Abb. 8.19).

Die Anastomosen sollen distal der Ellenbeugenfalte zu liegen kommen. Als Anschlussvenen ist eine der 4 Vv. medianae cubitales möglich, auch die V. brachialis ist eine Option. Es ist hilfreich, die Lage der Prothese zuvor einzuzeichnen, um die Inzisionen ideal zu wählen. Die Prothese soll 2/3 der Unterarmlänge einnehmen, um genügend Kanülierungslänge zu haben. Auch sollte die Prothese eher lateral am Unterarm zu liegen kommen, weil im Sitzen die Kanülierungsnadeln besser liegen und weil die Haut im lateralen Bereich weniger empfindlich ist. Eine s-förmige Inzision kubital erlaubt eine gute Exposition mit der Möglichkeit einer Schnittverlängerung. Im Bereich des Prothesenbogens (Nadir) braucht es zum Prothesendurchzug Inzisionen. Der Vorteil zweier

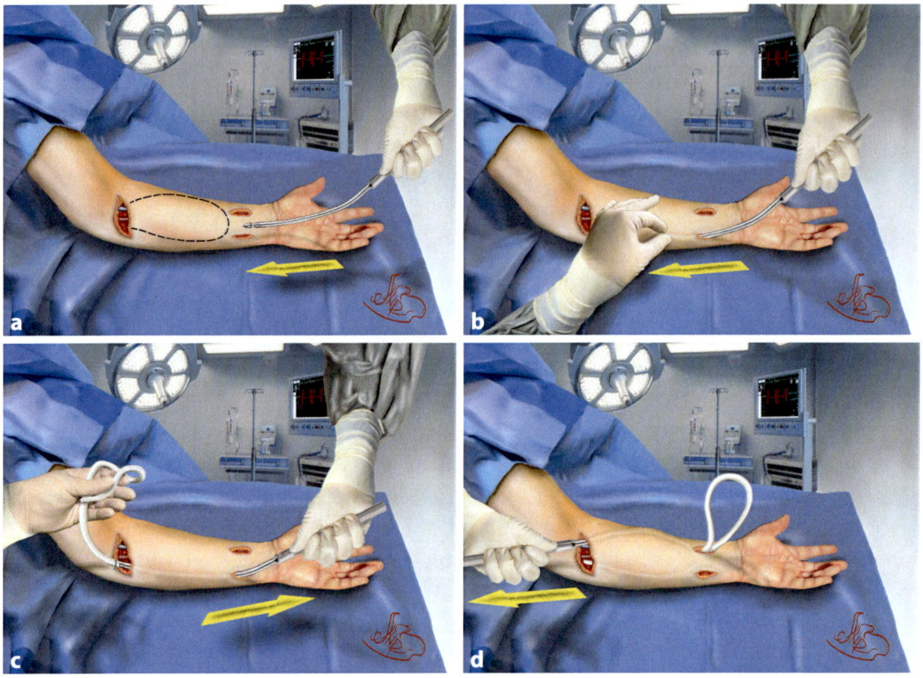

Abb. 8.19 **a** Vorzeichnen der geplanten Lage, um Inzisionen ideal platzieren zu können. **b** Tunnelierung unter Tasten der korrekten Tiefe. **c** Durchzug der Prothese in 3 Schritten. **d** Letzter Schritt des Prothesendurchzuges hin zur Vene

Inzisionen ist, dass man diese auf Distanz zur Prothese setzen und den Raum so präparieren kann, dass die Prothese nach dem Durchzug außerhalb der Inzision zu liegen kommt. Auch kann man die Prothese rund ins Subkutangewebe einpassen, sodass die Gefahr einer Knickung minimal ist und es keine ringverstärkten oder vorgebogenen Prothesen braucht.

Bei nur einer Inzision im Bereich des Nadirs ist die bogenförmige Tunnelierung nicht immer einfach zu bewerkstelligen. In diesem Fall ist der Einsatz eines gebogenen Tunnelierungsgerätes hilfreich. Bei der Einlage einer *tapered* Prothese muss der kleinkalibrige Prothesenanteil zuerst platziert werden (Einzug von proximal nach distal), damit die kleinlumigere Strecke in ihrer Länge (Zone der Widerstandserhöhung) erhalten werden kann. Die Prothese wird also erst im venösen Anastomosenbereich nach Bedarf gekürzt. Wichtig ist, dass im Bereich des Nadirs die Prothese fernab der Inzisionen liegt und gut von Subkutangewebe bedeckt ist. Zur Implantation einer 6-mm-Prothese ist die Verwendung eines Tunnelers mit einer 7-mm-Olive angezeigt, welche dann für den Prothesendurchzug auf eine 6-mm-Olive gewechselt wird. Bei Prothesen, welche mit einem Slidersystem ausgestattet sind, kann die Prothese nach Entfernung der Olive auf einfache Art und Weise an das Tunnnelierungsgerät fixiert werden, was bei 2 Inzisionen den Durchzug vereinfacht, weil die Prothese nicht immer wieder mit einer Ligatur über der Olive fixiert werden muss. Die Prothesen sind an der ventralen Seite markiert, um eine Torquierung frühzeitig erkennen zu können.

Nach Durchzug der Prothese muss eine ideale Position für die Anastomosen gefunden werden. Wenn immer möglich soll sich die Prothese nicht überkreuzen, da die Präparation bei eventuellen Revisionen erschwert wird. Für die Dialysepflegenden ist es wichtig zu wissen, welcher der beiden Prothesenschenkel als Einstromgefäß dient.

Auf der arteriellen Seite kann die Arteriotomie sowohl ventral als auch bei physiologischer Lage lateraler erfolgen. Die Arteriotomie soll dem Prothesendurchmesser entsprechen und braucht nicht groß zu sein. Die venöse Anastomose kommt meist *„on the top"* zu liegen und darf 1–2 cm lang sein. Fertigt man die venöse Anastomose zuerst und blockiert den venösen Rückstrom unter Verwendung einer speziellen Prothesenklemme (mit flacher Klemmfläche), lässt sich eine Thrombosierung der Prothese vermeiden. Nach Fertigung der arteriellen Anastomosierung sollten Anastomose und Prothese durch ein Flushmanöver mit Heparinlösung durchgespült werden, bevor man nach dem Knoten des Fadens den Einstrom freigeben kann. Wird zuerst arteriell anastomosiert, muss sehr anastomosennah der Graft mit der oben beschriebenen Prothesenklemme blockiert werden, damit sich durch die Stase in der Prothese keine Gerinnsel bilden. Auch hier braucht es vor dem Knoten ein Flushmanöver und ein Ausspülen mit Heparinlösung. Zum Schluss der Operation muss nach sorgfältiger Blutstillung etwas Subkutangewebe über die Prothese gelegt und die Haut spannungsfrei und ohne Einschnürungen verschlossen werden.

8.9.4 Oberarmprothesenshunts

Im Bereich des Oberarms hat das Einstromgefäß meist eine genügende Qualität. Die noch offene Vene als Abflussgefäß kann aber sehr variabel sein und sollte vor der Operation durch Ultraschall identifiziert und markiert werden. Oftmals liegt die geeignete Abflussvene axillär oder sogar im Bereich des Halses. Welche Konfiguration für den Prothesenshunt (gestreckt/schlingenförmig) gewählt wird, hängt letztlich von der Lokalisation des Ein- und Ausstromgefäßes ab. Auch bei dieser AVG-Anlage ist es wichtig, die Prothese möglichst langstreckig und vor allem lateral am Oberarm zu platzieren, um einfach und schmerzarm kanülieren zu können (Gage und Lawson 2017).

8.9.5 Resultate und Verlauf

Wie bei den AVF sind auch bei AVG aufgrund der vielen Variablen eine genaue Angabe über die Offenheit nur approximativ zu machen, zudem fehlen bis heute gute randomisierte klinische Studien (Kingsmore et al. 2023). Eine neuere Metaanalyse von Halbert et al. zeigt eine primäre Offenheitsrate für AVG nach 12 Monaten von 41 % (95%-KI, 35–47 %) und von 28 % (95%-KI, 22–33 %) nach 2 Jahren (Halbert et al. 2020). Diese Zahlen sind ähnlich einer bereits früheren Studie, wo die Offenheitsrate nach 18 Monaten für AVG mit 33 % (95%-KI, 31 %–36 %) angegeben wird (Huber et al. 2003). Auch bei den in den *ESVS*-Guidelines aufgeführten Studien ergibt sich eine primäre Offenheit von 40–50 % nach 1 bzw. von 20–30 % nach 2 Jahren (Schmidli et al. 2018). Nimmt man die sekundäre Offenheit als Vergleichsparameter von AVF versus AVG, zeigt sich, dass diese ähnlich ist, aber AVF 1,8 Revisionen pro Jahr erfordern im Gegensatz zur AVG mit 3,3 Interventionen pro Jahr (Voorzaat et al. 2020).

Stenosen im Bereich der venösen Anastomose mit konsekutiver Thrombose sind ursächlich für diesen Funktionsverlust verantwortlich. Die Behandlungsoptionen werden in ▶ Kap. 13 dargestellt.

Als weitere Komplikationen können durch die poröse Durchlässigkeit von PTFE-Prothesen Serome auftreten. Dieses Problem wird in 2–4 % der Fälle nach Protheseninplantation beschrieben und ist nicht einfach zu behandeln. Eine lokale Seromevakuation ist mit einem erhöhten Infektrisiko verbunden. Ein Graftersatz scheint bessere Erfolgschancen zu haben (Dauria et al. 2006). Bei AVG hat man gemäß Metaanalyse von Halbert et al. mit 9 % Infekten pro Patientenjahr zu rechnen (Halbert et al. 2020). Dabei kann zwischen Früh- (< 30 Tage nach Implantation) und Spätinfekten (> 30 Tage nach Implantation) unterschieden werden. Die Behandlungsstrategien finden sich in ▶ Kap. 17.

8.9.6 Besonderheiten bei Prothesenshunts

Sollte es notwendig sein, z. B. eine Prothese über das Ellenbogengelenk zu verlängern, ist die Prothese s-förmig zu legen, gegebenenfalls mit einer Ringverstärkung, um ein Knicken zu vermeiden.

Prothesen sind aus Fremdmaterial und können infolgedessen zu lokalen Reaktionen nach der Implantation führen. Bei Flüssigkeitssekretion und systemischen Zeichen eines Infektes mit Fieber und stark erhöhten Entzündungsparametern muss an einen Frühinfekt gedacht werden. Wenn sich dieser Verdacht bewahrheitet, ist die Entfernung der Prothese unumgänglich, wobei die Arteriotomie mit einem biologischen Patch verschlossen werden muss und die systemische Gabe von Antibiotika indiziert ist.

Prothesen sollen zwingend in der Stickleitertechnik punktiert werden, weil jede Punktion zu einem lokalen Defekt im Bereich der Prothese führt. Wird immer an der gleichen Stelle punktiert (Knopflochpunktion), kommt es zu einer lokalen Schädigung eines größeren Prothesenareals, aus dem ein Pseudoaneurysma entstehen kann, das nicht selten superinfiziert. Der infizierte Abschnitt der Prothese muss in der Folge ersetzt werden, wozu hier die Technik des *rerouting* äußerst empfehlenswert ist (siehe ▶ Kap. 17).

8.10 Schlussbetrachtung

Bei der Wahl des Gefäßzugangs steht heute eine patientenzentrierte, also individualisierte Entscheidungsfindung im Vordergrund. Dogmatische Ansätze wie z. B. die *Fistula first*-Strategie haben ihre Bedeutung verloren. Die in diesem Kapitel aufgeführten technischen Aspekte müssen bei der Evaluation ebenso berücksichtigt werden wie die Lebenserwartung der Patient*innen und deren Bedürfnisse und Wünsche in Bezug auf einen Gefäßzugang. ◘ Tab. 8.2. fasst die Möglichkeiten einer Shuntanlage zusammen. Diese Zusammenstellung lehnt sich an die *AVAS*-Klassifikation (*arterio venous access stage*) an, wie sie Baláž et al. (2021) vorgeschlagen haben (Baláž et al. 2021). Präferenziell sollen arteriovenöse Fisteln im Armbereich angelegt werden. Dennoch ist die Verwendung von Prothesen, trotz höherer jährlicher Interventionsraten, nicht immer eine schlechte Lösung. Von Shuntchirurg*innen sind Kreativität und profunde Kenntnisse über verschiedene Optionen gefragt (Lew et al. 2015).

Besonders bei AVF können bereits intraoperativ Probleme auftreten bzw. später eine fehlende AVF-Reifung beobachtet werden. Intraoperativ kann die Vene torquiert oder

■ **Tab. 8.2** Synopsis von Optionen einer Shuntanlage am Arm

Art der Shuntanlage	Abkürzung	Bemerkungen
Tabatière AVF (distale radiozephale AVF)	**dRCAVF**	Gute Offenheit bei Männern
Radiozephale AVF (Cimino-Brescia)	**RCAVF**	Standard-AVF am Unterarm Konfiguration der Anastomosen variabel
Distale ulnozephale AVF	**dUCAVF**	Transposition der V. cephalica auf die distale A. ulnaris am Unterarm
Distale ulnobasiläre AVF	**dUBAVF**	Ulnobasiläre AVF am Unterarm, Cave: Lage für eine Kanülierung ungünstig
Distale radiobasiläre AVF	**dRBAVF**	Transposition der V. basilica am Unterarm mit Anastomosierung auf die distale A. radialis
Brachiozephale AFV	**BCAVF**	Oberarm gute Offenheit Risiko für *high-flow*
Proximale radiozephale AVF	**pRCAVF**	Option bei Risiko für eine *VAILI**
Proximale ulnozephale AVF	**pUCAVF**	Option bei Risiko für eine *VAILI**
Gracz-AVF	**Gracz AVF**	Verwendung der Perforansvene mit Anastomosierung auf Höhe der Brachialarterienbifurkation
AVF mit retrogradem Fluss	**RFAVF**	AVF am Unterarm mit retrogradem Flow nach Klappenvalvulotomie
Perkutane AVF	**pAVF**	Verwendung von Kubitalvenen für eine thermisch angelegte Anastomose
Brachiobasiläre AVF	**BBAVF**	Oberarm, gute Venenqualität, primäre Anlage oder zweizeitiges Verfahren Option: Distalisierung der Anastomose auf die proximale A. radialis oder A. ulnaris
Brachiobrachialvenen-AFV	**BBVAVF**	Option, falls die V. basilica von ungenügender Qualität oder zu kurz für eine Transposition ist
Prothesenshunt am Unterarm (gestreckt, *loop*)	**AVG**	Bei jüngeren Patient*innen ohne Risikofaktoren als Zwischenschritt, um die Abflussvenen am Oberarm reifen zu lassen
Prothesenshunt am Oberarm (gestreckt; *loop*)	**AVG**	Meist letzte Option für einen HD-Zugang am Arm, wenn die Venen „aufgebraucht“ sind

AVF: arteriovenöse Fistel; *AVG*: arteriovenöser Graft; *HD*: Hämodialyse; *VAILI*: *vascular access induced limb ischemia*

bei Überlänge geknickt sein. In solchen Fällen ist eine Resektion mit Neuanastomosierung auf Höhe der Problemzone mit gegebenenfalls einer Kürzung indiziert. Auch muss geprüft werden, ob es eine Einengung durch Weichteilgewebe gibt. Reift eine AVF ungenügend, braucht es eine Bildgebung, um die Ursache zu eruieren. Zweigen viele Seitenäste von der Hauptvene ab, müssen diese ligiert werden, wobei der Seitenast zu durchtrennen ist.

Eine zu tief liegende Vene kann durch Superfizialisation besser kanülierbar gemacht werden (siehe ▶ Kap. 7). Bei Stenosen ist eine operative oder interventionelle Korrektur angezeigt (siehe ▶ Kap. 13). Shuntaneurysmen und gefäßzugangsbedingte Extremitätenischämien werden in eigenen Kapiteln abgehandelt, ebenso die Thematik von Infektionen (siehe ▶ Kap. 15, 16 und 17).

8.11 Fazit

- Vor jeder Shuntanlage braucht es eine sorgfältige Anamnese, eine klinische Untersuchung und eine systematische Ultraschalluntersuchung.
- Es bewährt sich, im klinischen Alltag bei der Shuntanlage einem gleichbleibenden Algorithmus zu folgen, um mit den Patient*innen und dem *Vascular-Access*-Team zusammen den am besten geeigneten („individualisierten") Gefäßzugang zu empfehlen.
- Bei einer Shuntanlage braucht es immer einen Plan B im Falle eines Scheiterns.
- Für die heute bekannten Varianten einer Anastomosenanlage von RCAVF fehlen randomisierte kontrollierte Studien für eine finale Beurteilung bezüglich der Funktionalität.
- Am Arm gibt es eine Vielzahl von AVF-Optionen, welche sorgfältig geprüft werden müssen.
- AVG sind speziellen Situation vorbehalten, um möglichst lange eine Shuntanlage am Arm zu ermöglichen, wobei es immer eine gute Risikoabwägung braucht.

Kommentar

William Jennings

Die von den Autoren dargelegten Strategien und Techniken sind für Chirurg*innen hilfreich, um einen sicheren und funktionalen Gefäßzugang zu etablieren. Meine Ausführung stützt sich auf eine langjährige Erfahrung in der Shuntchirurgie und soll wichtige im Kapitel angesprochene Punkte betonen.

Der farbkodierte Doppler-Sonografie (FKDS) gehört in die Hand der Chirurg*innen und ist Schlüsselelement, um AVF zu vermeiden, welche mit hoher Wahrscheinlichkeit versagen (Jennings und Parker 2016). Mit dieser Bildgebung lassen sich Abflussmöglichkeiten kritisch beurteilen, eine geeignete Schnittführung festlegen und die anatomischen Gegebenheiten darstellen.

Die Tabatière-AVF ist ideal für prädialytische Patient*innen, bei denen eine längere Reifungszeit in Kauf genommen werden kann. Die Überlegung der Autoren, Alternativen zur Mobilisierung der Abflussvene bei RCAVF zu prüfen, sind zu begrüßen. Durch Transposition der Radialarterie kann das Risiko einer Venentorquierung mit der Folge einer juxtaanastomotischen Stenose minimiert werden. Das Gleiche gilt für die *pSLOT*-Technik von Shenoy, wobei eine Elevation der Radialarterie ermöglicht wird. Wenn die Gefäße am Handgelenk ungeeignet sind, kann die AVF etwas proximaler im Unterarm angelegt werden, wo die Vene größer und/oder die Arterie weniger erkrankt ist.

AVF-Optionen bei Kindern ähneln im Allgemeinen denen bei Erwachsenen, auch wenn in diesen Fällen kleinere Gefäße akzeptiert werden. Ältere Patient*innen können von einem autologen Zugang am Oberarm profitieren, der eine zuverlässige und rasche Reifung erlaubt, wenn eine für die Kanülierung ungeeignete, dünne und fragile Haut am Unterarm vorhanden ist. In diesen und anderen Fällen, in denen es keine Option für eine AVF am Unterarm gibt, erwäge ich einen antekubitalen Zugang mit Anastomosierung auf die proximale Radialarterien (Jennings et al. 2018). Diese AVF-Konfiguration kann eine *high-flow*-AVF und/oder eine gefäßzugangsinduzierte Extremitätenischämie (*VAILI*) verhindern im Vergleich zu einer brachialen Arterienanastomose. Die Autoren beschreiben anschaulich die diversen venösen Ausflussoptionen, wobei nicht nur die proximale V. cephalica erwähnt wird, sondern auch das Basilikasystem, das potentiell auch retrograd über Unterarmsegmente drainieren kann. Die kubital gelegenen V. perforans als Abstromvene zu verwenden, ist aus meiner Sicht eine gute Wahl. Wenn die A. ulnaris am distalen Unterarm erkrankt oder die A. radialis das einzig gute Gefäß zur Hand ist, kann mit akzeptablen Erfolgsaussichten auf die proximale A. ulnaris anastomosiert werden.

Weist die V. basilica einen Durchmesser von 4 mm auf, führe ich eine primäre Transposition durch, bei einem Durchmesser von 2–4 mm wähle ich das zweizeitige Verfahren. Auch hier versuche ich nach Möglichkeit, auf die proximale A. radialis oder A. ulnaris zu anastomosieren. Verwende ich die V. brachialis als AVF, bemühe ich mich nach Kräften, die proximale Radial- oder Ulnararterie für den *Inflow* zu verwenden. Die brachiale Vene bietet zusätzliche Optionen für den Ausfluss. Eine Transposition unter Verwendung der Brachialvenen führe ich in 2 Schritten durch.

Die Gefahr eines Armödems aufgrund einer venösen Ausflussobstruktion ist bei einem Verschluss der V. subclavia wahrscheinlicher als bei einer zentralvenösen Obstruktion (*CVO*), weil dank ausgebildeter Kollateralen eine niedrige Abflussmenge ohne Folgen verkraftet werden kann. Deshalb kann mit einem Präzisionsbanding einer *High-Flow*-AVF das Ödem trotz *CVO* beseitigt werden, ja, bei guter Kollateralisierung kann sogar eine AVF mit niedrigem Fluss erfolgversprechend angelegt werden (Jennings et al. 2016).

Selten verwende ich bei ausgewählten Personen mit einem sehr hohen Risiko für eine *VAILI* das Verfahren einer proximalisierten, arteriovenösen Anastomose (*PAVA*). Dabei muss die Anastomose proximal der A. profunda brachii zu liegen kommen.

Es ist wichtig zu bedenken, dass der venöse Abstrom bei einem AVG am Unterarm adäquat zu sein hat. Es gibt in der Tat auch eine Patientengruppe, welche mit einem AVG gut versorgt ist. Wann immer möglich, sollen aber native AVF konstruiert werden, wobei auch eine Brachialvenen-AVF oder eine Transposition/Translokation von Basilar- und Femoralvenen in Betracht gezogen werden darf (Jennings und Parker 2016).

Wichtige Publikationen des Kommentators William Jennings

1. Jennings WC, Parker DE (2016) Creating arteriovenous fistulas using surgeon-performed ultrasound. J Vasc Access 17(4):333–9.
2. Jennings WC, Mallios A, Mushtaq N (2018) Proximal radial artery arterovenous fistula for hemodialysis access. J Vasc Surg 67(1):244–253.
3. Jennings WC, Maliska III CM, Blebea J, Taubman KE (2016) creating arteriovenous fistulas in patients with chronic central venous obstruction. J Vas Access 17(3):239–42.

Kommentar

Surendra Shenoy

Innovationen mit direktem Bezug auf Gefäßzugänge fehlen im Gegensatz zu Entwicklungen in der Dialyseversorgung, welche die Lebenserwartung und Lebensqualität der Patienten verbessert haben. Anhaltende Probleme bei der Reifung von AVF und eine hohe Ausfallrate von arteriovenösen Transplantaten (AVG) aufgrund von Infektionen und der Notwendigkeit häufiger Eingriffe bestehen weiterhin. Richtlinien wie die KDOQI und Initiativen wie „*End Points in Vascular Access*" haben das Bewusstsein dafür geschärft und Innovationen gefördert, was zu einem erneuten Interesse an der Entwicklung von Lösungen für Probleme von Gefäßzugängen unter Nutzung des heutigen Wissensstandes und der aktuellen Technologien geführt hat (Lok et al. 2020; Shenoy et al. 2018).

8

Es sei nochmals daran erinnert, dass ein funktionaler Gefäßzugang einen zusätzlichen Kreislauf mit hohem Blutfluss erzeugt, der sich an das normale Kreislaufsystem ankoppelt. Durch die arteriovenöse Anastomose kommt es zu einer kompensatorischen hämodynamischen Reaktion des Herzens. Anatomisch gesehen, besteht dieser „Extrakreislauf" aus einem Zufluss, einem Kanülierungssegment (*conduit*) und einem Abfluss (sowohl peripher als auch zentral). Zu den Gründen für den Ausfall von Shunts gehören Probleme des Gefäßsystems (wie Thrombosen und Durchblutungsstörungen), Probleme mit dem *conduit* (wie Aneurysmen, Pseudoaneurysmen und Schwierigkeiten bei der Kanülierung) sowie Infektionen. Die Durchblutungsänderungen, die zur Entwicklung eines funktionellen Zugangs führen, tragen auch zu pathologischen Reaktionen bei, die einen Ausfall bei Gefäßzugängen verursachen. Fortschritte in den Bereichen Ultraschall, numerische Strömungsmechanik (*CFD: computational fluid dynamics*) und MRT-Technologien haben die Untersuchung dieser Strömungsmechanik erleichtert, das Verständnis der Strömungsreaktionen verbessert und Regionen identifiziert, die anfällig für Pathologien sind.

Fortschritte bei der Schaffung von Gefäßzugängen müssen mit der Entwicklung von neuen Dialysetechnologien Schritt halten. Die Folgen von Shuntanlagen und die Gründe für deren Ausfall müssen noch spezifischer untersucht werden, um die Platzierung und Reifung von AFV zu verbessern. Ein solcher Versuch für die distale radiozephale AVF umfasst die „Venenvorerweiterung" vor der Fistelbildung durch flussvermittelte Dilatation, die in ersten Studien am Menschen bemerkenswerte Erfolge gezeigt hat (Treffalls et al. 2024). Chirurgische Innovationen zur Modulation des Blutflusses wie die pSLOT-Technik (*piggy back straight-line onlay technique*) und das Präzisionsbanding haben zu signifikanten klinischen Verbesserungen geführt (Darcy et al. 2017; Gkotsis et al. 2016). Weitere Versuche wie RADAR und mechanische Vorrichtungen zur Veränderung der Compliance im Bereich der Anastomose, um durch den Blutfluss verursachte Verletzungen zu reduzieren, wie VasQ und die resorbierbare Self-Wrap-Technologie, befinden sich derzeit in der klinischen Evaluierung (Dillavou et al. 2023; SAVE-Fistulas 2026). Endo-Force™ (Phraxis Inc., Minneapolis, MN, USA) ist ein ähnlicher Versuch, die Vorteile der Flussmodulation für die Transplantatvenenanastomose zu nutzen (Burgess et al. 2024). Forscher untersuchen auch nichtinvasive Methoden zur Blutflusskontrolle, wie beispielsweise den implantierbaren magnetischen Antriebsmechanismus AV-Conduit (White et al. 2024).

Zusätzlich zu den Bemühungen, die Platzierung und Reifung zu verbessern, gibt es vielversprechende Strategien zur Behandlung der venösen neointimalen Hyperplasie.

Aktuelle Innovationen konzentrieren sich auf die lokale Verabreichung von zytotoxischen und antiproliferativen Wirkstoffen unter Verwendung von Ballons und Stents. Dieser Ansatz zielt darauf ab, die Ergebnisse der Angioplastie zu verbessern, die von Natur aus Gewebeverletzungen verursacht und die NIH fördert (Takahashi et al. 2021).

In Fachkreisen, die sich mit *RRT* beschäftigen, ist das Interesse gestiegen, sich mit dem Thema erneut intensiver zu beschäftigen. Es gibt Forschungsprojekte, die darauf abzielen, spezifische Herausforderungen anzugehen, wie z. B. kleine Venen vor einer AVF-Anlage zu dilatieren, die Kreislaufpathologie besser zu analysieren und Systeme zu entwickeln, um die Kanülierung und Blutstillung an Kanülierungsstellen zu optimieren, was die Optionen für eine patientenzentrierte Versorgung erweitert (Ross et al. 2024; Sundranam 2024). Dabei dürfen ethische Herausforderungen in Zusammenhang mit Kosten und Zugänglichkeit im globalen Kontext nicht vergessen werden.

Wichtige Publikationen des Kommentators Surendra Shenoy

1. Lok CE, Huber TS, Lee T, Shenoys S et al (2020) KDOQI Vascular Access Guideline Work Group. KDOQI clinical practice guideline for vascular access: 2019 update. Am J Kidney Dis. 75(4)(suppl 2):S1–S164
2. Krampf J, Agarwal R, Shenoy S (2021) Contributionof inflow artery to observed flow in a vascular access: A computational fuid dynamic modeling study of an arteriovenous fistula circuit. J Vasc Acces 22:417–423
3. Shenoy S (2009) Surgical anatomy of upper arm: what is needed for AVF planning. J Vasc Access 10:223–232

Literatur

Abreo K, Amin BM, Abreo AP (2018) Physical examination of the hemodialysis arteriovenous fistula to detect early dysfunction. J Vasc Access 20:7–11. https://doi.org/10.1177/1129729818768183

Adwaney A, Lim C, Blakey S et al (2019) Central venous stenosis, access outcome and survival in patients undergoing maintenance hemodialysis. Clin J Am Soc Nephrol 14:378–384. https://doi.org/10.2215/CJN.07010618

Al-Jaishi AA, Oliver MJ, Thomas SM et al (2014) Patency rates of the arteriovenous fistula for hemodialysis: a systematic review and meta-analysis. Am J Kidney Dis 63:464–478. https://doi.org/10.1053/j.ajkd.2013.08.023

Alnahhal KI, Rowse J, Kirksey L (2023) The challenging surgical vascular access creation. Cardiovasc Diagn Ther 13:162–172. https://doi.org/10.21037/cdt-22-560

Arroyo MR, Sideman MJ, Spergel L, Jennings WC (2008) Primary and staged transposition arteriovenous fistulas. J Vasc Surg 47:1279–1283. https://doi.org/10.1016/j.jvs.2008.01.047

Bai H, Sadaghianloo N, Gorecka J et al (2020) Artery to vein configuration of arteriovenous fistula improves hemodynamics to increase maturation and patency. Sci Transl Med. https://doi.org/10.1126/scitranslmed.aax7613

Baláž P, Hanko J, Magowan H et al (2021) The arteriovenous access stage (AVAS) classification. Clin Kidney J 14:1747–1751. https://doi.org/10.1093/ckj/sfaa189

Barbeau GR, Arsenault F, Dugas L et al (2004) Evaluation of the ulnopalmar arterial arches with pulse oximetry and plethysmography: Comparison with the Allen's test in 1010 patients. Am Heart J 147:489–493. https://doi.org/10.1016/j.ahj.2003.10.038

Barcena AJR, Perez JVD, Liu O et al (2022) Localized perivascular therapeutic approaches to inhibit venous neointimal hyperplasia in arteriovenous fistula access for hemodialysis use. Biomolecules. https://doi.org/10.3390/biom12101367

Barcena AJR, Perez JVD, Bernardino MR et al (2023) Bioresorbable Mesenchymal stem cell-loaded electrospun polymeric scaffold inhibits neointimal hyperplasia following arteriovenous fistula formation in a rat model of chronic kidney disease. Adv Healthc Mater. https://doi.org/10.1002/adhm.202300960

Bashar K, Healy DA, Elsheikh S et al (2015) One-stage vs. two-stage brachio-basilic arteriovenous fistula for dialysis access: a systematic review and a meta-analysis. PLoS ONE 10:1–25. https://doi.org/10.1371/journal.pone.0120154

Bender MHM, Bruyninckx CMA, Gerlag PGG (1995) The gracz arteriovenous fistula evaluated. Results of the brachiocephalic elbow fistula in haemodialysis angio-access. Eur J Vasc Endovasc Surg 10:294–297. https://doi.org/10.1016/S1078-5884(05)80045-0

Bharat A, Jaenicke M, Shenoy S (2012) A novel technique of vascular anastomosis to prevent juxta-anastomotic stenosis following arteriovenous fistula creation. J Vasc Surg 55:274–280. https://doi.org/10.1016/j.jvs.2011.07.090

Bleyer AJ, Scavo VA, Wilson SE et al (2019) A randomized trial of vonapanitase (PATENCY-1) to promote radiocephalic fistula patency and use for hemodialysis. J Vasc Surg 69:507–515. https://doi.org/10.1016/j.jvs.2018.04.068

Bozzetto M, Soliveri L, Poloni S et al (2024) Arteriovenous fistula creation with VasQTM device: a feasibility study to reveal hemodynamic implications. J Vasc Access 25:60–70. https://doi.org/10.1177/11297298221087160

Brescia MJ, Cimino JE, Appel KHB (1966) Chronic hemodialysis using venipuncture and surgically created arteriovenous fistula. New Engl J Med 275:1089–1092

Burgess JS, Beaver JD, London M et al (2024) Prospective multicenter study of a novel endovascular venous anastomotic procedure and device for implantation of an arteriovenous graft for hemodialysis. J Vasc Access 25:1244–1251. https://doi.org/10.1177/11297298231159691

Cacko A, Kozyra-Pydyś E, Gawałko M et al (2019) Predictors of venous stenosis or occlusion following first transvenous cardiac device implantation: Prospective observational study. J Vasc Access 20:495–500. https://doi.org/10.1177/1129729818815135

Cahalane AM, Irani Z, Cui J (2023) Beyond the veins: uncovering the history and advancements of vascular access. Kidney 4:1150–1154. https://doi.org/10.34067/KID.0000000000000180

Dagher F, Gelber R, Ramos ESJ (1976) The use of basilic vein and brachial artery as an A-V fistula for long term hemodialysis. J Surg Res 20:373–376

Darcy M, Vachharajani N, Zhang T et al (2017) Long-term outcome of upper extremity arteriovenous fistula using pSLOT: single-center longitudinal follow-up using a protocol-based approach. J Vasc Access 18:515–521

Dauria DM, Dyk P, Garvin P (2006) Incidence and management of Seroma after arteriovenous graft placement. J Am Coll Surg 203:506–511. https://doi.org/10.1016/j.jamcollsurg.2006.06.002

Dillavou ED, Lucas JF, Woodside K et al (2023) VasQ U.S. pivotal study demonstrates the safety and effectiveness of an external vascular support for arteriovenous fistula creation. J Vasc Surg 78:1302–1312.e3. https://doi.org/10.1016/j.jvs.2023.07.054

El Khoury R, Russeau AP, Patel N et al (2021) Reliability of preoperative venous mapping ultrasonography in predicting for autogenous arteriovenous fistula maturation. J Vasc Surg 73:1787–1793. https://doi.org/10.1016/j.jvs.2020.09.035

Franco G, Mallios A, Bourquelot P et al (2020) Feasibility for arteriovenous fistula creation with Ellipsys. J Vasc Access 21:701–704. https://doi.org/10.1177/1129729819900114

Frizen FKG (2010) Shuntvenenmapping-CO2-Phlebografie: unverzichtbares Werkzeug vor Shunt-Erstanlage. Dial Aktuell 17:374–380

Gage SM, Lawson JH (2017) Forearm versus upper arm grafts for vascular access. J Vasc Access 18:S77–S81. https://doi.org/10.5301/jva.5000688

Gallieni M, Hollenbeck M, Inston N et al (2019) Clinical practice guideline on peri- and postoperative care of arteriovenous fistulas and grafts for haemodialysis in adults. Nephrol Dial Transplant 34:II1. https://doi.org/10.1093/ndt/gfz072

Gkotsis G, Jennings WC, Malik J et al (2016) Treatment of high flow arteriovenous fistulas after successful renal transplant using a simple precision banding technique. Ann Vasc Surg 31:85–90. https://doi.org/10.1016/j.avsg.2015.08.012

Gołębiowski T, Jerzak P, Letachowicz K et al (2022) Prone position facilitates creation of ulnar-basilic arteriovenous fistula. J Clin Med. https://doi.org/10.3390/jcm11092610

Gołębiowski T, Kusztal M, Konieczny A et al (2023) Radial artery deviation and reimplantation (RADAR) to accelerate the maturation of radial-cephalic fistulas for hemodialysis in patients with end-stage renal disease. J Clin Med. https://doi.org/10.3390/jcm12206481

Grazs KC, Ing RS, Soung L-S, Armbruster KFW, Seim SK, Merkel F (1977) Proximal forearm fistula for maintenance hemodialyis. Kid Int 11:71–74

Halbert RJ, Nicholson G, Nordyke RJ et al (2020) Patency of ePTFE arteriovenous graft placements in hemodialysis patients: systematic literature review and meta-analysis. Kidney 1:1437–1446. https://doi.org/10.34067/KID.0003502020

8

Hanson JS, Carmody M, Keogh RO (1967) Access to circulation by permanent arteriovenous fistula in regular dialysis treatment. BMJ 4(5579):586–589

Harika G, Mallios A, Allouache M et al (2021) Comparison of surgical versus percutaneously created arteriovenous hemodialysis fistulas. J Vasc Surg 74:209–216. https://doi.org/10.1016/j.jvs.2020.12.086

Heindel P, Fitzgibbon JJ, Feliz JD et al (2023) Evaluating national guideline concordance of recurrent interventions after radiocephalic arteriovenous fistula creation. J Vasc Surg 77:1206–1215.e2. https://doi.org/10.1016/j.jvs.2022.12.017

Heindel P, Fitzgibbon JJ, Secemsky EA et al (2024) Evaluating the effectiveness of systemic heparin during arteriovenous fistula creation by emulating a target trial. Am J Epidemiol. https://doi.org/10.1093/aje/kwae098

Hörer TM, Skoog P, Quell R et al (2016) No-touch technique for radiocephalic arteriovenous fistula – Surgical technique and preliminary results. J Vasc Access 17:6–12. https://doi.org/10.5301/jva.5000456

Hou G, Fu M, Wang X et al (2022) Modified no-touch technique for radio-cephalic arteriovenous fistula increases primary patency and decreases juxta-anastomotic stenosis. J Vasc Access. https://doi.org/10.1177/11297298221139339

Huber TS, Carter JW, Carter RL, Seeger JM (2003) Patency of autogenous and polytetrafluoroethylene upper extremity arteriovenous hemodialysis accesses: a systematic review. J Vasc Surg 38:1005–1011. https://doi.org/10.1016/S0741-5214(03)00426-9

Hussain MA, Yu P, Burke S et al (2021) Predictors of radiocephalic arteriovenous fistula outcomes: first look into the PATENCY-1 and PATENCY-2 randomized controlled trials. J Vasc Surg 74:e43. https://doi.org/10.1016/j.jvs.2021.06.072

Inston N, Khawaja A, Tullett K, Jones R (2020) WavelinQ created arteriovenous fistulas versus surgical radiocephalic arteriovenous fistulas? A single-centre observational study. J Vasc Access 21:646–651. https://doi.org/10.1177/1129729819897168

Jennings WC, Mallios A (2017) Proximal ulnar artery arteriovenous fistula inflow is an uncommon but useful vascular access option. J Vasc Access 18:488–491. https://doi.org/10.5301/jva.5000783

Jennings WC, Parker DE (2016) Creating arteriovenous fistulas using surgeon-performed ultrasound. J Vasc Access 17:333–339. https://doi.org/10.5301/jva.5000569

Jennings WC, Maliska CM, Blebea J, Taubman KE (2016) Creating arteriovenous fistulas in patients with chronic central venous obstruction. J Vasc Access 17:239–242. https://doi.org/10.5301/jva.5000507

Jennings WC, Mallios A, Mushtaq N (2018) Proximal radial artery arteriovenous fistula for hemodialysis vascular access. J Vasc Surg 67:244–253. https://doi.org/10.1016/j.jvs.2017.06.114

Kakkos SK, Tsolakis IA, Papadoulas SI et al (2015) Randomized controlled trial comparing primary and staged basilic vein transposition. Front Surg. https://doi.org/10.3389/fsurg.2015.00014

Kim H, Nelson PR, Mushtaq N et al (2023) Creating reverse flow arteriovenous fistulas with a forearm cannulation target. J Vasc Access 24:552–558. https://doi.org/10.1177/11297298211039654

Kingsmore D, White RD, Mestres G et al (2023) Recruitment into randomised trials of arteriovenous grafts: a systematic review. J Vasc Access. https://doi.org/10.1177/11297298231158413

Konner K (1999) A primer on the av fistula-Achilles'heel, but also Cinderella of haemodialysis. Nephrol Dial Transpl 14:2094–2098

Kusztal M, Weyde W, Letachowicz K et al (2014) Anatomical vascular variations and practical implications for access creation on the upper limb. J Vasc Access. https://doi.org/10.5301/jva.5000257

Lew SQ, Nguyen BN, Ing TS (2015) Hemodialysis vascular access construction in the upper extremity: a review. J Vasc Access 16:87–92. https://doi.org/10.5301/jva.5000299

Lok CE, Huber TS, Lee T et al (2020) KDOQI clinical practice guideline for vascular access: 2019 update. Am J Kidney Dis 75:S1–S164. https://doi.org/10.1053/j.ajkd.2019.12.001

Lunyera J, Mohottige D, Alexopoulos A-S et al (2020) Risk for nephrogenic systemic fibrosis after exposure to newer gadolinium agents. Ann Intern Med 173:110–119. https://doi.org/10.7326/M20-0299

Maharaj D, Michael F, Ramdass J et al (2018) Distal-to-snuffbox arteriovenous fistula, S 227–231

Mallios A, Nelson PR, Franco G, Jennings WC (2021) Creating percutaneous radiocephalic arteriovenous fistulas at the wrist. J Vasc Access 22:299–303. https://doi.org/10.1177/1129729820933737

Meyer A, Saleh A, Tunali D et al (2023) Fünf Schritte zur erfolgreichen AV-Fistel. Gefässchirurgie 28:551–563. https://doi.org/10.1007/s00772-023-01057-6

Mohamed I, Kamarizan M, Da Silva A (2021) Medical adjuvant treatment to increase patency of arteriovenous fistulae and grafts. Cochrane Database Syst Rev. https://doi.org/10.1002/14651858.CD002786.pub4

Parikh KS, Josyula A, Inoue T et al (2023) Nanofiber-coated, tacrolimus-eluting sutures inhibit post-operative neointimal hyperplasia in rats. J Control Release 353:96–104. https://doi.org/10.1016/j.jconrel.2022.11.020

Paulson WD, Kipshidze N, Kipiani K et al (2012) Safety and efficacy of local periadventitial delivery of sirolimus for improving hemodialysis graft patency: First human experience with a sirolimus-eluting collagen membrane (Coll-R). Nephrol Dial Transplant 27:1219–1224. https://doi.org/10.1093/ndt/gfr667

Piryani AK, Kilari S, Takahashi E et al (2021) Bioresorbable mesenchymal stem cell-loaded electrospun polymeric scaffold inhibits neointimal hyperplasia following arteriovenous fistula formation in a rat model of chronic kidney disease. Kidney 2:1945–1952. https://doi.org/10.34067/KID.0005182021

Rajan DK, Ebner A, Desai SB et al (2015) Percutaneous creation of an arteriovenous fistula for hemodialysis access. J Vasc Interv Radiol 26:484–490. https://doi.org/10.1016/j.jvir.2014.12.018

Ramadan OI, Dember LM, Wang GJ et al (2022) Association between anaesthesia type and arteriovenous fistula maturation. BJA Open 3:100031. https://doi.org/10.1016/j.bjao.2022.100031

Rassat JP, Moscovtchenko JF, Perrin JTJ (1969) La fistule artéro-veineuse dans la tabatière anatomique. J Urologie Néphrologie 75:482

Röhl L, Franz HE, Möhring K, Ritz E, Schüler HW, Uhse HGZM (1968) Direct arteriovenous fistula for hemodialysis. Scand J Urol Nephrol 2:191–195

Ross J, Hohmann S, Glowczwski A et al (2024) ACT I early feasibility study of the Voyager Ark vascular access device. J Vasc Access. https://doi.org/10.1177/11297298241302887

Ryan SV, Calligaro KD, Scharff J et al (2004) Management of infected prosthetic dialysis arteriovenous grafts. J Vasc Surg 39:73–78. https://doi.org/10.1016/j.jvs.2003.07.002

Ryu Y, Lee D, Baek M-J, Kim H (2016) Clinical value of intraoperative transit-time flow measurement for autogenous radiocephalic arteriovenous fistula in patients with chronic kidney disease. Ann Vasc Surg 35:53–59. https://doi.org/10.1016/j.avsg.2016.02.018

8

Sadaghianloo N, Declemy S, Jean-Baptiste E et al (2016) Radial artery deviation and reimplantation inhibits venous juxta-anastomotic stenosis and increases primary patency of radial-cephalic fistulas for hemodialysis. J Vasc Surg 64:698–706.e1. https://doi.org/10.1016/j.jvs.2016.04.023

Saucy F, Déglise S, Holzer T et al (2014) Intraoperative assessment of vascular access. J Vasc Access 15:6–9. https://doi.org/10.5301/jva.5000253

SAVE-Fistulas: SAVE-Fistulas: the SelfWrap-Assisted Arteriovenous Fistulas Study (SAVE-Fistulas). https://www.clinicaltrials.gov/study/NCT06001827#study-overview (Letztes Studien-Update 2/2026)

Schmidli J, Widmer MK, Basile C et al (2018) Editor's choice – vascular access: 2018 clinical practice guidelines of the European Society for Vascular Surgery (ESVS). Eur J Vasc Endovasc Surg 55:757–818. https://doi.org/10.1016/j.ejvs.2018.02.001

Schwein A, Georg Y, Lejay A et al (2016) Promising results of the forearm basilic fistula reveal a worthwhile option between radial cephalic and brachial fistula. Ann Vasc Surg 32:5–8. https://doi.org/10.1016/j.avsg.2015.10.019

Shahverdyan R, Hentschel DM (2022) Achieving high maturation and cannulation rates of radial-cephalic arteriovenous fistulas with VasQ™ device. Semin Dial 36:147–154. https://doi.org/10.1111/sdi.13065

Shahverdyan R, Meyer T, Matoussevitch V (2020) Patency and functionality of radiocephalic arteriovenous fistulas with an external support device (VasQ™): Real-world single-center experience. J Vasc Access 22:166–172. https://doi.org/10.1177/1129729820904599

Shahverdyan R, Beathard G, Mushtaq N et al (2021) Comparison of ellipsys percutaneous and proximal forearm Gracz-type surgical arteriovenous fistulas. Am J Kidney Dis 78:520–529.e1. https://doi.org/10.1053/j.ajkd.2021.01.011

Shenoy S, Allon M, Beathard G et al (2018) Clinical trial end points for hemodialysis vascular access. Clin J Am Soc Nephrol 13:490–494. https://doi.org/10.2215/CJN.13321216

Shintaku S, Kawanishi H, Moriishi M et al (2014) Distal ulnar-basilic fistula as the first hemodialysis access. J Vasc Access 15:83–87. https://doi.org/10.5301/jva.5000180

Stewart AH, Eyers PS, Earnshaw JJ (2007) Prevention of infection in peripheral arterial reconstruction: a systematic review and meta-analysis. J Vasc Surg 46:148–155. https://doi.org/10.1016/j.jvs.2007.02.065

Sundranam R (2024) Simple hemostatic device to stop cannulation site bleeding. https://veithsymposium.org/2024/abstracts/vei/1301.pdf

Takahashi EA, Kilari S, Misra S (2021) Novel clinical therapies and technologies in dialysis vascular access. Kidney 2:1373–1379. https://doi.org/10.34067/KID.0002962021

Tapia González I, Esteve SV, Ibañez Pallarés S et al (2024) The hand grip training device: a new therapeutic option in arteriovenous fistula maturation. J Vasc Access 25:584–591. https://doi.org/10.1177/11297298221122129

Tordoir JHM, Cerneviciute R, Sahebally SMM et al (2017) Regional versus local anaesthesia for haemodialysis arteriovenous fistula formation: a systematic review and meta-analysis. Eur J Vasc Endovasc Surg 53:734–742. https://doi.org/10.1016/j.ejvs.2017.01.025

Treffalls R, Shenoy S, Ebner A et al (2024) Abstract 4145497: pump-assisted vein dilation for arteriovenous fistula creation – translation of the Amplifi vein dilation system from bench to bedside. Circulation. https://doi.org/10.1161/circ.150.suppl_1.4145497

Voorzaat BM, Janmaat CJ, Van Der Bogt KEA et al (2020) Patency outcomes of arteriovenous fistulas and grafts for hemodialysis access: a trade-off between nonmaturation and long-term complications. Kidney 1:916–924. https://doi.org/10.34067/KID.0000462020

Weaver ML, Holscher CM, Sorber R et al (2019) Comparison of forearm versus upper arm basilic transposition arteriovenous fistulas demonstrates equivalent satisfactory patency. J Vasc Surg 70:1247–1252. https://doi.org/10.1016/j.jvs.2019.01.093

White NA, van der Kroft SL, van der Bogt KEA et al (2024) An Implantable magnetic drive mechanism for non-invasive arteriovenous conduit blood flow control. IEEE Trans Biomed Eng 71:2379–2390. https://doi.org/10.1109/TBME.2024.3370263

Wilmink T, Hollingworth L, Powers S et al (2016) Natural history of common autologous arteriovenous fistulae: consequences for planning of dialysis access. Eur J Vasc Endovasc Surg 51:134–140. https://doi.org/10.1016/j.ejvs.2015.10.005

Wilschut ED, de Winter EP, Bos EJ et al (2024) Supervised pre-operative forearm exercise to increase blood vessel diameter in haemodialysis patients: the PINCH trial. Eur J Vasc Endovasc Surg. https://doi.org/10.1016/j.ejvs.2024.01.090

Wolowczyk L, Williams AJ, Donovan KL, Gibbons CP (2000) The snuffbox arteriovenous fistula for vascular access. Eur J Vasc Endovasc Surg 19:70–76. https://doi.org/10.1053/ejvs.1999.0969

Wong CY, Rothuizen TC, de Vries MR et al (2015) Elastin is a key regulator of outward remodeling in arteriovenous fistulas. Eur J Vasc Endovasc Surg 49:480–486. https://doi.org/10.1016/j.ejvs.2014.12.035

Zhou Y, Wu H (2023) Comparison of end-to-side versus side-to-side anastomosis in upper limb arteriovenous fistula in hemodialysis patients: a systematic review and meta-analysis. Front Surg 9:1–11. https://doi.org/10.3389/fsurg.2022.1079291

Zielinski M, Inston N, Krasinski Z et al (2018) The forearm basilic vein looped transposition fistula as a tertiary option for upper limb vascular access. J Vasc Access 19:596–601. https://doi.org/10.1177/1129729818764137

Shuntprothesen

Nicholas G. Inston

Inhaltsverzeichnis

Wichtige Publikationen des Autors Nicholas G. Inston

1. Al Shakarchi J, Inston N (2019) Early cannulation grafts for haemodialysis: An updated systematic review. J Vasc Access 20(2):123–127. https://doi.org/10.1177/1129729818776571
2. Inston N, Schanzer H, Widmer M, Deane C, Wilkins J, Davidson I, Gibbs P, Zanow J, Bourquelot P, Valenti D (2016) Arteriovenous access ischemic steal (AVAIS) in haemodialysis: a consensus from the Charing Cross Vascular Access Masterclass 2016. J Vasc Access 18(1):3–12. https://doi.org/10.5301/jva.5000621
3. Field M, McGrogan D, Marie Y, Joinson M, Andujar C, Dutton M, Krishnan H, Hodson J, van Dellen D, Inston NG (2016) Randomized clinical trial of the use of glyceryl trinitrate patches to aid arteriovenous fistula maturation. Br J Surg 103(10):1269–75. https://doi.org/10.1002/bjs.10217

M.K. Widmer, A. Zdoroveac, A. Isaak (Hrsg.), *Dialysezugänge in Theorie und Praxis*,
https://doi.org/10.1007/978-3-662-72908-3_9

9.1 Einleitung

Die Schaffung eines funktionalen Gefäßzugangs zur Hämodialyse (HD) war eine bahnbrechende Innovation, um Patient*innen mit einer dialysepflichtigen chronischen Nierenerkrankung zu behandeln. Der Scribner-Shunt, erstmals 1960 beschrieben, bestand aus einer arteriellen und einer venösen Kanüle, die durch einen kolloidalen Schlauch verbunden waren (Quinton et al. 1960; Scribner et al. 1960). Dieser Shunt bot den Vorteil, Patient*innen wiederholt dialysieren zu können. Aber erst die Schaffung einer „geschlossenen", arteriovenösen Fistel (AVF) mit ihrer hohen Infektresistenz, ihrer Dauerhaftigkeit und Sicherheit bei der Kanülierung wurde zum Goldstandard für einen Gefäßzugang (Konner 2005). Autologe Fisteln verschiedener Lokalisationen entwickeln sich nicht immer genügend gut oder können Probleme bei der Kanülierung machen (Murray et al. 2018; Lok et al. 2006; Lee und Allon 2017). Diese Tatsachen führten zum Bestreben, alternative Zugangsmöglichkeiten zu finden und verschiedene biologische, synthetische und biosynthetische Materialien als Implantate zu prüfen, wie sie bereits in der Gefäßchirurgie verwendet wurden (Tab. 9.1; siehe ▶ Kap. 1).

9.2 Biologische Transplantate

9

Biologische Transplantate werden nach ihrer Herkunft klassifiziert. Stammen sie vom gleichen Menschen, sind es Autotransplantate, die, auch wenn sie heterotop implantiert werden, als autologe Fisteln betrachtet werden.

Allografts stammen von der gleichen Art; Transplantate von humanen Spendern werden als Homografts bezeichnet und nicht menschliche als Xenografts.

Tab. 9.1 Übersicht über verschiedene Typen von arteriovenösen Grafts (AVG)

Biologische AVG	Humane Allografts (Homografts) - kryopreserviert oder lyophilisiert Xenografts = nicht menschliche Implantate - bovine Carotis (*BCA: bovine carotide artery*) - bovine Mesenterialvene (*BMV*: bovine mesenteric vein) - boviner Harnleiter
Synthetische AVG	ePTFE-AVG (expanded Polytetrafluoroethyln) - *tapered* 4/6 mm or 4 /7 mm - *trumpet* oder *flared outflow* - *flow modified* (spiralförmig oder helical) - beschichtet (z.B. mit Heparin) - früh kanülierbar (*ecAVG: early cannulation AVG*) Polyurethan-AVG (*electrospun*)
Biosynthetische AVG	Xenogene AVG (z.B ovin mit Mesh) Humane künstliche Gefässe (*HAV*: *human artificial vessels*), welche in einem Bioreaktor hergestellt werden. *Electrospun nanofibers vascular* AVG (*scaffold*), in welche menschliche Zellen einwachsen können.

Historisch gesehen wurden Homografts von Leichen in erster Linie zum Aortenersatz eingesetzt. Diese waren aber schlecht haltbar und neigten zu Aneurysmenbildung und zu frühzeitigen Rissen (Peck et al. 2011; Jamplis et al. 1958).

Kadavervenen wurden in kleinen Serien als Gefäßersatz implantiert (Galambos et al. 2009). Zum Gefäßersatz bei der Resektion retroperitonealer Tumoren wurden die untere Hohlvene, Beckenvenen oder Oberschenkelvenen verwendet mit guten mittel- bis langfristigen Ergebnissen (Fiore et al. 2008).

Um die Verfügbarkeit zu verbessern, wurden Venen kryokonserviert oder lyophilisiert (gefriergetrocknet). Die so präparierten Venen zeigten die gleichen Ergebnisse und Dauerhaftigkeit wie frische Venen (Merrill et al. 1979). Matsuura et al. zeigten, dass die Verwendung von kryokonservierten Oberschenkelvenen bei HD-Patient*innen mit einer komplexen Gefäßpathologie mit expandiertem Polytetrafluorethylen (ePTFE) eine vergleichbare primäre und sekundäre Offenheit von 49 % bzw. von 75 % nach 1 Jahr haben (Matsuura et al. 2000).

Homografts sind mit dem Problem allogener Antigene behaftet mit der Konsequenz von möglichen Immunreaktionen und nachfolgender Sensibilisierung. Kryokonservierte Gefäße zeigen trotz fehlender Blutgruppen- oder humaner Leukozytenantigenübereinstimmung (HLA) eine minimale T-Zell-Infiltration (Baraldi et al. 1989). Die Messung immunologischer Reaktivität aufgrund der Antikörperbildung weist eine Sensibilisierung nach der Implantation von mit Dimethylsulfoxid kryokonservierten Gefäßen nach. Dies kann die Gewebeübereinstimmung und damit künftige Transplantationsoptionen beeinträchtigen (Benedetto et al. 2001; Lopez-Cepero et al. 2002). Deshalb wurden die Grafts dezellularisiert. Der Vergleich von kryokonservierten und dezellularisierten kryokonservierten Transplantaten mit PTFE zeigen vergleichbare Outcomeergebnisse, doch hatten biologischen Transplantate eine signifikant höhere Aneurysmenrate als PTFE (18 % vs. 2 %) (Madden et al. 2004; ◘ Abb. 9.1). In einer vorzeitig abgebrochenen Nachfolgestudie zu dezellularisierten Transplantaten lag die Aneurysmarate mit 2/27 Fällen (7 %) niedriger (Madden et al. 2005).

Es wurden Sicherheitsbedenken gegenüber der Verwendung von kryokonservierten Venen geäußert. In einer Studie von infizierten Gefäßzugängen bei Hochrisikopatient*innen unter HD wurde eine Infektions- und Rupturrate von 20 % festgestellt (Bolton et al.

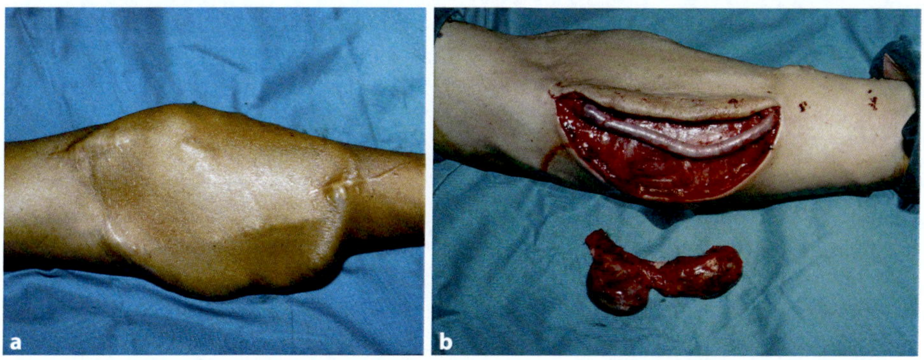

◘ **Abb. 9.1** Kryokonserviertes, humanes Transplantat (Varivas™) mit aneurysmatischer Degeneration (**a**) und Aneurysmaaresektion mit Implantation eines Interponates (**b**). (Freundliche Überlassung Universitätsspital Bern, 1987)

2002). Im Gegensatz dazu zeigte eine frühere Studie mit kryokonservierten Femoralvenen zum Ersatz infizierter Shunts keine Infektionen in 38 Fällen und eine primäre bzw. sekundäre Offenheit nach 1 Jahr von 42 % bzw. 68 % (Matsuura et al. 2002).

> Bei Xenografts muss die artübergreifende Antigenizität durch Dezellularisierung eliminiert werden. Vorteile dieser Transplantate sind Produkte in variablen Dimensionen und die Möglichkeit, diese in genügender Menge bereitstellen zu können.

Dank einer spezifischen Behandlung sind sie länger haltbar und ab Lager jederzeit verfügbar, was sie auch kommerziell rentabel macht. Ein weiterer Vorteil von dezellularisierten Gefäßtransplantaten ist ihre Integration ins lokale Gewebe mit Ausbildung von Vasa vasorum, aber ohne Reendothelialisierung (Koenneker et al. 2010).

Der Einsatz von Rinderkarotiden (*BCA: bovine carotid artery*) wurde im Jahr 1966 erstmals für die periphere Bypasschirurgie beschrieben (Rosenberg et al. 1966). Durch die enzymatische Dezellularisierung wurde ein Kollagenmatrixschlauch geschaffen. In den 1970er-Jahren erfolgte die Verwendung als Gefäßzugang zur HD mit Offenheitsraten von 86 bzw. 21 % nach einem bzw. 2 Jahren (Hutchin et al. 1975). Eine spätere Studie berichtete über eine Durchgängigkeit von 92 % nach 3 Monaten und 75 % nach 1 Jahr, wobei diese guten Resultate durch eine Studie mit hohen Komplikationsraten (49 %) relativiert wurde (Oakes et al. 1978: Johnson et al. 1976). In einer weiteren Studie mit 67 Rinderarteriengrafts wird über eine langfristig, nicht todesbedingte sekundäre Offenheitsrate von 42,6 % nach 3 Jahren berichtet, allerdings zeigten 17 % der Patient*innen aneurysmatische Erweiterungen (Mohaideen et al. 1977). Eine andere randomisierte kontrollierte Studie (*RCT*) verglich *BCA* mit PTFE bei HD-Patient*innen. Dabei zeigte das *BCA*-Transplantat eine primäre Offenheit von 60,6 % gegenüber 10,1 % für ePTFE nach 1 Jahr, bei einer besseren sekundären Durchgängigkeit nach 8 und 12 Monaten für die ePTFE-Gruppe (Kennealey et al. 2011).

9

Bovine Mesenterialvenen (*BMV: bovine mesenteric vein)* wurden ebenfalls als biologisches Transplantat verwendet. Diese werden chemisch mit Glutaraldehyd versetzt und bestrahlt, um sie immunologisch anerg zu machen, und dann in steriler Kochsalzlösung gelagert (ProCol®; LeMaitre®; Burlington, MA, USA) (Widmer et al. 2004). Selektive Ergebnisse dieser Transplantate sind vergleichbar oder besser als *BCA-conduits* und ePTFE mit einer primären und sekundären Offenheit von 30 % bzw. 58 % nach 12 Monaten bei Patient*innen mit schwierigen Voraussetzungen für eine Shuntanlage (Tahami et al. 2007). Bei einer Nachbeobachtung über 4 Jahre hatten *BMV* ähnliche Durchgängigkeiten und Komplikationen wie ePTFE-Prothesen.

Eine große multizentrische Studie, die *BMV* (n = 183) und synthetische Prothesen (n = 93) verglich, bevorzugte *BMV* mit einer Primärdurchgängigkeit nach 12 Monaten von 35,6 % im Vergleich zu 28,4 % bei synthetischen Grafts und einer sekundären Offenheit nach 24 Monaten von 60,3 % für *BMV* zu 42,9 % ePTFE. Die Komplikationsraten waren ähnlich für beide Gruppen; es waren aber weniger Eingriffe nötig, um die *BMV* offen zu halten (Katzman et al. 2005). In einer kleinen Serie (n = 16), in der *BMV* zur Rettung von AVF verwendet wurden, zeigten die Ergebnisse bis zu 24 Monaten nach Implantation nur zwei Frühthrombosen (Benedetto et al. 2010).

Bovine Ureteren als *conduit* wurden für Gefäßzugänge ebenfalls erprobt. Ein gleichmäßiger Durchmessers und fehlende Aufzweigungen und Klappen gegenüber Venen wurden als günstig erachtet (Field 2003). Die Verarbeitung von Rinderharnleitern durch Dezellularisierung mit nukleinsäureenzymatischer Verdauung und isotonischem Waschen ohne Einsatz einer chemischen Fixierung ergibt ein kräftiges Kollagenmatrix-Transplantat, das nach der Implantation myofibroblastisches Wachstum ermöglicht, ohne dass jedoch eine Neovaskularisation oder Endothelialisierung bei histologischer Analyse gesehen wurde (Kingston et al. 2009; Matsuura et al. 2004). In einer Serie von 40 bovinen Ureterimplantation (SynerGraft® *model* 100, früher Cryolife®, heute Artivion™; Kennesaw, GA, USA) betrug die primäre Offenheitsrate 53 % nach 6 Monaten und 14 % nach 1 Jahr. Die sekundäre Durchgängigkeit war 81 % nach 6 Monaten, 75 % nach 1 Jahr und 56 % nach 2 Jahren bei einer medianen Nachbeobachtungszeit von 97 (4–270) Wochen (Das et al. 2011).

In einer *RCT*, die 29 Patienten mit einem SynerGraft® *model* 100 und 27 Patienten mit einer PTFE-Prothese verglich, war die primäre Offenheit für SynerGraft® *model* 100 niedriger als für PTFE (28 % vs. 48 %) aber die assistierte primäre Offenheit (52 % vs. 64 %) und sekundäre Offenheit vergleichbar (57 % vs. 68 %). Transplantatversagen waren in beiden Gruppen vergleichbar und bedingt durch Thrombosen und Infektionen. Auch bezüglich Durabilität gab es nach 1 Jahr keinen Unterschied (Chemla und Morsy 2009). 2009 wurde ein Fall einer massiven aneurysmatischen Graftdegeneration publiziert bei einem *conduit*, das zwischen der linken A. subclavia und der V. anonyma implantiert wurde. Dieser Bericht wurde mit einer Analyse von 9 Implantationen bei komplexen Venenverhältnissen aus der gleichen Institution ergänzt. 3 dieser 9 bovinen Ureter wurden aneurysmatisch. Der Nachweis von alpha-Galaktose im Implantat ließ eine unvollständige Dezellularisierung als Ursache des Problems vermuten (Smith et al. 2009; Spark et al. 2008).

9.3 Synthetische Transplantate

Die Entwicklung und der Einsatz von synthetischen Prothesen als Shuntzugang erfolgten parallel zur Verwendung von biologischen Transplantaten. In den meisten Fällen wurde ePTFE verwendet, das den Bedürfnissen der Shuntchirurgie angepasst wurde. In den 1970er-Jahren hatte man das Potenzial dieses Materials als Gefäßprothese erkannt, was dann auch zu einem der längsten Patentstreits geführt hat.[1] Expandiertes PTFE ist nicht reaktiv, innert und führt zu keiner endothelialen Überwucherung. Da sich synthetische Prothesen vorfertigen und für den Bedarfsfall einfach in diversen Größen auf Lager halten lassen, waren diese in den 1990er-Jahren sehr beliebt. Die Wende in der Nutzung kam später, als autologe Optionen propagiert wurden (Lok 2007).

Kontrovers wird diskutiert, ob ePTFE-Prothesen AVF unterlegen sind. In einer Metaanalyse von Prothesenstudien mit 875.269 eingeschlossenen Eingriffen aus 200 Studien wurde gezeigt, dass die primäre Durchgängigkeit nach 2 Jahren bei Fisteln (55 %) höher war als bei Prothesen (40 %), obwohl die Sterblichkeit vergleichbar war (17 % vs. 15 %). Die sekundäre Durchgängigkeit bei AVF betrug 63 % und bei AVG 60 %. Die Infektionsraten bei AVG sind signifikant höher als bei AVF (13 % vs. 2 %) (Murad et al. 2008; Almasri et al. 2016). Ähnliche Ergebnisse wurden in einer neueren systematischen Übersichtsarbeit im Jahr 2020 berichtet (Halbert et al. 2020). Viele Studien, welche AVG gegenüber AVF vergleichen, unterliegen Verzerrungen. Häufig ist bei Patient*innen, bei denen eine Prothese implantiert wird, bereits eine AVF verlustig gegangen oder über län-

1 ▸ https://www.govinfo.gov/content/pkg/USCOURTS-ca13-14-01114/pdf/USCOURTS-ca13-14-01114-0.pdf.

gere Zeit ein zentralvenöser Katheter implantiert gewesen. Die Indikation und der Einsatz von Prothesen unterscheidet sich also oft von AVF.

Des Weiteren sind die Endpunkte von Studien und die Ausschlusskriterien unterschiedlich. Nur wenige Studien sind echte *Intention-to-treat*-Studien (Kingsmore et al. 2024). Dies wurde noch deutlicher, als die Analyse auch das primäre Versagen (*non-maturation*) miteinschloss und AVG nach 2 Jahren die AVF diesbezüglich übertrafen (Lok et al. 2006; Lee und Allon 2017; ◘ Abb. 9.2).

Für Prothesen wurden unterschiedliche Konfigurationen entworfen und ebenso Form und Durchmesser modifiziert. *Tapered* (abgestufte) Prothesen haben einen kleineren Durchmesser in der Zone des Einstroms über eine Strecke von 7–10 cm und einen größeren in der Zone des venösen Ausstroms (typischerweise von 4 mm auf 6 mm bzw. 4 mm auf 7 mm). Es gibt keine Daten, die den Nutzen hinsichtlich der Reduktion von gefäßzugangsbedingten Ischämien unterstützen, aber *tapered* Prothesen können praktisch sein, um die Anastomosenkonfiguration bei Patient*innen mit kleineren Arterien zu optimieren.

Andere Modifikationen sind trompeten- oder flanschartige Ausstromzonen, die passend auf die Vene zugeschnitten werden können. Auch spiralförmige oder helikal gebaute Prothesen sind auf dem Markt. Die klinische Verfügbarkeit und die zahlenmäßige Verwendung solcher Prothesen sind derzeit unbekannt, zudem fehlen robuste Daten zu Outcomeergebnissen. Die Entscheidung für die Wahl solcher Prothesen obliegt den Shuntchirurg*innen.

Ab 2014 wurden Prothesen durch Beschichtung mit Heparin pharmakologisch modifiziert. Studien haben zunächst ein verbessertes, thrombosefreies Überleben gezeigt (Davidson et al. 2009). Spätere, größere Studien zeigten jedoch keinen Unterschied mehr in der Durchgängigkeit oder bei Sekundäreingriffen im Vergleich zu Standard-PTFE-Prothesen, was durch eine prospektive *RCT* bestätigt wurde (Allemang et al. 2014; Shemesh et al. 2015). Eine anschließende Metaanalyse bestätigte, dass heparinbeschichtete Prothesen keinen eindeutigen Vorteil haben (Lazarides et al. 2016). In einer neueren japanischen Studie, in der heparinbeschichtete Prothesen (GORE® PROPATEN®; W. L. Gore

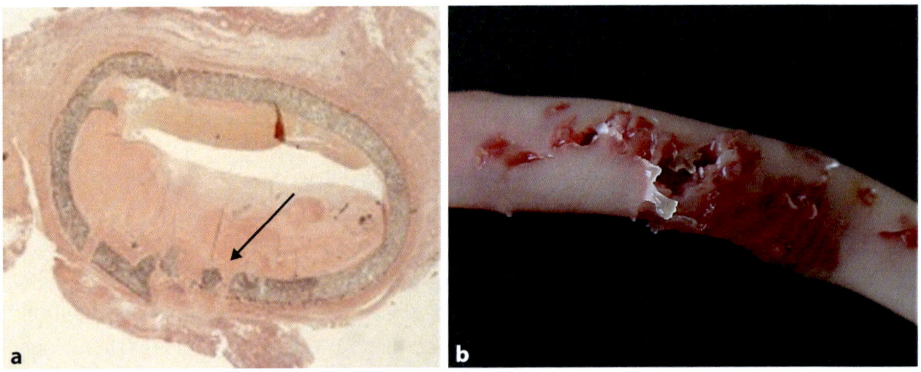

◘ **Abb. 9.2** Expandierte PTFE-AVG integrieren sich gut ins Gewebe (**a**), doch erzeugen wiederholte Punktionen Löcher (Pfeil) in der Prothesenwand, welche vor allem bei Kanülierung an gleicher Stelle zu größeren Defekten (**b**) mit der Ausbildung von falschen, manchmal sogar superinfizierten Aneurysmen führen. (◘ Abb. 9.2a: Freundliche Überlassung J. Janzen, VascPath, Bern. ◘ Abb. 9.2b: Aus Widmer MK et al. 2008 mit freundlichen Genehmigung durch den Springer-Verlag)

& Associates, Inc., Flagstaff, AZ, USA) für einen früh kanülierbaren Graft (ACUSEAL®; W. L. Gore & Associates, Inc., Flagstaff, AZ, USA) in Unterarmschlingenkonfiguration untersucht wurden, waren die Ergebnisse mit GORE® PROPATEN® bei der primären und assistierten primären Durchgängigkeit besser, nicht aber bei der sekundären Durchgängigkeit (Baba et al. 2022).

Expandierte PTFE-Prothesen wurden nie für den Einsatz in der Hämodialyse und Kanülierung konzipiert. Nach der Platzierung ist eine Zeit von mindestens 2 Wochen erforderlich, in der die Prothese ins Gewebe „einheilen" muss. Obwohl diese Spanne kürzer ist im Vergleich zu AVF, sind temporäre zentralvenöse Katheter (ZVK) bei dialyseabhängigen Patient*innen an der Tagesordnung.

> Als Innovation wurden Prothesen entwickelt, welche sich früh kanülieren lassen, sogenannte *early stick* oder *early cannulation* AVG (*ec*AVG), die bereits 24 h nach der Implantation kanüliert werden können.

Es gibt Prothesen, die aus PTFE in unterschiedlichen Lagen gestaltet sind, wie z. B. die Flixene™ (Getinge, Göteburg, S), oder solche mit unterschiedlichen Materialen wie die GORE® ACUSEAL® mit einem Elastomer als Zwischenschicht. Die Ergebnisse von Studien zu *ec*AVG zeigen vergleichbare Ergebnisse zu Standard-ePTFE-Prothesen. Die Offenheitsraten nach 1 Jahr sind attraktiv. Zuverlässige Daten über 12 Monate hinaus fehlen. Die Komplikationsraten von *ec*AVG waren auch ähnlich denen von Standard-ePTFE. Die Infektionsraten variieren in den verschiedenen Studien zwischen 0 und 18 %; sind aber sicher höher als bei AVF (Kingsmore et al. 2023).

Früh kanülierbare Prothesen scheinen vergleichbare Offenheitsrate zu haben mit dem Vorteil einer erfolgreichen, immediaten Nutzbarkeit. Weil die untersuchten Kohorten klein und die Beobachtungen meist retrospektiv erfolgten, besteht ein Bias. Bis dato fehlen valide *RCTs* (Al Shakarchi et al. 2015).

Das Konzept, *ec*AVG einzubauen, um den Gebrauch von ZVK zu reduzieren, ist attraktiv, vor allem auch, wenn man bedenkt, dass eine AVF-Anlage bei kritischen anatomischen Voraussetzungen und einer *Fistula-first*-Strategie zu einer Zunahme von ZVK-Implantation geführt hat (Lok 2007). Eine AVG-*first*-Strategie hat dagegen zeigen können, dass bei Patient*innen, die dringend eine Dialyse benötigen, die Zahl der ZVK reduziert wird. Dieses Konzept hat das Potenzial, Morbidität und Mortalität zu senken und die Anzahl der Krankenhausbesuche und damit die allgemeinen Gesundheitskosten zu senken. Weitere Studien und Erfahrungen bei breiterer Anwendung bleiben abzuwarten (Al Shakarchi und Inston 2019; Aitken et al. 2017).

Fallberichte beschreiben das Problem einer Delamination bedingt durch die Dreischichtung der *ec*AVG (Dai et al. 2020; Wang et al. 2024; Zhang et al. 2022; Munemoto et al. 2024). Polyurethanprothesen, in geschichteter Form oder elektrogesponnen, sind ebenfalls früh kanülierbar, aber aktuell kommerziell in Europa nicht erhältlich.

9.4 Biosynthetische Transplantate

Der Versuch, die Eigenschaften von biologischen und synthetischen Prothesen zu kombinieren, war schon immer ein attraktives Forschungsziel. Der Sparks-Mandril-Biosynthetikgraft war ein erstes solches Produkt (Sparks 1973). Dieser zeigte leider schlechte Ergebnisse wie Aneurysmabildung, Degeneration und Thrombosen, was ihn obsolet machte (Hallin 1975).

Es wurden Ex-vivo-Experimente unter Verwendung von mit autologen Zellen besiedelten biologisch abbaubaren Co-Polymeren verstärkt durch gewebte Stoffe oder anderen mit Zellen besetzten Grundgerüsten (*scaffolds*) durchgeführt (Shin'oka et al. 2001; Shin'oka et al. 2005; Soletti et al. 2010; Hirai und Matsuda 1996). Auch Tiere wurden als Bioreaktoren eingesetzt, wobei einfache tubuläre Strukturen, welche peritoneal oder pleural implantiert wurden, eingekapselt wurden (Huynh und Tranquillo 2010; Campbell et al. 1999; Chue et al. 2004).

Für die Schaffung solcher *biotubes* wurden auch Mandrils subkutan eingepflanzt und wieder ausgebaut, ohne dass ein kommerziell für Menschen nutzbares Produkt entstand (Sakai et al. 2007). In Australien wurde ein xenogenes Transplantat entwickelt, bei dem Schafen für 12–14 Wochen ein Mandril aus Glas in den Rücken implantiert wird, das von einem Polyesternetz umgeben ist. In dieses wachsen Fibrozyten ein. Der so entstandene Schlauch wird nach der Explantation dezellularisiert und kann in einem flüssigen Medium langzeitig aufbewahrt werden. Diese Omniflow II™ (LeMaitre®; Burlington, MA, USA) ist in verschiedenen Konfigurationen, Längen und Durchmessern kommerziell in gewissen Ländern erhältlich (◘ Abb. 9.3).

9

Ergebnisse aus einer kleinen Anzahl von Studien zeigten, dass diese AVG den ePTFE überlegen waren mit einer sekundären Offenheit von 71 % gegenüber 58 % nach 1 Jahr und von 45 % bzw. 40 % nach 3 Jahren bei einer niedrigen Infektionsrate (Enzler et al. 1996). In einer weiteren europäischen Einzelzentrumstudie betrug die primäre Offenheit nach 12 Monaten 80 % und nach 24 Monaten 60 % (Palumbo et al. 2009), die sekundäre Offenheit im gleichen Zeitraum 83 % und 75 %. Ein systematisches Review zu Omniflow II™ identifizierte 3 Arbeiten, die niedrige Infektionsraten (1,6 %) und eine primäre Offenheit von 63 % und 46,3 % nach 12 und 24 Monaten aufwiesen (Bhrugubanda et al. 2013). Eine gute Gewebeintegration mit Einwachsen von Zellen und einer Neovaskularisation mag die gute Resistenz gegen Infektionen erklären und auch die Dauerhaftigkeit dieses Produkts. Bei HD-Patienten wurden keine Aneurysmen gefunden; bei Bypassstudien mit Einbau einer Omniflow II™-Prothese wird die Inzidenz mit 1,1 % angegeben (Koch et al. 1997).

Fortschritte in der Gewebezüchtung haben die Schaffung einfach verfügbarer Bioreaktoren ermöglicht, in denen sich humane künstliche Gefäße (*HAV: human artificial*

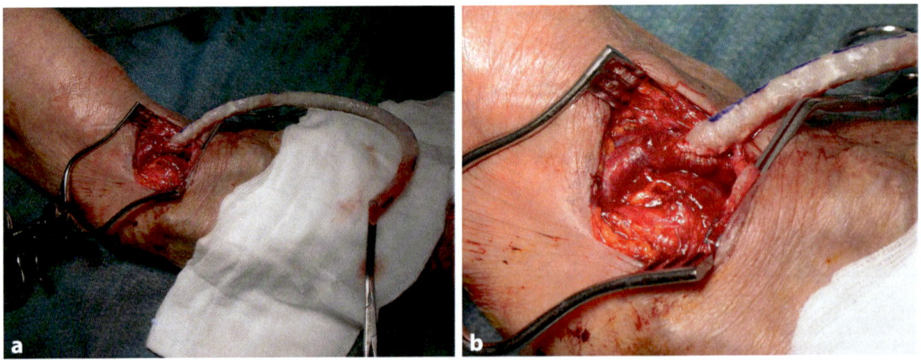

◘ Abb. 9.3 a, b Intraoperative Platzierung eines biosynthetischen AVG (Omniflow II™)

vessels) herstellen lassen. Studien bei HD-Patient*innen mit solchen biosynthetischen Transplantaten haben eine 12-monatige primäre, primär-assistierte und sekundäre Offenheitsraten von 28 %, 38 % und 89 % gezeigt (Lawson et al. 2016). Langfristig wird eine sekundäre Offenheitsrate von 58,2 % nach 5 Jahren angegeben, wobei während der Nachbeobachtungszeit keine infektiösen Komplikationen beobachtet wurden (Jakimowicz et al. 2022).

> Die Entwicklung geht dahin, die Grundstruktur von künstlichen Gefäßen und Klappen mit der Zeit durch eigenes, vitales Gewebe des Empfängers zu ersetzen. Neuartige Polymere, die zu Nanofasern elektrogesponnen werden, erlauben eine solche Transformation.

Diese *conduits* mit den Eigenschaften eines Wirtsgefäßes einschließlich Endothelialisierung dürften Vorteile bieten bezüglich Infektionsresistenz, aber auch Konsequenzen in Bezug auf die Ausbildung einer neointimalen Hyperplasie und das *remodelling* (Wu et al. 2022). Multizentrische Studien sind im Gange.

9.5 Praktische Aspekte bei der Verwendung von Implantaten

Prothesen werden zwischen Arterien und Venen eingebaut. Die Gefäße müssen mit einer Bildgebung auf ihre Eignung geprüft werden, wobei ein Augenmerk auf den Ein- und Ausstrom gelegt werden muss. Der Merksatz „Einstrom – Ausstrom – *conduit*“ hat besonders dann Bedeutung, wenn AVG verwendet werden. Der Einstrom ist wichtig, um einen genügenden Blutfluss für die HD zu haben und einer Thrombose entgegenzuwirken. AVG thrombosieren schon bei höheren Flussraten als AVF und meist wegen einer Outflowstenose. Im Bereich des arteriellen Einstroms kommt es ebenfalls zu einem *remodelling*. Kleine Gefäße und Patient*innen mit einem verminderten Herzminutenvolumen sind gefährdet für Verschlüsse. Haben Personen kleine Arterien, können *tapered* Prothesen eingebaut werden, um einer Handischämie vorzubeugen, wobei dies aber nicht formal belegt ist. Gute Abflussvenen helfen, Komplikationen zu vermeiden. Der Einsatz eines vaskulären Ultraschalls oder einer Kontrastvenografie kann hilfreich sein.

Idealerweise soll ein AVG nicht tiefer als 6 mm unter der Haut liegen. PTFE-Prothesen sind stabil genug, um mit einem einfachen Tunneler subkutan durchgezogen zu werden. Bei biologischen Prothesen, welche keine Längsdehnung tolerieren, sind vorzugsweise Rohrtunneler einzusetzen. Der Durchmesser des subkutan geschaffenen Tunnels soll nur minimal größer sein als derjenige des Transplantates, um Hohlräume zu vermeiden, in denen sich Hämatome, Serome oder Infekte ausbilden können.

Infekte synthetischer Prothesen sind ein Problem. Historisch gesehen wurde in diesen Fällen eine AVG-Explantation empfohlen. Wissenschaftliche Arbeiten stellen diese Vorgehensweise in Frage und schlagen neue Konzepte und eine standardisiertere Datenerhebung vor, um die Behandlung infizierter Prothesen zu optimieren (Benrashid et al. 2017; Kingsmore et al. 2019; siehe ► Kap. 17).

9.6 Fazit

- Zur Hämodialyse braucht es einen zuverlässigen Zugangsweg. Sind native Fisteln nicht möglich und sollen zentralvenöse Katheter vermieden werden, sind Prothesen, die einfach und wiederholt kanüliert werden können, eine gute Option.
- Es sind biologische, synthetische und biosynthetische Transplantate auf dem Markt mit ihren Vor- und Nachteilen. Dank dieser Implantate hat sich die Palette von Eingriffsmöglichkeiten vergrößert, und individuelle Lösungen sind einfacher realisierbar.
- PTFE-Prothesen haben gegenüber biologischen Produkten das Risiko von Stenosen an der venösen Anastomose und für Infektionen, wogegen biologische zu aneurysmatischen Erweiterungen neigen.
- Neue Produktionsverfahren zur Herstellung von Prothesen mit körpereigenen Zellen sind in Entwicklung und zum Teil bereits in klinischer Erprobung. Man darf sich erhoffen, dass mit diesen biokompatiblen Produkten langlebige Gefäßzugänge zur Verfügung stehen werden, welche weniger Interventionen brauchen.

Kommentar

David Kingsmore

Nicholas Inston hat einen fundierten Überblick über die stetigen technischen Fortschritte in der Entwicklung und Herstellung von Prothesen gegeben. Die im Kapitel genannte Rechtfertigung, AVG prioritär einzusetzen, ist wichtig, denn sie relativiert das Credo, AVF immer in erster oder zweiter Linie zu kreieren. Dieses Umdenken muss Anlass sein, die Implantate weiter zu verbessern. Als Begründung für eine Strategieänderung kann aufgeführt werden:

1. Präemptiv angelegte AVF, die Zeit zur Reifung brauchen und sich verschließen können, werden in 1/3 der Fälle nie kanüliert. Diese Daten sind konsistent sowohl für die USA wie auch für Europa.
2. Wird eine AVF erst bei Dialysepflichtigkeit angelegt, sind ZVK nötig mit den bekannten Komplikationen.
3. In großen Fallserien zeigt sich, dass AVG gegenüber AVF deutlich besser abschneiden in Bezug auf sekundäre Interventionen und die Nutzbarkeit der Zugänge.

Während in Einzelfällen ein primärer AVF-Zugang mit einkalkulierter Reifungszeit sinnvoll sein kann, ist für viele Patient*innen eine AVG-Implantation wenige Wochen vor Dialysebeginn eine gute Option. Die Zurückhaltung für die Verwendung von Prothesen scheint historisch gewachsen zu sein und hat Bezug zu schlechten Outcomedaten von Implantaten, welche bei einer peripher arteriellen Verschlusskrankheit verwendet wurden, bedingt durch Thrombosen und Infektionen. Die Industrie sucht Wege, die Offenheit von Prothesen zu verbessern, die hohen Kosten zu senken, um die Funktionsfähigkeit zu erhalten, sowie das Risiko von Infektionen zu minimieren.

Bei der Offenheit von Shunts geht es nicht nur um die Nutzung eines Zugangs, sondern müssen auch die Komplikationslosigkeit und die Verwendung eines Katheters berücksichtigt werden. Eine regelmäßige Überwachung (*surveillance*) und bei Bedarf ein aktives Vorgehen können die Thromboserate senken, die durch eine venöse Anastomosenstenose in Verbindung mit einer Hypotonie bedingt ist. Nur 1 von 6 *RCTs*, die zur

Überwachung der AVG durchgeführt wurden, hatte statistisch genug Power, um für die wahre Kohorte eine zuverlässige Aussage zu machen. Hoffentlich werden neuere *devices* wie Stentgrafts und möglicherweise medikamentenfreisetzende Ballons die Behandlungsergebnisse verbessern.

Verfügbare Daten über die Häufigkeit von Infektionen bei AVG beruhen eher auf einer mythologischen Grundlage denn auf guten Daten. Es ist klar, dass die Infektionsraten bei Implantaten höher sind, aber detailliertere Zahlen zeigen, dass die Infektionsraten mit denen vergleichbar sind mit solchen von AVF, welche mit Knopflochpunktionen angestochen werden. Außerdem führen die lokalen AVG-Infektionen bei vielen Patient*innen nicht unbedingt zu einer systemischen Bakteriämie oder zum Verlust des Zugangs.

Weitere Punkte dieses Kapitels gilt es hervorzuheben:

1) Mit einer klaren Einordnung von Ansätzen zur Entwicklung neuer Prothesen lässt sich die Strategie zur Umsetzung besser festlegen.
2) Meine eigenen Erfahrungen mit 10 unterschiedlichen AVG werden in diesem Kapitel widergespiegelt. Allerdings bin ich mir nicht ganz darüber im Klaren, wie in der Vergangenheit AVG entwickelt wurden bzw. wie die präklinischen Erfahrungen damit aussahen. Ich vermute, dass oft auf eine kurzfristige statt auf eine langfristige Nutzung geschaut wurde. Dies mag erklären, dass klinische Studien oftmals die initial optimistische Einschätzung eines Produkts nicht bestätigen konnten.
3) Der unglaubliche technische Fortschritt macht es möglich, ideale und sehr innovative AVG zu produzieren, die „von der Stange" eingesetzt werden können.
4) Eine Schwierigkeit bei der Entwicklung neuer AVG besteht darin, dass parallel zur technologischen Entwicklung und zur Festlegung neuer AVG-Materialien nach wie vor wesentliche Unterschiede bei der Verwendung von AVG und Schwächen bei der Weiterbildung des beteiligten Personals für die effektive Verwendung von AVG und bei Fragen der Kanülierung bestehen.
5) Die Kosten für die Entwicklung und Erprobung neuartiger AVG sind massiv gestiegen und dies in einem Umfeld, in dem der Forschung immer mehr Restriktionen auferlegt werden.

Neben der Entwicklung besserer Materialien gewinnen zunehmend intelligente Geräte zur automatisierten Diagnostik und Therapiesteuerung an Bedeutung. Optimierte Implantate erlauben eine Verschmelzung mit diesen innovativen Technologien.

Die obigen Argumente machen deutlich, dass mehr *RCTs* notwendig sind, um bei Shuntneuanlagen und existierenden Gefäßzugängen die Prozesse, die Aufwendungen und die spezifische Behandlungsqualität in einer Gesamtschau zu betrachten und zu bewerten. Nur mit diesen Grundkenntnissen können Innovationen wie z. B. neu entwickelte biologische Implantate mit der nötigen Sorgfalt verglichen und validiert werden. Vielsprechende Entwicklungen in Richtung eines idealen AVG im Vergleich zu einem autologen Gefäßzugang, der als Goldstandard angesehen wird, kosten viel und brauchen eine aufwendige Evaluation.

Wichtige Publikation des Kommentators David Kingsmore

1. Hoare D, Kingsmore D, Holsgrove M et al (2024) Realtime monitoring of thrombus formation in vivo using a self-reporting vascular access graft. Commun Med (Lond) 4(1):15. https://doi.org/10.1038/s43856-024-00436-8
2. Kingsmore DB, Thomson P, Stevenson K (2021) Screening and surveillance of venous stenosis in AVG: Is it time to rethink our assumptions? J Vasc Access 24(5):871–878. https://doi.org/10.1177/11297298211055611

3. Richarz S, Greenwood S, Kingsmore DB et al (2023) Validation of a vascular access specific quality of life measure (VASQoL). J Vasc Access 24(4):702–714. https://doi.org/10.1177/11297298211046746
4. Kingsmore DB, Stevenson KS, Jackson A et al (2020) Arteriovenous Access Graft Infection: Standards of Reporting and Implications for Comparative Data Analysis. Ann Vasc Surg 63:391–8
5. Kingsmore DB, Stevenson KS, Richarz S et al (2021) Patient characteristics predict patency of early-cannulation arteriovenous grafts. Sci Rep 1(1):10743. https://doi.org/10.1038/s41598-021-87750-6

Literatur

Aitken E, Thomson P, Bainbridge L et al (2017) A randomized controlled trial and cost-effectiveness analysis of early cannulation arteriovenous grafts versus tunneled central venous catheters in patients requiring urgent vascular access for hemodialysis. J Vasc Surg 65(3):766–774

Al Shakarchi J, Inston N (2019) Early cannulation grafts for haemodialysis: an updated systematic review. J Vasc Access 20(2):123–127

Al Shakarchi J, Houston G, Inston N (2015) Early cannulation grafts for haemodialysis: a systematic review. J Vasc Access 16(6):493–497

Allemang MT, Schmotzer B, Wong VL, Chang A, Lakin RO, Woodside KJ, Wang J, Kashyap VS (2014) Heparin bonding does not improve patency of polytetrafluoroethylene arteriovenous grafts. Ann Vasc Surg 28(1):28–34. https://doi.org/10.1016/j.avsg.2013.08.001

Almasri J, Alsawas M, Mainou M et al (2016) Outcomes of vascular access for hemodialysis: a systematic review and meta-analysis. J Vasc Surg 64(1):236–243

Baba T, Ohki T, Maeda K, Ito E, Momose M, Chono Y, Omori M, Shukuzawa K (2022) Evaluation of heparin-bonded ePTFE grafts for forearm loop vascular access: Comparison between Gore® PROPATEN vascular graft and ACUSEAL vascular graft. J Vasc Access 23(3):430–435. https://doi.org/10.1177/1129729821998526

Baraldi A, Manenti A, Di Felice A et al (1989) Absence of rejection in cryopreserved saphenous vein allografts for hemodialysis. ASAIO Trans 35(3):196–199

Benedetto B, Lipkowitz G, Madden R et al (2001) Use of cryopreserved cadaveric vein allograft for hemodialysis access precludes kidney transplantation because of allosensitization. J Vasc Surg 34(1):139–142

Benedetto F, Carella G, Lentini S et al (2010) Use of bovine mesenteric vein in rescue vascular access surgery. J Vasc Access 11(2):112–114

Benrashid E, Youngwirth LM, Mureebe L et al (2017) Operative and perioperative management of infected arteriovenous grafts. J Vasc Access 18(1):13–21

Bhrugubanda V, Howell S, Patel K et al (2013) Omniflow biosynthetic grafts: current evidence for use in haemodialysis. Int J Surg 11(8):744

Bolton WD, Cull DL, Taylor SM et al (2002) The use of cryopreserved femoral vein grafts for hemodialysis access in patients at high risk for infection: a word of caution. J Vasc Surg 36(3):464–468

Campbell JH, Efendy JL, Campbell GR (1999) Novel vascular graft grown within recipient's own peritoneal cavity. Circ Res 85(12):1173–1178

Chemla ES, Morsy M (2009) Randomized clinical trial comparing decellularized bovine ureter with expanded polytetrafluoroethylene for vascular access. Br J Surg 96(1):34–39

Chue WL, Campbell GR, Caplice N et al (2004) Dog peritoneal and pleural cavities as bioreactors to grow autologous vascular grafts. J Vasc Surg 39(4):859–867

Dai R, Broadwell SR, Lessne ML, Kim CY (2020) Arteriovenous graft delamination and dissection as a cause of graft dysfunction. J Vasc Interv Radiol 31(5):852–854.e1. https://doi.org/10.1016/j.jvir.2019.11.019

Das N, Bratby MJ, Shrivastava V et al (2011) Results of a seven-year, single-centre experience of the long-term outcomes of bovine ureter grafts used as novel conduits for haemodialysis fistulas. Cardiovasc Intervent Radiol 34(5):958–963

Davidson I, Hackerman C, Kapadia A et al (2009) Heparin bonded hemodialysis e-PTFE grafts result in 20 % clot free survival benefit. J Vasc Access 10:153–156

Enzler MA, Rajmon T, Lachat M, Largiadèr F (1996) Long-term function of vascular access for hemodialysis. Clin Transplant 10(6 Pt 1):511–515

Field PL (2003) The chemically treated bovine ureter-clinical performance of a novel biological vascular prosthesis. Cardiovasc Surg 11(1):30–34

9

Fiore M, Locati P, Mussi C et al (2008) Banked venous homograft replacement of the inferior vena cava for primary leiomyosarcoma. Eur J Surg Oncol 34(6):720–724

Galambos B, Olah A, Banga P et al (2009) Successful human vascular reconstructions with long-term refrigerated venous homografts. Eur Surg Res 43(3):256–261

Halbert RJ, Nicholson G, Nordyke RJ et al (2020) Patency of ePTFE arteriovenous graft placements in hemodialysis patients: systematic literature review and meta-analysis. Kidney 1(12):1437–1446

Hallin RW (1975) Complications with the mandril-grown (Sparks) dacron arterial graft. Am Surg 41(9):550–554

Hirai J, Matsuda T (1996) Venous reconstruction using hybrid vascular tissue composed of vascular cells and collagen: tissue regeneration process. Cell Transplant 5(1):93–105

Hutchin P, Jacobs JR, Devin JB et al (1975) Bovine graft arteriovenous fistulas for maintenance hemodialysis. Surg Gynecol Obstet 141(2):255–258

Huynh TN, Tranquillo RT (2010) Fusion of concentrically layered tubular tissue constructs increases burst strength. Ann Biomed Eng 38(6):2226–2236

Jakimowicz T, Przywara S, Turek J (2022) Five year outcomes in patients with end stage renal disease who received a bioengineered human Acellular vessel for dialysis access. EJVES Vasc Forum 54:58–63

Jamplis RW, Rugtiv GM, Burkman V et al (1958) Resection of ruptured abdominal aortic aneurysm with fatal rupture of aortic homograft. Ann Surg 147(3):393–398

Johnson JM, Kenoyer MR, Johnson KE (1976) The modified bovine heterograft in vascular access for chronic hemodialysis. Ann Surg 183(1):62–66

Katzman HE, Glickman MH, Schild AF et al (2005) Multicenter evaluation of the bovine mesenteric vein bioprostheses for hemodialysis access in patients with an earlier failed prosthetic graft. J Am Coll Surg 201(2):223–230

Kennealey PT, Elias N, Hertl M et al (2011) A prospective, randomized comparison of bovine carotid artery and expanded polytetrafluoroethylene for permanent hemodialysis vascular access. J Vasc Surg 53(6):1640–1648

Kingsmore D, White RD, Mestres G (2023) Recruitment into randomised trials of arteriovenous grafts: a systematic review. J Vasc Access. https://doi.org/10.1177/11297298231158413

Kingsmore D, White RD, Mestres G, Stephens M, Calder F, Papadakis G, Aitken E, Jackson A, Inston N, Jones RG, Geddes C, Stevenson K, Szabo L, Thomson P, Stove C, Kasthuri R, Edgar B, Tozzi M, Franchin M, Sivaprakasam R, Karydis N (2024) Recruitment into randomised trials of arteriovenous grafts: a systematic review. J Vasc Access 25(4):1069–1080. https://doi.org/10.1177/11297298231158413

Kingsmore DB, Stevenson KS, Jackson A et al (2019) Arteriovenous Access Graft Infection: Standards of Reporting and Implications for Comparative Data Analysis. Ann Vasc Surg 63:391–398

Kingston GT, Darby CR, Roberts IS (2009) The pathology of depopulated bovine ureter xenografts utilized for vascular access in haemodialysis patients. Histopathology 55(2):154–160

Koch G, Gutschi S, Pascher O et al (1997) Analysis of 274 Omniflow vascular prostheses implanted over an eight-year period. Aust N Z J Surg 67(9):637–639

Koenneker S, Teebken OE, Bonehie M, Pflaum M, Jockenhoevel S, Haverich A, Wilhelmi MH (2010) A biological alternative to alloplastic grafts in dialysis therapy: evaluation of an autologised bioartificial haemodialysis shunt vessel in a sheep model. Eur J Vasc Endovasc Surg 40(6):810–816. https://doi.org/10.1016/j.ejvs.2010.04.023

Konner K (2005) History of vascular access for haemodialysis. Nephrol Dial Transplant 20(12):2629–2635

Lawson JH, Glickman MH, Ilzecki M et al (2016) Bioengineered human acellular vessels for dialysis access in patients with end-stage renal disease: two phase 2 single-arm trials. Lancet 387(10032):2026–2034

Lazarides MK, Argyriou C, Antoniou GA, Georgakarakos E, Georgiadis GS (2016) Lack of evidence for use of heparin-bonded grafts in accesssurgery: a meta-analysis. Semin Vasc Surg 29(4):192–197. https://doi.org/10.1053/j.semvascsurg.2016.08.003

Lee T, Allon M (2017) Reassessing recommendations for choice of vascular access. Clin J Am Soc Nephrol 12(6):865–867

Lok CE (2007) Fistula first initiative: advantages and pitfalls. Clin J Am Soc Nephrol 2(5):1043–1053

Lok CE, Allon M, Moist L et al (2006) Risk equation determining unsuccessful cannulation events and failure to maturation in arteriovenous fistulas (REDUCE FTM I). J Am Soc Nephrol 17(11):3204–3212

Lopez-Cepero M, Sanders CE, Buggs J et al (2002) Sensitization of renal transplant candidates by cryopreserved cadaveric venous or arterial allografts. Transplantation 73(5):817–819

Madden RL, Lipkowitz GS, Browne BJ et al (2004) Experience with cryopreserved cadaveric femoral vein allografts used for hemodialysis access. Ann Vasc Surg 18(4):453–458

Madden RL, Lipkowitz GS, Browne BJ et al (2005) A comparison of cryopreserved vein allografts and prosthetic grafts for hemodialysis access. Ann Vasc Surg 19(5):686–691

Matsuura JH, Johansen KH, Rosenthal D et al (2000) Cryopreserved femoral vein grafts for difficult hemodialysis access. Ann Vasc Surg 14(1):50–55

Matsuura JH, Rosenthal D, Wellons ED et al (2002) Hemodialysis graft infections treated with cryopreserved femoral vein. Cardiovasc Surg 10(6):561–565

Matsuura JH, Black KS, Levitt AB et al (2004) Cellular remodeling of depopulated bovine ureter used as an arteriovenous graft in the canine model. J Am Coll Surg 198(5):778–783

Merrill RH, McLeod CG Jr, Jarstfer BS (1979) The use of lyophilized vein grafts in vascular access for chronic hemodialysis. Artif Organs 3(3):245–248

Mohaideen AH, Mendivil J, Avram MM et al (1977) Arteriovenous access utilizing modified bovine arterial grafts for hemodialysis. Ann Surg 186(5):643–650

Munemoto M, Mukai S, Shoji S, Yamakawa T (2024) Delamination of Acuseal arteriovenous graft: two case reports. J Vasc Access 25(3):1015–1019. https://doi.org/10.1177/11297298231152630

Murad MH, Elamin MB, Sidawy AN et al (2008) Autogenous versus prosthetic vascular access for hemodialysis: a systematic review and meta-analysis. J Vasc Surg 48(5 Suppl):34S–47S

Murray E, Eid M, Traynor JP et al (2018) The first 365 days on haemodialysis: variation in the haemodialysis access journey and its associated burden. Nephrol Dial Transplant 33(7):1244–1250

Oakes DD, Spees EK Jr, Light JA et al (1978) A three-year experience using modified bovine arterial heterografts for vascular access in patients requiring hemodialysis. Ann Surg 187(4):423–429

Palumbo R, Niscola P, Calabria S et al (2009) Long-term favorable results by arteriovenous graft with Omniflow II prosthesis for hemodialysis. Nephron Clin Pract 113(2):76–80

Peck MK, Dusserre N, Zagalski K et al (2011) New biological solutions for hemodialysis access. J Vasc Access 12(3):185–192

9

Quinton W, Dillard D, Scribner BH (1960) Cannulation of blood vessels for prolonged hemodialysis. Trans Am Soc Artif Intern Organs 6:104–113

Rosenberg N, Martinez A, Sawyer PN et al (1966) Tanned collagen arterial prosthesis of bovine carotid origin in man. Preliminary studies of enzyme treated heterografts. Ann Surg 164(2):247–256

Sakai O, Kanda K, Ishibashi-Ueda H et al (2007) Development of the wing-attached rod for acceleration of „Biotube" vascular grafts fabrication in vivo. J Biomed Mater Res B: Appl Biomater 83(1):240–247

Scribner BH, Buri R, Caner JEZ et al (1960) The treatment of chronic uremia by means of intermittent hemodialysis: a preliminary report. Trans Am Soc Artif Intern Organs 6:114–122

Shemesh D, Goldin I, Hijazi J, Zaghal I, Berelowitz D, Verstandig A, Olsha O (2015) A prospective randomized study of heparin-bonded graft (Propaten) versus standard graft in prosthetic arteriovenous access. J Vasc Surg 62(1):115–122. https://doi.org/10.1016/j.jvs.2015.01.056

Shin'oka T, Imai Y, Ikada Y et al (2001) Transplantation of a tissue-engineered pulmonary artery. N Engl J Med 344(7):532–533

Shin'oka T, Matsumura G, Hibino N et al (2005) Midterm clinical result of tissue-engineered vascular autografts seeded with autologous bone marrow cells. J Thorac Cardiovasc Surg 129(6):1330–1338

Smith MP, Spark JI, Patel JV et al (2009) Massive aneurysmal dilatation of a depopulated ureteric hemodialysis xenograft. Hemodial Int 13(1):3–5

Soletti L, Hong Y, Guan J et al (2010) A bilayered elastomeric scaffold for tissue engineering of small diameter vascular grafts. Acta Biomater 6(1):110–122

Spark JI, Yeluri S, Derham C et al (2008) Incomplete cellular depopulation may explain the high failure rate of bovine ureteric grafts. Br J Surg 95(5):582–585

Sparks CH (1973) Silicone mandril method for growing reinforced autogenous femoro-popliteal artery grafts in situ. Ann Surg 177(3):293–300

Tahami VB, Hakki H, Reber PU (2007) Polytetrafluoroethylene and bovine mesenterial vein grafts for hemodialysis access: a comparative study. J Vasc Access 8(1):17–20

Wang Y, Liu Y, Liang X, Wang P (2024) AVG delamination: a cause of early cannulation arteriovenous graft dysfunction in hemodialysis patients. Ann Med. https://doi.org/10.1080/07853890.2024.2424444

Widmer MK, Aregger F, Stauffer E et al (2004) Intermediate outcome and risk factor assessment of bovine vascular heterografts used as AV-fistulas for hemodialysis access. Eur J Vasc Endovasc Surg 27:660–665

Widmer MK, Uehlinger D, Do D-D, Schmidli J (2008) Shuntchirurgie bei Hämodialysepatienten, Teil: Revisionen. Gefäßchirurgie 13:213–24

Wu X, Ono M, Poon EKW et al (2022) One-year performance of biorestorative polymeric coronary bypass grafts in an ovine model: correlation between early biomechanics and late serial Quantitative Flow Ratio. Eur J Cardiothorac Surg 61(6):1402–1411

Zhang X, Hu B, Xu Y et al (2022) Delamination and dissection of arteriovenous grafts: a multicenter report of four cases. J Vasc Access 24(6):1507–1512. https://doi.org/10.1177/11297298221074455

Tertiäre Hämodialysezugänge

James Gilbert

Inhaltsverzeichnis

Wichtige Publikationen des Autors James Gilbert

1. Sutaria R, James Gilbert J (2020) Single-centre experience of an early cannulation graft for haemodialysis access J Vasc Access 21(6):883–891. https://doi.org/10.1177/1129729820909026
2. Gilbert J, Rai J, Kingsmore D, Skousen J, Pthosis N (2021) First clinical results of the merit wrapsody™ cell-impermeable endoprosthesis for treatment of access circuit stenosis in haemodialysis patients. Cardiovasc Intervent Radiol 44:1903–1913. https://doi.org/10.1007/s00270-021-02953-8
3. Gilbert JA, Gibbs PJ (2011) Good long-term patency associated with an alternative technique in access surgery – the adductor loop arteriovenous graft. Eur J Vasc Endovasc Surg 41:566–569
4. Hunter J, Knight S, Inston N, Ridway D, Tavakoli A, Suttie A, Kingsmore D, Brown T, Sultan S, Gilbert J (2019) The United Kingdom & Ireland experience of HeRO. J Vasc Access 20(1):12–18. https://doi.org/10.1177/1129729818770588

M.K. Widmer, A. Zdoroveac, A. Isaak (Hrsg.), *Dialysezugänge in Theorie und Praxis*,
https://doi.org/10.1007/978-3-662-72908-3_10

10.1 Einleitung

In diesem Kapitel wird das Thema des tertiären Gefäßzugangs zur Hämodialyse behandelt.

> Der Begriff „tertiärer Gefäßzugang" wird oft synonym für den Begriff „komplexer Gefäßzugang" gebraucht und umfasst Gefäßzugänge von Patient*innen, bei denen alle Optionen für konventionelle, autologe Fisteln oder arteriovenöse Prothesenshunts am Arm ausgeschöpft wurden. Tertiäre Shunts sind solche der unteren Extremität und atypisch oder exotisch angelegte Zugänge im Bereich von Brustwand oder Rumpf.

Die weltweit zunehmende Anzahl von Patient*innen mit einer Nierenkrankheit im Endstadium (*ESRD: end-stage renal disease*), die eine Nierenersatztherapie (*RRT: renal replacement therapy*) benötigen, gepaart mit einer erhöhten Überlebensrate unter Dialyse, bedeutet, dass an Niereninsuffizienz erkrankte Personen im Laufe ihres Dialyselebens mehrere Gefäßzugänge benötigen. Für die meisten Patient*innen wird dies hauptsächlich die Anlage von 1 oder 2 primären, arteriovenösen Fisteln (AVF) bedeuten, möglicherweise die Implantation eines zentralvenösen Katheters (ZVK). Bei einigen Patient*innen sind die Venen als *conduit* verbraucht, und sie benötigen einen sekundären Zugang in Form eines arteriovenösen Grafts (AVG), was aber für ihre Lebenszeit unter Dialyse ausreicht. Wegen begrenzter Venenoptionen können AVF und eventuell sekundäre Gefäßzugänge ungenügend funktionieren oder definitiv versagen. Dann gibt es kaum noch Zugangsoptionen für die oberen Gliedmaßen. Temporär implantierte ZVK zur Überbrückung einer AVF-Reifung bzw. eines Einwachsens eines AVG führen nicht selten zu zentralvenösen Stenosen (*CVS: central venous stenosis*) oder noch schlimmer zur Entwicklung einer zentralvenösen Verschlusskrankheit (*CVOD: central venous occlusive disease*). Solche Patient*innen erreichen zunehmend das Endstadium für Gefäßzugänge (*ESVA: end-stage vascular access*), ein Begriff, der verwendet wird, um die Situation zu beschreiben, in der alle Zugangsoptionen an der oberen Extremität ausgeschöpft oder nicht möglich sind und eine CVOD vorhanden ist.

> „Thorakale zentralvenöse Obstruktion" (*TCVO: thoracal central venous obstruction*) wird als Oberbegriff sowohl für Stenosen wie auch für Verschlüsse (*CVO: central venous occlusion* oder *CVOD*) verwendet, wobei bei letzteren kein Blutfluss nachzuweisen ist.

In diesen seltenen Situationen sollten Shuntchirurg*innen die Anlage eines tertiären Gefäßzugangs in Betracht ziehen. Um einen tertiären Zugang zu schaffen, müssen Operateur*innen oft erfinderisch sein und kreativ werden. Das Grundprinzip des guten arteriellen Einstroms und eines problemlosen venösen Abflusses in den rechten Vorhof ist immer zu respektieren. Letztlich sind die meisten der tertiären Zugänge einzigartig, mit anderen Worten „einmalig". Chirurg*innen müssen die Optionen an tertiären Shunts kennen und beherrschen. Diese lassen sich in folgende Gruppen zusammenfassen (siehe Übersicht).

Mögliche Optionen, falls am Arm keine Shuntanlage mehr möglich ist

1. Gefäßzugänge an der unteren Extremität
2. Atypische Gefäßzugänge im Brustbereich

3. Atypische Gefäßzugänge des Torsos (über das Zwerchfell hinweg)
4. *HeRO*®-Implantation

Der am besten geeignete tertiäre Gefäßzugang hängt von der Verfügbarkeit offener Gefäße und von der Erfahrung der Chirurgin/des Chirurgen auf diesem Gebiet ab.

Vor jeder Anlage eines tertiären Shunts ist eine geeignete radiologische Bildgebung der Gefäße zur Verfahrensplanung notwendig; gefolgt von einer interdisziplinären Diskussion zwischen Chirurg*innen, Nephrolog*innen, Interventionalist*innen und den Pflegespezialist*innen.

Im Folgenden werden die Planungsschritte und die verschiedenen Verfahrensoptionen der oben aufgeführten Gruppen ausgeführt.

10.2 Gefäßzugänge an den unteren Extremitäten

10

Eine bilaterale *CVOD* einschließlich der V. cava superior (VCS) oder die Unfähigkeit, einen Shunt im Bereich der Arme anzulegen, sind aktuell Indikationen für einen Gefäßzugang an den unteren Extremitäten. Dieser Zugang ist mit höheren Raten von gefäßzugangsinduzierter Extremitätenischämie (*VAILI: vascular access induced limb ischemia*) (Geenen et al. 2010; Antoniou et al. 2009) und Infektionen (Geenen et al. 2010; Maya et al. 2007) verbunden (siehe ► Kap. 16). Daher muss jede Entscheidung, einen Shunt am Bein anzulegen, mit Bedacht getroffen werden. Zudem ist eine umfassende Beratung der Patient*innen über alle möglichen Risiken unabdingbar.

Es gibt eine Reihe von Optionen für Shuntchirurg*innen, Shunts am Bein zu kreieren, sei es unter Verwendung von autologen Venen wie der V. saphena magna (VSM) oder der V. femoralis (VF), sei es die Implantation einer Prothese.

Wie bei jedem Shunt müssen die Abflussvenen vollständig offen sein, von den Iliakalvenen über die V. cava inferior (VCI) bis hin zum rechten Vorhof. Der Knöchel-Arm-Index (ABI) kann als Indikator für die arterielle Durchblutungssituation dienen und sollte innerhalb der Norm liegen (> 0,9). Zudem ist der Nachweis eines bi- bis triphasischen arteriellen Flusses im vaskulären Ultraschall auf Kniehöhe hilfreich, um Operationen bei Patient*innen mit peripher arterieller Verschlusskrankheit (PAVK) und somit erhöhtem Risiko für *VAILI* zu vermeiden.

Venen der unteren Extremitäten können entnommen und am Arm implantiert werden; sie werden jedoch häufiger in situ am Bein verwendet. Beinvenentranspositionen zum Arm sind selten, insbesondere in Anwesenheit einer *CVOD*. Zudem sind die Offenheitsraten solcher AVF wenig überzeugend (Huber et al. 2004). Aufgrund der tiefen Lage sowohl der VSM als auch insbesondere der VF ist in der Regel eine Superfizialisation oder Transposition angezeigt, damit die AVF zur Dialyse einfacher kanüliert werden kann.

10.2.1 Transposition der V. saphena magna

Eine VSM-Transposition wird in der Regel mit 2–3 Schnitten durchgeführt. Es wird ein schräger Schnitt auf Höhe der Leiste gemacht und 1 oder 2 weitere vertikale Schnitte im Oberschenkel, um die Vene unter Ligatur von Seitenästen zu exponieren und zu mobilisieren. Nach Präparation der distalen A. femoralis superficialis (AFS) wird mit dem Tunneler ein oberflächlicher Kanal geschaffen und die VSM von proximal nach distal durchgezogen. Die Vene wird nun Seit-zu-End auf die AFS anastomosiert und der Fluss in Richtung saphenofemoraler Mündung freigegeben. Die mobilisierte VSM kann auch als Schleife angelegt und auf die proximale AFS genäht werden. Die gestreckte Konfiguration ist weniger anfällig für technische Probleme.

Die Ergebnisse einer VSM-Transposition als Schleife waren in der Vergangenheit enttäuschend (Pierre-Paul et al. 2004; Rayan und Perkins 1989). Im Gegensatz dazu zeigt die gestreckte Konfiguration mit einer Anastomosierung auf die mittlere oder distale AFS eine verbesserte kumulative sekundäre Offenheitsrate, jedoch waren die Komplikationen wie Blutungen und Pseudoaneurysmen hoch (Lynggaard et al. 1981). Es gibt kaum große Fallserien zur VSM-AVF, insbesondere auch in einer Schlingenkonfiguration. Obwohl letztere bisher schlechte Offenheitsraten zeigten, berichtete eine Studie über eine kumulative Durchgängigkeit von 70 % nach 12 Monaten (Antoniou et al. 2009; Correa et al. 2010). Diese Daten legen nahe, die VSM in einer geraden Konfiguration zu transponieren, und haben dazu geführt, dass die VF als autologe AVF am Bein von den Chirurg*innen bevorzugt wird.

10.2.2 Transposition der V. femoralis

Bei der Transposition der V. femoralis muss die Vene wie bei der VSM-AVF vollständig freigelegt und dann oberflächlich in einer gestreckten oder schlingenförmigen Konfiguration transponiert werden. Ein mittiger Oberschenkelschnitt wird auf Höhe des subsartorialen Kanals gemacht. Die Sehne des M. adductor magnus wird in der Regel geteilt und die Vene von ihrem Eintritt in die Kniekehle bis proximal zur Einmündung der V. femoralis profunda freipräpariert. Einmal vollständig mobilisiert, einschließlich Ligatur aller Nebenäste, wird die Vene distal auf Höhe der Kniekehle durchtrennt und unter Verwendung eines Tunnelers ins oberflächliche Subkutangewebe gebracht. Schließlich erfolgt die Anastomose auf die distale AFS zwischen der geteilten Sehne des M. adductor magnus und dem unteren Rand des M. sartorius. Dank dieser Verlagerung kann die Vene gut punktiert werden (◘ Abb. 10.1).

Obwohl die VSM- wie auch die VF-AVF akzeptable Durchgängigkeitsraten aufweisen, haben beide Optionen ein erhebliches Risiko für eine *VAILI* (Antoniou et al. 2009; Davies und Gibbons 2007). Es gibt mehrere veröffentlichte Fallserien, welche die Ergebnisse von FV-AVF untersuchen. In einer großen Metaanalyse wurde die mittlere primäre und sekundäre Offenheitsrate mit 83 % bzw. 93 % angegeben (Antoniou et al. 2009). In der gleichen Arbeit waren distale Ischämien deutlich höher bei AVF der unteren Gliedmaßen im Vergleich zu AVG (21 % vs. 7,1 %, $p < 0{,}05$). In einer anderen Studie mit 70 VF-AVF war die Offenheitsrate identisch, aber mit einer Inzidenz von 18 % für eine kritische *VAILI*, welche einer chirurgischen Revision bedurften (Bourquelot et al. 2012).

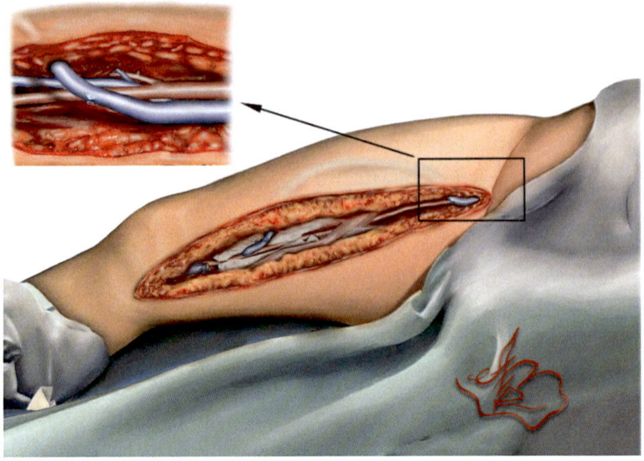

Abb. 10.1 Transposition der V. femoralis am Bein

10.2.3 Implantation von Gefäßprothesen an der unteren Extremität

Viele Shuntchirurg*innen haben begrenzte Erfahrung mit der Verwendung von Venen als Gefäßzugang im Bereich der unteren Extremitäten und müssen deshalb möglicherweise außerhalb ihrer Komfortzone arbeiten, wenn sie solche AVF kreieren sollten. Die Anlage eines AVG ist dagegen ein Standardverfahren und auch am Bein gut zu bewerkstelligen.

Gute Ein- und Ausstromgefäße zur Anastomosierung der Prothese sind wichtig, soll eine AVG an der unteren Extremität erfolgreich sein. Eine präoperative Bildgebung von Arterien und Venen ist zwingend. Der arterielle Fluss muss mindestens biphasisch bis auf Kniehöhe sein, sodass eine *VAILI* nach Shuntanlage eher unwahrscheinlich wird. Die Gefäße am Bein haben meist ein gutes Kaliber, was sich positiv auf die Offenheitsrate auswirkt. Als minimaler Innendurchmesser werden 3 mm für Arterie und Vene angegeben.

Das derzeit in den unteren Extremitäten verwendete Graftmaterial ist entweder synthetisch wie expandiertes Polytetrafluorethylen (ePTFE) oder biologisch wie eine ovine Prothese vom Typ Omniflow II™ (LeMaitre®; Burlington, MA, USA) (siehe ▶ Kap. 9). Prothesen aus ePTFE sind gut haltbar, leicht zu bearbeiten, knickfest und liefern reproduzierbare Resultate. Wegen der erheblich niedrigeren Kosten im Vergleich zu biologischen Prothesen und weniger Bedenken hinsichtlich einer langfristigen Degeneration werden synthetische Prothesen häufiger verwendet. Gemäß Studien haben biologische Prothesen jedoch eine bessere Infektresistenz und sind in potenziell kontaminierten Gebieten wie der Leistenfalte und dem Femoraldreieck einzusetzen, wo die Infektionswahrscheinlichkeit erhöht ist (Berardinelli 2006; Kennealey et al. 2011).

Synthetische Prothesen können nicht sofort angestochen werden, da sie vor der Punktion ins Gewebe einwachsen müssen. Dies macht eine überbrückende ZVK-Einlage notwendig, was gerade bei der Diagnose einer CVOD eine Herausforderung sein kann. Die Prothesen können wegen ihrer Porosität auch „schwitzen" und so zu einer Serombildung führen, was wiederum das Infektionsrisiko bei Punktionen erhöht.

Es sind neue AVG auf den Markt gekommen, die im Vergleich zu herkömmlichen ePTFE-AVG eine frühe Punktion erlauben. Diese früh kanülierbaren AVG (*ec*AVG*: early cannulation* AVG) sind in der Regel mehrschichtig aufgebaut mit einer mittleren selbst-

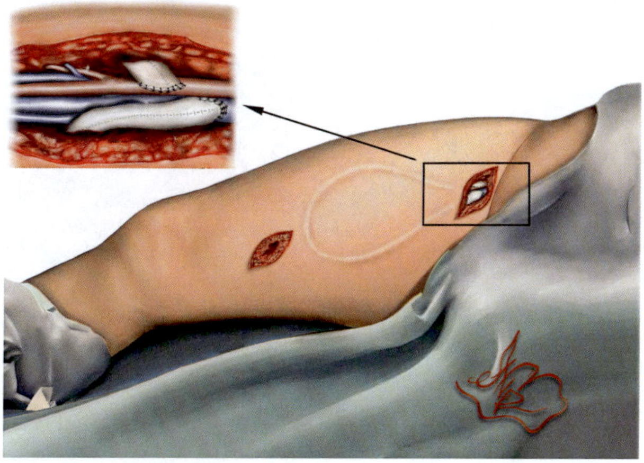

Abb. 10.2 Femorofemoraler *Loop*-AVG am Oberschenkel

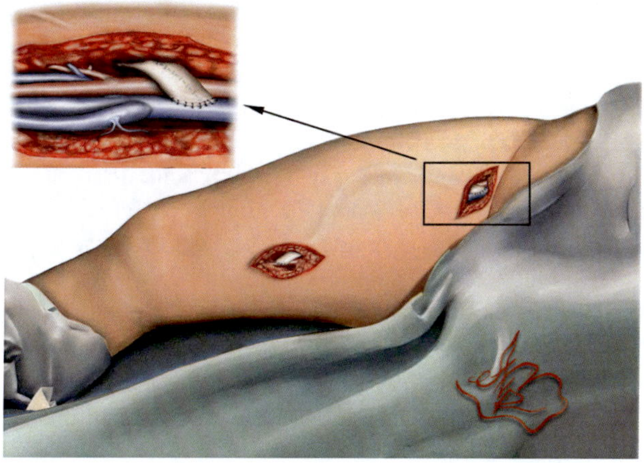

Abb. 10.3 Gestreckter AVG am Oberschenkel (Brücken-AVG)

abdichtenden Schicht, sodass das „Schwitzen" der Prothese verringert und Stichkanalblutungen reduziert werden. Die Beschaffenheit der äußersten Schicht führt zudem zu einer raschen Integration ins umgebende Gewebe. Die innerste Schicht wirkt einer Plättchenaggregation entgegen. Diese Prothesen können binnen 24 h nach der Implantation angestochen werden, was wiederum den Verzicht auf ZVK möglich macht (Lioupis et al. 2011; Chemla et al. 2011).

Für den Einsatz von AVG an den Beinen gibt es vielfältige Konfigurationsoptionen. Voraussetzung dafür sind ein guter arterieller Einstrom und ein offene Abflussvene. Traditionell wird ein femorofemoraler Schlingen-AVG (*Loop* AVG) unter Einbezug der A. femoralis communis (AFC) und der V. femoralis communis (VFC) angelegt (Abb. 10.2). Eine gestreckte oder j-förmige Konfiguration ist auch möglich, indem die distale AFS (ab Mitte bis oberhalb des Knies) als Einstromgefäß und die VFC als Abflussvene genutzt werden. Umgekehrt kann die arterielle Anastomose im Bereich der proximalen AFS und der Abstrom über die distale VF erfolgen (Abb. 10.3).

Beide dieser Konfigurationen haben den Nachteil, dass eine oder beide Anastomosen in der Leistenregion lokalisiert und Infektionsraten leider hoch sind (Berardinelli 2006). Auch sind die Offenheitsraten schlecht mit der Notwendigkeit von häufigen Interven-

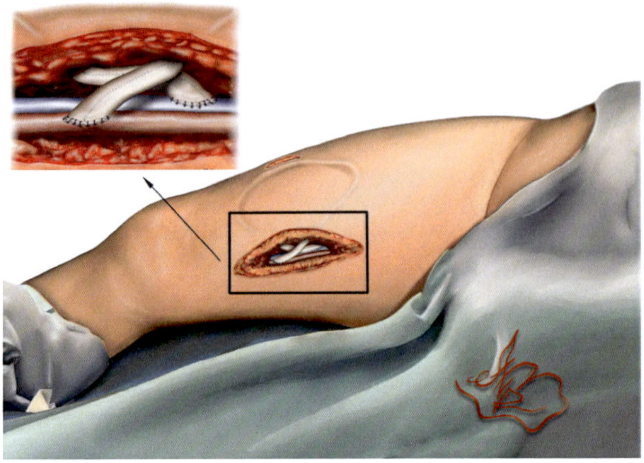

Abb. 10.4 AVG am Oberschenkel in Hufeisenkonfiguration

tionen (Huber et al. 2003). Alternativ wurde die „Adduktorenschleifenkonfiguration" im mittleren Oberschenkel propagiert, welche in Studien eine verbesserte Durchgängigkeits- und eine geringere Infektionsrate hat (Gilbert und Gibbs 2011; Bagul et al. 2006; Scott et al. 2006; Abb. 10.4).

Der Graft wird in einer transversalen Schleife in einer Hufeisenkonfiguration im Bereich der mittleren Oberschenkelregion unter Verwendung der AFS und VF im subsartorialen Raum platziert. Der arterielle Teil der Prothese liegt über dem venösen Teil, dessen Ende in Flussrichtung auf die VF genäht wird. Diese Position und Konfiguration hat den Vorteil, dass dieser Dialysezugang für die Patient*innen bequem ist, fern des lymphknotenreichen Gewebes in der Leiste liegt und die Femoralgefäße für spätere Gefäßzugänge schont.

Die Diskussion, ob eine VF-AVF gegenüber einem AVG an der unteren Extremität der Vorzug gegeben werden soll, ist weiterhin offen. Die überlegenen primären und sekundären Offenheitsraten von 48 % und 69 % und die niedrigere Infektionsrate von 1,6 % bei FV-AVF gegenüber 18 % bei AVG sprechen dafür, auch wenn das Risiko für eine *VAILI* bei dieser Art des Shunts erhöht ist (Antoniou et al. 2009). Die Erfahrung des/der Shuntchirurg*in und die Bedürfnisse und Wünsche der Patient*innen müssen auch in die Entscheidungsfindung einbezogen werden. Immer muss auch unter Berücksichtigung der Tatsache eines möglichen zentralvenösen Gefäßverschlusses die alternative Option einer ZVK-Einlage geprüft werden. Ein *ec*AVG ist eine mögliche Option, um das Dilemma einer ZVK-Einlage zu entschärfen.

10.3 Gefäßzugänge im Brustbereich

Die obere Extremität bleibt der bevorzugte Ort für einen Gefäßzugang aufgrund der erhöhten Morbidität für eine *VAILI* und Infektionen, die mit Shunts an den Beinen vergesellschaftet sind. Bei Vorliegen einer *CVS* oder einer *CVOD* sollten immer eine Angioplastie, Rekanalisation und Stentimplantation versucht werden, um einen Gefäßzugang an der oberen Extremität in irgendeiner Form zu erhalten oder zu ermöglichen sowie um alle Symptome einer venösen Hypertonie oder eines VCS-Syndroms zu lindern. Wenn die Rekanalisation fehlschlägt, dann kann eine „Kanalisation" mit dem *Surfacer*® *Inside-*

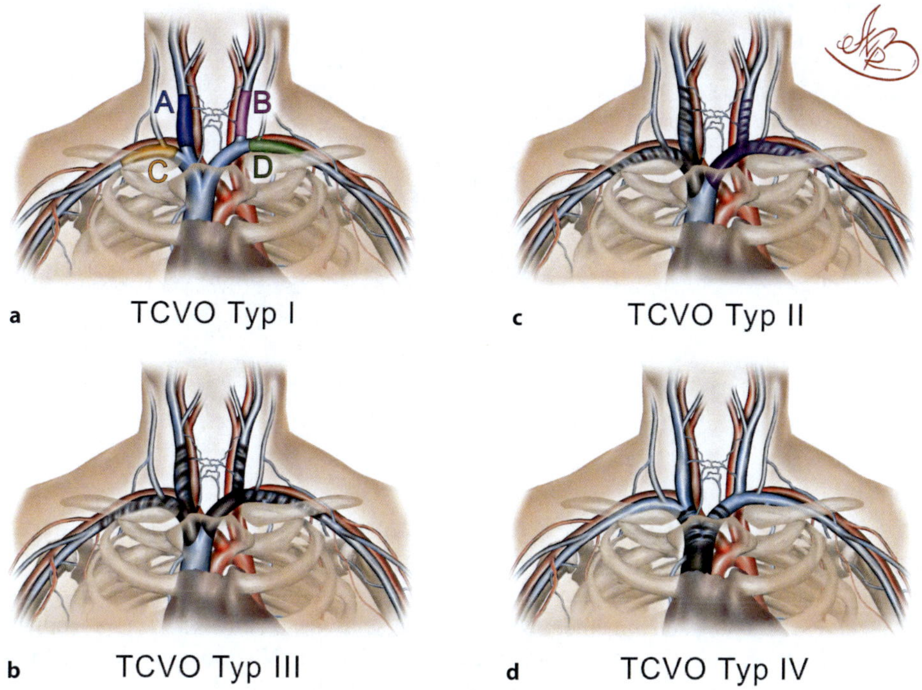

Abb. 10.5 Klassifikation nach 4 Haupttypen bei einer thorakalen zentralvenösen Obstruktion. **a** Typ I: Isolierte Obstruktion der V. jugularis interna (*A rechts blau/B links violett*) oder der V. subclavia (*C rechts orangefarben/D links grün*) bei offenen Vv. brachiocephalicae bzw. offener VCS. **b** Typ II: Unilaterale VBC-Obstruktion (sinistra = *violett*, dextra = *schwarz*) mit oder ohne Einbezug der VJI oder VS (*schraffiert*) oder Äquivalent (VJI und VS gemeinsam betroffen = *schraffiert*). **c** Typ III: VBC-Obstruktion beidseitig mit oder ohne Beteiligung von VJI oder VS (*schraffiert*). **d** Typ IV: Obstruktion der V. cava superior (VCS) mit oder ohne Einbezug der VBC (*schraffiert*), VJI oder VS (VJI: V. jugularis interna, VS: V. subclavia, VBC: V. brachiocephalica, VCS: V. cava superior)

Out® Access Catheter System (Merit Medical®; Parkway South Jordan, UT, USA) oder einer anderen Outbacktechnik in Betracht gezogen werden (siehe ▶ Kap. 14). Wenn dies erfolglos bleibt oder keine Option sind, dann kann eine Prothese ähnlich einem Bypass verwendet werden. Diese wird von der AVF/AVG um das verschlossene Venensegment herum zu einer offenen Vene gelegt, die einen freien Abstrom zum rechten Vorhof hat. Eine CTA-/MRA-Untersuchung mit venösen Spätbildern und eine Fistulografie erlaubt, verschlossene Venensegmente zu erkennen und geeignete Anschlussgefäße für den Gefäßzugang zu identifizieren.

Eine Studie zur radiologischen Einstufung von *TCVO* (Dolmatch et al. 2018) bietet einen sehr nützlichen Leitfaden für Kliniker*innen bei der Planung von Interventionen zur Behandlung oder Umgehung venöser Verschlüsse. Die *TCVO* wird in 4 Kategorien unterteilt. Aus den schematisierten Zeichnungen lassen sich die Behandlungsoptionen für Patient*innen ableiten (Abb. 10.5). Die/der Shuntspezialist*in muss zudem im Falle einer *CVOD* entscheiden, ob der Gefäßzugang erhalten bleiben kann, oder ob ein neuer geschaffen werden muss. So oder so muss immer ein guter venöser Abfluss bis in den rechten Vorhof gewährleistet sein.

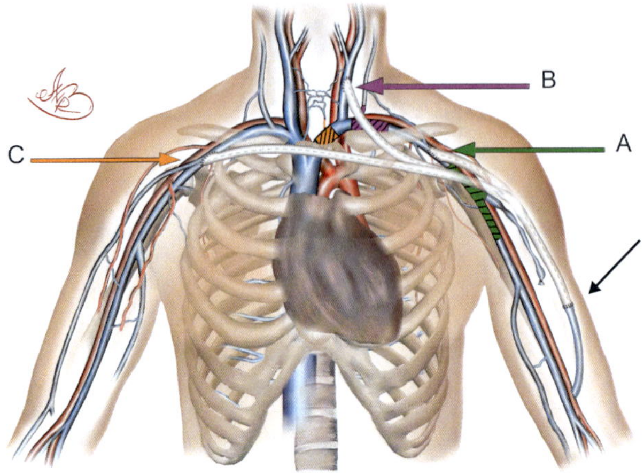

Abb. 10.6 Bypass zur ipsilateralen V. subclavia (*A*), zur ipsilateralen V. jugularis interna (*B*) bzw. zur kontralateralen V. subclavia (*C*). Die *Inflow*-Anastomose ist mit einem *schwarzen Pfeil* markiert

10.3.1 Bypass zur ipsilateralen V. subclavia bzw. V. jugularis interna

Hat ein Patient eine AVF/AVG am Arm, aber einen Verschluss der V. axillaris bzw. der distalen V. subclavia, kann mit einem Bypass das verschlossene Venensegment umgangen werden (Abb. 10.6), sei es zur proximalen V. subclavia (VS) oder zur V. jugularis interna (VJI), falls diese ungehindert Richtung VCS abfließen. Zur Diagnostik braucht es eine Bildgebung (CT-Angiografie mit Spätbildern oder ein Venogramm) zur Darstellung der Venenverhältnisse, insbesondere mit der Frage, ob die V. cava superior offen ist. Dies ist wichtig, um möglichen Landezonen festlegen zu können (Hazinedaroglu et al. 2004).

Die Zugänge müssen entweder infraklavikulär oder in der Region des unteren Halsdreiecks lokalisiert sein. Ist geplant, auf die proximale V. subclavia anzuschließen, kann es notwendig sein, eine partielle Entfernung des Schlüsselbeins durchzuführen, um eine gute Exposition der Vene für die Anastomose zu erhalten. Dabei muss auf die nahe gelegene Arterie und auf Äste des Plexus brachialis geachtet werden. Der Prothesendurchzug im Bereich der klavikulopektoralen Region muss ideal gewählt werden, um eine Einengung des Bypasses während der Schulterabduktion bzw. -adduktion zu vermeiden. Soll die Landezone die V. jugularis interna sein, muss oberhalb des Schlüsselbeins tunneliert werden, um das Risiko eines Abknickens zu minimieren. Wird der Bypass nicht zur Punktion gebraucht, kann es sinnvoll sein, eine ringverstärkte ePTFE-Prothese zu implantieren.

10.3.2 Bypass auf die kontralaterale V. subclavia

Bei Patient*innen, die einen etablierten Gefäßzugang haben, aber einen Verschluss der ipsilateralen V. subclavia bzw. V. jugularis interna, kann ein Bypass über das Brustbein zur kontralateralen V. subclavia oder V. axillaris sinnvoll sein. Eine solche Konstruktion wird auch als „collierähnlicher" Shunt bezeichnet und ist eine Option bei *TCVO* vom Typ I und II (Dolmatch et al. 2018; Abb. 10.6). Ein Collier-Shunt im klassischen Sinne wird primär angelegt, wenn eine der oben genannten *CVOD*-Konfigurationen besteht. Als Einstromgefäß wird in diesem Falle die A. subclavia auf der Seite mit der venösen

Abb. 10.7 Ipsilateraler *Loop*-AVG von der A. axillaris auf die V. subclavia (*A*) oder V. jugularis (*B*)

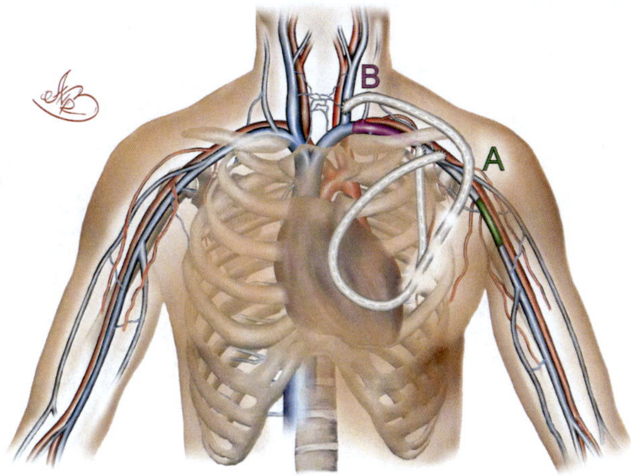

Obstruktion genutzt; die venöse Anastomose kommt auf die kontralaterale V. subclavia zu liegen.

Der Collier-Shunt wurde erstmals 1978 von Garcia-Rinaldi erwähnt, gefolgt von einigen Fallberichten (Garcia-Rinaldi und Von Koch 1978, Chemla et al. 2006). Es braucht bilateral infraklavikuläre Zugänge mit Präparation der Gefäße medial der Insertion des M. pectoralis minor. Die Prothese der Wahl wird im Bereich der Brustwand subkutan auf der Höhe des oberen Sternumdrittels durchgezogen. Für das Dialyseteam ist es wichtig, dass für eine ideale Punktion die Richtung des Blutflusses deklariert wird.

10.3.3 Ipsilateraler *Loop*-AVG axillosubklavikulär oder axillojugulär

Als Alternative zum Collier-Shunt kann ein ipsilateraler *Loop*-AVGangelegt werden, der entweder von der ipsilateralen Axillararterie zur V. subclavia oder V. jugularis der gleichen Seite führt (Hazinedaroglu et al. 2004; Abb. 10.7). Auch diese Optionen sind bei einer *TCVO* vom Typ I und Typ II eine gute Möglichkeit, zumal damit auf einen Gefäßzugang am Bein verzichtet werden kann. Vorteilhaft ist auch, dass bei einer Schleifenkonfiguration eine lange Punktionsstrecke im Vergleich zur deutlich kürzeren bei einem Colliershunt vorliegt. In einer der größten Serien zu ipsilateralen *Loop*-AVG im Thoraxbereich wurde eine kumulative 3-Jahres-Offenheitsrate von 77 % bei über 50 Patient*innen angegeben (McCann 2000). Es wurden keine Fälle von *VAILI* berichtet. Die Zahl der registrierten Graftthrombosen war jedoch hoch und führte häufig zum Verlust des Gefäßzugangs.

10.3.4 Ipsilateraler arterioarterieller *Loop*-AVG

Patient*innen mit einer *TCVO* vom Typ III und Typ IV haben keine leicht zugängliche venöse Drainage zum rechten Vorhof. Besteht zudem eine periphere arterielle Verschlusskrankheit mit dem Risiko einer *VAILI*, ist ein arterioarterieller *Loop*-AVG als Option zu

Abb. 10.8 Arterioarterieller *Loop*-AVG. Ein- und Ausstrom bestimmen die Platzierung der arteriellen (*A*) bzw. der venösen (*V*) Punktionsnadel

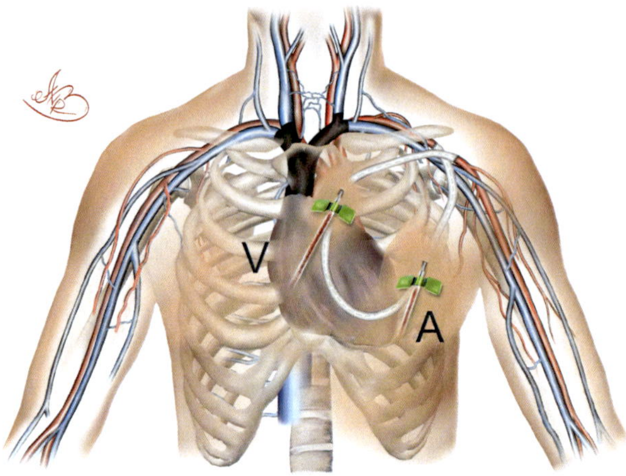

erwägen. Mittels infraklavikulärer Standardinzision wird die A. axillaris exploriert und die Arterie soweit mobilisiert, dass das Gefäß auf 2 Seiten geklemmt werden kann. Einbringen der Prothese als Schlinge. Die A. axillaris wird zwischen den Gefäßklemmen durchtrennt und nachfolgend die Prothese ins proximale und distale Ende der Arterie end-zu-end eingenäht. Die arterielle Nadel wird im Bereich des Einstroms, die venöse Nadel in Richtung des Ausflusses zur Hand platziert (Abb. 10.8).

Es gibt einige Fallserien zu arterioarteriellen *Loop-AVG*. In einer Studie wurden 34 Prothesen bei 32 Patient*innen platziert. Die sekundäre Offenheitsrate wurde mit 59 % nach 1 Jahr angegeben, die Überlebensrate betrug 69 % und die Infektrate 15 % (Kendall et al. 2008). Eine andere Serie berichtete über 36 Implantate bei 34 Patienten, von denen 5 femorale arterioarterielle *Loop*-AVG waren. Die primäre und sekundäre Offenheitsrate betrug nach 1 Jahr 73 % bzw. 96 % und nach 3 Jahren 54 % und 87 % (Zanow et al. 2005). In den letzten Jahren wurden weitere Einzelfälle aus einzelnen Zentren präsentiert (Stephenson et al. 2013).

Es muss betont werden, dass bei einem plötzlichen Verschluss eines arterioarteriellen Shunts eine dringliche Intervention erforderlich ist, um das Überleben der Extremität aufgrund der Unterbrechung des Blutflusses sicherzustellen.

10.4 Atypische Shunts am Torso

Bei Patient*innen mit *TCVO* vom Typ III und Typ IV sind alle thorakalen Venen auf beiden Seiten verschlossen. Obwohl eine Rekanalisation versucht werden kann, ist sie oft zwecklos aufgrund der Ausdehnung der verschlossenen Segmente. Eine Rekanalisierung mit dem *Surfacer® Inside-Out® Access Catheter System* kann versucht werden. Wenn das verschlossene Segment jedoch zu lang ist, ist auch dieses Verfahren nicht empfehlenswert (siehe ▶ Kap. 14). In solchen Situationen geht es darum, eine Abflussvene zu finden, die zum rechten Vorhof drainiert. Wiederum ist eine Bildgebung indiziert, um mögliche Landezonen für den Shunt zu finden. Als Einstromgefäß bietet sich am Stamm die A. axillaris an. Mögliche Konfigurationen sind ein axilloiliakovenöser Shunt, ein axillofemorovenöser-Shunt oder ein axillokavaler Shunt (Evans et al. 2005; Abb. 10.9). Auch eine

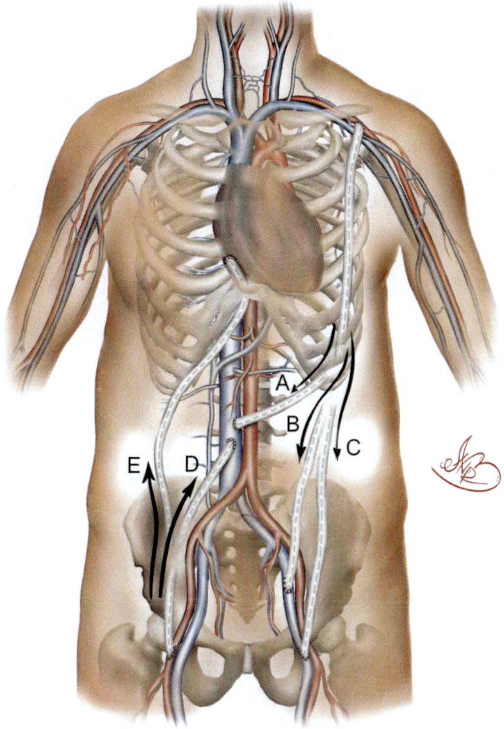

Abb. 10.9 Shunts im Bereich des Torsos: axillokaval (*A*), axilloiliakovenös (*B*), axillofemorovenös (*C*), femoro(iliako)kaval (*D*) oder von femoral zum rechten Vorhof (*E*)

Prothesenimplantation von der A. femoralis communis zur V. cava inferior kann, wenn die Beckenvenen verschlossen sind, in Erwägung gezogen werden. Es gibt auch Shunts, die direkt in den rechten Vorhof geleitet werden (Glass et al. 2009).

Soll eine Beckenvene verwendet werden, ist es im Hinblick auf eine mögliche Nierentransplantation wichtig, das kaliberstärkere Paar von Arterie und Vene zu schonen.

Über all die Jahre wurden nur wenig Fälle über diese „exotischen“ Gefäßzugänge publiziert. Dies wohl auch deshalb, weil diese Patient*innen neben der fast ausgeschöpften Gefäßzugangsmöglichkeiten für diese Art der Chirurgie ein hohes Operationsrisiko aufgrund ihrer Polymorbidität aufweisen.

10.5 *HeRO®(Hemodialysis Reliable Outflow)*-System

Patient*innen, die eine *CVS* oder sogar eine *CVOD* entwickeln, sind im Hinblick auf funktionierende Zugänge oft eine Herausforderung. Neben Dysfunktionalität präsentieren sich diese Patienten mit thrombosierten AFV/AVG oder weisen aufgrund des Rückdruckeffekts der zentralvenösen Pathologie Symptome von venöser Hypertonie auf. Konventionelle Therapieansätze in dieser klinischen Situation sind in der Regel entweder die Angioplastie mit oder ohne Stentplatzierung zur Aufrechterhaltung des Zugangskreislaufs oder eine Ligatur des Gefäßzugangs zur Linderung der Symptome. In beiden Situationen ist es nicht ungewöhnlich, dass Patient*innen wieder bei einem ZVK landen, der durch das stenotische Segment oder über einen anderen offenen venösen Zugang

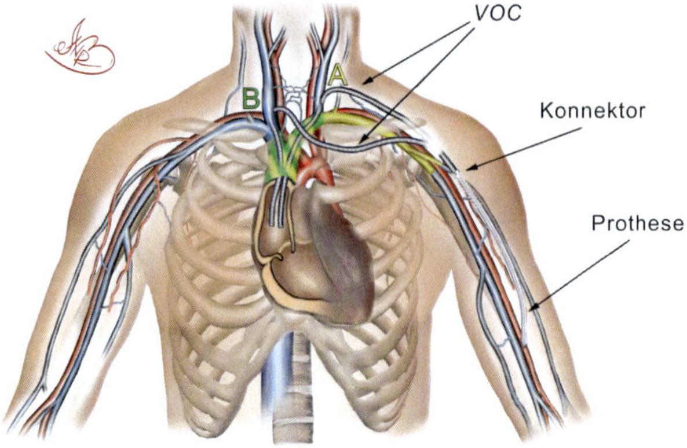

Abb. 10.10 *HeRO*®-Implantation über die ipsilaterale VJI dextra (*A*) bei einem Verschluss der V. subclavia (*gelb*) oder als „collierähnlicher Shunt" in die kontralaterale VJI sinistra (*B*) bei einer *TCVO* (*gelb-grün*) (*VOC*: *venous outflow component*)

platziert wird. In einem solchen Szenario ist bei Patient*innen, wie bereits weiter oben in diesem Kapitel besprochen, immer noch ein Zugang am Bein oder eine Form von atypischem Zugang möglich. Eine alternative Herangehensweise ist die Verwendung eines *Hemodialysis-reliable-Outflow*-Systems (*HeRO*®-System; Merit Medical®, Parkway South Jordan, UT, USA).

Der *HeRO*®-System wurde als einziges vollständig subkutanes arteriovenöses Zugangsgerät entwickelt, um die zentralvenöse Pathologie zu umgehen und dadurch die Nutzung des vorhandenen Zugangs zu verlängern, einen neuen Zugang zu schaffen oder die Notwendigkeit einer ZVK-Abhängigkeit zu beseitigen.

Das *HeRO*®-System ist ein 2-Komponenten-System bestehend aus einer *venous outflow component* (*VOC*) und einer *graft component*, die mit einem auf die PTFE-Graftkomponente montierten Titankonnektor zusammengefügt werden (siehe ▶ Kap. 14). Die *VOC* ist im Kern ein 6 mm Durchmesser großer Nitinolstent, verstärkt mit Silikon. Er hat eine röntgendichte Spitze zur genauen Platzierung unter Fluoroskopie. Die Nitinoleigenschaften bieten sowohl eine Knick- als auch eine Quetschresistenz für den Stent, und die Silikonisierung hat zur Folge, dass der *VOC*-Stent nicht einwächst und daher jederzeit bei Notwendigkeit entfernt werden kann. Die *VOC* wird perkutan in den rechten Vorhof in Seldinger-Technik, d. h. unter Verwendung eines Führungsdrahtes, entweder über die V. jugularis interna oder die V. subclavia eingeführt. Die Spitze sollte im oberen Drittel des rechten Vorhofs zu liegen kommen. Diese Komponente wird dann von ihrem Einführungspunkt zur klavikulopektoralen Zone getunnelt, wo sie mit der Graftkomponente verbunden wird (◘ Abb. 10.10).

Die Graftkomponente ist ein zweischichtiger Standard-ePTFE-Graft von 6 mm Durchmesser. Er wird auf die gewählte Zulaufarterie auf konventionelle Art und Weise anastomosiert, nachdem er subkutan zur klavikulopektoralen Region getunnelt wurde. Der spezielle Titankonnektor, der auf das Ausflussende des Grafts montiert ist, wird dann mit der *VOC* in der klavikulopektoralen Region gekoppelt. Das Ergebnis ist ein arterioatriales System, das den Blutfluss direkt von der Arterie durch den PTFE-Graft und über die *VOC* in den rechten Vorhof leitet.

Bisher wurden weltweit über 10.000 *HeRO*®-Systeme implantiert. Initiale, große Fallserien zeigten unerwartet hohe Infektionsraten (Katzman et al. 2009). 7 Infektionen bei 38 implantierten *devices* (18 %) erwiesen sich als *HeRO*®-System-assoziiert, und 4 Systeme mussten ausgebaut werden (10,5 %). Die Erklärung für diese Zahlen lag in der Tatsa-

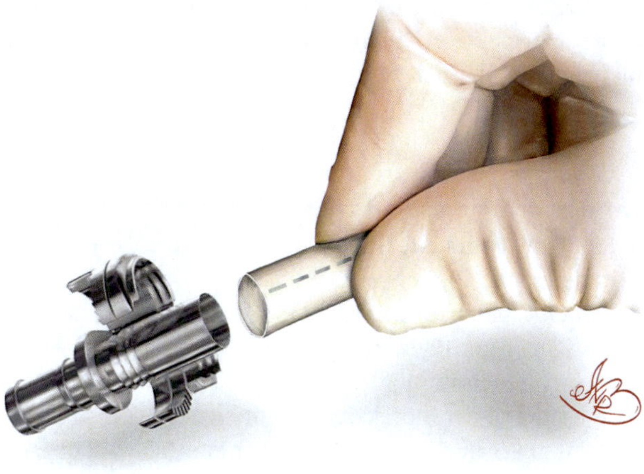

Abb. 10.11 Mit dem *Super HeRO*®-Konnektor lassen sich unterschiedliche Prothesen mit der venösen Outflowkomponente verbinden

che, dass die *HeRO*®-Graftkomponente mindestens 2 Wochen zur Integration benötigen, bevor eine Punktion zur Hämodialyse möglich ist. Um diesen Zeitraum zu überbrücken, wurden temporäre ZVK, parallel zur *VOC* oder an einer anderen Stelle wie z. B. in der Leiste liegend, zur Hämodialyse (HD) verwendet. Infektionen durch temporär eingelegte ZVK bei Patient*innen nach *HeRO*®-Implantation wurden aber auch als *HeRO*®-Graft-Infekte bewertet. Diese Tatsache führte zur Idee, die ePTFE-Graftkomponente zu kürzen und durch einen früh kanülierbaren Graft aus PTFE zu ersetzten. Eine ZVK-Implantation konnte damit vermieden werden.

Mit dem *Super HeRO*® gibt es neuerdings einen Titankonnektor, der eine einfache Verbindung zu verschiedenen Prothesen wie z. B. einem *ec*AVG erlaubt, sodass eine prothetoprothetische Anastomose entfällt (Abb. 10.11) Dieser *Super HeRO*®-Konnektor wiederum passt ideal auf den *VOC*.

Die flexible, knickresistente und in der Länge variable *VOC* gibt Ärzt*innen eine ganze Reihe von Konfigurationsoptionen für die Implantation. Die Spitze der *VOC* muss immer vor dem rechten Vorhof platziert werden, wobei die Platzierung sowohl von links als auch von rechts – je nachdem, welche Zugangsvenen noch offen sind – möglich ist. Die *VOC* macht es möglich, Gelenke zu überbrücken und Körperhälften zu überschreiten. So sind neben Collierkonfigurationen (Abb. 10.10) auch andere Optionen möglich, um Stenosen der Beckenvenen bzw. der V. cava inferior (VCI) zu überwinden.

Bisher wurde das *HeRO*®-System in klinischen Situationen verwendet, um zentralvenöse Stenose zu überwinden. Bei einer *CVOD* braucht es zuvor eine Rekanalisierung, um einen Zugang zum rechten Vorhof zu schaffen. Dabei muss ein Kanal von mindestens 8 mm geschaffen werden, der den Einsatz einer *Peel-away*-Schleuse zum Einführen der *VOC* erlaubt. Es ist zu beachten, dass bei langstreckigen Verschlüssen bei der Ballondilatation die Gefahr einer Ruptur besteht. Deshalb ist es von Vorteil, das *HeRO*®-System bei *CVS*-Patient*innen einzusetzen, *bevor* sich eine *CVOD* entwickelt hat.

Die Ergebnisse für das *HeRO*®-System variieren von Studie zu Studie. Eine Metaanalyse zeigte eine durchschnittliche sekundäre Durchgängigkeit nach 24 Monaten von 59,4 % (39,4–78 %). Es waren 2,8 Eingriffe pro implantiertes System pro Jahr notwendig, um den Zugang offen zu halten, und eine durchschnittliche Infektionsrate von 10,1 % (2,5–21 %) (Al Shakarchi et al. 2015). Diese Daten basieren auf ersten Erfahrungen in den

USA nach Einführung des *HeRO*®-Systems. Seither gibt es weitere internationale Studien, die über bessere Durchgängigkeitsergebnisse berichten, wie z. B. die Untersuchung von Hunter et al. (2019).

10.6 Fazit

- Sind konventionelle Shunts im Bereich der oberen Extremität keine Option mehr, gibt es dennoch Möglichkeiten im Bereich der Beine und des Stamms.
- Am Oberschenkel ist eine V.-saphena-magna-Transposition, aber auch eine Prothese aus Kunststoff oder biologischem Material in der Konfiguration als Schlinge, Brücke oder Hufeneisen möglich.
- Je nach Typ der thorakalen, zentralvenösen Obstruktion können die V. subclavia oder V. jugularis interna ipsilateral oder kontralateral als Abflussgefäß in Frage kommen.
- Sehr seltene Konstruktionen sind ein axilloaxillärer Schlingen-AVG und über das Zwerchfell reichende Konstruktionen mit einem Einstrom aus der A. subclavia bzw. der A. femoralis.
- Das *HeRO*®-System, eine Kombination einer Prothese mit einem verstärkten zentralvenösen Katheter, ist eine weitere Alternative, besonders dort, wo die *TCVO* mit einem *Surfacer*® *Inside-Out*® *Access Catheter System* überwunden werden muss.

Kommentar

Eric Peden

Das Kapitel von James Gilbert ist gut durchdacht und klar strukturiert für die Leser*innen aufbereitet. Dialysepatient*innen mit ausgeschöpften Zugangsmöglichkeiten sind eine große Herausforderung. Die Überweisungspraxis für solche Patient*innen ist je nach Standort verschieden, sodass regionale Präferenzen für zuweisende Zentren auch Einfluss auf die Behandlungsmethode haben. Shuntchirurg*innen sind in der Pflicht, andere Optionen bei Versagen klassischer Zugänge zu erwägen, um eine ZVK-Implantation wegen deren Morbidität und Mortalität zu vermeiden.

Bei diesen Patient*innen lautet die erste Frage immer: „Warum handelt es sich hier um einen ‚schwierigen Zugang'?" Nicht alle Herausforderungen sind gleich. Oftmals haben Patient*innen Angst vor der Shuntchirurgie, bevorzugen deshalb Katheter und lehnen deswegen andere Optionen ab. Mit etwas Geduld und einer gut geführten Diskussion über die Risiken der verschiedenen Optionen willigen die Patient*innen jedoch oftmals in ein operatives Vorgehen ein. Belehrungen oder das Ausüben von Druck ist kontraproduktiv und kann zu einer Entfremdung und Schwächung der Patient-Arzt-Beziehung führen. Liegt eine unüberwindbare Abneigung bis hin zu einer Verweigerung vor, soll dies dokumentiert und das Thema wie in einer Raucherberatung in zeitlichen Abständen wieder aufgenommen werden.

Mehr (patho-)physiologische Probleme zur Schaffung eines Gefäßzugangs können sein: Fettleibigkeit, „keine guten Venen", schwere arterielle Erkrankungen, „zu krank" (*frail*), Hypotonie, Hyperkoagulabilität und/oder zentrale Venenverschlüsse. Bevor wir zu sehr in die Diskussion und Prüfung „exotischer" Verfahren abgleiten, prüfen wir nochmals die Option für eine Transplantation oder Peritonealdialyse (PD). In einigen Gesundheitssystemen der Welt werden diese Optionen routinemäßig geprüft, aber im Süden der Vereinigten Staaten ist das nicht selbstverständlich. Patient*innen, die zuvor eine PD oder Transplantation ablehnten, sind oft bereit, diese Möglichkeiten zu überdenken, wenn sie mit einer weiteren Zugangsoperation von zunehmender Komplexität konfrontiert werden. Patient*innen, die zuvor als zu fettleibig für eine Transplantation eingestuft wurden, überdenken manchmal die Überweisung in ein bariatrisches Programm, um den für eine Transplantation erforderlichen Gewichtsverlust zu erreichen.

Die verbleibenden Patienten müssen, nachdem die oben aufgeführten Überlegungen geprüft wurden, sorgfältig beurteilt werden. Eine fundierte Anamnese ist zwingend notwendig. Sie soll frühere Zugangsverfahren und deren Verlauf, Komplikationen wie Ischämien/Zeichen einer Arteriosklerose/Ödeme und Nervenverletzungen erfassen, aber auch mögliche Ursachen für ein Shuntversagen wie eine Hypotonie oder eine Herzerkrankung. Hinweise für eine Hyperkoagulabilität mit ihren Folgen müssen gesucht und ebenso wie die Medikation erfragt werden, weil dies frühere Versagen erklären könnte.

Bei der körperlichen Untersuchung sollte auf die Pulse, die Korrelation sichtbarer Narben mit früheren Operationen, auf Anzeichen einer zentralvenösen Obstruktion wie subtile Extremitätenödeme und sichtbare venöse Kollateralen geachtet werden. Ein qualitativ hochwertiges Gefäßmapping, das arterielle und venöse Gefäßstrukturen vollständig erfasst, ist von entscheidender Bedeutung. Fettleibigkeit und das Vorhandensein von Narben sollten nicht von einer Gefäßbeurteilung abhalten, denn oft gibt es perfekt geeignete Gefäße für die Schaffung eines einfachen Zugangs, die vielleicht übersehen wurden oder sich im Laufe der Zeit entwickelt haben. Selbst wenn ein vorhergehendes *mapping* in der eigenen Institution durchgeführt wurde, kann eine Neubeurteilung sinnvoll sein. Zusätzliche diagnostische Abklärungen sollen großzügig indiziert werden, um eventuelle Ursachen für ein Problem zu finden. Ein Arteriogramm, eine zentrale Venografie oder eine Computertomografie zur Suche nach arteriellen oder venösen Gefäßpathologien sind hilfreich.

Welche Verfahren können schlussendlich den Patient*innen angeboten werden? Nicht selten wird nach gründlicher Untersuchung eine autogene AVF eine Option. Dies kann bei Personen mit zentralvenösen Verschlüssen zu funktionierenden distalen Fisteln beitragen. Dies betrifft z. B. Unterarm-AVF unter Nutzung der V. basilica oder eine Brachialvenen-AVF, die weniger genutzte Zugangsoptionen darstellen. Von einem solchen autologen Zugang profitieren u. a. Patient*innen mit einer extremen Thromboseneigung. Sowohl das *HeRO*®-System wie auch das *Surfacer*® *Inside-Out*® *Access Catheter System* erlauben einen Zugang am Arm bei Patient*innen, die früher mit einem Shunt am Bein oder einem ZVK versorgt wurden. Gefäßzugänge im Brustwandbereich bleiben in unserer Praxis Patient*innen vorbehalten, welche unter einer schweren Arteriosklerose leiden, mit dem Risiko für eine Ischämie. Mit rein arterioarteriellen Shunts haben wir schlechte Erfahrungen gemacht. Eine Shuntanlage in Kombination mit einer Rekonstruktion der großen Venen ist erfolgversprechend, doch muss die Patientenauswahl sorgfältig getroffen werden. Gefäßzugänge am Bein mit Femoralvenen sind sehr dauerhaft, doch kann der potenziell hohe Blutfluss eine Ischämie begünstigen, weshalb eine gute Patientenselektion notwendig ist. Femorale AVF haben sich unserer Erfahrung nach als sehr haltbar erwiesen, doch müssen die Patient*innen aufgrund des potenziell hohen Blutflusses und wegen des Risikos einer Ischämie gut ausgewählt werden. Shunts am Bein unter Verwendung einer Prothese sind selten und werden vorzugsweise auf Höhe der Mitte des Oberschenkels gelegt, um Komplikationen in der Leiste zu vermeiden. Wirklich exotische Zugänge, wie z. B. von der A. iliaca zur V. cava inferior, sind sehr selten, vor allem angesichts der heutigen Möglichkeiten, eine zentralvenöse Obstruktion zu behandeln.

Nur wenigen Patient*innen muss eine katheterbasierte Dialyse empfohlen werden. Als Shuntchirurg*innen sind wir gefordert, Zugänge zu schaffen, die eine langdauernde Dialyse ermöglichen. Das von James Gilbert geschriebene Kapitel ist ein Leitfaden, wie Patient*innen, die tertiäre Shunts benötigen, optimal versorgt werden können.

Wichtige Publikationen des Kommentators Eric Peden

1. Montelongo S, Brooks DE, Klopfenstein J, Peden EK (2023) Surgical creation of upper extremity arteriovenous fistula and grafts: a narrative review. Cardiovasc Diagn Ther 13(1):147–155. https://doi.org/10.21037/cdt-21-565
2. Chauhan Y, Zubair MM, Inkollu S, Peden EK (2017) Axillary artery to right arterial graft for dialysis using an autologous femoropopliteal vein. Ann Vasc Surg 45:262.e7–262.e10. https://doi.org/10.1016/j.avsg.2017.06.034
3. Anaya-Ayala JE, Bellows PH, Ismail N, Cheema ZF, Naoum JJ, Bismuth J, Lumsden AB, Reardon MJ, Davies MG, Peden EK (2011) Surgical management of hemodialysis-related central venous occlusive disease: a treatment algorithm. Ann Vasc Surg 25(1):108–119. https://doi.org/10.1016/j.avsg.2010.11.002

Literatur

Al Shakarchi J, Houston JG, Jones RG, Inston N (2015) A review on the hemodialysis reliable outflow (heRO) graft for haemodialysis vascular access. Eur J Vasc Endovasc Surg 50(1):108–113. https://doi.org/10.1016/j.ejvs.2015.03.059

Antoniou GA, Lazarides MK, Georgiadis GS, Sfyroeras GS, Nikolopoulos ES, Giannoukas AD (2009) Lower-extremity arteriovenous access for haemodialysis: a systematic review. Eur J Vasc Endovasc Surg 38:365–372

Bagul A, Kaushik M, Kay ML, Nicholson ML (2006) An alternative vascular access technique for haemodialysis; the mid-thigh loop. Ann R Coll Surg Engl 88:499–505

Berardinelli L (2006) Grafts and graft materials as vascular substitutes for haemodialysis access construction. Eur J Vasc Endovasc Surg 32:203–211

Bourquelot P, Rawa M, Van Laere O, Franco G (2012) Long-term results of femoral vein transposition for autogenous arteriovenous hemodialysis access. J Vasc Surg 56:440–445

Chemla ES, Morsy M, Anderson L, Makanjuola D (2006) Complex bypasses and fistulas for difficult hemodialysis access: a prospective, single-centre experience. Semin Dial 19:246–250

Chemla ES, Nelson S, Morsy M (2011) Early cannulation grafts in straight axillo-axillary angioaccesses avoid central catheter insertions. Semin Dial 24:456–459

Correa JA, de Abreu LC, Pires AC, Breda JR, Yamazaki YR, Fioretti AC et al (2010) Saphenofemoral arteriovenous fistula as hemodialysis access. BMC Surg 10:28

Davies AH, Gibbons CP (2007) Vascular Access Simplified, 2. Aufl. TFM Publishing

Dolmatch BL, Gurley JC et al (2018) Society of Interventional radiology reporting standards for thoracic central vein obstruction. J Vasc Interv Radiol 29(4):454–460.e3. https://doi.org/10.1016/j.jvir.2017.12.013

Evans DC, Upton EC, Lawson JH (2005) Axillary to common iliac arteriovenous graft for hemodialysis access: case report and review of ‚exotic' axillary-based grafts. J Vasc Access 6(4):192–195

Garcia-Rinaldi R, von Koch L (1978) The axillary artery to axillary vein bovine graft for circulatory access. Am J Surg 135(2): 265–68 https://doi.org/10.1016/0002-9610(78)90115-0

Geenen IL, Nyilas L, Stephen MS, Makeham V, White GH, Verran DJ (2010) Prosthetic lower extremity hemodialysis access grafts have satisfactory patency despite a high incidence of infection. J Vasc Surg 52:1546–1550

Gilbert JA, Gibbs PJ (2011) Good long term patency rates associated with an alternative technique in vascular access surgery – The Adductor Loop Arteriovenous Graft. J Eur J Vasc Endovasc Surg 41(4):566–569

Glass C, Maevsky V, Massey T, Illig K (2009) Subclavian vein to right atrial appendage bypass without sternotomy to maintain arteriovenous access in patients with complete central vein occlusion, a new approach. Ann Vasc Surg 23(4):465–468

Hazinedaroglu S, Karakayali F, Tuzuner A, Ayli D, Demirer S, Duman N et al (2004) Exotic arteriovenous fistulas for hemodialysis. Transplant Proc 36:59–64
Huber TS, Carter JW, Carter RL et al (2003) Patency of autogenous and polytetrafluoroethylene upper extremity arteriovenous haemodialysis accesses: a systematic review. J Vasc Surg 38:1005–1011
Huber TS, Hirneise CM, Lee WA, Flynn TC, Seeger JM (2004) Outcome after autogenous brachial-axillary translocated superficial femoropopliteal vein hemodialysis access. J Vasc Surg 40:311–318
Hunter JP, Knight SR, Inston N, Ridway D, Tavakoli A, Suttie S, Kingsmore D, Brown T, Sultan S, Gilbert J (2019) The United Kingdom and ireland experience of the haemodialysis reliable outflow graft for vascular access. J Vasc Access 20(1):12–18. https://doi.org/10.1177/1129729818770588
Katzman HE, McLafferty RB, Ross JR, Glickman MH, Peden EK, Lawson JH (2009) Initial experience and outcome of a new hemodialysis access device for catheter-dependent patients. J Vasc Surg 50(3):600–607
Kendall TW Jr, Cull DL, Carsten CG 3rd, Kalbaugh CA, Cass AL, Taylor SM (2008) The role of the prosthetic axilloaxillary loop access as a tertiary arteriovenous access procedure. J Vasc Surg 48:389–393
Kennealey PT, Elias N, Hertl M, Ko DS, Saidi RF, Markmann JF et al (2011) A prospective, randomized comparison of bovine carotid artery and expanded polytetrafluoroethylene for permanent hemodialysis vascular access. J Vasc Surg 53:1640–1648
Lioupis C, Mistry H, Rix T, Chandak P, Tyrrell M, Valenti D (2011) Comparison among transposed brachiobasilic, brachiobrachial arteriovenous fistulas and Flixene™ vascular graft. J Vasc Access 12(1):36–44
Lynggaard F, Nordling J, Iversen Hansen R (1981) Clinical experience with the saphena loop arteriovenous fistula on the thigh. Int Urol Nephrol 13:287–290
Maya ID, Weatherspoon J, Young CJ, Barker J, Allon M (2007) Increased risk of infection associated with polyurethane dialysis grafts. Semin Dial 20:616–620
McCann RL (2000) Vascular access for the ‚difficult‘ patient. In: Conlon PJ, Nicholson ML, Schwab SJ (Hrsg) Hemodialysis vascular access: practice and problems. Oxford University Press, New York, S 141–156
Pierre-Paul D, Williams S, Lee T, Gahtan V (2004) Saphenous vein loop to femoral artery arteriovenous fistula: a practical alternative. Ann Vasc Surg 18:223–227
Ryan JJ, Perkins JD (1989) Saphenous to popliteal arteriovenous fistulas as a suitable alternative in chronic hemodialysis. Surg Gynecol Obstet 168:550–551
Scott JD, Cull DL, Kalbaugh CA, Carsten CG, Blackhurst D, Taylor SM et al (2006) The mid-thigh loop arteriovenous graft: patient selection, technique and results. Am Surg 72(9):825–828
Stephenson MA, Norris JM, Mistry H, Valenti D (2013) Axillary-axillary Interarterial chest loop graft for successful early hemodialysis access. J Vasc Access 14(3):291–294. https://doi.org/10.5301/jva.5000121
Zanow J, Kruger U, Petzold M, Petzold K, Miller H, Scholz H (2005) Arterioarterial prosthetic loop: a new approach for hemodialysis access. J Vasc Surg 41:1007–1012

Zentralvenöse Katheter

Carsten Weiß und Matthias K. Widmer

Inhaltsverzeichnis

M.K. Widmer, A. Zdoroveac, A. Isaak (Hrsg.), *Dialysezugänge in Theorie und Praxis*,
https://doi.org/10.1007/978-3-662-72908-3_11

11.1 Einleitung

In den 1960er-Jahren wurde vom schottischen Nephrologen Stanley Shaldon ein zentralvenöser Katheter (ZVK) entwickelt, der eine Dialyse für die Dauer von bis zu 3 Wochen ermöglichte. In der Folgezeit wurden weitere Katheter für eine längere Therapiedauer entwickelt. Diese waren oftmals mit dem Namen des Entwicklers verknüpft, so z. B. die einlumigen Katheter von Tesio™ oder Demers™ (Tesio et al. 1994; Zieschang et al. 1995). Heute gibt es eine Vielzahl von Dialysekathetern auf dem Markt, die sich in Details unterscheiden. Das Kapitel soll einen Überblick bezüglich der verschiedenen Kathetereigenschaften bieten. Bezüglich der Katheterimplantation werden die wesentlichen prä- und postoperativen Aspekte einschließlich möglicher Früh- und Spätkomplikationen und deren Vermeidung bzw. Lösung erläutert.

Gemäß dem Jahresbericht für das Jahr 2019 des Gemeinsamen Bundesausschusses zur Qualität der Dialyse erfolgt in Deutschland bei ca. 17,8 % aller Dialysepatient*innen die Langzeitdialyse über einen Katheter. In den USA liegt diese Zahl mit 24,5 % etwas höher (USRDS ESRD database, National Insitutes of Health 2024).

Der Kurzzeitkatheter, „nicht tunnelierter" ZVK (ntZVK; *ntCVC: non tunneled central venous catheter*) wie z. B. Typ Mahurkar™ mit einer empfohlenen Nutzungsdauer unter 21 Tagen wird direkt perkutan in ein großlumiges venöses Gefäß eingebracht. Die Langzeitkatheter, sogenannte tunnelierte ZVK (tZVK; *tCVC: tunneled central venous catheter*) mit einer Nutzungsdauer von mehr als 3 Wochen verlaufen zwischen Eintritt in die Haut und Eintritt ins venöse Gefäß zumeist bogenförmig über eine unterschiedlich lange Strecke im Fettgewebe. Diese tZVK verfügen über eine filzartige Polyestermuffe, welche nahe der Katheteraustrittsstelle (KAS) in das Subkutangewebe einheilt und so den Katheter langfristig fixiert und als Barriere gegen das Eindringen von Flüssigkeit und Keimen wirkt. Ist die Dauer der Katheternutzung unklar, kann es sinnvoll sein, schon zu Beginn der Dialyse einen tZVK zu implantieren.

Bei Kindern eignen sich zur Langzeitkatheterdialyse z. B. der getunnelte Bio Flex® Tesio™-Katheter (Med-Comp; Haltern am See, D). Hierbei werden 2 Katheter mit je 6,5 Fr Durchmesser getrennt implantiert. 2-Lumen-Katheter mit 6,5 Ch Durchmesser werden bei Kleinkindern von < 3–10 kgKG eingesetzt. Der Katheterdurchmesser steigt bei 10–30 kgKG auf 8 Ch und bei > 30 kgKG auf 11 Ch. Die verwendete Katheterlänge beginnt bei 75 mm. Für größere Kinder gibt es 2-Lumen-Katheter mit 13, 15, 19 und 23 cm Länge. Der Durchmesser liegt hierbei zwischen 12,5 und15,5 Ch.

Die tZVK-Katheterimplantation erfolgt in der Regel in Lokalanästhesie (LA) mit Ausnahme von Kindern. Für Patient*innen mit Verständigungsschwierigkeiten, Platzangst, Unruhe ist ein anästhesiologisches Stand-by mit Analgosedation hilfreich. In seltenen Fällen ist eine Intubationsnarkose (ITN) nötig.

Die Katheter werden unter sonografischer und radiologischer Kontrolle in Seldinger-Technik unter sterilen Bedingungen implantiert (Seldinger 1953). Reine sonografische Lagekontrollen anstelle einer radiologischen sind beschrieben (Kächele 2023). Die Eingriffsdauer beträgt in unkomplizierten Fällen ca. 15 min. Voroperierte Patient*innen mit ggf. veränderten Venenverhältnissen benötigen zumeist eine längere Operationszeit, und es ist mit vermehrten Erschwernissen zu rechnen. Bei ntZVK kann die perioperative Lagekontrolle mittels Endo-EKG oder Blutgasanalyse erfolgen. Zur exakten Bestimmung der Position der Katheterspitze und zum Ausschluss eines Pneumothorax ist die Röntgenuntersuchung des Thorax a. p. ca. 2 h postoperativ angeraten.

Die Nutzungsdauer der Katheter selbst hängt von den Komplikationen im Anschluss an die Implantation ab. Diese sind im Wesentlichen Infektionen und reduzierte bzw. völlig versiegende Blutflüsse während der Dialyse. Selten tritt eine Materialermüdung des Katheters selbst ein (Schlauch-/Klemmen-/Konnektordefekte). Das Dialysefachpersonal, die betreuenden Ärzt*innen, die Patient*innen sollten Ursachen der Komplikationen kennen, um diesen bestmöglich entgegenzutreten. Schriftliche Verfahrensanweisungen, gemeinsam im Team entwickelte Standards bezüglich Pflege und Verbandstechnik sowie mündliche Erläuterungen gehören zur Versorgung von Patient*innen mit ZVK (Bundesgesundheitsblatt 2017).

11.2 Indikationen zur Katheterimplantation

Für die Implantation von zentralvenösen Kathetern gibt es, wie in ◘ Tab. 11.1 ersichtlich, mehr oder weniger zwingende Indikationen. Wegen der Infektionsgefahr sollten ntZVKs möglichst kürzer als 21 (maximal 28) Tage in situ liegen. In der Praxis können im Einzelfall Ausnahmen gemacht werden. Die verschiedenen ntZVK sind in ihrem Design sehr ähnlich.

◘ Tab. 11.1 Zusammenfassung der absoluten und relativen Indikationen zur Implantation nicht tunnelierter und tunnelierter zentralvenöser Katheter

	Nicht tunnelierte ZVK (ntZVK)	**Tunnelierte ZVK (tZVK)**
Absolute Indikation	1. Akutes, konservativ nicht beherrschbares Nierenversagen von < 21 Tagen 2. passageres Nierenversagen durch Infektionen, Sepsis, Muskelnekrosen oder durch neurologische Grunderkrankungen 3. vor Operationen oder Ereignissen mit großen Flüssigkeitsverlusten 4. Reanimation	1. Nierenversagen mit einer Dauer > 21 Tage 2. Kontraindikationen zur AVF-Anlage (stark verringertes Herzzeitvolumen) 3. fehlende anatomische Möglichkeit einer AVF-Anlage 4. Noch nicht punktierbarer AV-Shunt, z. B. postoperativ 5. fehlende AVF-Reifung und Notwendigkeit der Dialyse 6. Perigraftreaktion nach PTFE-Prothesenimplantation 7. Infektion der Haut bei vorhandenem Shunt 8. insuffiziente Peritonealdialyse 9. für Patient*innen mit einer Lebenserwartung < 1/2 Jahr
Relative Indikation	1. Fehlende akute, strukturelle oder personelle Voraussetzung für rasche Implantation eines getunnelten Katheters oder einer früh punktierbaren PTFE-Prothese zur Dialyse 2. Längere zeitliche Dauer bis zur operativen Intervention eines verschlossenen AV-Shunts	1. Nadelphobie bei dialysepflichtiger Niereninsuffizienz 2. Ablehnung eines AV-Shunts 3. rezidivierende Verschlüsse eines AV-Shunts unklarer Genese 4. hohes Alter

AV-Shunt: arteriovenöser Shunt, *AVF*: arteriovenöse Fistel, *PTFE*: Polytetrafluorethylen

11

Die Implantation eines ntZVK erfolgt in der akuten Niereninsuffizienz oftmals durch Nephrolog*innen. Im Rahmen akuter Erkrankungen und in peri- und postoperativen Situationen sind Anästhesist*innen und Intensivmediziner*innen für die Implantation verantwortlich.

Die Katheter sind in der Regel aus Polyurethan hergestellt. Sie haben unterschiedliche Längen, eine ähnliche Konfiguration der Spitze (weiche Spitze, versetzt: *soft tip, shot gun*). Die Katheteröffnungen sind in der Längsachse des Katheters oder seitlich ausgerichtet. Den Indikationen angepasst verfügen die Katheter über 1, 2 oder 3 Lumen. Da sie nur kurzzeitig überbrückend eingesetzt werden, werden sie im Folgenden nur im Rahmen der allgemeinen Indikationsstellung besprochen. Der oftmals rasche Funktionsverlust dieser Kathetertypen ist zumeist Folge mechanischer Komplikationen (Ansaugen der Gefäßwand während der Dialyse/Thrombosierung im Bereich Katheterspitze) oder von Infektionen.

11.3 Aufbau von Langzeitkathetern

Die zur Verfügung stehenden Katheter haben einen ähnlichen Aufbau und definierte Komponenten (◘ Abb. 11.1, 11.2, 11.3). Die Katheter unterscheiden sich in Länge, Durchmesser, Lumen- und Spitzendesign. Sie können aus 1 oder 2 Komponenten bestehen und werden entweder antegrad oder retrograd implantiert. Bei der antegraden Platzierung wird der einteilige Katheter zuerst über die spätere Katheteraustrittsstelle subkutan tunneliert und dann in die Vene eingeführt. Beim retrograden Vorgehen wird das Hauptstück des zweiteiligen Katheters zuerst über eine Schleuse in die Vene eingebracht und das Anschlusssegment subkutan über den KAS ausgeleitet. Das zweite Teil, die Katheterverlängerung, wird danach erst mit dem zentral im Gefäß einliegenden Katheteranteil verbunden.

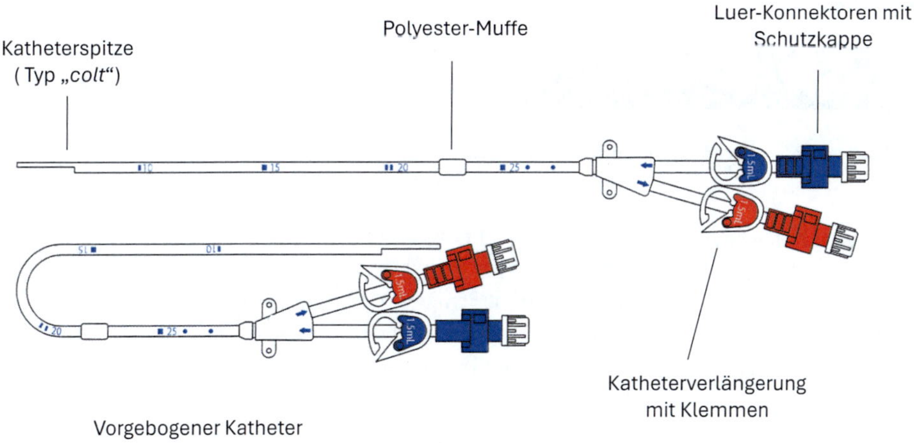

◘ **Abb. 11.1** Komponenten eines antegrad zu implantierenden tZVK

A) tZVK; 1 Lumen für ante- oder retrograde Implantation; gerade Spitze

B) tZVK; 2 Lumen, eine Komponente für antegrade Implantation, *"split tip"*

C) tZVK; 2 Lumen; zwei Komponenten, retrograde Implantation, symmetrische Spitze

D) Katheterverlängerung

E) tZVK; 2 Lumen; eine Komponente, antegrade Implantation, symmetrische Spitze

F) ntZVK; 2 Lumen, eine Komponente antegrade Implantation, „shot gun"oder "colt" Spitze

A B C D E F

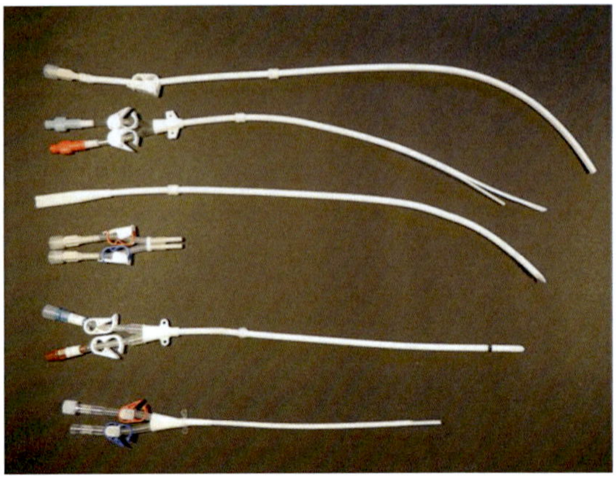

Abb. 11.2 Eine Auswahl von unterschiedlichen Kathetertypen

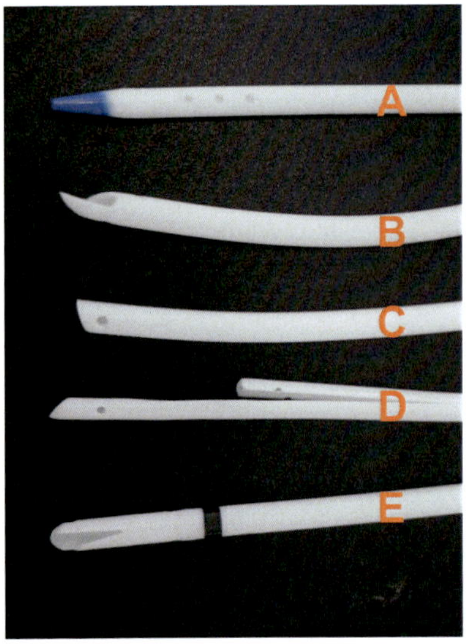

A) Weiche konische Spitze, seitliche Löcher eines ntZVK

B) Fast symmetrische Spitze, Seitloch, 2 Lumen

C) Gerade Spitze, Seitloch, 1 Lumen

D Geteilte Spitze, Seitloch, 2 Lumen

E) Symmetrische Spitze, Seitloch, 2 Lumen

Abb. 11.3 Eine Palette unterschiedlicher ZVK-Spitzen

11

11.4 Kathetereigenschaften und Design

Seit der Einführung wurden die ZVK immer wieder modifiziert mit dem Ziel, die langfristige Funktionsfähigkeit und damit die Funktionalität der Katheter zu erhöhen. Tab. 11.2 gibt einen Überblick über die unterschiedlichen Materialen und Konfigurationen. Das Kathetermaterial ist außerhalb des Körpers steif und wird erst durch die Körpertemperatur im Gefäß weich und anpassungsfähig. Um ein Abknicken zu vermeiden, sollen die tZVK mit einem Bogen von > 6 cm gelegt werden. Die Katheterspitzenkonfiguration soll ein Ansaugen der Gefäßwand und eine mögliche Rezirkulation von schon „gereinigtem" Blut, auch bei vertauschten Anschlüssen, verhindern. Detaillierte Angaben sind den entsprechenden Datenblättern der Katheter zu entnehmen. Zu beachten sind die für jeden Katheter speziell zugelassenen Desinfektions- und Reinigungsmittel. Je nach Ka-

Tab. 11.2 Materialbeschaffenheit und Konfiguration von zentralvenösen Kathetern

Eigenschaften	Nicht tunnelierte Katheter (ntZVK)		Tunnelierte Katheter (tZVK)	
Anzahl der Lumen	1, 2 oder 3		1	2
Einsatzgebiet	Bei Kindern und Erwachsenen			
Katheterkonfiguration Anschlussbereich	Gerade Extension	Gebogene Extension	Gerade	Gerade und gebogene Extension
Kathetermaterial	Polyethylen, Polyurethan		Silikon Polyurethan	Polyurethan
Lumenkonfiguration	Rund, „kuchenstückförmig" Doppel D		Rund	Doppel-D Doppel-O
Spitzenkonfiguration	Spitz, *soft tip* mit Seitenlöchern, *versetzt z. B. shot gun/colt*		Rund, „fischmaulförmig"	Symmetrisch bis nahezu symmetrisch, geteilt (Abb. 11.3)
Innenbeschichtung	Nein		Nein	Möglich mit Heparin
Thermosensitiv	Ja			
Katheterlänge (cm)	7,5–55			
Katheterdurchmesser in Charrière (1 Ch = 1 Fr [French] = 0,3 mm)	6,5–15,5			
Flussmenge ml/min	Bis zu 450 (gemäß *IFU*)			
Katheterlumen im Querschnitt	Rund, „kuchenstückförmig" Doppel-D		Rund	Doppel-D Doppel-O
Außenkonfiguration des Katheters	Rund oder oval			
Knickresistenz	Nein		Krümmungen von < 6 cm vermeiden (Knickgefahr mit Lumeneinengung)	
Kontraindizierte Desinfektions- bzw. Reinigungsmittel	Jodhaltige Desinfektionsmittel, Aceton (gemäß *IFU*)			
Zugelassene Desinfektions- und Reinigungsmittel (siehe IFU, spezifische Angaben variieren je nach Katheter; ohne Anspruch auf Vollständigkeit)	Desinfektionsmittel: z. B.: Octenidinhydrochlorid mit Propanol, Chlorhexidin, Octenidin mit Phenoxyethaniol, Wasserstoffperoxid, Isopropylalkohol (70 %) hautschonende Pflasterlösungsmittel (z. B. auf Silikonbasis) Wundspüllösung: z. B. Undecylenamidopropyl-Betain mit Polihexanid			

IFU: *instruction for use*

theterkonfiguration und Druckdifferenz vom arteriellen zum venösen Schenkel variiert das Durchflussvolumen des Katheters. Flussmengen von bis zu 450 ml/min sind möglich.

11.5 Implantationsorte und gebräuchliche Katheterlängen

Als Zugangsgefäße für ZVK eignen sich große Venen (◘ Abb. 11.4). Vorzugsweise werden Dialysekatheter über die V. jugularis interna (VJI) rechts implantiert. Die VJI links stellt aus anatomischen Gründen die 2. Wahl dar. Bei fehlenden Alternativen kann die Implantation des Katheters über die V. jugularis externa (VJE) erfolgen. Aber auch sekundär dilatierte venöse Kollateralgefäße sind bei vorhandenem zentralem Abstrom in den Vorhof möglich. Eine Implantation über V. subclavia ist ungünstig wegen des hohen Thrombose- und Stenoserisikos. Dieser Implantationsort verhindert mit hoher Wahrscheinlichkeit den Erfolg eines späteren ipsilateralen Shunts. Zur Schonung der venösen Gefäße der oberen Extremitäten (falls ein arteriovenöser Shunt geplant wird) kann z. B. auch die V. saphena magna bzw. V. femoralis als i. v. Zugang gewählt werden. Die Gesamtlängen der tZVK reichen von 36 bis 72 cm, die Implantationslängen, d. h. der Abstand von Katheterspitze zu Muffe, beträgt bei Erwachsenen zwischen 19 und 55 cm (◘ Tab. 11.3). Der Außendurchmesser für Katheter liegt meist zwischen 14,5 und 15,5 Ch, d. h. 4,8–5,2 mm. Der Schleusenaußendurchmesser beträgt 16 Ch (5,3 mm).

11.6 Komplikationen bei oder nach der Katheteranlage

Jeder Katheter sollte möglichst nur für kurze Zeit in situ liegen. Je länger die Verwendungsdauer, desto höher ist die Rate an Komplikationen.

Mit der Katheterimplantation ändern sich die Lebensumstände der Patient*innen. So können sie nicht mehr wie gewohnt duschen oder schwimmen gehen. Der Katheter ragt aus der Haut und kann neben der Kleidung sichtbar sein. Durch die Katheterposition können störende Interferenzen mit Hosen- oder BH-Trägern auftreten. Im Rahmen der Patientenaufklärung sind diese veränderten Lebensbedingungen, die peri- und intra-

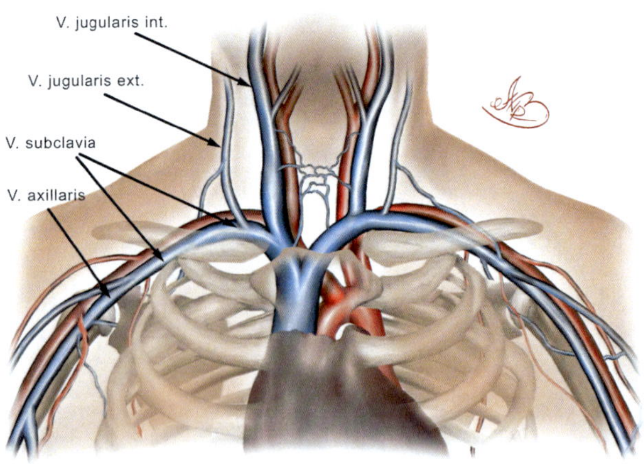

◘ **Abb. 11.4** Lokalisation möglicher Zugänge im Bereich der oberen Thoraxapertur

Tab. 11.3 Üblicherweise verwendete Katheterlängen für tZVK. Je nach Körpergröße und Gewicht ist eine Anpassung der Länge notwendig

Priorität	Zugang	Empfohlene Katheterlänge (cm) (Spitze bis Muffe; je nach Kathetertyp)
1. Wahl	V. jugularis interna rechts	(19) 23–33
2. Wahl	V. jugularis interna links	28–38
3. Wahl	V. jugularis externa beidseits	23–33
4. Wahl	V. subclavia beidseits	23–33
Selten	V. femoralis	55 cm
Optional	Über die V. cava inferior – offener retroperitonealer Zugang – perkutaner translumbaler Zugang – perkutaner transhepatischer Zugang – transfemoraler, retrograder venokutaner Zugang mittels *Surfacer® Inside-Out® Access Catheter System* und supraklavikuläre Ausleitung offene Implantation in den rechten Vorhof mittels einer medianen Sternotomie	–

operativen Komplikationen sowie mögliche Früh- oder Spätkomplikationen zu erläutern (Tab. 11.4). Voroperationen (Sternotomien, vorangegangene Katheter-, i. v. Port- und Schrittmacheranlagen) können Stenosen, Verschlüsse und eine verminderte Elastizität der Zugangsgefäße nach sich ziehen und so die Implantation erschweren.

Viele Patient*innen kommen mit einem tZVK gut zurecht. Die Autoren haben bei einer Patientin mit Nadelphobie eine Liegedauer von über 7 Jahren beobachtet. Oftmals lassen sich Patient*innen nach Katheteranlage nur schwer von der OP mit Anlage eines arteriovenösen Shunts überzeugen. Das Argument lautet: „Der Katheter ist bequem und tut nicht weh.“

Hohe Blutflüsse können zelluläre und plasmatische Reaktionen (Scherspannung, Jet-Strom des auf die Gefäßwand treffenden Blutes) auslösen und zur Aktivierung der Gerinnung mit Thrombenbildung im Vorhof auslösen. Die Katheter selbst können narbige Stenosen im Gefäßverlauf bedingen.

11.7 Präoperative Abklärung und perioperative Maßnahmen

Bei gestellter Indikation erfolgt die übliche Vorbereitung der Patient*innen mit Aufklärung, Kontrolle der Laborwerte und ggf. dem rechtzeitigen Absetzen gerinnungshemmender Medikamente. Die Offenheit des Zugangsgefäßes ist sicherzustellen (farbkodierte Duplexsonografie, ggf. eine ergänzende Untersuchung mit MRT- oder CT-Phlebografie mit Darstellung der zentralen Venen bei V. a. zentralvenöse Stenosen oder Verschlüsse). Bei zu erwartender Kontrastmittelgabe (KM) ist die Überempfindlichkeit abzufragen.

Tab. 11.4 Mögliche Komplikationen bei einer Kathetereinlage

Peri- und intraoperative Komplikationen	Früh- und Spätkomplikationen
Schmerzen bei der Implantation Hämatome oder Blutungen nach Fehlpunktion von Vene oder Arterie Herzrhythmusstörungen Falsche Wahl der KAS Falsche Katheterlänge Fehllage des Seldinger-Drahtes Fehlfunktion des Katheters (falsche Lage der Katheterspitze im Vorhof, unbekannte Thromben im Vorhof) Fehllage des Katheters (z. B. V. azygos) Verletzung der intrathorakalen Gefäße (Hämatothorax) Reaktion auf Lokalanästhetikum, Kontrastmittel oder Antibiotikum: Methämoglobinämie, Übelkeit, Erbrechen, Juckreiz, Hautausschlag, anaphylaktischer Schock Heiserkeit (Wirkung LA auf N. laryngeus recurrens) Pneumothorax Luftembolie Herzbeuteltamponade bei Perforation Schädigung des Plexus brachialis	Thrombosen intraluminal, im Bereich der Venen oder des Vorhofs Blutstrominfektion mit Bakteriämie und Sepsis venöse Stenosen und Verschlüsse im Verlauf des ZVK fibröse Ummantelung des intravenös liegenden Katheters (*fibrotic sleeve* oder *fibrin sheath*) intravasale Katheterdislokation (Herausrutschen aus dem Vorhof bei zu kurz gewählter Länge) Materialermüdung (Katheter-/Schlauchdefekt, Bruch der Klemme, des Adapters) Migration des Katheters bei fehlender Integration der Muffe (Herausrutschen des Katheters aus der KAS) infektiöse Metastasierung wie Endokarditis, Spondylodiszitis etc. Nekrose der Haut über dem Katheterverlauf Schädigung der Trikuspidalklappe ipsilaterale Schwellung des Armes Infektion der KAS, Tunnelinfektion Hirnödem bedingt durch einen Verschluss der VJI beidseitig (besonders nach multiplen ZVK-Anlagen) Blutungen oder Luftembolien bei defektem Katheter oder durch Manipulation Patient*innen selbst (Demenz, in suizidaler Absicht, z. B. durch Durchschneiden des Katheters) Festsitzen des Katheters im Katheterkanal bei langer Liegedauer

KAS: Katheteraustrittsstelle; *LA*: Lokalanästhetikum; *VJI*: Vena jugularis interna; *ZVK*: zentralvenöser Katheter

11

Bei erhöhtem Nebenwirkungsrisiko auf jodhaltige oder gadoliniumhaltige Kontrastmittel ist vor der elektiven Untersuchung an eine Prämedikation zu denken, z. B.

- orale Einnahme von Methylprednisolon je 32 mg 12 h und 2 h vor der Untersuchung sowie
- unmittelbar vorher H_1-Blocker 50 mg und H_2-Blocker 2 mg, z. B. Ranitidin 1 Amp (50 mg/5 ml); Clemastin 1 Amp (2 mg/5 ml Ampulle); siehe auch ESUR Leitlinien für Kontrastmittel (ESUR Leitlinien 2018).

Liegt eine Schilddrüsenfunktionsstörung vor (latente/manifeste Hyperthyreose), ist die Joaufnahme zu verhindern. Vor elektiven Untersuchungen: Gabe von 3 × 20 Trpf. Perchlorat für 14 Tage mit Beginn 2–4 h vor der Untersuchung. Bei Notfalluntersuchung: 1 × 60 Trpf. Perchlorat und weitere Gabe von 3 × 20 Trpf. für 14 Tage.

Entsprechende Therapieschemata sollten mit der untersuchenden Abteilung festgelegt werden.

Die Position bzw. Körperseite für den Katheter ist präoperativ am Patienten mit einem wasserfesten Stift anzuzeichnen. Anamnestisch sind vergangene Einlagen von Kathetern, i. v. Ports und Schrittmacher zu klären, da diese Fremdkörper für mögliche Stenosen und auch Verschlüsse im Venenverlauf verantwortlich sein können. Manche Stenosen können mit endovaskulären Maßnahmen überwunden werden. Auf die Therapie von zentralvenösen Verschlüssen wird in ▶ Kap. 14 separat eingegangen.

Der zu verwendende Kathetertyp sollte mit den zuweisenden Ärzt*innen des Dialysezentrums besprochen sein. Die Implantation eines tZVK erfolgt in einem für operative Eingriffe zugelassenen Interventionsraum. Ein Ultraschallgerät mit Linearschallkopf (z. B. 4–12 MHz), ein Durchleuchtungsgerät sowie ein Instrumentiertisch sollten zur Verfügung stehen und müssen steril abgedeckt werden. Implantationen unter alleiniger Ultraschallkontrolle sind beschrieben (Kächele 2023). Die Kontrolle erfolgt in diesen Fällen mit subkostalem Ultraschall und Bubbletechnik (rasche Instillation von 10 ml NaCl 0,9 %). Mit dieser Technik können der Führungsdraht und die Katheterspitze identifiziert werden. Alternativ zur Kontrolle mittels Bildverstärker (BV) kann die Katheterspitze mit der EKG-Methode lokalisiert werden (Pittiruti et al. 2022).

Der geplante subkutane Katheterverlauf ist großzügig mit Lokalanästhetikum zu infiltrieren. Eine Narkose zur Kathetereinlage ist selten nötig. Für die Patientensicherheit und Überwachung sind ein i. v.-Zugang und die kontinuierliche Messung der Sauerstoffsättigung angeraten. Die Lagerung erfolgt mit kontralateral zum Implantationsort ausgelagertem Arm auf einem durchleuchtungsfähigen Operationstisch. Über die Anwesenheit eines(r) Anästhesisten*in muss im Einzelfall entschieden werden.

11.8 Peri- und intraoperative Materialbereitstellung

Die Implantation eines ZVK ist ein standardisierter Eingriff. ◘ Tab. 11.5, 11.6, ◘ Abb. 11.5 und ◘ Abb. 11.6 geben eine Übersicht über die notwendige Ausstattung im Interventionsraum und das erforderliche Instrumentarium.

Die Industrie liefert heute komplette Kathetersets mit allen für die Implantation nötigen Komponenten.

Bei Unsicherheit bezüglich der gewählten Katheterlänge und der KAS gibt es folgende Lösung: Nach Punktion der Vene wird die Spitze eines separat dargereichten Seldinger-Drahts mit Markierungen (1 Strich = 10 cm) unter Durchleuchtung auf die Höhe des

◘ Tab. 11.5 Ausstattung und Ausrüstung für einer ZVK-Implantation

Ärzt*innen	Röntgenschürze, Bleiglasbrille, ggf. Bleihaube
Assistent*innen	Röntgenschürze, Bleiglasbrille, ggf. Bleihaube
OP-Ausstattung (◘ Abb. 11.5, 11.6)	Ultraschall- und Durchleuchtungsgerät mit steriler Abdeckung durchleuchtungsfähiger Operationstisch Instrumententisch wenn möglich transparenter Bleiacryl-*Overhead*-Schutz und Untertisch Röntgenwand selbstklebende sterile Tücher zur Abdeckung des Operationsfeldes sterile Kleidung und Handschuhe EKG-Monitor, Sauerstoffmessgerät Narkosegerät, Anästhesie ggf. Elektrokoagulationsgerät

Tab. 11.6 Zusammenstellung der notwendigen Instrumente und Verbrauchsmaterialien zur tZVK-Implantation

Instrumente	Verbrauchsmaterial	Besonderes
– Skalpell (Nr. 11) – Nadelhalter – chirurgische Pinzette – Präparierschere (Metzenbaum) – Fadenschere – Flüssigkeitsschale für Spüllösung	– Desinfektionsset mit Kornzange und Tupfer – OP-Abdeckung (U-Tuch, gerades Tuch) – sterile Abdeckung für den Instrumententisch und das Röntgengerät – evtl. Hautfolie – steriler Bezug für den linearen Schallkopf mit Sonografie-Gel – evtl. Subkutannaht 3/0 oder 4/0 – Hautnaht 3/0 oder 4/0 – nicht resorbierbarer, monofiler Fixierungsfaden der Stärke 2/0 oder stärker – 1%iges Lokalanästhetikum (z. B. Mepivacain oder Lidocainhydrochlorid) – 2 Luer-Lock-Spritzen mit Silikonstempel (für LA und Spüllösung) – (lange) Kanüle für die Infiltrationsanästhesie – Kathetersets in verschiedenen Längen – Spüllösung (5000 IE Heparin auf 250 ml NaCl 0,9 %, Cave: HIT) – Blocklösung: z. B. Na-Citrat 3,8 % – Verbandsmaterial: – Pflaster, Folienverband, Schlauchverband – ggf. Splitschleuse als Einzelprodukt falls Neuanlage bei falsch gewähltem KAS erforderlich	– Klärung einer eventuell dringlichen Dialyseindikation – ggf. Anästhesiestandby zur Analgosedierung – i. v.-Zugang (evtl. mit Infusion) – Gespräch mit Patient*in suchen und den OP-Ablauf fortlaufend erläutern – EKG-Monitor, O_2-Sättigung – ggf. BGA intraoperativ – Entfernung von Pflasterresten auf der Haut mit Lösungsmittel – alkoholische Desinfektion des Operationsfeldes – evtl. Elektrokoagulation **Bei schwieriger Implantation**: – Phlebografie empfohlen, um vital bedrohliche Komplikationen zu vermeiden **Eventuell zusätzlich bereitstellen**: – Schleuse (6 Fr) – Kontrastmittel – hydrophiler Draht – Führungskatheter, z. B. Multipurpose- oder Vertebraliskatheter – Angioplastieballon – Druckspritze zur Angioplastie

BGA: Blutgasanalyse; *EKG*: Elektrokardiogramm; *Fr*: French; *HIT*: Heparin induzierte Thrombozytopenie; *IE*: *International Unit*; *KAS*: Katheteraustrittsstelle; *LA*: Lokalanästhesie; *NaCl*: Natriumchlorid; *Na-Citrat*: Natriumcitrat; *OP*: Operation; O_2: Sauerstoff

11

Übergangs V. cava superior/Vorhof ca. 2 Wirbelkörper distal der Trachealbifurkation vorgeschoben und dann bogenförmig über das Schlüsselbein gelegt. Mit diesem Messdraht kann die Länge zwischen Drahtspitze und der geplanten Hautdurchtrittsstelle gemessen und so der Katheter mit der passenden Katheterlänge gewählt und ausgepackt werden.

Intraluminal positionierte Mandrins oder die Verwendung eines (steifen) Führungsdrahtes zur Schienung des Katheters können vor allem bei der Implantation über die VJI links sehr hilfreich sein. Bezüglich des Verlaufs der V. cava superior sind atypische venöse anatomische Varianten zu beachten.

Die Gebrauchsanweisungen der verschiedenen Katheter sollten unbedingt vor der Implantation studiert werden, um den Eingriff in der richtigen Reihenfolge und ohne

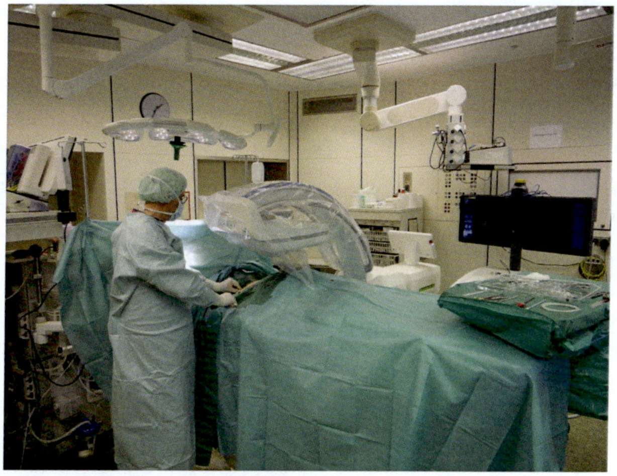

Abb. 11.5 Anordnung der Geräte in einem Operationssaal während ein Katheterimplantation über die V. jugularis interna rechts

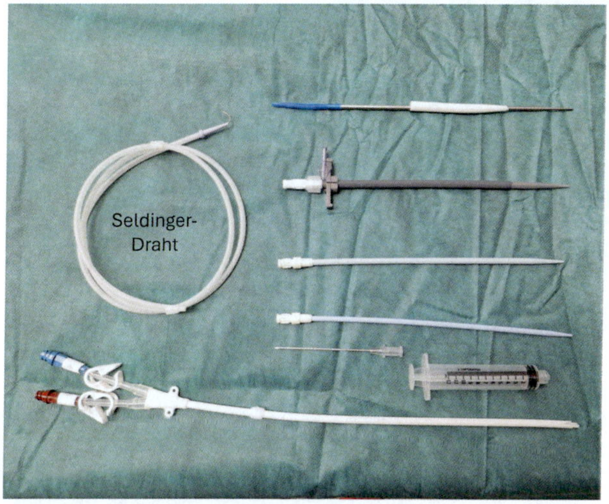

Abb. 11.6 Komponenten eines Kathetersets für eine antegrade Implantation

Risiken durchzuführen. Bei der Wahl des Katheters ist mit dem Zulieferer zu klären, wie ein eventueller mechanischer Schaden des Katheters postoperativ repariert werden kann. Schäden im Bereich der Katheterverlängerung (Klemmschäden am Schlauch, Bruch der Klemme, des Anschlussstücks) können ggf. mit einem Ersatzteil behoben werden. Die Katheter sollten möglichst nur mit den in manchen Sets einliegenden Kunststoffklemmen geklemmt werden. Metallklemmen verursachen leicht Schäden am Katheter.

11.9 Katheterimplantation

11.9.1 Allgemeine vorbereitende Maßnahmen und Operationsablauf

Präoperativ sollte die *instruction for use (IFU)* des Katheteranbieters gelesen werden. Auf Rückfrage stellen die Hersteller auch Informationen und Instruktionsvideos auf USB-Sticks zur Verfügung. Häufig sind heute solche Informationen im Internet abrufbar.

Um Infektionen vorzubeugen, ist es empfehlenswert, das OP-Gebiet von Kleberresten und sonstigen Verschmutzungen zu reinigen. Urämische Patient*innen sind häufig außerstande, sich adäquat zu säubern und zu waschen. Die eventuelle Rasur des OP-Felds ist erst unmittelbar vor dem Eingriff mit einem elektrischen Haartrimmer vorzunehmen. Die einmalige Gabe eines Cephalosporins der 1. Generation kann erwogen werden.

Die KAS muss entsprechend der Mobilität des Subkutangewebes gewählt werden. Bei mehrgewichtigen Menschen oder auch bei einer großen Mamma verlagert sich die mögliche KAS beim Lagewechsel. Daher ist es ratsam, präoperativ bei einer liegenden mehrgewichtigen Person das Gewebe mittels Klebestreifen nach kaudal zu spannen, um die Gewebeposition bei späteren Sitzen zu simulieren und so eine Dislokation der Katheterspitze postoperativ durch Gewebezug an der KAS zu vermeiden (◘ Abb. 11.7).

Zu desinfizieren ist die Region kaudal der Mandibula bis zur Horizontalen auf Höhe der Mamille, nach medial bis etwas über die Mittellinie und lateral bis über die vordere Axillarlinie. Die OP-Tücher werden innerhalb der Grenzen des desinfizierten Areals geklebt (◘ Abb. 11.8). Wegen Abflussproblemen sollten Kathetereinlagen aber nicht auf der gleichen Seite wie die Shuntanlage erfolgen. Eine Abdeckfolie kann eingesetzt werden, um den intraoperativen Kontakt des Katheters mit der Haut zu vermeiden.

11

Die tZVK werden je nach Modell und Erfordernis antegrad oder retrograd implantiert. Die Lumen des Katheters werden vor der Implantation mit Flüssigkeit gefüllt. Die Polyestermuffe (Polyethylenterephthalat) ist gut mit Flüssigkeit zu tränken, um die Luft aus der Muffe zu entfernen.

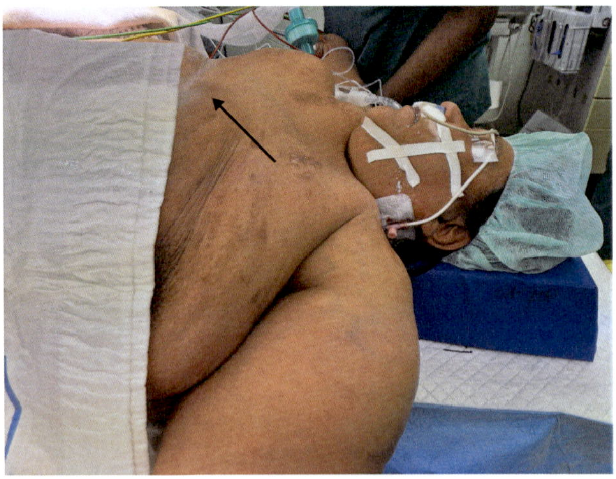

◘ Abb. 11.7 Dialysepflichtige Patientin mit BMI > 53 kg/m^2 vor Anlage eines Klebeverbandes mit kaudalem Zug (markiert mit *Pfeil*); liegender i. v. Zugang links (rosafarbene Braunüle) über der VJE. Geplante Implantation VJI rechts

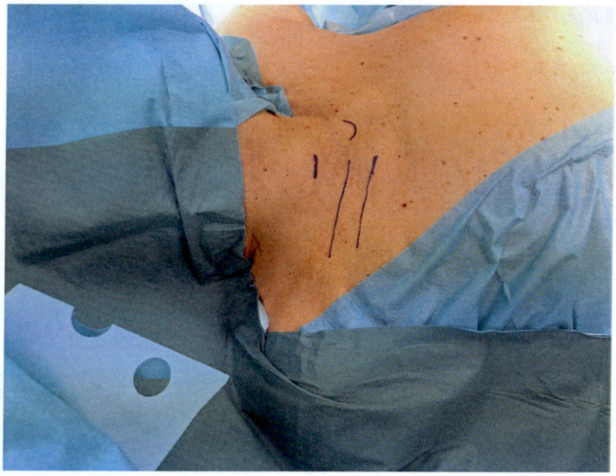

Abb. 11.8 Vorbereitung des OP-Situs mit eingezeichneten anatomischen Landmarken wie Jugulum und Klavikula sowie der geplanten supraklavikulären Inzision (hier mit synchroner Abdeckung für AVF-Anlage links)

Die Position der KAS liegt abgeschätzt ca. 3 Querfinger kaudal der Klavikula. Sie kann auch in Richtung Medianlinie zeigen. Diese Austrittsstelle erleichtert den späteren Katheteranschluss („Das Hemd muss nur aufgeknöpft werden."). Die Katheterspitze soll ca. 2 Wirbelkörper kaudal der Trachealbifurkation (auf Höhe des rechts-lateralen konvexen Randes der Herzsilhouette) liegen. Der Katheter wird in einem Bogen von > 6 cm infraklavikulär durch das subkutane Gewebe aus- bzw. eingeleitet. Die Kathetermuffe sollte sich abschließend ca. 2 cm vor der KAS im Subkutangewebe befinden.

Der geplante subkutane Katheterverlauf und das mögliche Katheterfixierungsareal werden mit ca. 30–40 ml Lokalanästhetikum (z. B. 1%iges Lidocainhydrochlorid oder 1%iges Mepivacainhydrochlorid) infiltriert. Dies erfolgt unter wiederholter Aspiration, vor allem bei Instillation des LA in Richtung des Zielgefäßes.

> Unter Ultraschallkontrolle wird die Vene lokalisiert und punktiert. Bei schlecht gefülltem Zielgefäß kann die Kopftieflage oder ein kurzes Valsalva-Manöver die Punktion erleichtern. Während der Implantation sollen Patient*innen in Trendelenburg-Lage gebracht werden, um das Risiko einer Luftembolie zu minimieren. Es kann hilfreich sein, den Kopf während der Punktion der VJI nach kontralateral zu drehen.

Als Zugang wird supraklavikulär mit dem Stichskalpell eine kleine Inzision im Hautlinienverlauf so angelegt, dass zwischen der Inzision und der Klavikula die VJI mit dem steril abgedeckten Linearschallkopf quer und mittig zum Schallkopf eingestellt werden kann (Abb. 11.9, 11.10).

Nach Aspiration von Blut werden die aufgesetzte Spritze entfernt und der venöse Rückstrom kontrolliert (Cave: spritzende Blutung bei arterieller Fehlpunktion). Bei Unsicherheit (z. B. niedrigem Blutdruck, erheblichem Rückstrom bei hohem Venendruck) kann eine aus der Kanüle gewonnene Blutgasanalyse (BGA) helfen, eine akzidentelle Punktion der A. carotis zu entdecken.

Die Verwendung einer dünnen Punktionskanüle ist hilfreich für unerfahrene Operateur*innen. Bei korrekter Lage kann dann parallel zur liegenden Nadel die großkalibrige Kanüle für den Seldinger-Draht eingebracht werden. Alternativ erlaubt der Einsatz eines Mikropunktionssets nach erfolgreicher Punktion einen einfachen Wechsel auf den üblichen Führungsdraht.

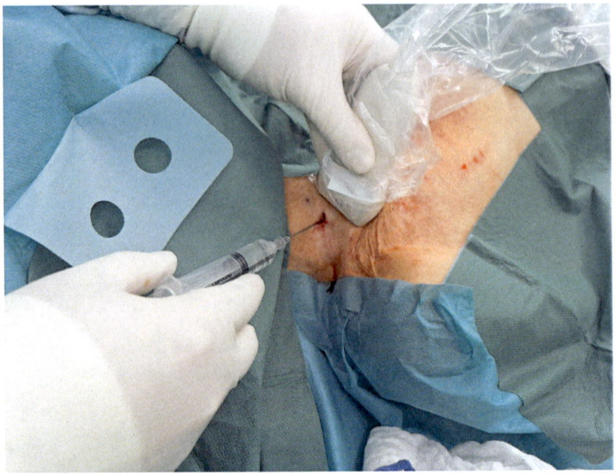

Abb. 11.9 Punktion der VJI unter sonografischer Kontrolle

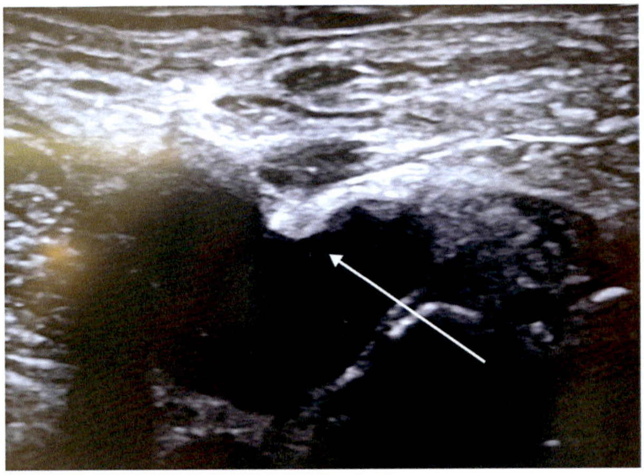

Abb. 11.10 Ultraschallgesteuerte Venenpunktion mit der Kanülenspitze in der Venenwand (VJI) kurz vor der Perforation (*Pfeil*)

Bei sicherer Lage der Kanüle wird der Seldinger-Draht unter radiologischer Kontrolle bis in die V. cava inferior vorgeschoben. Der gerade Drahtverlauf unter Durchleuchtung (an der Herzsilhouellte vorbei) nach infradiaphragmal ist die Bestätigung für die intravenöse Lage (Abb. 11.11).

Cave: Bei adipösen Patienten und in diesem Fall einer eher senkrechten Punktion der VJI kann der Draht nach kranial umschlagen. In solchen Fällen muss allenfalls unter Verwendung eines Katheters umplatziert werden. Liegt die Drahtspitze im rechten Ventrikel führt dies zu Arrhythmien. Man muss deshalb auf den Herzrhythmus achten und mit Durchleuchtung arbeiten.

11.9.2 Antegrade Katheterimplantation in die V. jugularis interna

Nach Einführung des Seldinger-Drahtes und Entfernung der Nadel wird das Subkutangewebe mit der Schere leicht aufgeweitet. Der infraklavikuläre Schnitt (KAS) zum Einführen des Tunnelers mit daran fixiertem Katheter wird ca. 3 Querfinger unterhalb der

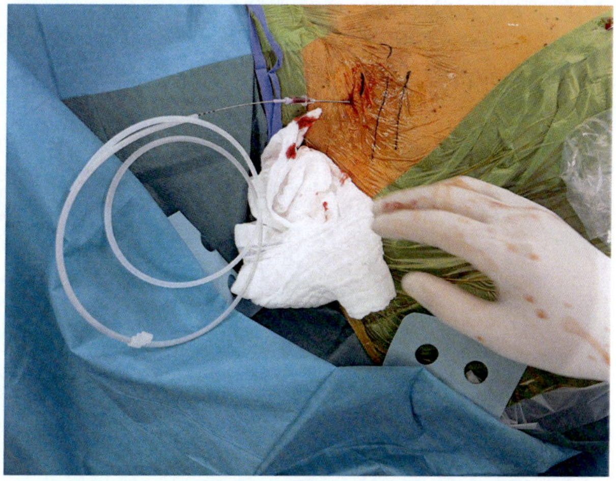

Abb. 11.11 Über die Nadel eingebrachter Seldinger-Draht

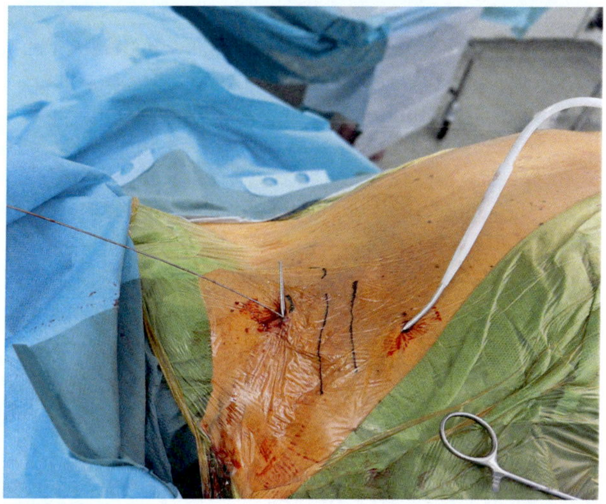

Abb. 11.12 Antegrades Durchziehen des Hämodialysekatheters unter Verwendung eines Tunnelers, der bei Bedarf leicht gebogen werden kann

Klavikula gewählt. Ratsam ist es, den Schnitt in der Längsachse vorzunehmen, um evtl. die KAS später noch anzupassen. Die Position der KAS kann auch mit dem bogenförnig nach infraklavikulär gehaltenen Seldinger-Draht anhand von dessen Markierungen (1 Strich = 10 cm) abgeschätzt werden. Alternativ kann der Katheter bogenförmig korrespondierend zum Seldinger-Draht unter Durchleuchtung auf die Brustwand gelegt werden. Der dem Set beiliegende Tunneler kann entsprechend dem geplanten subkutanen Verlauf vom Operateur vorgebogen werden (Abb. 11.12, 11.13). Die Technik kann analog für die ZVK-Implantation an anderen Lokalisationen genutzt werden.

Ist man sich nicht ganz sicher, ob die Muffe im Exitbereich ideal zu liegen kommt, sollte die Inzision längs erfolgen. Eine Schnittverlängerung ermöglicht es, die KAS nach kranial oder kaudal zu verlagern. Das Subkutangewebe und die Haut werden entsprechend der KAS-Verlagerung ventral oder dorsal des Katheterendes vernäht.

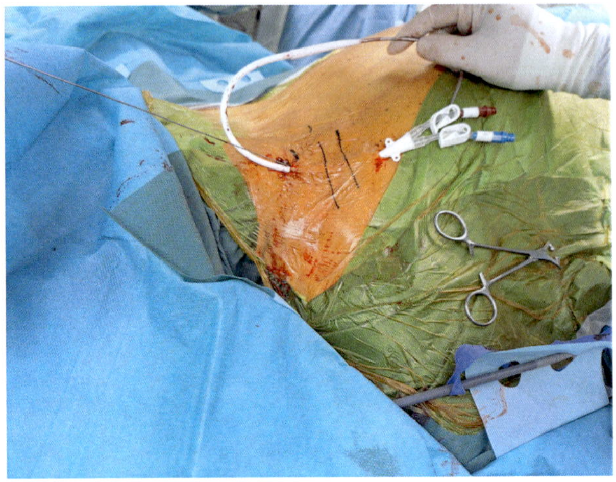

Abb. 11.13 Antegrad eingelegter Katheter; bei geteilten Katheterspitzen soll der venöse Schenkel (*blau*) lateral liegen

In einem nächsten Schritt werden unter Durchleuchtung über den liegenden Führungsdraht die im Set vorhandenen Dilatatoren in ansteigender Größe in das Zielgefäß eingeführt. Am Schluss wird die mit einem Ventil versehene Splitschleuse eingebracht, sie kann rechts bei Implantation über VJI in der Regel unter Durchleuchtung gefahrlos in gerader Richtung bis in den Vorhof eingeschoben werden. Nach Entfernung des Seldinger-Drahtes und des Dilatators der Splitschleuse kann der Katheter in den Vorhof ungehindert positioniert werden (Abb. 11.14, 11.15, 11.16). Die Splitschleuse lässt sich nach der Kathetereinlage durch eine Zweiteilung entfernen (Abb. 11.17).

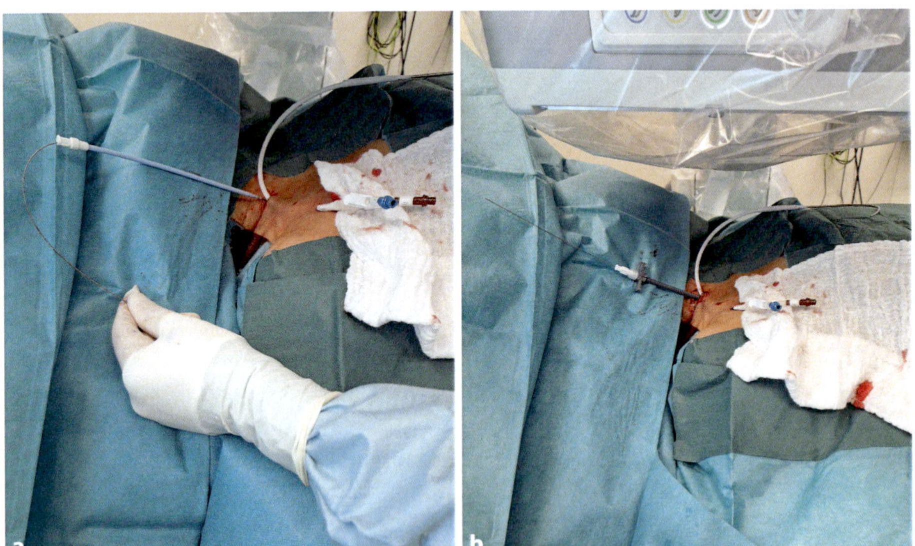

Abb. 11.14 Konsekutive Dilatation des Gewebes mit 2 Dilatatoren unterschiedlichen Durchmessers (**a**) und Einführen einer Splitschleuse (**b**)

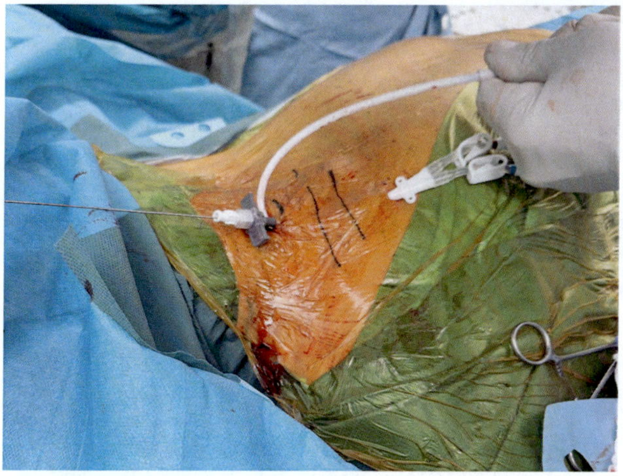

Abb. 11.15 Vorbereiten des Katheters zur Einführung in die mit einem Ventil versehene Splitschleuse

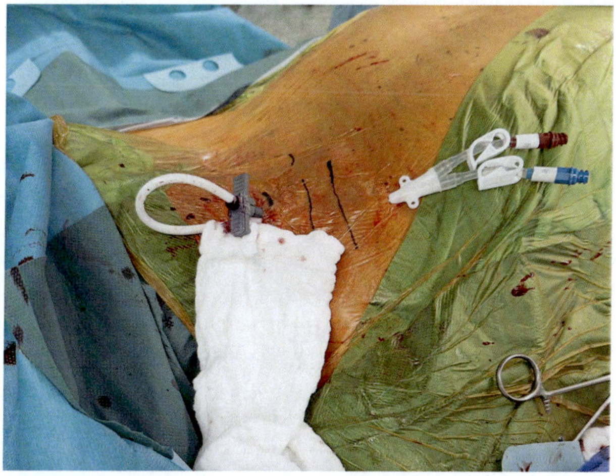

Abb. 11.16 Nach Entfernung des Seldinger-Drahts und des in der Splitschleuse liegenden Dilatators wird der subkutan platzierte Katheter durch die Splitschleuse unter radiologischer Kontrolle vorgeschoben

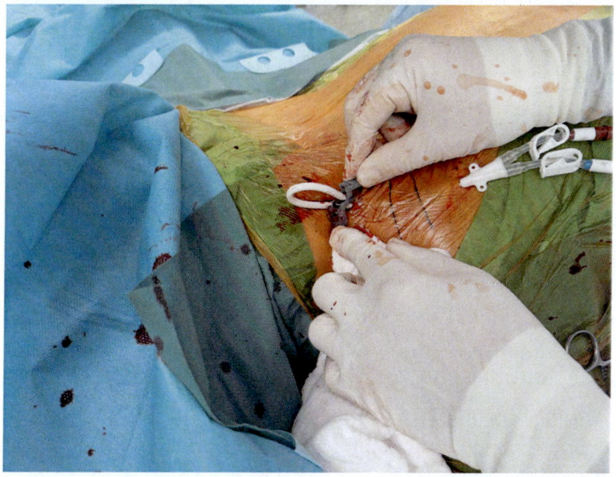

Abb. 11.17 Unter kontinuierlichem Spalten der Schleuse wird der Katheter immer mehr nach zentral geschoben, bis die Schleuse ganz entfernt werden kann und der Katheter tief subkutan zu liegen kommt

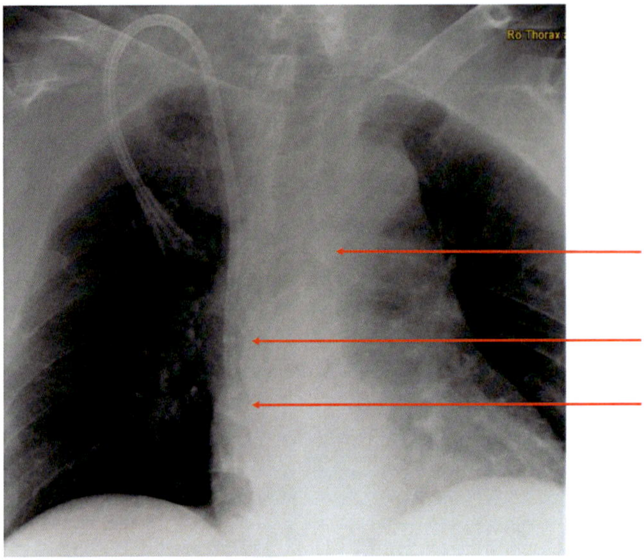

Abb. 11.18 Thorax-Röntgen a. p. zur Kontrolle der korrekten tZVK-Lage (Wolfram-Markierungsband)

11

Bei Zugang von links birgt der umgekehrt s-förmige Verlauf der V. jugularis Interna über die V. brachiocephalica zur V. cava superior bei tiefer Einführung der Splitschleuse Gefahren. Die starre Schleuse kann trotz liegendem Führungsdraht bei gebogenem Verlauf der Venen einer Einriss oder einer Perforation der zentralen Gefäße verursachen. Auch nach vorangegangener Sternotomie muss der eingeschränkten Mobilität und der reduzierten Elastizität der zentralen Venen Rechnung getragen werden. Bei einem Zugang links sollte die Splitschleuse nur gerade so weit eingeführt werden, dass der Anfangsteil sicher in der VJI liegt. Ein zweiteiliger ZVK (ggf. mit Mandrin) folgt in der Regel dem korrekt positionierten Seldinger-Draht.

Der tZVK wird durch die Splitschleuse, welche kontinuierlich gespalten wird, so weit eingeschoben, bis die Katheterspitze ca. 2 cm weit in den Vorhof ragt. Diese Position kann entsprechend der Trachealbifurkation abgeschätzt werden (Abb. 11.18). Die Spitze soll ca. 2 Wirbelkörper unterhalb der Trachealbifurkation zu liegen kommen. Bei ZVK mit gespaltenem Ende (*split tip*) muss der venöse Schenkel (blau) lateral liegen („*blue to the sky*"). Bei medialer Lage des venösen Schenkels kann sich der kurze Schenkel im Vorhof aufstellen und sich so verschließen.

Mit einer halb mit Spülflüssigkeit gefüllten 10-ml-Spritze mit Silikonstempel (dieser bewegt sich leichter als ein Standardstempel) werden beide Katheterschenkel auf die korrekte Funktion geprüft. In rascher Folge wird hierbei aspiriert und instilliert. Bei Verwendung einer 20-ml-Spritze sollte sich diese bei idealer Katheterlage in 3 s füllen lassen. Dieses Manöver soll ohne Blockade möglich sein, ansonsten muss die Katheterspitze etwas umplatziert werden, damit die Spitze an einer idealen Stelle im Vorhof zu liegen kommt (ungehinderte rasche Aspiration und Instillation müssen möglich sein). Bei Fehllage der Katheterspitze oder Fehlfunktion kann der Katheter durch Zug am Katheterende etwas herausbewegt oder mit Hilfer einer breiten Pinzette vorsichtig weiter in den Vorhof positioniert werden. Es ist zu bedenken, dass ein Positionswechsel von liegend zu stehend die Lage der Spitze verändern kann. Die radiogische Lagekontrolle des Katheterspitze unter tiefer Inspiration und Exspiration kann ergänzt werden. Nach diesem Manöver müssen die Katheterschenkel erst mit klarer Spüllösung und dann umgehend mit der Blocklösung gefüllt werden, um eine Thrombosierung zu vermeiden. Der zu füllende Totraum ist auf den Katheterverlängerungen oder den Verschlussklemmen aufgedruckt. In analoger Weise zur Implantation in die VJI lassen sich tZVK über andere Venen (◘ Tab. 11.3) implantieren.

11.9.3 Retrograde Katheterimplantation in die V. jugularis interna

Die retrograde Katheterimplantation erfordert zweiteilige Katheter. Zuerst wird die Katheterspitze implantiert und positioniert, erst danach wird das Katheterende subkutan getunnelt und durch die KAS ausgeleitet. Diese Technik empfiehlt sich vor allem bei der linksseitigen Kathetereinlage. In der in ► Abschn. 11.9.1 geschilderten Methode wird die Vene punktiert, und bei korrekter Lage des Führungsdrahtes werden die Dilatatoren eingebracht. Über die Splitschleuse wird der tZVK mit innenliegendem Mandrin eingeführt und die Spitze ca. 2–3 cm unterhalb des Übergangs V. cava superior zum rechten Vorhof platziert.

Falls der Katheter trotz Seldinger-Draht auf der Gegenseite in die V. brachiocephalica rechts abweicht, kann ein steiferer Draht für die Implantation eingewechselt werden. Vorgehen: Zunächst über Splitschleuse einen weichen hydrophilen Draht (z. B. Terumo™-Draht) in die V. cava inferior vorschieben, über diesen einen Führungskatheter (z. B. Multipurposekatheter) in die V. cava inferior positionieren und nach Entfernen des hydrophilen Drahtes den gewählten steiferen Draht (z. B. Amplatzer™) in die V. cava inferior einführen. Führungskatheter nun entfernen und steifen Draht in Position halten. Über diesen kann nun der Katheter unter Durchleuchtung bis zum rechten Vorhof an regelrechter Stelle vorgeschoben werden.

> *Cave*: Kein Katheter darf unter Anwendung von Gewalt platziert werden.

Nun erfolgt die Funktionsprüfung mit Spülung und ggf. Lagekorrektur.

Nach Positionieren der Katheterspitze wird das Katheterende mit dem (evtl. schon teilweise im Subkutangewebe befindlichen) Tunneler verbunden und nach Stichinzision der Haut (entsprechend der gewählten KAS) die Tunnelerspitze subkutan bogenförmig ausgeleitet. Der Katheter wird nun mit der Katheterverlängerung verbunden. Es erfolgen die erneute Funktionsprüfung und Füllung mit Blocklösung (siehe ► Abschn. 11.11.1) entsprechend dem Totraumvolumen und der abschließende Verschluss der Katheter mit Verschlussklemme und Verschlusskappen. Das Eintreten von Luft in den Katheter bei Anbringen der Katheterverlängerung (Klemmenanteil) mit den im Katheterset vorhandenen Plastikklemmen verhindert werden.

11.9.4 Wundversorgung nach der Katheterimplantation

Die Lage der Katheterspitze wird zum Abschluss nochmals mit dem Bildverstärker kontrolliert. Die bei der Implantation gemachten Inzisionen werden mit Hautnähten dicht ver-

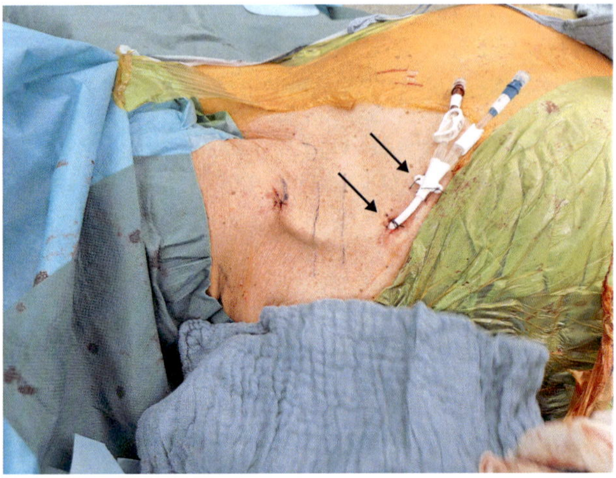

Abb. 11.19 Über Ösen an die Haut fixierter Katheter mit zusätzlich Fixationsnaht an der KAS, um die Bewegung des Katheters in den ersten 4–6 Wochen postoperativ zu verhindern (*Pfeile*); zweite Fixierung bei unruhigen/dementen Patient*innen empfehlenswert

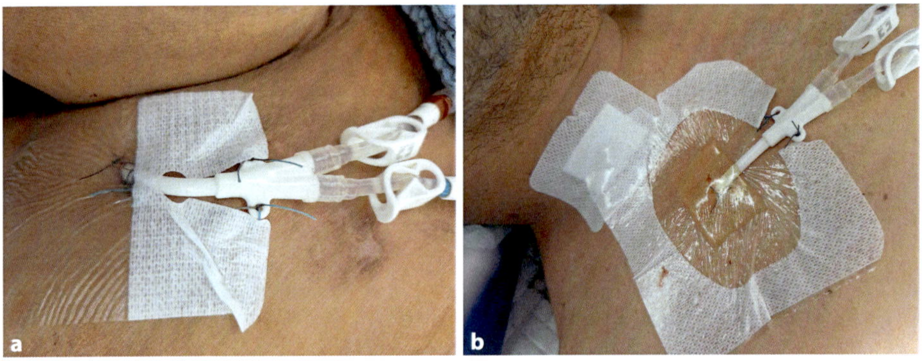

Abb. 11.20 Katheterabdeckung mit Pflaster (**a**) oder Gelkissenverband mit Abdeckfolie (**b**). Der Katheter soll aus hygienischen Gründen nicht mit Klebstoff in Kontakt kommen

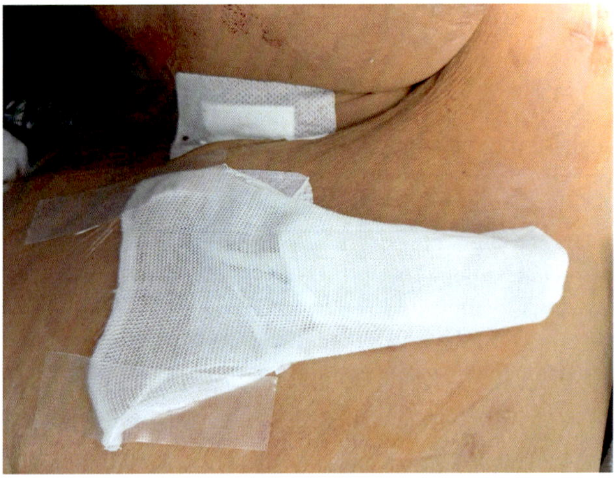

Abb. 11.21 Abdeckverband des Katheters mit Schlauchverband

schlossen bzw. im Bereich der KAS adaptiert. Der tZVK wird mit einem nicht resorbierbaren, mononfilen Faden an den Fixierflügeln (Ösen) verankert fixiert (◘ Abb. 11.20a; ◘ Abb. 11.19). Über der Katheteraustrittsstelle wird ein trockener Verband (ggf. ein Braunülenpflaster) angebracht. Die Klebefläche sollte möglichst nicht in Kontakt mit dem Katheter kommen, um die Katheter frei von Klebstoff und dadurch sauber zu halten (◘ Abb. 11.20a). Bei fehlender Sekretion kann eine transparente Folie oder ein Gelkissenverband (Octinidinhydrochlorid, ◘ Abb. 11.20b) aufgeklebt werden. Für die Katheterverlängerungen genügt ein Schlauchverband als Schutz (◘ Abb. 11.21).

11.10 Perioperative Komplikationen und deren Behandlung

Bei guter Vorbereitung ist die Katheterimplantation ein standardisierter Eingriff, der nur wenig Zeit in Anspruch nimmt. Es können aber unerwartet auch schwerwiegende Komplikationen auftreten (◘ Abb. 11.22). Diese müssen vermieden, erkannt und korrekt behandelt werden. ◘ Tab. 11.7 gibt eine Übersicht über mögliche Probleme und Hinweise, wie diese gelöst werden können.

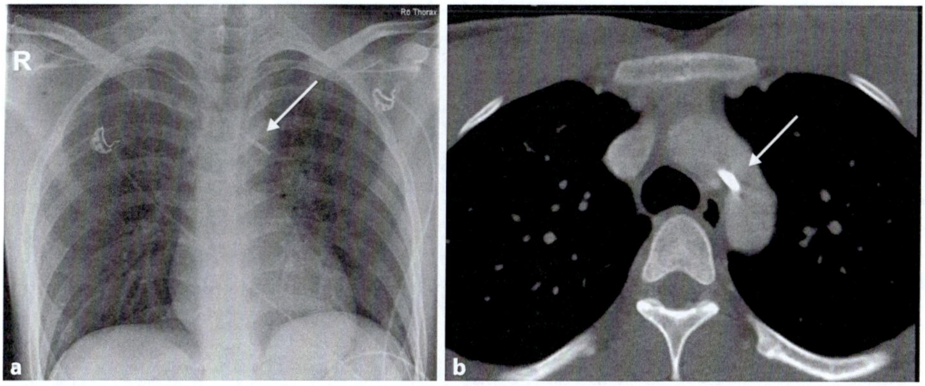

◘ **Abb. 11.22** Fehleinlage eines ntZVK mit Punktion der A. carotis communis und Platzierung der Spitze im Aortenbogen (*Pfeil*). Röntgenthorax a. p. (**a**) und nativer transversaler Schnitt im CT (**b**)

◘ **Tab. 11.7** Mögliche perioperative Komplikationen bei einer ZVK-Einlage mit Behandlungsoptionen (DSA: digitale Subtraktionsangiografie)

Probleme	Behandlungsoptionen
Unklare Venenverhältnisse	Präoperative Duplexsonografie.
Liegender ZVK im Bereich der VJI rechts	Entfernen des ZVK am Vorabend; Neuer venöser Zugang. Bei reizloser Punktionsstelle des ZVKs und sonographisch offener VJI ist die Anlage des tZVK ipsilateral möglich. Ansonsten Anlage im Bereich der Gegenseite. ▶ Abschn. 11.15.
Patient*in hat Schmerzen und/oder ist unruhig.	Lokalanästhesie nachspritzen. Ursachenforschung: mit Patient*in sprechen. Verbesserung der Lagerung, evtl. Einbringen einer Knierolle zur Entlastung, Gesicht vom OP-Tuch befreien. Geringe Sedierung.

Tab. 11.7 (Fortsetzung)

Probleme	Behandlungsoptionen
Fehlpunktion der A. carotis	1. Entfernen der Punktionskanüle, manuelle gezielte Kompression für 15 min und nachfolgend klinischer Kontrolle. Gegebenenfalls 2. Punktionsnadel belassen. Punktion der VJI mit zweiter Kanüle vornehmen, bei richtiger Lage Einführen des Seldinger-Drahtes und Entfernen beider Kanülen und Kompression.
Schleuse und/oder Katheter liegt in der A. carotis.	Freilegen der A. carotis in Lokalanästhesie evtl. in Narkose. Entfernen der Schleuse unter Sicht mit Übernähung der A carotis communis; bis dahin systemische Gabe von Heparin, um eine zerebrale Embolisation zu verhindern. Ggf. gefäßchirurgische Hilfe anfordern.
Punktion der VJI gelingt nicht.	1. Hilfe holen. 2. Bedingungen verbessern (Kopftieflage, empirische Gabe von 500 ml NaCl 0,9%ig, um die Venenfüllung zu verbessern). 3. VJI freilegen und unter Sicht punktieren. 4. Statt VJI zu punktieren, die VJE freilegen und unter Sicht punktieren. 5. Wechsel auf die Gegenseite nach Ausschluss eines Pneumothorax.
Führungsdraht lässt sich über VJI nicht weit vorschieben.	1. Wechsel auf einen hydrophilen Terumo™-Draht. 2. Falls keine Passage möglich, Wechsel auf eine Gefäßschleuse und DSA → Frage nach Stenose/Gefäßverlauf → Roadmap → Versuch Führungsdraht mit Torker und unter Verwendung eines Vertebralis- oder Multipurposekatheters vorschieben. Bei passierbarer Stenose: ggf. Angioplastie der stenotischen Vene.
Atypische Lage des Drahtes unter Durchleuchtung: 1. Draht liegt in der V azygos 2. Draht liegt im Koronarvenensinus 3. Draht liegt retrograd intrakraniell 4. Draht liegt auf der Gegenseite	1. Draht zurückziehen und neu positionieren. 2. Wenn Korrektur nicht gelingt: DSA.
Kardiale Arrhythmie	Führungsdraht umgehend zurückziehen, Ursache: Lage des Drahtes meist im rechten Ventrikel; Draht in V cava inferior positionieren.
Blut lässt sich bei liegendem Katheter nicht oder nur stotternd aspirieren.	1. Katheter-Position ändern bis ungehinderter Rückfluss (d. h. Katheter zurück- oder vorschieben). Wenn keine Verbesserung dann DSA (Cave: Vorhofthromben). 2. Wechsel auf 1-Lumen-Katheter.
Blutung aus KAS	1. Kompression der KAS. 2. Adaptation der Haut mit Verkleinerung der Öffnung der KAS: Risiko einer Verletzung des Katheters. 3. Elektrokoagulation. 4. Z-Naht um Exit und Katheter; Naht so weit anziehen, bis die Blutung stoppt. 5. Einsatz von Fibrinkleber. 6. Bei anhaltender Blutung: Eröffnen der KAS. Nach elektrischer Blutstillung Hautnaht und Rekonstruktion der KAS.

Tab. 11.7 (Fortsetzung)

Probleme	Behandlungsoptionen
Katheter liegt im Bereich des Übergang vom Vorhof zur V. cava inferior (also zu tief) und die Muffe bereits nahe an der KAS.	1. Hautschnitt von der KAS nach distal verlängern. Inzision ventral des Katheters vernähen und Bildung einer neuen KAS nach Rückzug des Katheters. 2. Katheter über Seldinger-Draht mit neu gewählter KAS und neuer Einführschleuse positionieren.
Korrekte Lage der Katheterspitze, aber Muffe ist zu nahe an der KAS.	1. Hautschnitt von der KAS nach distal verlängern. Inzision über dem Katheter vernähen und Bildung einer neuen KAS. 2. Katheter über Seldinger-Draht mit neu gewählter KAS und neuer Einführschleuse positionieren.
Katheter-Ansatz ragt in die KAS. Katheterspitze an regelrechter Position und kann nicht verändert werden.	1. Proximalisierung der KAS durch Hautinzision über dem tastbaren Katheter. Bildung einer neuen KAS: Wunde von distal nach proximal dorsal des Katheters vernähen. Fixationsnaht des Katheters. 2. Katheter über Seldinger-Draht mit neu gewählter KAS und neuer Einführschleuse positionieren.
Katheterspitze liegt in der V. cava superior und Katheter kann nicht weiter zentralisiert werden.	1. Proximalisierung der KAS wie oben beschrieben. 2. Neu-Implantation eines längeren tZVK 3. Katheter über Seldinger-Draht mit neu gewählter KAS und neuer Einführschleuse positionieren.
Katheterspitze kann, bei Implantation über links, trotz regelrechter Lage des Seldinger-Drahtes (V. cava inferior) nicht in den Vorhof vorgeschoben werden oder weicht bei liegendem Draht in die V. brachiocephalica der Gegenseite ab.	1. Verwenden des Kathetermandrins. 2. Verwenden eines steiferen Drahts, z. B. Amplatzer™ (Cave: Gefäßverletzung). 3. Verwendung eines Katheters vom Typ Berenstein mit einem Terumo™-Draht
Reaktion auf Lokalanästhetikum, Antibiotikum	Hilfe anfordern. Gabe von Antihistaminika, Steroiden, ggf. bei Schock: Adrenalin
Lähmung des N. laryngeus recurrens, Heiserkeit	Problem erkennen. Spontanverlauf abwarten, Patient*in beruhigen. Wirkungsdauer des Lokalanästhetikums abwarten
Verletzung (Perforation) zentraler Gefäße mit Ausbildung eines Hämatoperikards (Herztamponade), Hämatothorax oder Mediastinalhämatoms	Umgehend kardiochirurgische Therapie einleiten. Intubation.
Pneumothorax (Pneumomediastinums)	Thoraxdrainage.
Sekundär erkennbare Fehllage unmittelbar postoperativ	Unter sterilen Bedingungen: Lagekorrektur in LA und unter Durchleuchtung (Eröffnen der supraklavikulären Naht und vorsichtige Änderung der Katheterlage mit Klemme/Pinzette nach Lösen der Fixierungsnähte). Cave: Beschädigung des Kathetermaterials durch Klemmendruck!

DAS: Digitale Subtraktionsangiografie; *KAS*: Katheteraustrittsstelle; *LA*: Lokalanästhetikum; *NaCl*: Natriumchlorid; *OP*: Operation; *tZVK*: tunnelierter zentralvenöser Katheter; *VIE*: Vena jugularis externa; *VJI*: Vena jugularis interna

11.11 Prävention von Katheterkomplikationen

Wie bei AVF/arteriovenösen Grafts (AVG) brauchen auch Patient*innen mit einer ZVK-Einlage eine routinemäßige Kontrolle der zentralen Leitung. Dabei geht es darum, Veränderungen im Bereich der Katheteraustrittsstelle zu erkennen wie Rötung, eine eitrige Sekretion oder eine beginnende Desintegration der Muffe; aber auch allgemeine (systemische) Zeichen einer Infektion zu erfassen. Heute wird gemäß *KDOQI Guidelines* von 2020 eine Katheterdysfunktion definiert als Unmöglichkeit, den vorgegeben extrakorporalen Blutfluss für eine effiziente Hämodialyse (HD) ohne Verlängerung der Dialysezeit sicherzustellen (Lok et al. 2020). Es genügt nicht ausschließlich die absolute Blutflussmenge von < 300 ml/min zu betrachten, um von einer Katheterdysfunktion zu sprechen. Sowohl die unterschiedlichen Dialysemodalitäten (Dauer, Frequenz) als auch das Gewicht der Patient*innen haben Einfluss auf die Dialyseeffizienz. Der Blutfluss kann durch eine intraluminale Thrombose, einen den Katheter umgebenden Fibrinmantel oder eine mechanische Irritation des ZVK verringert werden. Die oben genannten amerikanischen Leitlinien empfehlen keine routinemäßige Antikoagulation bei ZVK-Träger*innen wegen des Blutungsrisikos, können aber eine niedrigdosierte Aspirinmedikation bei Personen mit niedrigem Blutungsrisiko gelten lassen.

11.11.1 Einsatz von Blocklösungen

11

Katheter haben zwei hauptsächliche Nachteile. Blutgefüllt entstehen Thromben, und sind sie anfällig für eine bakterielle Besiedelung mit Ausbildung eines Biofilms. Durch die Befüllung der Katheter mit sogenannten Blocklösungen (*lock solutions*) können diese Komplikationen präventiv angegangen werden. Es sind unterschiedlich wirkende Blocklösungen im klinischen Gebrauch. Diese werden am Schluss einer Dialysesitzung appliziert und vor Beginn einer Dialysebehandlung aspiriert und entfernt.

> Die zu instillierende Menge an Blocklösung (maßgeblicher Kathetertotraum) ist auf den Klemmen der Katheterschenkel angegeben.

Trotz einer unübersichtlich großen Anzahl von Studien ist eine abschließende Bewertung bezüglich Wirksamkeit in der Verhinderung von Thrombosen und Infektionen nicht möglich (Wurster 2019; Wang und Sun 2022; Lok et al. 2020). Nicht selten werden Monosubstanzen in unterschiedlichen Konzentrationen und oftmals verschiedene Wirkstoffe in Kombination als Blocklösung auf dem Markt angeboten.

Heparin hat ausschließlich eine antithrombotische Wirksamkeit durch Bindung an Antithrombin III. Die empfohlene Dosis reicht von 1000 IU/ml bis 5000 IU/ml Heparin. Bei der Verwendung der höheren Konzentration ist zu bedanken, dass die Blocklösung in 12–31,1 % der Fälle binnen 10 min nach Applikation ins Blut gelangt und nochmals 24,6–41,9 % in den nächsten 48 h (Markota et al. 2008). Dieser Umstand erklärt auch, dass bei einer höherprozentigen Heparinblocklösung das Blutungsrisiko erhöht ist, was auch durch einen Anstieg der aktivierten partiellen Thromboplastinzeit untermauert wird (Wang und Sun 2022). Bei der Verwendung von Heparin ist an das Risiko einer heparininduzierten Thrombozytopenie (HIT) zu denken und an die Tatsache, dass Heparin die Bildung von Biofilmen durch Staphylokokken begünstigt (Mermel 2014). Niedermolekulares Heparin mit einem molekularen Gewicht von 2000–12.000 Da wäre auch eine

Option, es hat sich aber wegen der Kosten nicht im Alltag als Blocklösung durchgesetzt (Wang und Sun 2022).

Bei der Verwendung von Citratlösungen (Trisodiumcitrat) kommt es zur Bildung von Chelatkomplexen mit Kalzium. Durch die Bindung von Kalzium, das ein wichtiger Kofaktor der Gerinnungskaskade ist, wird die Umwandlung von Prothrombin in Thrombin blockiert. So wird die Umwandlung von Fibrinogen in Fibrin gehemmt. Im Vergleich zu Heparin wird die Substanz im Blut rasch abgebaut und hat somit keinen systemischen Effekt. Citratlösungen können auch bei Patient*innen mit einer HIT eingesetzt werden. Der antithrombotische Effekt von Citrat ist dem von Heparin ähnlich. Citrat hat aber den Vorteil einer geringeren Rate von Katheterinfektionen. Wegen Nebenwirkungen in einer Konzentration von 46,7 % wird heute die Anwendung einer Citratlösung in einer Konzentration unter 5 % empfohlen (Lok et al. 2020; Wang und Sun 2022). Handelsüblich sind Ampullen von 4%iger Citratlösung.

Ethylendiamintetraacetat (EDTA), ebenfalls ein Chelatbildner, der Mg^{2+}, Ca^{2+}, Mn^{2+} und Fe^{2+} binden kann, wirkt gerinnungshemmend und auch gegen Biofilme von grampositiven und gramnegativen Keimen (Wurster 2019; Wang und Sun 2022). Die Substanz wird in nicht als alleinige Blocklösung empfohlen, höchstens in Kombination mit Antibiotika.

Fibrinolytika werden ebenfalls eingesetzt, z. T. alternierend mit andern Blocklösungen. Urokinase ist eine Serineprotease, die aus zwei Polypeptidketten unterschiedlichen Gewichts besteht und ursprünglich aus Urin bzw. aus Nierenzellen gewonnen wurde. Die Substanz aktiviert die Umwandlung von Plasminogen in Plasmin, das wiederum in Thromben vorhandenes Fibrin spalten kann.

In angelsächsischen Ländern wird auch Alteplase verwendet, ein rekombinierter Plasminogenaktivator (*rtPA: recombinant tissue-type plasminogen activato*r) (Wang und Sun 2022). Gemäß *KDOQI Guidelines* kann *rtPA* wechselweise als Blocklösung eingesetzt werden, hat aber vor allem seine Indikation bei manifesten Katheterthrombosen (Lok et al. 2020).

Taurolidine, ein Derivat der Aminosäure Taurine, hat eine gute Wirksamkeit gegen gramnegative und -positive Keime sowie Candida, indem die Hydroxymethylgruppe an Zellwände, Proteine und Zytotoxine binden kann und dadurch der Bildung eines Biofilms entgegenwirkt. Die Substanz wird heute vorwiegend in Kombination mit Citrat 4 % als TauroLock™ (TauroPharm GmbH; Waldbüttelbrunn, D) eingesetzt oder in einer Dreierkombination mit Heparin und Kalziumcitrat (Neutrolin®; CorMedix, Berkely Heights, NJ, USA), gelegentlich auch unter Zumischung eines Antibiotikums (Wang und Sun 2022). Al-Ali et al. untersuchten prospektiv 164 Patient*innen, deren Katheter mit Taurolidin, Citrat 4 % und Heparin (500 IU) geblockt wurden. In der Verumgruppe wurde bei jeder 3. Dialyse als Blocklösung Taurolidin, Citrat (4 %) und Urokinase (25.000 IU) verwendet. Im Interventionsarm kam es seltener zur Notwendigkeit eines thrombosebedingten Katheterwechsels. Bei insgesamt sehr geringen Blutstrominfektionsraten war die Häufigkeit im Interventionsarm numerisch geringer (0,3/1000 Kathetertage im Kontrollarm, 0,08/1000 Kathetertage im Interventionsarm) (Al-Ali et al. 2018).

Die Verwendung eines Antibiotikums additiv zu Heparin-/Citratblocklösungen ist effektiv in der Reduktion von katheterinduzierten Bakteriämien. Als antibiotische Substanzen wurden Gentamicin, Vancomycin, Cefazolin, Cefotaxime, Minocycline und Sulfamethoxazole klinisch getestet (Wang und Sun 2022). Neben einer möglichen Toxizität gibt es vor allem wegen der Gefahr der Bildung von resistenten Keimen Bedenken, solche Blocklösungen routinemäßig einzusetzen. Ein Cochrane Library Review aus dem Jahr

2019 kommt zu ähnlichen Resultaten und fordert gut geplante randomisiert kontrollierte Studien, um die Frage der Wirksamkeit und der unerwünschten Nebenwirkung von Antibiotika in Blocklösungen umfassender zu klären.

In der täglichen Praxis werden heute Heparin (500 IU oder 1000 IU) oder Citrat 4 % als Blocklösung verwendet, wobei situativ diese alternierend oder in Kombination mit anderen Substanzen eingesetzt werden. Die Diskussion ist immer noch offen, welche Blocklösungen am effektivsten und auch wirtschaftlich sinnvoll sind, um Thrombosen oder infektiösen Katheterkomplikationen zu verhindern.

11.11.2 Katheterpflege

Um Komplikationen zu vermeiden, sind die sorgfältige Pflege und sachgemäße Handhabung des Katheters wichtig. Verantwortlich dafür sind sowohl Patient*innen wie auch das Dialyseteam (siehe Übersichten) (Bundesgesundheitsblatt 2017; Buetti et al. 2022).

Wichtige Punkte, die ZVK-Träger*innen beachten sollen

1. Verschmutzungen des Katheters vermeiden.
2. Pflasterverband am Katheterexit und Schutzverband der Katheterverlängerung nicht selbstständig entfernen.
3. Zug am Katheter vermeiden.
4. Verschlusskappen nicht selbstständig entfernen.
5. Auf Symptome wie Flüssigkeitsaustritt, Schmerzen achten.
6. Bei Fieber, Unwohlsein, Schmerzen im Bereich des Exits oder im subkutanen Katheterverlauf sich sofort beim Dialysezentrum melden.
7. Abkleben des Katheters mit wasserdichter Folie beim Duschen (Duschpflaster).
8. Nicht schwimmen oder ein Vollbad nehmen.

Wichtige Punkte der Katheterpflege durch das Dialyseteam

1. Patient*innen stets vor der Dialyse nach Symptomen wie Schmerzen im Katheterverlauf, Fieber oder gestörtem Allgemeinempfinden fragen.
2. Kontrolle der KAS während des evtl. nötigen Verbands-/Pflasterwechsels. KAS durch den transparenten Folienverband beurteilen.
3. Tragen von Schutzmasken (Therapeut*in und Patient*in) und Einwegschürzen. Händedesinfektion vor und nach dem Kontakt mit Patient*innen.
4. Verbandstechnik in *Non-Touch*-Technik.
5. Entfernen von Blutresten mit einer in NaCl 0,9%iger Lösung getränkten sterilen Kompresse.
6. Tragen von Schutzhandschuhen bei Manipulationen am Adapter der Katheterverlängerung (*Non-Touch*-Technik). Wischdesinfektion mit mit Chlorhexidin benetzter Kompresse vor und nach Entfernen der Verschlusskappen. Bei Reinigung den Konus einer Luer-Spritze in den geöffneten Konnektor stecken, um zu vermeiden, dass Desinfektionsmittel in den Konnektor gelangt. Mithilfe des eingesteckten Spritzenkonus

kann der Konnektor für die Reinigung/Desinfektion in jede erforderliche Lage gebracht werden.
7. Aspiration und Verwerfen der Blocklösung und anschließend mehrmaliges rasches Aspirieren und Instillieren von NaCl 0,9%-Lösung beider Katheterschenkel. Tauschen des arteriellen und venösen Schenkels 1 × pro Woche bei Anschluss an die Dialysemaschine.
8. Falls sichtbar, Entfernen von Krusten im Bereich der KAS mit NaCl 0,9%-getränkten Kompressen/Wattestäbchen.
9. KAS nicht mit Desinfektionslösung besprühen, da dieses evtl. in den Katheterkanal gelangen und Wundheilungsstörungen auslösen kann. KAS nur mit NaCl 0,9 % oder Wundspüllösungen reinigen.
10. Postoperativ die Hautfäden supraklavikulär und ggf. im Bereich der KAS nach 8–10 Tagen entfernen. Die Fixationsnähte des Katheters selbst sollten bis zur Einheilung der Muffe ins subkutane Gewebe für 4–6 Wochen belassen werden.
11. Folienverband oder trockener Verband der KAS, Umhüllen der Katheterverlängerung mit Schlauchverband. Katheteranteile nicht verkleben, um Kleberreste zu vermeiden, welche weiter verschmutzen können.
12. Bei Rötung mit oder ohne Sekretion im Bereich der KAS ist ein Abstrich zu entnehmen.

Die Verbände zur Abdeckung eines ZVK sollen stets trocken gehalten werden. Neben einfachen Klebverbänden mit einem Gazepolster um die sichtbaren Katheteranteile können auch transparente Folien eingesetzt werden (◘ Abb. 11.20). Die Bestandteile eines Katheters sollen nicht beklebt werden, um eine Verschmutzung bei vorhandenen Klebstoffresten zu vermeiden. Ebenso sind unnötige Manipulationen am Katheter zu unterlassen. Die Schutzkappen der Katheterschenkel dürfen nur während der Dialysebehandlung wegen des Risikos einer Luftembolie bzw. einer infektiösen Komplikation entfernt sein.

> Die Deutsche Gesellschaft für Nephrologie hat auf ihrer Webseite Leitlinien zur Infektionsprävention und Hygiene freigeschaltet (DGFN 2025).

Nach der Kathetereinlage bzw. bis zur völligen Einheilung des ZVK, also für 4–6 Wochen, ist vom Ganzkörperduschen oder Baden gänzlich abzuraten. Auch später darf mit einem tZVK nicht geschwommen werden. Für das Duschen ist später ein wasserdichtes Duschpflaster zu verwenden und entsprechend zu kleben (◘ Abb. 11.23). Durch Nutzung einer Handbrause kann die Benetzung der Katheterregion vermieden werden. Wird das Pflaster trotzdem nass oder dringt Wasser unter die Abdeckung, muss es unter keimarmen Bedingungen gewechselt werden. Beim Wannenbad sollen der Katheter und die KAS oberhalb des Wasserspiegels liegen.

Beobachten Patient*innen oder Betreuungspersonen Auffälligkeiten im Bereich der Katheteraustrittsstelle, ist das Behandlungsteam umgehend zu verständigen. Auffälligkeiten können sein:
- 1. Das Katheterende wird länger oder die Muffe wird sichtbar.
- 2. Schmerzen entlang des Katheters.
- 3. Vorhandensein von Fieber oder Schüttelfrost, allgemeiner Schwäche.
- 4. Katheteraustrittsstelle sezerniert blutig oder eitrig.

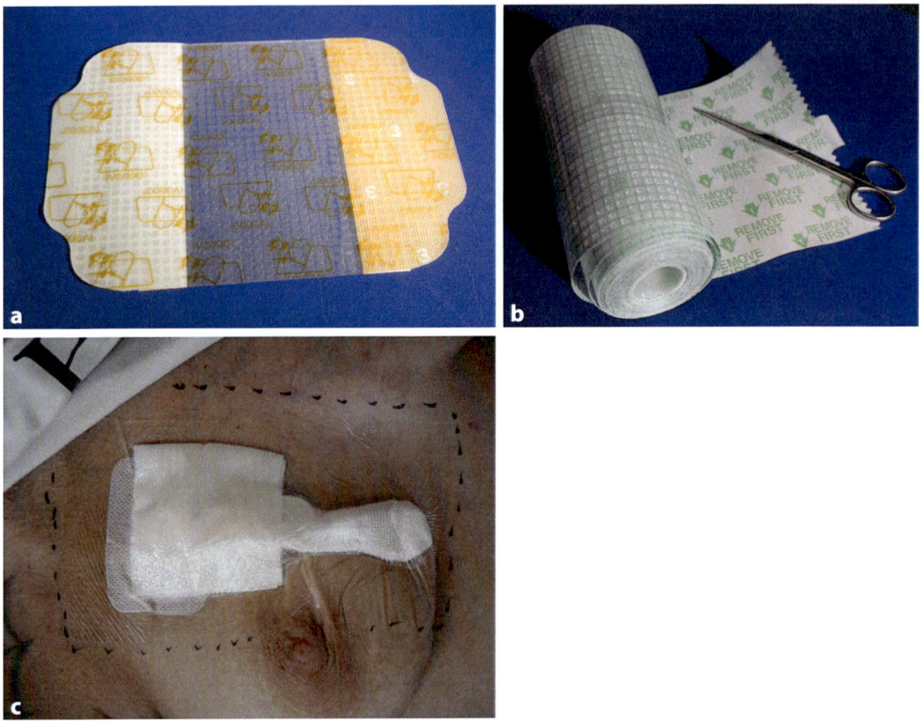

Abb. 11.23 Duschverbände: **a** vorgefertigtes Duschpflaster, **b** Pflasterrolle für individuellen Zuschnitt, **c** aufgeklebt, Katheter mit Kompressen geschützt (Grenzen des Pflasters mit *schwarzen Punkten* markiert)

11.12 Spätkomplikationen nach ZVK-Implantationen

Häufig treten nach ZVK-Einlage spezifische Probleme auf, welche gezielte Maßnahmen erfordern. Tab. 11.8 fasst diese zusammen, wobei das Problem der Katheterthrombose bzw. dasjenige von Infektionen in den nachfolgenden Abschnitten im Detail besprochen werden.

11.13 Katheterassoziierte Thrombosen

Bei Thrombosen bei ZVK kann man zwischen extrinsischen und intrinsischen Gründen unterscheiden (Beathard 2004). Als Ursache für die extrinsischen Thrombosen kommt eine murale Thrombusformation in Frage, welche man auf eine mechanische Reizung der Gefäßwand durch den Katheter zurückführt und die sich bis in den Vorhof ausdehnen kann bzw. die zentralen Venen tangiert. Im Gegensatz dazu haben intrinsische Thromben einen engen Bezug zu den Kathetern. Dazu gehören Thromben, welche intraluminal auftreten oder sich an der Katheterspitze bilden, wobei letztere die Katheterlöcher ventilartig blockieren können (Abb. 11.25). In diese Kategorie wird auch die Katheterummantelung mit Fibrin gezählt, die sich entlang des Katheters ausbildet.

Bei 525 Patient*innen, die eine bilaterale Venografie als Venen-*Mapping* vor Shuntanlage hatten, wurde bei 13 % eine zentralvenöse Stenose gefunden, wobei eine Lumenein-

Tab. 11.8 Katheterassoziierte Spätkomplikationen und entsprechende Therapieoptionen

Probleme	Behandlungsoption
Katheterfehlfunktion (hoher Druck, Ansaugen während der Dialyse, reduzierte Flussvolumina) bei Verdacht auf Thrombose/Fibrinumscheidung	1. Forcierte Aspiration zur eventuellen Gewinnung von Thromben 2. Wechsel des zu- und abführenden Schenkels beim Anschluss an das Dialysegerät 3. Lagewechsel (Kopftieflage, Links-/Rechtsseitenlage) 4. Instillation von Fibrinolytika 5. Katheterwechsel in Seldinger-Technik mit Sprengung des Fibrinpfropfs 6. Katheterstripping Siehe ► Abschn. 11.13.
Katheterinfektionen: – Fieber/Schüttelfrost/Sepsis – Sekretion im Bereich der KAS	Siehe ► Abschn. 11.14
Katheterdislokation	Katheterwechsel; siehe ► Abschn. 11.15 ◘ Abb. 11.24)
Defekter Katheter(schenkel) (Blutverlust/Katheter zieht bei der Dialyse Luft an)	1. Einsatz eines Reparatursets (1 × möglich) 2. Katheterwechsel (siehe ► Abschn. 11.15)
Defekte Verschlussklemme	Einsatz eines Reparatursets Austausch nur der defekten Klemme (in Absprache mit dem Hersteller) Katheterwechsel (siehe ► Abschn. 11.15)
Dislokation (sichtbares Katheterende wird „länger“, V. a. nicht manifeste Infektion)	Fixierung des Katheters nahe der KAS, ggf. Antibiotikagabe
Sichtbare Muffe, aber noch fester Halt im Exitbereich	1. Sicherung des Katheters mit Naht 2. Situativ elektiver Katheterwechsel (siehe ► Abschn. 11.15)
Komplett sichtbare Muffe und damit lockerer Katheter, potenziell infizierter Katheterkanal	Temporäre Sicherung des Katheters mit Naht Dringlicher Katheterwechsel (siehe ► Abschn. 11.14. und ► Abschn. 11.15)
Inkrustierter Katheter bei „sprödem“ ZVK nach langer Liegedauer	Endovaskuläre Katheter-Wechsel unter Einsatz eines Ballonkatheters (siehe ► Abschn. 11.15).
Desintegration der Muffe vom Katheter selbst	Aufsuchen der Muffe durch Eröffnen des Katheterkanals (evtl. unter Durchleuchtung) und Katheterwechsel (siehe ► Abschn. 11.15)
Zentralvenöse Stenosen/Verschlüsse	Siehe ► Abschn. 11.17. und ► Kap. 10 bzw. 14

KAS: Katheteraustrittsstelle; *ZVK*: zentralvenöser Katheter

engung von mehr als 50 % als relevant angenommen wurde (Tedla et al. 2018). Betrachtet man die gefundenen 47 unilateralen bzw. 6 bilateralen Stenosen, hatten 94 % davon eine Kathetereinlage (◘ Abb. 11.26).

Es gibt keine klare Empfehlung, wie und welche Thrombolytika eingesetzt werden sollen, um eine Katheterdysfunktion zu beheben. Eine spanische Richtlinie fasst aber

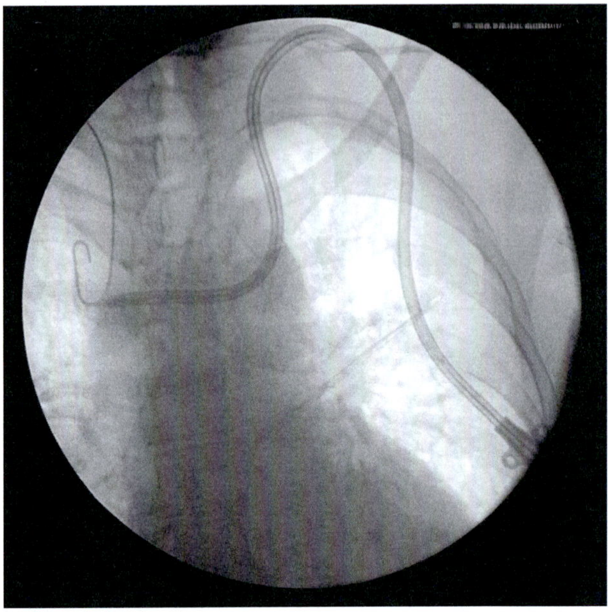

Abb. 11.24 Dislokation der Kathetermuffe mit Verlagerung der Katheterspitze in die V brachiocephalica rechts. Für Neuanlage schon vorgeschobener, allerdings umgeschlagener Seldinger-Draht rechts erkennbar

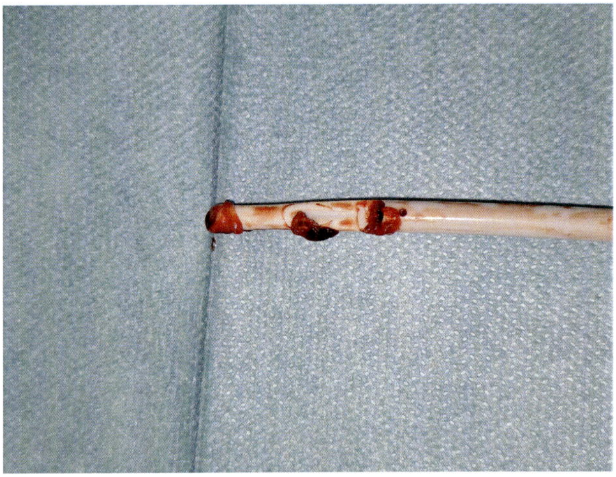

Abb. 11.25 Intraluminale Katheterthrombose

die Sachlage zum Thema übersichtlich zusammen (Ibeas et al. 2017). Eine Modalität ist die lokale Applikation von Urokinase (5000–100.000 IU) mit einer Einwirkungszeit von 30–90 min oder die systemische Gabe mittels Infusion unter Verwendung von 250.000 IU Urokinase auf 250 ml Infusionslösung. In den USA ist Urokinase nicht zugelassen, weshalb dort Protokolle mit Alteplase (rtPA) oder Varianten davon wie Reteplase und Tenecteplase Verwendung finden und gute Erfolgsraten zeigen (Hilleman und Campbell 2011). Auch rtPA wird entweder lokal als Blocklösung mit eventuell 1–2 Wiederholungen appliziert oder systemisch als Infusion über 3 h. In Literatur und Praxis besteht eine große Heterogenität bezüglich der empfohlenen Dosis, der Applikationsweise und Einwirkungszeit, was die Vergleichbarkeit bezüglich der Effizienz schwierig macht. Dieser Umstand hat dazu geführt, dass viele Institutionen ihre eigene Behandlungsalgorithmen etabliert haben.

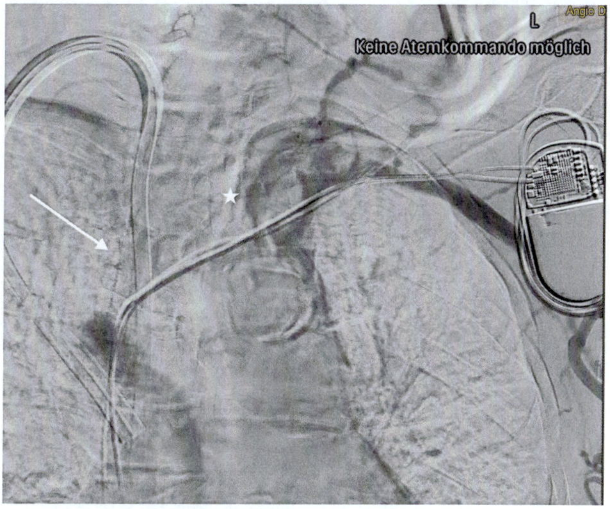

Abb. 11.26 Zentralvenöser Verschluss durch Schrittmacherkabel (*Stern*) und tZVK (*Pfeil*) der Gegenseite

Führt eine Fibrinolyse nicht zum Erfolg, gibt es die Option eines Katheterwechsels unter Verwendung eines Seldinger-Drahtes (siehe ▶ Abschn. 11.15). Bei Bedarf kann mit der Gabe von Kontrastmittel der *fibrin sheath* (synonym *fibrotic sleeve*) sichtbar gemacht und gegebenenfalls mit einem Ballonkatheter gesprengt werden, bevor ein neuer tZVK eingelegt wird (Abb. 11.27; Kamper et al. 2010).

Endovaskulär kann alternativ versucht werden, einen dysfunktionalen Katheter über einen Zugang von femoral von der Fibrinhülle zu befreien. Dabei wird ein Katheter mit einer reponierbaren Schlinge, ein sog. *Snare*-Katheter, hochgeschoben und in offener Position um den Katheter gebracht. Durch Schließen der Schlinge kann die Fibrinhülle abgestreift werden (Crain et al. 1996; Merport et al. 2000). Dieses Verfahren ist der Anwendung einer Urokinaseinfusion ebenbürtig (Gray et al. 2000). Betrachtet man alle

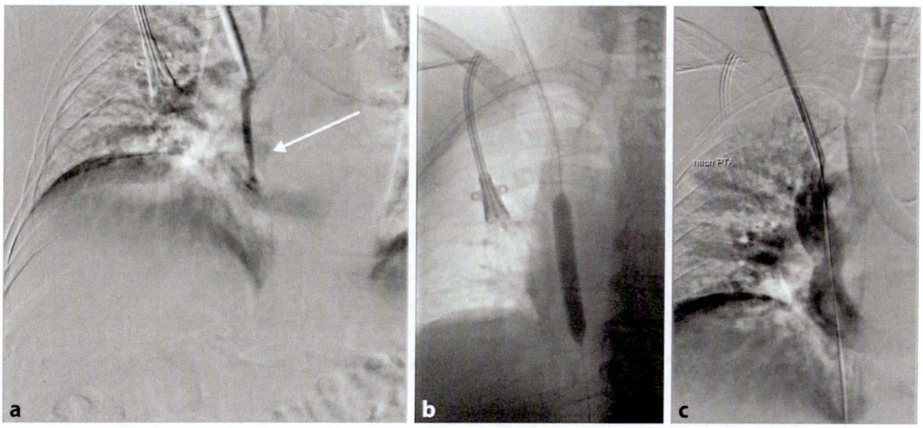

Abb. 11.27 Phlebografie über eine Schleuse mit Darstellung einer Fibrinhülle (**a**) (*Pfeil*) nach Entfernung eines tZVK bei Flussproblemen mit Sprengung der Hülle unter Einsatz eines Ballonkatheters (**b**). Kontrollphlebografie nach dem Manöver (**c**)

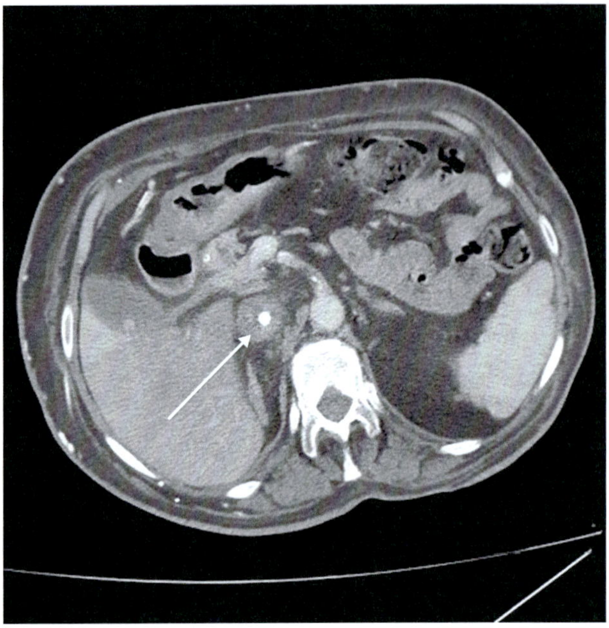

Abb. 11.28 Thrombosierte V. cava inferior bei rechts transfemoral einliegendem infiziertem tZVK (*Pfeil*); Z. n. Oberschenkelamputation links, verschlossener V. femoralis communis links, VJI und V. subclavia beidseits verschlossen. Therapie: arterioarterieller PTFE-*Loop* der A. subclavia

Verfahrensoptionen, liefern alle Verfahren ähnliche Resultate, wie eine Cochrane-Analyse zeigt, was auch schon Janne d'Othée et al. berichteten (Kennard et al. 2017; d'Othée et al. 2006).

Bei Verschluss aller zentralen supra- und infracavalen Venen (Abb. 11.28) kann ein arterio-arterieller PTFE Loop angedacht werden (A. subclavia–A. subclavia mit jeweils End-zu-End-Anastomose).

11.14 Katheterassoziierte Infektionen

11.14.1 Allgemeine Gesichtspunkte

Die Literaturfülle zu katheterassoziierten Infektionen ist immens und unübersichtlich; dies auch, weil in den wissenschaftlichen Arbeiten nicht nur Katheterprobleme bei Patient*innen mit einer *end-stage renal disease* (*ESRD*) abgehandelt werden, sondern ganz allgemein die Kathetereinlage jeglicher Art – so wie diejenige von ntZVK und tZVK zur Hämodialyse, den von *PICC-Lines* (*peripherally inserted central venous catheters*) und den von i. v. Ports oder temporären Gefäßzugängen auf Intensivstationen. Erschwerend in der Interpretation ist die Verwendung unterschiedlicher Definitionen durch verschiedene Organisationen wie die *Kidney Disease Outcome Quality Initiative* (*KDOQI*), die *Centres for Disease Control and Prevention* (*CDC*) und die *Infectious Diseases Society of America* (IDSA) (Miller et al. 2016; Mermel et al. 2009; Lok et al. 2020; O'Grady et al. 2002; Afzal und Silberzweig 2024; Catiwa et al. 2024). Für den deutschsprachigen Raum wurden von der Deutschen Gesellschaft für Innere Medizin 2015 eigene Richtlinien herausgegeben, welche Eingang in den klinischen Alltag gefunden haben (Friedrichs 2015) und als Grundlage für dieses Unterkapitel dienen.

Die *Centres for Disease Control and Prevention* (*CDC*) in den USA definieren den Begriff *CLABSI* (*central line associated blood stream infection*) als eine primäre Infektion der Blutbahn von Patient*innen, bei denen mehr als 48 h vor der Entwicklung der Infektion ein zentralvenöser Katheter eingelegt wurde und der Katheter am Tag oder Vortag der Infektion in situ war. Dabei werden auch Bakteriämien bedingt z. B. durch Translokation von Bakterien durch geschädigte Mukosa bei Patient*innen mit liegendem ZVK als *CLABSI* eingestuft (O'Grady et al. 2002). Der Begriff *CLABSI* wird häufig in der Epidemiologie verwendet.

Im Gegensatz dazu wird der Begriff *CRBSI* (*catheter related blood stream infection*) als klinische Diagnose verwendet. Eine *CRBSI* liegt dann vor, wenn neben einer positiven Blutkultur gleichzeitig positive quantitative Kulturen mit dem gleichen Erreger und gleichem Resistenzprofil der Katheterspitze vorliegen oder eine „*differential time to positivity*" besteht, d. h. die Zeit zwischen dem Auftreten eines positiven Resultates zwischen der gleichzeitig zentral (aus dem Katheter) und peripher entnommenen Blutprobe mehr als 2 h beträgt (Miller et al. 2016).

> Zum Nachweis einer *CRBSI* müssen 2 × 2 Blutkulturen (aerob/anaerob) zentral aus dem Katheter und peripher gestochen im Abstand von 30 min entnommen werden.

Die Rate an *CRBSI* variiert zwischen den Publikationen und reicht von 0,48 bis zu 8,75 Ereignissen pro 1000 Kathetertage (Gahlot et al. 2014). Betrachtet man nur die *ESRD*-Population, haben Nguyen et al. 2014 bei einer Analyse gezeigt, dass von rund 29.500 Bakteriämien 76,5 % auf Gefäßzugänge zurückzuführen sind. Es waren 0,64 Bakteriämien auf 100 Patientenmonate: 0,26 für AVF, 0,39 für AVG und 2,16 für ZVK (Nguyen et al. 2017). Martin-Pena et al. haben über 130 tZVK-Implantationen bei 123 Patienten verfolgt, die ab Einlage über 12 Monate überwacht wurden (Martín-Peña et al. 2012). Die Katheternutzung erfolgte nach einem standardisierten Schema unter Desinfektion der Konnektoren mit Chlorhexidin. Als Blocklösung wurde Heparin eingesetzt. Während insgesamt 34.879 Kathetertagen kam es zu 12 Bakteriämien bei 11 Patienten (0,34/1000 Kathetertage). Neben der Verwendung von desinfizierenden Salben und diversen Wundauflagen sowie der Applikation von unterschiedlichen Blocklösungen werden heute auch spezielle Verschlusskappen bei den Katheterverlängerungen angeboten, welche die Rate an *CRBSI* senken sollen (Golestaneh und Mokrzycki 2018; Fiorina et al. 2024).

> Die Häufigkeit von katheterassoziierten Bakteriämien scheint maßgeblich von der sorgfältigen Katheterpflege abhängig zu sein. Als Zielgröße für Dialysezentren wird die Häufigkeit von < 1 Ereignis/1000 Kathetertage angesehen.

Drei klinische Kriterien lassen die katheterassoziierte akute Infektion bei ZVK-Träger*innen vermuten:
- Fieber oder Schüttelfrost,
- Verwirrtheit und
- ungeklärte Hypotension.

Voraussetzung ist, dass es keine andere Quelle für eine Blutinfektion gibt.

Die Bakteriämie kann zu einer „Metastasierung" führen. Solche Sekundärmanifestationen wie Endokarditis, Osteomyelitis, Spondylodiszitis, spinaler epiduraler Abszess, septische Arthritis, Hirnabszesse, septische Lungenembolien oder die Ausbildung my-

Tab. 11.9 Diagnosekriterien für katheterassoziierte Infekte und deren Einteilung in Anlehnung an Friedrichs (2015) und Mermel et al. (2009)

Katheterbesiedelung	Signifikante Keimzahl an Katheterspitze, Kathetersegment oder Katheterkonnektionsstelle nachgewiesen, negative Blutkulturen
Exit-Site (KAS)-Infektion	Infektionszone in den ersten 2 cm des Katheters mit (IDSA) oder ohne (CDC) positive BK oder putrider Sekretion
Tunnelinfektion („Tunnelitis“)	Entzündungszeichen entlang eines Katheters mit (IDSA) oder ohne (CDC) positive BK
Wahrscheinlich katheterassoziierte Infektionen	Lokale klinische Zeichen eines Katheterinfektes mit einer positiven Blutkultur (BK) oder wenn das Fieber 48 h nach Ziehen des Katheters und einer positiven BK therapierefraktär bleibt
Unkomplizierte katheterassoziierte Infektionen	Kultur aus aus dem Katheter und peripher entnommener Blutkultur positiv mit identischem Keim, Entfieberung unter AB-Therapie und negative BK innerhalb von 48–72 h nach Therapiebeginn keine Hinweise auf metastasierende Infektion kein Nachweis von Staphylococcus aureus keine Immunosuppression keine maligne Grunderkrankung
Komplizierte katheterassoziierte Infektionen	In peripherer Blutkultur und in Kultur vom Katheter Nachweis eines identischen Keimes trotz Therapiebeginn: auch nach 48 h noch positive BK oder metastasierende Infektion wie Endokarditis, Osteomyelitis etc. oder Staphylococcus aureus, Immunsuppression, maligne Grunderkrankung

AB: Antibiotika; *BK*: Blutkutluren; *CDC*: Centers for Disease Control and Prevention (USA); *IDSA*: Infectious Diseases Society of America; *KAS*: Katheteraustrittsstelle

kotischer Aneurysmen sind daher möglich (Miller et al. 2016). Diese schwerwiegenden Komplikationen können sich auch Wochen nach einer Bakteriämie manifestieren.

In Tab. 11.9 sind heute gängige Definitionen bei katheterassoziierten Infekten aufgeführt, welche für Katheterträger*innen mit *ESRD* von Bedeutung sind. Chronische Infekte eines Katheters sind schwieriger zu diagnostizieren und manifestieren sich häufig nur durch eine Erhöhung des C-reaktiven Proteins.

11.14.2 Mikrobiologische Aspekte

Verschiedene Wege und Ursachen führen zu einer bakteriellen Besiedelung von Kathetern (siehe Übersicht).

Mögliche Quellen für eine Katheterbesiedelung

- Endogen: durch eigene auf der Haut vorkommende Keime
- Extrinsische Quellen: durch Gesundheitspersonal übertragene Keime
- Kontaminierte Produkte (Katheter, verwendete Flüssigkeiten etc.)
- Hämatogene Streuung

(Nach Gahlot et al. 2014).

Neben der Quelle spielt das Material des Katheters für die Ausbreitung von Keimen eine Rolle, aber auch die sich um den Katheter bildende Fibrinschicht und die intrinsische Virulenz der Mikroorganismen (O'Grady et al. 2002). Vor allem ist aber die intraluminale Ausbreitung eines Biofilms verantwortlich für *CRBSI* (Mermel 2014). Aufgrund der oben genannten Infektionsquellen sind grampositive Kokken wie Staphylococcus epidermidis, Staphylococcus aureus oder koagulasenegative Staphylokokken sehr häufig bei einer *CRBSI* zu finden, wobei letztere mit einer erhöhten Mortalität einhergehen, gefolgt von gramnegativen Keimen wie Escherichia coli oder Pseudomonas aeruginosa (Miller et al. 2016; Gahlot et al. 2014). Es darf nicht vergessen werden, dass auch Pilze wie Candida albicans oder andere Candida-Stämme für eine *CRBSI* verantwortlich sein können. Solche Infektionen sind die häufigste Ursache für Hospitalisationen und nach kardiovaskulär bedingten Komplikationen die zweihäufigste Todesursache bei terminal niereninsuffizienten Patientinnen und Patienten (Tonelli et al. 2006).

11.14.3 Behandlungsstrategien bei Katheterinfekten

Bei lokalisierten KAS-Infektionen ohne systemische Reaktion soll die KAS regelmäßig antiseptisch mit Wundspüllösungen gereinigt werden. Bei Therapieversagen ist eine auf das mikrobiologische Resultat abgestimmte Antibiotikabehandlung erforderlich. Falls darunter kein Erfolg resultiert, sollen 2 × 2 BK (zentral/peripher) abgenommen und der Katheter explantiert werden. Die Katheterneuanlage erfolgt am besten auf der Gegenseite mit einem möglichst langem katheterfreien Intervall. Bei fehlender Alternative für eine Katheterneuanlage kann nach antibiotischer Therapie und möglichst katheterfreiem Intervall eine früh punktierbare PTFE-Prothese implantiert werden.

Bei Kathetertunnelinfekten mit systemischer Reaktion müssen der Katheter entfernt, bakteriologische Abstriche entnommen und eine antibiotische Therapie etabliert werden, welche sowohl grampositive wie auch gramnegative Keime abdeckt. Je nach Resultat ist die Anpassung der Antibiotikabehandlung indiziert. Diese Therapie soll 10–14 Tage durchgeführt werden. Eine erneute Katheterimplantation braucht eine neue Lokalisation einschließlich neuem subkutanem Katheterverlauf mit entsprechendem Abstand zur alten KAS.

Bei katheterassoziierten Infekten, welche mit einer Bakteriämie und systemischen Infektzeichen einhergehen, spielt die Art des Erregers eine Rolle und ob es sich um einen ntZVK oder tZVK handelt. 3 Punkte im Kathetermanagement sind wichtig, wobei aufgrund der Heterogenität der Studien, der unterschiedlichen Definitionen bei katheterassoziierten Infektionen und der beobachteten Outcomeparameter sehr unterschiedliche Algorithmen empfohlen werden.

In ◘ Abb. 11.29 wird die Vorgehensweise bei Verdacht auf *CRBSI* für ntZVK erläutert, wobei diese Katheter immer gezogen werden sollen. Sind tZVK betroffen, folgen die Autoren einem Algorithmus, der von der deutschen Gesellschaft für Innere Medizin im Jahr 2015 vorgeschlagen wurde (◘ Abb. 11.30; Friedrichs 2015; Mermel et al. 2009). Dieser fußt neben diagnostischen Schritten auf 3 Komponenten der Behandlung:

- Einsatz von Antibiotika,
- Verwendung von antibiotischen Blocklösungen und
- Kathetermanagement (Miller et al. 2016).

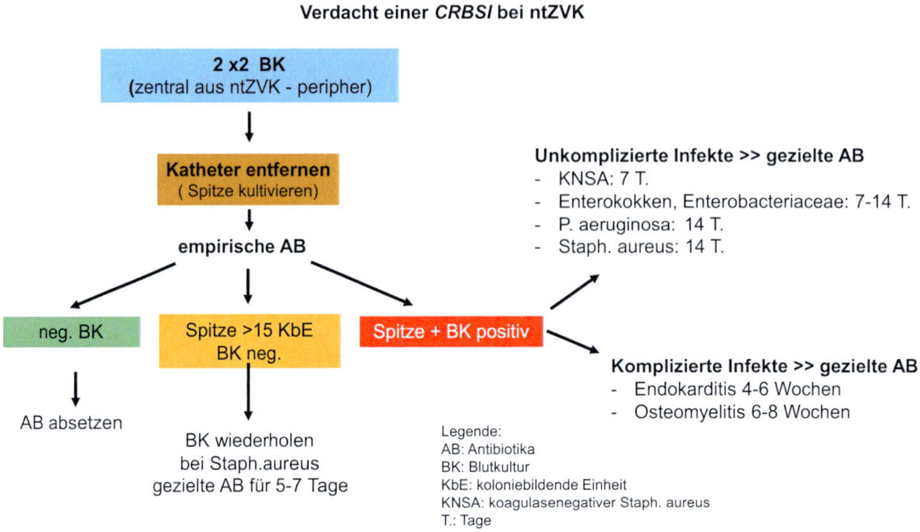

Abb. 11.29 Vorgehen bei *CRBSI* von ntZVK in Anlehnung an die Richtlinien der DGIM 2015. (Friedrichs 2015)

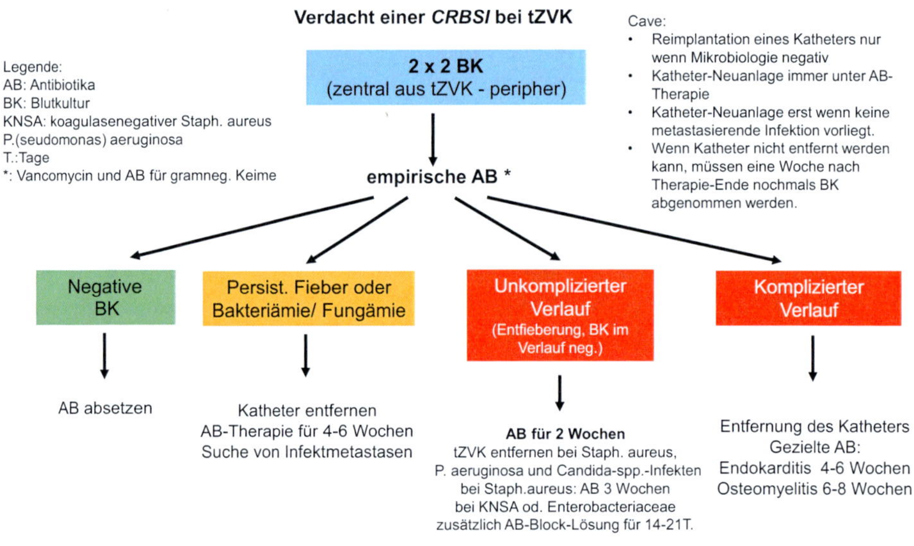

Abb. 11.30 Behandlungsalgorithmus bei *CRBSI* von tunnelierten ZVK in Anlehnung an die Richtlinien der DGIM von 2015. (Friedrichs 2015)

Immer geht es um die Frage, ob der Katheter belassen werden kann oder ausgewechselt werden muss, und wenn ja, in welcher Art und Weise.

In einer Metaanalyse sind Aslam et al. zu dem Schluss gekommen, dass eine antibiotische Therapie und die Verwendung antibiotischer Blocklösungen bezüglich Reinfektion in gleichem Maße erfolgreich sind wie eine antibiotische Therapie mit einem Katheterwechsel (Aslam et al. 2014). Diese Konklusion stützt die Strategie bei Patient*innen, bei denen eine Katheterexplantation wegen fehlender anderer Zugangsmöglichkeiten ver-

mieden werden sollte, antibiotische Blocklösungen mit Vancomycin oder Gentamicin einzusetzen. Es gibt aber klare und gute Gründe, einen tZVK zu explantieren, nämlich:
- eine schwere Sepsis,
- hämodynamische Instabilität,
- persistierende Bakteriämie,
- anhaltendes Fieber > 48 h trotz Antibiotikatherapie,
- metastatische Infektionen,
- rezidivierende Katheterinfektion nach Absetzen der Antibiotika,
- Tunnelinfekt und
- Nachweis von Pilzen, Staphylococcus aureus, Pseudomonas aeruginosa oder Corynebacterium spp. (Miller et al. 2016; Friedrichs 2015).

> Bei der Behandlung von *CRBSI*, bei der Verwendung von Blocklösungen und beim Einsatz von Thrombolytika bei Katheterdysfunktion sind periodisch Updates notwendig, um die hausinternen Algorithmen aktuell zu halten.

11.15 Katheterwechsel

11.15.1 Wechsel von nicht tunnelierten ZVK auf tunnelierten ZVK

Nicht tunnelierte ZVK können, wenn klinisch sie unauffällig sind, mittels Seldinger-Technik auf einen tunnelierten Katheter gewechselt werden. Der ntZVK wird in der Regel über eine „relativ“ kranial gelegene Punktion in die VJI eingeführt. Ist dies der Fall, kann nach dem Lösen der Fixierung der liegende Shaldon-Katheter um 2–3 cm herausgezogen und steril abgedeckt werden (Eberhard et al. 2024). Danach findet die übliche Desinfektion, einschließlich der Haut in der Umgebung des Katheters, wie für eine herkömmliche Kathetereinlage statt. Die sterile Abdeckung erfolgt unter knappem Abkleben der ursprünglichen Kathetereintrittsstelle. Der Katheter ist meist in Richtung Klavikula durch die Haut in der Tiefe gut zu tasten. Etwas oberhalb der Klavikula wird eine 1–2 cm große Inzision im Verlauf der Hautlinien angebracht, und der ntZVK wird in der Tiefe und außerhalb der Vene dargestellt und etwas mobilisiert. In Anti-Trendelenburg-Lage wird nun der Katheter proximal einer gesetzten Klemme durchtrennt. Nach Einbringen eines Seldinger-Drahtes über ein offenes Lumen des ntZVKs (meist zentral kleine runde Öffnung = Führungskanal für Seldinger-Draht) wird unter Bildverstärkerkontrolle der zentrale Anteil des ntZVK entfernt. In üblicher Weise erfolgt nun das Einschieben der Splitschleuse über den Seldinger-Draht. Die weitere Kathetereinlage wrd gemäß ▶ Abschn. 11.9 durchgeführt.

Der überbrückende ntZVK kann auch 1–2 Tage vorher (z. B. nach der letzten Dialyse) entfernt werden. Die Neuanlage des tZVK kann dann, bei reizfreiem verschorftem Exit, wie üblich stattfinden. Ansonsten ist, wenn offen, die VJI der Gegenseite zu wählen.

11.15.2 Wechsel von tunnelierten ZVK

In ▶ Abschn. 11.12, 11.13 und 11.14 werden einzelne Gründe für den notwendigen Wechsel von tunnelierten Kathetern aufgeführt. Dislozierte, defekte oder dysfunktionale Katheter mit normalen Werten für C-reaktives Protein (CRP) und Leukozyten und ohne klinische Hinweise auf einen Infekt können in der Regel gleichenorts ersetzt werden. Wegen einer möglichen Kontamination der KAS ist es sinnvoll, nach Entfernen des alten tZVK eine neue KAS zu wählen. Bei Verdacht auf eine katheterassoziierte Infektion (▶ Abschn. 11.14) sind die Empfehlungen bezüglich Lokalisation, Zeitpunkt der Implantation und antibiotischer Abschirmung einzuhalten.

Das operative Setting für einen In-situ-Ersatz ist gleich wie bei einer primären tZVK-Einlage. Der noch außerhalb der Haut liegende Katheteranteil soll nach Abtrocken der Desinfektion mit einer sterilen Klebefolie abgedeckt werden. Mit einem Hautschnitt über der alten supraklavikulären Narbe (im Bereich des tastbaren Katheters) wird der Katheter mobilisiert und leicht über das Hautniveau luxiert. Anschließend Durchtrennen des Katheters zwischen Klemmen möglichst weit in Richtung Muffe. Ein Lumen des nach zentral gehenden Katheteranteils wird mit einer eingeführten Klemmenbranche fixiert. Über den zweiten Schenkel wird nun in Kopftieflage der Seldinger-Draht unter BV-Kontrolle in Richtung Katheterspitze nach kaudal geleitet. Bei korrekter Lage des Seldinger-Drahtes wird danach der distale Katheteranteil unter leichter Kompression der vermuteten Venenöffnung (um ein Rückbluten und die Gefahr einer Luftembolie zu senken) entfernt. Über den liegenden Draht wird anschließend die Splitschleuse über den nun offenen alten Katheterkanal eingeführt.

Der neue Katheter wird über eine neue KAS, die in guter Distanz zur alten liegen soll, in ante- oder retrograder Technik gemäß ▶ Abschn. 11.9. eingebracht und mit Haltefäden fixiert. Nun wird die Muffe des alten ZVK über einen kleinen Schnitt aus dem Subkutangewebe herausgelöst, und der zentrale Katheteranteil kann distal der Muffe durchtrennt und entfernt werden. Die kleine Inzision wird anschließend vernäht. Die primär abgeklebte Katheterverlängerung wird mit Lösen der Abdecktücher aus der alten KAS herausgezogen. Die alte KAS kann zum Sekretabfluss mit einer sterilen Kompresse abgedeckt werden. Bei starker Vernarbung kann die KAS auch exzidiert und die Haut offen gelassen oder nur leicht adaptiert werden.

11.16 Katheterentfernung

Tunnelierte ZVK werden entfernt:
- bei punktionsfähigem Shunt,
- nach erfolgreicher Nierentransplantation,
- bei wieder normalisierter Nierenfunktion,
- bei Katheterinfektion,
- bei persistierender Katheterfehlfunktion.

Der Eingriff wird unter sterilen Bedingungen in Lokalanästhesie durchgeführt.

Ratsam ist das Vorlegen einer durchgreifenden monofilen Naht, etwas zentral der zu tastenden Muffe. Die Naht wird transkutan dorsal und um den Katheter zur Gegenseite durchgestochen und auf der anderen Seite des Katheters ausgeleitet. Dieser Faden wird ohne Nadel angeklemmt. Beim Entfernen des Katheters ist diese Naht leicht anzuspannen und abschließend über der Haut zu knoten. So verhindert diese Naht zuverlässig die Rückblutung aus dem Katheterkanal. Die postoperative Kompression kann damit entfallen.

Mit einem Hautschnitt über der meist tastbaren Kathetermuffe wird diese aus dem Subkutangewebe freipräpariert und nach zentral der dünne, fibröse Schlauch um den

Katheter eröffnet, sodass der zentral liegende Katheteranteil herausgezogen und die vorgelegte U-Naht geknotet werden kann. Das Gewebe um die Muffe wird gelöst und der Katheter distal der Muffe einschließlich des fixierenden Gewebes durchtrennt. So kann der intravenös und subkutan gelegene Katheteranteil entfernt werden. Nach Verschluss der Inzision kann das Katheterende zum Schluss meist mit der Abdeckung entfernt werden.

Alternativ zur transkutan vorgelegten Naht kann die semizirkulär eröffnete fibröse Hülle des Katheters mit resorbierbarem Fadenmaterial ligiert bzw. durchstochen werden. Die ehemalige KAS kann angefrischt und offen sekundär heilen oder mit einem Stich locker adaptiert werden.

Beim Entfernen (gelegentlich beim Wechsel) eines über lange Zeit einliegenden tZVK kann der Katheter vom umgebenden Narbengewebe im Kanal fixiert sein. Bei zu kräftigem Zug besteht die Gefahr, den Katheter abzureißen oder das verwendete Einführgefäß zu verletzen. Hong beschreibt in einer technischen Anleitung die Möglichkeit, über den oberhalb der Veneneintrittsstelle freigelegten und mit einem Nylonfaden gesicherten distalen Katheteranteil eine Schleuse nach zentral vorzuschieben, um den ZVK aus seiner Vernarbung herauszulösen (Hong 2010). Als weitere Option beschreibt er, zunächst über den offenen, im Bereich der alten Punktionsstelle freigelegten und durchtrennten Katheter einen Führungsdraht (z. B. hydrophiler Draht) einzubringen (Hong 2011). Über diesen Draht wird der Katheter und damit auch der umgebende Kanal mit einem Ballon (Größe 5 × 40 mm) von innen in Schritten à 4 cm von zentral nach distal dilatiert. Das 2. Lumen wird anschließend mit einem weiteren Ballon (Größe 6 × 40 mm) ebenso aufgedehnt. Mit dem an der Spitze leicht aufgeblasen Ballon wird nun der ZVK vorsichtig entfernt. Bei noch liegendem Führungsdraht kann bei Notwendigkeit eine Neueinlage erfolgen. Der Autor empfiehlt einen hydrophilen Draht mit 0,018 inch Durchmesser und einen Dilatationskatheter mit einer Größe von 5 bzw. 6 × 80 mm.

11.17 Katheterimplantation bei zentralvenösen Stenosen und Verschlüssen

Die zentralvenösen Gefäße können stenosiert oder auch verschlossen sein (z. B. durch vorangegangene Kathetereinlagen oder Schrittmacherdrähte) (◘ Abb. 11.31, 11.32). Dies ist umso wahrscheinlicher, wenn gleichzeitig eine Schwellung des Arms oder ein sichtbarer venöser Umgehungskreislauf im Bereich des Oberarms, der Schulter und im Halsbereich vorliegt. Selbst bei diesen Symptomen kann es aber nötig werden, einen ZVK implantieren zu müssen.

Für die präoperative Planung ist die Darstellung von möglicherweise noch offenen Venen bedeutsam. Eine duplexsonografische Untersuchung ergibt erste Hinweise, muss aber meist durch die Schnittbildgebung mit CT-Angiografie bzw. MR-Angiografie ergänzt werden. Alle Gefäße des Stammes sollten zur Darstellung kommen. Eine beidseitige Phlebografie mit Kontrastmittel hilft in Einzelfällen bei der Wahl des bestmöglichen Zugangsgefäßes.

Kollateralgefäße mit Verbindung zur zentralen V. subclavia können ggf. punktiert werden, um einen hydrophilen Draht in den Vorhof zu dirigieren. Eine thrombosierte VJI lässt sich offen freilegen oder unter sonografischer Kontrolle punktieren. Durch sorgfältige Sondierung des Gefäßes kann es trotz der Thrombosierung gelingen, einen Weg zum

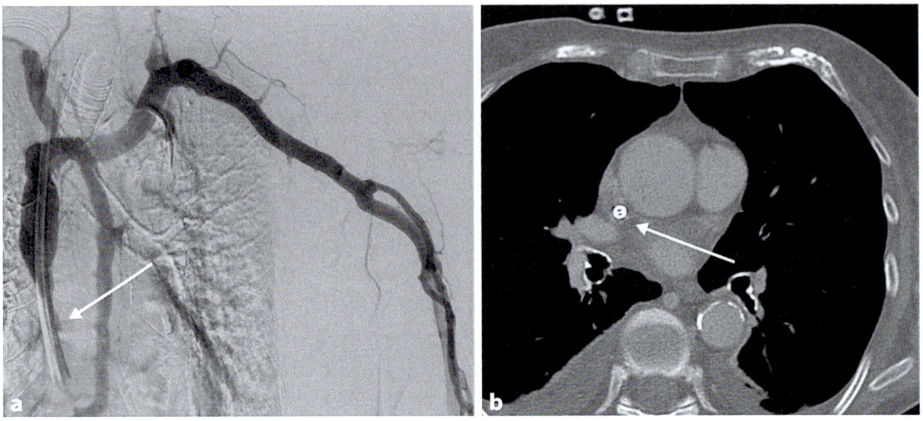

Abb. 11.31 Stenose/Verschluss der V. cava superior (*Pfeile*) mit konsekutiver oberer Einflussstauung: **a** Armphlebografie, **b** CT transversal

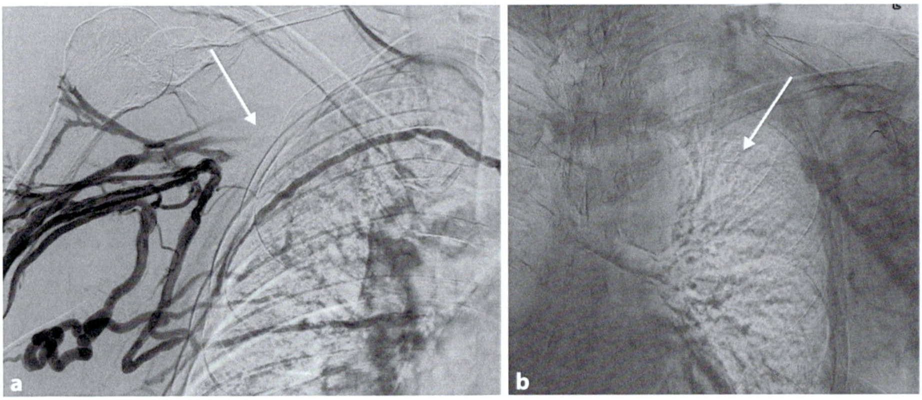

Abb. 11.32 Zentralvenöser Verschluss beidseits (*Pfeile*) bei Z. n. wiederholten tZVK-Implantationen (Armphlebografie **a** rechts, **b** links)

rechten Vorhof zu finden. Dieses Vorgehen wird von den Katheterproduzenten nicht empfohlen und ist nur zu wählen, wenn kein alternativer Gefäßzugang zur Verfügung steht. In diesen Fällen ist nach der erfolgten Drahteinlage über eine Schleuse eine Angiografie durchzuführen, um die Ausprägung der Stenose bzw. des Verschlusses zu erkennen und gegebenenfalls mittels Angioplastie vor der ZVK-Implantation zu behandeln.

Eine weitere Alternative ist das Verfahren mit dem *Surfacer® Inside-Out® Access Catheter System* (Merit Medical®; Parkway South Jordan, UT, USA). Hierbei wird ein Katheter über die rechte V. femoralis retrograd nach zentral über den rechten Vorhof bis zur verschlossenen V. brachiocephalica dextra hochgeschoben. Danach wird ein Führungsdraht zu einer zuvor mittels Metallring markierten, supraklavikulär gelegenen Stelle im rechten Halsdreieck unter Durchleuchtung navigiert und transkutan ausgeleitet. Über diesen Zugang kann nachfolgend ein konventioneller tZVK oder ein *HeRO®*-Graft (Merit Medical®; Parkway South Jordan, UT, USA) platziert werden (siehe ▶ Kap. 10 und 14).

Weitere Optionen für eine Kathetereinlagen sind transfemoral, transkaval oder translumbal und transhepatisch möglich (Raskin et al. 2025).

11.18 Fazit

- ZVK werden seit Jahrzehnten temporär (< 21 Tage) oder langzeitig (dann tunneliert) zur akuten bzw. chronischen Hämodialyse eingesetzt.
- Die Katheterimplantation ist ein standardisiertes Verfahren und erfolgt in der Regel in Lokalanästhesie.
- Von der Industrie wird eine Vielzahl von Kathetern mit den unterschiedlichsten Designs angeboten. Die Katheter können antegrad oder retrograd implantiert werden.
- Wegen Komplikationen wie Thrombosen, der Ausbildung von Venenstenosen bis hin zu Verschlüssen bzw. wegen infektiöser Komplikationen muss die Indikation zur Implantation kritisch gestellt werden.
- Standardisierte Verbandstechniken (Non-Touch-Technik), regelmäßige Schulungen in Hygiene und sorgfältiges Arbeiten des gesamten Dialyseteams wie auch der Patient*innen können Komplikationen reduzieren und eine langfristige Katheternutzung ermöglichen.
- Die hausinternen Algorithmen zur Verwendung von Blocklösungen und Thrombolytika bzw. zur Behandlungsstrategie bei Verdacht einer *CRBSI* müssen regelmäßig auf den neuesten Stand gebracht werden.
- Als Alternative zu tZVK können je nach Indikation auch frühpunktierbare PTFE-Prothesen implantiert werden.

Kommentar

Thierry Pourchez

Historisch gesehen wurden zentralvenöse Kathetern für die Notfalldialyse von Patient*innen mit akutem Nierenversagen entwickelt. Arteriovenöse Shunts wie der Scribner-Shunt ermöglichen die Behandlung von Patient*innen mit chronischem Nierenversagen. Die arteriovenöse Fistel revolutionierte die Möglichkeiten von Gefäßzugängen zur Hämodialyse, welche etwas später durch den Einsatz künstlicher Prothesen erweitert wurde (Brescia et al. 1966). Ein zweiter Meilenstein war die Anfertigung zentralvenös eingeführter Katheter, die eine Behandlung von Patient*innen ohne arteriovenösen Zugang erlaubte; zu Beginn wurden nämlich nur Personen mit einem guten Allgemein- und Gefäßzustand behandelt. Die Peritonealdialyse bot die Möglichkeit, auch gebrechlichere Patient*innen zu versorgen.

Zunächst gab es einlumige Kathetermodelle wie den Hickman-Katheter, dann kamen doppellumige Modelle auf den Markt und schließlich ein sehr ausgereifter Katheter, der den Namen des Entwicklers „Quinton" trug. Der Hemocath hatte zwei versetzte Lumen und wurde später als PermCath (Sherwood Medical; St. Louis; MO, US) bezeichnet. Der Einsatz dieser Katheter führte in meiner Praxis dazu, bei schwierigen Verhältnissen auf Shunts mit Interponaten zu verzichten, was zudem lange Operationszeiten vermied (Pourchez et al. 1989). Etwas später probierten wir andere Modelle aus, darunter den Canaud-Doppelkatheter, der außerhalb Frankreichs als Tesio-Katheter bekannt ist. Er funktionierte zuverlässiger, war aber schwieriger einzulegen. Da ich es leid war, Permcaths gegen Canaud-Katheter mit besserer Funktionalität auszuwechseln, entwickelt ich den Pourchez-Expresso-Silikonkatheter mit einem gemeinsamen Katheterkörper und zwei getrennten Enden, der später als Retro®-Katheter der Firma Spire Corporation in Bedford

(USA) vertrieben wurde. Die weitere Entwicklung führte zum HemoSplit™ der Firma Bard (heute Becton & Dickinson; Franklin Lakes, NJ, USA), der aus Polyurethan besteht mit einer geteilten Spitze.

Im gleichen Zeitraum kam der Ash-Split-Katheter von Dr. Ash (Medcomp, Harleysville, PA, US) mit auftrennbaren Enden auf den Markt. Die Entwicklung von Kathetern mit symmetrischen Enden wie der Palindrome™ von Dr. Tals (Medtronic Company; Minneapolis, MN, USA) vergrößerte die Auswahl an Kathetern weiter.

Das relative Desinteresse der Chirurg*innen an Dialysezugängen und die Möglichkeit von Nephrolog*innen, diese Katheter eigenständig zu platzieren, führte bis 2025 in vielen Ländern der Welt mit vielleicht einer Ausnahme, nämlich Japan, zu einem massiven Anstieg der Implantationsrate für Katheter. Auch wenn viele Zentren eine niedrige bis sehr niedrige Infektionsrate und wenige Komplikationen aufweisen, darf man nicht vergessen, dass andere Zentren bei Patient*innen Katheter so lange belassen, bis Komplikationen auftreten, und sich erst dann für konventionelle Gefäßzugänge stark machen. In solchen Situationen ist aber dieses Unterfangen komplizierter und wegen des kritischen Allgemeinzustandes der Patient*innen mit mehr Risiko behaftet.

Die Annahme, eine perkutane AVF-Anlage mit hochtechnischen Geräten mache Chirurg*innen überflüssig, ist illusorisch und wurde vor allem in Ländern propagiert, wo Chirurg*innen wenige AVF anlegen, vor allem im Bereich der Ellenbeuge. Ein Katheter soll aus meiner Sicht nur in speziellen Situationen – überbrückend – eingesetzt werden. Es ist wichtig, rasch einen funktionalen Shunt zu schaffen, um die Katheterliegezeit möglichst kurz zu halten. Dies bedeutet auch, die Venen an den Armen von Patient*innen mit Nierenversagen vor Punktionen zu schützen, und zwar auch in frühen Stadien einer Niereninsuffizienz.

Die Shuntchirurgie muss für Chirurg*innen und interventionelle Nephrolog*innen attraktiv sein. Wichtig dabei ist, dass diese Spezialist*innen nicht nur Gefäßzugänge anlegen, sondern im Bedarfsfall auch Komplikationen offen oder endovaskulär behandeln können.

Zusammenfassend lässt sich sagen, dass ein noch in der Schachtel liegender Katheter die beste Option ist und bei Patient*innen, wenn immer möglich, eine gut funktionierende AVF angelegt werden soll.

Wichtige Publikation des Kommentators Thierry Pourchez

1. Pourchez T, Morinière P, Fournier A, Pietri J (1989) Use of Permcath (Quinton) Catheter in Uraemic Patients in Whom the Creation of Conventional Vascular Access for Haemodialysis Is Difficult. Nephron 53:297–302. https://doi.org/10.1159/000185771
2. Van Canneyt K, Pourchez T, Eloot S et al (2010) Hemodynamic impact of anastomosis size and angle in side-to-end arteriovenous fistulae: A computer analysis. J Vasc Access 11:52–58. https://doi.org/10.1177/112972981001100111

Literatur

Afzal A, Silberzweig J (2024) Preventing sepsis in maintenance dialysis: is adjudication of CRBSI necessary? Kidney 5:485–486. https://doi.org/10.34067/KID.0000000000000407

Al-Ali F, Hamdy AF, Hamad A et al (2018) Safety and efficacy of taurolidine/urokinase versus taurolidine/heparin as a tunneled catheter lock solution in hemodialysis patients: a prospective, randomized, controlled study. Nephrol Dial Transplant 33:619–626. https://doi.org/10.1093/ndt/gfx187

Aslam S, Vaida F, Ritter M, Mehta RL (2014) Systematic review and meta-analysis on management of hemodialysis catheter-related bacteremia. J Am Soc Nephrol 25:2927–2941. https://doi.org/10.1681/ASN.2013091009

Beathard GA (2004) Catheter thrombosis. Semin Dial 14:441–445. https://doi.org/10.1046/j.1525-139x.2001.00109.x

Brescia MJ, Cimino JE, Appel KHB (1966) Chronic hemodialysis using venipuncture and surgically created arteriovenous fistula. New Engl J Med 275:1089–1092

Buetti N, Marschall J, Drees M et al (2022) Strategies to prevent central line-associated bloodstream infections in acute-care hospitals: 2022 Update. Infect Control Hosp Epidemiol 43:553–569. https://doi.org/10.1017/ice.2022.87

Bundesgesundheitsblatt (2017) Prävention von Infektionen, die von Gefäßkathetern ausgehen. Bundesgesundheitsblatt – Gesundheitsforsch – Gesundheitsschutz 60:171–206. https://doi.org/10.1007/s00103-016-2487-4

Catiwa J, Gallagher M, Talbot B et al (2024) Original investigation clinical adjudication of hemodialysis catheter-related bloodstream infections : findings from the REDUCCTION trial. Kidney360 5:485–486. https://doi.org/10.34067/kid.0000000000000389

Crain MR, Mewissen MW, Ostrowski GJ et al (1996) Fibrin sleeve stripping for salvage of failing hemodialysis catheters: technique and initial results. Radiology 198:41–44. https://doi.org/10.1148/radiology.198.3.41a

DGFN (2025) Leitlinien der Deutschen Gesellschaft für Nephrologie. https://www.dgfn.eu/leitlinien.html

d'Othée JB, Tham JC, Sheiman RG (2006) Restoration of patency in failing tunneled hemodialysis catheters: a comparison of catheter exchange, exchange and balloon disruption of the fibrin sheath, and femoral stripping. J Vasc Interv Radiol 17:1011–1015. https://doi.org/10.1097/01.RVI.0000223692.99800.2E

Eberhard J, Bedau C, Chapple AG et al (2024) A modified switching procedure from temporary to tunneled central venous dialysis catheters. J Clin Med 13:3367. https://doi.org/10.3390/jcm13123367

Fiorina E, Giustivi D, Gotti F et al (2024) The use of hub devices to reduce catheter-related infections in dialysis patients: a narrative review. J Vasc Access. https://doi.org/10.1177/11297298241273559

Friedrichs A (2015) Katheter-assozierte Infektionen. https://www.springermedizin.de/emedpedia/detail/dgim-innere-medizin/katheter-assoziierte-infektionen?epediaDoi=10.1007%2F978-3-642-54676-1_546

Gahlot R, Nigam C, Kumar V et al (2014) Catheter – related bloodstream infections. Int J Crit Illn Inj Sci. https://doi.org/10.4103/2229-5151.134184

Golestaneh L, Mokrzycki MH (2018) Prevention of hemodialysis catheter infections: Ointments, dressings, locks, and catheter hub devices. Hemodial Int 22:S75–S82. https://doi.org/10.1111/hdi.12703

Gray RJ, Levitin A, Buck D et al (2000) Percutaneous fibrin sheath stripping versus transcatheter urokinase infusion for malfunctioning Wellpositioned tunneled central venous dialysis catheters: a prospective, randomized trial. J Vasc Interv Radiol 11:1121–1129. https://doi.org/10.1016/S1051-0443(07)61352-9

Hilleman D, Campbell J (2011) Efficacy, safety, and cost of thrombolytic agents for the management of dysfunctional hemodialysis catheters: a systematic review. Pharmacother J Hum Pharmacol Drug Ther 31:1031–1040. https://doi.org/10.1592/phco.31.10.1031

Hong JH (2010) An easy technique for the removal of a hemodialysis catheter stuck in central veins. J Vasc Access 11:59–62. https://doi.org/10.1177/112972981001100112

Hong JH (2011) A breakthrough technique for the removal of a hemodialysis catheter stuck in the central vein: endoluminal balloon dilatation of the stuck catheter. J Vasc Access 12:381–384. https://doi.org/10.5301/JVA.2011.8415

Ibeas J, Roca-Tey R, Vallespín J et al (2017) Spanish clinical guidelines on vascular access for haemodialysis. Nefrologia 37:1–191. https://doi.org/10.1016/S2013-2514(19)30100-2

Kächele MSB (2023) Zukunft der interventionellen Nephrologie. Nephrol Aktuell 27:321–325

Kamper L, Piroth W, Haage P (2010) Endovascular treatment of dysfunctional hemodialysis catheters. J Vasc Access 11:263–268. https://doi.org/10.5301/JVA.2010.4043

Kennard AL, Walters GD, Jiang SH, Talaulikar GS (2017) Interventions for treating central venous haemodialysis catheter malfunction. Cochrane Database Syst Rev. https://doi.org/10.1002/14651858.CD011953.pub2

ESUR Leitlinien 2018 ESUR Leitlinien für Kontrastmittel. https://asb-radiologie-wilkau.de/dokument/ESUR_Leitlinien_für_Kontrastmittel_1578314165_6385.pdf

Lok CE, Huber TS, Lee T et al (2020) KDOQI clinical practice guideline for vascular access: 2019 update. Am J Kidney Dis 75:S1–S164. https://doi.org/10.1053/j.ajkd.2019.12.001

Markota I, Markota D, Tomic M (2008) Measuring of the heparin leakage into the circulation from central venous catheters – an in vivo study. Nephrol Dial Transplant 24:1550–1553. https://doi.org/10.1093/ndt/gfn696

Martín-Peña A, Márquez RL, Guerrero MJM et al (2012) Tunneled hemodialysis catheter-related bloodstream infections: a prospective multicenter cohort study from Spain. J Vasc Access 13:239–245. https://doi.org/10.5301/jva.5000034

Mermel LA (2014) What is the evidence for intraluminal colonization of hemodialysis catheters? Kidney Int 86:28–33. https://doi.org/10.1038/ki.2013.527

Mermel LA, Allon M, Bouza E et al (2009) Clinical practice guidelines for the diagnosis and management of intravascular catheter-related infection: 2009 update by the infectious diseases society of America. Clin Infect Dis 49:1–45. https://doi.org/10.1086/599376

Merport M, Murphy TP, Egglin TKDG (2000) Fibrin sheath stripping versus catheter exchange for the treatment of failed tunneled hemodialysis catheters: randomized clinical trial. J Vasc Interv Radiol 11:1115–1120

Miller LM, Clark E, Dipchand C et al (2016) Hemodialysis tunneled catheter-related infections. Can J Kidney Health Dis. https://doi.org/10.1177/2054358116669129

National Insitutes of Health (2024) Researcher's Guide to USRDS ESRD database. Annual Report 2024 https://usrds-adr.niddk.nih.gov/2024. Zugegriffen: 9. Aug. 2025

Nguyen DB, Shugart A, Lines C et al (2017) National Healthcare Safety Network (NHSN) Dialysis event surveillance report for 2014. Clin J Am Soc Nephrol 12:1139–1146. https://doi.org/10.2215/CJN.11411116

O'Grady NP, Alexander M, Dellinger EP et al (2002) Guidelines for the prevention of intravascular catheter-related infections. Clin Infect Dis 35:1281–1307. https://doi.org/10.1086/344188

Pittiruti M, Salerno G, Mancino A et al (2022) Ultrasound versus intracavitary electrocardiography for intraprocedural tip location during central venous catheterization in infants and children: a prospective clinical study. J Vasc Access 25:774–778. https://doi.org/10.1177/11297298221132415

Pourchez T, Morinière P, Fournier A, Pietri J (1989) Use of Permcath (Quinton) catheter in uraemic patients in whom the creation of conventional vascular access for haemodialysis is difficult. Nephron 53:297–302. https://doi.org/10.1159/000185771

Raskin et al (2025) Int. J Cardiovasc Imaging 41:339–346. Translumbar und transhepatic tunneled dialysis catheter placements in end stage renal disease population

Seldinger SI (1953) Catheter replacement of the needle in percutaneous arteriography: a new technique. Acta Radiol 39:368–376. https://doi.org/10.3109/00016925309136722

Tedla FM, Clerger G, Distant D, Salifu M (2018) Prevalence of central vein stenosis in patients referred for vein mapping. Clin J Am Soc Nephrol 13:1063–1068. https://doi.org/10.2215/CJN.14001217

Tesio F, de Baz H, Panarello G et al (1994) Double catheterization of the internal jugular vein for hemodialysis: indications, techniques, and clinical results. Artif Organs 18:301–304. https://doi.org/10.1111/j.1525-1594.1994.tb02200.x

Tonelli M, Wiebe N, Culleton B et al (2006) Chronic kidney disease and mortality risk. J Am Soc Nephrol 17:2034–2047. https://doi.org/10.1681/ASN.2005101085

Wang Y, Sun X (2022) Reevaluation of lock solutions for Central venous catheters in hemodialysis: a narrative review. Ren Fail 44:1501–1518. https://doi.org/10.1080/0886022X.2022.2118068

Wurster MK (2019) Katheterblocklösungen in der Hämodialyse – Systematische Analyse bestehender Literatur zu den aktuell klinisch verwendeten Ansätzen. https://oparu.uni-ulm.de/server/api/core/bitstreams/8a3c4e90-cb4a-4968-969c-27a043e5f587/content

Zieschang M, Erben B, Höffler D, Niemeyer R, Schielke DJ, Siebold GS (1995) The Demers atrial catheter: experience with a single-lumen silicone catheter as short- and long-term access for hemodialysis. Clin Nephrol 44:113–117

Biologische und hämodynamische Folgen von Gefäßzugängen

Eduard P. de Winter, Margreet R. de Vries und Joris I. Rotmans

Inhaltsverzeichnis

Wichtige Publikationen der Autoren Eduard P. de Winter, Margreet R. de Vries, Joris I. Rotmans

1. Wilschut ED, de Winter EP, Bos EJ, Putter H, Rotmans JI, van der Bogt KEA (2024) Supervised Pre-Operative Forearm Exercise to Increase Blood Vessel Diameter in Haemodialysis Patients: The PINCH Trial. Eur J Vasc Endovasc Surg 67(5):852–853. https://doi.org/10.1016/j.ejvs.2024.01.090
2. Laboyrie SL, de Vries MR, Bijkerk R, Rotmans JI (2023) Building a Scaffold for Arteriovenous Fistula Maturation: Unravelling the Role of the Extracellular Matrix. Int J Mol Sci 24(13):10825. https://doi.org/10.3390/ijms241310825
3. Voorzaat BM, Janmaat CJ, van der Bogt KEA, Dekker FW, Rotmans JI (2020) Patency Outcomes of Arteriovenous Fistulas and Grafts for Hemodialysis Access: A Trade-Off between Nonmaturation and Long-Term Complications. Kidney360. Jul 23;1(9):916–924. https://doi.org/10.34067/KID.0000462

M.K. Widmer, A. Zdoroveac, A. Isaak (Hrsg.), *Dialysezugänge in Theorie und Praxis*,
https://doi.org/10.1007/978-3-662-72908-3_12

12.1 Einleitung

Dieses Kapitel gibt Einblick in biologische Prozesse, die nach Gefäßzugangsoperation zu beobachten sind, sowie die hämodynamischen Folgen nach solchen Eingriffen. Neben dem histologischen Aufbau von Arterien und Venen soll ein grundlegendes Verständnis vermittelt werden für zelluläre und extrazelluläre Strukturen sowie deren Umbau nach Shuntanlage durch Mechanotransduktion, Vasodilatation und Entzündung. Es werden der negative Gefäßumbau und die neointimale Hyperplasie (NIH) als Ursache für ein Shuntversagen erläutert sowie systemische Einflüsse auf den venösen Umbau durch Urämie bzw. Hypoxämie. Zudem werden Möglichkeiten zur Behandlung aufgezeigt, um die Reifung und Offenheit von Shunts zu verbessern. Im 2. Teil des Kapitels werden die lokalen hämodynamischen Folgen einer AVF-Anlage beschrieben, einschließlich der Aneurysmabildung, aber auch die systemischen hämodynamischen Auswirkungen auf die Herzfunktion und die damit verbundene Wahl eines Gefäßzugangs.

12.2 Aufbau der Gefäßwand

Wände von Arterien und Venen bestehen aus 3 Schichten:

- der Tunica intima,
- der Tunica media sowie
- der Adventitia (Abb. 12.1).

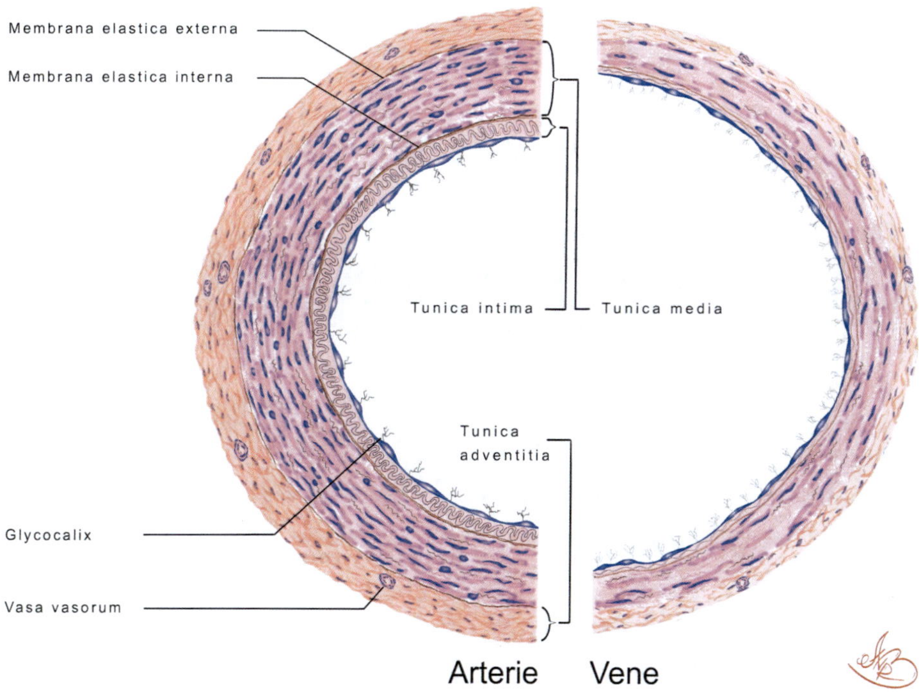

Abb. 12.1 Querschnitt durch eine Arterienwand *links* bzw. eine Vene (*rechts*) unter physiologischen Bedingungen

Arterielle Schichten sind durch eine innere und äußere elastische Lamelle getrennt, während Venen nur Fragmente von Elastinfasern enthalten. Arterien haben eine dickere Wand als Venen, hauptsächlich aufgrund der Tunica media. Arterien sind elastischer, da sie einem höheren Blutdruck und *shear stress* ausgesetzt sind, haben jedoch auch mehr Bindegewebe. Die „Arterialisierung" einer Vene führt zu Veränderungen, die sie resistenter für wiederholte Kanülierungen bei der Hämodialyse macht, wie eine Vasodilatation und Verdickung der Gefäßwand.

12.2.1 Tunica intima

Die Tunica intima hat Kontakt zum Blutstrom und besteht hauptsächlich aus Endothelzellen (*EC: endothelial cells*) (◘ Abb. 12.2). *EC* in der Tunica intima sind sehr adaptiv auf Einflüsse des Blutflusses und von *shear stress*. Daher unterscheiden sich die *EC* in Form, Genexpression und Durchlässigkeit, je nach ihrer Position im Körper (Kruger-Genge et al. 2019). *EC* spielen eine entscheidende Rolle bei der Hämostase, Vasokonstriktion, Immunantwort und Angiogenese (Sturtzel 2017). Die extrazelluläre Matrix der Tunica intima ist reich an Glykokalyx, einer Struktur, die auf der luminalen Seite der *EC* vorhanden ist (Lim et al. 2023). Die Glykokalyx besteht aus mehreren Glykoproteinen und Glykolipiden, aber ihre Hauptkomponente sind Glykosaminoglykane (GAG) (Laboyrie et al. 2023; Wang et al. 2020). GAG kommunizieren mit *EC*, indem sie mechanische Kräfte in intrazelluläre Signale umwandeln und die vaskuläre Durchlässigkeit und Stickstoffmonoxidproduktion (*NO: nitric oxide*) fördern, was zur Vasodilatation führt. Die *EC*

12

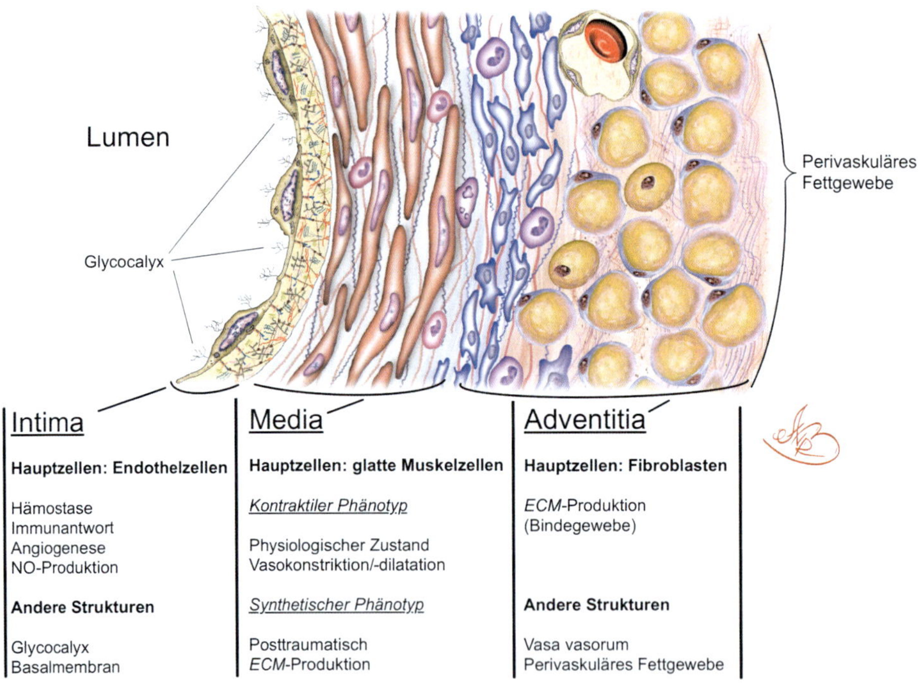

◘ **Abb. 12.2** Funktion der Gefäßwandkomponenten

sind verankert an der Basalmembran, einer Struktur, die aus Kollagen besteht, das von den *EC* synthetisiert wird (Halper 2018). Die äußerste Schicht der Tunica intima ist die innere elastische Lamina. Diese Struktur besteht aus dem Bindegewebe Elastin und trennt die Tunica intima von der Tunica media.

12.2.2 Tunica media

Die Tunica media ist die dickste Gefäßschicht und besteht hauptsächlich aus glatten Muskelzellen (*SMC: smooth muscle cells*) extrazellulärer Matrix (*ECM: extracellular matrix*). *SMC* sind verantwortlich für die Vasokonstriktion und Homöostase in Arterien und Venen (◘ Abb. 12.2). Unter normalen Bedingungen haben *SMC* einen kontraktilen Phänotyp und weisen eine niedrige Proliferationsrate auf (Owens 1995; Shi et al. 2020). Nach vaskulären Verletzungen, wie mechanischen Traumata, Angioplastien oder Operationen, differenzieren *SMC* in einen synthetischen Phänotyp und erhöhen die Produktion extrazellulärer Matrix. Dieser Prozess spielt eine Schlüsselrolle bei verschiedenen venösen Pathologien sowie bei der Reifung von arteriovenösen Fisteln (AVF) (Allahverdian et al. 2018; Owens et al. 2004). *SMC* folgen einer schrägen Orientierung in arteriellen Gefäßwänden, die bei der Kontraktion hilft. *SMC* in venösen Wänden sind unregelmäßig orientiert, um eine bessere Dilatation zu ermöglichen (O'Connell et al. 2008). Die *ECM*, produziert von den *SMC*, enthält eine Vielzahl von extrazellulären strukturellen Glykoproteinen einschließlich Kollagen und Elastin. Kollagen und Elastin tragen zur strukturellen Integrität und Dehnbarkeit der Gefäße bei. Arterien haben ein höheres Elastin-zu-Kollagen-Verhältnis als Venen (Davis 1993). Als Ergebnis sind Arterien kontraktiler, um die pulsierenden Erhöhungen des Blutdrucks während der Systole zu dämpfen.

12.2.3 Adventitia

Die äußerste Schicht von Blutgefäßen ist die Tunica adventitia, normalerweise nur als Adventitia bezeichnet (◘ Abb. 12.2). Die arterielle Adventitia ist von der Tunica media durch die äußere elastische Schicht getrennt. Diese 2. Schicht aus Elastin ist in größeren Arterien sehr ausgeprägt und ist in kleineren Gefäßen nicht vorhanden. Die prominentesten Zellen in der Adventitia sind Fibroblasten (Majesky et al. 2012). Diese Zellen bilden Bindegewebe in der Adventitia, um die strukturelle Integrität zu unterstützen. Die extrazelluläre Matrix in der Adventitia enthält auch Elastin und Kollagen. Zusätzlich enthält die Adventitia eine vaskuläre Struktur, die Vasa vasorum, die den größeren Wandstrukturen größerer Gefäße Sauerstoff und Nährstoffe liefert (Ritman und Lerman 2007). Äußerlich ist die Adventitia umgeben von perivaskulärem Fettgewebe (*PVAT: perivascular adipose tissue*) das ebenfalls zur strukturellen Integrität und vaskulären Homöostase beiträgt (Szasz und Webb 2012).

12.3 Biologische Aspekte des vaskulären Zugangs

12.3.1 Vaskuläres *remodelling*

Die Anlage eines AVF oder eines arteriovenösen Grafts (AVG) und die darauffolgende Adaptation der Gefäße ist ein unphysiologischer Prozess, wobei diese biologische Reaktion die Vene nicht in den ursprünglichen physiologischen Zustand zurückversetzt. Direkt nach der AVF-Anlage wird der Blutfluss über den venösen Anteil der Anastomose erhöht. Der Blutfluss ist nicht laminar, und es kommt zu Turbulenzen, hauptsächlich direkt nach der Anastomose im venösen Anteil. Das chirurgische Verfahren, und die hämodynamischen Flussänderungen, die Mechanotransduktion, reizen oder schädigen sogar die *EC*, die entsprechende chemische Signale sezernieren (Davis et al. 2023). Diese Signale induzieren über die Zeit Veränderungen in der Gefäßwand. Eine Vasodilatation findet aufgrund einer kalziumabhängigen Relaxation der *SMC* statt. In der Tunica media und in einem weiteren Schritt in der Tunica intima proliferieren *SMC* und produzieren extrazelluläre Matrix, was zur NIH führt (Amberg und Navedo 2013). In der Adventitia beteiligen sich auch Fibroblasten bei der Produktion eines neuen *ECM*. Dieser Umbauprozess dauert mehrere Wochen und ist Voraussetzung, dass eine AVF zur Hämodialyse verwendet werden kann (◘ Abb. 12.3).

Direkt nach Anlage eines Gefäßzugangs wird die Vene arteriellem Druck und Fluss ausgesetzt, was zum Umbau des physiologischen Gefäßes in eine funktionierende Fistel führt. Der mittlere Druck im menschlichen Körper variiert von 98 mmHg in der Aorta bis 3 mmHg in der V. cava. Nach dem Eingriff steigt der Blutdruck im venösen Ausflusstrakt, abhängig von der Art des Zugangs. Die venösen Äste der AVF, die im Unterarm angelegt werden, sind einem niedrigeren arteriellen Druck ausgesetzt als proximalere Fisteln, haben aber ein kleineres Lumen, um diese hämodynamische Veränderung auszugleichen. Der Prozess der Anpassung an den erhöhten Blutdruck, Blutfluss und *shear*

12

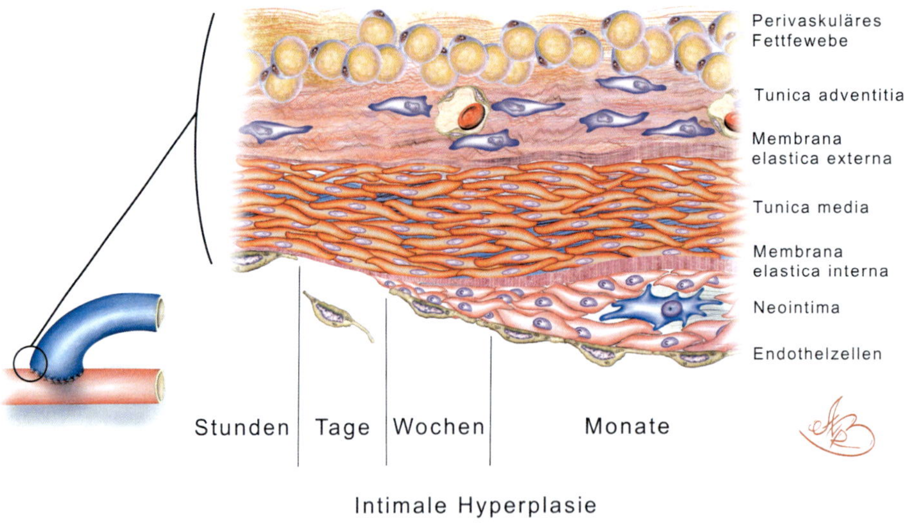

◘ **Abb. 12.3** Adaptationsprozess der Vene nach AVF-Anlage

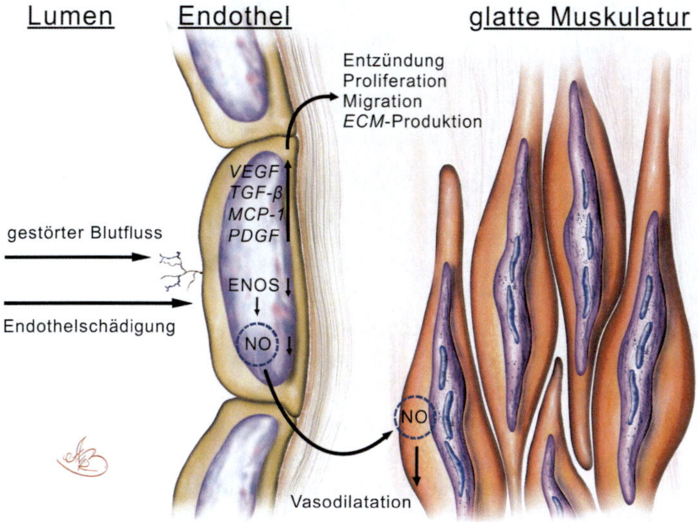

Abb. 12.4 Biologische Prozesse beim Umbau der Vene nach AVF-Anlage (*VEGF*: *vascular endothelial growth factor, TGF-β*: *transforming growth factor-β*; *MCP-1*: *monocyte chemoattractand protein-1*; *PDGF*: *platelet-derived growth factor*; *eNOS*: endotheliale Stickstoffmonoxidsynthase; *NO*: Stichstoffmonoxid; *ECM*: *extracellular matrix*)

stress durch eine Erhöhung des gesamten venösen Durchmessers wird als *outward remodelling* bezeichnet (Shiu et al. 2019). Dies wird erleichtert durch Veränderungen in den Gefäßwandstrukturen in Kombination mit einer Vasodilatation (Lee 2013; Lee und Misra 2016).

Nach der „Arterialisierung" der Vene wird die Glykokalyx auf der luminalen Seite der Endothelzellen einer erhöhten Spannung ausgesetzt durch Veränderungen des Blutflusses und des *shear stress*. Starre Proteine, die Teil der Glykokalyx sind, verbinden sich mit *EC*-Membranproteinen, welche eine chemische Signalgebung nach mechanischer Stimulation induzieren (Abb. 12.4; Tkachenko et al. 2005). Diese Membranproteine leiten auch mechanische Kräfte zum Kern und zu den Zellverbindungen (Tarbell und Pahakis 2006). Die Veränderungen der hämodynamischen Kräfte induzieren in den *EC* die Transkription von Chemokinen, Zytokinen und Wachstumsfaktoren wie *VEGF (vascular endothelial growth factor) TGF-β (transforming growth factor-β)* und *MCP-1 (monocyte chemoattractand protein-1)* Die Endothelzellen selbst werden auch durch die mechanische Manipulation während der Operation und durch die partielle Ischämie während der Abklemmphase beschädigt. Nach einer AVF-Anlage führen der erhöhte Blutfluss und *shear stress* zu weiteren Endothelschäden. Beschädigte *EC* aktivieren auch den nuklearen Faktor Kappa B (NF-κB), was zu einer zusätzlichen Induktion von proinflammatorischen Zytokinen und Wachstumsfaktoren führt und die Endothelschichtpermeabilität erhöht (Blann 2000; Tesfamariam 2016).

Eine wichtige Komponente des vaskulären Umbaus ist Stickstoffmonoxid. Die NO-Produktion in den *EC* wird durch endotheliale Stickstoffmonoxidsynthase (eNOS) vermittelt, die in Zonen mit hohem *shear stress*, durch Wachstumsfaktoren und durch Zytokine weiter gefördert wird (Fleming 2010). NO diffundiert zu den *SMC* und reduziert durch eine Kaskade von Signalen den Einstrom von Kalziumionen. Dies entspannt die

SMC und führt zu einer Vasodilatation. Übermäßige Schäden der *EC* beeinträchtigen jedoch diesen Prozess (Hebbel und Vercellotti 2021). Zudem werden diese während des Anpassungsprozesses größer.

> Chemische Reaktionen nach AVF-Anlage lassen *SMC*, Fibroblasten und Myofibroblasten in der Tunica media proliferieren, da sich diese auf SMC, Fibroblasten und Myofibroblasten bezieht.

Die *SMC* erleichtern auch Veränderungen im Aufbau der extrazellulären Matrix. Dies geschieht über einen dreiphasigen Prozess, bei dem Kollagen- und Elastinfasern zuerst durch die Aktivierung von Metalloproteinasen abgebaut werden, gefolgt von der Reorganisation des Gerüstes dieser Fasern. Nach einer Latenzzeit von mehreren Wochen wird die *ECM* wieder aufgebaut (Hall et al. 2015; Hu et al. 2016; Laboyrie et al. 2023; Shiu et al. 2019). Zusätzlich wandert ein Teil der *SMC* und Fibroblasten in die Tunica intima ein, was zu einer erheblichen Zunahme des Durchmessers dieser Gefäßschicht führt.

Neben der Proliferation spielt auch die Immunregulation eine entscheidende Rolle beim venösen Umbau. In letzter Zeit gibt es Hinweise auf das Vorhandensein von gewebeansässigen Immunzellen in Blutgefäßen (Cochain 2022). In Arterien regeln ein laminarer Fluss und hoher *shear stress* die Genexpression in *EC* (Chatzizisis et al. 2007; Dardik et al. 2005; Davies 2009; Paszkowiak und Dardik 2003). Die chemischen Signalwege, die Entzündungen induzieren, werden in Zonen mit nicht laminarem und oszillierendem Blutfluss aktiviert, wie es der Fall ist nach Anlage eines Gefäßzugangs (Chatzizisis et al. 2007; Dardik et al. 2005; Davies 2009; Hahn und Schwartz 2009; Honda et al. 2001; Paszkowiak und Dardik 2003). Leukozyten werden rekrutiert und häufen sich in der Tunica media und in Gebieten mit NIH an. Entzündungsmarker fördern weiters die Differenzierung von *SMC* zu einem synthetischen Phänotyp und die Ablagerung von ECM (Nguyen et al. 2021).

12

Durch diese Veränderungen nimmt die Vene nach der Operation an Durchmesser zu. Ein funktionsfähiger Gefäßzugang entsteht, der für die Kanülierung zur Hämodialyse geeignet ist (◘ Abb. 12.5). Die Anpassung der Vene ist ein zeitintensiver Prozess, der bei der Entscheidung über den Operationstermin bei Prädialysepatienten berücksichtigt werden muss.

AVF benötigen eine Reifezeit von mehreren Monaten, in denen dieses *remodelling* stattfindet. Die Kriterien, um eine AVF als reif zu taxieren, haben sich im Laufe der Zeit verändert. Entscheidend bleibt die Voraussetzung, dass eine AVF für eine Hämodialyse (HD) nutzbar ist. Lange Zeit galt die 6er-Regel als Maßstab, die forderte:

- einen venösen Durchmesser von mindestens 6 mm,
- eine Venentiefe von maximal 6 mm im Fettgewebe und
- einen Blutfluss von mindestens 600 ml/min (Hakim et al. 2022).

Die aktuellen Leitlinien geben die folgenden Kriterien für die AVF-Reife an:

- eine leicht komprimierbare Vene mit einem hörbaren Geräusch,
- ein fühlbares Schwirren,
- ein minimaler Blutfluss von 500 ml/min und
- ein minimaler Innendurchmesser von 4 mm (Schmidli et al. 2018).

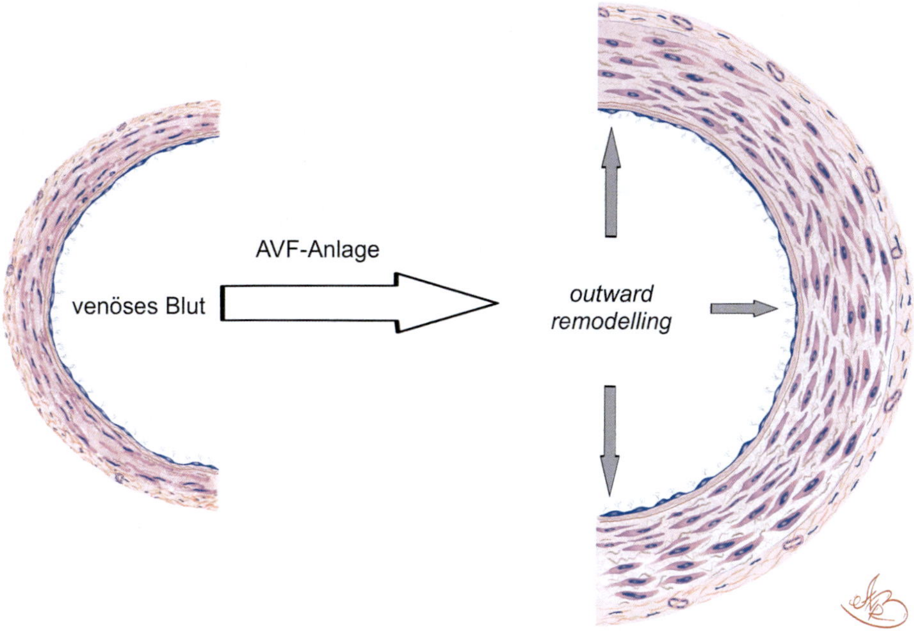

Abb. 12.5 Eine Hälfte eines Querschnitts einer Vene im physiologischen Zustand (*links*) und eine Hälfte eines Querschnitts einer Vene nach erfolgreicher AVF-Reifung (*rechts*)

12.3.2 *Inward remodelling* und neointimale Hyperplasie

> Der Prozess des *outward remodelling* ist erwünscht, damit die Gefäßwanddicke und der Lumendurchmesser zunehmen, was Voraussetzung für eine erfolgreiche Kanülierung zur HD ist. Findet dieser Prozess nicht statt, spricht man von einer fehlenden AVF-Reifung (*AVF non-maturation*). Dies kann von einem AVF-Versagen (*AVF failure*) unterschieden werden, das durch *inward remodelling* verursacht wird.

Inward remodelling beinhaltet ebenfalls Veränderungen im Durchmesser der Gefäßwand, aber auf Kosten des Lumendurchmessers, wodurch der Blutfluss gehemmt wird (Lee 2013). Die wichtigste Ursache für *inward remodelling* ist die neointimale Hyperplasie (Abb. 12.6; Malik et al. 2022).

Im physiologischen Umfeld tritt eine NIH als Heilungsreaktion auf interne oder externe Verletzungen von Gefäßen auf, kann aber auch das Ergebnis von schnellen hämodynamischen Veränderungen sein (Braga et al. 2019). Während dieses Prozesses verursacht eine Schädigung der *EC* eine thrombotische und eine entzündliche Reaktion. Zytokine und Wachstumsfaktoren werden freigesetzt, welche *SMC* und Myofibroblasten aus der Tunica media in die Tunica intima wandern lassen. Ähnlich wie bei den gewünschten Veränderungen, die bei *outward remodelling* auftreten, produzieren die migrierten *SMC* mehr extrazelluläre Matrix, was zu einer weiteren Zunahme der Masse an Neointima auf Kosten des Lumens führt. Fibroblasten, die in der Adventitia sitzen, differenzieren sich ebenfalls zu Myofibroblasten als Reaktion auf Verletzungen und wandern ebenfalls in Richtung Intima.

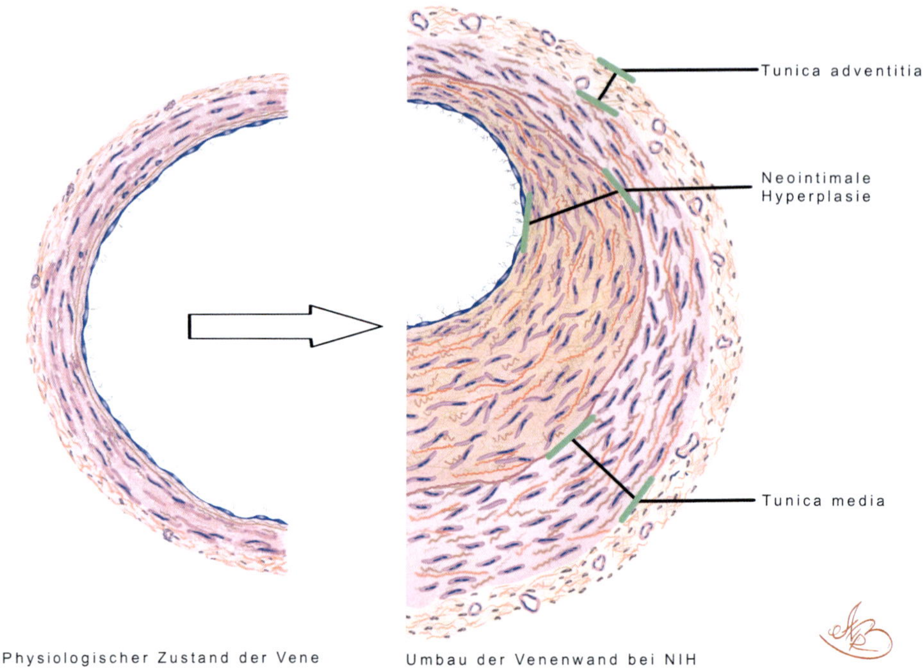

Abb. 12.6 Halber Querschnitt einer Vene im physiologischen Zustand (*links*) und mit AVF-Versagen aufgrund einer neointimalen Hyperplasie (*NIH*) (*rechts*)

12

Ein weiterer Faktor, der zur NIH beiträgt, ist oxidativer Stress, definiert als ein Ungleichgewicht zwischen den antioxidativen Abwehrfähigkeiten eines spezifischen Gewebes und reaktiven Sauerstoffradikalen (Hu et al. 2022). Sauerstoffradikale sind hochreaktive Chemikalien, die normalerweise ein Nebenprodukt des Stoffwechsels sind. Jedoch ist die Konzentration in Anwesenheit eines metabolischen Stresses erhöht, was schlussendlich Zellschäden verursacht. Oxidativer Stress ist höher bei Patient*innen im Endstadium eines Nierenversagens und wird durch die Operation und durch den Umbauprozess weiter erhöht. Hohe Level an Oxidationsstress fördern die Zellproliferation und -migration sowie die Produktion von *ECM* (Anwar et al. 2012; Weiss et al. 2001). Das Auftreten einer NIH wird auch mit niedrigeren NO-Spiegeln in Verbindung gebracht, die für die Vasodilatation essenziell sind (Forstermann et al. 2017).

Übermäßiger oxidativer Stress ist dem *inward remodelling* förderlich, verringert das *outward remodelling* und erhöht das Risiko für das Versagen eines Gefäßzugangs.

Bei AVF tritt die NIH hauptsächlich direkt stromabwärts der Anastomose auf, was mit einer Reduktion des Lumendurchmessers auf den ersten paar Zentimetern der Vene einhergeht (Malik et al. 2022). Dies ist das Ergebnis eines turbulenten Blutflusses im Anastomosenbereich (Hu et al. 2016). Dieser Region muss besonderes Interesse bei der Nachsorge des AVF zukommen. Frühere Studien und Innovationen haben sich hauptsächlich auf die Minderung und Verhinderung von NIH konzentriert. In den letzten Jahren hat sich der Fokus jedoch mehr auf die Verbesserung des *outward remodelling* nach AVF-Operation verlagert.

Arteriovenöse Grafts sind ebenfalls aufgrund von NIH-Stenosen gefährdet. Im Falle von AVG tritt die NIH am häufigsten an der Anastomose zwischen Graft und Vene auf (Bachleda et al. 2015). Chirurgisch induzierte Schäden sind eine Ursache für die NIH bei Prothesen. Aber ein anderes Phänomen, bekannt als *compliance mismatch*, trägt ebenfalls zu niedrigen Offenheitsraten bei. Synthetische AVG bestehen hauptsächlich aus *expanded* Polytetrafluorethylen (ePTFE). Diese Prothesen haben andere Eigenschaften als native Venen und reagieren auf einen vergleichbaren Blutfluss unterschiedlich. Das Ergebnis ist ein nicht laminarer Fluss und ein veränderter *shear stress*, welcher die NIH begünstigt (Rotmans et al. 2003).

Prothesen haben eine höhere Infektionsrate als AVF, da sie als anerge Fremdkörper anfälliger für eine bakterielle Besiedlung sind (Kumbar und Yee 2019). Es kommt aber nach der Implantation von AVG auch zu nichtinfektiösen Entzündungsprozessen als Reaktion des Gewebes auf das xenobiotische Graftmaterial. Die Neointima bei Patient*innen mit AVG zeigt auch eine lokale Entzündung mit erhöhten Leukozyten- und Zytokinspiegeln, welche eine NIH begünstigen (Roy-Chaudhury et al. 2001).

Wird trotz des Risikos einer NIH eine AVF reif, kann es zu Komplikationen bedingt durch die Kanülierung kommen. Die wiederholte Kanülierung mit 2 Nadeln von 18–14 G ist traumatisierend (Nardinocchi et al. 2020). Während der Kanülierung werden alle Gefäßwandstrukturen durchstochen, einschließlich der *EC*. Es kommt zu ähnlichen Reaktionen wie nach einer AVF-Anlage einschließlich einer Aktivierung von Gerinnungs- und Entzündungskaskaden, die eine NIH begünstigen. Lokale Schäden an der Endothelschicht stimulieren zudem die Sekretion von Wachstumsfaktoren, welche eine NIH induzieren. Dies wurde sowohl für AVF als auch für die neu gebildete Endothelschicht in Prothesen gezeigt (Weiss et al. 2001). Kanülierungsschäden stimulieren die Fibroblasten in den verschiedenen Gefäßschichten, zusätzliche extrazelluläre Matrix in Form von Narbengewebe zu bilden.

12.3.3 Systemische Einflüsse auf das Versagen eines Gefäßzugangs

Demografische Risikofaktoren und Komorbiditäten

Es gibt mehrere Risikofaktoren für das Versagen eines Gefäßzugangs auf systemischer Ebene. Das Alter ist ein wichtiger demografischer Risikofaktor (Al Shakarchi et al. 2016; Smith et al. 2012; Wan et al. 2020). Mit dem Alter steigt das Risiko von Komorbiditäten, und ein höheres Alter ist mit den meisten der anderen beschriebenen Risikofaktoren verbunden. Das weibliche Geschlecht ist auch mit einem erhöhten Risiko für das Versagen eines Gefäßzugangs verbunden (Smith et al. 2012). Die Gefäßdurchmesser sind im Durchschnitt kleiner bei Patientinnen, was per se ein Risikofaktor für eine verringerte Offenheitsrate ist. Allerdings haben, selbst wenn man die Gefäßgröße korrigiert, weibliche Personen ein erhöhtes Risiko für das Versagen eines Gefäßzugangs. Obwohl nicht vollständig geklärt, wird vermutet, dass hormonelle Einflüsse auf die lokalen Entzündungsprozesse ursächlich sind.

Diabetes mellitus ist ebenso mit einer erhöhten Versagensrate für Shunts assoziiert (Braga et al. 2019; Cui et al. 2012; Smith et al. 2012). Zuckerkrankheit führt zu einer verminderten Endothelfunktion, einer erhöhten Gerinnungsneigung und ausgeprägteren zellulären Reaktionen auf Verletzungen. Diese Faktoren beeinflussen den Gefäßumbau und damit eine angemessene AVF-Reifung. Höhere Insulinkonzentrationen induzieren die Produktion von Wachstumsfaktoren und somit das Risiko einer NIH. Atherosklerose und Hypercholesterinämie verringern die Gefäßfunktion und sollen die NIH begünstigen. Arterielle Stenosen wiederum beeinflussen die lokale Hämodynamik von Shunts und führen zu einem nicht laminaren Blutfluss.

Urämie

Eine beeinträchtigte Nierenfunktion führt zu einer urämischen und hypoxischen Stoffwechselsituation. Im Vergleich zu gesunden Individuen haben Patient*innen mit einer chronischen Nierenerkrankung, die eine Hämodialyse oder Peritonealdialyse benötigen, eine beeinträchtigte Barrierefunktion der Glykokalyx (Satish et al. 2019). *ESRD*-Patient*innen (*ESRD: end-stage renal disease;* dialysepflichtige chronische Nierenerkrankung) haben erhöhte systemische Entzündungswerte wie CRP (C-reaktives Protein) und inflammatorische Zytokinkonzentrationen – Interleukine IL-1β, IL-1RA bzw. IL-6 – und zeigen eine Albuminurie (Gupta et al. 2012). Höhere CRP-Werte wurden mit AVF *non-maturation* in Verbindung gebracht (Kaygin et al. 2013). Obwohl der Zusammenhang zwischen Entzündung und Genetik nicht restlos geklärt ist, sind Unterschiede in der Genexpression bereits vor einer Shuntanlage beschrieben. Eine Studie fand heraus, dass mehrere proinflammatorische Gene präoperativ in AVF, die später versagten, hochreguliert sind (Martinez et al. 2019).

> Die Urämie per se verursacht eine Gefäßdysfunktion mit 4 Hauptmechanismen (Alpers et al. 2017).

Erstens induziert die Urämie Immunreaktionen wie die Stimulation der Leukozytenaktivierung und ist bekannt dafür, die Atherosklerose zu beschleunigen, eine häufige Begleiterkrankung von Patient*innen mit einer chronischen Nierenerkrankung (*CKD: chronic kidney disease*).

Zweitens verursachen urämische Toxine eine Versteifung der Arterienwände, die zu einem Verlust der Dehnbarkeit führt.

Drittens sind Gefäßverkalkungen in urämischer Umgebung häufiger (Chao und Lin 2020; Chao et al. 2019). Die Urämie induziert eine phänotypische Veränderung in den *SMC*, welche Mineralablagerungen in der Tunica intima und Tunica media fördern. Kalziumablagerungen in der Gefäßwand werden in Gegenwart von oxidativem Stress weiter gefördert, was ebenfalls zu diesem Effekt beiträgt. Gefäßverkalkungen erhöhen zudem das Risiko für pathologische venöse Veränderungen und können die Kanülierung während der Hämodialyse erschweren.

Schließlich und viertens ist die Gefäßreparatur in einer urämischen Umgebung aufgrund der Dysfunktion von Endothelzellen beeinträchtigt (Diaz-Ricart et al. 2020; Moody et al. 2012). *EC* von Patient*innen mit *CKD* sind kontinuierlich der Urämie mit ihren Toxinen und Sauerstoffradikalen ausgesetzt. Die urämische Umgebung fördert auch die Proliferation von *EC* und erhöht die Expression von Gerinnungsfaktoren.

Hypoxie ist ein weiterer Faktor, der zur NIH und zum Versagen eines Gefäßzugangs beiträgt. *CKD*-Patient*innen neigen zu systemischer Hypoxie. In einer hypoxischen Umgebung fördern hypoxieinduzierte Faktoren (HIF) die Transkription angiogenetischer Faktoren zur Unterstützung der Sauerstoffversorgung und der weiteren Zellproliferation (Sadaghianloo et al. 2019). Eine Hypoxie wird durch die Operation mit Schädigung der Vasa vasorum weiter verstärkt, was deren Effekt weiter verschlimmert.

Genetik und Proteomik

Die häufigste erbliche Form einer chronischen Nierenerkrankung ist die autosomal dominante polyzystische Nierenerkrankung (ADPKD) (Hamzaoui et al. 2022). Sie wird durch Mutationen im PDK1-Gen verursacht, das für ein *EC*-Membranprotein kodiert, das für die Wahrnehmung des hämodynamischen Flusses verantwortlich ist. Mutationen in diesem Gen verursachen eine beeinträchtigte Mechanotransduktion. Einige Studien deuten darauf hin, dass *PKD1*-Mutationen eine verbesserte AVF-Reifung bewirken, aber später eine höhere Prävalenz von AVF-Aneurysmen zeigen (Jankovic et al. 2013; Stirbu et al. 2019). Ein weiteres Molekül, das stark an den Prozessen der AVF-Reifung beteiligt ist, ist der *transforming growth factor-β* (*TGF-β*) Die Aktivierung von *TGF-β* führt unter anderem zur Aktivierung von Myofibroblasten und zur Produktion der *ECM*, während deren Abbau gehemmt wird. Die Expression von *TGF-β* variiert von Person zu Person aufgrund der genetischen Varianz (Meng et al. 2016). In Mausmodellen führten Polymorphismen, die zu einer erhöhten Expression von *TGF-β* führten, zu einer Verringerung der Offenheitsraten von AVF (Heine et al. 2003). Dieses Ergebnis wurde auch in einer humanen Studie gefunden, in der die einjährige Offenheitsrate bei unterschiedlicher *TGF-β*-Expression verglichen wurde (Meng et al. 2016). In einer weiteren klinischen Studie wurde der Zusammenhang zwischen 43 Einzelnukleotidpolymorphismen (*SNP: single nucleotide polymorphism*) und AVF-Versagen untersucht (Verschuren et al. 2013). Ein LDL-Rezeptor-Gen (LRP1 rs1466535) und Faktor-V-Leiden wurden mit einem erhöhten Risiko für AVF-Versagen in Verbindung gebracht, was aber für *TGF-β* nicht zutraf.

Mangelzustände

Mehrere Studien haben den Zusammenhang eines Mineralien- und Vitaminmangels (z. B. z. B. Vitamin-D-Mangel) auf die Funktionalität eines Shunts untersucht. Obwohl einige Studien darauf hindeuten, dass ein Vitamin-D-Mangel das Risiko für Interventionen von AVF erhöht, wurde keine starke Assoziation zwischen Vitamin- oder Mineralienmangel und der Offenheitsrade von Gefäßzugängen gefunden (Gameiro und Ibeas 2020; Gardezi et al. 2020; van Ballegooijen et al. 2017; Wasse et al. 2014). Mangelzustände sollten gemäß den Standards der klinischen Praxis behandelt werden.

12.3.4 Ziele der Behandlung

Die genauen genetischen Mechanismen der AVF-Reifung liegen noch im Dunkeln. Ein besseres Verständnis der zellulären und immunologischen Veränderungen nach Anlage eines Shunts hat aber zugrunde liegende Mechanismen erkennen lassen. Bei der Suche nach Behandlungszielen auf proteomischer Ebene könnten gezielte Eingriffe in diese spezifischen Mechanismen helfen, dass AVF besser reifen, und damit das Risiko einer NIH und für Stenosen in Shunts verringern.

Hemmung der Blutgerinnung

Das chirurgische Trauma und eine endotheliale Dysfunktion bei der Shuntanlage führen zu einer erhöhten Koagulationsneigung mit der möglichen Ausbildung einer Thrombose und konsekutivem Verlust des Gefäßzugangs.

Sowohl für AVF wie auch für AVG wurde der Einsatz von Antikoagulanzien untersucht. Clopidogrel kann das Risiko eines frühen Versagens von AVF reduzieren, obwohl es keinen signifikanten Einfluss auf die Offenheitsrate hatte (Dember et al. 2008). Bei AVG kann eine duale Thrombozytenaggregationshemmung das Risiko einer frühen Thrombose leicht reduzieren und die Nutzungsdauer für die Hämodialyse verlängern (Dixon et al. 2009). Ein systematisches Review aus dem Jahr 2016 fand ebenfalls eine Verbesserung der AVF-Offenheitsraten durch systemische intraoperative Antikoagulation, jedoch mit einem signifikant erhöhten Risiko für eine Blutungskomplikation (Smith et al. 2016). Eine weitere Metaanalyse aus dem gleichen Jahr fand keine Vorteile einer Antikoagulation bei AVF und AVG (Tanner und da Silva 2016). Die Debatte zur Art und Weise der Antikoagulation ist weiterhin nicht abgeschlossen.

Endothelzellen

Da Stickstoffmonoxid eine Vasodilatation induziert, wurde dessen Potenzial für die Behandlung an Nagetiermodellen erforscht. Falzon et al. haben im Jahre 2020 nach einer genetischen Überexpression der endothelialen Stickstoffmonoxidsynthase größere Gefäßlumina nach AVF-Operationen gefunden (Falzon et al. 2020). Im Jahr 2022 entwickelte dieselbe Forschungsgruppe ein Stickstoffmonoxid-Gel deren Anwendung zu einer Reduktion der NIH und zu einem besseren *outward remodelling* führte (Somarathna et al. 2022).

Da systemische Entzündungen und Sauerstoffradikale bekanntermaßen zur Endotheldysfunktion beitragen, wurde in In-vitro-Modellen die Wirkung von Antioxidanzien und entzündungshemmenden Mitteln untersucht. Eine Studie von Vera et al. im Jahr 2018 fand potenzielle Vorteile von künstlichen Antioxidanzien und dem Medikament N-Acetylcystein auf die Endothelfunktion bei urämischen Stoffwechsellagen (Vera et al. 2018). Darüber hinaus untersuchten Shang et al. die Rolle von Mikro-RNA 92 A auf die Endotheldysfunktion (Shang et al. 2017). Diese Mikro-RNA wird durch oxidativen Stress induziert und fördert die Angiogenese und die Atherosklerose. Sie ist unter urämischen Bedingungen hochreguliert und könnte daher Angriffspunkt für Interventionen bei *ESRD*-Patient*innen sein, die eine Shuntanlage benötigen.

Glatte Gefäßmuskelzellen und extrazelluläre Matrix

Mögliche Ziele für die Behandlung von *SMC* sind Ephrin-B4- und Ephrin-B2-Rezeptoren. Ephrin-B4-Rezeptoren findet man hauptsächlich in venösen *EC* und *SMC*, in denen sie Migration und Proliferation fördern. Entsprechend haben ausgereifte AVF im Vergleich zu normalen Venen bei denselben Patient*innen erhöhte Ephrin-B4-Werte (Protack et al. 2017). Die partielle Deletion dieses Rezeptors erhöhte in Mausstudien die NIH-Bildung, während die Stimulation die Offenheitsraten verbesserte.

Eine Behandlungsoption, die sich auf die extrazelluläre Matrix konzentriert, scheint die Elastasetherapie zu sein. Da Elastin die Vene befähigt, einer Dilatation durch einen erhöhten Blutfluss standzuhalten, wurde rekombinante Elastase verwendet, um eine bessere Vasodilatation im Reifungsprozess zu erreichen (Burke et al. 2016). Dabei wird diese topisch auf die Adventitia der Vene aufgetragen. Obwohl erste Studien einen klinischen Nutzen dieses Enzyms zeigten, konnte schlussendlich eine große randomisierte klinische Studie (*RCT: randomized controlled trial*) keine statistische Signifikanz von Elastase zur Verbesserung der Reifung von radiozephalen AVF (RCAVF) nachweisen (Dwivedi et al. 2014; Peden et al. 2013; Peden et al. 2017, Peden et al. 2022).

Das Hormon Relaxin verringert Entzündungen und fördert den *ECM*-Umbau und die Vasodilatation während des Reifungsprozesses (Bezhaeva et al. 2018; Jeyabalan et al. 2007). Eine Studie von Bezhaeva et al. fand heraus, dass in einem murinen Modell das

Ausschalten des Relaxin-Rezeptors zu kleineren Gefäßen und höheren Elastin- und Entzündungswerten in der Venenwand nach AVF-Anlage führte (Bezhaeva et al. 2018). Der Einsatz von Relaxin könnte daher ein Ansatz sein, die AVF-Reifung zu verbessern. Da die Expression von *TGF-β* ebenfalls starken Einfluss auf den Reifungsprozess durch Zelldifferenzierung und die Produktion von *ECM* hat, könnte dies ein weiterer Forschungsfokus sein, therapeutisch der NIH entgegenzuwirken.

Stammzellen

Stammzellen haben entzündungshemmenden Eigenschaften und fördern die Regeneration und Reparatur nach Gefäßwandverletzungen. Damit könnte ihr Einsatz eine NIH zu reduzieren und somit ein Shuntversagen verhindern (Cai et al. 2020). In einer Studie von Yang et al. im Jahr 2016 kam es im Mausmodell nach Injektion von humanen mesenchymalen Stammzellen in die Adventitia von AVF zu einer Reduktion von pro-entzündlichen Zytokinen. Zudem vergrößerte sich das Gefäßlumen signifikant gegenüber der Kontrollgruppe (Yang et al. 2016).

Immunsuppression

Entzündungen sind ein wesentlicher Faktor für den Gefäßumbau. Lokale oder systemische Immunsuppressiva können daher auch eine Schlüsselrolle bei der Regulierung von *inward* und *outward remodelling* spielen. Die lokale Verabreichung von Prednisolon durch Liposomen wurde in einem murinen AVF-Modell untersucht (Wong et al. 2016). Die Liposomen wurden nach der AVF-Anlage injiziert. Dies reduzierte die Entzündungsmarker und Entzündungszellen in der Gefäßwand führte zu einem erhöhten *outward remodelling*. Eine spätere *RCT* bei Patienten führte jedoch bei RCAVF weder zu einer Vergrößerung des Durchmessers der V. cephalica noch zu einer verbesserten Offenheitsrate (Voorzaat et al. 2020). Eine weitere Studie, welche die Offenheitsraten von AVF bei Patient*innen verglich, die aufgrund einer Organtransplantation Immunsuppressiva erhielten, ergab keinen signifikanten Unterschiede im Vergleich zu Personen ohne solche Medikation (Lee et al. 2018).

12.3.5 Weitere Therapieansätze

Um die Ergebnisse bei der Anlage von Gefäßzugängen weiter zu verbessern, wurden in den letzten Jahren weitere Therapieformen untersucht. Der Einsatz von Fischöl bei AVG zeigte keinen Nutzen bezüglich der *primary outcomes* (12-Monats-Risiko für Thrombosen oder Interventionen; Lok et al. 2012). Es bestand jedoch ein positiver Effekt hinsichtlich eines Transplantatversagens. In einer weiteren Studie aus dem Jahr 2017 zum Einsatz von Fischöl bei AVF ließ sich das Risiko für ein AVF-Versagen ebenfalls nicht vermindern (Irish et al. 2017).

Es gibt auch mechanische Behandlungsoptionen wie die (wiederholte) perkutane transluminale Angioplastie (PTA). Diese Methode ist weit verbreitet und wird zu Behandlung der NIH eingesetzt, um diese zu komprimieren. Auch werden zusätzlich *bare metal stents* eingesetzt (siehe ▶ Kap. 13). Repetitiv können Ballons intraluminal aufgeblasen werden, um die Vene zu expandieren, was als ballonassistierte Reifung bezeichnet wird (Hu et al. 2016). Der Nachteil dieser Techniken ist der endotheliale Schaden, der durch die Intervention gesetzt wird und Thrombosen und Proliferation nach sich zieht.

Die Entwicklung und der Einsatz eines Exostents aus Nitinol (VasQ™; Laminate Medical Technologies Ltd., Tel Aviv, ISR), welcher in Bereich der Anastomose eingebracht wird, soll die Anastomosenregion derart konfigurieren, dass ein mehr laminarer Fluss resultiert (Shahverdyan et al. 2022; siehe ▶ Kap. 8). Mehrere klinischen Studien konnten eine Verbesserung der AVF-Reifung zeigen (Bozzetto et al. 2022; Palumbo et al. 2022; Shahverdyan und Hentschel 2023; Shahverdyan et al. 2022). Der Versuch, durch Ligatur des dorsalen Seitenastes der V. cephalica die Hämodynamik bzw. die Offenheitsrate zu verbessern, ergab keinen Unterschied nach 1 Jahr (Zhang et al. 2020).

12.3.6 Aussichten

Die verschiedenen Faktoren, welche den Reifungsprozess beeinflussen, bieten die Grundlage für einen multifaktoriellen Ansatz, um die Offenheitsraten von Shunts zu verbessern. Künftig werden verschiedene Therapieansätze kombiniert werden, wie die Kombination von pharmakologischen und mechanischen Behandlungsoptionen. Zudem werden die Prävention und Behandlung einer NIH bzw. die Bekämpfung eines Shuntversagens individualisiert werden. Die fallbezogene Behandlungsstrategie setzt darauf, die Hämodynamik zu ändern bzw. die Vasodilatation und das *remodelling* in Kombination zu beeinflussen. Die Forschung ist gefordert, weitere Therapieoptionen und Behandlungskonzepte zu entwickeln.

12.4 Hämodynamische Auswirkungen einer Shuntanlage

12.4.1 Lokale Auswirkungen der Shuntanlage

Der Blutfluss im Shunt hängt stark vom Lumendurchmesser ab, einem Parameter, der einen großen Einfluss auf den Gefäßwiderstand hat. Der laminare Fluss einer Flüssigkeit durch eine röhrenförmige Struktur hängt vom Druckunterschied (Δp), der Viskosität der Flüssigkeit (η), der Länge der Struktur (l) und der 4. Potenz des Radius des inneren Lumens ab (Malik et al. 2021a). Er kann durch die folgende Gleichung beschrieben werden:

$$\text{Blutfluss}\left(\frac{V}{t}\ \text{in}\ \frac{\text{ml}}{\text{min}}\right) = \left(\pi \times \Delta p \times r^4\right)/(8\eta \times l)$$

V/t = Fluss/Zeiteinheit
r = Innenradius des Rohres
Δp = Druckdifferenz zwischen den beiden Enden des betrachteten Rohrabschnitts
η = Dynamische Viskosität der Flüssigkeit
l = Länge des betrachteten Rohrabschnitts

> Im Umbauprozess der Gefäßwand hat das Gleichgewicht zwischen *outward* und *inward remodelling*, einschließlich Vasodilatation, einen signifikanten Einfluss auf den lokalen Blutfluss und die Hämodynamik.

Bei einer RCAVF mit einer V. cephalica von 2 mm Durchmesser soll sich bei guter Reifung der Lumendurchmesser auf 4 mm verdoppeln und der Blutfluss damit um das 16-Fache steigen. Der durch die „Arterialisierung" bedingte Druckanstieg erhöht in der Vene den Blutfluss ebenfalls.

Aufgrund der Auswirkungen des (lokalen) Gefäßdurchmessers auf den Blutfluss können die NIH und Stenosen erhebliche Unterschiede im Blutfluss im venösen Schenkel einer AVF verursachen. Dies kann zu Aneurysmen führen, die häufig proximal oder distal einer Stenosestelle liegen (Yoo 2021). Es gibt keine allgemein gültige Definition für AVF-Aneurysmen, aber oft wird eine 2- bis 3-fache Größenzunahme im Vergleich zu den angrenzenden Venen als Definition genommen (Valenti et al. 2014). Von Kliniker*innen werden Gefäßdurchmesser, die eine Größe von 2 cm überschreiten, oftmals auch Aneurysmen zugeordnet. Aufgrund eines fehlenden Konsensus über die Definition von AVF-Aneurysmen ist die Inzidenz schwer zu bestimmen. Die Schätzungen variieren folglich zwischen 5 % und > 60 % (Mudoni et al. 2015).

Neben dem lokalisiert erhöhten Blutfluss können AVF-Aneurysmen das Ergebnis wiederholter Kanülierungen sein, weil das Narbengewebe im Laufe der Zeit dilatiert. Eine Stenose im zentralen venösen Ausflusstrakt führt zu einem höheren Blutdruck in der Vene, was eine Aneurysmabildung begünstigen kann (Pasklinsky et al. 2011). Diesen Umstand gilt es zu berücksichtigen bei der Seitenwahl zur Einlage eines zentralvenösen Katheters (ZVK). Die AVF soll deshalb auf der kontralateralen Seite des ZVK angelegt werden.

Die Ätiologie von AVF-Aneurysmen ist noch nicht vollständig geklärt. Die Zusammensetzung der *ECM* in der Gefäßwand ist für die strukturelle Integrität wesentlich, und eine übermäßige Degradation der *ECM* durch Metalloproteinasen kann zur Bildung von Aneurysmen beitragen (Laboyrie et al. 2023). Dies wird durch die erhöhte Inzidenz der Bildung von AVF-Aneurysmen bei Patienten*innen mit gestörter Kollagensynthese, wie dem Marfan-Syndrom und dem Alport-Syndrom, evident (Bunton et al. 2001; Klusch et al. 2023; Okamura et al. 2014; Vouyouka et al. 2001). Nach einer Kanülierung können falsche Aneurysmen (Pseudoaneurysmen) auftreten, indem Blut ins umgebende Gewebe austritt und zu einer Schwellung führt, die einem echten Aneurysma ähnelt. Die Unterscheidung ist nicht immer einfach, was auch die Kategorisierung für eine saubere Bewertung der Inzidenz erschwert.

Eine weitere hämodynamische Komplikation, die bei allen Arten von Shunts auftritt, ist eine Thrombose. Diese ist bedingt durch hämodynamische Veränderungen und eine Aktivierung der Gerinnungskaskade. Eine NIH oder venöse Hypertonie sind bei Gefäßzugängen häufig und können zu einer Hämostase führen, die in eine Thrombose mündet. Wiederholte Kanülierungen verursachen Endothelschäden und können die Gerinnungskaskade in Gang setzen. Die Verwendung von synthetischem Material wie ZVK und Prothesen lassen das Thromboserisiko weiter steigen.

12.4.2 Systemische Auswirkungen der Shuntanlage

Shuntanlagen haben Auswirkung auf das gesamte Herz-Kreislauf-System (Reddy et al. 2017). Vor allem die Tatsache, dass ein hoher Prozentsatz des Herzzeitvolumens (HZV) direkt durch den Gefäßzugang zum Herzen zurückfließt, hat große Bedeutung. Damit verringert sich die Blutmenge zur Versorgung anderer Organe. Es kommt zur Kompetition um den Blutfluss. Das erhöhte Rückstromvolumen zum Herzen und der Bedarf, um

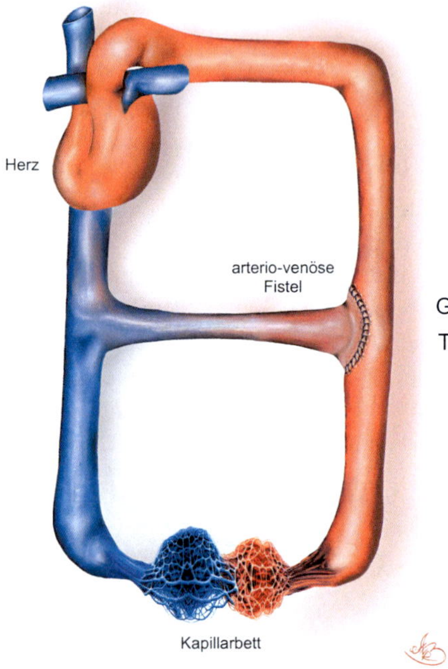

Abb. 12.7 Schematische Darstellung der lokalen und systemischen Veränderungen nach Anlage eines Gefäßzugangs (*VAILI*: *vascular access induced limb ischemia*)

die Blutversorgung der Organe sicherzustellen, führen zu einer Erhöhung des Herzzeitvolumens um 10–20 % (Korsheed et al. 2011; Ori et al. 2002). Da weniger Blut über das Kapillarbett fließt, nimmt der Kapillarwiderstand ab (Burchell et al. 2014). In der Folge sinkt der systemische Blutdruck. Die Erhöhung des HZV wird nicht (über-)kompensiert. Eine Shuntanlage kann somit vorteilhaft sein, indem eine Hypertonie gemildert wird (Abb. 12.7).

Der reduzierte Blutfluss zu den anderen Organen hat jedoch Nachteile. Da der Blutfluss zur ipsilateralen Hand beeinträchtigt ist, können Patient*innen die Hand als kalt oder taub empfinden, ja sogar unter Zeichen einer Ischämie leiden. Dies wird als gefäßzugangsinduzierte Extremitätenischämie (*VAILI: vascular access induced limb ischemia*) bezeichnet, und das Risiko dafür steigt mit zunehmendem Shuntvolumen (siehe ▶ Kap. 16).

> Das Gehirn ist ein weiteres Organ, das von einer Shuntanlage in Mitleidenschaft gezogen wird. HD-Patient*innen haben einen niedrigeren Gehirnsauerstoffgehalt als Gesunde (Malik et al. 2017).

Die manuelle Kompression einer AVF von 1 min lässt bei den Patient*innen die zerebrale Sauerstoffsättigung steigen, weil sich die hämodynamische Situation physiologischen Werten annähert (Kovarova et al. 2021). Die chirurgische Reduktion des Blutflusses von Gefäßzugängen mit > 1500 l/min zeigte ebenfalls postoperativ einen Anstieg des zerebralen Sauerstoffgehalts (Malik et al. 2021b). In einem Mausmodell wurde auch ein Shunt bedingte Minderperfusion der Nieren nachgewiesen (Kang et al. 2011). Zudem kann die Vasodilatationsfähigkeit der Mikrovaskulatur beeinträchtigt sein (Korsheed et al. 2013).

12.4.3 *High-Flow*-Shunts und das Herz

Obwohl die Erhöhung des Blutflusses nach Shuntanlage erwünscht ist, kann der Blutfluss bis zu einem Grad ansteigen, an dem er als zu hoch und schädlich für den Rest des Herz-Kreislauf-Systems angesehen wird. Solche *High-Output*-AVF sind am Oberarm häufiger als am Unterarm, da die Gefäßdurchmesser und der Blutfluss bereits vor der AVF-Anlage größer sind, was einen höheren Blutfluss ermöglicht. Es gibt keinen Konsens darüber, was als *High-Flow*-AVF zu bezeichnen ist. Shunts mit hohem Blutfluss in Kombination mit kardiopulmonalen Symptomen oder offensichtlichen Zeichen einer Herzinsuffienz sind aber zwingend dieser Gruppe zuzuordnen (MacRae et al. 2004). Als Grenzwert beim Blutfluss wird üblicherweise ein Wert von 1500–2000 ml/min angegeben.

High-Flow-Shunts belasten das Herz und können in der Folge dazu führen, dass eine Herzinsuffizienz, eine pulmonale Hypertonie und/oder periphere Ödeme auftreten (Basile und Lomonte 2018; Mudoni et al. 2023). Dies ist besonders der Fall bei älteren Patient*innen und solchen mit einer vorbestehenden Herzinsuffizienz. Ein rechtsseitiges Herzversagen kann den Venendruck im Arm erhöhen und zu lokalen Problemen an der Anastomosestelle wie z. B. Aneurysmen führen. Patient*innen mit AVF/AVG mit ihrem erhöhten HZV fallen beim Auftreten einer Herzinsuffizienz in die Kategorie *High-Output*-Herzinsuffizienz (Malik et al. 2021a). Ist das Herz nicht in der Lage, das HZV zu erhöhen, kann eine kongestive Herzinsuffizienz auftreten. Dies geht mit einem erhöhten Risiko für eine kardiale Hypertrophie einher, wobei Inzidenzen einer linksventrikulären Hypertrophie von bis zu 90 % 3 Monate nach einer Shuntanlage berichtet wurden (Scholz et al. 2019).

> Während der Reifungsperiode, wenn der Blutfluss in der AVF zunimmt, steigt auch das Risiko für kardiopulmonale Komplikationen. Selbst AVF, die nicht die Definitionen von *high output* erfüllen, können bei Patient*innen mit schweren vorbestehenden Komorbiditäten Symptome verursachen. Die Wahl des Gefäßzugangstyps muss daher bei jeder einzelnen Person sorgfältig abgewogen werden.

AVF sind der Goldstandard für Gefäßzugänge, aber die Indikation für AVF mit einer Anastomose auf die A. brachialis muss aufgrund des potenziell hohen Blutflusses und der damit verbundenen, erhöhten Herzbelastung sorgfältig gestellt werden (Roca-Tey 2016). Eine AVF sollte daher so weit distal wie möglich angelegt werden. Bei Patient*innen mit einer linksventrikulären Auswurffraktion < 30 % oder einer Herzinsuffizienz der NYHA-Klasse IV ist anstelle einer AVF/AVG ein ZVK zu bevorzugen. Alternativ kann die Peritonealdialyse (PD) eine Option sein, um die Belastung des Herzens zu reduzieren. Sie ist oft die 1. Wahl für HD-Patient*innen mit Herzinsuffizienz. Bei der PD sind jedoch Komplikationen wie Peritonitiden relativ häufig, und jedes Jahr wechseln 10 % der PD-

Patient*innen zur Hämodialyse (Malik et al. 2021a). Bei einigen PD-Patient*innen kann eine präventive AVF-Anlage durchgeführt werden; dies wird aber nicht als Standardverfahren empfohlen, da nicht alle AVF genutzt werden (Malik et al. 2021a; Sesso et al. 2014). Um Ärzt*innen bei der Beurteilung der kardialen Risiken nach Shuntanlage zu unterstützen, können rechnerische Modelle zur Vorhersage der hämodynamischen Veränderungen hilfreich sein (Caroli et al. 2013).

Patient*innen nach einer Nierentransplantation (NTx) brauchen möglicherweise ihren Gefäßzugang nicht mehr. Weil nach NTx die Kanülierung wegfällt, verringert sich das Infektions- und Thromboserisiko für AVF. Es ist jedoch unüblich, nach erfolgreicher NTx die AVF zu ligieren. Obwohl die Langzeitüberlebensrate von Nierentransplantaten gestiegen ist, sind die Hälfte der Patient*innen, die eine Nierentransplantation erhalten haben, innerhalb eines Zeitraums von 10 Jahren auf eine erneute Hämodialyse angewiesen (Wilmink et al. 2016; siehe ▶ Kap. 17). Einige Studien haben jedoch die Vorteile einer AVF-Ligatur bei Patient*innen mit kardialen Problemen untersucht, wenn die AVF nicht mehr gebraucht wird (Murray et al. 2004; Rao et al. 2014; Wilmink et al. 2016). Der Hauptvorteil, eine AVF nach einer NTx nicht zu ligieren, ist vor allem die Tatsache, dass eine AVF in der Regel sofort verfügbar ist, sollte es zu einem Transplantatversagen kommen. Die Ligation einer AVF reduziert allerdings wirksam die linksventrikuläre Hypertrophie. Es gibt mehrere Fallberichte, die eine Abnahme der Symptome einer Herzinsuffizienz nach der AVF-Ligatur beschreiben (Hurwich 1974; Murray et al. 2004; Rao et al. 2014; Unger et al. 2004; van Duijnhoven et al. 2001). In den meisten Fällen erfolgt der geplante Verschluss einer AVF aus kosmetischen Gründen, da AVF-Aneurysmen sehr prominent sein können.

Die Risiken und Vorteile einer AVF-Ligatur sollten immer sorgfältig unter Einbezug der Patient*innen in den Entscheidungsprozess erfolgen.

12 Die Wahl eines Gefäßzugangs soll einem individualisierten Algorithmus folgen (siehe ▶ Kap. 3). Aufgrund der oben genannten hämodynamischen Konsequenzen muss die Entscheidung einer proximalen AVF-Anlage vorsichtig gefällt werden. Alternative Gefäßzugänge, wie ein tunnelierter ZVK oder eine Prothese, sind zu prüfen, da sie trotz höherer Komplikationsraten auch Vorteile gegenüber der AVF haben (siehe ▶ Kap. 9 und 11) Alles in allem muss eine AVF am nichtdominanten Unterarm die 1. Wahl sein.

12.5 Fazit

- Die Schaffung einer arteriovenöse Fistel oder die Implantation eines arteriovenösen Grafts führt zu einer unphysiologischen Situation, die einen Umbauprozess (*remodelling*) der Gefäßwände auslöst. Dieser Prozess wird durch Schäden an den Endothelzellen, eine veränderte Hämodynamik, eine Hypoxie sowie die Freisetzung von proinflammatorischen und migratorischen Faktoren ausgelöst.
- Dieser Prozess wird als neointimale Hyperplasie bezeichnet, gekennzeichnet durch die Migration glatter Muskelzellen in die Tunica intima und die Vermehrung sowie Ablagerung extrazellulärer Matrix.
- Nach Anlage eines Gefäßzugangs können die hämodynamischen Veränderungen, die zur Bildung einer funktionalen Fistel führen, auch negative Auswirkungen auf lokaler und systemischer Ebene haben.

- Lokal können sich Aneurysmen bilden, ebenso wie Thrombosen, die zum Verlust des Gefäßzugangs führen. Auch eine gefäßzugangsinduzierte Extremitätenischämie ist möglich.
- Auf systemischer Ebene steigt das Herzzeitvolumen nach Shuntanlage an, doch der geringere Kapillarwiderstand führt in der Regel zu einem Abfall des systemischen Blutdrucks. Die höhere venöse Rückführung zum Herzen und die Zunahme des Herzzeitvolumens können zu kardialen Komplikationen wie einer Herzinsuffizienz führen.

Kommentar

Prabir Roy-Chaudhury

Das Kapitel von de Winter et al. gibt einen meisterhaften Überblick über die komplexen physikalischen und biologischen Vorgänge, die nach Anlage eines arteriovenösen Zugangs zur Hämodialyse ins Spiel kommen. Insbesondere wird das komplizierte „Yin und Yang" zwischen einer angemessenen physiologischen Reaktion und den Faktoren, die für deren Umwandlung in ein dysfunktionales klinisches Ergebnis verantwortlich sind, herausgearbeitet.

Mein Kommentar konzentriert sich auf 2 Bereiche, die im Kapitel von Winter sehr schön beschrieben werden, nämlich

- die einzigartigen Eigenschaften des arteriovenösen Zugangs, die ihn von chirurgischen und endovaskulären Eingriffen in anderen Gefäßlokalisationen unterscheiden, und
- die Identifizierung von vorgelagerten pathogenetischen und nachgelagerten pathologischen Prozessen, die potenzielle Angriffspunkte für neue Therapien sein könnten.

Ein Gefäßzugang für die Hämodialyse ist einzigartig Dies liegt daran, dass die Anlage von arteriovenöse Fisteln und Grafts das einzige gefäßchirurgische Verfahren sind, bei dem:

a) eine Verbindung zwischen einer Arterie und einer Vene in einer Umgebung mit hohem Durchfluss entsteht,
b) alle Patient*innen eine fortgeschrittene Nierenerkrankung haben und
c) der Erfolg des Verfahrens davon abhängt, dass jedes Jahr um 500 großkalibrige Nadeln in den arteriovenösen Zugang eingeführt werden.

Arterie versus Vene Winter und Kollegen veranschaulichen sehr schön die vielen anatomischen und physiologischen Unterschiede zwischen einer Arterie und einer Vene, die zu einer sehr unterschiedlichen Reaktion (oft in Bezug auf Proliferation und Migration sogar überschießend) auf Gefäßverletzungen führt, insbesondere im Rahmen einer Urämie (*CKD* oder *ESRD*), wie unten beschrieben.

Urämisches Milieu Definitionsgemäß haben alle Patient*innen, die sich einer Shuntanlage unterziehen müssen, eine fortgeschrittene *CKD* oder *ESRD*, die zu einer endothelialen Dysfunktion und einer Zunahme von Entzündungen und oxidativem Stress führt. Dementsprechend haben experimentelle Studien eindeutig eine ausgeprägtere Stenoseneigung bei urämischen Tieren mit einem arteriovenösem Zugang dokumentiert. Dasselbe gilt wahrscheinlich auch für die klinische Situation bei Menschen. Als logische Folge sind innovative Ansätze in Betracht zu ziehen, welche klären, ob es als vaskuläre Antwort auf Verletzungen bei *CKD* und *ESRD*-Patient*innen spezifische, Urämie abhängige Abläufe gibt.

Auswirkungen der Kanülierung Ein arteriovenöser Zugang gilt nur dann als funktional, wenn er für eine Dialyse genügt, was die Platzierung von 6 großkalibrigen Nadeln in den Gefäßzugang pro Woche erlaubt. Die Kanülierung ist in vielerlei Hinsicht einer der am wenigsten untersuchten Aspekte von arteriovenösen Shunts. Es ist wahrscheinlich, dass die Thrombozytenaggregation, die auftritt, wenn die Nadeln entfernt werden, zusammen mit der veränderten Hämodynamik als Folge des Blutstrahls, der durch die Nadel kommt, zu einer verstärkten Entzündung und Gefäßverletzung führen könnte.

Vorgelagerte Pathogenese und nachgelagerte Pathologie De Winter und Kollegen identifizieren eine Reihe wichtiger Faktoren, die für arteriovenöse Stenosen verantwortlich sind, darunter die hämodynamische Verletzung, die Urämie, eine neointimale Hyperplasie und das *remodelling* nach innen und außen. Betrachtet man die oben genannten Faktoren ist es wahrscheinlich so, dass die initiale Gefäßschädigung interagierende Folgen hat, nämlich eine hämodynamische Schädigung sowie eine erhöhte endotheliale Dysfunktion verstärkt durch oxidativen Stress bei Urämie. Dies wiederum führt im Nachgang zur neointimalen Hyperplasie und zu einem *remodelling* nach innen und außen. Die klinische Relevanz solcher Überlegungen besteht darin, dass es bei der Entwicklung neuer Therapien zur Verringerung der Dysfunktion oder Nichtfunktion des arteriovenösen Gefäßzugangs von entscheidender Bedeutung ist, dass diese neuen Therapien auf einen oder mehrere dieser vorgelagerten oder nachgelagerten Pfade abzielen. Und es ist wirklich aufregend, dass wir zum ersten Mal damit beginnen, unser Wissen über die Biologie des arteriovenösen Zugangs in konkrete Therapien umzusetzen. Einige Beispiele hierfür sind

- das VasQ™-Device, eine externe Stütze, die den Anastomosenwinkel und damit möglicherweise die Hämodynamik optimiert,
- das Sirogen™ – ein perivaskulär aufgebrachtes, sirolimusgetränktes Plätzchen, das durch seine antiproliferative Wirkung die neointimale Hyperplasie verringern könnte, und
- natürliche Gefäßgerüste, welche kovalente Verbindungen zwischen Aminosäuren in der extrazellulären Matrix erlauben, um ein *remodelling* nach innen zu verhindern.

12

In einer Gesamtschau ist dieses Kapitel von de Winter und Kollegen sehr lesenswert, nicht nur, weil es die wissenschaftlichen und klinischen Aspekte der Anlage arteriovenöser Shunts auf leicht verständliche Weise kombiniert, sondern auch, weil einige der in diesem Kapitel untersuchten Konzepte Bedeutung für andere Bereiche der Gefäßmedizin haben könnten; wie z. B. das Management der peripheren arteriellen Verschlusskrankheit bei Patient*innen mit *CKD/ESRD*, oder eine stärkere Betonung, wie sich die Flussdynamik im Rahmen chirurgischer oder endovaskulärer Bypassimplantate verändert.

Wichtige Publikationen des Kommentators Prabir Roy-Chaudhury

1. Roy-Chaudhury P, Kelly BS, Miller MA, Reaves A, Armstrong J, Nanayakkara N, Heffelfinger SC (2001) Venous neointimal hyperplasia in polytetrafluoroethylene dialysis grafts. Kidney Int 59(6):2325–2334
2. Roy-Chaudhury P, Sukhatme VP, Cheung AK (2006) Hemodialysis vascular access dysfunction: a cellular and molecular viewpoint. J Am Soc Nephrol 17(4):1112–1127.
3. Wang Y, Krishnamoorthy M, Banerjee R, Zhang J, Rudich S, Holland C, Arend L, Roy-Chaudhury P (2008) Venous stenosis in a pig arteriovenous fistula model – anatomy, mechanisms and cellular phenotypes. Nephrol Dial Transplant 23(2):525–533.
4. Lawson JH, Niklason LE, Roy-Chaudhury P (2020) Challenges and novel therapies for vascular access in haemodialysis. Nat Rev Nephrol 16:586–602

Literatur

Al Shakarchi J, McGrogan D, Van der Veer S, Sperrin M, Inston N (2016) Predictive models for arteriovenous fistula maturation. J Vasc Access 17(3):229–232. https://doi.org/10.5301/jva.5000500

Allahverdian S, Chaabane C, Boukais K, Francis GA, Bochaton-Piallat ML (2018) Smooth muscle cell fate and plasticity in atherosclerosis. Cardiovasc Res 114(4):540–550. https://doi.org/10.1093/cvr/cvy022

Alpers CE, Imrey PB, Hudkins KL, Wietecha TA, Radeva M, Allon M, Cheung AK, Dember LM, Roy-Chaudhury P, Shiu YT, Terry CM, Farber A, Beck GJ, Feldman HI, Kusek JW, Himmelfarb J (2017) Histopathology of Veins obtained at hemodialysis arteriovenous fistula creation surgery. J Am Soc Nephrol 28(10):3076–3088. https://doi.org/10.1681/ASN.2016050598

Amberg GC, Navedo MF (2013) Calcium dynamics in vascular smooth muscle. Microcirculation 20(4):281–289. https://doi.org/10.1111/micc.12046

Anwar MA, Shalhoub J, Lim CS, Gohel MS, Davies AH (2012) The effect of pressure-induced mechanical stretch on vascular wall differential gene expression. J Vasc Res 49(6):463–478. https://doi.org/10.1159/000339151

Bachleda P, Utikal P, Kocher M, Cerna M, Fialova J, Kalinova L (2015) Arteriovenous graft for hemodialysis, graft venous anastomosis closure – current state of knowledge. Minireview. Biomed Pap Med Fac Univ Palacky Olomouc Czech Repub 159(1):27–30. https://doi.org/10.5507/bp.2014.027

van Ballegooijen AJ, Zelnick L, Hoofnagle AN, Hamburg NM, Robinson-Cohen C, Roy-Chaudhury P, Cheung AK, Shiu YT, de Boer IH, Himmelfarb J, Beck G, Imrey PB, Kusek JW, Kestenbaum B (2017) Association of vitamin D metabolites with arterial function in the hemodialysis fistula maturation study. Am J Kidney Dis 69(6):805–814. https://doi.org/10.1053/j.ajkd.2017.01.049

Basile C, Lomonte C (2018) The complex relationship among arteriovenous access, heart, and circulation. Semin Dial 31(1):15–20. https://doi.org/10.1111/sdi.12652

Bezhaeva T, de Vries MR, Geelhoed WJ, van der Veer EP, Versteeg S, van Alem CMA, Voorzaat BM, Eijkelkamp N, van der Bogt KE, Agoulnik AI, van Zonneveld AJ, Quax PHA, Rotmans JI (2018) Relaxin receptor deficiency promotes vascular inflammation and impairs outward remodeling in arteriovenous fistulas. Faseb J. https://doi.org/10.1096/fj.201800437R

Blann AD (2000) Endothelial cell activation, injury, damage and dysfunction: separate entities or mutual terms? Blood Coagul Fibrinolysis 11(7):623–630. https://doi.org/10.1097/00001721-200010000-00006

Bozzetto M, Soliveri L, Poloni S, Brambilla P, Curto D, Condemi GC, Cefali P, Spina I, Villa A, Caroli A, Remuzzi A (2022) Arteriovenous fistula creation with VasQ(TM) device: A feasibility study to reveal hemodynamic implications. J Vasc Access. https://doi.org/10.1177/11297298221087160

Braga SF, Neves JR, Ferreira J, Carrilho C, Simoes JC, Mesquita A (2019) Neointimal Hyperplasi. Rev Port Cir Cardiotorac Vasc 26(3):213–217

Bunton TE, Biery NJ, Myers L, Gayraud B, Ramirez F, Dietz HC (2001) Phenotypic alteration of vascular smooth muscle cells precedes elastolysis in a mouse model of Marfan syndrome. Circ Res 88(1):37–43. https://doi.org/10.1161/01.res.88.1.37

Burchell AE, Lobo MD, Sulke N, Sobotka PA, Paton JF (2014) Arteriovenous anastomosis: is this the way to control hypertension? Hypertension 64(1):6–12. https://doi.org/10.1161/HYPERTENSIONAHA.114.02925

Burke SK, Bingham K, Moss E, Gottlieb DP, Wong MD, Bland KS, Franano FN (2016) Recombinant human elastase alters the compliance of atherosclerotic tibial arteries after ex vivo angioplasty. J Cardiovasc Pharmacol 67(4):305–311. https://doi.org/10.1097/FJC.0000000000000354

Cai C, Kilari S, Zhao C, Simeon ML, Misra A, Li Y, van Wijnen AJ, Mukhopadhyay D, Misra S (2020) Therapeutic effect of adipose derived mesenchymal stem cell transplantation in reducing restenosis in a murine angioplasty model. J Am Soc Nephrol 31(8):1781–1795. https://doi.org/10.1681/ASN.2019101042

Caroli A, Manini S, Antiga L, Passera K, Ene-Iordache B, Rota S, Remuzzi G, Bode A, Leermakers J, van de Vosse FN, Vanholder R, Malovrh M, Tordoir J, Remuzzi A, Consortium A (2013) Validation of a patient-specific hemodynamic computational model for surgical planning of vascular access in hemodialysis patients. Kidney Int 84(6):1237–1245. https://doi.org/10.1038/ki.2013.188

Chao CT, Lin SH (2020) Uremic vascular calcification: the pathogenic roles and gastrointestinal decontamination of uremic toxins. Toxins. https://doi.org/10.3390/toxins12120812

Chao CT, Yeh HY, Tsai YT, Chuang PH, Yuan TH, Huang JW, Chen HW (2019) Natural and non-natural antioxidative compounds: potential candidates for treatment of vascular calcification. Cell Death Discov 5:145. https://doi.org/10.1038/s41420-019-0225-z

Chatzizisis YS, Coskun AU, Jonas M, Edelman ER, Feldman CL, Stone PH (2007) Role of endothelial shear stress in the natural history of coronary atherosclerosis and vascular remodeling: molecular, cellular, and vascular behavior. J Am Coll Cardiol 49(25):2379–2393. https://doi.org/10.1016/j.jacc.2007.02.059
Cochain C (2022) Chapter 5 – Resident vascular immune cells in health and atherosclerotic disease. In: press A (Hrsg) The vasculome, S 57–69. https://doi.org/10.1016/B978-0-12-822546-2.00032-0
Cui TL, Zhang RZ, Liu F, Tang WX, Fu P, Zhou L, Tao Y, Hu ZX (2012) Association of diabetes and early failure of arteriovenous fistula in the end stage of renal diseases. Sichuan Da Xue Xue Bao Yi Xue Ban 43(3):438–441
Dardik A, Chen L, Frattini J, Asada H, Aziz F, Kudo FA, Sumpio BE (2005) Differential effects of orbital and laminar shear stress on endothelial cells. J Vasc Surg 41(5):869–880. https://doi.org/10.1016/j.jvs.2005.01.020
Davies PF (2009) Hemodynamic shear stress and the endothelium in cardiovascular pathophysiology. Nat Clin Pract Cardiovasc Med 6(1):16–26. https://doi.org/10.1038/ncpcardio1397
Davis EC (1993) Smooth muscle cell to elastic lamina connections in developing mouse aorta. Role in aortic medial organization. Lab Invest 68(1):89–99
Davis MJ, Earley S, Li YS, Chien S (2023) Vascular mechanotransduction. Physiol Rev 103(2):1247–1421. https://doi.org/10.1152/physrev.00053.2021
Dember LM, Beck GJ, Allon M, Delmez JA, Dixon BS, Greenberg A, Himmelfarb J, Vazquez MA, Gassman JJ, Greene T, Radeva MK, Braden GL, Ikizler TA, Rocco MV, Davidson IJ, Kaufman JS, Meyers CM, Kusek JW, Feldman HI (2008) Effect of clopidogrel on early failure of arteriovenous fistulas for hemodialysis: a randomized controlled trial. JAMA 299(18):2164–2171. https://doi.org/10.1001/jama.299.18.2164
Diaz-Ricart M, Torramade-Moix S, Pascual G, Palomo M, Moreno-Castano AB, Martinez-Sanchez J, Vera M, Cases A, Escolar G (2020) Endothelial damage, inflammation and immunity in chronic kidney disease. Toxins. https://doi.org/10.3390/toxins12060361
Dixon BS, Beck GJ, Vazquez MA, Greenberg A, Delmez JA, Allon M, Dember LM, Himmelfarb J, Gassman JJ, Greene T, Radeva MK, Davidson IJ, Ikizler TA, Braden GL, Fenves AZ, Kaufman JS, Cotton JRM Jr., Martin KJ, McNeil JW et al (2009) Effect of dipyridamole plus aspirin on hemodialysis graft patency. N Engl J Med 360(21):2191–2201. https://doi.org/10.1056/NEJMoa0805840
van Duijnhoven EC, Cheriex EC, Tordoir JH, Kooman JP, van Hooff JP (2001) Effect of closure of the arteriovenous fistula on left ventricular dimensions in renal transplant patients. Nephrol Dial Transplant 16(2):368–372. https://doi.org/10.1093/ndt/16.2.368
Dwivedi AJ, Roy-Chaudhury P, Peden EK, Browne BJ, Ladenheim ED, Scavo VA, Gustafson PN, Wong MD, Magill M, Lindow F, Blair AT, Jaff MR, Franano FN, Burke SK (2014) Application of human type I pancreatic elastase (PRT-201) to the venous anastomosis of arteriovenous grafts in patients with chronic kidney disease. J Vasc Access 15(5):376–384. https://doi.org/10.5301/jva.5000235
Falzon I, Northrup H, Guo L, Totenhagen J, Lee T, Shiu YT (2020) The geometry of arteriovenous fistulas using endothelial nitric oxide synthase mouse models. Kidney 1(9):925–935. https://doi.org/10.34067/kid.0001832020
Fleming I (2010) Molecular mechanisms underlying the activation of eNOS. Pflugers Arch 459(6):793–806. https://doi.org/10.1007/s00424-009-0767-7
Forstermann U, Xia N, Li H (2017) Roles of vascular oxidative stress and nitric oxide in the pathogenesis of atherosclerosis. Circ Res 120(4):713–735. https://doi.org/10.1161/CIRCRESAHA.116.309326
Gameiro J, Ibeas J (2020) Factors affecting arteriovenous fistula dysfunction: A narrative review. J Vasc Access 21(2):134–147. https://doi.org/10.1177/1129729819845562
Gardezi AI, Karim MS, Rosenberg JE, Scialla JJ, Banerjee T, Powe NR, Shafi T, Parekh RS, Yevzlin AS, Astor BC (2020) Markers of mineral metabolism and vascular access complications: The Choices for Healthy Outcomes in Caring for ESRD (CHOICE) study. Hemodial Int 24(1):43–51. https://doi.org/10.1111/hdi.12798
Gupta J, Mitra N, Kanetsky PA, Devaney J, Wing MR, Reilly M, Shah VO, Balakrishnan VS, Guzman NJ, Girndt M, Periera BG, Feldman HI, Kusek JW, Joffe MM, Raj DS, Investigators CS (2012) Association between albuminuria, kidney function, and inflammatory biomarker profile in CKD in CRIC. Clin J Am Soc Nephrol 7(12):1938–1946. https://doi.org/10.2215/CJN.03500412
Hahn C, Schwartz MA (2009) Mechanotransduction in vascular physiology and atherogenesis. Nat Rev Mol Cell Biol 10(1):53–62. https://doi.org/10.1038/nrm2596
Hakim AJ, Brooke BS, Beckstrom JL, Sarfati MR, Kraiss LW (2022) Rules of 6 criteria predict dialysis fistula maturation but not all rules are equal. J Vasc Surg 76(1):232–238. https://doi.org/10.1016/j.jvs.2022.02.018

Hall MR, Yamamoto K, Protack CD, Tsuneki M, Kuwahara G, Assi R, Brownson KE, Bai H, Madri JA, Dardik A (2015) Temporal regulation of venous extracellular matrix components during arteriovenous fistula maturation. J Vasc Access 16(2):93–106. https://doi.org/10.5301/jva.5000290

Halper J (2018) Basic components of vascular connective tissue and extracellular matrix. Adv Pharmacol 81:95–127. https://doi.org/10.1016/bs.apha.2017.08.012

Hamzaoui M, Groussard D, Nezam D, Djerada Z, Lamy G, Tardif V, Dumesnil A, Renet S, Brunel V, Peters DJM, Chevalier L, Hanoy M, Mulder P, Richard V, Bellien J, Guerrot D (2022) Endothelium-specific deficiency of polycystin-1 promotes hypertension and cardiovascular disorders. Hypertension 79(11):2542–2551. https://doi.org/10.1161/HYPERTENSIONAHA.122.19057

Hebbel RP, Vercellotti GM (2021) Multiple inducers of endothelial NOS (eNOS) dysfunction in sickle cell disease. Am J Hematol 96(11):1505–1517. https://doi.org/10.1002/ajh.26308

Heine GH, Ulrich C, Sester U, Sester M, Kohler H, Girndt M (2003) Transforming growth factor beta1 genotype polymorphisms determine AV fistula patency in hemodialysis patients. Kidney Int 64(3):1101–1107. https://doi.org/10.1046/j.1523-1755.2003.00176.x

Honda HM, Hsiai T, Wortham CM, Chen M, Lin H, Navab M, Demer LL (2001) A complex flow pattern of low shear stress and flow reversal promotes monocyte binding to endothelial cells. Atherosclerosis 158(2):385–390. https://doi.org/10.1016/s0021-9150(01)00462-2

Hu H, Patel S, Hanisch JJ, Santana JM, Hashimoto T, Bai H, Kudze T, Foster TR, Guo J, Yatsula B, Tsui J, Dardik A (2016) Future research directions to improve fistula maturation and reduce access failure. Semin Vasc Surg 29(4):153–171. https://doi.org/10.1053/j.semvascsurg.2016.08.005

Hu K, Guo Y, Li Y, Lu C, Cai C, Zhou S, Ke Z, Li Y, Wang W (2022) Oxidative stress: An essential factor in the process of arteriovenous fistula failure. Front Cardiovasc Med 9:984472. https://doi.org/10.3389/fcvm.2022.984472

Hurwich BJ (1974) Dialysis fistula and heart failure. Ann Intern Med 80(4):561–562. https://doi.org/10.7326/0003-4819-80-4-561

Irish AB, Viecelli AK, Hawley CM, Hooi LS, Pascoe EM, Paul-Brent PA, Badve SV, Mori TA, Cass A, Kerr PG, Voss D, Ong LM, Polkinghorne KR (2017) Effect of fish oil supplementation and aspirin use on arteriovenous fistula failure in patients requiring hemodialysis: a randomized clinical trial. JAMA Intern Med 177(2):184–193. https://doi.org/10.1001/jamainternmed.2016.8029

Jankovic A, Donfrid B, Adam J, Ilic M, Djuric Z, Damjanovic T, Popovic J, Popovic G, Radojicic Z, Dimkovic N (2013) Arteriovenous fistula aneurysm in patients on regular hemodialysis: prevalence and risk factors. Nephron Clin Pract 124(1–2):94–98. https://doi.org/10.1159/000355548

Jeyabalan A, Shroff SG, Novak J, Conrad KP (2007) The vascular actions of relaxin. Adv Exp Med Biol 612:65–87. https://doi.org/10.1007/978-0-387-74672-2_6

Kang L, Yamada S, Hernandez MC, Croatt AJ, Grande JP, Juncos JP, Vercellotti GM, Hebbel RP, Katusic ZS, Terzic A, Nath KA (2011) Regional and systemic hemodynamic responses following the creation of a murine arteriovenous fistula. Am J Physiol Renal Physiol 301(4):F845–851. https://doi.org/10.1152/ajprenal.00311.2011

Kaygin MA, Halici U, Aydin A, Dag O, Binici DN, Limandal HK, Arslan U, Kiymaz A, Kahraman N, Calik ES, Savur AI, Erkut B (2013) The relationship between arteriovenous fistula success and inflammation. Ren Fail 35(8):1085–1088. https://doi.org/10.3109/0886022X.2013.815100

Klusch V, Aper T, Sonnenschein K, Becker LS, Umminger J, Haverich A, Rustum S (2023) A hyperdynamic arteriovenous fistula aneurysm after long time renal transplantation. Vasc Endovascular Surg 57(2):182–185. https://doi.org/10.1177/15385744221131209

Korsheed S, Eldehni MT, John SG, Fluck RJ, McIntyre CW (2011) Effects of arteriovenous fistula formation on arterial stiffness and cardiovascular performance and function. Nephrol Dial Transplant 26(10):3296–3302. https://doi.org/10.1093/ndt/gfq851

Korsheed S, Crowley LE, Fluck RJ, McIntyre CW (2013) Creation of an arteriovenous fistula is associated with significant acute local and systemic changes in microvascular function. Nephron Clin Pract 123(3–4):173–179. https://doi.org/10.1159/000353708

Kovarova L, Valerianova A, Michna M, Malik J (2021) Short-term manual compression of hemodialysis fistula leads to a rise in cerebral oxygenation. J Vasc Access 22(1):90–93. https://doi.org/10.1177/1129729820924561

Kruger-Genge A, Blocki A, Franke RP, Jung F (2019) Vascular endothelial cell biology: an update. Int J Mol Sci. https://doi.org/10.3390/ijms20184411

Kumbar L, Yee J (2019) Current concepts in hemodialysis vascular access infections. Adv Chronic Kidney Dis 26(1):16–22. https://doi.org/10.1053/j.ackd.2018.10.005

Laboyrie SL, de Vries MR, Bijkerk R, Rotmans JI (2023) Building a scaffold for arteriovenous fistula maturation: unravelling the role of the extracellular matrix. Int J Mol Sci. https://doi.org/10.3390/ijms241310825

Lee T (2013) Novel paradigms for dialysis vascular access: downstream vascular biology – is there a final common pathway? Clin J Am Soc Nephrol 8(12):2194–2201. https://doi.org/10.2215/CJN.03490413

Lee T, Misra S (2016) New insights into dialysis vascular access: molecular targets in arteriovenous fistula and arteriovenous graft failure and their potential to improve vascular access outcomes. Clin J Am Soc Nephrol 11(8):1504–1512. https://doi.org/10.2215/CJN.02030216

Lee H, Kim H, Kwon TW, Cho YP, Kang H (2018) Effect of systemic immunosuppressive drugs on the patency of hemodialysis accesses. Clin Nephrol 89(1):27–33. https://doi.org/10.5414/CN108956

Lim J, Machin DR, Donato AJ (2023) The role of hyaluronan in endothelial glycocalyx and potential preventative lifestyle strategy with advancing age. Curr Top Membr 91:139–156. https://doi.org/10.1016/bs.ctm.2023.02.006

Lok CE, Moist L, Hemmelgarn BR, Tonelli M, Vazquez MA, Dorval M, Oliver M, Donnelly S, Allon M, Stanley K (2012) Effect of fish oil supplementation on graft patency and cardiovascular events among patients with new synthetic arteriovenous hemodialysis grafts: a randomized controlled trial. JAMA 307(17):1809–1816. https://doi.org/10.1001/jama.2012.3473

MacRae JM, Pandeya S, Humen DP, Krivitski N, Lindsay RM (2004) Arteriovenous fistula-associated high-output cardiac failure: a review of mechanisms. Am J Kidney Dis 43(5):e17–22. https://doi.org/10.1053/j.ajkd.2004.01.016

Majesky MW, Dong XR, Hoglund V, Daum G, Mahoney WM Jr. (2012) The adventitia: a progenitor cell niche for the vessel wall. Cells Tissues Organs 195(1–2):73–81. https://doi.org/10.1159/000331413

Malik J, Kudlicka J, Lachmanova J, Valerianova A, Rocinova K, Bartkova M, Tesar V (2017) Tissue ischemia worsens during hemodialysis in end-stage renal disease patients. J Vasc Access 18(1):47–51. https://doi.org/10.5301/jva.5000630

Malik J, Lomonte C, Rotmans J, Chytilova E, Roca-Tey R, Kusztal M, Grus T, Gallieni M (2021a) Hemodialysis vascular access affects heart function and outcomes: Tips for choosing the right access for the individual patient. J Vasc Access 22(1_suppl):32–41. https://doi.org/10.1177/1129729820969314

Malik J, Valerianova A, Tuka V, Trachta P, Bednarova V, Hruskova Z, Slavikova M, Rosner MH, Tesar V (2021b) The effect of high-flow arteriovenous fistulas on systemic haemodynamics and brain oxygenation. ESC Heart Fail 8(3):2165–2171. https://doi.org/10.1002/ehf2.13305

Malik J, de Bont C, Valerianova A, Krupickova Z, Novakova L (2022) Arteriovenous hemodialysis access stenosis diagnosed by duplex doppler ultrasonography: a review. Diagnostics (basel). https://doi.org/10.3390/diagnostics12081979

Martinez L, Tabbara M, Duque JC, Selman G, Falcon NS, Paez A, Griswold AJ, Ramos-Echazabal G, Hernandez DR, Velazquez OC, Salman LH, Vazquez-Padron RI (2019) Transcriptomics of human arteriovenous fistula failure: genes associated with nonmaturation. Am J Kidney Dis 74(1):73–81. https://doi.org/10.1053/j.ajkd.2018.12.035

Meng XM, Nikolic-Paterson DJ, Lan HY (2016) TGF-beta: the master regulator of fibrosis. Nat Rev Nephrol 12(6):325–338. https://doi.org/10.1038/nrneph.2016.48

Moody WE, Edwards NC, Madhani M, Chue CD, Steeds RP, Ferro CJ, Townend JN (2012) Endothelial dysfunction and cardiovascular disease in early-stage chronic kidney disease: cause or association? Atherosclerosis 223(1):86–94. https://doi.org/10.1016/j.atherosclerosis.2012.01.043

Mudoni A, Cornacchiari M, Gallieni M, Guastoni C, McGrogan D, Logias F, Ferramosca E, Mereghetti M, Inston N (2015) Aneurysms and pseudoaneurysms in dialysis access. Clin Kidney J 8(4):363–367. https://doi.org/10.1093/ckj/sfv042

Mudoni A, Cornacchiari M, Borin F, Liccardo A, Visciano B, Ponticelli MG, Guastoni C (2023) High-flow fistula: a problem not easy to handle. G Ital Nefrol 40(1):2023-vol.1. https://doi.org/10.1093/ckj/sfv042

Murray BM, Rajczak S, Herman A, Leary D (2004) Effect of surgical banding of a high-flow fistula on access flow and cardiac output: intraoperative and long-term measurements. Am J Kidney Dis 44(6):1090–1096. https://doi.org/10.1053/j.ajkd.2004.06.031

Nardinocchi MD, Manocchi K, Traini T (2020) The appropriateness of cannulation devices in the management AVF. G Ital Nefrol 37(3):2020-vol3.. https://www.ncbi.nlm.nih.gov/pubmed/32530149

Nguyen M, Thankam FG, Agrawal DK (2021) Sterile inflammation in the pathogenesis of maturation failure of arteriovenous fistula. J Mol Med 99(6):729–741. https://doi.org/10.1007/s00109-021-02056-4

O'Connell MK, Murthy S, Phan S, Xu C, Buchanan J, Spilker R, Dalman RL, Zarins CK, Denk W, Taylor CA (2008) The three-dimensional micro- and nanostructure of the aortic medial lamellar unit measured

12

using 3D confocal and electron microscopy imaging. Matrix Biol 27(3):171–181. https://doi.org/10.1016/j.matbio.2007.10.008

Okamura H, Pisani LJ, Dalal AR, Emrich F, Dake BA, Arakawa M, Onthank DC, Cesati RR, Robinson SP, Milanesi M, Kotek G, Smit H, Connolly AJ, Adachi H, McConnell MV, Fischbein MP (2014) Assessment of elastin deficit in a Marfan mouse aneurysm model using an elastin-specific magnetic resonance imaging contrast agent. Circ Cardiovasc Imaging 7(4):690–696. https://doi.org/10.1161/CIRCIMAGING.114.001658

Ori Y, Korzets A, Katz M, Erman A, Weinstein T, Malachi T, Gafter U (2002) The contribution of an arteriovenous access for hemodialysis to left ventricular hypertrophy. Am J Kidney Dis 40(4):745–752. https://doi.org/10.1053/ajkd.2002.35685

Owens GK (1995) Regulation of differentiation of vascular smooth muscle cells. Physiol Rev 75(3):487–517. https://doi.org/10.1152/physrev.1995.75.3.487

Owens GK, Kumar MS, Wamhoff BR (2004) Molecular regulation of vascular smooth muscle cell differentiation in development and disease. Physiol Rev 84(3):767–801. https://doi.org/10.1152/physrev.00041.2003

Palumbo R, Dominijanni S, Centi A, D'Urso G, Tatangelo P, Floccari F, Smedile G, Niscola P, Londrino F, Di Daniele N (2022) Hemodynamic impact of VASQ device in vascular access creation. J Vasc Access 23(1):105–108. https://doi.org/10.1177/1129729820983153

Pasklinsky G, Meisner RJ, Labropoulos N, Leon L, Gasparis AP, Landau D, Tassiopoulos AK, Pappas PJ (2011) Management of true aneurysms of hemodialysis access fistulas. J Vasc Surg 53(5):1291–1297. https://doi.org/10.1016/j.jvs.2010.11.100

Paszkowiak JJ, Dardik A (2003) Arterial wall shear stress: observations from the bench to the bedside. Vasc Endovascular Surg 37(1):47–57. https://doi.org/10.1177/153857440303700107

Peden EK, Leeser DB, Dixon BS, El-Khatib MT, Roy-Chaudhury P, Lawson JH, Menard MT, Dember LM, Glickman MH, Gustafson PN, Blair AT, Magill M, Franano FN, Burke SK (2013) A multi-center, dose-escalation study of human type I pancreatic elastase (PRT-201) administered after arteriovenous fistula creation. J Vasc Access 14(2):143–151. https://doi.org/10.5301/jva.5000125

Peden EK, O'Connor TP, Browne BJ, Dixon BS, Schanzer AS, Jensik SC, Sam AD 2nd, Burke SK (2017) Arteriovenous fistula patency in the 3 years following vonapanitase and placebo treatment. J Vasc Surg 65(4):1113–1120. https://doi.org/10.1016/j.jvs.2016.08.101

Peden EK, Lucas JF 3rd, Browne BJ, Settle SM, Scavo VA, Bleyer AJ, Ozaki CK, Teruya TH, Wilson SE, Mishler RE, Ferris BL, Hendon KS, Moist L, Dixon BS, Wong MD, Magill M, Lindow F, Gustafson P, Burke SK, Investigators P (2022) PATENCY-2 trial of vonapanitase to promote radiocephalic fistula use for hemodialysis and secondary patency. J Vasc Access 23(2):265–274. https://doi.org/10.1177/1129729820985626

Protack CD, Foster TR, Hashimoto T, Yamamoto K, Lee MY, Kraehling JR, Bai H, Hu H, Isaji T, Santana JM, Wang M, Sessa WC, Dardik A (2017) Eph-B4 regulates adaptive venous remodeling to improve arteriovenous fistula patency. Sci Rep 7(1):15386. https://doi.org/10.1038/s41598-017-13071-2

Rao N, Worthley M, Disney P, Faull R (2014) Dramatic improvement in decompensated right heart failure due to severe tricuspid regurgitation following ligation of arteriovenous fistula in a renal transplant recipient. Semin Dial 27(2):E24–26. https://doi.org/10.1111/sdi.12145

Reddy YNV, Obokata M, Dean PG, Melenovsky V, Nath KA, Borlaug BA (2017) Long-term cardiovascular changes following creation of arteriovenous fistula in patients with end stage renal disease. Eur Heart J 38(24):1913–1923. https://doi.org/10.1093/eurheartj/ehx045

Ritman EL, Lerman A (2007) The dynamic vasa vasorum. Cardiovasc Res 75(4):649–658. https://doi.org/10.1016/j.cardiores.2007.06.020

Roca-Tey R (2016) Permanent arteriovenous fistula or catheter dialysis for heart failure patients. J Vasc Access 17(Suppl 1):S23–S29. https://doi.org/10.5301/jva.5000511

Rotmans JI, Velema E, Verhagen HJ, Blankensteijn JD, Kastelein JJ, de Kleijn DP, Yo M, Pasterkamp G, Stroes ES (2003) Rapid, arteriovenous graft failure due to intimal hyperplasia: a porcine, bilateral, carotid arteriovenous graft model. J Surg Res 113(1):161–171. https://doi.org/10.1016/s0022-4804(03)00228-

Roy-Chaudhury P, Kelly BS, Miller MA, Reaves A, Armstrong J, Nanayakkara N, Heffelfinger SC (2001) Venous neointimal hyperplasia in polytetrafluoroethylene dialysis grafts. Kidney Int 59(6):2325–2334. https://doi.org/10.1046/j.1523-1755.2001.00750.x

Sadaghianloo N, Contenti J, Dardik A, Mazure NM (2019) Role of hypoxia and metabolism in the development of neointimal hyperplasia in arteriovenous fistulas. Int J Mol Sci. https://doi.org/10.3390/ijms20215387

Satish M, Gunasekar P, Agrawal DK (2019) Pro-inflammatory and pro-resolving mechanisms in the immunopathology of arteriovenous fistula maturation. Expert Rev Cardiovasc Ther 17(5):369–376. https://doi.org/10.1080/14779072.2019.1612745

Schmidli J, Widmer MK, Basile C, de Donato G, Gallieni M, Gibbons CP, Haage P, Hamilton G, Hedin U, Kamper L, Lazarides MK, Lindsey B, Mestres G, Pegoraro M, Roy J, Setacci C, Shemesh D, Tordoir JHM, van Loon M et al (2018) Editor's choice – vascular access: 2018 clinical practice guidelines of the European Society for Vascular Surgery (ESVS). Eur J Vasc Endovasc Surg 55(6):757–818. https://doi.org/10.1016/j.ejvs.2018.02.001

Scholz SS, Vukadinovic D, Lauder L, Ewen S, Ukena C, Townsend RR, Wagenpfeil S, Bohm M, Mahfoud F (2019) Effects of arteriovenous fistula on blood pressure in patients with end-stage renal disease: a systematic meta-analysis. J Am Heart Assoc 8(4):e11183. https://doi.org/10.1161/JAHA.118.011183

Sesso RC, Lopes AA, Thome FS, Lugon JR, Dos Santos DR (2014) Brazilian chronic dialysis survey 2013 – trend analysis between 2011 and 2013. J Bras Nefrol 36(4):476–481. https://doi.org/10.5935/0101-2800.20140068

Shahverdyan R, Hentschel DM (2023) Achieving high maturation and cannulation rates of radial-cephalic arteriovenous fistulas with VasQ device. Semin Dial 36(2):147–154. https://doi.org/10.1111/sdi.13065

Shahverdyan R, Tabbi P, Mestres G (2022) Multicenter European real-world utilization of VasQ anastomotic external support device for arteriovenous fistulae. J Vasc Surg 75(1):248–254. https://doi.org/10.1016/j.jvs.2021.07.120

Shang F, Wang SC, Hsu CY, Miao Y, Martin M, Yin Y, Wu CC, Wang YT, Wu G, Chien S, Huang HD, Tarng DC, Shiu YT, Cheung AK, Huang PH, Chen Z, Shyy JY (2017) MicroRNA-92a Mediates Endothelial Dysfunction in CKD. J Am Soc Nephrol 28(11):3251–3261. https://doi.org/10.1681/ASN.2016111215

Shi J, Yang Y, Cheng A, Xu G, He F (2020) Metabolism of vascular smooth muscle cells in vascular diseases. Am J Physiol Heart Circ Physiol 319(3):H613–H631. https://doi.org/10.1152/ajpheart.00220.2020

Shiu YT, Rotmans JI, Geelhoed WJ, Pike DB, Lee T (2019) Arteriovenous conduits for hemodialysis: how to better modulate the pathophysiological vascular response to optimize vascular access durability. Am J Physiol Renal Physiol 316(5):F794–F806. https://doi.org/10.1152/ajprenal.00440.2018

Smith GE, Gohil R, Chetter IC (2012) Factors affecting the patency of arteriovenous fistulas for dialysis access. J Vasc Surg 55(3):849–855. https://doi.org/10.1016/j.jvs.2011.07.095

Smith GE, Souroullos P, Cayton T, Harwood A, Carradice D, Chetter IC (2016) A systematic review and meta-analysis of systemic intraoperative anticoagulation during arteriovenous access formation for dialysis. J Vasc Access 17(1):1–5. https://doi.org/10.5301/jva.5000484

Somarathna M, Hwang PT, Millican RC, Alexander GC, Isayeva-Waldrop T, Sherwood JA, Brott BC, Falzon I, Northrup H, Shiu YT, Stubben CJ, Totenhagen J, Jun HW, Lee T (2022) Nitric oxide releasing nanomatrix gel treatment inhibits venous intimal hyperplasia and improves vascular remodeling in a rodent arteriovenous fistula. Biomaterials 280:121254. https://doi.org/10.1016/j.biomaterials.2021.121254

Stirbu O, Gadalean F, Pitea IV, Ciobanu G, Schiller A, Grosu I, Nes A, Bratescu R, Olariu N, Timar B, Tandrau MC (2019) C-reactive protein as a prognostic risk factor for loss of arteriovenous fistula patency in hemodialyzed patients. J Vasc Surg 70(1):208–215. https://doi.org/10.1016/j.jvs.2018.10.100

Sturtzel C (2017) Endothelial cells. Adv Exp Med Biol 1003:71–91. https://doi.org/10.1007/978-3-319-57613-8_4

Szasz T, Webb RC (2012) Perivascular adipose tissue: more than just structural support. Clin Sci 122(1):1–12. https://doi.org/10.1042/CS20110151

Tanner NC, da Silva AF (2016) Medical adjuvant treatment to improve the patency of arteriovenous fistulae and grafts: a systematic review and meta-analysis. Eur J Vasc Endovasc Surg 52(2):243–252. https://doi.org/10.1016/j.ejvs.2016.04.016

Tarbell JM, Pahakis MY (2006) Mechanotransduction and the glycocalyx. J Intern Med 259(4):339–350. https://doi.org/10.1111/j.1365-2796.2006.01620.x

Tesfamariam B (2016) Endothelial repair and regeneration following intimal injury. J Cardiovasc Transl Res 9(2):91–101. https://doi.org/10.1007/s12265-016-9677-1

Tkachenko E, Rhodes JM, Simons M (2005) Syndecans: new kids on the signaling block. Circ Res 96(5):488–500. https://doi.org/10.1161/01.RES.0000159708.71142.c8

Unger P, Velez-Roa S, Wissing KM, Hoang AD, van de Borne P (2004) Regression of left ventricular hypertrophy after arteriovenous fistula closure in renal transplant recipients: a long-term follow-up. Am J Transplant 4(12):2038–2044. https://doi.org/10.1046/j.1600-6143.2004.00608.x

Valenti D, Mistry H, Stephenson M (2014) A novel classification system for autogenous arteriovenous fistula aneurysms in renal access patients. Vasc Endovascular Surg 48(7–8):491–496. https://doi.org/10.1177/1538574414561229

Vera M, Torramade-Moix S, Martin-Rodriguez S, Cases A, Cruzado JM, Rivera J, Escolar G, Palomo M, Diaz-Ricart M (2018) Antioxidant and anti-inflammatory strategies based on the potentiation of glutathione peroxidase activity prevent endothelial dysfunction in chronic kidney disease. Cell Physiol Biochem 51(3):1287–1300. https://doi.org/10.1159/000495540

Verschuren JJ, Ocak G, Dekker FW, Rabelink TJ, Jukema JW, Rotmans JI (2013) Candidate gene analysis of arteriovenous fistula failure in hemodialysis patients. Clin J Am Soc Nephrol 8(8):1358–1366. https://doi.org/10.2215/CJN.11091012

Voorzaat BM, van der Bogt KEA, Bezhaeva T, van Schaik J, Eefting D, van der Putten K, van Nieuwenhuizen RC, Groeneveld JO, Hoogeveen EK, van der Meer IM, Statius van Eps RG, Vogt L, Huisman L, Gabreels B, Boom H, Verburgh CA, Boon D, Metselaar JM, Weijmer MC, Rotmans JI (2020) A randomized trial of Liposomal Prednisolone (LIPMAT) to enhance radiocephalic fistula maturation: a pilot study. Kidney Int Rep 5(8):1327–1332. https://doi.org/10.1016/j.ekir.2020.05.030

Vouyouka AG, Pfeiffer BJ, Liem TK, Taylor TA, Mudaliar J, Phillips CL (2001) The role of type I collagen in aortic wall strength with a homotrimeric. J Vasc Surg 33(6):1263–1270. https://doi.org/10.1067/mva.2001.113579

Wan ZM, Hu B, Lai QQ, Gao XJ, Tu B, Zhou Y, Zhao WB (2020) Radial artery diameter and and age-related functional maturation of the radio-cephalic arteriovenous fistula. BMC Nephrol 21(1):234. https://doi.org/10.1186/s12882-020-01883-w

Wang G, Tiemeier GL, van den Berg BM, Rabelink TJ (2020) Endothelial glycocalyx hyaluronan: regulation and role in prevention of diabetic complications. Am J Pathol 190(4):781–790. https://doi.org/10.1016/j.ajpath.2019.07.022

Wasse H, Huang R, Long Q, Zhao Y, Singapuri S, McKinnon W, Skardasis G, Tangpricha V (2014) Very high-dose cholecalciferol and arteriovenous fistula maturation in ESRD: a randomized, double-blind, placebo-controlled pilot study. J Vasc Access 15(2):88–94. https://doi.org/10.5301/jva.5000187

Weiss MF, Scivittaro V, Anderson JM (2001) Oxidative stress and increased expression of growth factors in lesions of failed hemodialysis access. Am J Kidney Dis 37(5):970–980. https://doi.org/10.1016/s0272-6386(05)80013-7

Wilmink T, Hollingworth L, Dasgupta I (2016) Access ligation in transplant patients. J Vasc Access 17(Suppl 1):64–68. https://doi.org/10.5301/jva.5000537

Wong C, Bezhaeva T, Rothuizen TC, Metselaar JM, de Vries MR, Verbeek FP, Vahrmeijer AL, Wezel A, van Zonneveld AJ, Rabelink TJ, Quax PH, Rotmans JI (2016) Liposomal prednisolone inhibits vascular inflammation and enhances venous outward remodeling in a murine arteriovenous fistula model. Sci Rep 6:30439. https://doi.org/10.1038/srep30439

Yang B, Brahmbhatt A, Torres NE, Thielen B, McCall DL, Engel S, Bansal A, Pandey MK, Dietz AB, Leof EB, DeGrado TR, Mukhopadhyay D, Misra S (2016) Tracking and therapeutic value of human adipose tissue-derived Mesenchymal stem cell transplantation in reducing venous neointimal hyperplasia associated with arteriovenous fistula. Radiology 279(2):513–522. https://doi.org/10.1148/radiol.2015150947

Yoo YS (2021) Surgical management of a giant venous aneurysm in an autogenous arteriovenous fistula with the vessel loop shoelace technique for wound closure: A case report. Medicine 100(48):e28072. https://doi.org/10.1097/MD.0000000000028072

Zhang H, Zhu G, Yan L, Lu Y, Shao F (2020) Does ligation of the dorsal branch of the cephalic vein affect the patency of a distal forearm arteriovenous fistula? A randomised study. BMC Nephrol 21(1):155. https://doi.org/10.1186/s12882-020-01823-8

Behandlung peripherer Stenosen und Thrombosen bei Hämodialysezugängen

Tobias Steinke und Matthias K. Widmer

Inhaltsverzeichnis

Wichtige Publikationen der Autoren Tobias Steinke, Matthias K. Widmer

1. Kitrou PM, Steinke, T, El Hage R, Ponce P, Lucatelli P, Katsanos K, Karnabatidis D (2021) Paclitaxel-Coated Balloons for the Treatment of Symptomatic Central Venous Stenosis in Vascular Access: Results From a European, Multicenter, Single-Arm Retrospective Analysis. J Endovasc Ther, 28(3):442–451. https://doi.org/10.1177/15266028211007471
2. Gallieni M, Matoussevitch V, Steinke T, Ebner A, Brunkwall S, Cariati M, Gallo S, Reindl-Schwaighofer R, Sengölge G (2020) Multicenter Experience with the Surfacer Inside-Out Access Catheter System in Patients with Thoracic Venous Obstruction: Results from the SAVE Registry. J Vasc Interv Radiol 31(10):1654–1660.e1. https://doi.org/10.1016/j.jvir.2020.06.020.
3. Steinke T, Rieck J, Nuth L (2019) Endovascular arteriovenous fistula for hemodialysis access. 24(S1):25–31. https://doi.org/10.1007/s00772-018-0500-y

M.K. Widmer, A. Zdoroveac, A. Isaak (Hrsg.), *Dialysezugänge in Theorie und Praxis*, https://doi.org/10.1007/978-3-662-72908-3_13

13.1 Einleitung

Stenosen bei Hämodialyseshunts sind eine häufige Komplikation, die unbehandelt zu Folgeproblemen wie einer Shuntthrombose und prä- oder poststenotischen Shuntaneurysmen führen. Eine langsam abnehmende Blutflussmenge des Gefäßzuganges oder eine drohende Shuntthrombose gefährdet die Effektivität der Dialysebehandlung und kann das Überleben der Patient*innen beeinflussen.

Eine Stenose bezeichnet eine unterschiedlich stark ausgeprägte Verengung des Lumens eines Gefäßes im Vergleich zu dessen mittlerem Durchmesser. Bei Venen von arteriovenösen Fisteln (AVF) variieren die Lumina typischerweise im Verlauf, sodass ein Referenzlumen zur Bestimmung des Stenosegrades nur schwer oder gar nicht definiert werden kann. Es lohnt sich hier, sich den Zusammenhang zwischen Stenosegrad und Blutfluss zu vergegenwärtigen.

> Bei einer 25%igen Stenose ist die Reduktion des Gefäßdurchmessers gering, der Blutfluss wird kaum beeinträchtigt, da der Widerstand nur minimal ansteigt. Im Falle einer 50%igen Stenose ist der Durchmesser um die Hälfte reduziert, was den Lumenquerschnitt um etwa 75 % des ursprünglichen Werts auf 25 % verringert, da die Fläche proportional zum Quadrat des Radius ist.

Die Strömungsgeschwindigkeit steigt an, um den Blutfluss durch das reduzierte Lumen zu kompensieren. Dabei kommt es zu turbulenten Strömungen, welche die Scherkräfte erhöhen und die Bildung einer neointimalen Hyperplasie (NIH) begünstigen können (siehe ► Kap. 6). Bei einer 75%igen Stenose beträgt der Querschnitt nur noch 6,25 % des ursprünglichen Werts. Der Widerstand nimmt drastisch zu, was zu einem deutlichen Druckabfall hinter der Stenose führt. Die Strömung wird stark beschleunigt, oft mit ausgeprägten Turbulenzen. Eine prä- und poststenotische Dilatation und Strömungswirbel können das Risiko für zunächst meist wandständige Thromben erhöhen (Zamir 2000; Caro et al. 2011).

Es gibt auch Situationen, in denen Stenosen vor extrem hohen Blutflussvolumen schützen, z. B. die Einmündung der V. cephalica ins tiefe Venensystem, oder chirurgisch angelegt werden, um den Fluss zu drosseln (*banding*), oder um die Punktionsfähigkeit (V.-saphena-magna-*Loop* am Oberschenkel) zu verbessern (Wang et al. 2013; Vascular Access Work Group 2006).

Manche Stenosen bleiben lange Zeit stabil und sind oft asymptomatisch oder lediglich mit einer milden, klinisch akzeptablen Symptomatik verbunden. Progrediente Stenosen führen aber mittelfristig zu Symptomen, die zuerst eine effektive Hämodialyse (HD) erschweren und im Verlauf eine Revision notwendig machen. Eine Progredienz hin zu einer hämodynamisch relevanten Stenose lässt sich durch eine abnehmende Dialysequalität, bei der klinischen Untersuchung, mittels Sonografie oder im Rahmen des Blutflussmonitorings nachweisen.

In Europa gilt ein Blutflussvolumen von < 300 ml/min bei einer AVF als kritisch, die KDOQI-Richtlinien ziehen diese Grenze bei ca. 500 ml/min. Ein Abfall des Blutflussvolumens bei Gefäßzugängen um > 25 % in 4 Monaten gilt ebenfalls als Warnzeichen. Kontinent übergreifend sprechen < 600 ml/min bei einem arteriovenösen Graft (AVG) für eine behandlungsbedürftige Stenose (Lok et al. 2020; Dariushnia et al. 2016). Klinisch relevante Stenosen, die zur ersten Intervention führen, sind je nach Art des Gefäßzugangs unterschiedlich häufig und werden durch die Position der arteriovenösen Anastomosen beeinflusst.

13.2 Klassifikation

Sowohl bei AVF wie auch bei AVG lassen sich morphologisch, funktionell und bezüglich ihrer Komplikationsmuster 5 Abschnitte zuordnen. Im deutschsprachigen Raum hat sich die Klassifikation nach Mickley (▣ Tab. 13.1, ▣ Abb. 13.1) etabliert (Mickley 2004). Diese wurde im Laufe der Zeit um 2 Typen erweitert.

Bei AVF am Unterarm überwiegen die Stenosen im Anastomosenbereich und juxtaanastomotisch. Bei AVF und AVG am Oberarm sind vermehrt Stenosen im Bereich des venösen Abstroms zu finden, was oft mit einem erhöhten venösen Druck einhergeht. Bei AVG stenosiert typischerweise (in 80–90 % der Fälle) der prothetovenöse Übergang (▣ Abb. 13.2; Turmel-Rodrigues et al. 2000).

Darüber hinaus finden sich im klinischen Alltag Einteilungen nach der Morphologie (Grad der Stenose in %, Stenosen mit *kinking*, kurz- oder langstreckig, singulär oder multipel) und nach der Klinik (hämodynamisch relevant/irrelevant oder hämodynamisch protektiv).

▣ Tab. 13.1 Einteilung von Stenosen bei AVF/AVG. (Mod. nach Mickley 2004)

Typ 0	Stenose der zuführenden Arterie
Typ I	Anastomosen oder anastomosennahe Stenosen (juxtaanastomotisch) bei AVF/AVG
Typ II	Stenosen im peripheren, venösen Ausstrom (vornehmlich im Kanülierungsbereich) bei AVF und im mittleren Anteil (*midgraft stenosis*) bei AVG
Typ III	Stenosen im Bereich der Einmündung der AVF-Vene resp. im Bereich der prothetovenösen Anastomose bei AVG
Typ IV	Zentralvenöse Stenosen

AVF: arteriovenöse Fistel; *AVG*: arteriovenöser Graft

▣ Tab. 13.2 Klassifikation von *target lesions* (dt. Zielläsionen) unter Verwendung der englischen Terminologie, wie sie für *DCB*-Studien gebraucht wird

Location	Trerotola 2020	Lookstein 2023	Karunanithy 2021
Inflow	x	x	
Anastomosis	x	x	*Juxta-anastomotic*
Near cannulation zone	x		*Venous segment/draining vein (not just the cannulation segment)*
Cannulation zone	x	x	
Outflow	x	x	
Cephalic arch	x	x	x
Swing point	x	x	*From cephalic arch to thoracic inlet*

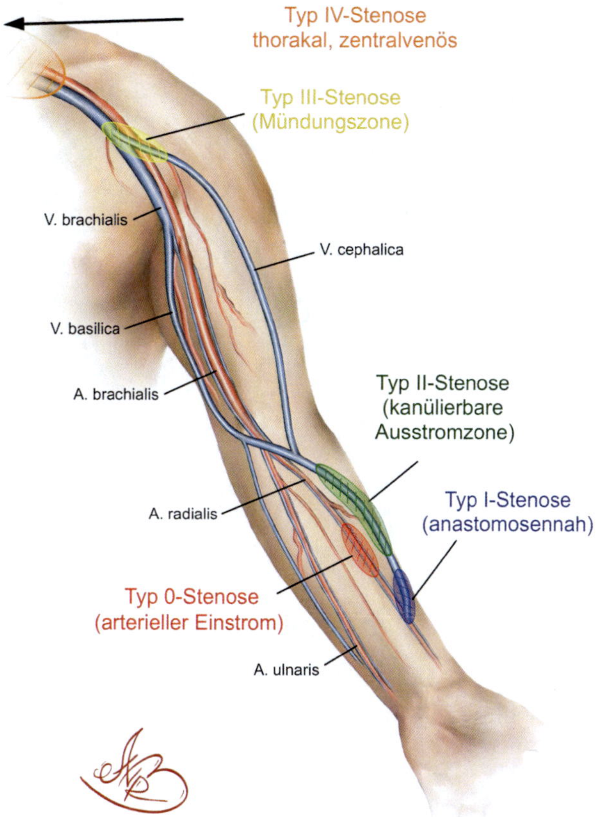

Abb. 13.1 Klassifikation von Stenosen bei Gefäßzugängen bei AVF. (Mod. nach Mickley 2004)

Hämodynamisch protektiv ist eine Stenose, welche so konfiguriert oder lokalisiert ist, dass sie hämodynamische Komplikationen wie eine gefäßzugangsbedingte Handischämie oder eine zu hohe Flussrate bei jedoch erhaltener Dialysequalität minimiert, während negative Auswirkungen auf die Durchblutung der Extremität oder das Herz-Kreislauf-System vermieden werden. Typische Lokalisationen sind mittelgradige, juxtaanastomotische oder Mündungsstenosen der V. cephalica am Oberarm. Bei fehlender Rezirkulation, Progression und ohne Anzeichen eines venösen Stauungssyndroms kann man diese stabilen protektiven Stenosen ohne Korrektur belassen (Krönung 2009).

In Studien wird die Klassifikation oft noch anatomisch weiter differenziert, dies ist exemplarisch an den *DCB*-Studien (*DCB: drug-coated balloon*) unten dargestellt (Tab. 13.2). Vollständig einheitlich sind die Definitionen nicht und erschweren somit die Vergleichbarkeit.

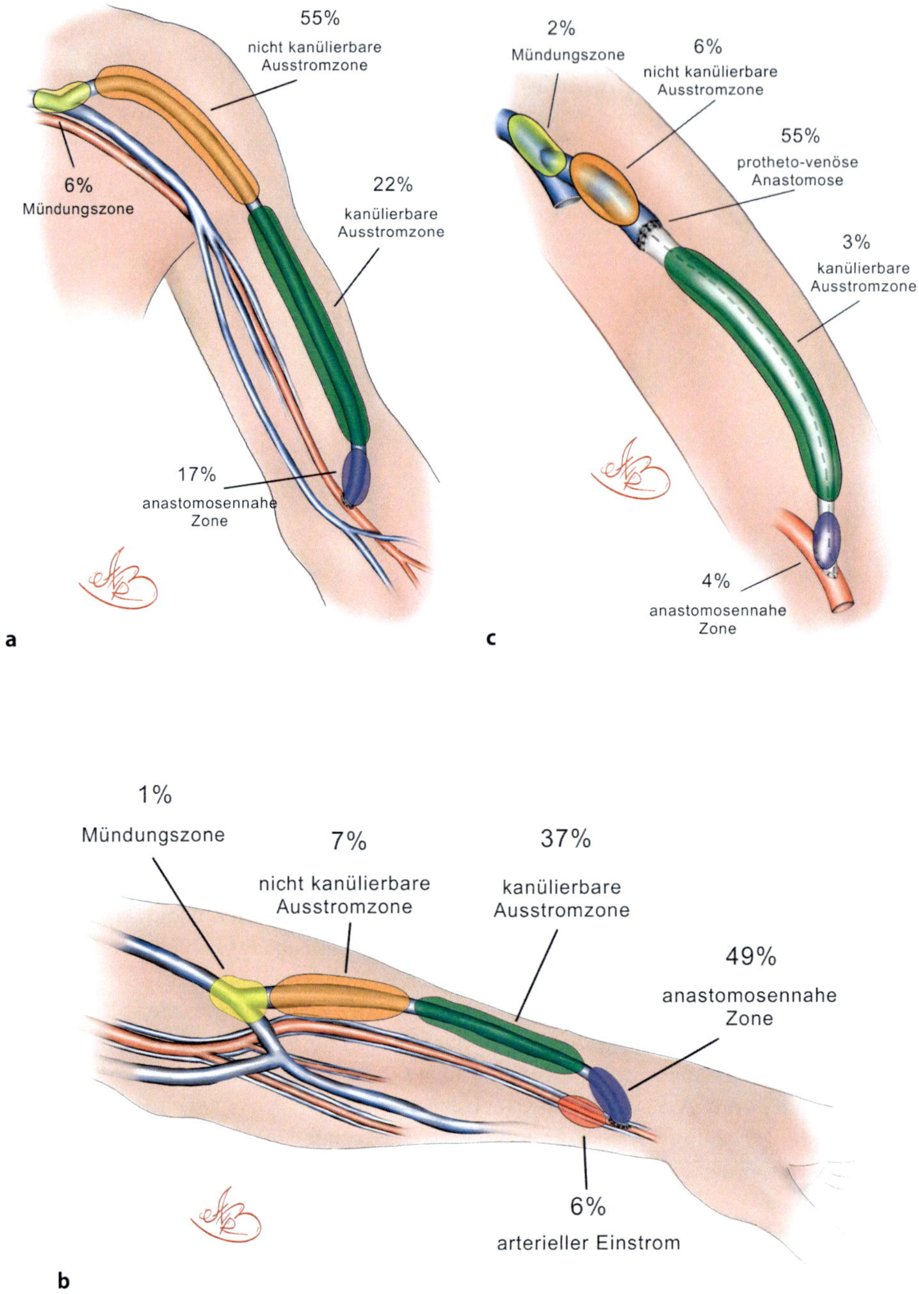

13

Abb. 13.2 Lokalisationen von Stenosen und deren Häufigkeit bei AVF am Ober- und Unterarm (**a**, **b**) resp. bei AVG (**c**). (Turmel-Rodrigues et al. 2000)

13.3 Behandlungsalgorithmus von Stenosen bei AVF

13.3.1 Stenosen der zuführenden Arterien (Typ-0-Stenosen)

Diese Stenosen, insbesondere der A. subclavia, A. brachialis, A. radialis und A. ulnaris, treten gehäuft bei älteren Menschen sowie bei Patient*innen mit Diabetes mellitus und arterieller Hypertonie auf. Asif et al. zeigten in einer prospektiven Multizenterstudie, dass überraschenderweise etwa 30 % der Interventionen bei Stenosen auf Veränderungen in der ursprünglichen Arterie oder im Bereich der Anastomose zurückzuführen waren (Asif et al. 2005). Duijm et al. fanden diese Veränderungen nur in 12,5 % der dysfunktionalen AVF und AVG (Duijm et al. 2006).

Für Stenosen der zuführenden Arterien ist die perkutane transluminale Angioplastie (PTA) eine sichere und effektive Behandlungsmethode mit einer niedrigen Komplikationsrate. Bei rascher Restenose oder einer erneuten Stenose im Verlauf von mehr als 30 % nach PTA wird die Implantation eines Stents empfohlen. Bei der chirurgischen Behandlung von Stenosen nativer Arterien ist die Bypassanlage oder gelegentlich eine Endarteriektomie mit einer Patchplastik zu erwähnen. Da letztere Verfahren selten durchgeführt werden, mangelt es an randomisierten Studien, um diese mit endovaskulären Eingriffen zu vergleichen.

13.3.2 Juxtaanastomotische Stenosen (Typ-I-Stenosen)

Die juxtaanastomotische Stenose entwickelt sich aus hämodynamischen Gründen in den ersten Zentimetern (bis zu 5 cm) nach der arteriovenösen Anastomose bei AVF oder bei der arteriellen Anastomose von AVG (◘ Abb. 13.3).

Bisher stellt die offene chirurgische Revision, vorzugsweise die Schaffung einer neuen, proximaleren Anastomose, die bevorzugte Methode zur Behandlung von AVF im Unterarm dar. In ausgewählten Fällen kann eine Patchplastik eine Option sein. Bei kurzer Punktionsstrecke kann die Interposition eines expandierten Polytetrafluorethylen-(ePTFE-)Segmentes in Erwägung gezogen werden.

Die PTA steht heute als alternative Behandlungsoption zur Verfügung und hat bei der Anwendung von medikamentefreisetzenden Ballons ähnlich gute Ergebnisse wie die Chirurgie gezeigt (Lookstein et al. 2023). Bei Patient*innen mit einem frühen Rezidiv nach PTA ist eine chirurgische Revision indiziert. Sollte jedoch die chirurgische Revi-

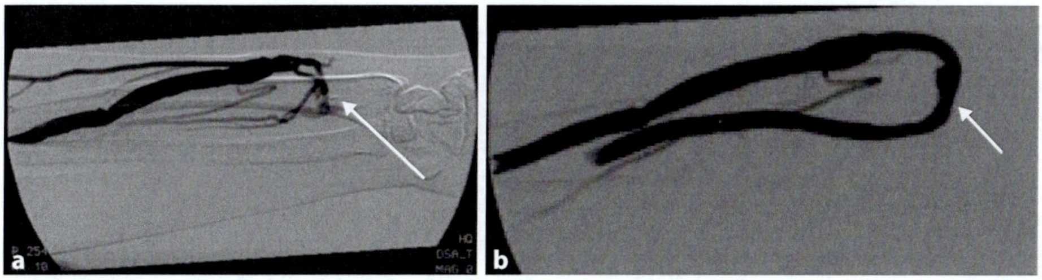

◘ **Abb. 13.3** **a**: Juxtanastomotische Stenose (*Pfeil*) einer radiozephalen AV-Fistel, **b**: Ergebnis nach Dilatation sion beim Rezidiv die nutzbare Venenlänge für die Kanülierung verringern oder gar die Punktion unmöglich machen, kann eine erneute PTA gerechtfertigt sein.

Neuere Versuche mit *interwoven* Stents, welche sich durch eine bessere Radialkraft und höhere Flexibilität mit besserer Ex-vivo-Bruchresistenz auszeichnen, zeigen in der juxtaanastomotischen Region bei einer Gruppe von 60 Patient*innen gute Ergebnisse. Die primäre Offenheit für die *target lesions* (*TLPP: target lesion primary patency*) nach 12, 24 und 36 Monaten betrug 68,2 ± 6,6 %, 53,3 ± 7,5 %, respektive 46,2 ± 8,1 %. Weitere klinische Ergebnisse bleiben abzuwarten (Thomas et al. 2019; Thomas et al. 2023).

13.3.3 Stenosen im Punktionssegment (Typ-II-Stenosen)

Ein reduzierter Blutfluss des Gefäßzuganges, verlängerte Blutungszeiten und ein erhöhter Venendruck sind Indikatoren für das Vorhandensein einer venösen Abflussstörung. Die Stenosen können auf der gesamten Länge der AVF auftreten, häufig aber im Punktionsbereich (◘ Abb. 13.4a, b) oder in der Region der Venenklappen.

Die perkutane transluminale Angioplastie, meist mit hohem Druck als *High-Pressure*-PTA (*HP*-PTA), ist dic primäre Behandlungsoption für Stenosen in den Ausflussvenen (z. B. V. cephalica oder V. basilica), insbesondere dann, wenn die Läsion kurz ist (< 2 cm). Bei einer *HP*-PTA werden die Ballone auf bis zu 40 atm nominal aufgeblasen im Gegensatz zu herkömmlichen Ballons, die man in der Regel mit max. 6–12 atm unter Druck setzt (Rajan et al. 2007; DePietro und Trerotola. 2023). Bei längeren Segmentstenosen (> 2 cm) gibt es neben der PTA weitere Behandlungsstrategien: Diese sind eine *HP*-PTA, eine *HP*-PTA mit *drug-coated balloons*, eine *HP*-PTA mit Stentgrafts oder chirurgische Eingriffe wie Interponate oder eine Venentransposition der oberflächlichen Vene auf eine solche in der Tiefe (z. B. *turn down* der V. cephalica). Shunterhaltende Verfahren wie die PTA oder eine *HP*-PTA mit Stentgraftimplantation sind gegenüber Interponaten auf proximalere Venensegmente zu bevorzugen.

13

Nach Möglichkeit sollte die Punktion der Stentgrafts vermieden werden, aber wenn nur eine kurze Punktionsstrecke vorliegt und die Shuntfunktion nur durch die Implantation eines Stentgrafts aufrechterhalten werden kann, ist die Punktion von Stentgrafts als Individualentscheidung vertretbar. Man nimmt damit aber eine geringere Langzeitoffenheit durch Zerstörung des Stentgrafts, das Einwachsen von Gewebe und eine höhere Thrombogenität in Kauf (Garcia-Medina 2021; Rhodes und Silas 2005; Schürmann et al. 1995).

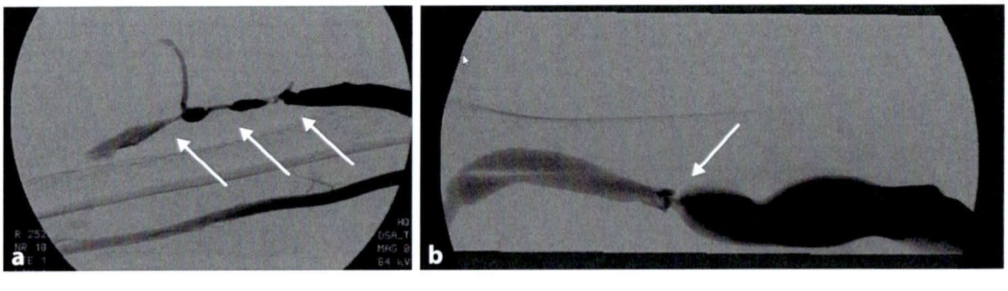

◘ **Abb. 13.4** **a** Stenosen (*Pfeile*) im Kanülierungsbereich einer AVF; **b** Stenose (*Pfeil*) im Bereich einer Venenklappe

> Protheseninterponate nach proximal sollten nur für Patient*innen in Betracht gezogen werden, deren periphere Venen erschöpft sind.

Shuntvenenstenosen sind oft wegen des *recoils* (d. h. die mit einer PTA behandelte Stenose verengt sich direkt nach der Dilatation erneut) gegen eine Standard-PTA resistent und erfordern den Einsatz von Hochdruckballons (Rajan et al. 2016). Gelegentlich ist auch der Einsatz von *scoring* oder *cutting balloons* erforderlich. *Cutting balloons* sind *PTA-balloons* mit integrierten Mikroskalpellen auf der Oberfläche. Diese schneiden kontrollierte Mikroinzisionen in die Plaque und die Gefäßwand, wodurch die Dilatation effektiver und das Recoilrisiko reduziert wird. *Scoring balloons* haben spiralförmige oder längs verlaufende (Metall-)Strukturen, welche die Gefäßwand sanfter anritzen, um die Expansion zu erleichtern. Sie sind weniger invasiv als *cutting balloons*. Hierzu ist die Datenlage weiterhin unklar. Die KDOQI-Leitlinien berücksichtigen *cutting balloons* – anders als die japanischen und ESVS-Leitlinien – als Therapiekonzept nicht (Lok et al. 2020; Matsuura et al. 2018; Schmidli et al. 2018).

Cutting und auch *scoring balloons* sollen das lokale Barotrauma vermindern, Schmerzen bei der Angioplastie reduzieren und möglicherweise die Gefäßwand besser auf den Einsatz von *DCB* vorbereiten (Zheng et al. 2019; Peregrin und Roček 2007). ◘ Tab. 13.3 fasst die Eigenschaften der beiden Ballontypen zusammen.

Klinische Studien, die den Einsatz von Stents mit PTA verglichen, zeigten keine statistisch signifikanten Unterschiede in der Langzeitdurchgängigkeit, sodass *bare metal stents* im venösen Schenkel einer AVF kaum mehr eine Anwendungsberechtigung haben (Hoffer et al. 1997; Aruny et al. 2003).

> Wenn wiederholte PTA erfolglos sind, sollte der Einsatz von Stentgrafts oder ein chirurgisches Verfahren im multidisziplinären Team diskutiert und in Erwägung gezogen werden.

Falk zeigte in einer randomisiert kontrollierten Studie (*RCT: randomized controlled trial*) bei der Behandlung von Instentrestenosen mit Stentgrafts sowohl bei Patient*innen mit AVF als auch bei AVG bessere primäre Offenheitsraten (Falk et al. 2016).

Im AVeNEW-*RCT* wurde erstmals für native AVF der Vorteil von Stentgrafts gegenüber PTA nachgewiesen (Dolmatch et al. 2023). Der primäre Endpunkt war die primäre Offenheit der Zielläsion. Bei Patienten, die mit einem Stentgraft behandelt wurden, war die *TLPP* nach 6 Monaten mit 78,7 % signifikant besser im Vergleich zu denen, die nur eine perkutane transluminale Angioplastie (55,8 %) erhielten. Nach 12 Monaten betrug

◘ Tab. 13.3 Vor- und Nachteile von *scoring* resp. *cutting balloons* zur Behandlung von Stenosen

Eigenschaften	*Scoring balloons*	*Cutting balloons*
Mechanismus	Metallene Drähte erzeugen kontrollierte Einkerbungen	Mikroskalpelle (Atherotome) schneiden Mikroinzisionen
Flexibilität	Weicher, flexibler	Steifer als *scoring balloons*
Dissektionen	Geringeres Risiko	Höheres Risiko
Recoilkontrolle	Gut	Sehr gut
Indikationen	Restenosen, moderate Kalzifikationen	Harte oder stark kalzifizierte Stenosen

die Offenheit 47,9 % gegen 21,2 %. Das Sicherheitsprofil des Stentgrafts war vergleichbar mit dem der PTA, wobei beide Gruppen eine niedrige Komplikationsrate aufwiesen.

In den Anfangszeiten bestanden Bedenken hinsichtlich der Kosten und des tatsächlichen Nutzens solcher Endografts. Daher wurden zu Beginn Stentgrafts zur Behandlung von Stenosen im Ausflusstrakt bei AVG und AVF noch zurückhaltend verwendet (Salman und Asif 2010). Außerdem waren Stentgrafts der 1. Generation oft steifer, wiesen eine geringere Radialkraft auf, hatten zum Teil noch nicht beschichtete *bare metal struts* an den Enden und höhere Thromboseraten, da die Oberflächen nicht optimal blutkompatibel waren (Wallgraft™ [Boston Scientific; Natick, MA, USA], Hemobahn™ [W. L. Gore & Ass.; Flagstaff, AZ, USA], Flair™ [früher C. R. Bard Inc.; heute Becton Dickinson/BD; Franklin Lakes, NJ, USA]). Die 2. Generation hatte flexiblere Nitinolstents, verbesserte PTFE- oder Dacronbeschichtungen, welche die Thrombogenität reduzieren, und eine verbesserte Radialkraft, was sich positiv auf die Langzeitergebnisse ausgewirkt hat. Als Beispiel seien Covera™ (Becton Dickinson/BD; Franklin Lakes, NJ, USA), Viabahn™ (W. L. Gore & Ass.; Flagstaff, AZ, USA) oder Fluency™ (Becton Dickinson/BD; Franklin Lakes, NJ, USA) erwähnt.

Inzwischen gibt es einen neuen Typ Stentgraft, der als „*impermeable* Endoprothese" oder auch als 3.-Generation-Stentgraft angesehen wird. Herausragendes Merkmal ist die zellundurchlässige mittlere Schicht des Grafts, welche die Zellmigration und damit die neointimale Hyperplasie in der Prothese verhindern soll. Die reduzierte Radialkraft an den Enden soll zudem die Induktion von Edgestenosen verringern. In der WRAPSODY-FIRST-Studie wurden Dialysepatienten sowohl mit AVF als auch mit AVG behandelt. Die 12-monatige *TLPP* betrug 84,6 % (Gilbert et al. 2021). Auch eine retrospektive brasilianische Multicenterstudie mit diesem Stentgrafttyp zeigt überzeugende Ergebnisse. Die *TLPP* betrug nach 1, 3, 6 und 12 Monaten 100 %, 96,4 %, 86,4 % bzw. 69,7 %. Von 113 Patient*innen hatten 66,4 % eine De-novo-Stenose, die übrigen Restenosen. Insgesamt betrug der Anteil thrombosierter AV-Zugänge vor der Behandlung 34,5 % (Harduin et al. 2024). Die Datenlage insgesamt hat zu dem Konsens geführt, dass Stentgrafts heute im Allgemeinen den *bare metal stents* überlegen sind.

13.3.4 Mündungsstenosen ins tiefe Venensystem (Typ-III-Stenosen)

Stenosen, welche sich in den Einmündungszonen vom oberflächlichen Venensystem ins tiefe Venensystem bilden, werden aufgrund der Lokalisation einer eigenen Kategorie zugeordnet, obwohl sie im Abstromgebiet der Venen von AVF liegen. Die Einmündung der V. cephalica ins tiefe Venensystem am Oberarm, *cephalic arch* genannt, ist ein klassisches Beispiel dafür (Roca-Tey et al. 2009; ◻ Abb. 13.5). Die Anatomie von Venen im Bereich des *cephalic arch* ist sehr variabel und korreliert nicht mit dem arteriellen Gefäßbaum in dieser Zone (◻ Abb. 13.6; Lee et al. 2019).

Der hohe und turbulente Fluss in der V. cephalica proximaler AVF, der *shear stress* im Bogen sowie mündungsnahe Klappen sind ursächlich für das gehäufte Auftreten von Stenosen in dieser Region (◻ Abb. 13.7; Jaberi et al. 2007; Rajan et al. 2003; Kian und Asif 2008; Iimura et al. 2003; Celepci und Brenner 2011). Die Folge sind erhebliche hämodynamische Veränderungen, die sich mit 39 % bei Oberarm-AVF gegenüber 2 % bei Unterarm-AVF deutlich häufiger finden (Aruny et al. 2003; Quinn et al. 1995; Falk

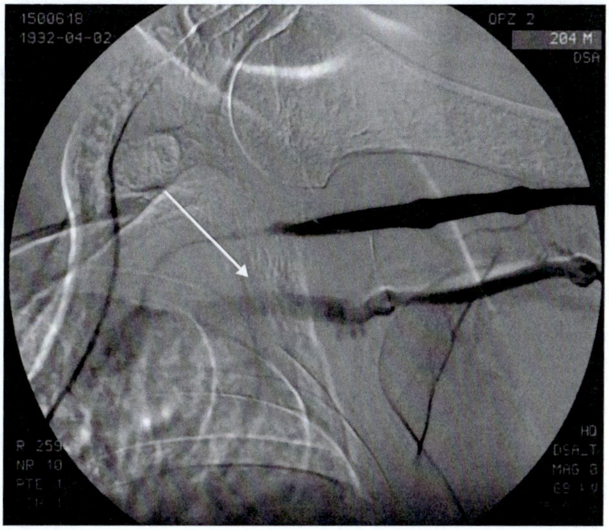

Abb. 13.5 Langstreckige Stenose der V. cephalica (*CAS*: *cephalic arch stenosis*) vor ihrer Einmündung in die V. axillaris

et al. 2016). Deshalb ist die *Cephalic-Arch*-Stenose eine der häufigsten Ursachen für eine Funktionsstörung der nativen Oberarm-AVF (Turmel-Rodrigues et al. 2000; Rajan et al. 2003; Daoui und Asif 2012).

Eine Eigenheit dieser Stenosen ist, dass sie deutlich schlechter auf die Behandlung mit einer PTA ansprechen, indem sie einen größeren Widerstand bei der Dilatation (4,8 % vs. 1,3 %), eine höhere Rate an Gefäßrupturen (14,9 % vs. 8,3 %) und ein kürzeres Intervall zwischen repetitiven Angioplastien (10,6 vs. 18,3 Monate) aufweisen (Turmel-Rodrigues et al. 2000; Sivananthan et al. 2014). Außerdem scheint die Thromboserate bei diesen Patient*innen höher zu sein (Roca-Tey et al. 2009; Hammes et al. 2009). Bei den endovaskulären Verfahren konkurrieren die Stentgraftimplantation und die *High-Pressure*-Angioplastie in Kombination mit *DCB* um die besten Ergebnisse.

Es gibt immer mehr Belege dafür, dass an den Stentgrafträndern später eine neointimale Hyperplasie auftreten kann, welche die Perfusion einschränkt und zu einem Durchgängigkeitsverlust führt. Daher könnte eine Kombination aus Stentgraft mit *DCB* eine zukünftige Option für die Behandlung einer *Cephalic-Arch*-Stenose sein. Die Kombination von *bare metal stents* mit *DCB* wurde aufgegeben (Tang et al. 2020, 2023).

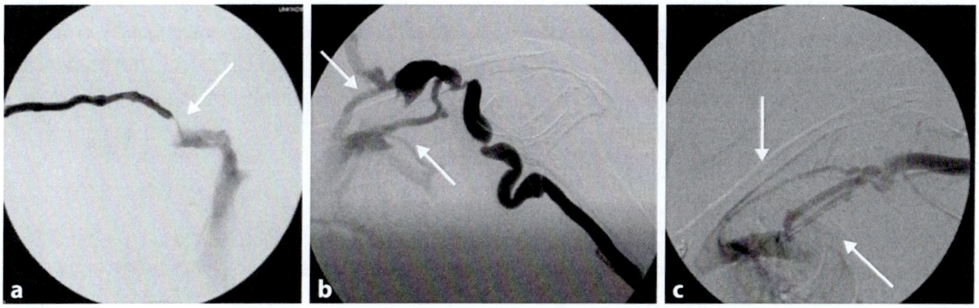

Abb. 13.6 Neben Mündungsvarianten im Bereich des *cephalic arch* kann die Vene vor allem bei einer Obstruktion (**a**) direkt (**a**), über 2 (**b**) oder 3 (**c**) Kollateralen ins tiefe System münden

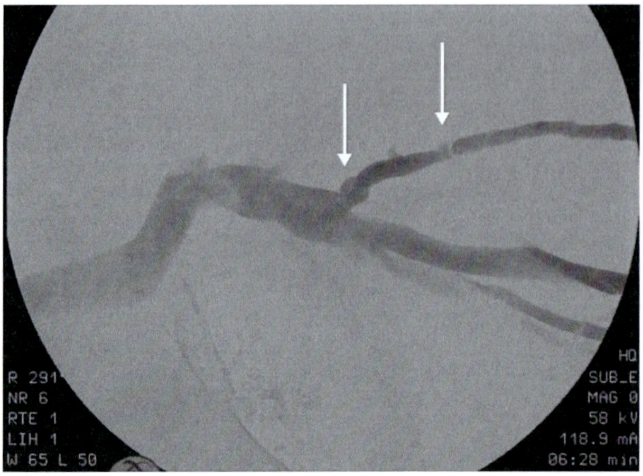

Abb. 13.7 Venenklappen im Bereich des *cephalic arch*

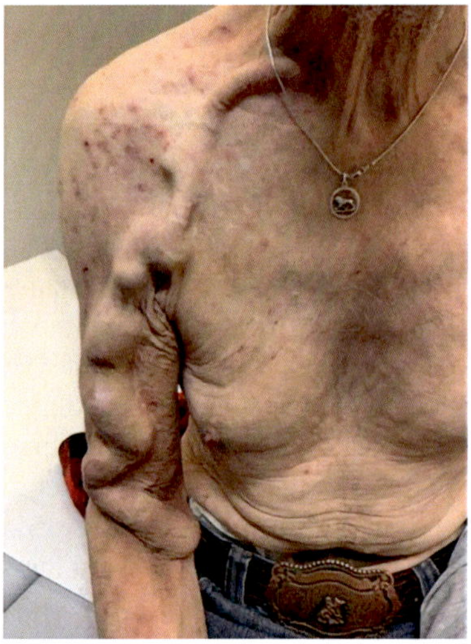

Abb. 13.8 Cephalojugulärer Bypass mittels ringverstärkter 8-mm-PTFE-Prothese 2 Jahre nach Anlage

13

Als meistgenannte chirurgische Alternative steht die axilläre Transposition (*cephalic turn down*) oder die Anlage eines Interponates auf die V. axillaris zur Verfügung. Wobei sich bei letzterem Verfahren auch gehäuft Anastomosenstenosen entwickeln. Weitere Alternativen sind der *jugular vein turn down*, ein cephalojugulärer Bypass oder bei einer massiven Elongation die Resektion des stenosierten Segments mit einer End-zu-End-Neuanastomosierung (Abb. 13.8). Leider ist die Datenlage nicht so umfangreich, um klare Aussagen über Vor- und Nachteile der einzelnen Interventionen machen zu können. Zudem ist die ursächliche Therapie, welche in einer Reduktion des Shuntflussvolumens bestehen könnte, kaum untersucht.

13.3.5 Zentralvenöse Stenosen (Typ-IV-Stenosen)

Als zentrale Venen werden die Abschnitte proximal der Mündung der V. cephalica bezeichnet. Zentralvenöse Stenosen finden sich zunehmend häufig bei Dialysepatient*innen. In der Literatur wird die Häufigkeit mit 2–40 % angegeben (Agarwal et al. 2007; Hernández et al. 1998; Kundu 2010). Bei ausreichender Entwicklung von Kollateralen können sie asymptomatisch sein. Typische Symptome einer klinisch relevanten Stenose sind Schwellungen der betroffenen Extremität, des Gesichts und/oder der ipsilateralen Brust, ein erhöhter Abflusswiderstand mit pulsatilem Shunt, eine verlängerte Blutungszeit nach der Kanülierung, die Entwicklung von AVF-Aneurysmen und eine abnehmende Dialysequalität. In ► Kap. 14 wird ausführlich auf die Diagnostik und Therapie eingegangen.

13.4 Behandlung von Stenosen in Prothesen

Stenosen, welche nach Implantation von Prothesen auftreten, müssen in Bezug auf AVF gesondert betrachtet werden, können aber in Analogie zur von Mickley beschriebenen Klassifikation eingeordnet werden (◘ Tab. 13.1; Mickley 2004). Stenosen in der Prothese lassen sich auf Gefäßnähte, Restthromben, chronische Ablagerungen und transmurale Bindegewebsproliferationen, vor allem in Punktionsarealen, zurückführen (◘ Abb. 13.9). Diese werden den Typ-II-Stenosen zugeordnet (*midgraft stenoses*). Weit häufiger finden sich Engstellen der prothetovenösen Anastomosen (Typ-III-Stenosen), welche durch Complianceprobleme zwischen dem rigiden Graftanteil und der elastischen Vene zur Bildung einer neointimalen Hyperplasie führen (◘ Abb. 13.2c).

Stenosen nach einer Gefäßnaht können einen Teilersatz erforderlich machen, auch die Implantation von Stentgrafts außerhalb der Punktionstrecke in Kombination mit einer *High-Pressure*-PTA ist eine Option. Flussrelevante Restthromben erfordern eine Thrombektomie. Die transmurale Proliferation von Bindegewebe an Punktionsstellen in das Lumen der Prothese wird häufig nach langer Implantationsdauer beobachtet. Bei hämodynamisch wirksamen, meist kurzstreckigen Stenosen dieses Typs ist die segmentale Resektion mit Graftinterposition, wie sie auch für lokal infizierte Grafts beschrieben ist, sinnvoll (siehe ► Kap. 17). Dabei erfolgt bei geraden Interponaten von je einem s-förmigen Längsschnitt aus die anastomosennahe Freilegung der Prothese. Nach anastomosennaher Ausklemmung wird die degenerierte Prothese (teil-)reseziert. Der ehemalige Pro-

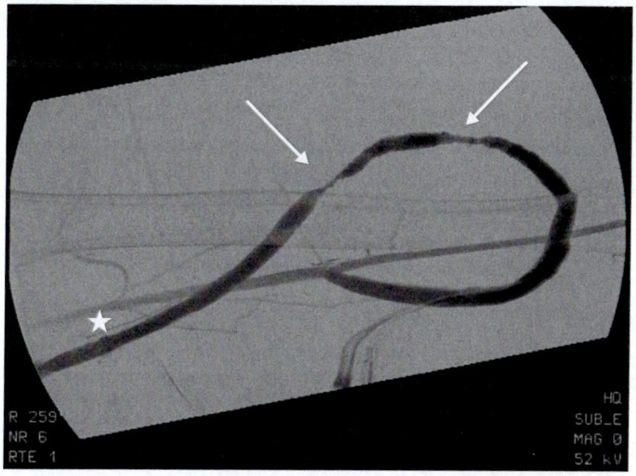

◘ Abb. 13.9 Stenosen (*Pfeil*) in einem AVG bei St. n. prothetovenöser Stentgrafteinlage (*Stern*)

thesenkanal wird durch Nähte verschlossen. Nach Durchzug der neuen Prothese erfolgt die Anastomosierung mit den in situ liegenden Prothesenstümpfen. Die Verwendung primär punktierbarer Prothesen vermeidet die Notwendigkeit von zentralvenösen Kathetern. Bei PTFE-Schlingen-AVG empfiehlt es sich, zunächst nur einen Schenkel der Prothese zu ersetzen und nach vollständiger Einheilung dann den zweiten auszutauschen. Die Verwendung primär punktierbarer Prothesen macht aber auch einen einzeitigen Austausch möglich. Die Indikation zum Austausch der gesamten Prothese besteht bei langstreckiger Beteiligung der Prothese, einer flussrelevanten Lumeneinengung mit Punktionsproblemen und unzureichendem Fluss für eine effektive Hämodialyse.

Zur Behandlung von prothetovenösen Stenosen kann je nach Verfügbarkeit und Know-how ein offenes oder endovaskuläres Verfahren gewählt werden. Bei der chirurgischen Option erfolgt nach der Exploration mit Kontrolle des Ein- und Ausstroms eine Längsinzision über Graft und Vene von genügender Länge, sodass aufgelagertes Material wie bei einer Endarteriektomie entfernt werden kann. Anschließend wird die Inzision mit einem Patch verschlossen (siehe ▶ Kap. 7). Als alternatives Verfahren gewinnt der Einsatz von Stentgrafts zunehmend an Bedeutung. Stentgrafts könnten die Inzidenz von Restenosen verringern, indem sie die Migration glatter Muskelzellen ins Gefäßlumen hemmen. Bei der Behandlung von Anastomosenstenosen zeigt eine multizentrische *RCT* bessere Durchgängigkeitsraten für Stentgrafts im Vergleich zu einer einfachen PTA mit einem anhaltenden, mehr als 2fachen Vorteil gegenüber der PTA im Behandlungsbereich für die *TLPP* und auch der *ACPP* (*access circuit primary patency rate*), welche die generelle Offenheit von Shunts erfasst (Haskal et al. 2016). Dolmatch zeigte zudem, dass die Verwendung von Stentgrafts bei der Therapie solcher Stenosen und auch bei In-Stent-Restenosen (AVG/AVF) sowohl die Interventionsrate senkt als auch finanzielle Vorteile bietet (Dolmatch et al. 2018).

13.5 Behandlung von thrombosierten Gefäßzugängen

Bei Patient*innen mit regelmäßiger Hämodialyse sind Thrombosen von AVF/AVG in der Regel 2–3 Tage alt und der Thrombus somit meist frisch. Dies erleichtert die Behandlung. Bei der Revision ist die Suche nach Ursachen für die Thrombose wichtig. Die Anamnese, die klinische Untersuchung und der intraoperative Befund geben Hinweise darauf. Ein zuvor schwaches Schwirren und niedrige Flussraten während der HD sprechen für ein Inflowproblem.

Ein verlängertes Nachbluten im Punktionsbereich nach einer HD, ein eher pulsatiler Charakter oder ein hoher venöser Rücklaufdruck legen ein Abstromhindernis nahe. Neben der klinischen Untersuchung spielt der vaskuläre Ultraschall eine wichtige Rolle, um bereits vor dem Eingriff das zugrunde liegende Problem einzugrenzen, die Behandlungsstrategie festzulegen und Optionen für eine sekundäre Shuntanlage zu prüfen.

13.5.1 Behandlung von thrombosierten AVF

Für viele Patient*innen ist die Thrombose oftmals der Endpunkt einer längeren Periode eines schlecht funktionierenden Gefäßzuganges. Sie ist zudem oft das letzte Ereignis vor einem Verlust des AV-Zugangs, was mit 65–85 % beziffert wird (Quencer und Friedmann 2017).

Die Behandlung der Thrombose einer nativen AVF sollte so früh wie möglich erfolgen. Mit zunehmender Verzögerung macht das fortschreitende Wachstum des Thrombus die interventionellen und chirurgischen Verfahren komplexer und problematischer im Hinblick auf einen langfristigen Erfolg.

> Eine längere Kontaktzeit zwischen der Oberfläche des Thrombus und der Gefäßwand erhöht das Risiko, dass bei der Thrombektomie die endoluminale Schicht noch weiter geschädigt wird und die lokale Inflammation kurzfristig erneut thrombotische Ereignisse begünstigt.

Thrombektomieverfahren sind bei AVF in der Regel anspruchsvoller als bei AVG. Die Ergebnisse für AVF sind aber besser. Man kann 1-Jahres-Durchgängigkeitsraten von 50 % und sekundäre Durchgängigkeitsraten von 80 % erreichen (Vorwerk 2014).

Die chirurgische Thrombektomie erfolgt mithilfe eines Thrombektomiekatheters, der von Fogarty entwickelt und erstmals 1965 in einer Publikation erwähnt wurde (Fogarty und Cranley 1965). Gelegentlich kann dieses Manöver durch das manuelle, retrograde Auspressen des Thrombosematerials unterstützt werden. Hin und wieder ist aber vorher die Korrektur einer Stenose erforderlich, um die Thrombusmassen hin zur Venotomie pressen zu können.

Das manuelle Auspressen des zuführenden anastomosennahen, arteriellen Shuntanteils (also vor der Venotomie) kann nur eingeschränkt und bei längerer Gefäßstrecke in Erwägung gezogen werden, da hier eine Thrombusdislokation in die distale arterielle Strombahn droht. Diese Gefahr besteht auch bei inkompletter Thrombektomie und retrograder Kontrastmitteldarstellung mit zu hohem Injektionsdruck.

Die Thrombektomie ist Voraussetzung, um das zugrunde liegende Problem zu desmaskieren. Oft kann man mit dem Fogarty-Ballon bereits eine Stenose lokalisieren, weil der Ballon beim Manöver an der Engstelle hängen bleibt. Im Anschluss an eine Thrombektomie ist ein bildgebendes Verfahren wie eine Angiografie oder ein vaskulärer Ultraschall zwingend einzusetzen, um Hinweise für die Ursache der Thrombose zu erhalten. Um eine Engstelle in der gleichen Sitzung zu beseitigen, kommt ein oben beschriebenes offenes oder endovaskuläres Verfahren zu Anwendung. Letztere machen es notwendig, dass die Patient*innen korrekt für das entsprechende Verfahren gelagert sind (im Falle einer Angiografie eine „röntgendurchlässige" Lagerung) respektive die notwendigen Instrumente und Apparate (C-Bogen, Ultraschallgerät) bereitgehalten werden.

Neben der chirurgischen Thrombektomie wurde früher die Thrombolyse zur Demaskierung der Stenose empfohlen (Umanath et al. 2013; Tan et al. 2020; Kitrou et al. 2018b). Zudem sind diverse endovaskuläre Techniken wie die Ballonmazeration mit Anpressen des Thrombusmaterials an die Gefäßwand und die *Push-and-pull*-Thrombektomie sowie Thrombektomiekathetersysteme im Einsatz, welche in der Gefäßmedizin in den verschiedensten Gefäßlokalisationen genutzt werden (◘ Abb. 13.10; Shah und Roy 2022; Sanders et al. 2023). Einige dieser Systeme werden auch mit gutem Erfolg in der Behandlung von thrombosierten Gefäßzugängen eingesetzt. Trotz einer Reihe verschiedener endovaskulärer Ansätze hat sich bisher keines als überlegen erwiesen (Quencer und Friedmann 2017).

Mechanische Thrombektomiedevices hatten lange den Ruf, Gefäßwandschädigungen bei AVF hervorzurufen, ohne dass es dazu veröffentlichte Studien gab. Lajvardi konnte genau das Gegenteil nachweisen. Mechanische Thrombektomiegeräte sind heutzutage außerordentlich sicher und es wurde gezeigt, dass z. B. das Arrow-Trerotola™ PTD® *device* (Teleflex, Wayne, PA, USA) für die Gefäßwand weniger schädlich ist als ein

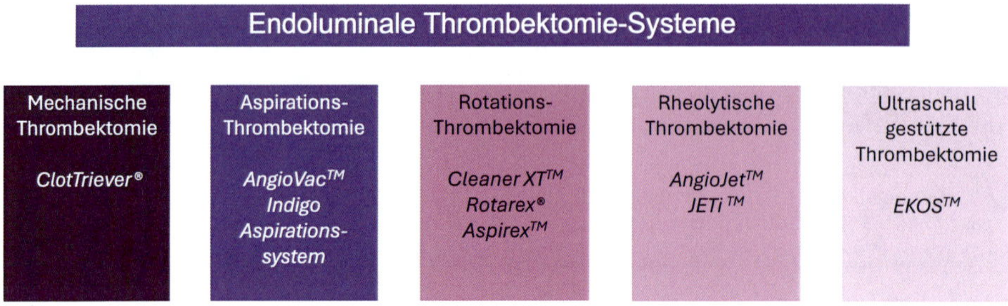

ClotTriever®: Inira Medical; Irvine, CA, USA / AngioVac™: Angiodynamics; Latham, NY, USA / Indigo Aspiration System: Argon Medical Devices; Plano, TX, USA/ Cleaner XT™ Argon Medical Devices; Plano, TX, USA/ Rotarex®: plus medica ag; Hettlingen, Schweiz/ Aspirex™: Becton, Dickinson and Company, Franklin Lakes, NJ, USA / AngioJet™: Boston Scientific; Marlborough, MA, USA/ JETi™ : Abbott; Irvine, CA, USA/ EKOS™: Boston Scientific; Marlborough, MA, USA

Abb. 13.10 Heute verwendete endoluminale Thrombektomiesysteme. (Mod. nach Shah und Roy 2022)

Thrombektomieballonkatheter (Lajvardi et al. 1995). Trotz allem kann der unsachgemäße Gebrauch eines Systems zu Gefäßläsionen führen.

13.5.2 Behandlung von thrombosierten AVG

Im Gegensatz zur AVF-Thrombose ist die Behandlung einer AVG-Thrombose weniger dringend, aber sie sollte so zeitnah erfolgen, dass eine nächste HD ohne Nutzung eines zentralvenösen Katheters möglich ist.

Wichtig ist die ideale Platzierung der Inzision(en). Das Kanülierungsareal sollte geschont werden, die Möglichkeit zur Korrektur vermuteter Stenosen gegeben sein und im Bedarfsfall sollten die Anastomosen exploriert werden können. Bei geraden Prothesen legen wir diese, je nach sonografischem Befund, anastomosennahe frei, bei *Loop*-AVG häufig in der Konvexität, da diese bei der Dialyse meist nicht als Punktionsareal genutzt wird. Die offene chirurgische Thrombektomie wird in der Regel mit einem Thrombektomiekatheter nach Fogarty durchgeführt.

Bei *Loop*-AVG wird zuerst der venöse Schenkel thrombektomiert. Bei der Entfernung des arteriellen Thrombusanteils sollte am Thrombusende eine konkave und hellere Abschlussfläche zu sehen sein (Abb. 13.11). Fehlt diese, besteht bei der retrograden Angiografie das Risiko, den Restthrombus in die arterielle Strombahn zu dislozieren. Beim Durchzug des Katheters kann der erfahrene Operateur bereits abschätzen, wo eine Stenose lokalisiert ist.

Um altes, bereits fibrosiertes Material von der Prothesenwand zu lösen, kann der Einsatz eines *Fogarty®-Graft-Thrombectomy*-Katheters (früher Edwards Lifesciences, heute Becton, Dickinson and Company, Franklin Lakes, NJ, USA) hilfreich sein (Abb. 13.12). Bei diesem Katheter kann in der Prothese eine Drahtspirale ausgefahren werden, welche es erlaubt, das adhärente Material von der Wand zu schaben. Der Katheter darf aber nicht in nativen Gefäßen zur Anwendung kommen, weshalb es im Gefäß proximal der venösen Anastomose schwierig sein kann, ein genügend großes Lumen zu schaffen. Bei Prothesenshunts braucht es nach der erfolgten Thrombektomie obligat

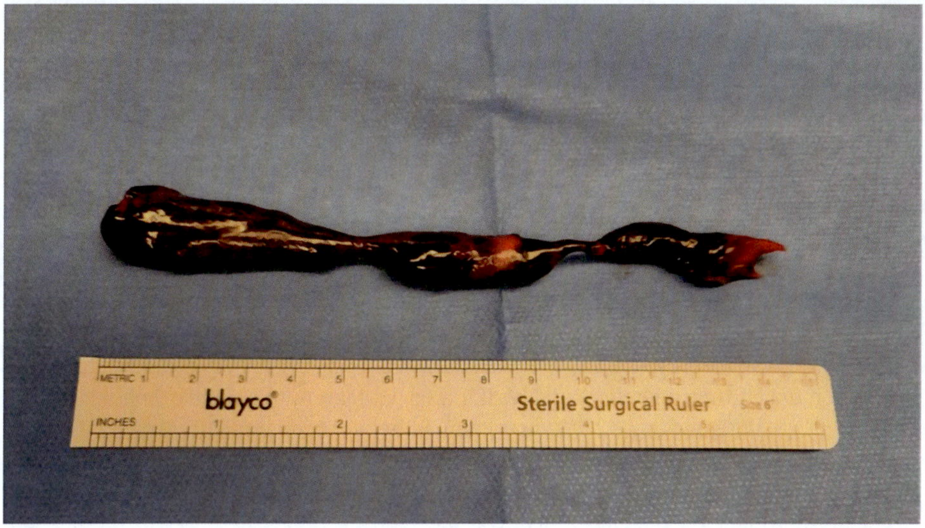

Abb. 13.11 Extrahierter Thrombus mit typisch konkavem Thrombusende im Bereich der arteriellen Anastomose

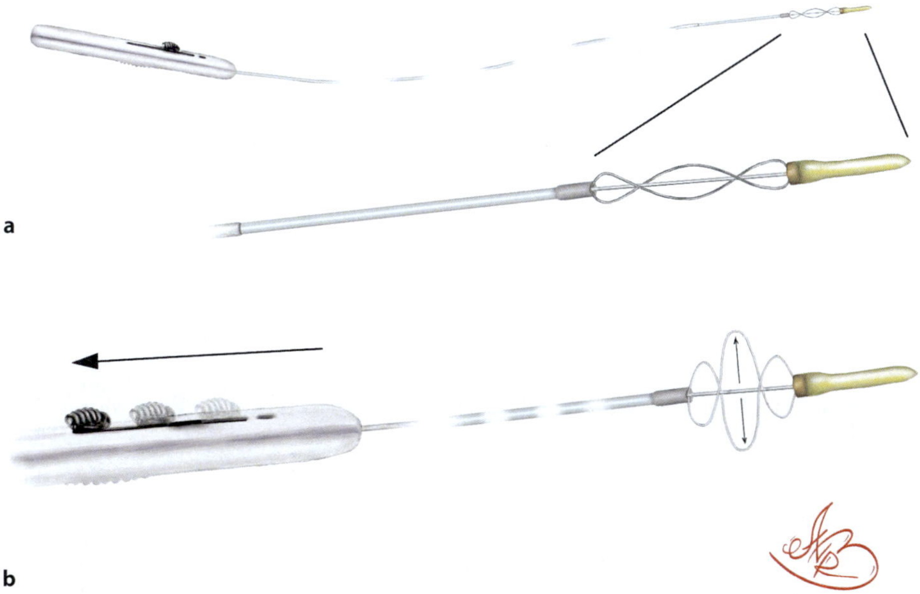

Abb. 13.12 Der *Fogarty®-Graft-Thrombectomy*-Katheter wird geschlossen (**a**) ins Lumen eingeführt und zur Thrombektomie die Drahtspirale aufgespannt, (**b**) um den Thrombus mobilisieren zu können

eine intraoperative Angiografie, damit aufgedeckte Stenosen oder sonstige Pathologien in der gleichen Sitzung korrigiert werden können. Neben der Patchplastik kommen im wesentlichen endovaskuläre Verfahren in Betracht, wie sie bereits bei der Behandlung von Shuntstenosen aufgeführt wurden.

Thrombektomien von AVG werden zunehmend interventionell durchgeführt. Früher mittels einer alleinigen Thrombolyse mit weniger guten Ergebnissen, heute immer häufiger durch die Verwendung von mechanischen Thrombektomiesystemen (Matsuura et al. 2018; Almehmi et al. 2022; Sanders et al. 2023). So entwickelten sich zunehmend mechanische und hybride Techniken, um einen Prothesenshunt rein interventionell rekanalisieren zu können (◘ Abb. 13.10). Es sei an dieser Stelle auf die Homepage des American College of Surgeons (▶ https://gravitas.acr.org/ppts; letzter Zugriff 20.08.2025) verwiesen, die die Empfehlungen zur endovaskulären Versorgung von thrombosierten und dysfunktionalen Dialysezugängen ständig aktualisiert.

Die Expertise der behandelnden Ärztin/des behandelnden Arztes und die Möglichkeiten der Institution sind entscheidend für den Erfolg des verwendeten Thrombektomiesystems. Es existiert bis dato kein Standardverfahren. Chan N et al. und Green LD et al. haben die chirurgischen und endovaskulären Verfahren wissenschaftlich verglichen (Chan et al. 2019; Green et al. 2002) und konnten bei der primären Offenheitsrate in den ersten 3 Monaten keinen Unterschied finden. Langfristig schnitt aber die chirurgische Therapie bezüglich der Offenheitsraten besser ab. Kuhan et al. zeigten hingegen in einer Metaanalyse, welche 6 *RCT* einschloss, dass die endovaskuläre Therapie im Hinblick auf die primäre und primär unterstützte Durchgängigkeit nach einem Jahr im Vergleich zur chirurgischen Thrombektomie ähnliche Ergebnisse liefert (Kuhan et al. 2013). Leider war die endovaskuläre Thrombektomie in der Vergangenheit mit einer höheren technischen Versagensrate im Vergleich zum chirurgischen Vorgehen behaftet (Sands et al. 1994; Beathard et al. 1995; Beathard et al. 1996; Haage et al. 2000; Uflacker et al. 2004).

Neuere Daten aus dem *Swedish Renal Access Registry* zeigen einen kurz- und langfristigen Nutzen zugunsten der endovaskulären Verfahren. Eingeschlossen wurden 904 Patient*innen mit einer Thrombose eines arteriovenösen Gefäßzuganges (54 % AVF, 35 % Oberarmzugänge). Das Durchschnittsalter der Population betrug 62 Jahre; 33 % hatten einen Diabetes mellitus und 60 % waren Frauen (Lundstöm et al. 2022).

Im klinischen Alltag gibt es eine Reihe relevanter Kontraindikationen für ein endovaskuläres Verfahren zu beachten (Redmond und Clark 2014; Ward et al. 1995; Briefel et al. 1999; folgende Übersicht).

13

Kontraindikationen für endovaskuläre Verfahren von thrombosierten Shunts

- Infizierter Shunt
- Thrombose bei gleichzeitiger ipsilateraler distaler Hypoperfusion
- Größere aneurysmatische AVF mit hoher Thrombuslast
- Thrombose mit Ulzerationen im Punktionsbereich
- Rezidivthrombose (mehr als 2 PTA in einem Zeitraum von 3 Monaten oder 2-malige Thrombektomie innerhalb eines Monats)
- Rechts-links-Shunt wegen des Risikos arterieller Embolie, z. B. Apoplex
- Hämodynamisch instabile Patient*innen wegen des Risikos einer Lungenembolie mit konsekutivem akutem Rechtsherzversagen oder kardialer Dekompensation bei plötzlich ansteigendem Herzzeitvolumen
- Eingeschränkte kardiopulmonale Reserve wegen des Risikos einer Lungenembolie mit akutem Rechtsherzversagen
- Thrombosierte *High-Flow*-Fisteln bei Patienten mit *High-Output*-Herzversagen
- Thrombosierte *Full-Metal-Jacket*-AVF

13.6 Überlegungen zur Gerinnungshemmung

Abweichungen von der physiologischen Norm treten bei HD-Patient*innen gehäuft auf und verstärken die Neigung zu Thrombosen. Solche Faktoren sind: ein erhöhtes Serumfibrinogen, Anticardiolipin- und/oder Lupusantikörper, der von-Willebrand-Faktor und der prokoagulierende Faktor VIII. In der Vergangenheit haben viele Studien ohne Erfolg versucht, abweichende Gerinnungsparameter mit AVG-Thrombosen in Verbindung zu bringen. Allerdings untersuchten O'Shea et al. 31 Patienten, die wiederholt Thrombosen erlitten hatten, und stellten fest, dass 90 % der Patienten einen erhöhten Faktor-VIII-Spiegel, 62 % ein erhöhtes Fibrinogen und 42 % ein erhöhtes C-reaktives Protein aufwiesen. Die Suche nach Gerinnungsstörungen kann ressourcenintensiv und frustrierend sein. Die HD selbst kann durch den extrakorporalen Kreislauf die Thrombozyten aktivieren und eine Proteinurie kann ebenfalls Gerinnungsstörungen begünstigen (O'Shea et al. 2003).

Hinweise auf eine Hyperkoagulabilität bei den Patient*innen können Thrombosen der tiefen Beinvenen, wiederholte Thrombosen eines Dialysezugangs unter optimalen hämodynamischen Bedingungen oder auch eine positive Familienanamnese sein. Patient*innen mit AVF/AVG bedürfen unter physiologischen Kreislaufverhältnissen, bei einem adäquaten Shuntfluss und physiologischer Gerinnungssituation in der Regel keiner medikamentösen Beeinflussung der Gerinnung. Eine *off-label* Antikoagulation mit einem *INR*-Zielwert um 2,5–3 oder die Gabe von Faktor-Xa-Inhibitoren ist bei Patient*innen mit relevanten wandständigen Restthromben, einer bereits nachgewiesenen Hyperkoagulabilität, bei einem arterioarteriellen Interponat oder bei einer ausgeprägten Hypotonie (24 h Blutdruckmessung, RR < 80 mmHg systolisch) zu prüfen. Diese Personen müssen zuvor eingehend über die Risiken einer Blutverdünnung aufgeklärt werden. Es ist trotz mehrerer Studien nicht gesichert, dass Thrombozytenaggregationshemmer die Thromboserate von AVF und AVG positiv beeinflussen (Palmer et al. 2013a und 2013b; Chan et al. 2009; Coleman et al. 2010; Hiremath et al. 2009; MacRae et al. 2016).

13.7 Fazit

- Stenosen von AVF und AVG führen zu einem verminderten Shuntfluss mit Verschlechterung der Dialysequalität und bedürfen einer zeitgerechten Intervention, um eine Thrombosierung mit drohendem Verlust des Zuganges zu verhindern.
- Shearstress mit der Folge einer neointimalen Hyperplasie, wiederholte Punktionen und mechanische Belastung führen zu Stenosen, was das Risiko für Thrombosen erhöht, insbesondere wenn zusätzlich eine Hyperkoagulabilität oder Hypotonie vorliegt.
- Einfache Stenosen werden mit einer PTA unter Einsatz von Hochdruckballons, *scoring* oder *cutting balloons* versorgt. Bei wiederkehrenden Stenosen ist der Einsatz von *drug coated balloons* oder Stentgrafts eine Option. Nicht zu vergessen sind auch chirurgische Optionen wie eine Patchplastik, eine Neuanastomosierung oder die Implantation eines Interponates.
- Bei Thrombosen werden heute neben der chirurgischen Thrombektomie auch reine endovaskuläre Verfahren unter Einsatz verschiedenster *devices* durchgeführt, teils auch in Kombination mit der Anwendung von Pharmaka.
- Eine der Thrombose ursächlich zugrunde liegende Stenose muss immer mitbehandelt werden.

Kommentar

Matteo Tozzi, Marco Franchin

Der Beitrag von Steinke bietet eine detaillierte und methodische Übersicht von Gefäßzugangsstenosen, insbesondere im Zusammenhang mit Shunts, wobei der Schwerpunkt auf diagnostischen Standards, interventionellen Ansätzen und ergebnisorientierten Entscheidungen liegt. Das Kapitel skizziert klinische Szenarien mit Klarheit und Präzision und geht auf die Notwendigkeit individueller Strategien bei der Behandlung von stenotischen Läsionen ein. Während der Text umfassend die Lokalisierung von Stenosen und ihre Auswirkungen auf die Zugangsfunktion untersucht, bleibt die tiefere Integration der morphologischen Charakterisierung eine neue – und inzwischen unverzichtbare – Dimension in diesem Bereich.

Das klassische Paradigma, das lange Zeit die anatomische Lage einer Stenose betonte (z. B. juxtaanastomotisch versus *outflow*, arteriell versus venös), hat sich schrittweise zu einer nuancierteren Interpretation der Morphologie von Stenosen entwickelt. Es wurde erkannt, dass ähnliche anatomische Lokalisationen zu deutlich unterschiedlichen klinischen Verläufen führen können. Steinke erkennt diesen Wandel implizit an, wenn er die unterschiedliche Wirksamkeit von Interventionen wie der perkutanen transluminalen Angioplastie, der Stenteinlage oder von chirurgischen Revisionen diskutiert. Der Einbezug morphofunktioneller Deskriptoren, insbesondere solcher, die mittels hochauflösender Duplexsonografie oder Angioskopie gewonnen werden können, würde die klinische Beurteilung weiter verfeinern und das therapeutische Ansprechen besser vorhersagen.

In der Tat zeigt die jüngste Literatur, dass nicht alle Stenosen gleich sind: Fokale fibrotische Verengungen verhalten sich anders als eine entzündliche Intimahyperplasie. Kanülierungsbedingte mechanische Traumata unterscheiden sich von einem hämodynamisch bedingtem *remodelling*. In einer Studie von Franchin et al. wurde eine Klassifizierung von Kanülierungsschäden bei arteriovenösen Prothesen vorgeschlagen, die spezifische echogene Muster und Wandstörungen mit den zugrunde liegenden biologischen Mechanismen in Verbindung bringt – wie z. B. die Infiltration mononukleärer Zellen durch punktionsbedingte Defekte der Grafts anstelle der traditionellen Intimamigration (Franchin et al. 2025). Diese Ergebnisse deuten darauf hin, dass der Ursprung und die strukturelle Zusammensetzung der Stenose für sich genommen prognostische Indikatoren für den Verlust der Durchgängigkeit und das Wiederauftreten der Stenose sein können, unabhängig von ihrer Lage.

Steinkes strukturierter Ansatz für die Diagnostik hebt zu Recht die Gefäßsonografie (*B-mode* und *PWD*) als Eckpfeiler hervor. Die Interpretation der Sonografiedaten könnte jedoch durch eine standardisierte Beschreibung von Wandverdickung (*B-mode*), Echogenität (*B-mode*), Flussbeschleunigungsprofilen (*PWD*) und Symmetrie (*B-mode*) der Läsion verbessert werden. Die Übersichtsarbeit von Veneziano et al. unterstützt diese Ansicht, indem sie hervorhebt, dass routinemäßige Kontrollen mittels Gefäßsonografie nicht nur die frühzeitige Erkennung subklinischer Stenosen ermöglicht, sondern auch die Kategorisierung von Läsionen auf Grundlage ihres Progressionspotenzials (Veneziano et al. 2025). Ihre Studie korreliert morphologische Merkmale mit der hämodynamischen Bedeutung von Läsionen und plädiert für maßgeschneiderte Interventionsschwellen.

Diese morphofunktionellen Erkenntnisse sind besonders wichtig, wenn es um die Wahl der Interventionsmodalität geht. Steinke gibt einen sorgfältigen Überblick über die Verwendung von *DCB*, beschichteten Stents und chirurgischen Revisionen – und stellt zu

Recht fest, dass *DCB* eine immer wichtigere Rolle bei der Behandlung von Restenosen spielen. Wie jedoch in mehreren neueren Studien dokumentiert, kann das Ansprechen auf eine Intervention mit *DCB* je nach histologischem Substrat der Läsion erheblich variieren. So können zum Beispiel fibrokalzifizierte Stenosen mit geringer Zellaktivität nur begrenzt auf antiproliferative Wirkstoffe ansprechen, während hyperplastische Läsionen mit aktiver Proliferation glatter Muskelzellen stärker davon zu profitieren scheinen. Daher könnte eine auf die Morphologie abgestützte Stratifizierung die Entscheidung erleichtern, ob eine *DCB*, eine Hochdruck-PTA oder mechanisches Debulking durchgeführt werden soll.

In Steinkes Diskussion über Rezidivstenosen und zum Verlust von Gefäßzugängen wird die korrekte Praxis der Kanülierung zu wenig betont. Besonders bei AVG wird das Trauma der Kanülierung zunehmend als zentraler Auslöser für Entzündungsreaktionen und für das Eindringen von Immunzellen in die Wand und die nachfolgende Entwicklung von Stenosen erkannt.

Franchins experimentelle Arbeit, welche auf klinischen und histologischen Korrelationen basiert, legt nahe, dass das „Kanülierungsgedächtnis" von AVG – also die kumulative mechanische Belastung – eine systematische Dokumentation und Berücksichtigung in Nachsorgeprotokollen verdient (Franchin et al. 2025).

Ein weiterer wichtiger Aspekt, der im Kapitel angesprochen wird, ist die Bedeutung eines multidisziplinären Shuntteams, wie es die KDOQI und die ESVS in ihren Richtlinien zu Gefäßzugängen empfehlen. Die Integration einer strukturierten morphologischen Analyse durch gemeinsame gefäßsonografische Evaluationen und standardisierte Bildgebungsberichte, welche mehr als nur auf Geschwindigkeitsverhältnisse achten, würde die Aufgaben solcher Teams in wertvoller Art und Weise ergänzen.

Zusammenfassend gibt das Kapitel von Steinke einen soliden und klinisch fundierten Überblick über das Management von stenosierenden Prozessen bei Shunts. Es deckt die Schlüsselelemente von der diagnostischen Überwachung bis hin zur Wahl des Zeitpunkts und der Modalität des Eingriffs ab. Um die oben genannten Erkenntnisse zu verbreiten, sollten zukünftige Ausgaben von Leitlinien und Buchkapitel den Paradigmenwechsel von der topografischen zur morphologischen Charakterisierung von Stenosen berücksichtigen. Wie neue Klassifikationen und klinische Beobachtungen zeigen, ermöglicht dieser Wechsel eine präzisere Vorhersage der Ergebnisse, eine bessere Stratifizierung der Patient*innen und einen effektiveren Einsatz der verfügbaren Technologien. Dieser Ansatz wird der individualisierten Medizin Schub verleihen und eine nachhaltige Versorgung von Dialysepatient*innen mit einer Shuntanlage ermöglichen.

Wichtige Publikationen der Kommentatoren Matteo Tozzi, Marco Franchin

1. Tozzi M, De Letter J, Krievins D, Jushinskis J, D'Haeninck A, Rucinskas K, Miglinas M, Baltrunas T, Nauwelaers S, De Vriese AS, Moll F, Vermassen F (2025) First-in-human feasibility study of the aXess graft (aXess-FIH): 6-Month results. J Vasc Access 26(2):502–509. https://doi.org/10.1177/11297298231220967
2. Tozzi M, Franchin M, Ietto G, Soldini G, Carcano G, Castelli P, Piffaretti G (2014) Initial experience with the Gore® Acuseal graft for prosthetic vascular access. J Vasc Access 15(5):385–390. https://doi.org/10.5301/jva.5000276
3. Tozzi M, Franchin M, Ietto G, Soldini G, Chiappa C, Carcano G, Castelli P, Piffaretti G (2014) A modified stapling technique for the repair of an aneurysmal autogenous arteriovenous fistula. J Vasc Surg 60(4):1019–23. https://doi.org/10.1016/j.jvs.2014.04.012

Literatur

Agarwal AK, Patel BM, Haddad NJ (2007) Central vein Stenosis: a Nephrologist's perspective. Semin Dial 20:53–62

Almehmi A et al (2022) Endovascular management of Thrombosed dialysis vascular circuits. Semin intervent Radiol 39:14–22

Aruny JE et al (2003) Quality improvement guidelines for percutaneous management of the thrombosed or dysfunctional dialysis access. J Vasc Interv Radiol 14:S247–S253

Asif A et al (2005) Inflow stenosis in arteriovenous fistulas and grafts: a multicenter, prospective study. Kidney Int 67:1986–1992

Beathard GA et al (1995) Thrombolysis versus surgery for the treatment of thrombosed dialysis access grafts. J Am Soc Nephrol 6:1619–1624

Beathard GA, Welch BR, Maidment HJ (1996) Mechanical thrombolysis for the treatment of thrombosed hemodialysis access grafts. Radiology 200:711–716

Briefel GR, Regan F, Petronis JD (1999) Cerebral embolism after mechanical thrombolysis of a clotted hemodialysis access. Am J Kidney Dis 34:341–343

Caro CG, Pedley TJ, Schroter RC, Seed WA, Parker KH (2011) The mechanics of the circulation. Cambridge University Press https://doi.org/10.1017/CBO9781139013406

Celepci H, Brenner E (2011) Position of valves within the subclavian and axillary veins. J Vasc Surg 54:70S–76S

Chan KE, Lazarus JM, Thadhani R, Hakim RM (2009) Anticoagulant and antiplatelet usage associates with mortality among hemodialysis patients. J Am Soc Nephrol 20:872–881

Chan N, Wee I, Soong TK, Syn N, Choong AMTL (2019) A systematic review and meta-analysis of surgical versus endovascular thrombectomy of thrombosed arteriovenous grafts in hemodialysis patients. J Vasc Surg 69:1976–1988.e7

Coleman CI et al (2010) Antiplatelet agents for the prevention of arteriovenous fistula and graft thrombosis: a meta analysis. Int J Clin Pract 64:1239–1244

Daoui R, Asif A (2012) Cephalic arch stenosis: mechanisms and management strategies. Semin Nephrol 32:538–544

Dariushnia SR et al (2016) Quality improvement guidelines for percutaneous image-guided management of the thrombosed or dysfunctional dialysis circuit. J Vasc Interv Radiol 27:1518–1530

DePietro DM, Trerotola SO (2023) Choosing the right treatment for the right lesion, part I: a narrative review of the role of plain balloon angioplasty in dialysis access maintenance. Cardiovasc Diagn Ther 13:212–232

Dolmatch B, Hogan A, Ferko N (2018) An economic analysis of stent grafts for treatment of vascular access stenosis: point-of-care and medicare perspectives in the United States. J Vasc Interv Radiol 29:765–773.e2

Dolmatch B et al (2023) Prospective, randomized, multicenter clinical study comparing a self-expanding covered stent to percutaneous transluminal angioplasty for treatment of upper extremity hemodialysis arteriovenous fistula stenosis. Kidney Int 104:189–200

Duijm LEM et al (2006) Inflow stenoses in dysfunctional hemodialysis access fistulae and grafts. Am J Kidney Dis 48:98–105

Falk A, Maya ID, Yevzlin AS (2016) A prospective, randomized study of an expanded polytetrafluoroethylene Stent graft versus balloon angioplasty for in-stent restenosis in Arteriovenous grafts and fistulae: two-year results of the RESCUE study. J Vasc Interv Radiol 27:1465–1476. https://doi.org/10.1016/j.jvir.2016.06.014

Fogarty TJ, Cranley JJ (1965) Catheter technic for arterial embolectomy. Ann Surg 161:325–330

Franchin M, Vergani B, Huber V et al (2025) Proposal of a classification of cannulation damage in vascular access grafts based on clinical, ultrasound, and microscopic observations. J Vasc Access 26:852–861. https://doi.org/10.1177/11297298241248263

García-Medina J, Maldonado-Cárceles AB, García-Alfonso JJ, Árense-Gonzalo JJ, Torres-Cantero AM (2021) Stent graft deployment in haemodialysis fistula: patency rates in partially thrombosed aneurysm and residual thrombi. Clin Kidney J 14:814–819

Gilbert J, Rai J, Kingsmore D, Skousen J, Ptohis N (2021) First clinical results of the Merit WRAPSODYTM cell-impermeable endoprosthesis for treatment of access circuit stenosis in haemodialysis patients. Cardiovasc Intervent Radiol 44:1903–1913

Green LD, Lee DS, Kucey DS (2002) A metaanalysis comparing surgical thrombectomy, mechanical thrombectomy, and pharmacomechanical thrombolysis for thrombosed dialysis grafts. J Vasc Surg 36:939–945

Haage P et al (2000) Percutaneous treatment of thrombosed primary arteriovenous hemodialysis access fistulae. Kidney Int 57:1169–1175

Hammes MS, Boghosian ME, Cassel KW, Funaki B, Coe FL (2009) Characteristic differences in cephalic arch geometry for diabetic and non-diabetic ESRD patients. Nephrol Dial Transplant 24:2190–2194

Harduin LO et al (2024) Safety and performance of a cell-impermeable endoprosthesis for hemodialysis vascular access outflow Stenosis: a Brazilian multicenter retrospective study. Cardiovasc Intervent Radiol 47:1057–1065

Haskal ZJ et al (2016) Prospective, randomized, concurrently-controlled study of a Stent graft versus balloon angioplasty for treatment of Arteriovenous access graft stenosis: 2-year results of the RENOVA study. J Vasc Interv Radiol 27:1105–1114.e3

Hernández D et al (1998) Subclavian vascular access stenosis in dialysis patients. J Am Soc Nephrol 9:1507–1510

Hiremath S, Holden RM, Fergusson D, Zimmerman DL (2009) Antiplatelet medications in hemodialysis patients. Clin J Am Soc Nephrol 4:1347–1355

Hoffer EK, Sultan S, Herskowitz MM, Daniels ID, Sclafani SJA (1997) Prospective randomized trial of a metallic Intravascular stent in hemodialysis graft maintenance. J Vasc Interv Radiol 8:965–973

Iimura A, Nakamura Y, Itoh M (2003) Anatomical study of distribution of valves of the cutaneous veins of adult's limbs. Ann Anat – Anat Anz 185:91–95

Jaberi A et al (2007) Risk factors for the development of cephalic arch stenosis. J Vasc Access 8:287–295

Karunanithy N et al (2021) A multicenter randomized controlled trial indicates that paclitaxel-coated balloons provide no benefit for arteriovenous fistulas. Kidney Int 100:447–456

Kian K, Asif A (2008) Cephalic arch Stenosis. Semin Dial 21:78–82

Kitrou PM et al (2018a) Lysis-assisted balloon (LAB) Thrombectomy. A declotting technique for the treatment of thrombosed arteriovenous dialysis grafts. 5-year experience of 241 Endovascular procedures. Cardiovasc Intervent Radiol 41:245–252

Kitrou PM, Katsanos K, Papadimatos P, Spiliopoulos S, Karnabatidis D (2018b) A survival guide for endovascular declotting in dialysis access: procedures, devices, and a statistical analysis of 3,000 cases. Expert Rev Med Devices 15:283–291

Krönung G (2009) Die protektive Shuntvenenstenose I – Induktion und Erhalt der Plusentgleisung. Dial Aktuell 13:318–321

Kuhan G et al (2013) A meta-analysis of randomized trials comparing surgery versus endovascular therapy for thrombosed arteriovenous fistulas and grafts in hemodialysis. Cardiovasc Intervent Radiol 36:699–705

Kundu S (2010) Review of central venous disease in hemodialysis patients. J Vasc Interv Radiol 21:963–968

Lajvardi A, Trerotola SO, Strandberg JD, Sanfilippo MA, Magee C (1995) Evaluation of venous injury caused by a percutaneous mechanical thrombolytic device. Cardiovasc Intervent Radiol. https://doi.org/10.1007/bf00204145

Lee HS et al (2019) Anatomical variants of upper arm veins on preoperative mapping venography for hemodialysis access in Korean adults. J Vasc Access 20:270–275

Lok CE et al (2020) KDOQI clinical practice guideline for vascular access: 2019 update. Am J Kidney Dis 75:S1–S164

Lookstein R et al (2023) IN.PACT AV access randomized trial of drug-coated balloons for dysfunctional arteriovenous fistulae: clinical outcomes through 36 months. J Vasc Interv Radiol 34:2093–2102.e7

Lundström UH, Welander G, Carrero JJ, Hedin U, Evans M (2022) Surgical versus endovascular intervention for vascular access thrombosis: a nationwide observational cohort study. Nephrol Dial Transplant 37:1742–1750

MacRae JM et al (2016) Arteriovenous access failure, stenosis, and thrombosis. Can J Kidney Health Dis. https://doi.org/10.1177/2054358116669126

Matsuura K, Gotoh Y, Sadaoka S, Takase K, Narimatsu Y (2018) Guidelines for basic techniques in vascular access intervention therapy (VAIVT). Interv Radiol 3:28–43

Mickley V (2004) Stenosis and thrombosis in haemodialysis fistulae and grafts: the surgeon's point of view. Nephrol Dial Transplant 19:309–311

O'Shea SI, Lawson JH, Reddan D, Murphy M, Ortel TL (2003) Hypercoagulable states and antithrombotic strategies in recurrent vascular access site thrombosis. J Vasc Surg 38:541–548

Palmer SC et al (2013a) Antiplatelet agents for chronic kidney disease. In: Palmer SC (Hrsg) Cochrane Database of Systematic Reviews. Wiley, Chichester https://doi.org/10.1002/14651858.CD008834.pub2

Palmer SC et al (2013b) Antiplatelet therapy to prevent hemodialysis vascular access failure: systematic review and meta-analysis. Am J Kidney Dis 61:112–122

Peregrin JH, Roček M (2007) Results of a peripheral cutting balloon prospective multicenter European registry in hemodialysis vascular access. Cardiovasc Intervent Radiol 30:212–215

Quencer KB, Friedman T (2017) Declotting the Thrombosed access. Tech Vasc Interv Radiol 20:38–47

Quinn SF et al (1995) Percutaneous transluminal angioplasty versus endovascular stent placement in the treatment of venous stenoses in patients undergoing hemodialysis: intermediate results. J Vasc Interv Radiol 6:851–855

Rajan DK, Clark TWI, Patel NK, Stavropoulos SW, Simons ME (2003) Prevalence and treatment of cephalic arch stenosis in dysfunctional autogenous hemodialysis fistulas. J Vasc Interv Radiol 14:567–573

Rajan DK et al (2007) Ultrahigh-pressure versus high-pressure Angioplasty for treatment of venous Anastomotic stenosis in hemodialysis grafts: is there a difference in patency? J Vasc Interv Radiol 18:709–714

Rajan DK et al (2016) Elastic recoil after balloon Angioplasty in hemodialysis accesses: does it actually occur and is it clinically relevant? Radiology 279:961–967

Redmond JW, Clark TWI (2014) When not to perform percutaneous thrombectomy of a clotted native fistula. Endovasc Today 13(43–44):46–47

Rhodes ES, Silas AM (2005) Dialysis needle puncture of Wallgrafts placed in polytetrafluoroethylene hemodialysis grafts. J Vasc Interv Radiol 16:1129–1134

Roca-Tey R, Samón R, Ibrik O, Giménez I, Viladoms J (2009) Functional profile of cephalic arch stenosis. Nefrologia 29:350–353

Salman L, Asif A (2010) Stent graft for nephrologists. Clin J Am Soc Nephrol 5:1347–1352

Sanders T et al (2023) Tips, tricks and pitfalls for Thrombosed AVFs. Endovasc Today 22(6):45–50

Sands JJ, Patel S, Plaviak DJ, Miranda CL (1994) Pharmacomechanical thrombolysis with Urokinase for treatment of thrombosed hemodialysis access grafts. Asaio J 40:M886–M888

Schmidli J et al (2018) Editor's choice – vascular access: 2018 clinical practice guidelines of the European society for vascular surgery (ESVS). Eur J Vasc Endovascular Surg 55:757–818

Schürmann K et al (1995) Puncture of stents implanted into veins and arteriovenous fistulas: an experimental study. Cardiovasc Intervent Radiol 18:383–390

Shah KJ, Roy TL (2022) Catheter-directed interventions for the treatment of lower extremity deep vein thrombosis. Life 12:1984

Sivananthan G, Menashe L, Halin NJ (2014) Cephalic arch stenosis in dialysis patients: review of clinical relevance, anatomy, current theories on etiology and management. J Vasc Access 15:157–162

Tan RY et al (2020) Outcomes of endovascular salvage of clotted arteriovenous access and predictors of patency after thrombectomy. J Vasc Surg 71:1333–1339

Tang T et al (2020) Helical stent (SUPERATM) and drug-coated balloon (Passeo-18 LuxTM) for recurrent cephalic arch stenosis: rationale and design of arch V SUPERA-LUX Study. J Vasc Access 21:504–510

Tang TY et al (2023) Use of the helical SUPERATM stent and Passeo-18 LuxTM drug-coated balloon to treat recurrent cephalic arch stenosis for dysfunctional brachiocephalic fistulas: 1 year results of the Arch V SUPERA-LUX study. J Vasc Access 24:591–598

Thomas SD, Peden S, Crowe P, Varcoe RL (2019) Interwoven Nitinol stents to treat radiocephalic Anastomotic Arteriovenous fistula stenosis. J Endovascular Ther 26:394–401

Thomas SD et al (2023) Long-term results of interwoven Nitinol Stents to treat the radiocephalic anastomotic arteriovenous fistula stenosis. J Endovascular Ther 30:176–184

Trerotola SO, Saad TF, Roy-Chaudhury P (2020) The Lutonix AV randomized trial of paclitaxel-coated balloons in Arteriovenous fistula Stenosis: 2-year results and subgroup analysis. J Vasc Interv Radiol 31:1–14.e5 (Lutonix AV Clinical Trial Investigators)

Turmel-Rodrigues L et al (2000) Treatment of stenosis and thrombosis in haemodialysis fistulas and grafts by interventional radiology. Nephrol Dial Transplant 15:2029–2036

Uflacker R, Rajagopalan PR, Selby JB, Hannegan C (2004) Thrombosed dialysis access grafts: randomized comparison of the Amplatz thrombectomy device and surgical thromboembolectomy. Eur Radiol 14:2009–2014

Umanath K et al (2013) In-center Thrombolysis for clotted AV access: a cohort review. Semin Dial 26:124–129

Vascular Access 2006 Work Group (2006) Clinical practice guidelines for vascular access. Am J Kidney Dis 48(Suppl 1):S176–S247

Veneziano A, Franchin M, Cervaloro MC et al (2025) Optimizing the life of vascular access during follow-up. J Cardiovasc Surg. https://doi.org/10.23736/S0021-9509.24.13263-6

Vorwerk D (2014) Rekanalisationstechniken bei Hämodialyse-Shunts und -Grafts. Interv Radiol Scan 02:347–360

Wang S, Almehmi A, Packer J (2013) Dilator-assisted banding for managing complications associated with excessive hemodialysis access flow. Semin Dial 26:100–105
Ward R, Jones D, Haponik EF (1995) Paradoxical embolism. Chest 108:549–558
Zamir M (2000) The physics of Pulsatile flow. Springer, New York https://doi.org/10.1007/978-1-4612-1282-9
Zheng J, Cui J, Meiyan Qing J, Irani Z (2019) Safety and effectiveness of combined scoring balloon and paclitaxel-coated balloon angioplasty for stenosis in the hemodialysis access circuit. Diagn Interv Imaging 100:31–37

Thorakale zentralvenöse Obstruktionen

Maarten G. Snoeijs

Inhaltsverzeichnis

Wichtige Publikation des Autors Maarten G. Snoeijs

1. van Vliet LV, Zonnebeld N, Tordoir JH, Huberts W, Delhaas T, Snoeijs MG (2023) Arteriovenous Fistulas Created with the Help of Personalised Blood Flow Simulations: Clinical Outcomes of a Randomised Controlled Trial. Eur J Vasc Endovasc Surg 65(6):907–908
2. van Vliet LV, Zonnebeld N, Bouwman LH, Cuypers PW, Huisman LC, Lemson S, Schlösser FJ, de Smet AA, Toorop RJ, Snoeijs MG (2023) Shunt Simulation Study Group. Editor's Choice – Interventions to Achieve Functionality in Newly Created Arteriovenous Fistulas in the Shunt Simulation Study Cohort. Eur J Vasc Endovasc Surg 65(4):555–562
3. Heggen BD, Ramspek CL, van der Bogt KEA, de Haan MW, Hemmelder MH, Hiligsmann MJC, van Loon MM, Rotmans JI, Tordoir JHM, Dekker FW, Schurink GWH, Snoeijs MG; OASIS study group (2022) Optimising Access Surgery in Senior Haemodialysis Patients (OASIS): study protocol for a multicentre randomised controlled trial. BMJ Open 12(2):e053108

M.K. Widmer, A. Zdoroveac, A. Isaak (Hrsg.), *Dialysezugänge in Theorie und Praxis*,
https://doi.org/10.1007/978-3-662-72908-3_14

14.1 Einleitung

Den Begriff thorakale zentralvenöse Obstruktion (*TCVO: thoracal central venous obstruction*) verwenden wir als Oberbegriff sowohl für Stenosen wie auch für Verschlüsse (*TCVO: central venous occlusions* oder *CVOD: central venous occlusion disease*) wobei bei letzteren der Blutfluss komplett blockiert ist.

Thorakale zentralvenöse Stenosen treten bei 4 % aller Patient*innen, welche einer Hämodialyse (HD) bedürfen, auf (Adwaney et al. 2019). Abhängig vom Shuntfluss und der Kapazität des venösen Abflusses über Kollateralvenen können die klinischen Symptome von einer milden Armschwellung ohne Beschwerden bis zu hin zu einem massiven Ödem mit Blasenbildung sein, begleitet von Schmerzen und eingeschränkter Funktion. Ein vaskulärer Ultraschall erlaubt keine abschließende Einschätzung, weshalb zur diagnostischen Abklärung eine Phlebografie und die Messung des Shuntflusses gehören. Patient*innen mit Symptomen müssen einer Behandlung zugeführt werden, wobei die perkutane Ballonangioplastie im Vordergrund steht. Bei Verschlüssen und Rezidivstenosen sind Stents oder Hybridgraftkatheter Optionen mit jeweiligen Vor- und Nachteilen. Daneben gibt es alternative Möglichkeiten bei Personen, bei welchen die Möglichkeiten einer herkömmlichen Shuntanlage ausgereizt (*end-stage vascular access*) sind (siehe ▶ Kap. 10).

14.2 Anatomie

Die tiefen Venen der oberen Extremitäten und des Halses setzen sich im Brustkorb als thorakale, zentrale Venen fort. Diese Venen umfassen die V. subclavia (vom lateralen Rand der ersten Rippe bis zur Konfluenz mit der V. jugularis interna), den intrathorakalen Teil der V. jugularis interna (von der oberen thorakalen Öffnung bis zur Konfluenz mit der V. subclavia), die linke und rechte V. brachiocephalica und die obere Hohlvene (◘ Abb. 14.1). Die V. azygos mündet in die obere Hohlvene (VCS: V. cava superior) kurz bevor diese durch das Perikard tritt. Diese Anatomie führt zu kurzen venösen Segmenten mit einem tortuösen Verlauf, die anfällig für externe Kompression zwischen der ersten Rippe und der Klavikula und zwischen der Thoraxapertur und dem Brustbein sind (Vertemati et al. 2020). Ein Verschluss der thorakalen zentralen Venen behindert den Blutabstrom von Armen, Kopf und Brustwand. Dadurch entwickelt sich ein Netz von Kollateralvenen, das die V. azygos, innere und äußere thorakale respektive interkostale Venen sowie die extrathorakalen Hals- und die untere Schilddrüsenvenen einschließen kann.

14.3 Ätiologie

Thorakale zentrale Stenosen oder Verschlüsse von Venen werden in der Regel durch zentrale Venenkatheter oder intravaskuläre Kabel von kardialen elektronischen Implantaten verursacht. In einer prospektiven Beobachtungsstudie an 42 Patient*innen mit temporären Dialysekathetern, die über die V. subclavia eingebaut wurden, hatten 29 % der Personen eine zentralvenöse Stenose von > 30 % in der Phlebografie nach Entfernung des Katheters (Hernandez et al. 1998). In einer Beobachtungsstudie von 525 Patient*innen,

Abb. 14.1 Anatomie der thorakalen zentralen Venen mit drainierenden Venen und möglichen Engstellungen

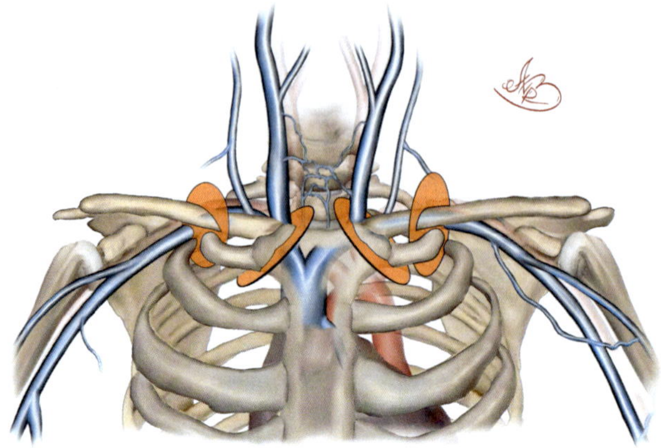

die Phlebografien als Routineuntersuchung vor der Anlage eines Gefäßzuganges zur Dialyse hatten, zeigten 13 % aller Personen, bei denen ein Dialysekatheter über die Halsvene eingesetzt wurde, eine zentralvenöse Stenose von > 50 % (Tedla et al. 2018). In einer prospektiven Beobachtungsstudie bei 150 Patient*innen mit einem Herzschrittmacher hatten 18 % der Patienten 6 Monate nach der Schrittmacherimplantation eine zentrale Venenstenose von > 50 % (Korkeila et al. 2007). Diese Studien zeigen, dass eine *TCVO* häufig als Folge von Gefäßeingriffen auftreten kann. Ein restriktiver Gebrauch von zentralvenösen Kathetern (ZVK), insbesondere über die V. subclavia, und die Berücksichtigung von kabellosen kardialen Rhythmusgeräten können dazu beitragen, die Inzidenz einer *TCVO* zu reduzieren. Eine seltenere Ursache für eine Obstruktion ist das *Thoracic-Inlet*-Syndrom als Folge der Kompression der V. subclavia zwischen Schlüsselbein und ersten Rippe.

14.4 Anzeichen und Symptome

Eine *TCVO* führt aufgrund der venösen Hypertonie im Shuntarm zu einer Ödembildung. Die Schwere der Symptome und die Klinik hängen vom Gleichgewicht zwischen Shuntfluss (Einstrom) und der Abflusskapazität des venösen Kollateralnetzwerks ab und reichen von einer leichten Schwellung ohne Beschwerden bis hin zu einem ausgeprägten Ödem mit Blasenbildung und Flüssigkeitsabsonderung, bedingt durch eine Störung des lymphatischen Abflusses (Abb. 14.2a). Dies kann schmerzhaft sein und die Leistungsfähigkeit beeinträchtigen.

Ödeme können die Kanülierung des Gefäßzugangs für die Hämodialysebehandlung beeinträchtigen. In vielen Fällen können venöse Kollateralen auf der Brustwand und in der Achselhöhle beobachtet werden (Abb. 14.2b). Es kann hilfreich sein, den Umfang beider Arme zu messen, um den Effekt einer Behandlung objektiv zu überwachen. Andere Ursachen für Armschwellungen, die bei Hämodialysepatient*innen mit einem arteriovenösen Zugang in Betracht gezogen werden sollten, sind eine Flüssigkeitsüberladung, eine postoperative Schwellung nach Anlage eines arteriovenösen Grafts (AVG) oder Perigraftserome. Wenn der venöse Abfluss aus beiden Armen und dem Hals blockiert ist,

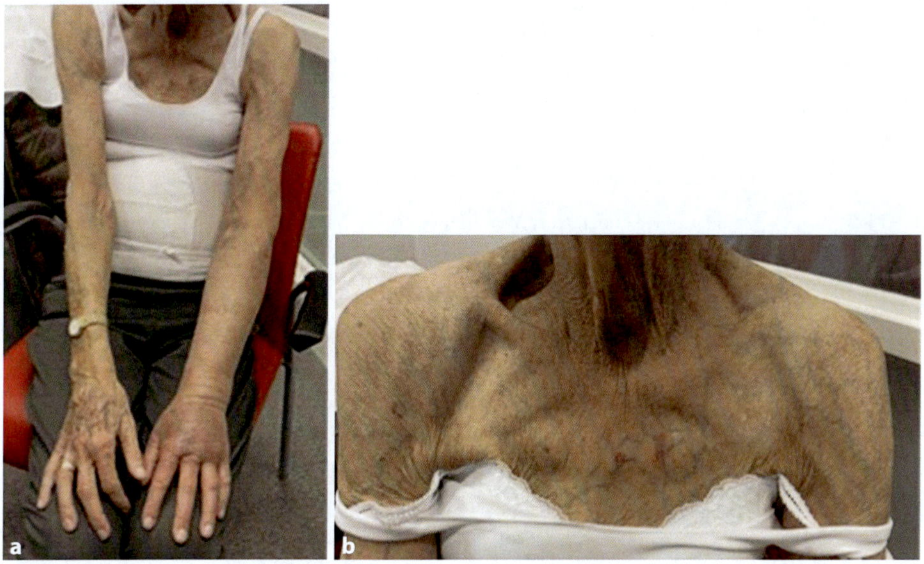

Abb. 14.2 Armschwellung (**a**) als Zeichen einer *TCVO* mit Ausbildung von Kollateralvenen (**b**)

kann sich ein V.-cava-superior-Syndrom entwickeln, das sich durch eine Schwellung im Gesicht und Hals, eine mögliche Atemnot aufgrund eines Kehlkopfödems und neurologische Manifestationen wie Schläfrigkeit, Kopfschmerzen und Krampfanfälle äußert.

14.5 Diagnostische Strategie

Die klinische Diagnose einer *TCVO* kann durch eine Phlebografie bestätigt werden. Dies ermöglicht eine Unterscheidung zwischen einer Stenose oder einem Verschluss und liefert Informationen, wie ausgeprägt Kollateralvenen ausgebildet sind (Abb. 14.3).

In einigen Fällen kann die Phlebografie die Länge der Obstruktion überschätzen, da das Kontrastmittel die zentralen Venen durch Kollateralen verlässt, bevor es die verschlossene Vene erreicht. Darüber hinaus kann es schwierig sein, die Venen zentral der Obstruktion zu visualisieren. Daher ist in vielen Fällen eine CT- oder MR-Angiografie hilfreich: Sie liefert nicht nur 3D-Bilder aller thorakalen zentralen Venen, sondern ermöglicht auch die Beurteilung einer extrinsischen Kompression. Diese Informationen verbessern die Entscheidungsfindung und Behandlungsplanung für Patient*innen mit verschlossenen thorakalen zentralen Venen. Zudem ist es unerlässlich, den Blutfluss des Shunts zu messen, da die Klinik und Symptome einer *TCVO* vom Gleichgewicht zwischen Ein- und Ausstromkapazität abhängen. Ein Gefäßzugang mit einem Fluss von über 1,6 l/min wird allgemein als *High-Flow*-Shunt angesehen und kann eine Flussreduktionsoperation (*banding*) erfordern (siehe ► Kap. 16).

Basierend auf einer Bildgebung kann die *TCVO* in 4 Hauptkategorien (mit zusätzlichen Unterkategorien) eingeteilt werden, die von der *Central Vein Work Group* vorgeschlagen wurden (Tab. 14.1; Dolmatch et al. 2019):

Tab. 14.1 Hauptklassen bei einer thorakalen zentralvenösen Obstruktion (siehe Abb. 10.5 in ► Kap. 10)

TCVO-Typen	Betroffene Venen
Typ I	Isolierte Obstruktion der V. jugularis interna (VJI) oder der V. subclavia (VS) bei offenen Vv. brachiocephalicae resp. offener V. cava superior (VCS)
Typ II	Unilaterale Obstruktion der V. brachiocephalica (VBC) mit oder ohne Einbezug der VJI oder der VS; resp. Äquivalent mit VJ/VS-Obstruktion auf der gleichen Seite
Typ III	Bilaterale Obstruktion der V. brachiocephalica mit oder ohne Beteiligung von VJI oder VS
Typ IV	Obstruktion der VCS mit oder ohne Einbezug von VJI, VS und/oder VBC

Cave: Die V. azygos, welche zwischen der Konfluenz der VBC und dem rechten Vorhof in die VCS mündet, kann je nach Lage der Obstruktion zu einer wichtigen Kollateralvene werden

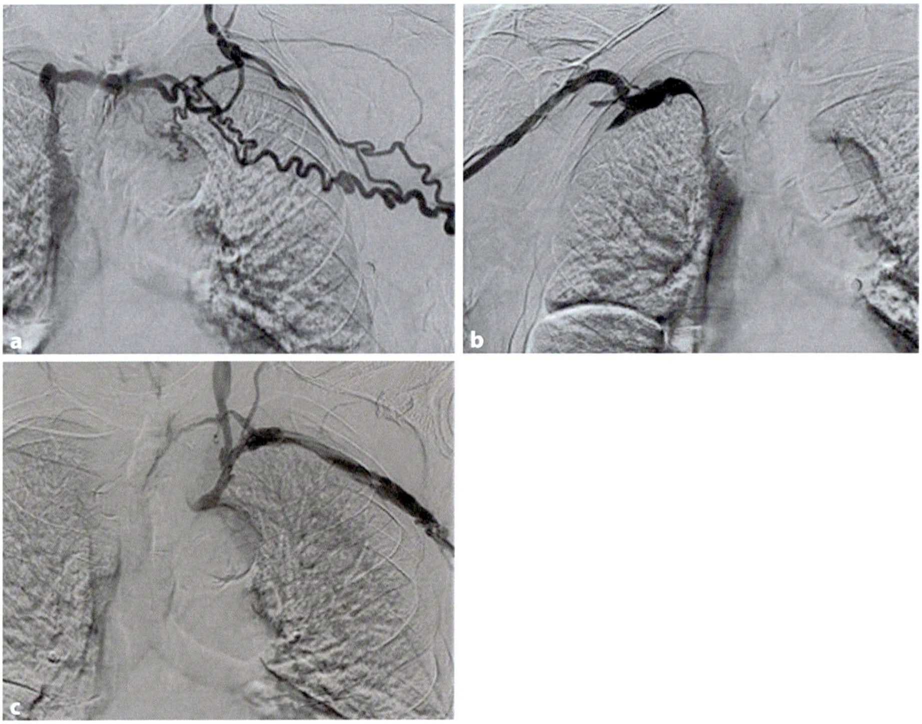

Abb. 14.3 Beispiele für eine *TCVO* mit **a** Ausbildung von Kollateralvenen, **b** einer Stenosebildung der V. brachiocephalica dextra rechts resp. **c** einem Verschluss der V. brachiocephalica sinistra

14.6 Behandlungsalgorithmus

Ein allgemeiner Behandlungsalgorithmus für Hämodialysepatient*innen mit *TCVO* ist in Abb. 14.4 ersichtlich.

Patient*innen, die leichte Symptome aufweisen, welche das tägliche Leben nicht beeinträchtigen, sollten nicht behandelt werden, da jeder Gefäßeingriff unweigerlich eine

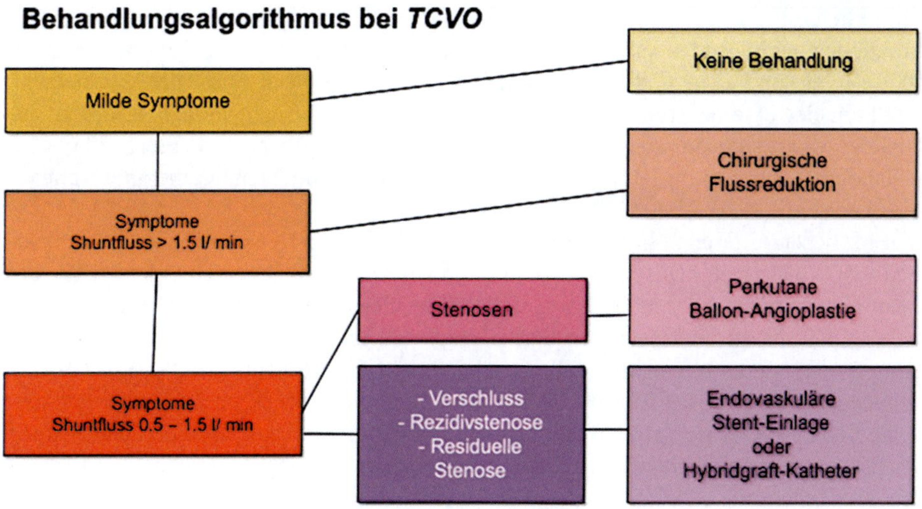

Abb. 14.4 Allgemeiner Behandlungsplan für Patient*innen mit *TCVO*

Verletzung der Gefäßwand verursacht, die eine neointimale Hyperplasie (NIH) induzieren und schließlich zu einer Verschlechterung der Obstruktion führen kann. Das Gleiche gilt für *TCVO*, welche zufällig während eines endovaskulären Eingriffs zur Behandlung einer peripheren Shuntstenose gefunden werden (Ehrie et al. 2017; Levit et al. 2006). In diesen Fällen ist die *TCVO* in der Regel nicht die Ursache für den reduzierten Blutfluss und sollte daher ohne Behandlung belassen werden. Patient*innen mit Symptomen einer *TCVO* und einer *High-Flow*-Fistel profitieren von einer Flussreduktion, bevor eine Intervention auf der Ebene der zentralen Venen in Betracht gezogen wird (siehe ▶ Kap. 16). In einer Beobachtungsstudie an 22 Patient*innen reduzierte ein präzises *banding* den mittleren Fistelfluss von 1,6 auf 0,8 l/min und führte bei 91 % der Personen zu einer vollständigen Rückbildung der Armschwellung und bei den restlichen 9 % zu einer deutlichen Verbesserung (Jennings et al. 2012). Die Flussreduktion wirkt sich zudem vorteilhaft auf ein kardiales *remodelling* aus (Rao et al. 2019).

> Im vorgeschlagenen Behandlungsalgorithmus soll die perkutane Ballonangioplastie (PTA) als Erstlinientherapie für alle Patient*innen mit *TCVO* in Betracht gezogen werden.

Bei Patient*innen mit einem zentralvenösen Verschluss oder einer schnell wiederkehrenden Stenose erreicht man mit einer Stentimplantation eine bessere Offenheit als bei alleiniger PTA, der Eingriff kann aber zukünftige Gefäßzugangsoptionen einschränken, wenn der Abfluss der VJI oder der kontralateralen V. brachiocephalica abgedeckt wird. Dieses Problem wird mit einem Hybridgraftkathcter wie dem *HeRO*®-System (Merit Medical®; Parkway South Jordan, UT, USA) vermieden, der bei Bedarf später aus den zentralen Venen entfernt werden kann. Allerdings bringt die Graftkomponente dieses Implantates ein erhöhtes Risiko für eine Verschlussbildung mit sich, welche eine dringliche Thrombektomie erfordert. Daher empfiehlt der vorgeschlagene Behandlungsalgorithmus eine endovaskuläre Rekanalisation und Stentimplantation für Patient*innen mit arteriovenösen Fisteln (AVF) und Hybridgraftkatheter für solche mit arteriovenösen Grafts.

Klinische Leitlinien raten dazu, bei der Behandlung von thorakalen zentralvenösen Obstruktionen bei liegenden kardialen Elektroden keine Stents zu verwenden (Wilkoff et al. 2009). In diesen Fällen sind Hybridgraftkatheter hilfreich. Verschlüsse der V. subclavia, die durch eine externe Kompression am Thoraxeingang verursacht werden, erfordern zusätzliche Überlegungen (siehe ▶ Abschn. 14.8). Schließlich stehen mehrere alternative Behandlungsoptionen für Patienten zur Verfügung, die auf die Standardtherapie nicht ansprechen (siehe ▶ Abschn. 14.9).

Eine separate Gruppe bilden Hämodialyse-(HD-)Patient*innen mit einer signifikanten (> 50 %) asymptomatischen *TCVO* im Rahmen einer präoperativen Phlebografie, die einen neuen arteriovenösen Gefäßzugang auf der gleichen Seite erhalten. Expert*innen befürworten, einen arteriovenösen Shunt anzulegen und die *TCVO* nur zu behandeln, wenn Symptome auftreten. Obwohl dies eine vernünftige Strategie sein kann, wenn eine radiozephale *Low-Flow*-Fistel (RCAVF) geschaffen wird oder wenn man mit einer zentralen Venenstenose statt eines Verschlusses konfrontiert ist, kann der plötzliche Anstieg des Blutflusses nach Anlage eines Gefäßzugangs zu dramatischen Symptomen mit einer venösen Hypertonie hervorrufen, die eine dringende Behandlung erfordern. Daher behandeln wir in der Regel zentrale Venenverschlüsse in einem elektiven Setting zum Zeitpunkt der Schaffung des Gefäßzugangs.

14.7 Endovaskuläre Behandlung

Die endovaskuläre Behandlung einer TCVO durch eine alleinige PTA ist ein unkompliziertes Verfahren, das normalerweise über den Gefäßzugang durchgeführt werden kann. Typische Ballondurchmesser sind 12 mm für die V. subclavia und die VJI, 14 mm für die V. brachiocephalica und 16 mm für die obere Hohlvene. Die Ballondilatation kann schmerzhaft sein und bei einigen Patient*innen kann eine Sedierung erforderlich sein. Der Einsatz von paclitaxelbeschichteten Ballons zur Verhinderung einer NIH kann auch bei den zentralen Venen von Vorteil sein, ist aber weniger etabliert als bei peripheren Läsionen (Chong et al. 2020; Kitrou et al. 2017). Die verfügbare Größe dieser Ballons ist derzeit auf 12 mm begrenzt.

Die endovaskuläre Behandlung einer *TCVO* erfordert eine Rekanalisation der Läsion, die eine herausfordernde und langwierige Prozedur sein kann. In unserer Institution verwenden wir steife 0,035″-Terumo-Führungsdrähte in Kombination mit einem abgewinkelten Katheter und einer langen Schleuse. Wir schneiden großzügig die letzten Millimeter der Führungsdrahtspitze ab, um scharf rekanalisieren zu können. Die Zusammenarbeit von 2 Interventionalist*innen erlaubt es, gleichzeitig vom Gefäßzugang und von der Femoralvene her zu arbeiten, wodurch die Prozedur- und Fluoroskopiezeit verkürzt werden. Dieses Konzept führt in unseren Händen in 90 % der Fälle einer *TCVO* zum Erfolg. Wenn die Rekanalisierung mit einfachen Techniken fehlschlägt, ist es möglich, transseptale Nadeln, die in der interventionellen Kardiologie verwendet werden, und Radiofrequenzdrähte zu verwenden, um durch die verschlossene Vene mithilfe der biplanen Bildgebung zu einem röntgendichten Ziel vorzustoßen (Guimaraes et al. 2012; McDevitt et al. 2019). Diese Techniken erhöhen das Risiko einer iatrogenen Gefäßperforation. Ist die Läsion überwunden worden, ist es hilfreich, die Katheterspitze zu „fangen", um einen *Through-and-through*-Draht zu haben, der die nötige Stabilität gibt, um die endovaskulären Geräte und Implantate auf herkömmliche Art und Weise einzusetzen.

In einer Metaanalyse von Beobachtungsstudien war das *stenting* mit höheren primären Offenheitsraten im Vergleich zur alleiniger PTA assoziiert (70 % vs. 51 % nach 6 Monaten und 48 % vs. 37 % nach einem Jahr [Razavi et al. 2023]). Daher können Stents bei *TCVO* bei ungünstigen Voraussetzungen wie okklusiven Läsionen, Restenosen innert 3–4 Monate resp. Reststenosen oder persistierende venöse Kollateralen nach PTA eingesetzt werden. Stents, die in den Ausfluss der V. jugularis interna oder die kontralaterale V. brachiocephalica überdecken, können die Anlage eines Gefäßzuganges auf der Gegenseite erschweren resp. die Einlage eines ZVK verunmöglichen.

> Stents in der V. subclavia können aufgrund einer Kompression zwischen Schlüsselbein und ersten Rippe beschädigt werden. Deshalb müssen bei der Beurteilung von Röntgenbildern mögliche anatomische Einengungen gesucht werden.

Vor und nach einem *stenting* kann die intravaskuläre Ultraschalluntersuchung nützlich sein, da diese Bildgebungsmodalität obstruktive Läsionen in den zentralen Venen besser als die Angiografie erkennt (Idrees et al. 2023). Die meisten Studien, die über Ergebnisse einer endovaskulären Behandlung bei einer *TCVO* berichten, haben Stents verwendet, die für den Einsatz in der arteriellen Zirkulation konzipiert wurden. Thorakale Venen können Stents mit unterschiedlichen mechanischen Eigenschaften erfordern.

Zentrale Venen haben erstens einen größeren Durchmesser als atherosklerotische Arterien und eine angemessene Anpassung des Stentdurchmessers ist wichtig, um die venöse Hypertonie zu reduzieren. Zweitens erfordern hohe elastische Recoilkräfte, welche durch neointimale Hyperplasie, Wandfibrose und intraluminale fibröse Netze bei *TCVO* entstehen, eine höhere radiale Stärke. Darüber hinaus bestimmen externe Kompressionskräfte die Notwendigkeit einer erhöhten Quetschfestigkeit. Drittens sind intrathorakale Venen kurz und gewunden und Stents müssen daher flexibel sein, um sich der Form der Venen anzupassen. Speziell für die venöse Zirkulation konzipierte Stents wurden bei HD-Patient*innen mit *TCVO* in einer begrenzten Anzahl von Beobachtungsstudien mit ausgezeichneten Resultaten eingesetzt (de Graaf et al. 2016; Tan et al. 2019; Akkakrisee und Hongsakul 2022). Weitere Überlegungen gehen dahin, anstelle von *bare metal stents* beschichtete Stents, sog. Endografts, zu verwenden. Eine Kunststoffabdeckung des Stentgitters kann eine physische Barriere gegen die NIH darstellen und ein erneutes Auftreten von Restenosen verhindern. Randomisierte kontrollierte Studien haben gezeigt, dass beschichtete Stents an der venösen Anastomose von AVG und im venösen Abfluss von AVF eine bessere primäre Offenheit als eine alleinige PTA haben und die Ergebnisse mit *bare metal stents* enttäuschend waren (Dolmatch et al. 2023; Kouvelos et al. 2018; Quinn et al. 1995). Im Jahr 2021 wurden die ersten klinischen Ergebnisse eines beschichteten Stents publiziert, der speziell für Behandlung von *TCVO* entwickelt wurden (Gilbert et al. 2021).

Aufgrund der nicht absehbaren Dauer von endovaskulären Rekanalisationen und der durch die PTA verbundenen Schmerzen werden diese Eingriffe in der Regel unter Analgosedation oder in Allgemeinanästhesie durchgeführt. Patient*innen mit einem oberen Hohlvenensyndrom sollten wegen des Risikos einer Atemwegskomplikation durch ein Larynxödem unter Allgemeinanästhesie mit endotrachealer Intubation operiert werden. Schließlich sind Patient*innen mit einer *TCVO* der oberen Hohlvene zwischen der Konfluenz der V. azygos und dem rechten Vorhof (Typ-IV-Läsion) gefährdet, im Falle einer Gefäßperforation oder Ruptur an einer Herzbeuteltamponade zu sterben. Diese Eingriffe sollten nur durchgeführt werden, wenn eine sofortige Perikarddrainage möglich und ein Bereitschaftsdienst für Herzchirurgie verfügbar ist.

14.8 Hybridgraftkatheter und *Inside-out*-Technik

Eine andere Option zur Behandlung einer *TCVO* ist es, einen Hybridgraftkatheter (Beispiel: *HeRO*®-System Merit Medical®; Parkway South Jordan, UT, USA) oder einen *Super-HeRO*®-Adapter zu verwenden (Illig et al. 2022). Bei diesem wird ein verstärkter Katheter (*venous outflow component*) über einen Führungsdraht, der in der VJI liegt und die Obstruktion passiert hat, bis vor den rechten Vorhof vorgeschoben (◻ Abb. 14.5; siehe ► Kap. 10).

Die Prothese (*graft component*) wird an die A. brachialis anastomosiert und subkutan bis zur deltopektoralen Furche tunneliert, wo Katheter und Prothese mit einer Komponente aus Edelstahl miteinander verbunden werden. Beim *HeRO*®-Katheter werden beide Komponenten angeliefert, beim *Super-HeRO*®-Adapter kann eine beliebige Prothese verwendet werden, sodass auch bereits eingebaute Prothesen oder *Early-Cannulation*-AVG (*ec*AVG) nutzbar gemacht werden können. Der Katheter lässt sich einfach entfernen, sodass weitere Gefäßzugangsoptionen offenbleiben. Auch können Kabel von kardialen elektronischen Geräten geschont und Stents im Bereich des *thoracic inlets* vermieden werden. Ein Nachteil der Technik besteht darin, dass Hybridgraftkatheter mit dem gleichen Risiko einer Zugangsthrombose behaftet sind wie AVG. In einer Beobachtungsstudie, die endovaskuläre Stents mit Hybridgraftkathetern bei 75 HD-Patient*innen mit *TCVO* nach erfolgloser PTA verglichen, waren die primäre und die sekundäre Offenheit ähnlich und die mediane Anzahl der zugangsbedingten Interventionen war mit 2,0 pro Jahr für beide Techniken gleich (Proksch et al. 2021). Im Gegensatz dazu berichtet eine andere Beobachtungsstudie über eine bessere Durchgängigkeit und niedrigere Raten an zugangsbedingten Interventionen mit Hybridgraftkathetern als mit endovaskulären Stents (72 % vs. 11 % für die primäre Offenheit und 95 % vs. 58 % für die sekundäre Offenheit nach 1 Jahr bei 1,0 vs. 2,3 Interventionen pro Jahr; Cline et al. 2020).

Wenn auf herkömmliche Art und Weise kein Zugang zum rechten Vorhof über die VJI geschaffen werden kann, ist es möglich, die Ausflusskomponenten über eine *Inside-out*-Technik zu platzieren (*Surfacer*® *Inside-Out*® *Access Catheter System*, Merit Medical®,

14

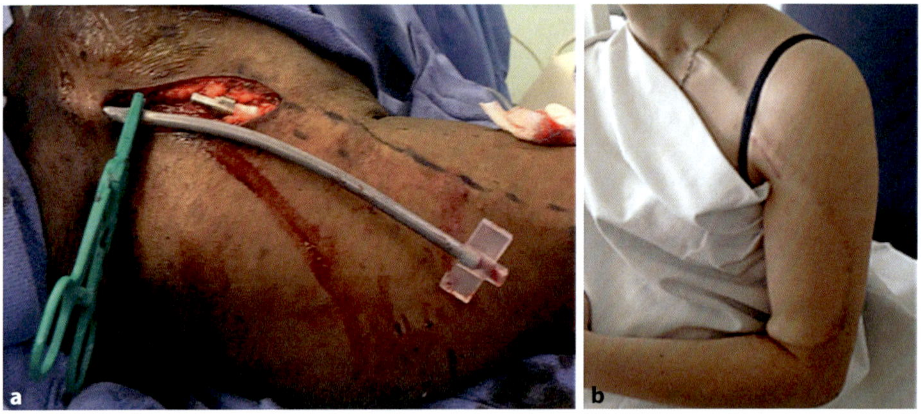

◻ **Abb. 14.5** Intraoperativer Situs einer rechtsseitigen *HeRO*®-Implantation (**a**) und klinische Präsentation nach Einheilung eines links implantierten Hybridgrafts (**b**). (Freundliche Überlassung K. Illig [**a**] und J. Gilbert [**b**])

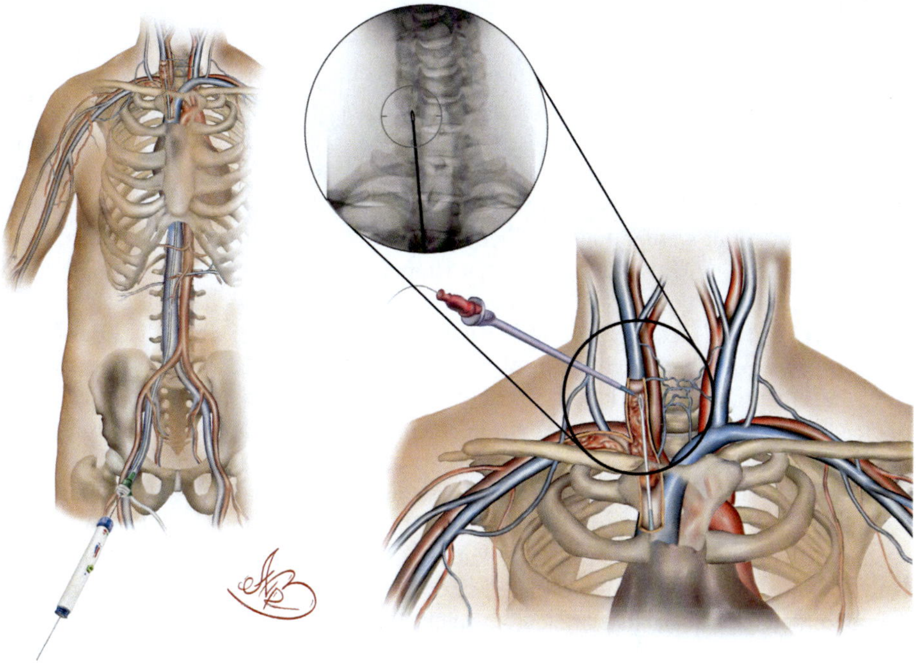

Abb. 14.6 Schaffung eines Zuganges zum rechten Vorhof durch subkutane Penetration im Halsdreieck eines retrograd von femoral eingeführten Drahtes

Parkway South Jordan, UT, USA; Reindl-Schwaighofer et al. 2020). Bei dieser Technik wird ein steifes Trägersystem von der V. femoralis über die Iliakalvene und die V. cava bis zur Höhe der Obstruktion unter Verwendung einer 8-Fr-Schleuse eingebracht, welche in einer zuvor zur Stabilisierung und „Begradigung" der iliakalen Venensegmente platzierten geflochtenen 12-Fr-Einführschleuse hochgeschoben wird (Abb. 14.6).

Das *Surfacer*®-Instrument wird durch die verschlossene thorakale Vene gestoßen und nach kranial bis zur Klavikula geschoben. Unter Fluoroskopie wird die bewegliche Nadel in Richtung des gewünschten Austrittspunktes (Markierung von außen) positioniert und dann ein scharfer, 0,024″ dicker Draht Richtung Halsdreieck vorgeschoben, der die Haut durchsticht und gefasst werden kann. Über den so geborgenen Draht wird eine *Peel-away*-Schleuse durch die verschlossene Vene in die obere Hohlvene eingebracht, sodass ein *HeRO*®-System oder ein konventioneller ZVK, wie andernorts beschrieben, vorgeschoben werden kann. Obwohl veröffentlichte Ergebnisse mit technischen Erfolgsraten von über 90 % ohne gerätebedingte Komplikationen günstig waren, gibt es anekdotische Hinweise auf schwerwiegende, unerwünschte Ereignisse aufgrund von Gefäßperforationen (Razavi 2020). Die Verwendung einer intraoperativen *Cone-beam*-Computertomografie mit *fusion-overlay* kann die Sicherheit erhöhen, indem die Position des *Inside-out*-Instrumentes verfolgt werden kann, während die Obstruktion passiert wird (Benfor et al. 2022).

14.9 *Thoracic-Inlet*-Syndrom

Einige HD-Patient*innen haben eine Obstruktion der V. subclavia zwischen erster Rippe und der Klavikula, was korrekterweise als *thoracic inlet* bezeichnet werden sollte, aber häufig in der Literatur auch als venöses *Thoracic-outlet*-Syndrom (*TOS*) benannt wird (Davies und Hart 2023). In solchen Fällen bringt eine PTA nur eine vorübergehende Linderung der Armschwellung und eingebrachte Stents können aufgrund der anatomischen Engstelle gequetscht werden und zu einem erneuten Verschluss führen. Eine knöcherne Dekompression durch Resektion der ersten Rippe oder mediale Klavikulektomie kann erforderlich sein, um dauerhafte Ergebnisse der endovaskulären Behandlung zu erzielen (Auyang et al. 2019; Uceda et al. 2022). Kann die Resektion der 1. Rippe videoassistiert oder gar roboterassistiert durchgeführt werden, ist das chirurgische Trauma deutlich kleiner als bei einer offenen Resektion (Sutton et al. 2024). Eine Computertomografie erlaubt es, die Obstruktion in dieser Zone zu differenzieren und eine Strategie für die knöcherne Dekompression festzulegen. Alternativ ist die Anlage eines extraanatomischen Bypasses möglich unter Verwendung einer Prothese oder eine Schwenkung der V. jugularis auf die V. subclavia wie in ▶ Kap. 10 beschrieben (Norton de Matos et al. 2019). Neuerdings werden solche Rekonstruktionen auch perkutan mit Verwendung von Endografts gemacht (Hull und Snyder 2019). Erstreckt sich die *TCVO* bis zur V. brachiocephalica, kann ein Hybridgraftkatheter quasi als extraanatomischer Bypass zur Anwendung kommen.

14.10 Alternative Behandlungsoptionen für thorakale zentralvenöse Obstruktionen

Mit endovaskulären Stents und Hybridgraftkathetern können die meisten HD-Patient*innen mit *TCVO* behandelt werden. Versagen die oben beschriebenen Verfahren, gibt es weitere Alternativen (siehe ▶ Kap. 10 und 11):

Es kann eine zur HD alternatives Nierenersatzverfahren in Betracht gezogen werden, wie die Lebendspende einer Niere, bei hoher Dringlichkeit die Nierenspende eines verstorbenen Spenders oder ein Wechsel zur Peritonealdialyse. All diese Modalitäten sollten in Betracht gezogen werden.

14

> Gefäßzugänge an der unteren Extremität sind bei Patient*innen in Erwägung zu ziehen, welche lange Zeit eine HD brauchen, eingedenk der Risiken für Infektionen bei einer Graftimplantation resp. von Morbiditäten (Wundheilungsstörung, Risiko einer Extremitätenischämie oder einer venösen Hypertonie am Unterschenkel nach Femoralvenentransposition) (Bourquelot et al. 2012).

Getunnelte Femoralvenenkatheter können einigen Patient*innen einen langfristigen Gefäßzugang bieten (Guillermo-Corpus et al. 2019). Diese Strategie kann jedoch eine Obstruktion von zentralen Abdominalvenen verursachen, was eine spätere Nierentransplantation verunmöglicht. Translumbale und transhepatische Dialysekatheter können bei Patient*innen mit nachgewiesener Okklusion der unteren Hohlvene in Betracht gezogen werden (Grozinger et al. 2018).

Arterioarterielle Prothesen erfordern sorgfältige Kanülierungen, um eine distale Embolisation resp. die Bildung von Pseudoaneurysmen zu verhindern. Eine *Single-Centre-*

Studie mit 89 Patient*innen mit einem arterioarteriellen *Loop*-AVG am Oberarm berichtete über eine sekundäre Offenheit von 90 % nach 2 Jahren ohne distale Ischämien (Ali et al. 2020).

Die offene chirurgische In-situ-Rekonstruktion zentraler Venen ist mit einem hohen perioperativen Risiko behaftet und kommt bei den polymorbiden HD-Patient*innen nur in Ausnahmefällen infrage. Fehlt jegliche Option, ist eine axilloatriale Brustwandprothese mittels rechter Minithorakotomie eine gangbare Alternative (Inston et al. 2020).

14.11 Fazit

- Thorakale zentralvenöse Obstruktionen sind selten, treten gehäuft nach Einlage von ZVK und Elektroden für Pacemaker auf und lassen sich in 4 Hauptklassen einteilen.
- Die Balance zwischen Shuntfluss und Abstrom über Kollateralvenen bestimmt den Schweregrad der Symptome, welche von einer milden Schwellung der Hand bis zu einem massiven Extremitätenödem mit Blasenbildung und Schmerzen reichen können.
- Eine Phlebografie, CT- oder MR-Angiografie hilft in der Diagnostik weiter, insbesondere wenn ossäre Engstellen ausgeschlossen werden sollen. Wichtig ist auch eine Objektivierung des Shuntflusses.
- Milde Symptome brauchen keine Behandlung. Bei *High-Flow*-AVF hilft ein *banding*. Bei Stenosen ist eine PTA erste Wahl. Bei Verschlüssen, Rezidivstenosen und residuellen Stenosen sind eine Stenteinlage oder die Implantation eines Hybridgraftkatheters mögliche Optionen. Sind diese Verfahren nicht anwendbar, müssen weitere Alternativen geprüft werden (siehe ▶ Kap. 10).
- Bei der Situation eines *thoracic inlets*, bedingt durch eine knöcherne Engstelle, braucht es eine ossäre Dekompression.

Offenlegung: Unsere Einheit erhält eine finanzielle Entschädigung für die Teilnahme an der WRAP-Studie, einem von der Industrie initiierten Register zur Untersuchung der Ergebnisse des Wrapsody®-Stents von Merit Medical.

Kommentar

Stephen Hohmann

Mit der Zunahme an Gefäßzugangsimplantaten (oft als „Ps" bezeichnet: *Portsysteme, Permcath-Katheter*, Pacemaker, *PICC*-Leitungen usw.) und der gestiegenen Lebenserwartung von Dialysepatient*innen durch eine verbesserte Behandlung von Herz-Kreislauf-Erkrankungen scheint die Häufigkeit und klinische Bedeutung von zentralvenösen Stenosen und Verschlüssen zuzunehmen.

Maarten Snoeijs beschreibt das Problem fachkundig und präsentiert praktische Behandlungskonzepte. Es ist wichtig, die Anzeichen und Symptome einer zentralen Venenstenose bei dialysierten Patient*innen zu erkennen und zu verstehen, indem man eine genaue Anamnese erhebt und/oder vor einer Shuntanlage eine klinische Untersuchung vollzieht. Wir führen niederschwellig bei Personen, welche Portsysteme, Katheter, Schrittmacher etc. implantiert haben oder solche temporär bekamen, eine diagnostische

Venografie durch. Dies ist unerlässlich, um Patient*innen mit einer okkulten zentralvenösen Obstruktion vor der Shuntanlage zu identifizieren und eine potenziell mögliche Morbidität, aber auch Kosten und eine emotionale Belastung zu vermeiden. Wir führen die Venografien nach ultraschallgesteuerten Punktionen der V. basilica durch, da diese oberflächlich, nicht in der Nähe des N. medianus liegt und direkt ins tiefe Venensystem mündet. Die Anlage einer 4-Fr-Schleuse reicht. Zusätzlich kann bei Bedarf auch ein Katheter zur Kontrastmittelgabe eingebracht werden, um gute und kontrastreiche Bilder im Bereich der Läsion zu bekommen. Für gute Bilder ist es oft notwendig, höhere Konzentrationen und Volumina an Kontrastmittel (KM) zu verwenden, als man es in der Peripherie bei der Darstellung von Arterien gewohnt ist. Wenn die Patient*innen noch nicht dialysiert sind und Bedenken gegenüber einer Kontrastmittelgabe bestehen, kann der diagnostische Katheter bis zur V. axillaris hochgeschoben werden, sodass nur etwa 20 ml KM gebraucht werden. Ich persönlich finde eine periphere i. v. Gabe von KM ungenügend und keine gute Strategie. Auch führe ich die Untersuchung einige Tage vor dem Eingriff durch, um eine gute Planung und eine ausführliche Diskussion mit den Betroffenen durchführen zu können. Wichtig ist es, wie bei allen Patient*innen mit Gefäßerkrankungen, die Befunde korrekt zu dokumentieren und zu interpretieren, z. B. indem die Stenosen gemäß ◘ Tab. 14.1 genau kategorisiert werden.

Ich stimme dem vorgeschlagenen Behandlungsalgorithmus zu und auch der Diskussion über die vielen Optionen. Ein Punkt wäre hervorzuheben: Bei asymptomatischen Patient*innen soll man nicht intervenieren und – wenn doch nötig und die Läsion geeignet ist – eine herkömmliche perkutane Angioplastie durchführen. Wir bevorzugen beschichtete Stents, solange sie andere Zugangsvenen nicht abdecken. Sie lassen sich für ungünstige Läsionen wie lange, wiederkehrende oder totale Okklusionen angemessen dimensionieren. Wir haben aufgrund unserer Patientenpopulation große Erfahrung mit Hybridgraftkathetern und sind begeistert von dieser Option. Sie ermöglichen einen guten Zugang zum rechten Vorhof und die in der Vene liegende Komponente kann jederzeit über einen Draht entfernt werden, was es ermöglicht, auf einen ZVK oder ein anderes Implantat zu wechseln. Dies ist nach Stenteinlage nicht einfach möglich. Darüber hinaus können sie neben anderen intravaskulären Implantaten platziert werden. Wir vermeiden die Platzierung von *HeRO*®-Grafts bei chronisch hypotonen Patient*innen, insbesondere bei einer Medikation mit Midodrin. In solchen Fällen empfehlen wir einen Protheseneinbau im Bein oder eine Peritonealdialyse. Ich kann die Ansicht des Autors nicht teilen, dass *HeRO*®-Grafts wegen der gleichen Thromboserate wie herkömmliche AVG nachteilig seien, zumal sie eine zentralvenös liegende Komponente haben.

Vor einer Shuntanlage am Bein muss die Offenheit der V. cava inferior dokumentiert werden, da Patient*innen mit einem Verschluss der oberen Hohlvene nicht selten auch eine Stenose oder einen Verschluss dieser Vene haben.

Die *Inside-out*-Technik mit dem *Surfacer*®-Instrument ist sehr vielversprechend. Sie erfordert offene Zugangsvenen femoral und iliakal rechts sowie ebenfalls eine anatomisch geeignete und durchgängige untere Hohlvene, doch die Resultate sind verheißungsvoll.

Bei einem kompressiven *thoracic inlet* führen wir nur selten eine Resektion der 1. Rippe resp. eine Klavikulektomie durch aufgrund von Begleiterkrankungen der Patient*innen und der Notwendigkeit von adjuvanten endovaskulären Therapien. Wir erkennen aber die Berichte mit vielversprechenden *Outcome*-Daten nach einem solchen Eingriff an.

Zusammenfassend ist festzuhalten, dass zentralvenöse Venenpathologien häufiger werden und deshalb vor jeder Shuntanlage in Betracht gezogen werden müssen. Wichtig ist es, Strategien zu finden, um diese Inzidenz bei Patient*innen mit einer chronischen Nierenerkrankung zu verringern. Asymptomatische Patient*innen brauchen keine Behandlung. Die endovaskulären Verfahren sind minimal invasiv, erfordern aber wiederholte Eingriffe. Mit Studien zur Verwendung beschichteter Stents sowie zu neuartigen Rekanalisationstechniken wird die Innovation vorangetrieben. Alternativ können Hybridgraftkatheter, extraanatomische Bypässe, knöcherne Dekompressionen und weitere „exotische" Verfahren in Betracht gezogen werden. Wie in anderen Bereichen, gilt auch für die *TCVO*, dass mehrere Modalitäten zur Behandlung einer gleichen Entität darauf hindeuten, dass eine optimale Behandlungsstrategie immer noch Gegenstand von Diskussionen ist. Umso mehr darf der Autor zu seinem informativen Kapitel beglückwünscht werden.

Interessenskonflikt Berater und Sprecher von Merit Medical®

Wichtige Publikationen des Kommentators Stephen Hohmann

1. Hohmann SE, Haimanot (2023) Hemodialysis Access: Failing and Thrombosed, S 2347–2357; Rutherford's Vascular Surgery and Endovascular Therapy, dt. Aufl.
2. Yuo TH, Kim CY, Rajan DK, Niyyar VD, Murea M, Dillavou ED, Bream PR Jr, Dinwiddie LC, Hohmann SE, Woo K, Vachharajani T, Roberts C, Gooden C, Wright GW, Hogan AJ, Ferko NC, Kahle E, Clynes D, Lok CE (2024) Hemodialysis Arteriovenous Access Cosmesis Scale (AVACS): A new measure for vascular access. J Vasc Access 25(4):1194–1203. https://doi.org/10.1177/11297298221141499
3. Gage S, Katzman H, Ross J, Hohmann SE et al (2012) Multi-center experience of 164 consecutive Hemodialysis Reliable Outflow (HeRO) graft implants for hemodialysis treatment. Eur J Vasc Endovasc Surg 44(1):93–99

Literatur

Adwaney A, Lim C, Blakey S, Duncan N, Ashby DR (2019) Central venous stenosis, access outcome and survival in patients undergoing maintenance hemodialysis. Clin J Am Soc Nephrol 14(3):378–384

Akkakrisee S, Hongsakul K (2022) Venous stent versus conventional stent for the treatment of central vein obstruction in hemodialysis patients: a retrospective study. Acta Radiol 63(1):59–66

Ali H, Elbadawy A, Saleh M (2020) Midterm outcomes of brachial arterio-arterial prosthetic loop as permanent hemodialysis access. J Vasc Surg 72(1).181–187

Auyang PL, Chauhan Y, Loh TM, Bennett ME, Peden EK (2019) Medial claviculectomy for the treatment of recalcitrant central venous stenosis of hemodialysis patients. J Vasc Surg Venous Lymphat Disord 7(3):420–427

Benfor B, Chinnadurai P, Peden EK (2022) Advanced Intraoperative Imaging guidance for Inside-Out Central Venous Recanalization using a novel catheter access system. J Vasc Surg Venous Lymphat Disord 10(6):1334–1342.e1. https://doi.org/10.1016/j.jvsv.2022.06.013

Bourquelot P, Rawa M, Van Laere O, Franco G (2012) Long-term results of femoral vein transposition for autogenous arteriovenous hemodialysis access. J Vasc Surg 56(2):440–445

Chong TT, Yap HY, Tan CS, Lee QS, Chan SL, Wee IJY et al (2020) Use of paclitaxel coated drug Eluting technology to improve central vein patency for haemodialysis access circuits: any benefit? Vasc Specialist Int 36(1):21–27

Cline BC, Gage SM, Ronald J, Pabon-Ramos WM, Dillavou ED, Smith TP et al (2020) Treatment of arm swelling in hemodialysis patients with Ipsilateral arteriovenous access and central vein Stenosis: conversion to the hemodialysis reliable outflow graft versus stent deployment. J Vasc Interv Radiol 31(2):243–250

Davies MG, Hart JP (2023) Venous thoracic outlet syndrome and hemodialysis. Front Surg 10:1149644

Dolmatch B, Cabrera T, Pergola P, Balamuthusamy S, Makris A, Cooper R et al (2023) Prospective, randomized, multicenter, clinical study comparing a self-expanding covered stent to percutaneous transluminal Angioplasty for treatment of upper extremity hemodialysis Arteriovenous fistula Stenosis. Kidney Int 104(1):189–200. https://doi.org/10.1016/j.kint.2023.03.015

Dolmatch BL, Gurley JC, Baskin KM, Nikolic B, Lawson JH, Shenoy S et al (2019) Society of Interventional Radiology Reporting Standards for Thoracic Central Vein Obstruction: Endorsed by the American Society of Diagnostic and Interventional Nephrology (ASDIN), British Society of Interventional Radiology (BSIR), Canadian Interventional Radiology Association (CIRA), Heart Rhythm Society (HRS), Indian Society of Vascular and Interventional Radiology (ISVIR), Vascular Access Society of the Americas (VASA), and Vascular Access Society of Britain and Ireland (VASBI). J Vasc Access 20(2):114–122

Ehrie JM, Sammarco TE, Chittams JL, Trerotola SO (2017) Unmasking of previously asymptomatic central venous stenosis following percutaneous transluminal angioplasty of hemodialysis access. J Vasc Interv Radiol 28(10):1409–1414

Gilbert J, Rai J, Kingsmore D, Skousen J, Ptohis N (2021) First clinical results of the Merit WRAPSODY cell-impermeable endoprosthesis for treatment of access circuit stenosis in haemodialysis patients. Cardiovasc Intervent Radiol 44(12):1916–1917

de Graaf R, van Laanen J, Peppelenbosch N, van Loon M, Tordoir J (2016) The value of intravascular ultrasound in the treatment of central venous obstructions in hemodialysis patients. J Vasc Access 17(Suppl 1):S12–S15

Grozinger G, Grosse U, Syha R, Hoffmann R, Partovi S, Nikolaou K et al (2018) CT-guided translumbar placement of permanent catheters in the inferior Vena Cava: description of the technique with technical success and complications data. Cardiovasc Intervent Radiol 41(9):1356–1362

Guillermo-Corpus G, Ramos-Gordillo JM, Pena-Rodriguez JC (2019) Survival and clinical outcomes of tunneled central jugular and femoral catheters in prevalent hemodialysis patients. Blood Purif 47(1–3):132–139

Guimaraes M, Schonholz C, Hannegan C, Anderson MB, Shi J, Selby B Jr. (2012) Radiofrequency wire for the recanalization of central vein occlusions that have failed conventional endovascular techniques. J Vasc Interv Radiol 23(8):1016–1021

Hernandez D, Diaz F, Rufino M, Lorenzo V, Perez T, Rodriguez A et al (1998) Subclavian vascular access stenosis in dialysis patients: natural history and risk factors. J Am Soc Nephrol 9(8):1507–1510

Hull J, Snyder J (2019) Percutaneous costoclavicular bypass for thoracic outlet syndrome and cephalic arch occlusion in hemodialysis patients. J Vasc Interv Radiol 30(11):1779–1784

Idrees N, Haroon S, Zhang Y, Mangio JC, Siracuse JJ, Francis JM et al (2023) Contrast venography versus intravenous ultrasound in hemodialysis Arteriovenous access dysfunction. Kidney Int Rep 8(9):1887–1891

Illig KA, London MJ, Aruny J, Ross JR (2022) Safe and effective HeRO graft placement: technique and results. J Vasc Access 23(5):805–812

Inston N, Khawaja A, Mistry H, Jones R, Valenti D (2020) Options for end stage vascular access: translumbar catheter, arterial-arterial access or right atrial graft? J Vasc Access 21(1):7–18

Jennings WC, Miller GA, Coburn MZ, Howard CA, Lawless MA (2012) Vascular access flow reduction for arteriovenous fistula salvage in symptomatic patients with central venous occlusion. J Vasc Access 13(2):157–162

Kitrou PM, Papadimatos P, Spiliopoulos S, Katsanos K, Christeas N, Brountzos E et al (2017) Paclitaxel-coated balloons for the treatment of symptomatic central venous stenosis in dialysis access: results from a randomized controlled trial. J Vasc Interv Radiol 28(6):811–817

Korkeila P, Nyman K, Ylitalo A, Koistinen J, Karjalainen P, Lund J et al (2007) Venous obstruction after pacemaker implantation. Pacing Clin Electrophysiol 30(2):199–206

Kouvelos GN, Spanos K, Antoniou GA, Vassilopoulos I, Karathanos C, Matsagkas MI et al (2018) Balloon Angioplasty versus stenting for the treatment of failing arteriovenous grafts: a meta-analysis. Eur J Vasc Endovasc Surg 55(2):249–256

Levit RD, Cohen RM, Kwak A, Shlansky-Goldberg RD, Clark TW, Patel AA et al (2006) Asymptomatic central venous stenosis in hemodialysis patients. Radiology 238(3):1051–1056

de Matos NA, Almeida P, Sousa CN, Loureiro L, Teles P, Rego D et al (2019) Surgical treatment of cephalic arch stenosis through rotation of the external jugular vein. Ann Vasc Surg 61:459–460

McDevitt JL, Srinivasa RN, Gemmete JJ, Hage AN, Srinivasa RN, Bundy JJ et al (2019) Approach, technical success, complications, and stent patency of sharp recanalization for the treatment of chronic venous occlusive disease: experience in 123 patients. Cardiovasc Intervent Radiol 42(2):205–212

Proksch DM, Rodriguez LE, Rathore A, Steerman SN, Panneton JM (2021) A comparison of stenting versus hemodialysis reliable outflow graft for hemodialysis patients with recurrent central venous obstructions. J Vasc Surg Venous Lymphat Disord 9(5):1136–1144

Quinn SF, Schuman ES, Demlow TA, Standage BA, Ragsdale JW, Green GS et al (1995) Percutaneous transluminal angioplasty versus endovascular stent placement in the treatment of venous stenoses in patients undergoing hemodialysis: intermediate results. J Vasc Interv Radiol 6(6):851–855

Rao NN, Stokes MB, Rajwani A, Ullah S, Williams K, King D et al (2019) Effects of arteriovenous fistula ligation on cardiac structure and function in kidney transplant recipients. Circulation 139(25):2809–2818

Razavi MK (2020) Overview of the safety and efficacy of the Surfacer(R) Inside-Out(R) Access Catheter System for obtaining central venous access in patients with thoracic central venous obstructions. Expert Rev Med Devices 17(9):937–944. https://doi.org/10.1080/17434440.2020.1825938

Razavi MK, Rajan DK, Nordhausen CT, Bounsanga J, Holden A (2023) Objective performance goals based on a systematic review and meta-analysis of outcomes for bare metal stents and Angioplasty for hemodialysis-related central venous obstruction. J Vasc Interv Radiol 34(10):1664–1673.e3. https://doi.org/10.1016/j.jvir.2023.05.036

Reindl-Schwaighofer R, Matoussevitch V, Winnicki W, Kalmykov E, Gilbert J, Matzek W et al (2020) A novel inside-out access approach for hemodialysis catheter placement in patients with thoracic central venous occlusion. Am J Kidney Dis 75(4):480–487

Sutton W, O'Neill J, Strother E, Grossman DA, Hwalek AE (2024) Margolis Marc Video-assisted thoracic surgery and robotic-assisted first-rib excision and thoracic outlet syndrome decompression. Sem Vasc Surg 37(1):82–89. https://doi.org/10.1053/j.semvascsurg.2024.02.003.Epub

Tan GM, Chi KWK, Yan BPY (2019) Mid-term results of a novel dedicated venous Stent for the treatment of chronic thoracic central vein obstruction of benign Aetiology. Eur J Vasc Endovasc Surg 57(3):417–423

Tedla FM, Clerger G, Distant D, Salifu M (2018) Prevalence of central vein stenosis in patients referred for vein mapping. Clin J Am Soc Nephrol 13(7):1063–1068

Uceda PV, Feldtman RW, Ahn SS (2022) Long-term results and patient survival after first rib resection and endovascular treatment in hemodialysis patients with subclavian vein stenosis at the thoracic outlet. J Vasc Surg Venous Lymphat Disord 10(1):118–124

Vertemati M, Rizzetto F, Cassin S, Zerbi P, Giordano A, Cariati M et al (2020) Clinical relevance of the left brachiocephalic vein anatomy for vascular access in dialysis patients. Clin Anat 33(8):1120–1129

Wilkoff BL, Love CJ, Byrd CL, Bongiorni MG, Carrillo RG, Crossley GH 3rd et al (2009) Transvenous lead extraction: Heart Rhythm Society expert consensus on facilities, training, indications, and patient management: this document was endorsed by the American Heart Association (AHA). Heart Rhythm 6(7):1085–1104

Shuntaneurysmen

Matthias K. Widmer, Andrei Zdoroveac und Andrej Isaak

Inhaltsverzeichnis

Wichtige Publikationen der Autoren Matthias K. Widmer, Andrei Zdoroveac, Andrej Isaak

1. Schmidli J, Widmer MK, Basile C et al (2018) Editor's Choice – Vascular Access: 2018 Clinical Practice Guidelines of the European Society for Vascular Surgery (ESVS). Eur J Vasc Endovasc Surg 55:757–818. https://doi.org/10.1016/j.ejvs.2018.02.001

M.K. Widmer, A. Zdoroveac, A. Isaak (Hrsg.), *Dialysezugänge in Theorie und Praxis*,
https://doi.org/10.1007/978-3-662-72908-3_15

15.1 Einleitung

Bei wahren Aneurysmen weiten sich alle Wandschichten von Gefäßen aus. Bei Arterien spricht man ab dem 1,5fachen Durchmesser von einem Aneurysma. Bei Shuntvenen, welche durch das *remodelling* per se dilatieren, wird eine Durchmessererweiterung um das 3fache im Vergleich zur adaptieren AVF-Vene als aneurysmatisch angesehen. In absoluten Zahlen entspricht dies einem Venendurchmesser bei arteriovenösen Fisteln (AVF) von etwa 18–20 mm (Inston et al. 2017). Als Ursache für diese Veränderungen werden vor allem der Druck und Wandscherkräfte verantwortlich gemacht, welche die Ausschüttung endothelialer Enzyme wie Metalloproteinasen stimulieren und zu einem *remodelling* mit Dilatation führen (Inston et al. 2017; Serra et al. 2015). Auch Stenosen im abführenden Venensegment können zur lokalisierten Ausweitung von Venenabschnitten sowohl vor wie auch nach der Engstellung führen. Wird immer in einem gleichen Areal punktiert (Arealpunktionen) kann es durch Narbenbildung mit Schwächung der Venenwand zu einer lokalen Aneurysmaausbildung kommen. Bei jüngeren Patient*innen und oftmals Männern kann man eine generalisierte Ausweitung der Venen sehen, welche meist mit einer eindrücklichen Steigerung des Flussvolumens einhergeht. Bei Patient*innen mit solchen „Mega"-AVF sind meist auch die die zuführenden Arterien dilatiert (◘ Abb. 15.1a, b). Leider gibt es aktuell keine verlässlichen Zahlen zur Inzidenz und Prävalenz für das Auftreten von Aneurysmen und Pseudoaneurysmen (Mudoni et al. 2015).

Befindet sich ein Aneurysma unter einer sehr ausgedünnten Haut, sollte daselbst eine direkte Punktion vermieden werden.

Hier kann eine Kanülierung der Shuntvene von lateral, wo noch genügend gutes Gewebe besteht, ein Vorteil sein, wie sie von Wilson et al. für lokal ausgedünnte Venenareale empfohlen wird (Wilson und Shenoy 2014). Sollte allerdings die Haut glänzen und/oder sich nicht zwischen 2 Fingern heben lassen (Pinchtest), wird von einer erhöhten Perforationsgefahr ausgegangen (Abreo et al. 2019).

Seltener bei AVF, aber gehäufter bei arteriovenöser Grafts (AVG) kann es durch wiederholte Punktionen am gleichen Ort zu Wanddefekten kommen, sodass sich falsche Aneurysmen ausbilden können (◘ Abb. 15.2). Diese sind öfters superinfiziert. Solche

15

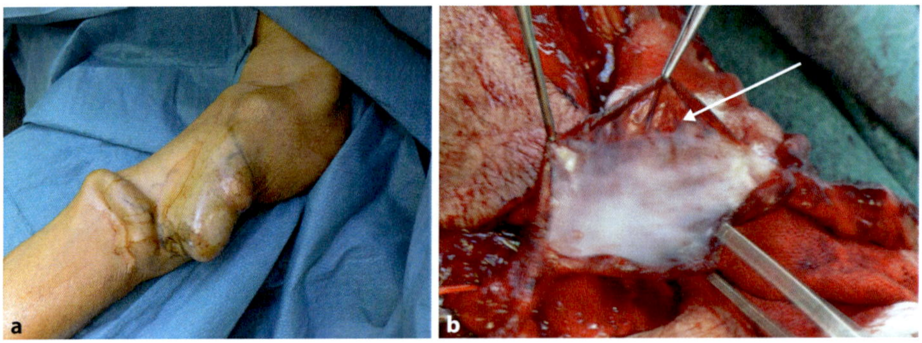

◘ **Abb. 15.1** **a** Aneurysma einer brachiozephalen AVF; **b** intraoperativer Befund des aufgeschnittenen Aneurysmas, das eine ausgedünnte Venenwand (*Pfeil*) zeigt

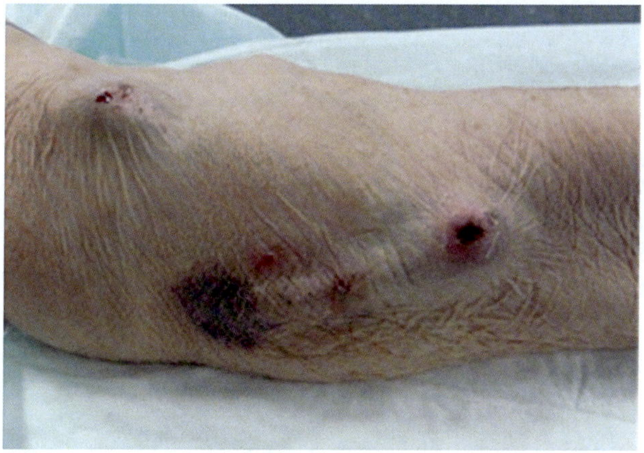

Abb. 15.2 Pseudoaneurysmen finden sich häufiger bei AVG als bei AVF. Bei Hautnekrosen ist eine rasche Behandlung angezeigt

Pseudoaneurysmen sind potenziell rupturgefährdet, weil durch das „pulsatile" Hämatom die Haut zunehmend gespannt und im Verlauf nekrotisch werden kann. Rupturen mit einer Massenblutung mit letalem Ausgang können die Folge sein (Inui et al. 2017). Solche Pseudoaneurysmen müssen umgehend operativ oder endovaskulär ausgeschaltet werden.

15.2 Klassifikation

In der Literatur sind 2 Klassifikationen zur Einteilung von AVF-Aneurysmen geläufig. Diejenige von Valenti et al. richtet sich nach der Morphologie (Abb. 15.3; Valenti et al. 2014). Der Klassifikation liegt die Beobachtung von 344 Patienten von AVF zugrunde, welche über 2 Jahre im Verlauf nachverfolgt wurden. Beim Typ I ist die Dilatation generalisiert (Typ Ia) oder eher auf die proximale Vene begrenzt (Typ Ib). Diese Form wurde vor allem bei Patient*innen (7/52 = 13,5 %) beobachtet, welche während der Beobachtungsphase keine Dialyse benötigten. Sie zeichnen sich durch hohe Flussraten aus und sind weniger anfällig auf Verschlüsse. Typ-II-Aneurysmen mit lokalisierter Dilatation von einer oder 2 Regionen fanden sich gehäuft bei Patient*innen unter Dialyse, wobei der Typ IIb neben der regionalen, möglicherweise durch Punktionen oder Stenosierung bedingten Erweiterung auch noch eine Dilatation vom Typ Ia kombiniert. 43,5 % (127/292) aller Patient*innen unter Dialyse entwickelten ein Aneurysma, wobei 81,1 % Typ-II-Aneurysmen waren. Dabei kam es insgesamt zu 5 Interventionen wegen Blutungen. Komplexe Aneurysmen, als Typ III bezeichnet, welche weder dem Typ I noch dem Typ II zugeordnet werden können, sind selten; ebenso wie die Pseudoaneurysmen (Typ IV).

Die 2. von Baláž und Björck publizierte Einteilung von AVF-Aneurysmen stützt auf eine Literaturanalyse von 66 Artikeln ab (Abb. 15.4). Dieser Klassifikation liegt das Vorhandensein von Stenosen oder Thromben zugrunde (Baláž und Björck 2015).

Interessanteweise wurde mithilfe von künstlicher Intelligenz in den USA ein Programm entwickelt, das mit einem Algorithmus hinterlegt wurde, um zu entscheiden, ob Patient*innen mit Aneurysmen beobachtet werden sollen oder elektiv oder notfallmäßig einem spezialisierten Shuntteam vorgestellt werden sollen (Krackov et al. 2021). Der auf einer Bildgebung basierenden Klassifikation (0 = kein Aneurysma bis 4 = gefährliches

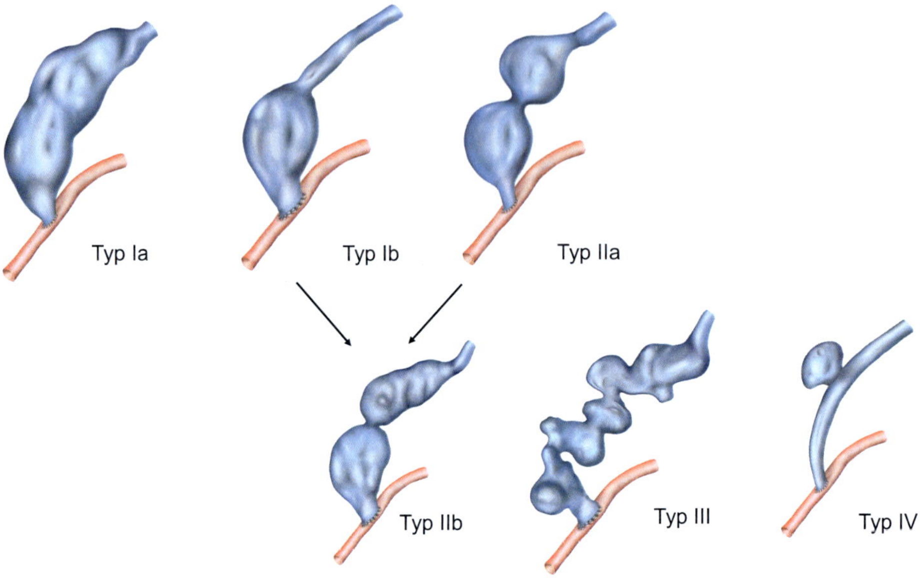

Abb. 15.3 Aneurysmaklassifikation nach Valenti. Typ Ia: Generalisierte aneurysmatische Ausweitung der Vene. Typ Ib: Aneurysmabildung auf die proximale Vene beschränkt. Typ IIa: Lokale Ausbildung von 1 oder 2 Aneurysmen, bedingt durch Punktionen oder Stenosen. Typ IIb: Kombiniert Typ Ib und Typ IIa. Typ III: Komplexe Aneurysmen. Typ IV: Pseudoaneurysmen. (Valenti et al. 2014)

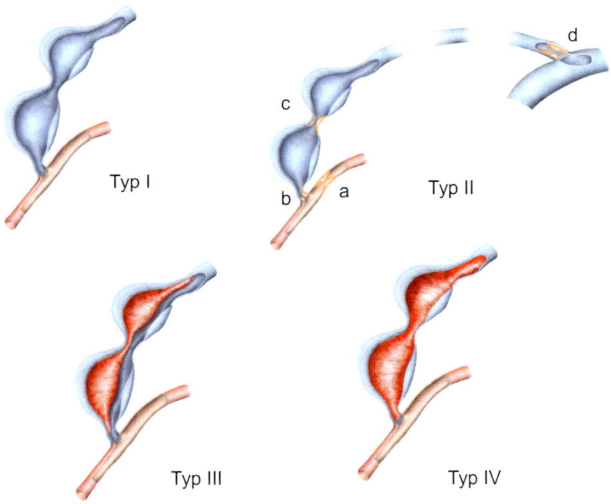

Abb. 15.4 Klassifikation nach Baláž und Björck (2015). Typ I: Aneurysmen ohne Stenosen oder Thrombosen. Typ II: Aneurysmen mit einer hämodynamisch signifikanten Stenose von > 50 %; arteriell (**a**), anastomosennah (**b**), in der Punktionszone (**c**) oder zentral (**d**). Typ III: Thrombosierung mit einer Lumeneinengung > 50 %. Typ IV: Aneurysmen mit kompletter Thrombosierung. (Baláž und Björck 2015)

Aneurysma) liegen klinische Einschätzungen zugrunde wie z. B. eine Beurteilung der Hautverhältnisse, das Vorhandensein von Schmerzen oder Zeichen einer Inflammation. Dieses auf einer Apptechnologie basierende Analyseinstrument wird die Patient*innen dazu befähigen, telemedizinische Unterstützung bei der Einschätzung der Gefährlichkeit von Aneurysmen zu nutzen.

15.3 Behandlungsindikationen

Wahre Aneurysmen können durch die Ausdünnung der Gefäßwand respektive der darüberliegenden Haut mit einem erhöhten Risiko von Blutungen bei Verletzungen einhergehen, aber auch durch die Punktionen in diesen Zonen. Eine rasche Aneurysmaprogression kann dieses Risiko erhöhen. Spontanrupturen sind sehr selten. Weitere Operationsindikationen sind in ◘ Tab. 15.1 aufgeführt. Patient*innen mit Shuntaneurysmen, welche wegen einer Stenosierung unter einer hohen Rezirkulation leiden, müssen einer operativen oder interventionellen Korrektur zugeführt werden. Die Indikation zur Sanierung von *High-Flow*-AVF hängt auch von der kardialen Leistungsfähigkeit ab. Bei Patient*innen mit einer Herzinsuffizienz im Stadium C und D gemäß der *American Heart Association* wird eine Sanierung empfohlen (Baláž und Björck 2015). Die Unmöglichkeit einer sicheren Kanülierung oder eine Thrombosierung mit Inflammation sind weitere Gründe für eine Intervention. Schmerzen können eine absolute, aber auch eine relative OP-Indikation sein. Stehen ästhetische Aspekte im Vordergrund, muss eine sorgfältige Abwägung zwischen Risiko und Benefit einer Operation gemeinsam mit den Patient*innen erfolgen.

> Bei Pseudoaneurysmen eines Prothesenshunts, verursacht durch einen Punktionsschaden, ist eine dringende bis notfallmäßige Versorgung zwingend, weil nicht selten eine Superinfektion vorliegt, welche die Ausbildung einer einschmelzenden Hautnekrose beschleunigen kann. Dadurch können in der Literatur beschriebene letale Blutungen vermieden werden.

◘ Tab. 15.1 Absolute Operationsindikationen umfassen solche zur Prävention von Blutungen, Flussproblemen oder solche, die das subjektive Befinden des Patienten tangieren. Bei diffusen Schmerzen oder aus kosmetischen Gründen braucht es eine gute Risiko-Nutzen-Abwägung

Absolute Operationsindikationen	Relative Operationsindikationen
Blutungen (nach Punktionen, Pseudoaneurysmen)	Lokale Schmerzen ohne andere Ursache
Hautveränderungen wie Pergamenthaut oder Nekrosen	Ästhetische Aspekte
Rasche Aneurysmaexpansion	
Eingeschränkter Fistelfluss (Stenosen)	
High-Flow-AVF bei Herzinsuffizienz	
Thrombosierung/Inflammation	
Fehlende Kanülierungsstrecke	
Schmerzen (Nervenkompression)	
Pseudoaneurysmen	

15.4 Behandlungskonzepte

15.4.1 Generelle Aspekte

In der täglichen Routine ist zusätzlich zu einer gründlichen klinischen Untersuchung ein vaskulärer Ultraschall hilfreich, um die zuführende Arterie zu beurteilen und um Stenosen/Teilthrombosen zu entdecken, insbesondere auch der zentralen Venen. Zur Beurteilung von letzteren kann eine Computertomografie oder Magnetresonanztomografie indiziert sein. Eine invasive Bildgebung ist nützlich, wenn diese auch die Option einer endovaskulären Behandlung, insbesondere von abführenden oder zentralen Stenosen beinhaltet (siehe auch ▶ Kap. 13).

Die Strategie der Behandlung richtet sich nach der Ausdehnung und der Lage des Aneurysmas/der Aneurysmen. Meistens geht bei AVF die Dilatation auch mit einer Elongation der Vene einher, was man durch den Gewinn von Länge bei der Rekonstruktion nutzen kann. Zudem ist bei Aneurysmaoperationen ebenfalls darauf zu achten, dass distal oder proximal der korrigierten Zone noch eine genügend lange Punktionsstrecke erhalten bleibt, um die Einlage von zentralvenösen Kathetern zu vermeiden. Gelegentlich kann es sinnvoll sein, die Korrektur in 2 Etappen durchzuführen, damit ein Bereich zur Punktion bewahrt bleibt.

Drosselt man den Einstrom im Bereich der AVF-Anastomose und hält den Arm hoch, kollabiert die Vene in der Regel. Bleibt das Aneurysma mit Blut gefüllt, besteht ein Hinweis auf eine Teilthrombosierung oder eine Abflussstörung (◘ Abb. 15.5a, b). Zur Korrektur von Aneurysmen ist oftmals eine ausgedehnte Weichteilpräparation notwendig, weshalb der Eingriff in Plexusanästhesie oder sogar in Vollnarkose für die Patient*innen sinnvoll ist.

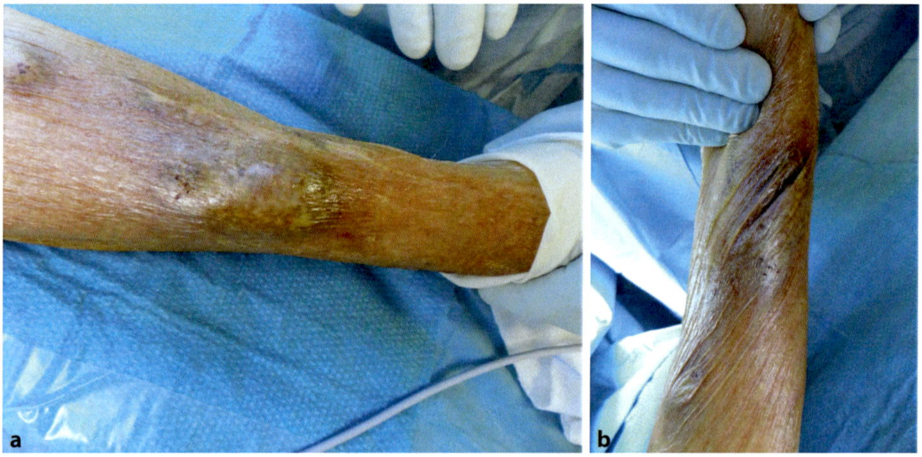

◘ **Abb. 15.5** Durch Kompression des arteriellen Einstroms und Elevation des Armes kann ein Thrombus im Aneurysma ausgeschlossen und eine mögliche Stenosierung klinisch vermutet werden. **a** Arm in flacher Position mit blutgefülltem Aneurysma. **b** Hochgehaltener Arm unter Kompression der Anastomose: vollständige Entleerung des Aneurysmas → Schlussfolgerung: kein Thrombus, keine Stenose

> Bei Aneurysmen, vor allem bei *High-Flow*-AVF, ist oftmals die Anastomose ebenfalls dilatiert, sodass diese auf maximal 4 mm verkleinert werden muss. Dies kann durch eine Direktnaht erfolgen. Manchmal ist es sogar vorteilhafter, die Anastomose weiter proximal zu fertigen.

15.4.2 Lokale Resektion mit oder ohne Interponat

Bei sehr lokalisierten Aneurysmen mit Elongation der Vene kann die Erweiterung isoliert reseziert und nach Mobilisation die verbleibenden Venenstücke end-zu-end anastomosiert werden. Bei einem Unterarmaneurysma einer radiozephalen AVF (RCAVF) kann die Anastomose proximalisiert werden, sofern eine genügend lange Punktionsstrecke am Unter- oder Oberarm (V. cephalica) vorhanden ist. Weil sich die zuführenden Arterien bei Aneurysmen meist ebenfalls im Durchmesser anpassen, ist es bei Unterarm-AVF sinnvoll, auf ein Interponat aus Polytetrafluorethylen (PTFE) zu wechseln, insbesondere bei Patient*innen mit langer Lebenserwartung, einem geringen Risikoprofil für Infekte und bei fehlender Aussicht auf eine Nierentransplantation. Dabei soll darauf geachtet werden, die Prothese in intaktem Subkutangewebe durchzuziehen. Legt man die Prothese in die verbleibende, oftmals mit Hämatom/Serom gefüllte Aneurysmahöhle, sind Wundheilungsstörungen vorprogrammiert, weil sich der Graft nicht rasch ins Gewebe integrieren kann.

> In speziellen Fällen wie bei einer lebensbedrohlichen Blutung oder einem nicht mehr verwendeten Shunt ist eine Shuntligatur ebenfalls eine Option.

Ganz große Aneurysmen müssen in einer solchen Situation reseziert werden, weil es bei unterbrochenem Einstrom zu einer sekundären Thrombosierung mit nachfolgender schmerzhafter, entzündlicher Reaktion kommen kann (Thrombophlebitis). Nur leicht dilatierte Venen können belassen und die Extremität für kurze Zeit mit einem Kompressionsverband gewickelt werden.

15.4.3 Aneurysmorrhaphie

Ende der 1990er-Jahre erschien die erste Publikation, welche die Technik einer Aneurysmorrhaphie unter Verwendung eines Staplers propagierte (Hakim et al. 1997). Seither wurden verschiedene Fallserien mit diversen technischen Verfeinerungen publiziert (Pierce et al. 2007; Baláž et al. 2008; Tozzi et al. 2014; Vo et al. 2015). Dabei wird der freipräparierte, aneurysmatische Venenanteil partiell mittels eines Staplers durchtrennt und die verbleibende, im Lumen reduzierte Vene mit intaktem Weichteilgewebe überdeckt.

Die ◘ Abb. 15.6 illustriert die Operationsschritte einer Aneurysmorrhaphie ohne die Verwendung eines Staplers. Müssen mehrere Aneurysmen korrigiert werden, sollen Hautbrücken belassen werden, damit bei der ausgedehnten Resektion nicht eine große Wundhöhle entsteht. Nach Möglichkeit soll im Aneurysmabereich eine Hautspindel mitreseziert werden, da die Haut meist ebenso wie die darunter liegende Venenwand ausgedünnt ist und nach Ende der Aneurysmorrhaphie die Vene mit Haut und darunter liegendem Subkutangewebe gedeckt werden soll. Am einfachsten können die Aneurysmen präpariert werden, wenn diese noch unter Druck stehen. Um bei einer Läsion eine Blutung unter Kontrolle zu bringen, muss vor der Aneurysmapräparation das Einstromgefäß zur

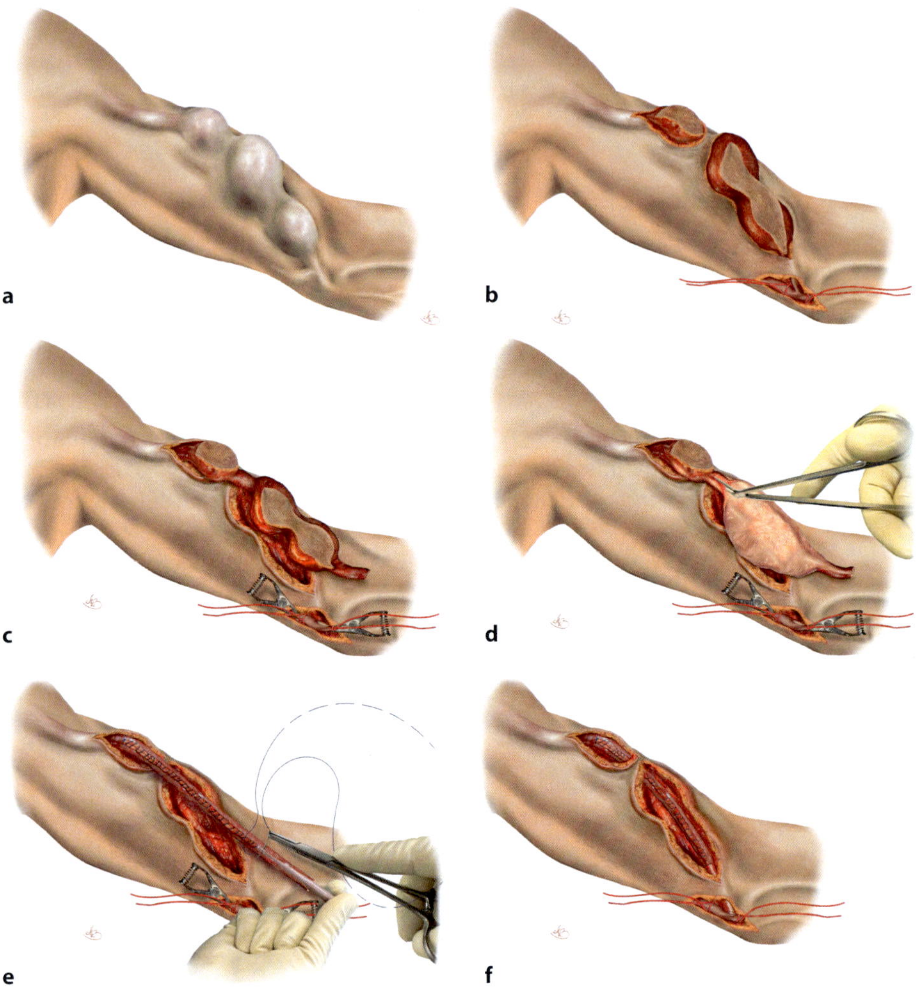

Abb. 15.6 Operationsschritte bei der Aneurysmorrhaphie am Beispiel einer *High-Flow*-AVF am Oberarm. **a** Es hilft, präoperativ die Schnittführung mit Hautspindel über den Aneurysmen einzuzeichnen und darauf zu achten, Hautbrücken zu belassen. Eine s-förmige Inzision über dem Ellenbogengelenk erlaubt eine Schnitterweiterung nach distal und proximal. **b** und **c** Mit der Präparation des Inflowgefäßes kann die Blutungskontrolle gewährleistet werden, nachfolgend können die Aneurysmen aus dem Subkutangewebe mobilisiert werden. **d** Resektion von überschüssiger, meist ausgedünnter Aneurysmawand. **e** Über einen eingebrachten Hegarstift oder einen Drain von 5 mm Durchmesser wird das Gefäß mit einer fortlaufenden Naht rekonstruiert. **f** Nach Verkleinerung der Anastomose wird die Vene eingenäht, wobei man anastomosennah über die Vene einen 4–5 cm langen Exostent einbringt. Die Hautnaht soll nicht über der Aneurysmanaht zu liegen kommen

Klemmung vorbereitet werden. Ebenfalls sehr nützlich bei zu erwartenden Blutungen kann das prophylaktische Anlegen einer Oberarmblutdruckmanschette (Tourniquet) sein.

Nach erfolgter Präparation und Klemmung kann man die Vorderwand des Aneurysmas unter Mitnahme der Hautspindel resezieren. Ein Hegarstift oder Drainageschlauch mit verschiedenen Durchmessern (generell von 5 mm) kann als Schablone genutzt werden, um einen „Venenschlauch" von 5 mm Innendurchmesser zu rekonstruieren. Dieser wird anschließend wieder so unter Haut- und Subkutangewebe platziert, dass gesundes Gewebe die Nahtreihe deckt. Es ist zudem darauf zu achten, dass die Hautinzision nicht über der Gefäßnaht zu liegen kommt. Weil die Präparation eine große Wundfläche mit Mikroblutungen und Hämatomen verursachen kann, kann die Einlage einer Drainage sinnvoll sein. Auch eine Neutunnelierung nach erfolgter Gefäßrekonstruktion ist eine Option (Woo et al. 2010). Nach einer Aneurysmorrhaphie muss die Wundheilung abgewartet werden und es soll im Operationsgebiet für 4–6 Wochen nicht kanüliert werden.

Weil AV-Aneurysmen gehäuft mit *High-Flow*-Fisteln vergesellschaftet sind, ist es häufig sinnvoll, das Einstromvolumen durch ein *banding* zu kontrollieren (siehe ▶ Kap. 16). Matoussevitch et al. haben 2022 in einer Fallserie eine technisch elegante Methode unter Verwendung eines Exostents beschrieben (Matoussevitch et al. 2022). Dabei wird nach der Aneurysmorrhaphie anastomosennah ein nach Größe ausgemessener Exostent (FRAME™, Vascular Graft Solutions; Tel Aviv, ISR) auf einer Länge von ca. 4–5 cm über die Vene geschoben und nachfolgend diese wieder anastomosiert. Der Exostent soll mit einem Stich fixiert werden, damit er sich nicht verkürzt und dadurch wieder an Durchmesser zunimmt mit der Konsequenz einer möglichen erneuten Venendilatation (Mallios et al. 2022).

Alternativ zu der oben beschriebenen, von Hand genähten Naht werden heute auch Stapler eingesetzt. Initial empfohlene Meshgrafts aus Metall, um einer erneuten Dilatation entgegenzuwirken, wurden später durch Polyestermeshgrafts ersetzt (Grauhan et al. 2001; Berard et al. 2010). In einer Metaanalyse mit 13 Studien zur Aneurysmorrhaphie (mit oder ohne Stapler resp. mit oder ohne externen Meshgraft) wird eine Offenheitsrate nach 1 Jahr mit 82 % angegeben (Baláž et al. 2020). Aus ihrer Studie ziehen die Autoren den Schluss, dass es u. a. wegen der erhöhten Infektgefahr bei einer Aneurysmorrhaphie keine externe, langstreckige Verstärkung braucht. In der gleichen Review wurden 3 Studien mit 434 Patient*innen aufgeführt, welche 11 (3 %) Rezidive von Aneurysmen aufwiesen (Baláž et al. 2020). Auch die 2023 von Chang verfasste Publikation mit 303 Aneurysmen zeigt in ihrem Kollektiv eine Überlegenheit der Aneurysmorrhaphie gegenüber einem Operationsverfahren mit Interponaten (Chang et al. 2023).

Als Variante zur Aneurysmorrhaphie wird bei einer sog. Faltung resp. Raffung (*plication*) die Venenwand nicht reseziert, sondern der ausgesackte Venenanteil mit einer überwendelnden Naht abgesteppt (Lo und Tan 2007). Zu dieser Methode sind keine Fallserien publiziert. Sie kann gelegentlich zur lokalen Behandlung von lokalisierten Aneurysmen im Rahmen von anderen AVF-Revisionen angewandt werden.

15.4.4 Endovaskuläre Aneurysmaausschaltung

Ende der 1990er-Jahre wurden Fallberichte publiziert, in denen der Einsatz von Stentgrafts zur Ausschaltung von Aneurysmen nativer Fisteln oder von Pseudoaneurysmen bei AVG beschrieben wurden. Bei letzteren war trotz einer hohen Rate an technisch erfolgreichen Implantationen die Komplikation eines Infektes mit 35 % nicht unerwartet hoch (Florescu et al. 2014). 10 Jahre später wurden nochmals einige Fallserien publiziert, die wiederum primär die technische Machbarkeit bestätigten mit einer nun allerdings deutlich niedrigeren Infektrate und einer guten Langzeitoffenheit (Aurshina et al. 2018; Kinning et al. 2013; Pärsson 2016; Shemesh et al. 2011; Wong et al. 2016). In ausgewählten Fällen ist eine endovaskuläre Versorgung bei Aneurysmen oder Pseudoaneurysmen indiziert, wobei man immer auch darauf achten muss, dass eine genug lange

Punktionsstrecke bleibt. Ein Vorteil der endovaskulären Versorgung ist die Möglichkeit, existierende Stenosen im Shuntvenenbereich oder zentral gleichzeitig mitbehandeln zu können (Shemesh et al. 2011). Dies wird auch explizit in den ESVS-Guidelines von 2018 empfohlen (Schmidli et al. 2018).

Bei klaren Indizien für eine infektiöse Situation (vor allem bei Pseudoaneurysmen) ist aber einer offenen Behandlung mit der unten beschriebenen Reroutingtechnik der Vorzug zu geben.

15.4.5 Resektion von (superinfizierten) Pseudoaneurysmen mit Neutunnelierung

Nach Punktionen kann es bei arteriovenösen Grafts (AVG), vor allem durch Destruktion der Prothesenwand, zur Ausbildung von Pseudoaneurysmen kommen (◘ Abb. 15.7). Diese sind nicht selten punktionsbedingt superinfiziert, was durch den Entzündungsprozess zur Beschleunigung der Aneurysmabildung mit der Folge einer Hautnekrose und dadurch zu einem hohen Risiko einer fatalen Blutung führen kann. In solchen Situationen ist immer eine sofortige Sanierung indiziert. In ▶ Kap. 17 wird die Technik des *reroutings* im Detail beschrieben.

> Ist bei Pseudoaneurysmen der Graft proximal und distal der Läsion gut inkorporiert, kann die Prothese nur partiell ersetzt und lateral davon ein neuer Graft (*rerouting*) eingezogen werden.

15.4.6 Spezialfälle

Aneurysmen der zuführenden Arterie bei AVF/AVG sind selten. Solche arteriellen Aneurysmen werden häufiger bei nierentransplantierten Patient*innen, aber auch nach der Ligatur eines Gefäßzuganges oder als Folge früher eingenähten Patches gesehen (◘ Abb. 15.8; Kordzadeh et al. 2015; Fendri et al. 2017).

15

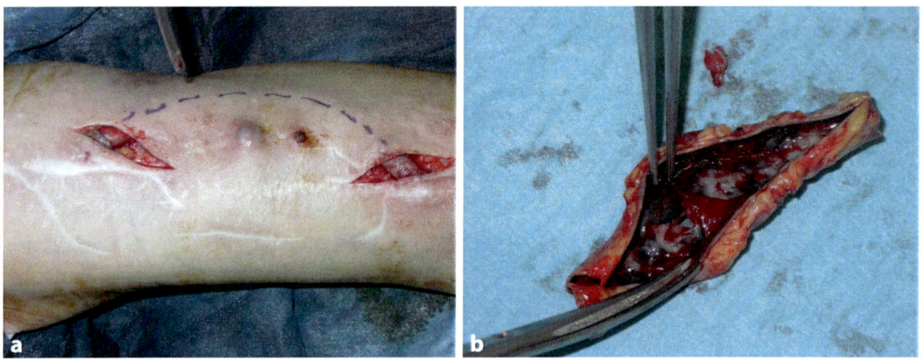

◘ Abb. 15.7 **a** Pseudoaneurysma mit beginnender Einschmelzung der Haut (der Prothesenersatz in Reroutingtechnik ist bereits erfolgt). **b** Explantierte und aufgeschnittenes PTFE-Prothesenstück mit sichtbarem Defekt

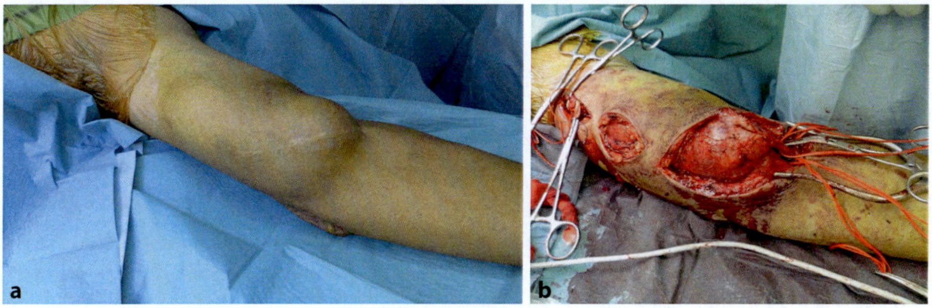

Abb. 15.8 Arterielles Aneurysma bei einer brachiozephalen AVF, welche im Anastomosenbereich mit einer Patchplastik versorgt wurde. Klinische Präsentation (**a**) und Operationssitus (**b**) mit Präparation des Aneurysmas

Klinisch können sich Zeichen einer Nervenkompression finden. Weit gefährlicher ist aber die stille Embolisation nach distal mit Rarifizierung der arteriellen Gefäße in der Peripherie, bedingt durch eine meist vorhandene Thrombusmasse im Aneurysma.

Als beste Behandlungsoption wird ein Veneninterponat empfohlen. Weil oftmals ein Kaliberunterschied zwischen der präaneurysmatischen Arterie und dem Venengraft besteht, ist eine Patcherweiterung im proximalen Venenstück empfohlen, wie sie J. Largiadèr für Interponate bei peripheren Gefäßaneurysmen vorgeschlagen hat (Abb. 15.9). Um einen Nervenschaden zu vermeiden und die Präparation gering zu halten, kann es sinnvoll sein, die dorsale Aneurysmawand stehen zu lassen. Hierzu wird das Aneurysma ventral längs inzidiert und im Bereich der Aneurysmaenden T-förmig eingeschnitten.

Vollständig thrombosierte große Aneurysmen lassen sich nicht auf einfache Art und Weise mit einem Fogarty-Ballon rekanalisieren, weil die Thrombusmasse zu groß ist. Auch eine Lysetherapie ist aus dem gleichen Grund keine Option. Bei kleineren Aneurysmen kann man versuchen, den Thrombus nach einer genügend großen Venotomie nach distal auszumelken, muss dann aber die meist zugrunde liegende Stenose mittels einer Patchplastik oder durch eine Ballondilatation therapeutisch angehen. Bei großen thrombosierten Aneurysmen muss das Aneurysma mit einem der oben beschriebenen Verfahren mitbehandelt werden.

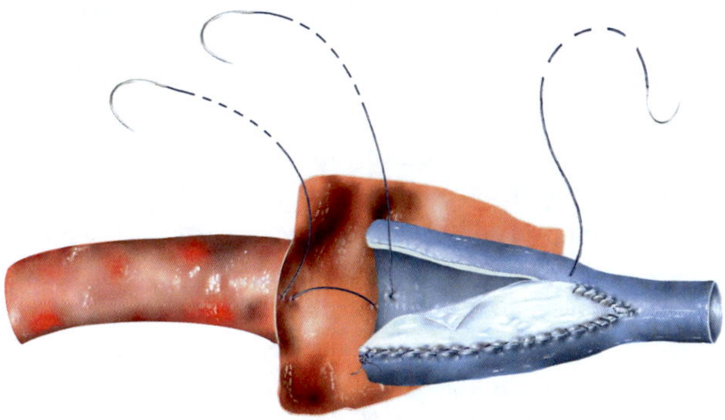

Abb. 15.9 Zur Erweiterung der proximalen Vene wird ein aufgeschnittenes Venenstück als Patch (sog. Largiadèr-Patch) in die auf einer Länge von 1,5–2 cm inzidierte Interponat-Vene eingenäht

15.5 Ausblick

Es wäre wünschenswert, eine bessere Datenlage zur Inzidenz und Prävalenz von Shuntaneurysmen zu haben. In Unkenntnis der genauen pathophysiologischen Vorgänge und allfälliger Risikofaktoren für eine Dilatation außer der bekannten Stenosierung und Narbenbildung durch Kanülierungen sind heute nur operative Korrekturen möglich, wobei die Indikationen oftmals intuitiv sind. Die Aneurysmorrhaphie hat sich in den letzten Jahren als Standardverfahren zur Sanierung von Aneurysmen etabliert. Noch fehlen aber größere Studien, welche Auskunft geben über deren Offenheitsraten im Langzeitverlauf und über Angaben, wie hoch die Rezidivraten sind.

15.6 Fazit

- Shuntaneurysmen können lokalisiert oder generalisiert auftreten und werden nach ihrer Morphologie oder aufgrund des Auftretens von Stenosen/Thrombosen klassifiziert.
- Neben der Ligatur, einer Resektion mit Direktanastomosierung oder der Anlage eines Interponates ist heute vor allem die Technik der Aneurysmorrhaphie ohne Verwendung eines Exostents weit verbreitet.
- Pseudoaneurysmen kommen gehäuft bei AVG vor und müssen wegen des hohen Risikos von Blutungen zeitnah versorgt werden. In solchen Fällen kann der Einsatz eines Stentgrafts eine Option sein.

Kommentar

Robert Shahverdyan

Dieses Kapitel beschreibt ausführlich die Ätiologie, Klassifikation, Diagnose und Therapiekonzepte einer der bei arteriovenösen Fisteln häufig auftretenden Komplikationen – des Shuntaneurysmas. Obwohl Shuntaneurysmen häufig asymptomatisch und somit auch ungefährlich bleiben können, ist im fortgeschrittenen Stadium eine lebensbedrohliche Komplikation wie die Shuntblutung möglich, sodass regelmäßige Nachsorge und korrekte Diagnostik bis hin zu einer prophylaktischen operativen Versorgung unentbehrlich sind. Zudem können Shuntaneurysmen Ausdruck eines anderen Gefäßzugangsproblems sein, wie z. B. einer *High-Flow*-Situation, einer Abflussstörung (Stenose) oder einer Kombination aus beiden (*inflow-outflow imbalance*). Bei einem hohen Shuntflussvolumen von $\geq$ 1500 ml/min und einer Abflussstenose entsteht ein hoher Druck im Venensegment, was die Aussackung begünstig, vor allem dort, wo die Venenwand durch Punktionen geschwächt ist. Eine solche Situation liegt gehäuft bei Oberarmshunts vor und wird im klinischen Alltag unterschätzt. Hier empfehlen wir eine regelmäßige Duplexsonografie mit Shuntflussbestimmung, um zeitgerecht eine Flussreduktion durchzuführen.

Bei der Behandlung von Aneurysmen soll nicht nur auf lokale Gegebenheiten, sondern auch auf das AVF/AVG-Kreislaufsystem geachtet werden. Die *inflow-outflow-imbalance* muss unbedingt berücksichtigt werden. In Situationen einer symptomatischen *inflow-outflow-imbalance* (erhöhte venöse Rücklaufdrücke und/oder verlängerte Blutungszeit nach der Dialyse in Kombination mit einem Shuntflussvolumen

15

$\geq$ 1200–1500 ml/min) führt erfahrungsgemäß nicht die Behandlung der Abflussstenose, sondern zunächst eine Shuntflussreduktion auf < 1000 ml/min (ideal 600–800 ml/min) zu einer Linderung der Symptome. Wird eine chirurgische Aneurysmabehandlung (Aneurysmorrhaphie) ins Auge gefasst, ist eine simultane oder 2-zeitige Shuntflussreduktion mittels *banding* empfohlen (siehe ▶ Kap. 16). In der eigenen Praxis verwenden wir ein 4-mm-Mersilene™-/Nylonband für die anastomosennahe Vene (selten auch der zuführenden Arterie bei Unterarm-AVF) oder das externe Banding mit FRAME™ (Vascular Graft Solutions; Tel Aviv, ISR) auf einer Strecke von ca. $\geq$ 4 cm, um den Venendurchmesser auf 4–5 mm zu reduzieren. Die Art des *bandings* entscheiden wir wie folgt: Bei einem angestrebten eher kleinen Eingriff (kurze Operationsdauer, Lokalanästhesie, hohes Alter und kurze Lebenserwartung, eingeschränkte Punktionsstrecke) ohne signifikantes anastomosennahes Aneurysma bevorzugen wir das Mersilene™-Banding; liegt ein anastomosennahes Aneurysma vor, soll eine ausreichende Punktionsstrecke verbleiben und bei jüngeren Patient*innen präferieren wir eine langstreckige (2-zeitige) Aneurysmorrhaphie (auf 4–5 mm Durchmesser anastomosennah und 6–8 mm im restlichen Bereich) mit Neuanastomosierung (bei Möglichkeit auf eine kleinere und peripher gelegene Arterie) unter Verwendung eines FRAME™. Zudem wird darauf geachtet, dass kein zentralvenöser Katheter eingelegt werden muss.

Wie von den Autoren unter „Klassifikation" beschrieben, bestehen unterschiedliche Typen von Shuntaneurysmen, welche die Therapieoptionen bestimmen und eine individualisierte Entscheidung erlauben. Es sei zudem an dieser Stelle darauf hingewiesen, dass zur Verhinderung von Aneurysmen auf die Arealpunktion verzichtet und die Strickleitermethode genutzt werden soll (siehe ▶ Kap. 3).

Der unter ▶ Abschn. 15.4.4 aufgeführte potenzielle Einsatz von Stentgrafts (speziell auch im Punktionsbereich) ist ein *off-lable use* und wird in der eigenen Praxis bei wahren AVF-Aneurysmen grundsätzlich nicht angewendet. In Einzelfällen kann dies natürlich für die Patient*innen von Vorteil sein (z. B. bei Pseudoaneurysmen der AVF oder bei Prothesenshunts, bei sonst fehlender Punktionsmöglichkeit durch die chirurgische Revision, eine eingeschränkte Lebenserwartung usw.).

Patient*innen, Angehörige sowie das Dialysepersonal müssen über das Management bei akuter Blutung aus einem Shuntaneurysma aufgeklärt sein. Bei einer akuten punktuellen Blutung soll kein zirkulärer Verband mit mehreren Kompressen/Tüchern verwendet, sondern lokal und punktuell die Blutung gestillt werden. Bei der *Bottle-Cap*-Technik wird der Deckel einer Mineralflasche mit der Öffnung auf die blutende Stelle aufgebracht und komprimiert resp. bei stehender Blutung fixiert, bis man zur definitiven Versorgung ins Krankenhaus eingeliefert wird (Greenstein et al. 2023; siehe ▶ Kap. 17).

(Teil-)thrombosierte Aneurysmen enthalten nicht selten frische und chronische Thromben. Um das Lumen und die Punktionsstrecke wiederherzustellen, sind verschiedene Techniken möglich. Besteht keine Notwendigkeit für eine Aneurysmaresektion, kann eine Thrombektomie oder Thrombendarteriektomie versucht werden, wobei manchmal zusätzlich Thrombusmaterial „ausgemelkt" oder mittels scharfen Löffels/Kürette entfernt werden muss. Es gibt auch eine Vielzahl von endovaskulären Verfahren (aktuell noch umstritten) mit verschiedenen Systemen (Aspirex™ [Becton, Dickinson and Company, Franklin Lakes, NJ, USA], Rotarex™ [Plus Medica AG, Hettlingen, CH], Indigo® [Penumbra Inc., Alameda, CA, USA] ClotTreaver® [Inari Medical Inc., Irvine, CA, USA], JETi™ [Abbott Laboratories, Abbott Park, IL, USA], Cleaner™ [Rex Medical, Conshohocken, PA, USA] usw.), welche zunehmend durch interventionell tätige Spezialisten eingesetzt werden.

Wichtige Publikationen des Kommentators Robert Shahverdyan

1. Matoussevitch V, Kalmykov E, Shahverdyan R (2022) Novel external stenting for reconstruction of high flow arteriovenous fistula. J Vasc Access 23(6):864–870. https://doi.org/10.1177/11297298211015508
2. Shahverdyan R, Beathard G, Mushtaq N, Litchfield TF, Nelson PR, Jennings WC (2020) Comparison of Outcomes of Percutaneous Arteriovenous Fistulae Creation by Ellipsys and WavelinQ Devices. J Vasc Interv Radiol 31(9):1365–1372. https://doi.org/10.1016/j.jvir.2020.06.008
3. Shahverdyan R, Hentschel DM (2023) Achieving high maturation and cannulation rates of radial-cephalic arteriovenous fistulas with VasQ™ device. Semin Dial 36(2):147–154. https://doi.org/10.1111/sdi.13065

Literatur

Abreo K, Amin BM, Abreo AP (2019) Physical examination of the hemodialysis arteriovenous fistula to detect early dysfunction. J Vasc Access 20:7–11. https://doi.org/10.1177/1129729818768183

Aurshina A, Hingorani A, Marks N, Ascher E (2018) Utilization of stent grafts in the management of arteriovenous access pseudoaneurysms. Vascular 26:368–371. https://doi.org/10.1177/1708538117742829

Baláž P, Björck M (2015) True aneurysm in autologous hemodialysis fistulae: definitions, classification and indications for treatment. J Vasc Access 16:446–453. https://doi.org/10.5301/jva.5000391

Baláž P, Rokosny S, Klein D, Adamec M (2008) Aneurysmorrhaphy is an easy technique for arteriovenous fistula salvage. J Vasc Access 9:81–84. https://doi.org/10.1177/112972980800900202

Baláž P, Rokošný S, Bafrnec J et al (2020) Repair of Aneurysmal arteriovenous fistulae: a systematic review and meta-analysis. Eur J Vasc Endovasc Surg 59:614–623

Berard X, Brizzi V, Mayeux S et al (2010) Salvage treatment for venous aneurysm complicating vascular access arteriovenous fistula: use of an exoprosthesis to reinforce the vein after Aneurysmorrhaphy. Eur J Vasc Endovasc Surg 40:100–106. https://doi.org/10.1016/j.ejvs.2010.01.021

Chang R, Alabi O, Mahajan A et al (2023) Arteriovenous fistula aneurysmorrhaphy is associated with improved patency and decreased vascular access abandonment. J Vasc Surg 77:891–898.e1. https://doi.org/10.1016/j.jvs.2022.10.054

Fendri J, Palcau L, Cameliere L et al (2017) True brachial artery aneurysm after Arteriovenous fistula for hemodialysis: five cases and literature review. Ann Vasc Surg 39:228–235. https://doi.org/10.1016/j.avsg.2016.05.115

Florescu MC, Qiu F, Plumb TJ, Fillaus JA (2014) Endovascular treatment of arteriovenous graft pseudoaneurysms, indications, complications, and outcomes: a systematic review. Hemodial Int 18:785–792. https://doi.org/10.1111/hdi.12152

Grauhan O, Zurbrügg HR, Hetzer R (2001) Management of aneurysmal arteriovenous fistula by a perivascular metal mesh. Eur J Vasc Endovasc Surg 21:274–275

Greenstein R, Nawrocki P, Nesbit C (2023) Bottle it up: prehospital management of an AV fistula bleed using a bottle cap. Am J Emerg Med 67:197.e1–197.e2. https://doi.org/10.1016/j.ajem.2023.03.011

Hakim RM, Romagnoli J, Contis JJ, Akoh J, Papalois VE (1997) Refashioning of an aneurysmatic arteriovenous fistula by using the multifire GIA 60 surgical stapler. Int Surg 82:376–377

Inston N, Mistry H, Gilbert J et al (2017) Aneurysms in vascular access: state of the art and future developments. J Vasc Access 18:464–472. https://doi.org/10.5301/jva.5000828

Inui T, Boulom V, Bandyk D et al (2017) Dialysis access hemorrhage: access rescue from a surgical emergency. Ann Vasc Surg 42:45–49. https://doi.org/10.1016/j.avsg.2017.03.003

Kinning AJ, Becker RW, Fortin GJ et al (2013) Endograft salvage of hemodialysis accesses threatened by pseudoaneurysms. J Vasc Surg 57:137–143. https://doi.org/10.1016/j.jvs.2012.07.026

Kordzadeh A, D'Espiney BRM, Ahmad AS et al (2015) Donor artery aneurysm formation following the ligation of haemodialysis arteriovenous fistula: A systematic review and case reports. J Vasc Access 16:5–12. https://doi.org/10.5301/jva.5000297

Krackov W, Sor M, Razdan R et al (2021) Artificial intelligence methods for rapid vascular access aneurysm classification in remote or in-person settings. Blood Purif 50:636–641. https://doi.org/10.1159/000515642

Lo HY, Tan SG (2007) Arteriovenous fistula aneurysm – Plicate, not ligate. Ann Acad Med Singapore 36:851–853. https://doi.org/10.47102/annals-acadmedsg.v36n10p851

Mallios A, Gaudin A, Hauguel A et al (2022) Customizable modification of banding with external stenting for arteriovenous fistula flow reduction. J Vasc Surg Cases Innov Tech 8:151–157. https://doi.org/10.1016/j.jvscit.2022.01.003

Matoussevitch V, Kalmykov E, Shahverdyan R (2022) Novel external stenting for reconstruction of high flow arteriovenous fistula. J Vasc Access 23:864–870. https://doi.org/10.1177/11297298211015508

Mudoni A, Cornacchiari M, Gallieni M et al (2015) Aneurysms and pseudoaneurysms in dialysis access. Clin Kidney J 8:363–367. https://doi.org/10.1093/ckj/sfv042

Pärsson HN (2016) Commentary on ‚endovascular stent graft repair is an effective and safe alternative therapy for Arteriovenous graft pseudoaneurysms.'. Eur J Vasc Endovasc Surg 52:689. https://doi.org/10.1016/j.ejvs.2016.08.014

Pierce GE, Thomas JH, Fenton JR (2007) Novel repair of venous aneurysms secondary to arteriovenous dialysis fistulae. Vasc Endovascular Surg 41:55–60. https://doi.org/10.1177/1538574406294592

Schmidli J, Widmer MK, Basile C et al (2018) Editor's choice – vascular access: 2018 clinical practice guidelines of the European society for vascular surgery (ESVS). Eur J Vasc Endovasc Surg 55:757–818. https://doi.org/10.1016/j.ejvs.2018.02.001

Serra R, Butrico L, Grande R et al (2015) Venous aneursysm complicating arteriovenous fistula access and matrix metalloproteinases. Open Med 10:519–522. https://doi.org/10.1515/med-2015-0088

Shemesh D, Goldin I, Zaghal I et al (2011) Stent graft treatment for hemodialysis access aneurysms. J Vasc Surg 54:1088–1094. https://doi.org/10.1016/j.jvs.2011.03.252

Tozzi M, Franchin M, Ietto G et al (2014) A modified stapling technique for the repair of an aneurysmal autogenous arteriovenous fistula. J Vasc Surg 60:1019–1023. https://doi.org/10.1016/j.jvs.2014.04.012

Valenti D, Mistry H, Stephenson M (2014) A novel classification system for autogenous arteriovenous fistula aneurysms in renal access patients. Vasc Endovascular Surg 48:491–496. https://doi.org/10.1177/1538574414561229

Vo T, Tumbaga G, Aka P et al (2015) Staple aneurysmorrhaphy to salvage autogenous arteriovenous fistulas with aneurysm-related complications. J Vasc Surg 61:457–462. https://doi.org/10.1016/j.jvs.2014.09.008

Wilson NA, Shenoy S (2014) Managing „buttonhole" complications. J Vasc Access 15:91–95. https://doi.org/10.5301/jva.5000247

Wong WK, Su TW, Cheng WL et al (2016) Endovascular stent graft repair is an effective and safe alternative therapy for arteriovenous graft pseudoaneurysms. Eur J Vasc Endovasc 52(5):682–688

Woo K, Cook PR, Garg J et al (2010) Midterm results of a novel technique to salvage autogenous dialysis access in aneurysmal arteriovenous fistulas. J Vasc Surg 51:921–925.e1. https://doi.org/10.1016/j.jvs.2009.10.122

Extremitätenischämien bei Gefäßzugängen

Matthias K. Widmer, Andrei Zdoroveac und Andrej Isaak

Inhaltsverzeichnis

Wichtige Publikationen der Autoren Matthias K. Widmer, Andrei Zdoroveac, Andrej Isaak

1. Inston N, Schanzer H, Widmer M et al (2016) Arteriovenous access ischemic steal (AVAIS) in haemodialysis: a consensus from Charing Cross Vascular Access Masterclass 2016. J Vasc Access 18(1):3–12
2. Schmidli J, Widmer MK, Basile C et al (2018) Editor's Choice – Vascular Access: 2018 Clinical Practice Guidelines of the European Society for Vascular Surgery (ESVS). Eur J Vasc Endovasc Surg 55:757–818. https://doi.org/10.1016/j.ejvs.2018.02.001

M.K. Widmer, A. Zdoroveac, A. Isaak (Hrsg.), *Dialysezugänge in Theorie und Praxis*,
https://doi.org/10.1007/978-3-662-72908-3_16

16.1 Einleitung

Eine Shuntanlage, sei es eine arteriovenöse Fistel (AVF) oder ein arteriovenöser Graft (AVG), führt stets zu einer veränderten Hämodynamik mit einer beträchtlichen Blutflusssteigerung. Durch den arteriovenösen Kurzschluss wird das Kapillarbett umgangen und das Blut direkt in Venen geleitet, die zum Niederdrucksystem des Körpers gehören. Dieser Umstand kann physiologischerweise zu einem retrograden arteriellen Blutfluss Richtung Anastomose führen mit der Folge einer lokoregionären Hypotension. Diese physiologische Anpassung nach Shuntanlage wird als Stealphänomen bezeichnet. Besonders schön lässt sich dies bei radiozephalen AVF (RCAVF) am distalen Vorderarm nachweisen, wo im vaskulären Ultraschall oftmals das Blut in der V. cephalica nicht nur über die A. radialis, sondern auch über den Hohlhandbogen aus der A. ulnaris gespeist wird.

Dieses Phänomen war bisher eine gängige Erklärung für die Ausbildung einer gefäßzugangsinduzierten Extremitätenischämie (*VAILI: vascular access induced limb ischemia*), ist aber bei brachial angelegten Shunts nicht so nachzuweisen. Veränderungen der Gefäße durch Diabetes und Alterung mit vermehrter Steifigkeit und Stenosen sowie rarifizierte Kollateralen lassen den Perfusionsdruck nach distal sinken mit dem Effekt einer minderperfundierten Extremität, was zu Schmerzen bis hin zu Nekrosen führt. Vaes et al. konnten bereits 2013 zeigen, dass 1 von 20 Unterarmarterien bei 10 Patient*innen mit einer *VAILI* ein retrograder Fluss aufweist (Vaes et al. 2013). Die Auswertung von spezifisch auf *VAILI*-Symptome zugeschnittenen Fragebögen ergab, dass bis zu 50 % aller Patient*innen mit brachialen AVF im Gegensatz zu Unterarm-*Loop*-AVG und RCAVF milde Symptome einer *VAILI* wie eine kalte Hand haben (van Hoek et al. 2006). Kmentova et al. haben zudem gezeigt, dass die Anlage eines Shunts auch ohne *VAILI*-Symptome immer einen hämodynamischen Einfluss auf die Fingerperfusion hat (Kmentova et al. 2018). Perfusionsdruck und Sauerstoffversorgung der Finger sinken im Vergleich zur Gegenseite ohne Shuntanlage. Außerdem wurde der Verlust von Muskelkraft mittels Dynamometer objektiviert.

Lange Zeit bezeichnete man im deutschsprachigen Raum eine *VAILI* als Stealsyndrom. In der angelsächsischen Literatur wurden verschiedenste Begriffe für dieses Krankheitsbild verwendet (Inston et al. 2017). Heute setzt sich zunehmend die Bezeichnung *VAILI* durch, da im Begriff sowohl die Ursache der Ischämie wie auch der Ort ihres Auftretens, nämlich die obere und untere Extremität, inkludiert sind.

Die Inzidenz für eine *VAILI* wird mit 1–8 % angegeben, wobei die alternde Population an Dialysepatient*innen diese Rate in den letzten Jahren ansteigen ließ (Malik et al. 2008). Lipidstoffwechselstörungen und Diabetes mellitus führen vor allem auch bei *ESRD*-Patient*innen (*ESRD:end-stage renal disease*) zu degenerativen Gefäßveränderungen. Diese und andere prädiktive Faktoren machen das Auftreten einer *VAILI* wahrscheinlicher (siehe Übersicht; Lok et al. 2020). Die oben genannten Punkte widerspiegeln sich zudem in der Tatsache, dass Patient*innen mit einer schweren *VAILI* eine geringere Überlebenswahrscheinlichkeit haben (Gerrickens et al. 2021).

Prädiktoren für das Auftreten einer *VAILI*. (Lok et al. 2020)

- Fortgeschrittenes Alter (> 60 Jahre)
- Weibliches Geschlecht

- Diabetes mellitus
- Periphere arterielle Verschlusskrankheit
- Große Abflussgefäße
- Vorangegangene Gefäßzugänge
- Gefäßzugänge im Bereich der distalen A. brachialis
- Vorangegangene Episoden mit VAILI

16.2 Pathophysiologie

Scheltinga et al. beschreiben in ihrer Arbeit von 2012 im Detail, wie über intakte Kollateralen bei einer proximal der AVF liegenden arteriellen Stenose der Perfusionsdruck gleichwohl hochgehalten werden kann, es aber zu einem retrograden Fluss Richtung Abflussvene kommt (Scheltinga und Bruijninckx 2012). Sind die Kollateralen jedoch schlecht ausgebildet, fehlt eine genügende metabolische Versorgung der Peripherie. Wichtig ist zu wissen, dass diese Flussumkehr im Bereich der Anastomose komplett sein kann, wenn sie während der ganzen Herzzyklusphase vorhanden ist, oder inkomplett, wenn der retrograde Fluss nur während der Systole vorhanden ist. Bei *High-Flow*-AVF genügen bereits geringgradige Stenosen, damit sich ein Stealphänomen manifestiert. Bei radiozephalen AVF (RCAVF) wird ein Stealphänomen in 73–100 % der Fälle gesehen, wobei die Wahrscheinlichkeit für das Auftreten eines *VAILI* unter 5 % liegt. Die Tatsache, dass bei Dialysepatient*innen die Gefäßwände steifer sind und sich schlechter adaptieren, erklärt, wieso der Perfusionsdruck nach peripher stärker abfällt als bei Gesunden. Der Druckverlust im Bereich der Anastomose ist ein zweiter Faktor für das Auftreten eines Stealphänomens, vor allem auch, wenn die Abflussvene ein großes Kaliber aufweist. Beides führt zu einer lokalen Hypotonie, welche durch die Einnahme von Antihypertonika verstärkt werden kann. Außerdem können Antihypertonika eine unter Dialyse auftretende Hypotonie oder im Falle von *High-Flow*-AVF eine verminderten Herzleistung durch chronische Überlastung begünstigen. Der Abfall des mittleren arteriellen Blutdruckes im Vergleich zu gesunden Proband*innen (*HV: healty vasculatures*) lässt sich wie folgt von minimal bis maximal abstufen: *HV* → *HV* + AVF → generalisierte Arteriosklerose (GA) ohne Shunt → GA + AVF → GA + Subklaviastenose + AVF → GA + *High-Flow*-AVF (Scheltinga und Bruijninckx 2012).

▣ Abb. 16.1 fasst die wichtigsten pathophysiologischen Veränderungen als Ursache einer *VAILI* zusammen. Ziel der Behandlungskonzepte muss es sein, die lokoregionäre Hypotension gering zu halten, indem man den Blutdruck in die Peripherie möglichst hochhält und dies sowohl präventiv bei der Shuntanlage als auch im Falle einer manifesten *VAILI*.

Ein weiterer Faktor, welche die Hämodynamik von AVF beeinflusst, ist der Gefäßdurchmesser. Beträgt der Innendurchmesser der Abflussvene weniger als 75 % des Innendurchmessers der zuführenden Arterie, wird der Blutfluss in der AVF durch den Widerstand in der Vene bestimmt. Bei AVF, deren Venendurchmesser über 75 % des Arteriendurchmessers liegt, wird der Blutfluss bestimmt durch den Widerstand in der die AVF speisenden Arterie, sowie desjenigen in den Kollateralen und in den Kapillaren. Funktionale AVF mit einem Blutfluss von 400–600 ml/min entsprechen der letzteren

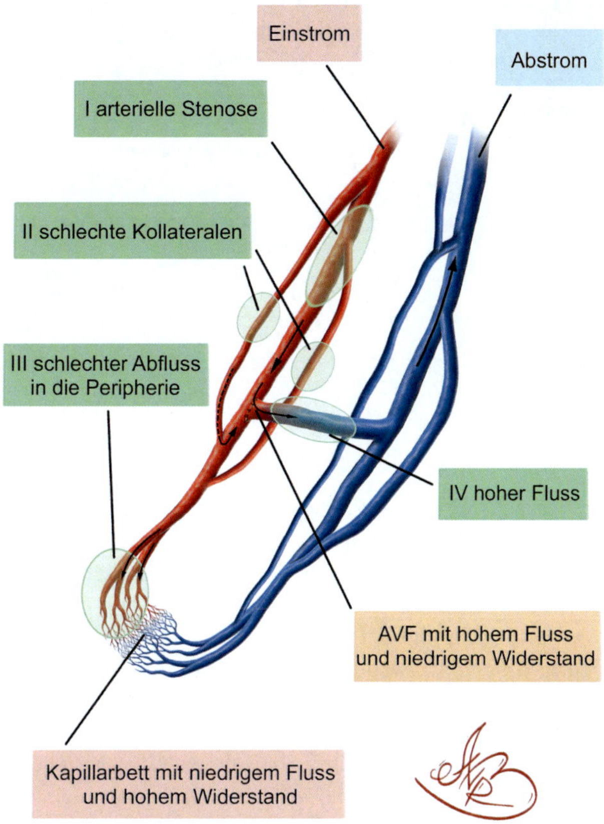

Abb. 16.1 Pathophysiologische Veränderungen, welche eine VAILI begünstigen. (Wixon et al. 2000)

Konstellation (Wixon et al. 2000). Der Druckgradient, welchen die Arterie distal der AVF-Anastomose aufweist, ergibt sich letztlich aus der komplexen Kombination der Widerstände, welche in der proximalen Arterie, den Kollateralgefäßen, dem peripheren Gefäßbett und der AVF vorliegen. Diese 4 Komponenten sind Schlüssel zum Verständnis, warum eine *VAILI* auftreten kann, und bilden gleichzeitig die Grundlagen, um die Behandlungskonzepte zu verstehen. Umbauprozesse der Gefäße nach einer Shuntanlage führen zu Änderungen des Widerstandes in den betroffenen Gefäßabschnitten. Das erklärt, weshalb sich *VAILI* häufig im Verlauf akzentuieren (siehe ▶ Kap. 6).

16.3 Klassifikation

Gefäßzugangsinduzierte Extremitätenischämien lassen sich unterschiedlich klassifizieren. Eine erste Klassifikation betrifft das zeitliche Auftreten einer *VAILI*. Es ist allgemein anerkannt, zwischen einem frühen und späten Auftreten zu unterscheiden, wobei die Grenze bei einem Monat gelegt wird. Eine andere Einteilung unterscheidet zwischen einem akuten Auftreten von Symptomen in den ersten 24 h und einem subakuten Stadium bis zu 1 Monat. Eine *VAILI*, die später als nach 1 Monat auftritt, gehört zur Gruppe der chronischen *VAILI* (Inston et al. 2017). AVG neigen wegen fehlender Kompensationsmechanismen zu einem frühen Auftreten einer *VAILI*, wogegen AVF eher der chronischen

Tab. 16.1 Einteilung der *VAILI* in Anlehnung an die Klassifikation von Fontaine für die pAVK mit einer zusätzlichen Graduierung nach Scheltinga

Stadium	Symptome	Graduierung
I	Kalte, blasse oder blaue Finger ohne Schmerzen	–
II	Fingerschmerzen mit Parästhesien und Dysästhesien bei Anstrengung und/oder unter Hämodialyse	a) Tolerierbar b) Nicht auszuhalten
III	Ruheschmerzen	–
IV	Ulzera und Nekrosen bis hin zur Gangrän	a) Handfunktion nach Korrektur erhalten b) Handfunktion nicht erhalten und Notwendigkeit einer Amputation

Gruppe zugehören, weil die Adaptationsprozesse der Gefäße Zeit brauchen (Scheltinga et al. 2009a). Der Blutfluss ist ein weiteres Kriterium für eine *VAILI*-Zuordnung. Diese Systematik hilft zu entscheiden, welche Behandlungsstrategie gewählt werden soll. Für eine AVF gilt ein Fluss von 400–600 ml/min als optimal; für AVG ist es ein solcher von 600–1200 ml/min. Liegen die Werte unterhalb dieser Bandbreiten, wird der Fluss als niedrig (*low-flow*), wenn darüber als hoch (*high-flow*) bezeichnet (Zanow et al. 2006b; Mickley 2021).

Tordoir et al. haben 2004 vorgeschlagen, die Handischämie analog zur Einteilung bei der chronischen Beinischämie im Rahmen einer peripher-arteriellen Verschlusskrankheit (pAVK) in 4 Kategorien analog der Klassifikation nach Fontaine einzuteilen (Tab. 16.1; Tordoir et al. 2004). Einige Jahre später hat Scheltinga diese noch unter Zufügung von Unterstadien ergänzt (Scheltinga et al. 2009a).

16.4 Diagnostik

Die Diagnose kann man anamnestisch erheben, aber vor allem gibt die klinische Untersuchung Hinweise darauf (Abb. 16.2). Immer ist aber auch daran zu denken, dass es andere Ursachen für das klinische Bild geben kann, wie z. B. ein Karpaltunnelsyndrom, ein komplexes regionales Schmerzsyndrom (*CRPS: complex regional pain syndrome*) oder eine Kalziphylaxie. Einfache Tests erlauben es, die Diagnose eines *VAILI* zu stellen oder eben auszuschließen.

Die Bestimmung des Perfusionsdrucks ist eine erste Untersuchungsmethode. Bei Patient*innen mit einer AVF und einem Blutfluss von 500–800 ml/min ist in der Regel ein Fingerdruck von 100 mmHg zu erwarten (Tordoir et al. 2004). Ein absoluter Blutdruck am Finger unter einem Wert vom 50 mmHg resp. ein Finger-Brachial-Index (FBI) unter 0,6 (Normwert 0,8–1,1) ist prädiktiv für das Auftreten einer *VAILI* (van Hoek et al. 2007; Goff et al. 2000). Diese 2 Parameter kann man gut auch für eine Kontrolle nach *VAILI*-Korrektureingriffen verwenden. Die Messung des Sauerstoffpartialdruckes hilft ebenfalls bei der Diagnosestellung. Werte unter 30 mmHg sind ein klarer Hinweis auf eine kritische Ischämie. Die Plethysmografie erlaubt eine bildliche Dokumentation der Perfusionsverhältnisse. Im Seitenvergleich lässt sich leicht ein Unterschied im

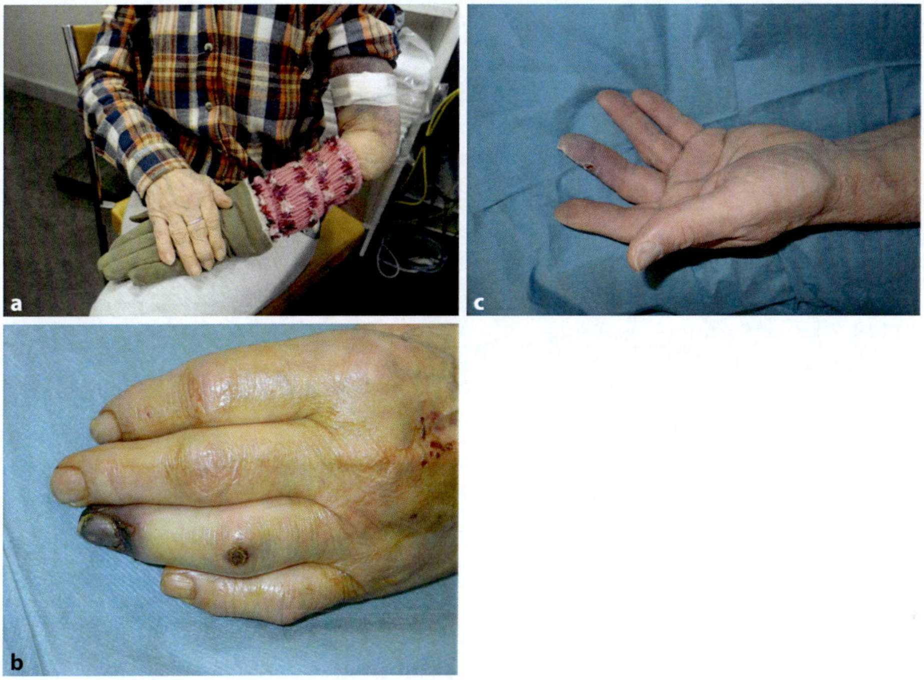

Abb. 16.2 *VAILI*: Blickdiagnose (**a**) und 2 Beispiele von Fingernekrosen (**b** und **c**) als Zeichen eines Stadiums IV

Kurvenverlauf zeigen, ebenso führt eine temporäre Kompression des Shunts zu einem immediaten Anstieg der Kurven, was sich im Handbereich klinisch in einer Verbesserung der Fingerdurchblutung manifestiert (Abb. 16.3). Die intraoperative FBI-Bestimmung erlaubt keine zuverlässige Vorhersage bezüglich einer Manifestation einer *VAILI* im Verlauf, da die neurovegetative Funktion durch das Anästhesieverfahren meist ausgeschaltet oder kompromittiert ist. Hingegen hat ein FBI < 0,45 eine hohe Wahrscheinlichkeit für das Auftreten einer *VAILI* (Tynan-Cuisinier und Berman 2006).

Finden sich bereits intraoperativ klinische Zeichen einer Fingerischämie und fehlt ein Doppler-Signal im Handgelenkbereich resp. palmar, sind unmittelbar weitergehende Maßnahmen angezeigt. Neben einer Anpassung der Umgebungstemperatur und einer allfälligen Korrektur der Hämodynamik sind diagnostische Schritte wie eine intraoperative FBI-Bestimmung bis hin zu einer Bildgebung mittels vaskulären Ultraschalls und evtl. ergänzender Angiografie notwendig, um die Ursache des Problems zu kennen und einen Interventionsplan festzulegen.

Im Vorfeld einer Shuntanlage hat es sich als praktisch erwiesen, einen modifizieren Allen-Test mit Druckmessung unter Verwendung einer Plethysmografie durchzuführen, um die Zirkulation im Hohlhandbogen zu testen resp. zu klären, ob die A. radialis resp. die A. ulnaris für die Blutversorgung der Finger dominant sind. Dabei wird am Zeige- und/oder Mittelfinger eine kleine Manschette und der Sensor an der Fingerkuppe angebracht. Es werden 3 Messungen durchgeführt, um die Qualität des arteriellen Hohlhandbogens zu prüfen. Die 1. Messung erfolgt 30 s nach Installation im Ruhezustand; die 2. Messung erfolgt nachdem die A. radialis während 15 s zugedrückt. 30 s nach Öffnen

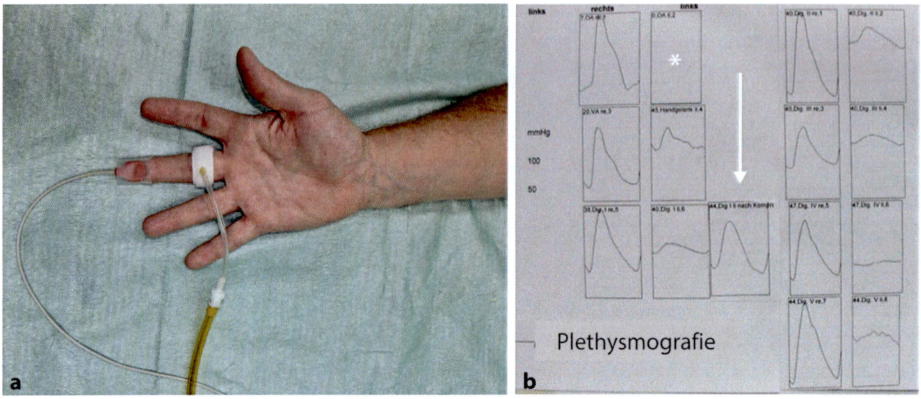

Abb. 16.3 Bestimmung des Fingerarteriendruckes (**a**) und Kurve einer Plethysmografie (**b**) mit Nachweis einer Abflachung der Kurven als Ausdruck einer schlechten Perfusion mit Anstieg unter Kompression (*Pfeil*). (*Stern*) Cave: Um den Gefäßzugang nicht zu kompromittieren, soll am Shuntarm keine Blutdruckmessung erfolgen

der A. radialis wird die A. ulnaris während 15 s komprimiert und dann erfolgt die 3. Messung. Beträgt die Differenz zwischen dem Ruhewert und der Messung mit Kompression > 10 mmHg, besteht entweder eine radiale oder ulnare Dominanz. Beträgt der Gradient weniger als 10 mmHg, besteht keine Dominanz (Yadav et al. 2021). 46 % aller untersuchten Patient*innen hatten eine radiale Dominanz und 16 % eine ulnare. Von den 105 Patient*innen entwickelten 10 eine *VAILI* im Stadium 2b–4. Berechnungen ergaben, dass ein Druckabfall von über 40 mmHg eine 80%ige Sensitivität und 77%ige Spezifität aufweist für die Vorhersage für das Auftreten einer *VAILI* nach Shuntanlage. Man kann auch mit einem Doppler den Fluss im Hohlhandbogen überprüfen. Verschwindet das Signal bei Kompression der A. radialis, ist dies ein Zeichen dafür, dass die A. radialis das einzig offene Gefäß für die Handversorgung ist und deshalb für eine RCAVF ungeeignet ist (Jennings und Mallios 2017).

Ein pathologischer Wert des modifizierten Allen-Tests gibt nicht nur Hinweise für eine drohende *VAILI*, sondern ist auch ein Indikator für eine erhöhte kardiovaskuläre Mortalität (Yadav et al. 2020).

Der vaskuläre Ultraschall erlaubt eine weitergehende Abklärung (Pirozzi et al. 2021). Im *B-mode* lassen sich Verkalkungen der Gefäße am Arm sehr gut nachweisen, welche gehäuft bei Patient*innen mit *VAILI* vorliegen. Die farbkodierte Duplexsonografie (FKDS) in Kombination mit dem *Pulsed-Wave*-Doppler (*PWD*) kann entscheidende Informationen zur Abschätzung des Stenosegrades liefern. Der vaskuläre Ultraschall von proximalen arteriellen Stenosen muss unter Kompression des Shunts erfolgen, weil bei offener(m) AVF/AVG das typisch poststenotische Flussmuster durch den shuntbedingten hohen diastolischen Fluss maskiert wird (Mickley 2021).

> Beim klinischen Bild einer *VAILI* ist grundsätzlich eine Bildgebung mittels digitaler Subtraktionsangiografie (DSA) in Interventionsbereitschaft zur Korrektur einer allfälligen Inflowstenose indiziert.

Mit der DSA können einerseits arterielle Stenosen von dar A. subclavia bis in die Peripherie detektiert werden, andererseits lässt sich die arterielle Handversorgung eingehender

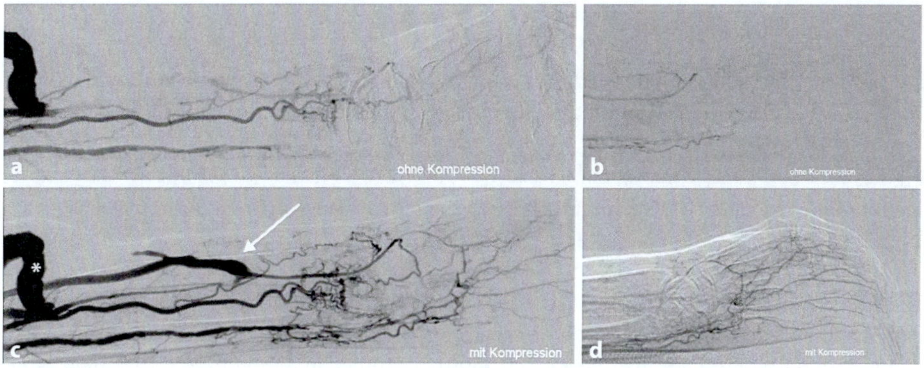

Abb. 16.4 Proximalisierte RCAVF links mit dem klinischen Bild einer *VAILI*. Die digitale Subtraktionsangiografie (DSA) ohne Kompression zeigt eine schlechte Perfusion der Peripherie (**a**) distal der Anastomose und der Hand (**b**) mit Verbesserung der Blutversorgung unter Kompression der AVF (**c** und **d**). *Pfeil*: alte RCAVF, *Stern*: proximalisierte RCAVF

studieren. Durch Kompression des Shunts wird es zudem möglich, den Effekt einer Korrektur auf die Handzirkulation einzuschätzen (Abb. 16.4). Bei einer Untersuchung von dysfunktionalen AVF fand sich in 13 % der Fälle eine proximale, arterielle Stenose (Duijm et al. 2006). Gegenüber einer rein diagnostischen Bildgebung mittels Magnetresonanzangiografie (MRA) erlaubt eine invasive Darstellung eine zeitgleiche endovaskuläre Behandlung im Falle einer Stenose des arteriellen Gefäßbaumes.

16.5 Indikation zur Therapie

Bei einer AVF ist eine *VAILI* eher im Verlauf zu erwarten, wenn das *remodelling* der Gefäße eingesetzt hat. Bei AVG kommen die Symptome meist frühzeitig, können sich aber über die Zeit mildern, wenn die neointimale Hyperplasie (NIH) zu einer Stenosierung der Prothese führt und der Blutfluss konsekutiv sinkt. Bei einem *VAILI*-Stadium I kann in der Regel zugewartet und beobachtet werden. Bei einem Stadium II muss der Einzelfall angeschaut werden. Bei Diabetikern mit oftmals einer begleitenden Polyneuropathie kann auch in diesem Stadium eine Korrektur indiziert sein. Sowohl Patient*innen im Stadium I wie auch im Stadium II müssen engmaschig überwacht und dahingehend instruiert werden, sich beim Auftreten von Ruheschmerzen zu melden; denn Nekrosen an den Fingern zu behandeln, ist auch nach einer Korrekturoperation langwierig und teuer. Deshalb muss eine solche Situation unbedingt vermieden werden.

> Bei *VAILI*-Patient*innen ist immer eine Inflowstenose auszuschließen, bevor man mögliche Behandlungsverfahren in Erwägung zieht.

Bei *High-Flow*-AVF mit einem Blutfluss von über 800 ml/min resp. bei AVG bei einem solchen von über 1200 ml/min ist eine Einengung der Einstromzone, ein sog. *banding*, sinnvoll. Dafür gibt es unterschiedliche Techniken. Auch mit der Methode einer Distalisierung des Einstroms (*RUDI: revision using distal inflow*) kann eine Flussreduktion erzielt werden. Bei einem *VAILI* bei adäquatem Blutflussvolumen ist ein DRIL-Verfahren (*distal revascularisation interval ligation*) eine Option oder im Falle einer RCAVF eine *DRAL* (*distal radial artery ligation*) resp. eine *PAVA* (*proximal arteriovenous anastomosis*). *PAVA* eignet sich für AVF inkl. RCAVF und AVG, wenn der Fluss niedrig ist. Diese Methode kann auch bei AVG mit einem hohen Fluss zum Einsatz kommen (Mickley 2021). Im Folgenden werden die einzelnen Methoden im Detail beschrieben.

Als intraoperative Qualitätskontrolle nach *banding* ist eine Flussmessung hilfreich oder bei der Korrektur einer *VAILI* eine FBI-Messung mit einem angestrebten Zielwert über 0,6 (Goff et al. 2000).

Die oben genannten Operationsmethoden zielen darauf ab, wenn immer möglich den Gefäßzugang zu erhalten. Dies auch deshalb, weil wegen einer zugrunde liegenden Gefäßpathologie meist auch auf der Gegenseite keine idealen Verhältnisse vorliegen oder dieser Arm nach früheren Shuntanlagen bereits keinen Zugang mehr erlaubt. Nach eingehender Diagnostik und einer Besprechung im Behandlungsteam muss mit den von einer *VAILI* betroffenen Person auch eine Shuntligatur besprochen werden, um einen Verlust von Fingern zu vermeiden. In solchen Fällen müssen alternative Gefäßzugänge etabliert werden.

16.6 *Banding*

16.6.1 Grundlagen

In der Regel gibt es 2 Indikationen, um eine *High-Flow*-AVF zu korrigieren; entweder eine *VAILI* oder eine kardiale Überlastung. Bei der Wahl der Bandingmethode muss man sich der physikalischen Gesetze bewusst sein. Gemäß der Formel $\boldsymbol{A = \pi r^2}$ verringert sich die Querschnittsfläche um den Faktor 4, wenn der Durchmesser um die Hälfte reduziert wird. In Bezug auf den Fluss gilt das Gesetz von Hagen-Poiseuille:

$$\text{Blutfluss}\left(\frac{V}{t}\ \text{in}\ \frac{\text{ml}}{\text{min}}\right) = (\pi \times \Delta P \times r4)/(8\eta \times l)$$

(V/t = Fluss/Zeiteinheit; r = Innenradius des Rohres; ΔP = Druckdifferenz zwischen den beiden Enden des betrachteten Rohrabschnittes; η = dynamische Viskosität der Flüssigkeit; l = Länge des betrachteten Rohrabschnittes).

Gemäß der Formel führt eine Halbierung des Gefäßdurchmessers, wenn alle übrigen Parameter konstant gehalten werden, zu einer Flussreduktion von $1/16$. Die Länge des eingeengten Gefäßabschnittes spielt aber ebenfalls eine Rolle. Um eine bestimmte Reduktion des Flusses zu erreichen, muss man entweder den Durchmesser auf einer kurzen Strecke drastisch reduzieren oder aber weniger stark einengen, dafür über eine längere Strecke (Scholz 2012).

16

Der Erfolg eines *bandings* soll mit einer intraoperativen Flussmessung dokumentiert werden, wobei unbedingt ein Ausgangswert erfasst und daran gedacht werden muss, dass durch einen Gefäßspasmus perioperativ der Blutfluss temporär falsch tief sein kann (Scheltinga et al. 2009b). Auch der Blutdruck hat Einfluss auf das Flussvolumen, was bei der Einschätzung von Absolutwerten berücksichtigt werden muss.

Abb. 16.5 Venenraffung mit Verkleinerung der Arteriotomie

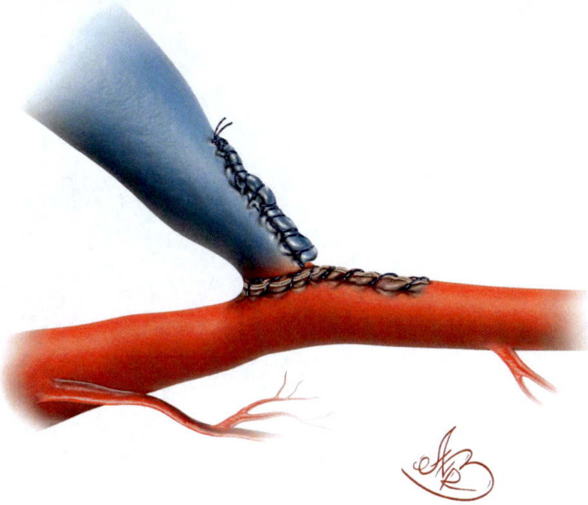

16.6.2 Raffende Gefäßnaht

Eine einfache Methode des *bandings* ist, die Vene anastomosennah über eine Strecke von einigen Zentimetern freizulegen und 2–3 cm der Vene mit einer umwendelnden Naht unter Verwendung eines nicht resorbierbaren Fadens zu raffen. Oftmals muss zusätzlich die Anastomose verkleinert werden (Abb. 16.5).

16.6.3 *MILLER-banding*

MILLER steht als Abkürzung für *minimally invasive limited ligation endoluminal-assisted revision* und wurde 2006 als Methode zu einem standardisierten Banding vorgestellt (Goel et al. 2006). Dabei wird je nach Venengröße und angestrebtem Querschnitt ein entsprechender Ballonkatheter retrograd in die Shuntvene nahe der Anastomose eingebracht. Durch eine kleine Inzision wird die Shuntvene 2–3 cm ab Anastomose freigelegt und nach Inflation des Ballons mit einem nicht resorbierbaren Faden der Stärke 2–0 eine Ligatur gesetzt. 2010 wurden von der gleichen Gruppe die Resultate von 183 Patient*innen vorgestellt mit 89 % klinischem Erfolg bei *VAILI* und 94 % bei der Indikation für *High-Flow*-Fistel mit Symptomen von Herzinsuffizienz, wobei bei 17 von diesen Patient*innen ein zweites oder sogar drittes Banding notwendig wurde. Die primäre Bandingoffenheit nach 6 Monaten war für *VAILI* 75 % und 85 % für Herzinsuffizienzpatient*innen, wobei Interventionsraten von 2,96 für *VAILI* resp. 3,53 bei Herzinsuffizienz pro Shuntjahr angegeben werden (Miller et al. 2010). Über die Jahre gab es verschiedene Modifikationen der Methode. Zum besseren perioperativen Monitoring des Blutflusses haben Shintaku et al. Empfohlen, den Ultraschall zu nutzen und die Fingerperfusion mittels Pulsoxymeter zu überwachen (Shintaku et al. 2015). Statt einer einfachen Ligatur wurden Mersilenebänder verwendet (Abb. 16.6). Diese Bänder können aber inkrustieren und einfache Ligaturen sogar nach intraluminal migrieren (Mallios et al. 2018).

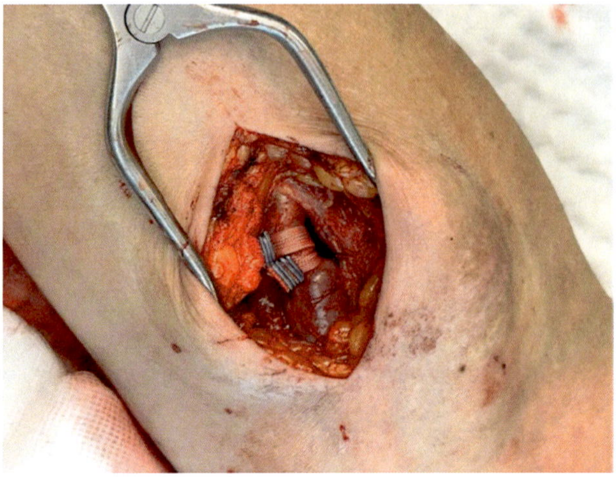

Abb. 16.6 AVF-*banding* unter Verwendung eines Bandes aus Mersilene. (Freundliche Überlassung R. Shaverdyan)

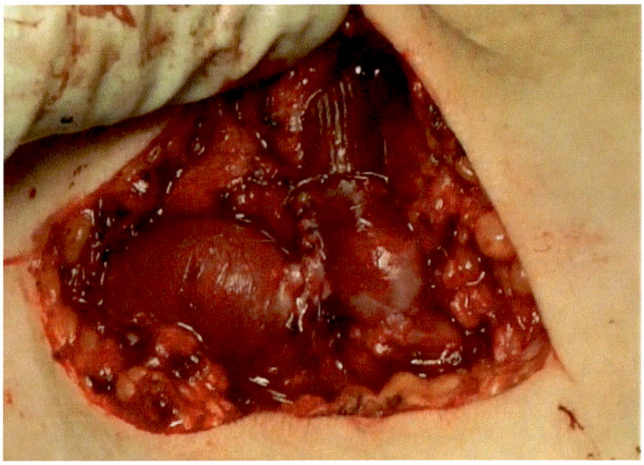

Abb. 16.7 *Banding* einer aneurysmatischen *High-Flow*-AVF mittels FRAME FR™

16.6.4 Externe Ummantelung

Eine weitere Vorgehensweise ist die externe Ummantelung. Dies kann simpel mit einem längs durchtrennten Prothesenstück aus PTFE (Polytetrafluoretyhlen) erfolgen. Es wurde auch das Aufbringen einer T-förmig zugeschnittenen PTFE-Membran vorgeschlagen (Schneider et al. 2006). Ein Polyester-Mesh-Schlauch (ProVena®, B. Braun Aesculap AG; Melsungen, D) wird in der peripheren Gefäßchirurgie verwendet, um eine Bypassvene zu stabilisieren. Es war daher naheliegend, einen solchen Schlauch auch bei AV-Shunts einzusetzen. Der Vorteil ist, dass man wenig Fremdmaterial implantiert, das Material punktierbar ist und gelenkübergreifend eingesetzt werden kann. Als gute Option vor allem auch bei aneurysmatischen *High-Flow*-AVF hat sich der Exostent (FRAME FR™, Vascular Graft Solutions; Tel Aviv, ISR) herausgestellt, da es diesen in verschiedenen Größen gibt und er nach Bedarf auf die gewünschte Länge zugeschnitten werden kann (Abb. 16.7; Matoussevitch et al. 2022; siehe ► Kap. 15). Zur Implantation muss die Shuntvene durchtrennt werden, damit man die Vene durch das Implantat ziehen kann. Wichtig ist es, den FRAME FR™, falls man den gewünschten Diameter durch Streckung erreicht hat, mit 2 Nähten zu fixieren, um eine Verkürzung zu vermeiden, was zu einer Vergrößerung des Diameters führt (Mallios et al. 2022). Es wird empfohlen, eine Länge der Ummantelung von 5 cm zu wählen.

16.6.5 Verminderung des Einstroms

Um eine effektive Verminderung des Einstroms zu erreichen, ist es möglich, die Anastomose nach distal zu extendieren im Sinne eines *RUDI* (siehe ▶ Abschn. 16.6). Auch kann ein seitlicher Venenast als Einstromvene genutzt werden. Als weitere Option kann kurzstreckig eine konische Prothese (*tapered*) implantiert werden. Bei kubitalen *High-Flow*-AVF ohne *VAILI* wurde auch beschrieben, dass die distale A. radialis mobilisiert und als Einstromgefäß verwendet werden kann (Bourquelot et al. 2009).

16.6.6 Quintessenzen beim *banding*

Banding bleibt vorerst eine chirurgische Domäne. Es gibt allerdings eine kleine Fallserie einer endovaskulären Behandlung, bei der 2 unterschiedlich große Endostents implantiert werden. Nach Einbringen eines kleinlumigen Endostents von 5 mm Durchmesser und 25 mm Länge wird ein zweiter Endostent mit 10 mm Durchmesser und 60 mm Länge im 1. Stent platziert, sodass dessen Enden gut gegen die erweiterte Vene abdichten und dem Konstrukt ein kolbiges Aussehen verleihen (Hong 2020).

Im Falle einer *VAILI* kann auch die Ligatur von Seitenästen (*SBL: side branch ligation*) der AVF (Reduktion der Flussmenge) allein oder in Kombination mit anderen Verfahren zur Behandlung einer Handischämie den Druckabfall nach peripher reduzieren und dadurch die Handperfusion verbessern (Vaes et al. 2015a).

Vaes et al. zeigten in einer retrospektiven Arbeit mit 50 Patient*innen, dass die Rezidivrate bei Personen, welche unmittelbar postoperativ immer noch einen Fluss von über 1000 ml/min aufwiesen, nach einfachem *banding* besonders hoch ist (Vaes et al. 2015b). Mehr als 52 % aller Patient*innen hatten nach durchschnittlich 5 Monaten erneut eine *High-Flow*-AVF mit > 2000 ml/min Fluss. Es waren vor allem junge Patient*innen und solche, welche nach der Operation immer noch > 1600 ml/min Blutfluss aufwiesen. Es wird vermutet, dass bei jüngeren Patient*innen wegen eines noch gut aktiven Endothels ein *remodelling* der Gefäße ausgeprägter ist als bei älteren. Interessant ist auch, dass sich im Kollektiv auffallend wenige Diabetiker*innen vorfanden.

Mit dem Verfahren einer *revascularisation using distal inflow* lässt sich ein Fistelfluss sehr effektiv reduzieren. Bei allen Shunteingriffen, insbesondere auch bei solchen wegen einer *VAILI*, ist es wichtig, alternative Behandlungsoptionen über die Zeit anzudenken.

16.7 *Revascularisation using distal inflow (RUDI)*

Beim 2005 erstmals beschriebenen Verfahren einer *revascularisation using distal inflow* geht die pathophysiologische Überlegung dahin, gemäß Hagen-Poiseuille-Gesetz den Blutfluss zu reduzieren, indem der Shunt mittels kleinlumigen Veneninterponats nach distal verlängert wird (◘ Abb. 16.8; Minion et al. 2005). Dieses Verfahren wird häufig bei brachiozephalen AVF (BCAVF) angewandt, da sich die proximale A. radialis resp.

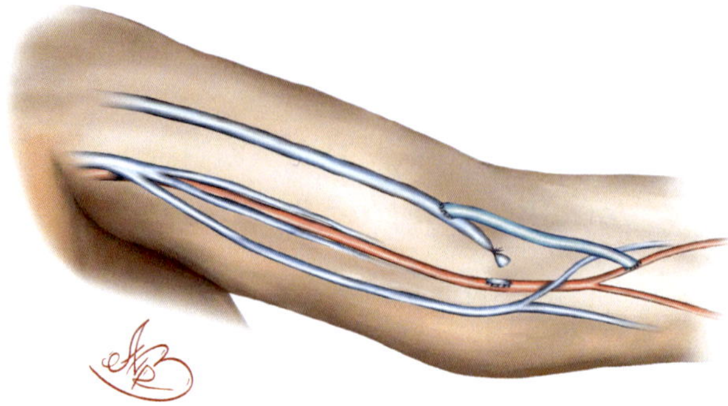

Abb. 16.8 *RUDI*: *revascularisation using distal inflow*

A. ulnaris als selektiv gewähltes Einstromgefäß anbietet. Dabei soll die qualitativ bessere Arterie als Ausstromgefäß zur Hand nicht tangiert werden.

Bei der Planung des Eingriffs muss eine geeignete Vene am Arm oder Bein identifiziert werden, welche als Verlängerung implantiert werden kann, z. B. die V. basilica am Unterarm oder die V. saphena magna. Eine Verlängerung mit einer Kunststoffprothese über das Ellenbogengelenk ist ungünstig. Mit einer s-förmigen Inzision kann die Bifurkation der A. brachialis übersichtlich exponiert und bei Bedarf der Schnitt nach kaudal oder kranial verlängert werden. Nachfolgend wird die Vene präpariert und als erstes die arterielle Anastomose entweder auf die A. radialis oder A. ulnaris genäht. Nach Freigabe der Zirkulation kann der Einstrom geprüft werden. Unter Druck kann sich die Interponatvene dehnen und die Vene kann ohne Torquierung an die Shuntvene herangeführt werden. Je nach Durchmesser des Anschlussvene wird eine End-zu-End- oder End-zu-Seit-Anastomose gefertigt (siehe ► Kap. 7). Der Venenstumpf im Bereich der alten Anastomose kann quasi als Patch genutzt werden, um eine Einengung der Arterie zu vermeiden resp. keinen Venenstumpf zu hinterlassen, der embolisieren kann, sollte er thrombosieren.

In der Literatur gibt es nur wenige Vergleichsstudien zwischen den verschiedenen Methoden. Die Resultate bezüglich Offenheit nach einem Jahr waren für *RUDI* resp. *DRIL* mit 51 % ±11 % vs. 55 % ±12 % vergleichbar, ebenso die sekundäre Offenheitsrate nach 3 Jahren mit 78 % ±9 % resp. 86 % ±9 %. Es ist anzufügen, dass bei dieser Studie beim *RUDI*-Verfahren in 75 % der Fälle PTFE-Prothesen als Interponat benutzt wurden, dagegen nur 11 % PTFE-Prothesen beim *DRIL*-Verfahren (Misskey et al. 2016).

Wie in ► Kap. 8 unter ► Abschn. 8.5.5 erwähnt, kann dieses Verfahren auch präemptiv eingesetzt werden, wenn das Risiko für eine Handischämie als wahrscheinlich erscheint, oder mit akzeptablen Langzeitresultaten zur Flussreduktion bei *High-Flow*-Shunts ohne Bild einer *VAILI* eingesetzt werden (Gerrickens et al. 2018).

16.8 *Distal revascularisation interval ligation (DRIL)*

Das 1988 von Schanzer et al. vorgeschlagene Operationsverfahren einer *distal revascularisation interval ligation* hat zum Ziel, durch einen Bypass, dessen Inflowanastomose proximal der Shuntanastomose liegt, Blut ins Abstromgefäß distal der Anastomose zu bringen, wobei die native Arterie gegen die Shuntanastomose ligiert wird (Abb. 16.9; Schanzer et al. 1988). Illig et al. haben 2005 hämodynamische Untersuchungen gemacht, um aufzuzeigen, wie sich Fluss und Druckverhältnisse bei einem *DRIL*-Verfahren ändern

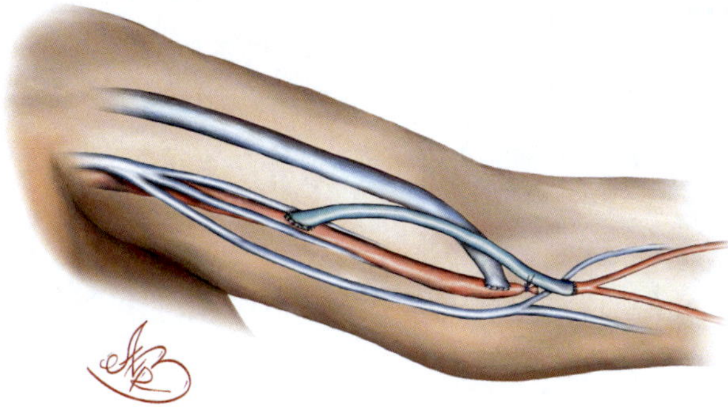

Abb. 16.9 *DRIL: distal revascularisation interval ligation*

(Illig et al. 2005). Wichtig ist dabei, dass zur Erhöhung des Widerstandes der Abstand zwischen der Shuntanastomose und der Inflowanastomose des Bypasses groß genug ist. Die Diskussion ist im Moment noch offen, ob die Länge 7 cm oder sogar 10 cm betragen soll (Kordzadeh und Parsa 2019). Es wird sogar argumentiert, dass bei einer genügenden Länge des Bypasses eine Ligatur überflüssig sei (Davidson et al. 2017).

Als Bypassmaterial ist ein autologes Implantat wie eine Bein- oder Armvene ideal, doch wird in einem niedrigen Prozentsatz auch synthetisches Material verwendet (Kordzadeh und Parsa 2019; Weaver et al. 2021). Bei der Operationstechnik erfolgt die proximale Bypassanastomose Seit-zu-End und die distale Anastomose end-zu-end in Einzelknopfnahttechnik (siehe ▶ Kap. 7).

Die Resultate bezüglich Verbesserung der Symptome betrug in einer Zusammenfassung von 15 Studien rund 89,6 % (95 %, CI: 83,1–94,9), frühe Thrombosen wurden in 0,9 % (95 %, CI: 0,3–2,3 %) der 513 Patient*innen gefunden und die Bypassoffenheit betrug nach 1 Jahr 91,0 % (95 %, CI: 83,7–96,6; Al Shakarchi et al. 2016). In Diskussionen zum *DRIL*-Verfahren wird vor allem das potenzielle Risiko einer schweren Handischämie im Falle eines Bypassverschlusses ins Feld geführt. Dieses Risiko ist in einer großen Fallserie mit 126 Patient*innen und 134 *DRIL*-Verfahren relativiert worden. In der Studie wurde der primäre Bypassverlust mit 5 % ±2 % im 1. Jahr und 22 % ±5 % nach 5 Jahren angegeben (Scali et al. 2013).

16.9 *Proximalisation of the arteriovenous anastomosis (PAVA)*

Im Gegensatz zum *DRIL*-Verfahren bietet das Verfahren der *proximalisation of the arteriovenous anastomosis* einige Vorteile. Man braucht keine aufwendige und mit Morbidität verbundene Venenpräparation und die Anastomosierung ist weniger delikat, da das zentrale Inflowgefäß großkalibriger und meist weniger verkalkt ist als die distale A. brachialis. Damit lassen sich *VAILI* mit niedrigem Fluss gut korrigieren. Zudem gibt es kein Risiko für einen Bypassverschluss mit der Folge einer Handischämie. Bei dem 2006 von Zanow et al. vorgeschlagenen Verfahren wird eine schmalkalibrige oder eine *tapered* PTFE-Prothese weit proximal der Shuntanastomose, also möglichst zentral, d. h. proximal der A. profunda brachii, Seit-zu-End auf die A. brachialis anastomosiert und distal mit der im Einstrombereich abgesetzten AVF resp. dem AVG end-zu-end anastomosiert (Abb. 16.10; Zanow et al. 2006a). Mit dieser Anordnung wird die Versorgung der Peripherie über Kollateralen aufrechterhalten. Ihre Studie an 30 Patient*innen hat zu

Abb. 16.10 *PAVA*: *proximalisation of the arteriovenous anastomosis*. Die neue Anastomose soll proximal der A. brachii profunda zu liegen kommen

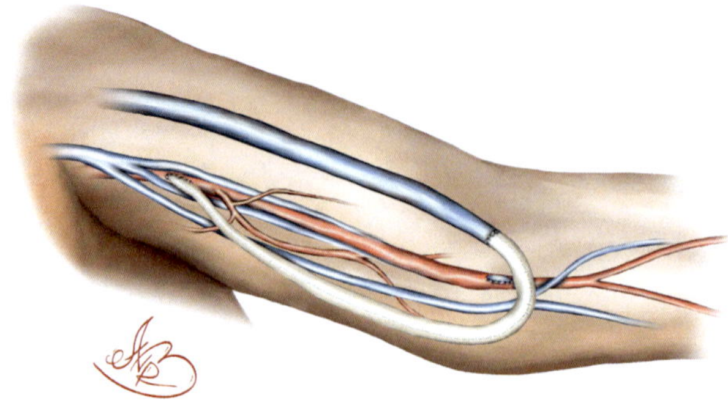

100 % eine Verbesserung der Symptome gebracht und bei 83 ein komplettes Verschwinden. Auch war die Offenheit mit 87 % nach 1 Jahr resp. 67 % nach 3 Jahren hoch. Eine aktuelle *Single-Centre*-Studie hat diese Resultate bestätigt (Bachmann et al. 2024).

16.10 Spezialfälle

Bei radiozephalen AVF gibt es die Option einer *distal radial artery ligation* (*DRAL*) mit dem Ziel, den retrograden Zustrom in die AVF über den Hohlhandbogen zu blockieren und dadurch den Perfusionsdruck der von ulnar gespiesenen Fingerarkade zu steigern (Schanzer et al. 1988). Mit einem Okklusionstest hat Chemla die Ligatur der distalen A. radialis simuliert und den Effekt einer solchen Intervention aufgezeigt (Chemla et al. 1999). Ein *DRAL*-Manöver kann sowohl chirurgisch als auch endovaskulär durch ein *coiling* erfolgen(Plumb et al. 2008; Miller et al. 2008; Leake et al. 2015).

Es sei auch an dieser Stelle daran erinnert, dass man bei einer *VAILI* vor einer großen Intervention prüfen soll, ob allenfalls eine Ligatur von funktionslosen Seitenästen entlang der Abflussvene die Perfusion der Hand verbessern kann. Vaes et al. haben bei 18 Patient*innen zeigen können, dass eine solche Korrektur den FBI über die Zeit deutlich steigern kann (Vaes et al. 2015a). Neben einer Seitenastligatur-*first*-Strategie kann das Verfahren z. B. auch bei *High-Flow*-AVF mit einem *banding* kombiniert werden. Bei RCAVF gibt es noch eine weitere Möglichkeit, das Einstromvolumen zu reduzieren. Bourquelot hat bei 37 Patient*innen, darunter 8 Kindern, das Shuntvolumen durch eine Ligatur der proximalen A. radialis nahe der Anastomose drastisch reduzieren können (*PRAL: proximal radial artery ligation*; Bourquelot et al. 2010). Es gilt zu erwähnen, dass in der Studie nur in 2 Fällen wegen einer *VAILI* und mehrheitlich wegen einer kardialen Volumenüberlastung resp. einer Aneurysmabildung interveniert wurde.

16.11 Wann welches Verfahren wählen?

Die oben beschriebenen Verfahren haben sich in den letzten Jahren als Standards zur Behandlung einer *VAILI* etabliert, wobei die Diskussion noch nicht abgeschlossen ist, wann welches Verfahren am besten geeignet ist. Tab. 16.2 gibt in Anlehnung an Mickley eine Übersicht, welche Verfahren in welcher Situation empfohlen werden können.

Tab. 16.2 Operationsverfahren bei einer *VAILI* in Anlehnung an die Empfehlungen von Mickley sowie Vaes et al. (Mickley 2021; Vaes et al. 2015a)

	RCAVF	**Brachiale AVF**	**AVG**
Hoher Fluss	*DRAL*	*SBL, banding, RUDI*	*Banding, PAVA*
Adäquater Fluss* (AVF 400–800 ml/min AVG 600–1200 ml/min)	*DRAL*	*SBL, RUDI, DRIL*	*DRIL*
Niedriger Fluss	*PAVA*	*PAVA*	*PAVA*

DRAL = distal radial artery ligation, DRIL = distal revascularisation interval ligation, PAVA = proximalisation of arteriovenous anastomosis, RUDI = revision using distal inflow, SBL = side branch ligation
* Ein hoher oder niedriger Fluss weicht entsprechend vom adäquaten Fluss nach oben oder unten ab

Bei RCAVF mit einem *VAILI* ist meist eine Ligatur der A. radialis die Option der Wahl, wobei alternativ auch bei *low flow* an eine PAVA gedacht werden kann. Bei *High-Flow*-Shunts, vor allem bei einer kubitalen Anastomose, muss es das Ziel sein, die Blutflussmenge pro Minute zu reduzieren. Dies kann durch ein *banding* erfolgen, vor allem, wenn zum Beispiel auch noch eine aneurysmatische Vene im Durchmesser reduziert werden muss. Das *RUDI*-Verfahren mit Verwendung einer autologen Vene hat bei kubital anastomosierten AVF ihren Platz, wohingegen bei AVG und einer fehlenden Kontraindikation für Fremdmaterial (z. B. kritische Hautverhältnisse) eine *tapered* Prothese durchaus sinnvoll sein kann. Bei AVF/AVG mit einem normalen Blutfluss hat das *DRIL*-Verfahren sowohl in Metaanalysen wie auch in *Single-Centre*-Studien viel Kredit bekommen (Inston et al. 2017; Leake et al. 2015; Kordzadeh und Parsa 2019). Weil kein Venenmaterial gebraucht wird, die Kontinuität einer Arterie erhalten werden kann und es zudem auch bei Shunts mit niedrigem Fluss funktioniert, wird das *PAVA*-Verfahren immer populärer (Bachmann et al. 2024). Die Autoren zeigen in ihrem Kollektiv von 71 Patient*innen eine Offenheitsrate von 87 % nach 1 Jahr resp. 84 % nach 3 Jahren.

Trotz aller oben erwähnten Verfahren braucht es in der Behandlung von *VAILI* eine sorgfältige Abwägung der Vor- und Nachteile, und es muss auch die Option einer Shuntligatur bedacht werden. Es gilt zu bedenken, dass trotz Verbesserung der Hämodynamik Patient*innen mit Nekrosen (mit oder ohne Amputation) eine langsame Wundheilung aufweisen, welche viel Geduld und materielle Ressourcen für die Nachbehandlung erfordert.

16.12 Strategien zur Vermeidung einer *VAILI*

Vorbeugen ist besser als heilen. Shuntchirurg*innen tun gut daran, bei der klinischen Beurteilung auf anamnestische und klinische Zeichen zu achten, die auf eine kritische Handdurchblutung nach Shuntanlage hinweisen können (siehe ► Abschn. 16.1 und Übersicht darin, 16.3). Deshalb sind die oben beschriebenen diagnostischen Schritte konsequent durchzuführen und bei Bedarf weitere Abklärungen sinnvoll.

VAILI treten weit häufiger bei brachialen Shunts denn bei RCAVF auf und es ist deshalb von Bedeutung, die Länge der Arteriotomie bei AVF brachial nicht größer als 4 mm zu machen (van Hoek et al. 2006). Eine weitere Option ist es, als Inflowgefäß die proximale A. radialis im Sinne einer Gracz-AVF zu verwenden oder eine präemptive *RUDI*-Operation (▶ Abschn. 16.6) mit Anschluss auf die proximale A. ulnaris oder A. radialis zu planen (Horst et al. 2021; siehe ▶ Kap. 8). Diese Anastomosenlokalisation wird auch bei pAVF gewählt. Bisher sind bei endoAVF kaum Interventionen wegen einer *VAILI* rapportiert worden (Lok et al. 2017; Mallios et al. 2020).

Das Konzept von Zanow mit der Proximalisierung der Inflowanastomose (▶ Abschn. 16.8) lässt sich auch präemptiv mit einer *tapared* Prothese realisieren. Jennings hat ein solches Konzept sogar für eine rein autologe Konstruktion vorgeschlagen, indem die V. basilica nach einer Valvulotomie und unter Ligatur von Seitenästen kubital in die V. cephalica oder im Ellbogenbereich ins tiefe Venensystem abfließt (Jennings et al. 2013). Die V. basilica kann alternativ ex situ reversed als Inflowconduit transponiert werden. Eine weitere Möglichkeit ist es bei einer qualitativ guten V. cephalica, diese am Vorderarm zu mobilisieren, hochzuschlagen und proximal auf die A. brachialis zu anastomosieren (Jennings und Taubman 2011).

16.13 Schlussbetrachtung

Die Betreuung und Behandlung von *ESRD*-Patient*innen mit *VAILI* ist komplex und braucht eine gute und zeitnahe interdisziplinäre Zusammenarbeit. Es lohnt sich hier, bei erfahrenen Shuntchirurg*innen Rat zu holen und alle Optionen mit der nötigen Sorgfalt zu prüfen.

An dieser Stelle sei auch auf ein sehr seltenes Krankheitsbild, die ischämisch monomelische Neuropathie, hingewiesen. Die Patient*innen sind unmittelbar nach einer Shuntanlage von heftigsten Schmerzen geplagt, ohne dass sie typische Zeichen eines *VAILI* zeigen mit blassen, kalten Fingern. In solchen Fällen hat ein immediater Shuntverschluss zu erfolgen. In ▶ Kap. 17 wird auf dieses Krankheitsbild tiefer eingegangen.

16.14 Fazit

16

- Eine *VAILI* ist bedingt durch eine lokoregionäre Hypotension, bedingt durch Gefäßalterationen, und kommt in 1–8 % nach Shuntanlage vor, wobei vor allem Patienten mit einer brachialen Anastomose betroffen sind.
- Arterielle Stenosen, schlechte Kollateralen, alterierte Gefäße in der Peripherie oder ein hoher Fluss sind ursächlich für die Ausbildung einer *VAILI* verantwortlich, die sich in 4 Stadien einteilen lassen.
- Präoperativ können neben der Anamnese ein modifizierter Allen-Test, die Bestimmung des Fingerdrucks resp. des FBI auf die Gefahr einer *VAILI* nach Shuntanlage Hinweise geben.
- Bei einer manifesten *VAILI* ist eine Angiografie mit und ohne Kompression des Shunts für die Planung des Behandlungsverfahrens hilfreich.
- Bei *High-Flow*-Shunts ist eine Bandingmethode die 1. Wahl. Für Shunts mit normalem Fluss ist ein *DRIL*-Verfahren empfohlen und heute immer mehr auch eine *PAVA*.

- Das *RUDI*-Verfahren ist bei brachialen Shunts mit normalem Fluss oder bei *High-Flow*-Shunts (auch ohne eine *VAILI*) eine gute Option und kann präemptiv durchgeführt werden.
- Eine *VAILI* bei einer RCAVF muss sorgfältig evaluiert und kann oft mit einem DRAL-Verfahren nachhaltig behandelt werden.

Kommentar

Marc Scheltinga

Mir wurde die Ehre zuteil, den Buchbeitrag über Extremitätenischämien in der Shuntchirurgie von Widmer et al. zu kommentieren. Ziel des Kapitels ist es, den Leser*innen die nötigen Kenntnisse und Fertigkeiten zu vermitteln, um die immer noch in ihrer Tragweite unterschätzte *VAILI* zu erkennen und korrekt zu behandeln. Eine *VAILI* hat, vor allem im Endstadium, für die Hämodialysepatient*innen gravierende Folgen für deren Wohlergehen. In Kenntnis der Folgen dieser schrecklichen Komplikation, mit der ich oft in der Praxis konfrontiert war, fand ich großen Gefallen an dieser fundierten Abhandlung. Der Beitrag ist gut strukturiert und beginnt mit einer Beschreibung der Pathophysiologie der *VAILI*, gefolgt von einer Klassifizierung, der Diagnostik und der Indikation zur Therapie. Das Kapitel endet mit einem Überblick über die verschiedenen chirurgischen Techniken, die derzeit bei *VAILI*-Patient*innen mit schweren Symptomen eingesetzt werden können.

Gehen wir näher auf die Beschreibung der Pathophysiologie der *VAILI* ein. Es ist gut möglich, dass das richtige Verständnis der Pathophysiologie in früheren Zeiten durch die Einführung des Begriffs „*steal*“ behindert wurde. Diese falsche Bezeichnung suggeriert, dass die Ischämie der Gliedmaßen (meist die Ischämie der Hand, Shunts werden selten im Bein angelegt) auf eine Umkehrung des Blutflusses zurückzuführen ist, als ob der Hand nährendes Blut gestohlen würde. Das Gegenteil ist der Fall! *VAILI* (andere bevorzugen den Begriff *HAIDI*: *hemodialysis induced distal ischemia*) ist nicht auf einen „Diebstahl“, sondern auf einen Blutdruck-/Durchflussverlust in der zuführenden Arterie zurückzuführen. Folgende Erläuterungen können zum Verständnis helfen:

Ärzt*innen haben keine Probleme, die Pathophysiologie der Claudicatio intermittens bei einem 70-jährigen männlichen Raucher zu verstehen. Eine atherosklerotische Stenose in seiner Oberschenkelarterie führt zu einem niedrigeren Perfusionsdruck in der Wade und möglicherweise zu einer distalen Ischämie, insbesondere wenn er rasch gehen soll. Die arterielle Stenose ist die Ursache für den Abfall des distalen Blutdrucks/-flusses. Bei einer *VAILI* ist die Situation sehr ähnlich, aber jetzt dient die AV-Anastomose als „Stenose“ und führt zum Abfall des distalen Blutdrucks. Mit anderen Worten: Egal, ob der Druckverlust durch eine Stenose in einer zuführenden Arterie (Oberschenkelarterie) oder durch eine AV-Anastomose (z. B. brachiozephal) entsteht, das Endergebnis ist dasselbe, nämlich ein niedrigerer Perfusionsdruck im distalen Gewebe. Der Begriff „steal“ scheint mir deshalb nicht mehr adäquat und ich teile die Meinung der Autoren bezüglich der Pathophysiologie von Ischämien bei Hämodialysepatient*innen mit AVF/AVG. Wenn man diesem Konzept zustimmt, ist das Management eines *VIALI* ein Kinderspiel. Bei der Diagnose einer *VAILI* geht es darum, die Quelle des Blutdruckabfalls zu identifizieren, während bei der Behandlung einer *VAILI* diese Quelle modifiziert werden muss.

Die Autoren weisen zu Recht auf die Bedeutung der körperlichen Untersuchung bei einer möglichen *VAILI* bei brachiozephalen/-basilären Gefäßzugängen hin. Es gilt herauszustreichen, wie sich mit einem einfachen Test in einer ambulanten Umgebung feststellen lässt, ob die Ischämie der Hand reversibel ist oder nicht. Die Anwendung von digitalem Druck auf die Vene unmittelbar distal der AV-Anastomose kann zu einer subjektiv empfundenen wärmeren Hand und einer objektiven Rückkehr der Pulsationen der A. radialis führen. Ist dies nicht der Fall und zeigt die Fingerfotoplethysmografie keine bessere arterielle Kurve, ist die Ischämie irreversibel und weniger (oder gar nicht) für eine lokale chirurgische Therapie geeignet. Eine FKDS ist für die Beurteilung einer *VAILI* unerlässlich. Es lohnt sich jedoch, die Labortechniker*innen zu bitten, die Flüsse über allen (Seiten-)Ästen des venösen Abflusstrakts zu bestimmen. Wenn ein beträchtlicher Teil des Blutes über große Seitenäste (z. B. bei der V. basilica) „geshuntet" wird, sollte man den Fingerdruck bestimmen, während man die großen Seitenäste komprimiert. Steigt der Fingerdruck an, sind diese Äste zu ligieren, um nur die wichtigste Abflussvene zur Kanülierung zu erhalten.

Die Autoren gehen ausführlich auf das Spektrum der Therapiemöglichkeiten ein. Immer zu bedenken sind andere mögliche Ursachen für einen Blutdruckabfall, angefangen bei der Herzinsuffizienz. Ein niedriger systemischer Blutdruck führt auch zu niedrigen Fingerdrücken! Immer muss auch die Einstromarterie mit einer Bildgebung vom Herzen bis zu den Unterarmgefäßen auf Einengungen untersucht werden. Ist dies der Fall, ist eine Angioplastie eine wirksame Methode zur Behandlung einer *VAILI*. Es ist zu bedenken, dass eine minimale Stenose in einem System mit hohem Durchfluss (wie in einem Hämodialysearm) einen tiefgreifenden hämodynamischen Effekt haben kann. Die Autoren betonen die Bedeutung der intraoperativen Shuntflussmessung und der Fingerplethysmografie. Ziel eines Eingriffs muss es sein, den Zugangsfluss bei einem Fingerdruckindex von mindestens 0,6 oberhalb der kritischen Thromboseschwelle zu halten.

Wir hören oft von unseren Assistenzärzt*innen, dass sie durch die große Anzahl von Operationsmodalitäten mit seltsamen Namen verwirrt sind. Diese sind wahrscheinlich leichter zu verstehen, wenn man sich (wieder) das Grundprinzip der Behandlung einer *VAILI* vor Augen führt, nämlich die Ursache des Blutdruckabfalls zu behandeln. Ob man dies durch *banding* (Minimierung des zu großen Durchmessers der Ausflussvene = Quelle des Blutdruckabfalls), durch einen *DRIL* (Bypass über die AV-Anastomose = Quelle des Blutdruckabfalls) oder durch einen *RUDI* (Verringerung des zu großen Blutdruckabfalls durch Verlegung der AV-Anastomose von einer großkalibrigen A. brachialis zu einer kleinkalibrigen A. radialis resp. ulnaris) tut, hängt von der diagnostischen Einschätzung ab.

Die abschließenden Überlegungen und Schlussfolgerungen des Kapitels gefallen mir. Mein Statement dazu ist das Folgende: Die Behandlung einer *VAILI* ist stets eine multidisziplinäre Aufgabe. Wenn die Pflegenden auf den Stationen wachsam sind und das Shuntteam proaktiv handelt, wird eine *VIALI* in einer frühen Phase erkannt. Schwere Ischämien und Amputationen können so vermieden werden!

Wichtige Publikationen des Kommentators Marc Scheltinga

1. Scheltinga MR, Bruijninckx CM (2012) Haemodialysis access-induced distal ischaemia (HAIDI) is caused by loco-regional hypotension but not by steal. Eur J Vasc Endovasc Surg 43(2):218–223
2. Vaes RH, Scheltinga MR (2012) Side branch ligation for haemodialysis-access-induced distal ischaemia. Eur J Vasc Endovasc Surg 44(4):452–456
3. Vaes RH, Tordoir JH, Scheltinga MR (2013) Blood flow dynamics in patients with hemodialysis access-induced hand ischemia. J Vasc Surg 58(2):446–451

Literatur

Al Shakarchi J, Stolba J, Houston GJ, Inston N (2016) Surgical techniques for haemodialysis access-induced distal ischaemia. J Vasc Access 17:40–46. https://doi.org/10.5301/jva.5000467

Bachmann C, Parker M, Sardana T et al (2024) Proximalization of arterial inflow for treatment of hemodialysis access-induced distal ischemia. J Vasc Surg 80:1090–1096.e1. https://doi.org/10.1016/j.jvs.2024.05.045

Bourquelot P, Gaudric J, Turmel-Rodrigues L et al (2009) Transposition of radial artery for reduction of excessive high-flow in autogenous arm accesses for hemodialysis. J Vasc Surg 49:424–428.e1. https://doi.org/10.1016/j.jvs.2008.08.098

Bourquelot P, Gaudric J, Turmel-Rodrigues L et al (2010) Proximal radial artery ligation (PRAL) for reduction of flow in autogenous radial cephalic accesses for haemodialysis. Eur J Vasc Endovasc Surg 40:94–99. https://doi.org/10.1016/j.ejvs.2010.02.007

Chemla E, Raynaud A, Carreres T et al (1999) Assessment of the efficacy of distal radial artery ligation in treatment of steal syndrome complicating access for hemodialysis. Ann Vasc Surg 13:618–621. https://doi.org/10.1007/s100169900309

Davidson I, Beathard G, Gallieni M, Ross J (2017) The DRIL procedure for arteriovenous access ischemic steal: A controversial approach. J Vasc Access 18:1–2. https://doi.org/10.5301/jva.5000628

Duijm LEM, Liem YS, van der Rijt RHH et al (2006) Inflow stenoses in dysfunctional hemodialysis access fistulae and grafts. Am J Kidney Dis 48:98–105. https://doi.org/10.1053/j.ajkd.2006.03.076

Gerrickens MWM, Vaes RHD, Govaert B et al (2018) Three year patency and recurrence rates of revision using distal inflow with a venous interposition graft for high flow brachial artery based Arteriovenous fistula. Eur J Vasc Endovasc Surg 55:874–881. https://doi.org/10.1016/j.ejvs.2018.03.014

Gerrickens MWM, Yadav R, Wouda R et al (2021) Severe hemodialysis access-induced distal ischemia may be associated with poor survival. J Vasc Access 22:194–202. https://doi.org/10.1177/1129729820933456

Goel N, Miller GA, Jotwani MC et al (2006) Minimally Invasive Limited Ligation Endoluminal-assisted Revision (MILLER) for treatment of dialysis access-associated steal syndrome. Kidney Int 70:765–770. https://doi.org/10.1038/sj.ki.5001554

Goff CD, Sato DT, Bloch PHS et al (2000) Steal syndrome complicating hemodialysis access procedures: can it be predicted? Ann Vasc Surg 14:138–144. https://doi.org/10.1007/s100169910025

van Hoek F, Scheltinga MR, Kouwenberg I et al (2006) Steal in hemodialysis patients depends on type of vascular access. Eur J Vasc Endovasc Surg 32:710–717. https://doi.org/10.1016/j.ejvs.2006.05.018

van Hoek F, Scheltinga MRM, Luirink M et al (2007) Access flow, venous saturation, and digital pressures in hemodialysis. J Vasc Surg 45:968–973. https://doi.org/10.1016/j.jvs.2006.12.064

Hong JH (2020) A percutaneous endovascular technique for reducing arteriovenous fistula flow. J Vasc Access 21:251–255. https://doi.org/10.1177/1129729819871433

Horst VD, Nelson PR, Mallios A et al (2021) Avoiding hemodialysis access-induced distal ischemia. J Vasc Access 22:786–794. https://doi.org/10.1177/1129729820943464

Illig KA, Surowiec S, Shortell CK, Davies MG, Rhodes JM, Green RM (2005) Hemodynamics of distal revascularization – interval ligation Karl. Ann Vasc Surg 19:199–207

Inston N, Schanzer H, Widmer M et al (2017) Arteriovenous access ischemic steal (AVAIS) in haemodialysis: a consensus from the Charing Cross Vascular Access Masterclass 2016. J Vasc Access 18:3–12. https://doi.org/10.5301/jva.5000621

Jennings WC, Mallios A (2017) Proximal ulnar artery arteriovenous fistula inflow is an uncommon but useful vascular access option. J Vasc Access 18:488–491. https://doi.org/10.5301/jva.5000783

Jennings WC, Taubman KE (2011) Alternative Autogenous arteriovenous hemodialysis access options. Semin Vasc Surg 24:72–81. https://doi.org/10.1053/j.semvascsurg.2011.05.009

Jennings W, Brown R, Blebea J et al (2013) Prevention of vascular access hand ischemia using the axillary artery as inflow. J Vasc Surg 58:1305–1309. https://doi.org/10.1016/j.jvs.2013.05.006

Kmentova T, Valerianova A, Kovarova L et al (2018) Decrease of muscle strength in vascular access hand due to silent ischaemia. J Vasc Access 19:573–577. https://doi.org/10.1177/1129729818763287

Kordzadeh A, Parsa AD (2019) A systematic review of distal revascularization and interval ligation for the treatment of vascular access-induced ischemia. J Vasc Surg 70:1364–1373. https://doi.org/10.1016/j.jvs.2019.02.060

Leake AE, Winger DG, Leers SA et al (2015) Management and outcomes of dialysis access-associated steal syndrome. J Vasc Surg 61:754–761. https://doi.org/10.1016/j.jvs.2014.10.038

Lok CE, Rajan DK, Clement J et al (2017) Endovascular proximal forearm arteriovenous fistula for hemodialysis access: results of the prospective, multicenter novel endovascular access trial (NEAT). Am J Kidney Dis 70:486–497. https://doi.org/10.1053/j.ajkd.2017.03.026

Lok CE, Huber TS, Lee T et al (2020) KDOQI clinical practice guideline for vascular access: 2019 update. Am J Kidney Dis 75:S1–S164. https://doi.org/10.1053/j.ajkd.2019.12.001

Malik J, Tuka V, Kasalova Z et al (2008) Understanding the dialysis access steal syndrome. A review of the etiologies, diagnosis, prevention and treatment strategies. J Vasc Access 9:155–166. https://doi.org/10.1177/112972980800900301

Mallios A, Lucas J, Jennings W (2018) A mechanism of banding failure in excessively dilated fistulas. J Vasc Access 19:98–100. https://doi.org/10.5301/jva.5000769

Mallios A, Bourquelot P, Franco G et al (2020) Midterm results of percutaneous arteriovenous fistula creation with the Ellipsys Vascular Access System, technical recommendations, and an algorithm for maintenance. J Vasc Surg. https://doi.org/10.1016/j.jvs.2020.02.048

Mallios A, Gaudin A, Hauguel A et al (2022) Customizable modification of banding with external stenting for arteriovenous fistula flow reduction. J Vasc Surg Cases Innov Tech 8:151–157. https://doi.org/10.1016/j.jvscit.2022.01.003

Matoussevitch V, Kalmykov E, Shahverdyan R (2022) Novel external stenting for reconstruction of high flow arteriovenous fistula. J Vasc Access 23:864–870. https://doi.org/10.1177/11297298211015508

Mickley V (2021) Dialysezugangsassoziierte Extremitätenischämie (DAI). Gefässchirurgie 26:502–509. https://doi.org/10.1007/s00772-021-00825-6

Miller GA, Khariton K, Kardos SV et al (2008) Flow interruption of the distal radial artery: treatment for finger ischemia in a matured radiocephalic AVF. J Vasc Access 9:58–63. https://doi.org/10.1177/112972980800900110

Miller GA, Goel N, Friedman A et al (2010) The MILLER banding procedure is an effective method for treating dialysis-associated steal syndrome. Kidney Int 77:359–366. https://doi.org/10.1038/ki.2009.461

Minion DJ, Moore E, Endean E (2005) Revision using distal inflow: a novel approach to dialysis-associated steal syndrome. Ann Vasc Surg 19:625–628. https://doi.org/10.1007/s10016-005-5827-7

Misskey J, Yang C, MacDonald S et al (2016) A comparison of revision using distal inflow and distal revascularization-interval ligation for the management of severe access-related hand ischemia. J Vasc Surg 63:1574–1581. https://doi.org/10.1016/j.jvs.2015.10.100

Pirozzi N, Mancianti N, Scrivano J et al (2021) Monitoring the patient following radio-cephalic arteriovenous fistula creation: current perspectives. Vasc Health Risk Manag 17:111–121. https://doi.org/10.2147/VHRM.S205130

Plumb TJ, Lynch TG, Adelson AB (2008) Treatment of steal syndrome in a distal radiocephalic arteriovenous fistula using intravascular coil embolization. J Vasc Surg 47:457–459. https://doi.org/10.1016/j.jvs.2007.08.014

Scali ST, Chang CK, Raghinaru D et al (2013) Prediction of graft patency and mortality after distal revascularization and interval ligation for hemodialysis access-related hand ischemia. J Vasc Surg 57:451–458. https://doi.org/10.1016/j.jvs.2012.08.105

Schanzer H, Schwartz M, Harrington E et al (1988) Treatment of ischemia due to "steal" by arteriovenous fistula artery ligation and revascularization. J Vasc Surg 7:770–773

Scheltinga MR, Bruijninckx CMA (2012) Haemodialysis access-induced distal ischaemia (HAIDI) is caused by loco-regional hypotension but not by steal. Eur J Vasc Endovasc Surg 43:218–223. https://doi.org/10.1016/j.ejvs.2011.10.018

Scheltinga MR, Van Hoek F, Bruijninckx CMA (2009a) Time of onset in haemodialysis access-induced distal ischaemia (HAIDI) is related to the access type. Nephrol Dial Transplant 24:3198–3204. https://doi.org/10.1093/ndt/gfp200

Scheltinga MR, Van Hoek F, Bruijninckx CMA (2009b) Surgical banding for refractory hemodialysis access-induced distal ischemia (HAIDI). J Vasc Access 10:43–49. https://doi.org/10.1177/112972980901000108

Schneider CG, Gawad KA, Strate T et al (2006) T-banding: a technique for flow reduction of a hyperfunctioning arteriovenous fistula. J Vasc Surg 43:402–405. https://doi.org/10.1016/j.jvs.2005.11.047

Scholz H (2012) AV-Shuntchirurgie. Springer, Berlin, Heidelberg

Shintaku S, Kawanishi H, Moriishi M et al (2015) Modified MILLER banding procedure for managing high-flow access and dialysis-associated steal syndrome. J Vasc Access 16:227–232. https://doi.org/10.5301/jva.5000328

Tordoir JHM, Dammers R, van der Sande FM (2004) Upper extremity ischemia and hemodialysis vascular access. Eur J Vasc Endovasc Surg 27:1–5. https://doi.org/10.1016/j.ejvs.2003.10.007

Tynan-Cuisinier GS, Berman SS (2006) Strategies for predicting and treating access induced Ischemic steal syndrome. Eur J Vasc Endovasc Surg 32:309–315

Vaes RHD, Tordoir JH, Scheltinga MR (2013) Blood flow dynamics in patients with hemodialysis access-induced hand ischemia. J Vasc Surg 58:446–451.e1. https://doi.org/10.1016/j.jvs.2013.01.032

Vaes RHD, Wouda R, Teijink JAW, Scheltinga MR (2015a) Venous side branch ligation as a first step treatment for haemodialysis access induced hand Ischaemia: effects on access flow volume and digital perfusion. Eur J Vasc Endovasc Surg 50:810–814. https://doi.org/10.1016/j.ejvs.2015.07.037

Vaes RHD, Wouda R, Van Loon M et al (2015b) Effectiveness of surgical banding for high flow in brachial artery-based hemodialysis vascular access. J Vasc Surg 61:762–766. https://doi.org/10.1016/j.jvs.2014.09.034

Weaver ML, Holscher CM, Graham A, Reifsnyder T (2021) Distal revascularization and interval ligation for dialysis access-related ischemia is best performed using arm vein conduit. J Vasc Surg 73:1368–1375.e1. https://doi.org/10.1016/j.jvs.2020.07.105

Wixon CL, Hughes JD, Mills JL (2000) Understanding strategies for the treatment of ischemic steal syndrome after hemodialysis access. J Am Coll Surg 191:301–310. https://doi.org/10.1016/S1072-7515(00)00335-5

Yadav R, Gerrickens MWM, Teijink JAW, Scheltinga MRM (2020) Abnormal digital brachial index prior to hemodialysis access construction and cardiovascular mortality. Hemodial Int 24:335–343. https://doi.org/10.1111/hdi.12835

Yadav R, Gerrickens MWM, Teijink JAW, Scheltinga MRM (2021) Systolic finger pressures during an Allen test before hemodialysis access construction predict severe postoperative hand ischemia. J Vasc Surg 74:2040–2046. https://doi.org/10.1016/j.jvs.2021.07.127

Zanow J, Kruger U, Scholz H (2006a) Proximalization of the arterial inflow: a new technique to treat access-related ischemia. J Vasc Surg 43:1216–1221. https://doi.org/10.1016/j.jvs.2006.01.025

Zanow J, Petzold K, Petzold M et al (2006b) Flow reduction in high-flow arteriovenous access using intraoperative flow monitoring. J Vasc Surg 44:1273–1278. https://doi.org/10.1016/j.jvs.2006.08.010

Besondere Situationen in der Shuntchirurgie

Teun Wilmink und Matthias K. Widmer

Inhaltsverzeichnis

Wichtige Publikationen der Autoren Teun Wilmink, Matthias K. Widmer

1. Wilmink T, Corte-Real Houlihan M (2018) Diameter Criteria Have Limited Value for Prediction of Functional Dialysis Use of Arteriovenous Fistulas. Eur J Vasc Endovasc Surg 56(4):572–581
2. Ferring M, Claridge M, Smith S, Wilmink T (2010) Routine preoperative vascular ultrasound improves patency and use of arteriovenous fistula for hemodialysis: a randomized trial. Clin J Am Soc Nephrol 5:2236–2244
3. Wilmink T, Powers S, Hollingworth L, Stevenson T (2018) Effect of first cannulation time and dialysis machine blood flows on survival of arteriovenous fistulas. Nephrol Dial Transplant. 33(5):841–846

M.K. Widmer, A. Zdoroveac, A. Isaak (Hrsg.), *Dialysezugänge in Theorie und Praxis*,
https://doi.org/10.1007/978-3-662-72908-3_17

17.1 Einleitung

In den vorangegangenen Kapiteln wurden wichtige Komplikationen bei der Anlage von arterivenösen Fisteln (AVF) und arteriovenösen Grafts (AVG) gesondert abgehandelt. Intra- und postoperative Probleme mit zentralvenösen Kathetern (ZVK) und Peritonealdialyse-(PD-)Kathetern wurden im entsprechenden Kapitel erläutert. Im Folgenden werden weitere Punkte und Aspekte abgehandelt, welche sich in der einen oder anderen Form dem/der Shuntchirurg*in im klinischen Alltag stellen. ◘ Abb. 17.1 gibt eine visuelle Übersicht über Komplikationen, wobei die eingefügten Nummern auf die Kapitel hinweisen.

17.2 Graftreaktionen und Serome

Nach Implantation eines PTFE-Grafts im Armbereich treten immer wieder Rötungen und Schwellungen im Bereich des Operationsgebietes auf, welche spontan nach einigen Wochen wieder abklingen. Die Klinik ist nicht immer einfach von einer Frühinfektion eines Grafts zu unterscheiden, doch fehlt ein relevanter Anstieg von Leukozyten und C-reaktivem Protein. Die Autoren interpretieren dies als Reaktion auf das Prothesenmaterial und

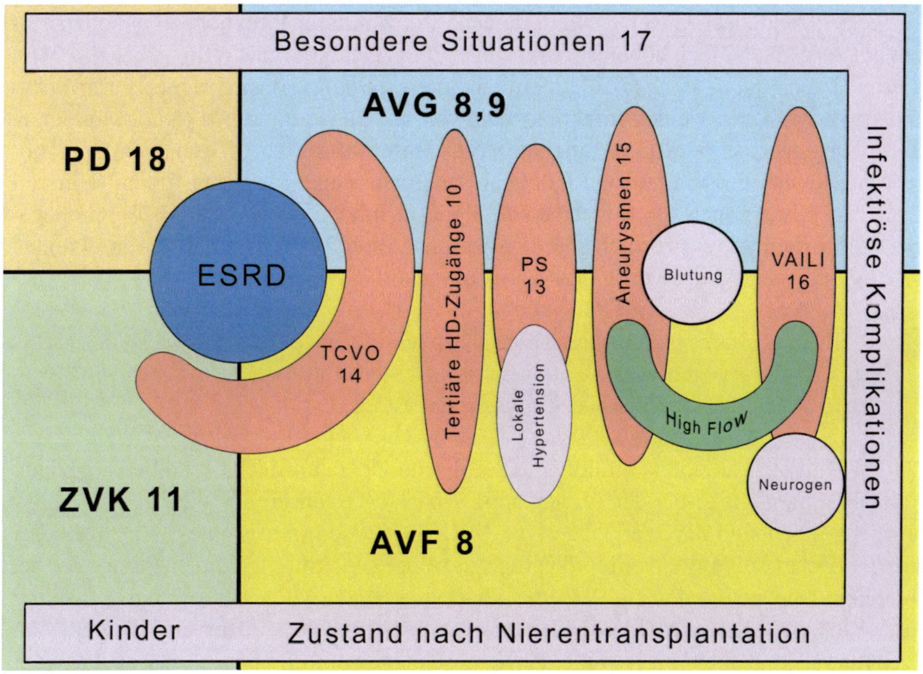

◘ **Abb. 17.1** Übersicht von häufigen Komplikationen (*rot*) und besondere Situationen (*violett*) in der Zugangschirurgie. Die Nummern geben Hinweis auf die Kapitel, in denen einschlägige Informationen zu finden sind. *AVF*: arteriovenöse Fistel; *AVG*: arteriovenöser Graft; *ESRD*: *end-stage renal disease*; *HD*: Hämodialyse; *PD*: Peritonealdialyse; *PS*: periphere Stenosen; *TCVO*: *thoracal central venous obstruction*; *VAILI*: *vascular access induced limb ischemia*; *ZVK*: zentralvenöser Katheter empfehlen ein exspektatives Vorgehen mit Schonung unter Vermeidung von Punktionen und eine lokale antiphlogistische Behandlung. Es sind aber engmaschige Kontrollen angezeigt, um eine immer mögliche frühe Protheseninfektion nicht zu verpassen.

Als weitere nichtinfektiöse Komplikation nach PTFE-Implantation kann es in rund 2 % der Fälle, vor allem im Bereich der oberen Extremität, zur Ausbildung von Perigraftseromen kommen (Dauria et al. 2006), dies vor allem bei Prothesen der älteren Generation. Eine sorgfältige Tunnelierung ohne Bildung von großen Hohlräumen fördert eine rasche Graftintegration. Die Verwendung eines Slidersystems (Konnektorsystem) ist ideal, kann doch der tunnelierte Hohlraum klein gehalten und das Andocken der Prothese zum Durchzug einfach und rasch erfolgen. Bei einer Größenprogredienz der Serome muss die Kollektion evaluiert werden, bevor es zur Ausbildung einer Nekrose mit einer möglichen Perforation kommt (Tsai et al. 2010). Neben der lokalen Ausräumung der Kollektion ist eine Bypassoperation zur Umgehung des betroffenen Segmentes eine Option, weil bei dieser Methode das Rezidivrisiko geringer ist (Dauria et al. 2006).

17.3 Infektiöse Komplikationen

17.3.1 Allgemeine Aspekte

Nach Thrombosen sind Infektionen die zweithäufigste Komplikation bei Gefäßzugängen. In einem systematischen Review und Metaanalyse wurde für Infektionen bei Patient*innen mit AVG ein 6,5fach höheres Risiko gegenüber AVF berechnet (Almasri et al. 2016). Dies geht auch mit deutlich höheren, infektbedingten Shuntverlusten einher. Für früh kanülierbare Prothesen werden Infektionsraten von 1,2–20 % angegeben (Kingsmore et al. 2020; Kingsmore et al. 2021). Infizierte AVG führen häufig zu aufwendigen Operationen und können im schlimmsten Fall auch zu einem letalen Ausgang führen (Hirotani et al. 2015). Interponate am Bein sind anfälliger für Infekte, wobei über 30 % gramnegative Keime dafür verantwortlich sind (Harish und Allon 2011). Die meisten Infektionen treten Wochen bis Monate nach der Erstoperation auf.

> Als Frühinfekte gelten solche, welche innerhalb der ersten 4 Monate nach einer Shuntanlage auftreten. Manifestieren sich diese nach 4 Monaten oder später, werden sie als chronische Graftinfekte bezeichnet (Chakfé et al. 2020).

Zur Prävention sind eine sorgfältige, antiseptische Operationstechnik und eine gezielte Antibiotikaprophylaxe bei der Implantation eines AVG von großer Wichtigkeit. Dialysepatient*innen sind häufiger Träger von MRSA (methicillinresistenter *Staphylokokkus aureus*). Daher sollte die Antibiotikaprophylaxe bei der Prothesenimplantation oder bei komplizierten Operationen an AVF eine Abdeckung gegen MRSA beinhalten. Screening auf MRSA und Maßnahmen zur Dekontamination chronischer Träger sind ebenfalls von Bedeutung. Bei Patient*innen mit einer Vorgeschichte von Infektionen oder ungünstigen Voraussetzungen wie lokalen Hautveränderungen, einem langjährigen Diabetes mellitus oder einer Immunsuppression kann auch die Implantation einer biologischen Prothese erwogen werden. Zur Kanülierung, insbesondere von synthetischen Prothesen, muss konsequent und unter Beachtung der Einwirkungszeit desinfiziert und abgedeckt werden.

17.3.2 Klinische Präsentation und Diagnostik

Klinische Anzeichen einer Infektion sind Empfindlichkeit, Schwellung, Erythem, Wärme, Verhärtung, lokal seröser oder eitriger Ausfluss und Hautzerfall. Selbst in Abwesenheit dieser klinischen Zeichen kann eine Infektion vorliegen, insbesondere bei ungeklärter Sepsis, einer Leukozytose oder Fieber ohne erklärbare Ursache. Infekte können auch sehr lokalisiert sein und treten nicht selten im Bereich von Punktionsstellen auf. Zudem können diese mit dem Auftreten von Hämatomen einhergehen. Dies führt zur lokalen Vorwölbung mit oder ohne eitrige oder blutige Sekretion. Nicht selten, vor allem bei AVG, steckt oftmals ein falsches Aneurysma dahinter, wobei die Entzündung durch Gewebelockerung die Expansion begünstigt (◘ Abb. 17.2). Bei AVF sind es meist punktionsbedingte Infekte, welche lokal behandelt werden können, oder es handelt sich um eine diffuse Entzündung, welche primär einer antibiotischen Therapie bedarf.

Für AVG-Infekte ist es typisch, dass die Grafts nicht gut im Gewebe integriert sind und häufig ein Flüssigkeitssaum um die Prothesen liegt, was sich im Ultraschall gut nachweisen lässt.

> Persistierende seröse Flüssigkeitssekretionen aus Kanülierungsstellen sollten mikrobiologisch untersucht werden. Fehlt eine Sekretion und besteht der Verdacht auf einen Graftinfekt, sind aerobe und anaerobe Blutkulturen zur Erregersuche obligat.

Das weitere diagnostische Vorgehen folgt den Regeln, wie sie für vaskuläre Graftinfekte im Allgemeinen empfohlen werden (Puges et al. 2018; Chakfé et al. 2020). In den Richtlinien der *European Society for Vascular and Endovascular Surgery* aus dem Jahre 2020 findet sich eine gute Zusammenstellung über die Terminologie und Abklärungsmöglichkeiten bei Graftinfekten, ohne besonders auf AVG einzugehen. Explantierte Prothesen müssen immer zur mikrobiologischen Untersuchung eingeschickt werden. Neben der herkömmlichen Kultivierung kann der Nachweis von Keimen mit einer Sonikation erhöht werden. Dabei werden mittels energiearmer und niedrigfrequenter Ultraschallwellen (40 kHz) Biofilme an Materialoberflächen abgelöst (Renz et al. 2015). Vor allem bei gramnegativen Bakterien und Anaerobiern führt diese Methode zu höheren Keimidentifikationen. Der Einsatz von *polymerase chain reactions* (PCR) ist eine weitere Möglichkeit, die Diagnostik zu verfeinern, um den/die Erreger zu identifizieren (Puges et al.

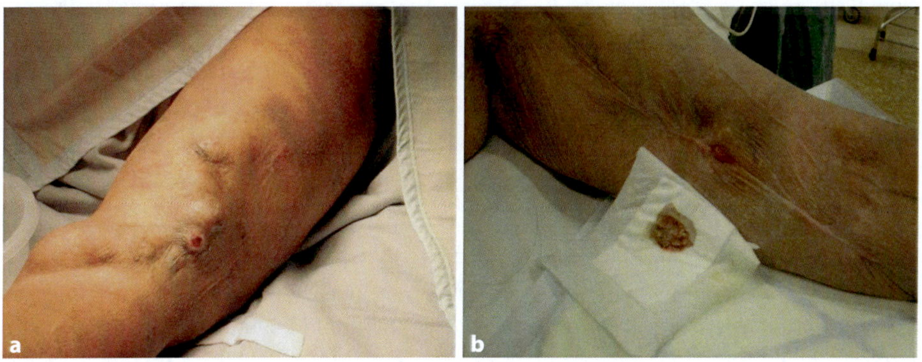

◘ **Abb. 17.2** Lokale Infektion einer AVF (**a**) respektive eines AVG (**b**)

Tab. 17.1 Klassifizierung von Shuntinfektionen nach Kingsmore

1. Demografische Daten
2. Lokalisation des Gefäßzuganges
3. Wundcharakteristika: a. lokale oder diffuse Weichteilentzündung b. lokal oder diffus purulente Infektion
4. Bakteriämie: ja/nein
5. Infektmetastasen: ja/nein
6. Fungämie: ja/nein

2018). Die letzteren beiden Methoden sind vor allem bei chronischen Infekten sinnvoll, bei denen oftmals die klinischen Symptome milde sind, oder in Situationen, in denen bereits über eine längere Zeit Antibiotika verabreicht wurden. Es gibt heute eine Vielzahl von weiteren mikrobiologischen Verfahren zur Identifikation von Erregern (Azad und Patel 2024).

Kingsmore hat 2020 mit der Intention, Studienresultate besser vergleichen zu können, einen Vorschlag gemacht, wie bei Shuntinfekten mit einer besseren Terminologie eine Standardisierung der Präsentation von Daten erreicht werden könnte (Tab. 17.1; Kingsmore et al. 2020).

Die Erfassung des/der Erreger muss zwingend dokumentiert werden. Die Beschreibung des weiteren Vorgehens braucht klare Vorgaben in Kategorien:

0) Keine Behandlung
1) Antibiotische Therapie
2) Intervention mit
   a) Drainage allein
   b) lokaler Exzision und *rerouting* (siehe ► Abschn. 17.3.5) und
   c) komplexen Verfahren inkl. Lappenplastiken sowie
3) Entfernung der Prothese

Bei der Ätiologie schlägt Kingsmore 3 Gruppen vor: zu den primären Infekten zählen solche, welche auf die Implantation oder eine hämatogene Streuung zurückzuführen sind; sekundäre Infekte werden durch die Kanülierung verursacht und als tertiär sind Infekte zu bezeichnen, bei welchen in thrombosierten Shunts Keime nachgewiesen werden. Wie bei ZVK-Infekten sollten Infektionen als Anzahl Ereignisse auf 1000 Tage Expositionszeit rapportiert werden, was die Vergleichbarkeit wesentlich verbessern würde.

17.3.3 Erregerspektrum

Staphylococcus aureus wird in 50–90 % der Fälle bei grampositiven Keimen gefunden, aber auch *Staphylococcus epidermidis*, koagulasenegative Staphylokokken, *Streptococcus viridans* und *Streptococcus faecalis*. Eine Infektion mit einem methicillinresistenten *Staphylococcus aureus* geht mit einer deutlich erhöhten Mortalität einher (Schmidli et al. 2018; Padberg et al. 2008). *Escherischia coli*, Serratia und *Pseudomonas aeruginosa* sind gramnegative Keime, welche vor allem bei AVG-Infekten am Bein deutlich häufiger zu finden sind (Harish und Allon 2011). Der Nachweis von *Staphylococcus aureus* resp. derjenige von Pilzen zwingt zu einem radikaleren chirurgischen Vorgehen; ebenso, wenn die Region der Anastomose betroffen ist, weil es dort zu Blutungen kommen kann.

17.3.4 Allgemeine Behandlungsstrategien bei AVF-/AVG-Infekten

Lokalisierte Punktionsstelleninfektionen von AVF ohne Zeichen einer Einschmelzung sollen in Abwesenheit von Fieber oder einer Bakteriämie mindestens 2 Wochen lang, solche mit Fieber oder Bakteriämie mindestens 4 Wochen mit Antibiotika behandelt werden. Eine ausgedehnte AVF-Infektion muss, wie eine subakute bakterielle Endokarditis mit 6 Wochen parenteraler Antibiotikatherapie behandelt werden. Eine Ligatur und Exzision der AVF kann bei Nekrosen, infizierten Thromben und septischen Embolien notwendig sein (■ Tab. 17.2).

Protheseninfekte müssen wegen des Fremdmaterials aggressiver behandelt werden als AVF. Handelt es sich um eine Weichteilinfektion ohne Beteiligung des Grafts, kann eine konservative Therapie mit Antibiotika versucht werden. Bei freiliegenden, aber integrierten Prothesen ohne Kontakt zu Anastomosen kann eine lokale Behandlung mittels Débridement, Wundkonditionierung unter Einsatz eines Vakuumverbandes (*VAC: vacuum assisted closure*) erwogen werden, bevor in der Regel eine Hautverschiebelappenplastik notwendig wird.

Bei Punktionsstelleninfekten findet sich bei Prothesen oft ein Pseudoaneurysma, da die Prothese durch wiederholte Kanülierungen an gleicher Stelle zerstört wurde. In einem solchen Fall ist eine lokale Resektion mit *rerouting* empfehlenswert (Walz und Ladowski 2005; Min Kim et al. 2018). Diese Methode hat den Vorteil, dass der Gefäßzugang erhal-

■ Tab. 17.2 Behandlungsoptionen bei Shuntinfekten. *VAC*: *vacuum assisted closure*

AVF	AVG
Punktionsstelleninfekt: Diagnostik, antibiotische Therapie – 2 Wochen ohne Fieber/Bakteriämie – 4 Wochen bei Fieber/Bakteriämie	Lokaler Defekt ohne systemische Zeichen oder Beteiligung einer Anastomose – Débridement/*VAC*-Konditionierung – Im Verlauf Lappenplastik
Purulenter Punktionsstelleninfekt – Antibiotika, Drainage – Resektion mit oder ohne plastische Deckung (evtl. *VAC*)	Punktionsstelleninfekte (Cave: Pseudoaneurysma) mit Hautnekrose oder putrider Sekretion – lokale Resektion mit *rerouting* unter Verwendung eines neuen AVG, evtl. mit Lappenplastik zur Deckung – evtl. Verwendung einer biologischen Prothese
Ausgedehnte Infektion mit systemischen Zeichen – 6 Wochen Antibiotika	Ausgedehnte Infektion entlang der gesamten Prothese – Graftexplantation mit Neuanlage im Intervall oder Shuntanlage an anderer Lokalisation unter antibiotischer Therapie → allenfalls Verwendung einer biologischen Prothese

ten werden kann; allerdings ist das Risiko für eine persistierende Infektion erhöht (Liu et al. 2020; Hisata et al. 2022).

17.3.5 Partielle Graftexplantation mit *rerouting*

> Bei einer Prothese mit Punktionsinfekt ist eine lokale Graftexplantation mit Ersatz indiziert. Dabei soll der neue Graft in einem neuen subkutanen Bett zu liegen kommen, welcher außerhalb der Infektzone liegt.

Bei diesem als *rerouting* bezeichneten Verfahren wird der Infektherd mit einer in Desinfektionsmittel getränkten Gaze abgedeckt (◘ Abb. 17.3). Proximal und distal des Herdes werden 2 s-förmige Inzisionen gesetzt und die Prothese präpariert (Müller et al. 2023). Ist die Prothese gut integriert, kann davon ausgegangen werden, dass sie nicht vom Infekt betroffen ist. Nach Klemmung wird jeweils ein Stück der Prothese gegen den Infektherd hin reseziert und zur mikrobiologischen Untersuchung eingeschickt. In Richtung Infektherd soll das Subkutangewebe verschlossen werden, um die 2 Kompartimente zur Anastomosierung keimfrei zu halten. Nach subkutanem Durchzug der neuen PTFE-Prothese in einem neuen Kanal (*rerouting*) erfolgt die End-zu-End-Anastomosierung mit der nicht infizierten Prothese. Der Einsatz einer biologischen Prothese kann erwogen werden. Es ist darauf zu achten, dass die Anastomose gut von Hautgewebe gedeckt wird und die Inzision nicht über der Gefäßnaht zu liegen kommt. Nach dem Hautverschluss kann die

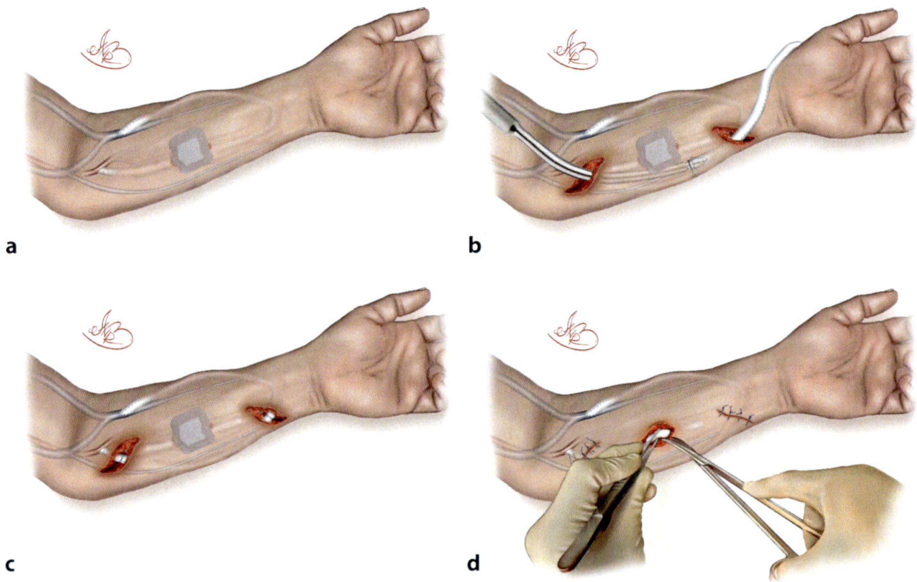

17

◘ Abb. 17.3 Reroutingverfahren zur Sanierung eines Punktionsinfektes. **a** Abdecken der Prothese. **b** Präparation der integrierten Prothese in Distanz zum Infektherd mit partieller Resektion der Prothese und neuer Tunnelierung zum Prothesendurchzug. **c** Anastomosierung und **d** Verschluss der Inzisionen mit sekundärem Prothesenausbau. (Aus Müller et al. 2023, mit freundlicher Genehmigung des Springer-Verlages)

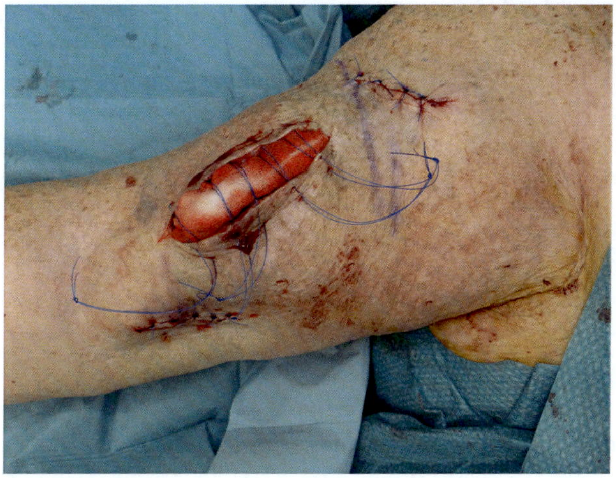

Abb. 17.4 Nach der Explantation der potenziell infizierten Prothese kann eine feuchte Kompresse eingebracht werden, welche 2-mal pro Tag gewechselt wird, bis nach 2–3 Tagen die vorgelegten Fäden angezogen werden können

infizierte Prothese ausgebaut und zur mikrobiologischen Analyse eingeschickt werden. Die Wunde wird débridiert und offengelassen (Abb. 17.4). Bei ausgedehntem Weichteilbefall kann eine *VAC*-Behandlung sinnvoll sein (Morimoto et al. 2020). Bei kleineren Wunden können 2 Hautfäden vorgelegt werden, um nach 2–3 Tagen offener Wundbehandlung einen sekundären Wundverschluss zu ermöglichen. Wenn immer möglich, soll bei diesem Verfahren ein Stück der alten, nicht infizierten Prothese belassen werden, um den Shunt weiterhin punktieren zu können.

17.3.6 Behandlung ausgedehnter Infekte

Dehnt sich ein Infekt über die ganze Länge der Prothese aus, was bei Frühinfekten der Fall ist, oder findet sich ein Flüssigkeitssaum entlang des gesamten AVG, was bei chronischen Infekten der Fall sein kann, ist eine vollständige Explantation indiziert. Dabei müssen die Anastomosen mit einem Venenpatch resp. biologischen Material wie Rinderperikard verschlossen werden (Sowa et al. 2020). Unter antibiotischer Behandlung resp. einer Hämodialyse (HD) über einen ZVK muss die Wundheilung abgewartet werden, bevor nach Normalisierung der lokalen und systemischen Infektzeichen eine erneute Shuntanlage ins Auge gefasst werden kann. Dabei soll nach Möglichkeit eine native Fistel am gegenüberliegenden Arm angelegt werden. Ein erneuter AVG kann nach Erholung der Hautverhältnisse ipsilateral oder allenfalls kontralateral eingebaut werden. Das Risiko eines erneuten Infektes kann durch Verwendung eines biologischen Grafts (z. B. Omniflow II™, LeMaitre®, Burlington, MA, USA) gesenkt werden, da dieser eine bessere Resistenz gegenüber einer bakteriellen Besiedlung aufweist (Müller et al. 2023).

17.3.7 Bilanz

Welche Vorgehensweise gewählt wird, hängt von den lokalen Gegebenheiten und der klinischen Manifestation der Infektion ab. Eine partielle Graftexplantation mit *rerouting* hat eine höhere Rate an Reinfekten resp. persistierenden Infektionen zu verzeichnen (Hisata et al. 2022). Die vermeintlich im Gesunden explantierten Prothesenstücke sind zwingend mikrobiologisch zu untersuchen. Das Reroutingverfahren ist zudem materiell, technisch und zeitlich aufwendig und ist mit einem größeren Risiko für eine erneute (persistierende) Infektion im Vergleich zu einer kompletten Graftentfernung behaftet. Verschlossene AVG sind nicht selten Quelle einer Infektion. Besteht ein solcher Verdacht, soll die Indikation zu einer Graftexplantation großzügig gestellt werden. Das gleiche gilt im Falle einer Sepsis oder bei Patient*innen mit schwerwiegenden Komorbiditäten.

17.4 Neurogene Komplikationen

17.4.1 Übersicht

ESRD-Patient*innen leiden in 60 % der Fälle an einer urämischen Polyneuropathie (Gibbons 2015). Dazu kommen noch HD-Patient*innen mit Diabetes mellitus, welche neben einer Nephropathie häufig eine Polyneuropathie entwickeln. Beide Pathologien betreffen vor allem die unteren Extremitäten. Kompressionssyndrome peripherer Nerven treten bei *ESRD*-Patienten im Vergleich zur Normalbevölkerung häufiger auf. Dies gilt für das Karpaltunnelsyndrom mit Kompression des N. medianus wie auch für das Loge-de-Guyon-Syndrom mit Einengung des N. ulnaris im Handgelenkbereich (Padberg et al. 2008).

Zudem gibt es neurologische Erkrankungen, welche eindeutig im Zusammenhang mit der Zugangschirurgie zu sehen sind, wie die gefäßzugangsbedingte Extremitätenischämie (siehe ▶ Kap. 16), die seltene ischämische monomelische Neuropathie, perioperative Nervenschädigungen und shuntbedingte Kompressionssyndrome (Gibbons 2015; MacRae et al. 2016; Tordoir et al. 2021). Es gibt zudem Fallberichte zum Auftreten eines komplexen regionalen Schmerzsyndroms (*CRPS*), früher als Algodystrophie oder Morbus Sudeck bezeichnet, in der frühpostoperativen Phase nach erfolgter Anlage eines arteriovenösen Shunts (Sathiavageesan et al. 2022).

17.4.2 Kompressionssyndrome

Das gehäufte Auftreten eines Karpaltunnelsyndroms (KTS) bei Dialysepatient*innen wird unter anderem damit erklärt, dass die Clearance von β2-Mikroglobin und Amyloid reduziert ist. Hatano et al. konnten zeigen, dass, über die letzten Jahrzehnte gesehen, sich die Zeitspanne bis zum Auftreten eines KTS verlängerte, was auf verbesserte Dialysefilter zurückgeführt wird (Hatano et al. 2021). Bei klinischen Zeichen von Schmerzen und Taubheit in Daumen und Zeigefinger sowie Anzeichen einer Thenaratrophie ist eine diesbezügliche Abklärung mittels Nervenleitungstest und Ultraschall des N. medianus angezeigt, damit die Indikation für eine operative Entlastung zuverlässig gestellt werden kann. Betreffen die Symptome den Ring- und Kleinfinger, ist der N. ulnaris komprimiert auf Höhe der Loge-de-Guyon.

Eine Fallserie von Tordoir beschreibt Nervenkompressionssyndrome bei Patient*innen mit AVF oder AVG am Oberarm und präsentiert die Neurolyse allein oder in Kombination mit der chirurgischen Shuntrevision als Behandlungsansatz (Tordoir et al. 2021).

17.4.3 Ischämische monomelische Neuropathie

Die ischämische monomelische Neuropathie (IMN), von Wilbourn 1983 erstmals beschrieben, ist eine sehr seltene und oftmals verkannte Komplikation nach Shuntchirurgie (Wilbourn et al. 1983). Die IMN wird durch arterielle Insuffizienz (ischämisch) in einer einzelnen Extremität (monomelisch) verursacht und führt zu einer Funktionsstörung mehrerer peripherer Nerven (Neuropathie). Eine Hypoperfusion der Vaso vasorum verursacht die Nervenschädigung. Auch wenn die Mangeldurchblutung passager war, kann der gesetzte axonale Schaden persistieren (Padberg et al. 2008). Die Risikofaktoren sind ähnlich wie bei der *VAILI*, nämlich Diabetes mellitus, weibliches Geschlecht etc. Elektromyelografische Abklärungen zeigen, dass sich die Schädigung distal befindet und die sensorischen Fasern am stärksten betroffen sind.

> Unmittelbar postoperative Schmerzen in der Hand nach Shuntanlage mit Schwäche und Taubheit in den Bereichen aller Unterarmnerven ohne Zeichen für eine Fingerminderperfusion sollten den klinischen Verdacht auf eine ischämische monomelischen Neuropathie wecken.

Bei IMN empfehlen die Richtlinien eine sofortige Ligatur des Gefäßzuganges, um eine irreversible neuronale Dysfunktion mit bleibender Behinderung zu stoppen (Schmidli et al. 2018; Lok et al. 2020). Leider können trotz früher Ligatur Langzeitschäden bleiben. Allerdings wurden 2 Fälle bei Patient*innen beschrieben, welche bei einer IMN eine Ligatur verweigerten und deren klinische Symptomatik sich unter physikalischer Therapie über die Zeit verbesserte (Singh et al. 2017). Es sind auch Fälle von IMN im Bereich der unteren Extremität beschrieben (Moughal et al. 2024).

17.4.4 Mechanische Nervenschädigung

Die Schädigung von sensiblen Nerven im Rahmen der Shuntchirurgie werden kaum rapportiert. Bei der radiozephalen AVF (RCAVF) liegen die sensiblen Nerven nahe zur Arterie und können leicht tangiert werden, was gemäß Brittinger in 5–20 % der Fälle vorkommt (Brittinger 2005). Auch bei der Anlage einer distalen ulnobasilären AVF besteht das Risiko, sensible Nervenäste zu schädigen. Bei kubitalen AVF ist eine Schädigung des N. medianus möglich. Vor allem bei Re-do-Eingriffen ist diesbezüglich Vorsicht geboten. In solchen Fällen kann die Verwendung eines Tourniquets helfen, die Exploration im Narbengewebe und damit das Risiko einer Nervenverletzung zu minimieren. Bei brachiobasilären AVF wird über die Schädigung des N. medianus berichtet (Gibbons 2015). Zudem muss bei der Präparation der V. basilica der N. cutaneus antebrachii medialis geschont werden, welcher die Vene umflechten kann.

17.5 Kanülierungsprobleme und Shuntblutungen

Schmerzen bei der Kanülierung ist ein komplexes Problem. Patient*innen erwägen deswegen gelegentlich sogar einen Abbruch der Dialyse. Oft kann keine klare Ursache gefunden werden. Die Verwendung von Lokalanästhetika in Form von Salben oder Pflastern, eine Änderung der Kanülierungstechnik und der Kanülierungsstellen sind erste

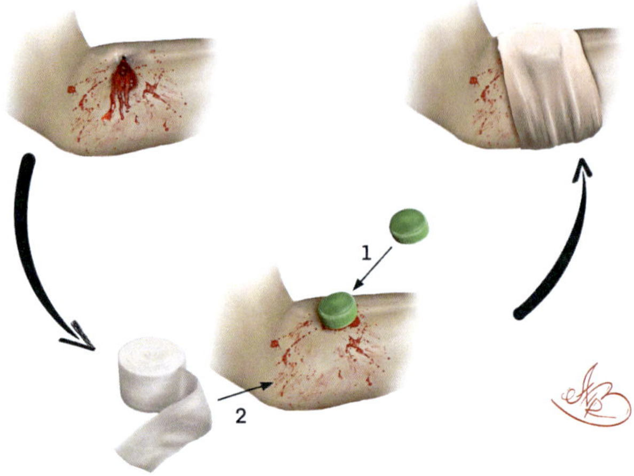

Abb. 17.5 Mit dem Deckel einer Softdrinkflasche lässt sich eine lokale Blutung kontrollieren (*Bottle-Cap*-Technik)

Schritte zur Verbesserung. Bei AVF ist eine *Button-Hole*-Technik unter Verwendung stumpfer Nadeln eine Option (Staaf und Uhlin 2018). Dabei wird unter Verwendung dieser speziellen Nadeln immer an den gleichen 2 Stellen punktiert.

Bei der Verwendung von Plastikkanülen muss die Punktionstechnik angepasst werden, doch sind weniger Hämatome zu erwarten als bei Metallkanülen, welche mit ihren Spitzen die Gefäßwand mechanisch schädigen (de Barbieri et al. 2021; Choi et al. 2021). Die Applikation von Wärme oder der Einsatz von *far-infrared radiation* (*FIR*) kann ebenfalls Schmerzen während der Kanülierung mindern (Tapia González et al. 2018; Choi et al. 2016).

Lokale Blutungen sind problematisch, wenn sie nicht durch lokale Kompression kontrolliert werden können. Die Verwendung eines sauberen Plastikmilch- oder Softdrinkflaschendeckels kann lebensrettend sein (*Bottle-Cap*-Technik) (Abb. 17.5). Dabei soll

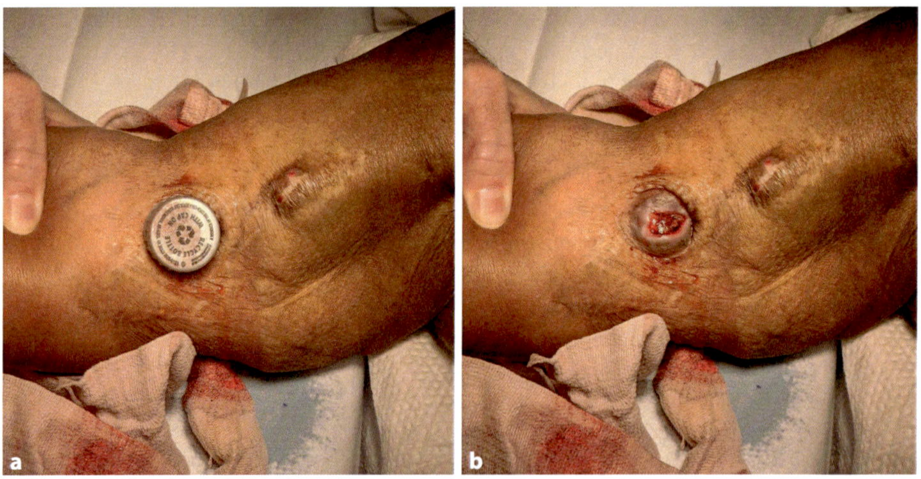

Abb. 17.6 Auf der Blutungsstelle platzierter Flaschendeckel, vor (**a**) und nach (**b**) der Entfernung im Rahmen der Revision. (Freundliche Überlassung F. Lucas III)

der Deckel mit der hohlen Seite abdichtend über die blutende Stelle gelegt werden, was die Blutgerinnung fördert. Fließt kein Blut mehr unter dem Deckel hervor, kann man davon ausgehen, dass die Blutung steht (◘ Abb. 17.6). Der Deckel kann mit einem Verband fixiert und die betroffene Person zur Weiterbehandlung überwiesen werden. Bei genügend gutem Gewebe kann eine Z-Naht die definitive Versorgung sein. Bei exulzerierender Hautstelle mit Blutungen bei AVF ist eine Exzision weitaus sicherer. Dabei kann der Defekt primär genäht, mit einem biologischen Patch oder durch eine End-zu-End-Anastomose versorgt werden (Jaffers und Fasola 2011).

Dies hat im Operationssaal in regionaler oder allgemeiner Anästhesie zu erfolgen, sodass temporär ein Tourniquet angelegt werden kann, um die Blutung zu kontrollieren und Zeit zu gewinnen, damit mit der nötigen Ruhe die blutende Stelle definitiv versorgt werden kann. Bei AVG liegen oft Pseudoaneurysmen der Blutung zugrunde, welche einen Prothesenersatz erforderlich machen.

17.6 *High-Flow*-Shunts und kardiale Insuffizienz

Eine Niereninsuffizienz führt per se zur kardialen Dysfunktion mit Ausbildung einer hypertoniebedingten linksventrikulären Hypertrophie, einer anämiebedingten Steigerung des kardialen Outputs, einer Belastung durch Volumenüberladung zwischen den Dialysen sowie durch eine Senkung der koronaren Blutversorgung während der Dialyse. Die „urämische Kardiomyopathie" ist multifaktoriell und umfasst sowohl hämodynamische, metabolische und endokrine Veränderungen als auch ein *remodelling* der Gefäße und inflammatorische Prozesse (Valerianova et al. 2021; Malik et al. 2021; Pucchio et al. 2022). Durch die Anlage eines Shunts kommt es konsekutiv zu einer Erhöhung des Herzzeitvolumens (*CO: cardiac output*).

Bei noch laufender Diskussion gilt aktuell ein Gefäßzugang als *High-Flow*-Shunt, wenn ein Blutfluss von 1500–2000 ml erreicht wird oder der Shuntfluss 30 % des CO aufweist (Valerianova et al. 2021). Ist das Verhältnis zwischen Shuntfluss und *CO* > 0,30, so ist eine kardiale Evaluation in Erwägung zu ziehen (Bucktowarsing et al. 2020). *High-Flow*-Shunts führen zwangsläufig zu einer progredienten Verschlechterung der Herzfunktion über die Zeit (siehe ► Kap. 12; Vaes 2016). Bei einem Blutfluss > 2000 ml/min oder bei einem solchen von 1000–2000 ml, wenn eine kardiale Anamnese besteht, respektive ab einem Herzindex (*CI: cardiac index*) von 3,5 l/min/m², ist eine weitergehende Abklärung sinnvoll (Reddy et al. 2016).

Klinische Symptome wie Ruhe- und Belastungsdyspnoe, Orthopnoe, aber auch Ödeme und/oder eine Tachykardie können ebenfalls auf eine eingeschränkte Herzfunktion hinweisen und eine Abklärung indizieren. Durch eine lokale Kompression des Shunts lässt sich der hämodynamische Effekt eines *High-Flow*-Shunts objektivieren. Bei einem solchen Manöver kommt es in der Regel zu einem Anstieg des Blutdruckes und zu einer Reduktion der Herzfrequenz (Nicoladoni-Branham-Zeichen). Bestätigt sich die These einer shuntassoziierten kardialen Dysfunktion, ist eine Flussreduktion mit einem in ► Kap. 16 beschriebenen Verfahren indiziert. Der Einfluss einer solchen Intervention lässt sich an der Verbesserung des Herzzeitvolumens und des Herzindexes nachweisen (Valerianova et al. 2021). Die Reduktion des *CO* nach einem AVF-Verschluss verbessert die Abgabe von Sauerstoff und ist sowohl bei symptomatischen wie asymptomatischen Patient*innen mit einer *High-Flow*-AVF von > 2000 ml Blutfluss nachzuweisen (Aitken et al. 2015).

17.7 Shuntprobleme bei kardiovaskulären Pathologien

Immer öfter werden heutzutage linksventrikuläre Unterstützungssysteme (*LVAD = left ventricular assist device*) bei der terminalen Herzinsuffizienz als Überbrückung bis zu einer Herztransplantation oder als Destinationstherapie zur permanenten linksventrikulären Unterstützung verwendet. Bei einer vorbestehenden Niereninsuffizienz oder im Rahmen einer kardial bedingten akuten Nierenschädigung kann eine Hämodialyse notwendig werden. Nach Implantation eines LVAD fehlt der pulsatile Fluss. Dies kann bei einer Shuntanlage das Auffinden des zu punktierenden Gefäßes erschweren. Khawaja et al. haben 2019 in einer Arbeit über eigene Erfahrungen und Ergebnisse in der Literatur berichtet (Khawaja et al. 2019). Als Quintessenz lässt sich sagen, dass Shuntanlagen (AVF oder AVG) bei *LVAD*-Patient*innen möglich sind, dass aber umgekehrt die hämodynamischen Folgen eines solchen linksventrikulären Assistsystems auf die Fistelfunktionalität resp. die shuntbedingte Flusssteigerung auf die Herzleistung weitere Studien erforderlich macht. Es sei zudem darauf hingewiesen, bei solchen Patient*innen auch eine Peritonealdialyse zu erwägen, welche die Hämodynamik stabiler hält und weniger anfällig für systemische Infekte ist.

Bei Patient*innen mit einer *ESRD* ist die Dynamik einer Progression einer Aortenklappenstenose größer (Ogugua et al. 2024). Bei Patient*innen mit AVF ist die Interpretation des Schweregrades einer Aortenklappenstenose erschwert (Ennezat et al. 2010). Die Autoren wissen von 2 Patient*innen mit einer gut laufenden AVF, bei denen wegen einer symptomatischen Aortenklappenstenose ein Klappenersatz durchgeführt werden musste (persönliche Mitteilung von J. Schmidli). Durch den Wegfall des Widerstandes der Aortenklappenstenose und des zusätzlichen Shunts der AVF pumpte das hypertrophe Herz gegen einen fehlenden Widerstand und die Patient*innen wurden massiv hypoton. Die Verabreichung von Noradrenalin verschlechterte den Zustand noch weiter, weil sich die peripheren Gefäße verschlossen und der Fistelfluss zunahm. Die Anlage einer Blutdruckmanschette am Shuntarm verbesserte die Hämodynamik schlagartig. Die definitive Lösung durch einen Verschluss der AVF sicherte den Patient*innen das Überleben.

Heute wird eine steigende Anzahl von thorakalen Endografts (*TEVAR: thoracic endovascular aortic repair*) eingesetzt, z. B. im Rahmen von akuten oder chronischen Dissektionen resp. bei aneurysmatischen Erweiterungen. Bei Patient*innen mit einer linksseitigen Shuntanlage stellt sich die Frage, ob und wie dieser Gefäßzugang erhalten werden kann. Im elektiven Fall ist eine vorgängige Revaskularisation der A. subclavia eine gute Option, da ein Überstenten dieser Arterie zu einem Stealphänomen mit vertebrobasilärer Insuffizienz, zu einer Reduktion des Shuntflusses und zu einer Handischämie führen kann. Zudem sind, wie auch bei einem Nierengesunden, die Risiken für das Auftreten eines posterioren Hirninfarktes resp. einer Rückenmarkischämie zu beachten, falls die Blutversorgung über Kollateralen ungenügend ist (Topcu et al. 2022; Riambau et al. 2017).

17.8 Lokalvenöse Hypertonie

Stenosen von AVF können zu einer lokalvenösen Hypertonie führen mit retrograder Füllung von Venen bis hin zur Ödembildung (Tawfiq Korim et al. 2007). Eine digitale Subtraktionsangiografie (DAS) mit einer Spätphase über die zuführende Arterie erlaubt es, die zugrunde liegende Abflussbehinderung zu identifizieren und den venösen Abstrom

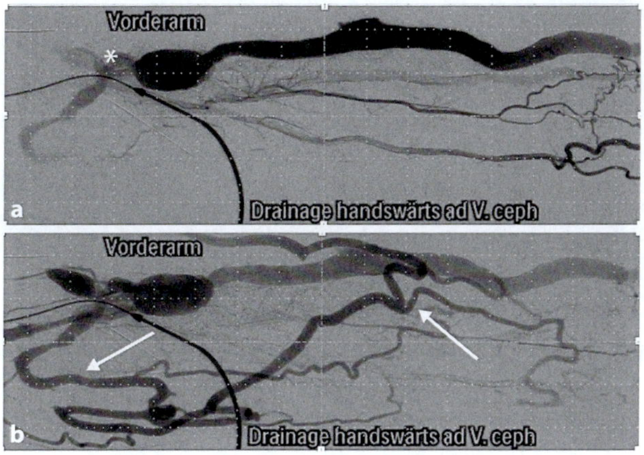

Abb. 17.7 **a** DSA-Aufnahme eines Tabatière-AVG mit retrogradem venösem Abfluss wegen einer Stenosierung kubital (*Stern*). **b** Retrograde Füllung von Umgehungsvenen am Unterarm (*weiße Pfeile*)

dynamisch zu beurteilen (Abb. 17.7). Je nach Befund kann eine individuelle Behandlungsstrategie festgelegt werden, wobei kreative Lösungen vonnöten sind und allenfalls dilatierte Venen als *conduit* genutzt werden können.

17.9 Vorgehen bei nicht genutzten, funktionierenden Shunts

Die Schaffung eines Gefäßzuganges führt immediat zu einer Steigerung des Herzminutenvolumens mit hämodynamischen Folgen, welche über die Zeit zu Veränderungen der Herzmorphologie bis hin zu einem *High-Output*-Herzversagen führen können (Malik et al. 2021; siehe ▶ Kap. 12). Eine solche kardiale Belastung macht, wie unter ▶ Abschn. 17.6 beschrieben, eine Intervention unumgänglich. Die Frage nach der Indikation, einen nicht genutzten, funktionierenden Gefäßzugang ohne lokale Veränderungen zu verschließen, stellt sich bis auf wenige Ausnahmen nur bei Patient*innen nach Nierentransplantation(NTx). In solchen Fällen gilt es, die Wahrscheinlichkeit eines Transplantatversagens gegen die Wahrscheinlichkeit eines Schadens durch eine funktionierende, nicht genutzte AVF abzuwägen.

Große Fortschritte in der Immunologie mit Senkung der akuten Abstoßungsreaktionen haben die Transplantat- und Patientenüberlebensraten ansteigen lassen. Die chronische Allograftnephropathie bleibt aber ein wichtiger Faktor für das späte Transplantatversagen. Das späte Nierentransplantatversagen ist relativ konstant geblieben: 3–5 % pro Jahr für Transplantate von verstorbenen Spendern und 2–3 % pro Jahr für Nieren von Lebendspender*innen. Nach 10 Jahren werden rund 30 % aller Nierenallografts versagt haben (Stegall et al. 2015). Die Überlebenskurven von Nierentransplantaten erreichen nach 6–12 Monaten ein horizontales Plateau, sodass Vorhersagen zum Langzeitüberleben von Nierentransplantaten (Verschlechterung der glomerulären Filtrationsrate (GFR), Zeichen einer Abstossung) erst nach 1 Jahr möglich sind.

Beim Transplantatversagen spielen alloantigenbezogene Faktoren wie ein *human leukocyte antigen mismatch* (*HLA-mismatch*) eine Rolle, aber auch die Zeitspanne der kalten Ischämie, die Ausbildung von *Anti-HLA*-Antiköpern und eine ungenügende Immunosuppressionstherapie. Daneben spielen auch nicht allogene Faktoren eine Rolle, wie demografische und Risikofaktoren, aber auch ein Größenmismatch des Transplantates, eine fehlende Compliance vonseiten der Patient*innen, eine schlechte Blutdruckeinstellung, aber auch eine fortbestehende Hyperlipidämie oder eine De-novo-Glomerulonephritis. Es stehen verschiedene Kalkulatoren zur Verfügung, um eine sog. *kidney transplant outcome prediction* (*KTOP*) zu machen. Nach der Eingabe verschiedener Parameter erhält man eine Berechnung der Überlebenswahrscheinlichkeit einer Spenderniere nach 5 und 10 Jahren (KTOP 2025).

Bei Patient*innen nach NTx, welche bei einem offenen arteriovenösen Gefäßzugang Sekundärschäden zeigen, muss der Shunt aufgehoben werden. Dies betrifft Shunts am Oberarm häufiger als am Unterarm (Wilmink et al. 2016).

> Asymptomatische AVF sollen nicht primär ligiert werden, vor allem, wenn es AVF am Unterarm sind. Zudem soll bei Patient*innen nach NTx ohne Sekundärschäden eines Gefäßzuganges erst nach 1 Jahr eine Evaluation bezüglich Shuntverschlusses erfolgen, dies unter Einsatz eines *KTOP*-Kalkulators.

Diese Regel berücksichtig einerseits die oben erwähnten Faktoren eines Transplantatversagens in den ersten 12 Monaten, aber auch die Tatsache, dass funktionierende AVF auch Vorteile bieten wie eine Blutdrucksenkung durch eine shuntbedingte Erniedrigung des Gefäßwiderstandes, aber auch eine Reduktion der Gefäßsteifigkeit und dadurch eine Erhöhung der kardialen Auswurffraktion sowie eine Verzögerung der Abnahme der glomerulären Filtrationsrate durch eine mögliche Beeinflussung der endothelialen Funktion (Wilmink et al. 2016). Abreo et al. Empfehlen, den Entscheid eines Shuntverschlusses auch unter Einbezug des Shuntvolumens zu fällen. Bei einem Shuntvolumen unter 1 l/min kann man exspektativ bleiben, bei einem solchen über 1,5 l/min geht ein Verschluss bei stabiler Transplantatfunktion in Ordnung. Bei instabilen Verhältnissen mit einem Absinken der GFR oder Episoden von Abstoßungen soll eine Flussreduktion erwogen werden. Patient*innen mit einem Flussvolumen dazwischen ist eine kardiale Standortbestimmung in 6-monatigen Abständen eine vertretbare Option (Abreo et al. 2020). In allen Situationen sollten Chirurg*innen und Nephrolog*innen die Patient*innen mit in den Entscheidungsprozess einbinden.

17.10 Dialysezugänge bei Kindern

Die Nierentransplantation ist die bevorzugte Behandlung des Nierenversagens im Endstadium bei Kindern. Auf der Transplantationswarteliste haben Kinder Priorität. Im Vereinigten Königreich erhalten fast doppelt so viele Kinder Peritonealdialyse im Vergleich zur Hämodialyse. PD ist die bevorzugte temporäre Behandlung bis zu einer allfälligen Transplantation, sofern keine Kontraindikationen für eine PD bestehen. Weltweit ist jedoch die Hämodialyse bei Kindern häufiger. Etwa 80 % der Kinder beginnen die Dialyse mit einem zentralvenösen Katheter, obwohl die Evidenz für die Verwendung einer AVF anstelle eines ZVK bei Kindern gleich wie bei Erwachsenen ist.

Eine gute prädialytische Versorgung mit Aufklärung der Familie ist wichtig, damit angemessen und rechtzeitig das Nierenersatzverfahren geplant werden kann. Viele Kinder mit einem neu aufgetretenen Nierenversagen qualifizieren für eine PD, welche zu Hause durchgeführt werden kann, was von Anfang an in Betracht gezogen werden sollte. Wenn die Familie motiviert ist und die Fähigkeiten für die Heim-PD besitzt, könnte der einzige „Katheter“, den ein Kind benötigt, ein PD-Katheter sein, wodurch sogar temporäre ZVK vermieden werden. Es gibt ein Konsensuspapier der *European Society for Paediatric Nephrology Dialysis Working Group*, welches eine Reihe von Empfehlungen macht, wie Kinder mit einer *ESRD* behandelt werden sollen (Shroff et al. 2019). Viele der Empfehlungen decken sich mit solchen für Erwachsene. Fallen bei der Evaluation die Optionen Nierentransplantation oder Peritonealdialyse weg, gibt es auch bei Kindern und Adoleszenten die Möglichkeit, native Fisteln zu schaffen. Wenn möglich, soll eine RCAVF am nicht dominanten Arm angelegt werden, wobei die Anastomose auch mehr Richtung Mitte des Vorderarmes verschoben werden kann, wenn dort die Durchmesser geeigneter sind. Muss man zur Ellenbeuge wechseln, wird die proximale Radialarterie als Einstromgefäß empfohlen (Phi et al. 2024). Die Anastomose soll in Einzelknopfnahttechnik erfolgen. Bevorzugt wird eine Versorgung in Lokalanästhesie oder der Einsatz einer Larynxmaske, um eine Intubation zu vermeiden. AVG sollen bei Kindern nur in Ausnahmefällen implantiert werden.

Die Schaffung eines Gefäßzugangs für die Hämodialyse bei Kindern, insbesondere bei kleinen Kindern, ist eine Herausforderung. Eine AVF-Anlage bei einem Kind ≤ 20 kg erfordert zusätzliche Ressourcen, einschließlich eines Operationsmikroskops, mikrochirurgischer Instrumente und eines/einer in der Mikrochirurgie ausgebildeten Chirurg*in und sollte daher am besten in wenigen hochspezialisierten Zentren konzentriert werden.

17.11 Weitere Shuntprobleme in einer Auswahl

Neben persönlichen Erfahrungen der Autoren zur Problemlösung von Shuntkomplikationen gibt es in der Literatur etliche Publikationen, welche besondere Krankheitsbilder als Folge einer Shuntanlage beschreiben. In diesem Unterkapitel sollen seltener auftretende Phänomene zur Sprache kommen.

Bei Revisionen ausgereifter AVF in Regional- oder Allgemeinanästhesie erleichtert die Infiltration der Inzisionsstelle mit einem lang wirksamen Lokalanästhetikum die Präparation der Vene, da die Haut vom Gefäß abgehoben wird (◘ Abb. 17.8) Zusätzlich erreicht man eine postoperative Schmerzlinderung. Es braucht dazu eine Absprache mit dem/der Anästhesist*in, damit eine Restmenge (5–10 ml) an Lokalanästhetikum bis zur maximalen Dosis zur Verfügung steht.

Bei bilateralen zentralen Venenverschlüssen und der Unmöglichkeit einer *HeRO*®-Implantation (Merit Medical®, Parkway South Jordan, UT, USA) sind axillofemorale oder axilloiliakale AVG eine Option (siehe ► Kap. 10). Der axillosuprapopliteale AVG mit einer im Durchmesser 10 mm großen Prothese (◘ Abb. 17.9a, b) hat den Vorteil, dass die infektanfällige Leistenregion umgangen und später auch ein Oberschenkelshunt noch als Option evaluiert werden kann. Zudem ist die Kanülierung am Bein für die Patient*innen angenehmer als am Rumpf.

Selten stellt sich die Frage, ob bei Hämodialysepatient*innen mit einer Armplegie eine AVF möglich und sinnvoll sei. Der Verlust an Muskelmasse durch fehlende Aktivität führt zu einer Reduktion der Gefäßdurchmesser und damit zu einer Minderung des Blutflusses, zudem werden auch eine verminderte venöse Elastizität und ein erhöhtes Risiko für Thrombosen für plegische Extremitäten beschrieben (Maloney et al. 2023). Im Einzelfall muss entschieden werden, ob der Versuch einer AVF-Anlage mit Risiko einer fehlenden Fistelreifung gerechtfertigt ist. Dieser Entscheid hängt auch von möglichen anderen Alternativen ab.

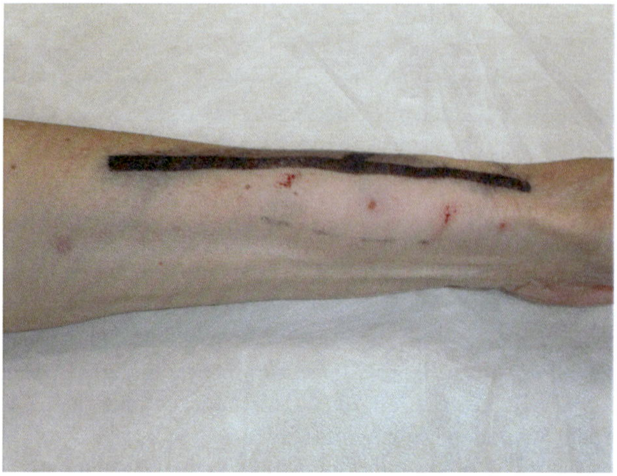

Abb. 17.8 Infiltration eines lang wirksamen Lokalanästhetikums, um die Dissektion bei Revisionen zu erleichtern

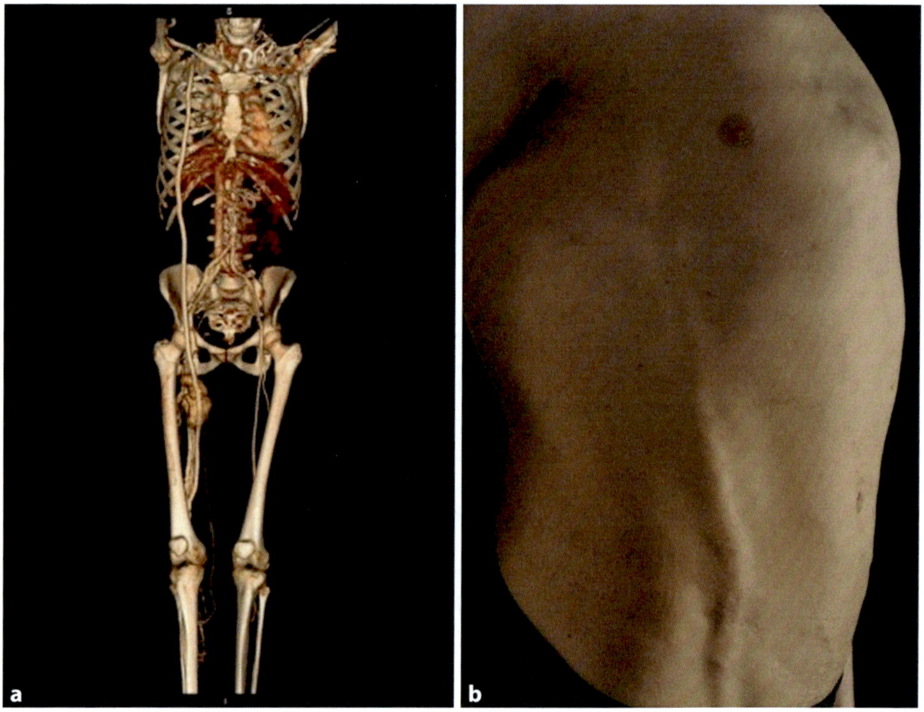

Abb. 17.9 Axillopoplitealer AVG (**a**) mit guter Integration der Prothese am Stamm (**b**)

Der Einsatz von mit PTFE beschichteten Stents (*covered stents*) kann als *Bail-out-*Verfahren bei akuten Shuntblutungen hilfreich sein. Die Platzierung im Bereich der Kanülierungszone ist aber problematisch und führt nicht selten zu Nekrosen, Infekten oder Verschlüssen (Mallios et al. 2020). Solche Ereignisse führen zu ausgedehnten Eingriffen mit Graftersatz oder sogar der Notwendigkeit einer vollständigen Entfernung des Fremdmaterials.

Thrombosierte AVF mit oder ohne aneurysmatische Erweiterung der Vene können Quelle für eine periphere Embolisation mit konsekutiver Fingerischämie sein. Es ist wichtig, eine solche Komplikation rechtzeitig zu erkennen, um einen irreversiblen Schaden durch Rarifizierung der Fingerarterien abzuwenden. In solchen Fällen muss die AVF aufgehoben, die Anastomose revidiert und die Arterie mit einem biologischen Patch verschlossen werden (Elsherif et al. 2018).

17.12 Fazit

- Infektiöse Komplikationen bei AVF können oftmals mit Antibiotika und lokalen Maßnahmen behandelt werden, wohingegen solche von AVG einen partiellen Ausbau mit einem *rerouting* oder sogar eine vollständige Prothesenentfernung erfordern.
- Bei den neurogenen Komplikationen stehen Kompressionssyndrome und lokale Nervenschädigungen im Vordergrund. Die ischämische monomelische Neuropathie muss man als ein seltenes Krankheitsbild kennen, da hier ohne Verzögerung wegen der Gefahr von irreversiblen Schäden gehandelt werden muss.
- Shuntblutungen, shuntbedingte kardiale Probleme im Rahmen von *High-Flow*-AVF/AVG sowie die Behandlung einer lokalvenösen Hypertonie sind weitere Indikationen für eine zeitnahe notwendige Intervention.
- Die Indikation, einen funktionierenden Shunt bei nicht mehr notwendiger Hämodialyse wie nach einer Transplantation zu verschließen, bedarf sorgfältiger Abwägungen zwischen den Risiken von Fistelkomplikationen und dem Risiko eines Transplantatversagens.
- Für die Behandlung von Kindern mit der Notwendigkeit einer Hämodialyse sollten spezialisierte Zentren zur Verfügung stehen.
- Seltene Probleme bei Gefäßzugängen benötigen eine individuelle Behandlungsstrategie und Mut zu kreativen Lösungen.

Kommentar

Jeremy Crane

Das von Wilmink und Widmer verfasste Kapitel beleuchtet wichtige Nebenthemen der Shuntchirurgie. 4 Punkte würde ich gerne eingehender kommentieren:

1. Vor der Implantation von Fremdmaterial müssen Patient*innen unbedingt infektfrei sein. Allfällige Eingriffe zur Schaffung eines Dialysezuganges sollen daher aufgeschoben werden, bis der Infekt abgeklungen und sich die Entzündungsparameter normalisiert haben. Soll eine früh kanülierbare Prothese eingesetzt werden, sollten tunnelicrte zentralvenöse Katheter vorher entfernt werden. Eine mikrobiologische Untersuchung zentralvenöser Katheter ist obligat.
   Besonders bei der Implantation von Fremdmaterial muss im Operationssaal auf strikte Asepsis nach höchsten Hygienestandards geachtet werden. Protheseninfekte sind schwerwiegende Komplikationen, welche die Morbidität erhöhen, ja sogar zum Verlust eines Gefäßzuganges führen können. Ich empfehle, wegen der breiten antimikrobiellen Wirkung Povidon-Jod zur Desinfektion zu verwenden, zumal man wegen dessen Farbe die korrekte Auftragung überprüfen kann. Des Weiteren sollen Prothe-

sen nur mit Instrumenten angefasst werden und nie mit der Haut in Kontakt kommen. Dazu können sterile, in aseptischer Lösung getränkte Kompressen auf die Haut gelegt werden.
Sofern trocken und klinisch möglich, sollen die intraoperativ steril aufgebrachten Wundverbände für 48–72 h belassen werden. Wunden im Bereich von Leiste und Achselhöhle als Regionen mit einer erhöhten Keimlast müssen regelmäßig auf Zeichen einer Infektion untersucht werden. Als Nahtmaterial sollen nicht resorbierbare Fäden in Einzelknopfnahttechnik, z. B. als Donati-Stich, verwendet werden.
2. Berichte über fatale oder sogar letale Blutungen bei arteriovenösen Zugängen sind meist Folge einer strukturellen oder funktionellen Komplikation (Milosevic et al. 2024). In solchen Situationen gilt der Grundsatz, dass Shunts mit Zeichen einer Blutung nicht konservativ behandelt werden sollen in der Hoffnung, dass sich das Problem von selbst löst. Auch darf eine definitive Versorgung nie aufgeschoben werden.
Bei der Behandlungsstrategie hat die rasche und sichere Kontrolle der Blutung aus Gründen der Morbidität und Mortalität Vorrang vor einer allfälligen Präservation des Shunts.
Rettungskräfte, welche zu fatalen Shuntblutungen nach Hause gerufen werden, finden ähnliche Situationen wie bei Schuss- oder Stichverletzungen vor, die an ein Verbrechen erinnern können (Salamon et al. 2015). Solche traumatisierenden Ereignisse müssen proaktiv vermieden werden. Die Technik mit dem Softdrinkflaschendeckel ist eine gute Lösung im Ernstfall, doch ist ebenso einer vorausschauenden Versorgung mehr Aufmerksamkeit zu schenken (Peck 2025).
Angehörige von Shuntteams müssen die Blutungsrisiken erkennen und proaktiv eingreifen – insbesondere im häuslichen Umfeld –, indem sie eine sorgfältige Überwachung durchführen, Patient*innen aufklären und rechtzeitig eingreifen (EDTNA und ERCA 2025). Sowohl Patient*innen wie auch medizinisches Fachpersonal müssen geschult werden, Anzeichen einer Infektion, einer aneurysmatischen Degeneration, einer verlängerten Blutung oder eines Stealsyndroms zu erkennen und dies unverzüglich zu melden. Ein solches Vorgehen fördert die Patientensicherheit und vermeidet dramatische Notfälle.
3. Für alle Patient*innen ist es wichtig, Gefäßzugänge im Bereich der oberen Extremität zu erhalten, dies ist besonders bei Kindern von Bedeutung, weil deren Zugänge oftmals bis ins Erwachsenenalter funktionieren. Eine essenzielle Voraussetzung dafür ist eine sorgfältige Pflege des Shunts. Die Kanülierung von AVF bei jungen Patient*innen soll durch speziell geschultes Kinderpflegepersonal mit Erfahrung im Umgang mit Gefäßzugängen durchgeführt werden. Eine Traumatisierung sollte tunlichst vermieden werden, damit die Fisteln integral erhalten und über viele Jahre nutzbar bleiben.
Ein weiterer wichtiger Aspekt bei der Behandlung von AVF bei Kindern ist die mögliche Auswirkung auf das Wachstum der Gliedmaßen. Eine AVF an der oberen Extremität kann zu einer asymmetrischen Entwicklung führen, wobei der Fistelarm im Vergleich zur kontralateralen Seite möglicherweise ein geringeres Wachstum aufweist. Vor allem *High-Flow*-AVF sind davon besonders betroffen. Daher ist eine regelmäßige Überwachung der Extremitätenentwicklung, einschließlich der Messung von Länge und Umfang, unerlässlich. Wird eine signifikante Asymmetrie festgestellt, muss das Shuntteam Optionen zur Verringerung des Durchflusses, mögliche andere AVF-Revisionen oder sogar einen alternativen Gefäßzugang prüfen. Die Familienmitglieder von Kindern mit AVF müssen unbedingt im Vorfeld eines Eingriffes über

die Problematik einer Wachstumsstörung aufgeklärt werden. Dazu gehört auch die Information, dass Venen für eine AVF-Anlage geschont werden müssen.

4. Patient*innen, welche in Dialyseprogramme eingeschlossen werden, sollten, unabhängig vom Alter, über die Wichtigkeit orientiert werden, die Venen vor Punktionen zu schützen. Das Imperial College in London hat die Kampagne *„Safe your Vein“* (schütze deine Vene) gestartet (Imperial College London 2025). Auf der Internetseite findet sich Informationsmaterial für Patient*innen, Pflegende und die Ärzteschaft. Diese Kampagne stützt sich auch auf die KDOQI-Leitlinien von 2019, welche in ihrem patientenzentrierten Ansatz der Zugangsplanung ebenfalls Gewicht auf die Präservation von Venen im Vorfeld einer AVF-Anlage legt (Lok et al. 2020).
„Save your Vein“ macht folgende Empfehlungen:
   a) Vorzugsweise sollen die Venen am Handrücken punktiert werden.
   b) Sind die Handrückenvenen ungeeignet, wird wechselweise eine Punktion in den Ellenbeugen empfohlen.
   c) Ausnahmen zu den Empfehlungen 1 und 2 dürfen nur gemacht werden, wenn ein/eine Gefäßzugangsspezialist*in ein Ultraschallmapping der oberen Extremitäten durchgeführt hat, um die Gefäße zu identifizieren, welche für eine AVF-Anlage geschont werden müssen. Außerdem sollten auch die betroffenen Patient*innen informiert werden mit dem Hinweis, die kontralaterale Extremität für Punktionen zu nutzen.

Wichtig Publikationen des Kommentators Jeremy Crane

1. Crane J, Salim S, Storey R (2019) Feasibility of a 3 mm arteriotomy for brachiocephalic fistula formation. J Vasc Access 22(5): 697–700. https://doi.org/10.1177/1129729820959930
2. Doherty DJ, Pottle A, Malietzis G, Hakim N, Barbir M, Crane JS (2018) Vascular access in lipoprotein apheresis: a retrospective analysis from the UK's largest lipoprotein apheresis centre. J Vasc Access 19(1):52–57. https://doi.org/10.5301/jva.5000755.
3. Oskrochi Y, Razi K, Stebbing J, Crane J (2016) Angiosarcoma and Dialysis-related arteriovenous Fistulae: a Comprehensive Review. Eur J Vasc Endovasc Surg 51(1):127–133. https://doi.org/10.1016/j.ejvs.2015.08.016

Literatur

Abreo K, Sachdeva B, Abreo AP (2020) To ligate or not to ligate hemodialysis arteriovenous fistulas in kidney transplant patients. J Vasc Access 22:942–946. https://doi.org/10.1177/1129729820970786

Aitken E, Kerr D, Geddes C et al (2015) Cardiovascular changes occurring with occlusion of a mature arteriovenous fistula. J Vasc Access 16:459–466. https://doi.org/10.5301/jva.5000336

Almasri J, Alsawas M, Mainou M et al (2016) Outcomes of vascular access for hemodialysis: a systematic review and meta-analysis. J Vasc Surg 64:236–243. https://doi.org/10.1016/j.jvs.2016.01.053

Azad MA, Patel R (2024) Practical guidance for clinical microbiology laboratories: microbiologic diagnosis of implant-associated infections. Clin Microbiol Rev. https://doi.org/10.1128/cmr.00104-23

de Barbieri I, Sisti D, Strini V et al (2021) Plastic cannulae versus metal needle cannulation in haemodialysis: results of an international survey from the nurse perspective. J Vasc Access 24:1025–1031. https://doi.org/10.1177/11297298211066763

Brittinger WD (2005) Angiologische und neurologische Probleme nach Hämodialyse-Shuntanlage am Arm. Handchirurgie Mikrochirurgie Plast Chir 37:167–175. https://doi.org/10.1055/s-2005-865692

Bucktowarsing B, Vin YY, Lerma EV (2020) The clinical relevance and management of high-flow arteriovenous access. Adv Kidney Dis Health 27:214

Chakfé N, Diener H, Lejay A et al (2020) European Society for Vascular Surgery (ESVS) 2020 Clinical Practice Guidelines on the Management of Vascular Graft and Stent Graft Infections With the Endorsement of the

European Association of Nuclear Medicine (EANM). Eur J Vasc Endovasc Surg. https://doi.org/10.1016/j.ejvs.2019.10.016
Choi SJ, Cho EH, Jo HM et al (2016) Clinical utility of far-infrared therapy for improvement of vascular access blood flow and pain control in hemodialysis patients. Kidney Res Clin Pract 35:35–41. https://doi.org/10.1016/j.krcp.2015.12.001
Choi YS, Lee HS, Joo N et al (2021) Efficacy and safety of plastic cannulae compared with metal needles in the initial use of an arteriovenous fistulae in incident hemodialysis patients: a randomized controlled study. Am J Nephrol 52:479–486. https://doi.org/10.1159/000516212
Dauria DM, Dyk P, Garvin P (2006) Incidence and management of Seroma after arteriovenous graft placement. J Am Coll Surg 203:506–511. https://doi.org/10.1016/j.jamcollsurg.2006.06.002
EDTNA/ERCA Vascular Access for Home Haemodialysis. https://homehd.edtnaerca.org/healthcare-professionals/vascular-access-for-home-haemodialysis. Zugegriffen: 9. Sept. 2025
Elsherif MM, Tubassam MM, Walsh SS (2018) Hand embolization due to thrombosed arteriovenous fistulae. J Vasc Access 20:222–223. https://doi.org/10.1177/1129729818785048
Ennezat PV, Maréchaux S, Pibarot P (2010) From excessive high-flow, high-gradient to paradoxical low-flow, low-gradient aortic valve stenosis: hemodialysis arteriovenous fistula model. Cardiology 116:70–72. https://doi.org/10.1159/000314938
Gibbons CP (2015) Neurological complications of vascular access. J Vasc Access 16:S73–S77. https://doi.org/10.5301/jva.5000342
Harish A, Allon M (2011) Arteriovenous graft infection. Clin J Am Soc Nephrol 6:1739–1743. https://doi.org/10.2215/CJN.00490111
Hatano M, Kitajima I, Yamamoto S et al (2021) Dialysis-related carpal tunnel syndrome in the past 40 years. Clin Exp Nephrol 26:68–74. https://doi.org/10.1007/s10157-021-02122-8
Hirotani S, Kai K, Iwatoh K et al (2015) Vascular access infection: survival or mortality. J Vasc Access 16:S78–S79. https://doi.org/10.5301/jva.5000421
Hisata Y, Inoue T, Tasaki Y et al (2022) Management of arteriovenous graft infection. Ann Vasc Dis 15:282–288. https://doi.org/10.3400/avd.oa.22-00058
Imperial College L (2025) Save your vein. https://www.saveyourvein.org/. Zugegriffen: 9. Sept. 2025
Jaffers GJ, Fasola CG (2011) Experience with ulcerated, bleeding autologous dialysis fistulas. J Vasc Access 13:55–60. https://doi.org/10.5301/jva.5000001
Khawaja A, Lim HS, Howell NJ, Inston N (2019) Arteriovenous fistula creation in a patient without a pulse: vascular access in patients with left ventricular assist devices. J Vasc Access 20:760–762. https://doi.org/10.1177/1129729819826029
Kim MS, Min SKS, Ahn S et al (2018) How to treat arteriovenous graft infection: total versus partial graft excision. J Vasc Access 19:125–130. https://doi.org/10.5301/jva.5000820
Kingsmore D, Stevenson K, Jackson A et al (2021) Application and implications of a standardised reporting system for arteriovenous access graft infection. J Vasc Access 23:353–359. https://doi.org/10.1177/1129729820987382
Kingsmore DB, Stevenson KS, Jackson A et al (2020) Arteriovenous access graft infection: standards of reporting and implications for comparative data analysis. Ann Vasc Surg 63:391–398. https://doi.org/10.1016/j.avsg.2019.08.081
Korim TM, Ferring M, Henderson J et al (2007) Venous hypertension in the hand and forearm after brachio-axillary graft formation. Eur J Vasc Endovasc Surg 34:249. https://doi.org/10.1016/j.ejvs.2007.01.022
KTOP (2025) Kidney transplant outcome calculator. https://riskcalc.org/ktop/. Zugegriffen: 9. Sept. 2025
Liu RH, Fraser CD, Zhou X et al (2020) Complete versus partial excision of infected arteriovenous grafts: does remnant graft material impact outcomes? J Vasc Surg 71:174–179. https://doi.org/10.1016/j.jvs.2019.03.062
Lok CE, Huber TS, Lee T et al (2020) KDOQI clinical practice guideline for vascular access: 2019 update. Am J Kidney Dis 75:S1–S164. https://doi.org/10.1053/j.ajkd.2019.12.001
MacRae JM, Dipchand C, Oliver M et al (2016) Arteriovenous access: Infection, neuropathy, and other complications. Can J Kidney Heal Dis. https://doi.org/10.1177/2054358116669127
Malik J, Lomonte C, Rotmans J et al (2021) Hemodialysis vascular access affects heart function and outcomes: tips for choosing the right access for the individual patient. J Vasc Access 22:32–41. https://doi.org/10.1177/1129729820969314
Mallios A, Bourquelot P, Jennings WC (2020) The challenge of stent placement within cannulation zones of Arteriovenous Fistulae. J Vasc Access 22:602–605. https://doi.org/10.1177/1129729820954741

Maloney S-R, Beckmann M, Wenger U et al (2023) Vascular dialysis access created in a paretic arm of a patient with a history of cerebral stroke: a case report. J Vasc Access 25:1332–1334. https://doi.org/10.1177/11297298231168673
Milosevic E, Forster A, Moist L et al (2024) Non-surgical interventions to control bleeding from arteriovenous fistulas and grafts inside and outside the hemodialysis unit: a scoping review. Clin Kidney J. https://doi.org/10.1093/ckj/sfae089
Morimoto N, Tanabe M, Imono A et al (2020) The utility of portable negative pressure wound therapy in the management of prosthetic dialysis arteriovenous graft infection. J Vasc Access 22:673–676. https://doi.org/10.1177/1129729820927232
Moughal S, Elmetwally A, Bashir M, Al-Khaffaf H (2024) Ischaemic monomelic neuropathy of the lower limb. J Vasc Access 25:1345–1346. https://doi.org/10.1177/11297298231160577
Müller D, Kohler C, Weiss S, Widmer MK (2023) Rerouting in vascular access infections using a biosynthetic vascular graft (Omniflow® II). Gefässchirurgie 28:1–7. https://doi.org/10.1007/s00772-023-01060-x
Ogugua FM, Mathew RO, Ternacle J et al (2024) Impact of arteriovenous fistula on flow states in the evaluation of aortic stenosis among ESKD patients on dialysis. Echocardiography. https://doi.org/10.1111/echo.15728
Padberg FT, Calligaro KD, Sidawy AN (2008) Complications of arteriovenous hemodialysis access: recognition and management. J Vasc Surg 48:55–80. https://doi.org/10.1016/j.jvs.2008.08.067
Peck N (2025) Using bottle lids to control fistula bleeding. Partyline, National Rural Health Alliance (https://www.ruralhealth.org.au/partyline/article/using-bottle-lids-control-fistula-bleeding.html (letzter Zugriff 09.09.2025))
Phi L, Jayroe H, Mushtaq N et al (2024) Creating hemodialysis autogenous access in children and adolescents. J Vasc Surg 79:651–661. https://doi.org/10.1016/j.jvs.2023.11.008
Pucchio A, McIntyre C, Lok C, Moist L (2022) Cardiac implications of upper-arm arteriovenous fistulas: a case series. J Vasc Access 24:1078–1083. https://doi.org/10.1177/11297298211066766
Puges M, Pereyre S, Bérard X et al (2018) Comparison of genus specific PCR and culture with or without sonication for microbiological diagnosis of vascular graft infection. Eur J Vasc Endovasc Surg 56:562–571. https://doi.org/10.1016/j.ejvs.2018.06.064
Reddy YNV, Melenovsky V, Redfield MM et al (2016) High-output heart failure: a 15-year experience. J Am Coll Cardiol 68:473–482. https://doi.org/10.1016/j.jacc.2016.05.043
Renz N, Cabric S, Janz V, Trampuz A (2015) Sonikation in der Diagnostik periprothetischer Infektionen: Stellenwert und praktische Umsetzung. Orthopade 44:942–945. https://doi.org/10.1007/s00132-015-3192-y
Riambau V, Böckler D, Brunkwall J et al (2017) Editor's choice – management of descending thoracic aorta diseases. Eur J Vasc Endovasc Surg 53:4–52. https://doi.org/10.1016/j.ejvs.2016.06.005
Salamon T, Safadi W, Izakson A (2015) Acute haemorrhage secondary to arteriovenous haemodialysis fistula pseudoaneurysm – the challenge of restoring a deformed upper limb. BMJ Case Rep 2015:bcr2015210243. https://doi.org/10.1136/bcr-2015-210243
Sathiavageesan S, Annamalai I, Karki A et al (2022) Complex regional pain syndrome following vascular access creation for hemodialysis. J Vasc Access 24:1535–1537. https://doi.org/10.1177/11297298221091766
Schmidli J, Widmer MK, Basile C et al (2018) Editor's choice – vascular access: 2018 clinical practice guidelines of the European society for vascular surgery (ESVS). Eur J Vasc Endovasc Surg 55:757–818. https://doi.org/10.1016/j.ejvs.2018.02.001
Shroff R, Calder F, Bakkaloğlu S et al (2019) Vascular access in children requiring maintenance haemodialysis: a consensus document by the European Society for Paediatric Nephrology Dialysis Working Group. Nephrol Dial Transplant 34:1746–1765. https://doi.org/10.1093/ndt/gfz011
Singh V, Qaisar H, Masud A et al (2017) Ischemic monomelic neuropathy: a long-term follow-up of two cases. J Vasc Access 18:e89–e91. https://doi.org/10.5301/jva.5000743
Sowa P, Halandras P, Blecha M (2020) The safety of bovine tissue arterial repair in removal of infected prosthetic hemodialysis grafts. J Vasc Access 22:470–474. https://doi.org/10.1177/1129729820947870
Staaf K, Uhlin F (2018) Cannulation with sharp or blunt needles for haemodialysis: the importance of cannulation technique for the patient's lifeline. J Vasc Access 20:161–168. https://doi.org/10.1177/1129729818788811
Stegall MD, Gaston RS, Cosio FG, Matas A (2015) Through a glass darkly. J Am Soc Nephrol 26:20–29. https://doi.org/10.1681/ASN.2014040378
Tapia González I, Esteve Simó V, Guzman Moreno F et al (2018) Thermotherapy: Improving the vascular access cannulation procedure. J Vasc Access 20:386–391. https://doi.org/10.1177/1129729818809013

Topcu AC, Zehir R, Gaziyeva S, Rabus MB (2022) Left subclavian artery coverage during emergent TEVAR in a patient with ipsilateral functional arteriovenous fistula. J Vasc Access 25:685–687. https://doi.org/10.1177/11297298221131683

Tordoir JHM, van Loon MM, Zonnebeld N et al (2021) Surgical intervention for upper extremity nerve compression related to arteriovenous hemodialysis accesses. J Vasc Access 22:58–63. https://doi.org/10.1177/1129729820922711

Tsai CW, Kuo CC, Chen SY et al (2010) Arteriovenous graft complicated with perigraft seroma. NDT Plus 3:189–190. https://doi.org/10.1093/ndtplus/sfp173

Vaes RH (2016) Long term complications following elbow-based autogenous haemodialysis access: Studies on high flow and hand ischemia. Colofon. ISBN 978-94-92272-01-0.

Valerianova A, Malik J, Janeckova J et al (2021) Reduction of arteriovenous access blood flow leads to biventricular unloading in haemodialysis patients. Int J Cardiol 334:148–153. https://doi.org/10.1016/j.ijcard.2021.04.027

Walz P, Ladowski JS (2005) Partial excision of infected fistula results in increased patency at the cost of increased risk of recurrent infection. Ann Vasc Surg 19:84–89. https://doi.org/10.1007/S10016-004-0139-X

Wilbourn AJ, Furlan AJ, Hulley W, Ruschhaupt W (1983) Ischemic monornelic neuropathy. Neurology 33:447–447. https://doi.org/10.1212/WNL.33.4.447

Wilmink T, Hollingworth L, Dasgupta I (2016) Access ligation in transplant patients. J Vasc Access 17:64–S68. https://doi.org/10.5301/jva.5000537

Peritonealdialyse

Arnoud G. Peppelenbosch, Jorinde H.H. van Laanen, Maarten G. Snoeijs und Magda van Loon

Inhaltsverzeichnis

Wichtige Publikationen der Autoren Arnoud G. Peppelenbosch, Jorinde H. H. van Laanen, Maarten G. J. Snoeijs, Magda M. van Loon

1. Van Laanen JHH, Litjens EJ, Snoeijs M, van Loon MM, Peppelenbosch AG (2022) Einführung der fortgeschrittenen Laparoskopie für die Platzierung des Peritonealdialysekatheters und das Ergebnis in einem Universitätskrankenhaus. Int Urol Nephrol 54(6):1391–1398. https://doi.org/10.1007/s11255-02103020-4
2. Van Laanen JHH, Cornelis T, Mees BM, Litjens EJ, van Loon MM, Tordoir JHM, Peppelenbosch AG (2018) Randomisierte kontrollierte Studie zum Vergleich der offenen gegenüber der laparoskopischen Platzierung eines Peritonealdialysekatheters und den Ergebnissen: Die CAPD I-Studie. Perit Dial Int 38(2):104–112. https://doi.org/10.3747/pdi.2017.00023
3. Peppelenbosch AG, van Laanen J, Cornelis T, de Graaf R, Mees B, Tordoir J (2015) Revisionstechniken für fehlgeschlagene PD-Katheter: Ergebnis in einem Universitätskrankenhaus. J Vasc Access 16(Suppl 9):S93–S95. https://doi.org/10.5301/jva.5000374

M.K. Widmer, A. Zdoroveac, A. Isaak (Hrsg.), *Dialysezugänge in Theorie und Praxis*, https://doi.org/10.1007/978-3-662-72908-3_18

18.1 Einleitung

Für die meisten Patient*innen mit Endstadium einer Nierenerkrankung ist die Nierentransplantation die beste Behandlungsoption. Nur 3 % der *ESRD*-Patient*innen (*ESRD: end-stage renal disease*) erhalten eine Transplantation aufgrund des Mangels an verfügbaren Nierenspender*innen oder wegen schwerer Komorbiditäten. Die Hämodialyse (HD) und Peritonealdialyse (PD) sind alternative Möglichkeiten eines Nierenersatzverfahrens. Die Debatte ist offen, welche der beiden Therapien vorteilhafter sei, da es keine Studien mit Evidenzlevel A dazu gibt. Auch in den KDOQI-Richtlinien von 2019 findet sich keine Empfehlung, welche HD oder PD als überlegen einstuft.

18.2 Indikation

Die Indikation, um eine Peritonealdialyse zu starten, ist identisch wie für die Hämodialyse. Patient*innen und Nephrolog*innen müssen in gemeinsamer Diskussion entscheiden, welches Behandlungsverfahren zu welcher Zeit gewählt werden soll. Die Elektrolytkonstellation, der Allgemeinzustand der Patient*innen und die Präferenzen sind weitere Punkte, die berücksichtigt werden müssen.

Es gibt Unterschiede zwischen PD und HD, was wichtig sein kann bei der Wahl der besten Option für die Patient*innen. ◘ Tab. 18.1 fasst die wichtigsten Unterschiede zwischen den beiden Behandlungsoptionen zusammen ohne Anspruch auf Vollständigkeit.

18.3 Funktionsweise der PD

Die PD nutzt das Prinzip der Osmose. Die in den Bauchraum eingebrachte Lösung mit hoher Osmolarität nimmt wegen des osmotischen Gradienten Stoffwechselendprodukte, Salze und Wasser auf. Ist im Dialysat das Equilibrium erreicht, sind dem Körper Toxine entzogen und kann die Lösung gegen neue gewechselt werden (siehe ▶ Kap. 3). Für dieses Verfahren wird ein Katheter in die Bauchhöhle eingelegt, über den man Dialysatflüssigkeit in die Bauchhöhle infundiert. Das Peritoneum dient als Membran. Ist das Dialysat gesättigt, wird die Flüssigkeit ausgeleitet und ein neuer Zyklus kann beginnen (◘ Abb. 18.1).

◘ Tab. 18.1 Hauptunterschiede zwischen Peritonealdialyse (PD) und Hämodialyse (HD)

Eigenschaften	PD	HD
Häufigkeit der Behandlung	Jeden Tag	2- bis 3-mal pro Woche
Ort der Behandlung	Zu Hause	Vorwiegend stationär
Wirkungsmechanismus	Austausch durch Diffusion	Blutfiltration
Durchschnittliche Behandlungsdauer	20–40 min (Wechselzeit)	4–5 h pro Behandlung
Hauptkomplikationen	Infektionen Katheterobstruktion/-dislokation	Stenosen/Okklusion des Gefäßzuganges

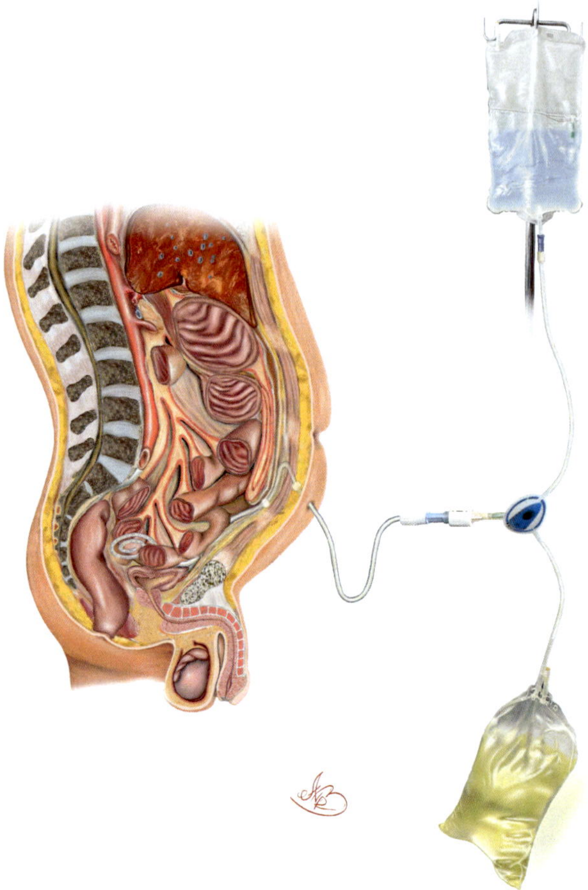

Abb. 18.1 Peritonealdialyseverfahren: Wechsel von Dialysatflüssigkeit

18.4 Präoperative Planung und Patientenvorbereitung

Nicht alle Patient*innen mit ESRD eignen sich für eine Peritonealdialyse. Folgende absolute Kontraindikationen sind anerkannt: 1) ein Verlust der Peritonealfunktion, 2) eine Person, die körperlich oder geistig nicht in der Lage ist, die PD durchzuführen, 3) nicht korrigierbare mechanische Defekte der Bauchwand, 4) massive Verwachsungen, die eine effektive Peritonealdialyse verhindern oder 5) fehlende personelle Unterstützung für das Verfahren.

Immer müssen die Indikation, die Risiken und damit die Vor- und Nachteile einer PD-Kathetereinlage evaluiert werden (Tab. 18.2). Heute wird eine mediane Laparotomie nicht mehr als Kontraindikation angesehen und das gleiche gilt für Patient*innen mit einem Darmstoma. Bei letzterer Ausgangslage ist die Chance auf einen ordnungsgemäß funktionierenden Katheter aufgrund von Infektionen und Leckagen des Dialysats geringer. Wenn bei diesen Patient*innen jedoch keine alternativen Optionen vorhanden sind, kann der Versuch einer PD gewagt werden. Die im Folgenden genannten Punkte sind seltenere relative Kontraindikationen: Einschränkungen in der Körpergröße, Unverträglichkeit gegenüber Dialysatvolumina, entzündliche Darmerkrankungen, Infektionen der

Tab. 18.2 Übersicht über die absoluten und relativen Kontraindikationen für eine Peritonealdialyse

Absolute Kontraindikationen für PD	Relative Kontraindikationen für PD
Verlust der Peritonealmembranfunktion	Entzündliche Darmerkrankung
Geistige oder neurologische Unfähigkeit, eine PD durchzuführen	Vorherige Bauchoperation
Nicht korrigierbare Bauchwanddefekte	Hernien (primäre Reparatur empfohlen)
Schwerer Verwachsungsbauch	Autosomal-dominante polyzystische Nierenerkrankung (ADPKD)
Fehlende personelle Unterstützung	Morbide Adipositas
	Schwere COPD (chronisch obstruktive Lungenerkrankung)
	Hyperlipidämie oder Hypoproteinämie
	Immunsuppression

Bauchwand oder der Haut, schwere Mangelernährung oder häufige Episoden von Mangelernährung. Dasselbe gilt für frische intraabdominale Fremdkörper, Peritoneallecks und abdominale Stomas.

Für Patient*innen mit einer Arteriosklerose und dem Risiko einer Ischämie der oberen/unteren Extremität nach Shuntanlage kann die PD als erste Option in Betracht gezogen werden, ebenso bei Patient*innen mit chronischen Herzkrankheiten, bei denen es zu keinen großen Volumenverschiebungen kommen soll.

In unserer Institution wird die Indikation für eine Peritonealdialyse von Nephrolog*innen zusammen mit den Patient*innen festgelegt. Es erfolgt dann eine ambulante Konsultation bei einem/einer Gefäßchirurg*in. Dort werden die Operation, mögliche Komplikationen und das postoperative Management unter Berücksichtigung der individuellen Gegebenheiten erklärt. Weil unter Vollnarkose operiert wird, muss die gesamte Krankengeschichte der Patient*innen erfasst werden, einschließlich des Herz- und Lungenstatus und möglicher Allergien.

Wie bereits erwähnt, werden ein Status nach erfolgter Bauchoperation oder frühere PD-Katheterplatzierungen nicht als Kontraindikationen angesehen. In unserer randomisierten klinischen Studie zum Vergleich einer offenen vs. laparoskopischen PD-Kathetereinlage gab es für diese Gruppen keine statistischen Unterschiede (van Laanen et al. 2018).

Nach Einholen der schriftlichen Einwilligung zur Operation und einer anästhesiologischen Konsultation kann der Eingriff terminiert werden. Am Vortag der Operation erfolgt eine Darmvorbereitung. Am Operationstag wird die Gürtellinie markiert und anschließend die Katheteraustrittsstelle (KAS) festgelegt, wobei diese unter- oder oberhalb des Gurtes liegen soll, um Reizungen zu vermeiden (Abb. 18.2). Es ist ratsam, die ideale Katheteraustrittsstelle im Stehen und Liegen zu prüfen. In der Regel treten die Patient*innen am Operationstag ein und bleiben je nach Operationszeitpunkt und postoperativem Verlauf 1 oder 2 Tage stationär.

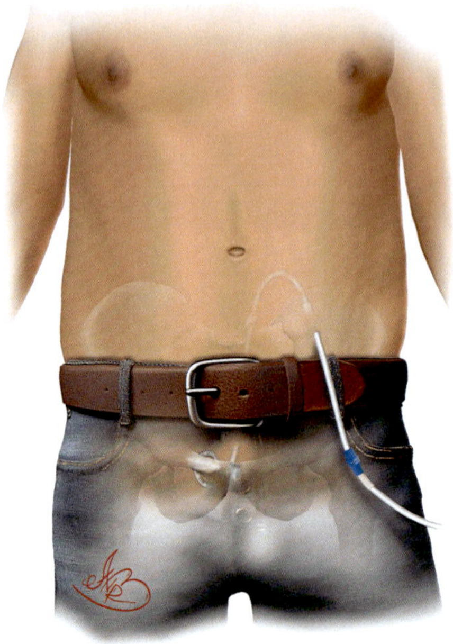

Abb. 18.2 Ideale Platzierung eines PD-Katheters: Der Austrittspunkt sollte über oder unter der Gürtellinie liegen und der Beginn des geringelten Katheterendes auf Höhe des Os pubis

18.5 Art der Katheter

Die am häufigsten verwendeten Katheter bestehen hauptsächlich aus 3 Teilen, die je nach Kathetertyp in unterschiedlichen Kombinationen auf den Markt gebracht werden (Abb. 18.3):

1. Externer/extraabdominaler Teil
2. 1 oder 2 Manschetten
3. Intraabdominaler Teil mit Seitenlöchern

18.5.1 Externer/extraabdominaler Katheteranteil

Der externe Teil des Katheters und der Teil, der in der subkutanen Schicht liegt, kann entweder gerade sein, auch als Tenckhoff-Katheter benannt, oder vorgeformt mit einer Kurve, als Schwanenhalskatheter (*Swan-Neck*-Katheter) bezeichnet (Abb. 18.3).

Der Grund für diese vorgeformte Kurve ist die Annahme, dass der Katheter nach der Operation aufgrund seiner vorgeformten Kurve immer nach unten zeigt. Der gerade Katheter ist dagegen flexibel, kann aber gekrümmt und nach unten gerichtet werden. Der/die Chirurg*in muss jedoch darauf achten, den Katheter nach unten zu platzieren, während beim *Swan-Neck*-Katheter die Austrittsstelle durch die Biegung vorgegeben ist. Es wird angenommen, dass bei einem nach kaudal ausgeleiteten Katheter sich weniger Zelldetritus im Bereich der Katheteraustrittsstelle anlagert und nach einem Dialysatwechsel weniger zelluläre Rückstände im Katheterlumen verbleiben. Dies soll das Risiko einer Infektion verringern.

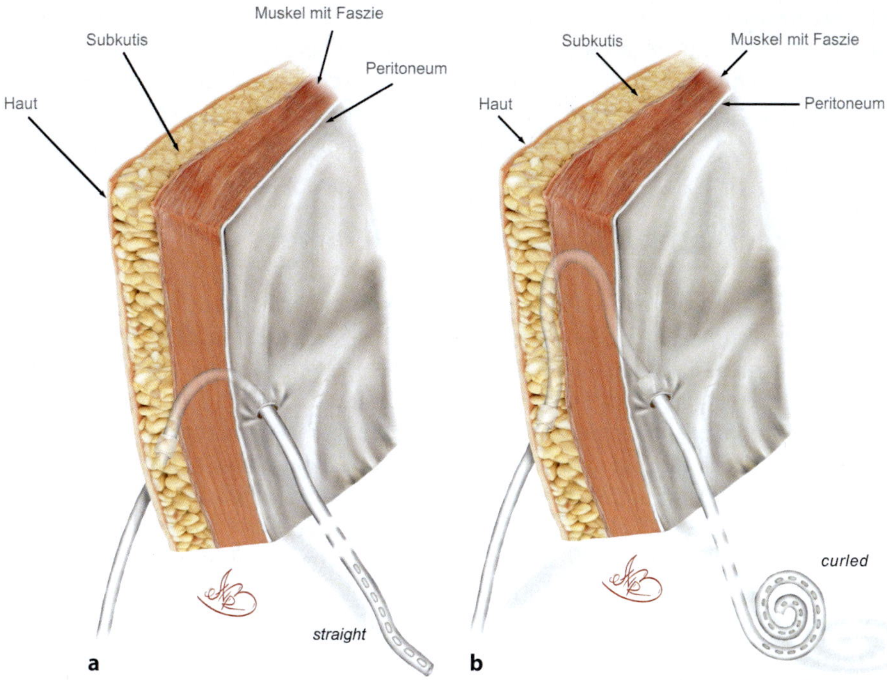

Abb. 18.3 Typen und Komponenten der am häufigsten verwendeten PD-Katheter mit schematischer Katheterplatzierung. **a** Tenckhoff-Katheter (ohne Vorbiegung) mit einer einzelnen Manschette und einer geraden (*straight*) Spitze. **b** Schwanenhalskatheter (vorgebogener Katheter) mit geringeltem (*curled*) Ende und doppelter Manschette

Es gibt mehrere Publikationen zu Outcomedaten von verschiedenen Kathetertypen. In einem Update der Cochrane-Library unter Erfassung von Studien bis 2018 konnte kein Unterschied im Auftreten von Kathetertunnelinfekten und Peritonitiden resp. von mechanischen Ausfällen zwischen geraden und vorgebogenen PD-Kathetern gefunden werden (Htay et al. 2019). Es gibt Indizien, dass die Anzahl von KAS-Infekten bei geraden und nach kaudal platzierten Kathetern geringer ist als bei Schwanenhalskathetern.

18.5.2 Manschette(n)

Die Manschetten enthalten Polyethylenterephthalat, besser bekannt als Dacron®, und haben 2 Zwecke: einerseits soll die Muffe ins subkutane Gewebe einwachsen, damit der Katheter nicht disloziert, andererseits soll damit die Ausbreitung von Keimen entlang des Katheters verhindert werden. Die Hersteller empfehlen, die Manschette(n) gut nass zu machen, damit diese besser ins Gewebe einwachsen können. Die Diskussion ist offen, ob 1 Manschette oder 2 vorteilhafter sind. Die ältere und die aktualisierte Cochrane-Arbeit von Strippoli et al. zeigen keinen Vorteile für 2 Manschetten im Vergleich zu 1 Manschette in Bezug auf Infektionen (KAS, Tunnelinfektionen oder Peritonitiden), Fehlfunktionen (Dislokation oder Omentumumwicklung) oder postoperative Komplikationen im Allgemeinen. In diese Arbeit wurde nur eine randomisierte, kontrollierte Studie über Manschetten aufgenommen (Strippoli et al. 2004). Eine weitere, etwas neuere Studie mit einem Fokus auf Manschetten ergab ebenfalls keine Unterschiede (Nessim et al. 2010). 2 Manschetten sind nach den Autoren des Kapitels sinnvoll: Die tiefer liegende Manschette wirkt stabilisierend und verhindert, dass der Katheter verrutscht. Die subkutane Manschette, 1,5–2 cm von der KAS entfernt, soll abdichten.

18.5.3 Interner/intraabdominaler Katheteranteil

Der abdominale Teil kann entweder gerade oder gekrümmt sein. Letzterer wird auch als „Ringelschwanz"-Katheter (*pigtail-* oder *curled* Katheter) bezeichnet (◘ Abb. 18.3b). Es wurde angenommen, dass bei einem geraden Katheter durch Reizung des Peritoneums Schmerzen auftreten, wenn das Dialysat im Strahl in die Bauchhöhle einfließt. Deshalb wurde ein gekrümmter intraabdominaler Teil mit zahlreichen Seitenlöchern konstruiert, um den oben genannten Effekt zu vermeiden. Die zahlreichen Löcher können theoretisch eine mechanische Obstruktion verhindern. Zahlreiche Publikationen und auch die Cochrane-Analyse von Htay et al. ergab keinen den andern überlegenen Kathetertyp bezüglich infektiöser Komplikationen, Fehlfunktionen oder allgemeiner postoperativen Komplikationen (Htay et al. 2019).

18.5.4 Andere Arten von Kathetern

Es gibt weitere Arten von Kathetern, die entwickelt wurden, um die möglichen Komplikationen zu vermeiden, wie z. B. eine Katheterdislokation. Der Tungstenkatheter trägt am Katheterende eine mit Wolfram gefüllte Kapsel. Bei diesem selbstlokalisierenden PD-Katheter soll die 50 g schwere Katheterspitze im Kleinbecken gehalten werden. In der Cochrane-Review ergab sich aber kein Vorteil bezüglich Infektionen und mechanischer Fehlfunktionen gegenüber herkömmlichen PD-Kathetern (Htay et al. 2019). Als möglicher Nachteil wird aufgeführt, dass die Katheterspitze das Peritoneum im Kleinbecken reizen kann.

Eine Omentumumwicklung ist weitere Ursache für mechanische Ausfälle von Kathetern, der man durch Modifikation des Katheterdesigns zu begegnen versucht. Noch fehlen aber Studien, welche diesbezüglich einen Kathetertyp favorisieren.

Die Katheterwahl obliegt der persönlichen Einschätzung und Erfahrung der operierenden Person. Die Autoren meinen, dass ein *Swan-Neck*-Katheter die Wahl der KAS und die Positionierung des intraabdominalen Katheterteils einschränkt. Ein gerader Katheter lässt sich einfach während der Operation in die ideale Richtung, d. h. nach unten platzieren. Ein intraabdominaler Eintritt des Katheters in einem spitzen Winkel ist empfehlenswert. Es gibt keine starke Evidenz dafür, den äußeren Katheteranteil nach unten zu richten, aber eine limitierte, sodass eine solche oder eine seitliche Ausleitung anzustreben ist (Golper et al. 1996). Diese Erkenntnis in Kombination mit den Erkenntnissen der Cochrane-Review zu infektiösen Komplikationen ist Grund für uns, den Katheter nach unten zu richten (Strippoli et al. 2004; Golper et al. 1996). Wegen der oben gemachten Ausführungen bevorzugen die Autoren einen *curled* Katheter mit 2 Manschetten.

18.6 Techniken der Katheterplatzierung

18.6.1 Allgemeine Aspekte

Die meisten empfohlenen Techniken werden unter Vollnarkose (in Ausnahmefällen oder bei einem perkutanen Verfahren in Regional- oder Lokalanästhesien) durchgeführt. Dies erfordert den Beizug von Anästhesist*innen. Da ein Fremdkörper in die Bauchhöhle eingesetzt wird, ist eine Antibiotikaprophylaxe sinnvoll, wobei die Wahl des Antibiotikums nach hausinternen Richtlinien zu erfolgen hat. Es wird eine Darmvorbereitung, z. B. mit Klean-Prep® 1 oder 2 Tage vor dem Eingriff empfohlen.

Obwohl es mehrere Techniken zur Platzierung des Katheters gibt, gelten einige Grundregeln für alle Methoden. Neben der Antibiotikaprophylaxe kommt dem sterilen Arbeiten im Operationssaal oder in einer interventionelle Suite mit einem guten Belüftungssystem große Bedeutung zu.

Bevor die Inzisionen gesetzt werden, wird der gewählte Katheter in der gewünschten Position auf den Bauch gelegt, die Lage der Muffen und die Biegung des Katheters unter Berücksichtigung der präoperativ eingezeichneten KAS werden markiert. Der äußere Katheteranteil soll nach kaudal gerichtet sein. Ist der Katheter platziert, wird zur Testung etwas Flüssigkeit instilliert und aspiriert. Rot gefärbte Dialysatflüssigkeit ist ein Zeichen für eine unerkannte Blutung und bedarf einer umgehenden Abklärung. Nach Abschluss der Intervention sollen Katheter und Wunde(n) steril abgedeckt werden, ohne dass der extern liegende Katheter mit Klebstoff in Kontakt kommt. In Kenntnis der Umstände muss der Behandlungsbeginn mit Intervall und Dialysatmenge festgelegt werden. Wenn immer möglich, soll das Training zur Verwendung des Katheters erst nach 2 Wochen erfolgen, um Leckagen zu vermeiden (Zang et al. 2019). Zu Beginn sollen nur kleine Mengen an Flüssigkeit (250 ml bis max. 1000 ml) eingebracht werden.

Es gibt mehrere Techniken, den Katheter zu platzieren:

Mögliche Techniken einer Katheterplatzierung

A. Offene Technik
B. Peritoneoskopische Technik
C. Einfache laparoskopische Technik
D. Fortgeschrittene laparoskopische Technik
E. Perkutane Technik

Die am häufigsten verwendeten Techniken sind das offene und das laparoskopische Verfahren, gefolgt von der perkutanen Intervention als 3. Option. Bei der laparoskopischen Technik unterscheidet man zwischen einer einfachen respektive einer fortgeschrittenen. Eine Kombination zwischen offener und laparoskopischer Platzierung ist die peritoneoskopische Technik. Die oben genannten Techniken widerspiegeln den Wandel der Chirurgie.

Die Operation folgt einem standardisierten Ablauf, der in der Übersicht stichwortartig aufgeführt wird. Die Relevanz und die Reihenfolge der Schritte werden bei den einzelnen Verfahren im Detail erläutert.

Wichtige Schritte bei der PD-Kathetereinlage

- Subkutanes Tunnelieren des Katheters (mit einer nach unten gerichteten KAS)
- Tunneln des Katheters durch das Rektusblatt
- Präperitoneales Tunneln (Kathetereintritt in spitzem Winkel)
- Adhäsiolyse
- Katheterfixation
- Omentale Fixation

18.6.2 Offene Technik

Die Peritonealdialyse wurde 1969 eingeführt. Damals war die offene Technik das einzig mögliche Verfahren (Struijk 2015; ◘ Abb. 18.4). Die Operation ist in der Regel technisch nicht komplex und kann bei allen Patient*innen durchgeführt werden, welche narkosefähig sind.

In der unter ▶ Abschn. 18.6.1 aufgeführten Art und Weise wird die Lage der Inzisionen festgelegt, wobei der Beginn der geringelten Katheterspitze auf Höhe der Symphyse zu liegen kommen soll (◘ Abb. 18.2).

Nach einem vertikalen paramedianen Schnitt der Haut von 3–4 cm wird die Subkutis mit der Diathermie eingeschnitten. Danach wird die äußere Faszie des Rektusmuskels erreicht. Es muss darauf geachtet werden, die A. epigastrica inferior nicht zu verletzen,

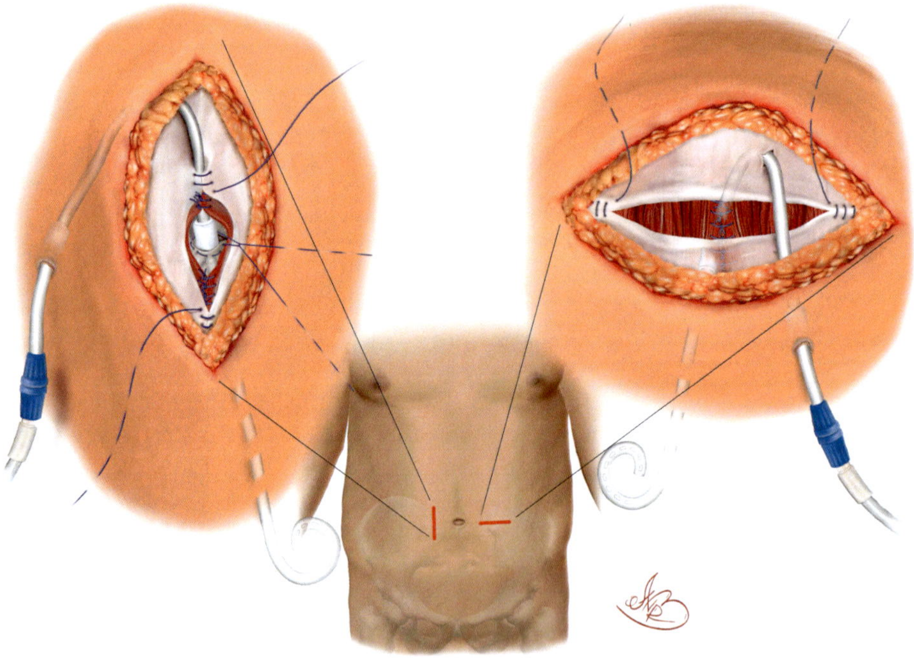

◘ Abb. 18.4 Offene Implantation eines PD-Katheters unter Verwendung einer Längs- oder queren Inzision

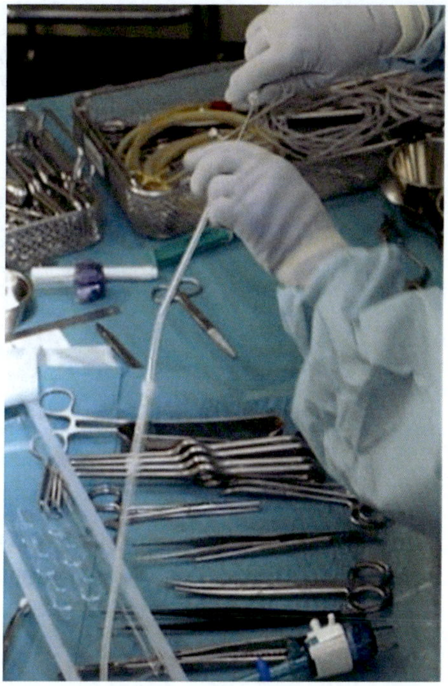

Abb. 18.5 Auf einem Stylet aufgefädelter PD-Katheter

die sich im Operationsfeld befinden kann. Mit einem Stich mit einem Polyglykolsäurefaden 3.0 wird die äußere Faszie gefasst, was später den Eingriff erleichtert. Die Faszie wird in der gleichen Richtung wie die Haut eingeschnitten. Unter stumpfer Spaltung des Rektusmuskels wird die innere Faszie der Rektusmuskulatur erreicht und inzidiert, was nun Zugang zum Peritoneum erlaubt. Dieser Schritt muss sorgfältig erfolgen, um den Darm nicht zu verletzen. Der Saum des Peritoneums wird mit einer Tabaksbeutelnaht unter Verwendung eines resorbierbaren Fadens gefasst. Unter Verwendung des Zeigefingers kann die Abdominalhöhle nach Adhäsionen abgetastet werden. Der Katheter wird gespült, die Manschetten (Muffen) nass gemacht und der Katheter über ein starren Führungsdraht gesteckt. In Trendelenburg-Position wird nun der Katheter in Richtung Douglas eingebracht und der Führungsdraht entfernt (Abb. 18.5).

Ein vorgebogener Katheter nimmt nach diesem Manöver wieder seine ursprüngliche Form ein. Die Markierung auf dem Katheter hilft, eine Verdrehung zu vermeiden. Unterhalb der tief liegenden Manschette wird nun das Peritoneum mit der vorgelegten Tabaksbeutelnaht verschlossen und darüber die hintere Rektusscheide. Nach Adaptation der Rektusmuskulatur wird die vordere Rektusscheide adaptiert, sodass der Nadir des Katheters möglichst kranial zu liegen kommt. Die oberflächliche Manschette kann nun im subkutanen Gewebe platziert werden unter Verwendung eines 15-French(Fr)-Redonstachels (Abb. 18.6). Die Manschette sollte mindestens 1,5–2 cm vom Austrittsort entfernt sein, sodass eine Manschettenextrusion verhindert wird. Es werden keine Stiche für die Verengung der Austrittsstelle verwendet. Die Haut wird intrakutan mit einem resorbierbaren Hautfaden verschlossen. Die Funktion des Katheters wird durch das Ein- und Auslassen von Kochsalzlösung getestet.

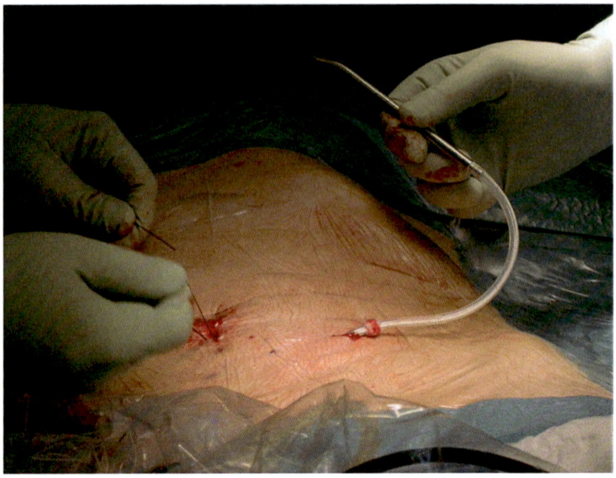

Abb. 18.6 Einsatz eines 15-French-Redonstachels zum subkutanen Durchzug des Katheterendes beim Moncrief-Verfahren

Als Alternative zum vertikalen Schnitt ist es auch möglich, einen queren Schnitt 3 cm oberhalb der geplanten KAS zu machen (Abb. 18.4). Das vordere Rektusblatt wird ebenfalls quer inzidiert und der Rektusmuskel längs gespalten. Nach dem Öffnen der hinteren Rektusscheide wird das Peritoneum eröffnet und eine Beutelnaht vorgelegt. Der mit einem Führungsdraht stabilisierte PD-Katheter wird nun im Douglas platziert und das Peritoneum mit der Beutelnaht unterhalb der Manschette verschlossen, nachfolgend die hintere Rektusscheide. Ein kurzer kreuzförmiger Schnitt 4 cm oberhalb der kranialen vorderen Rektusfaszie ermöglicht es, den Katheter nach vorne zu bringen, sodass er nachfolgend nach kaudal durch die markierte KAS in Analogie zum oben beschriebenen Verfahren ausgezogen werden kann mit nachfolgendem Wundverschluss in üblicher Weise.

Wenn der Zeitpunkt des Dialysebeginns offen ist, aber der Patient vorbereitet sein soll, empfahl Moncrief, den äußeren Katheteranteil vorübergehend im subkutanen Gewebe zu platzieren. Dies bedeutet, dass der letzte Schritt der Katheterplatzierung darin besteht, das Katheterende mit einem 15-French-Redonstachel vollständig im Fettgewebe zu versenken (Abb. 18.6). Nach Entfernen des Stachels wird der Katheter mit Kochsalzlösung gefüllt und am Ende mit einem nicht resorbierbaren Faden abgedichtet. Das Katheterende wird dann ins Fettgewebe zurückgestoßen und die Haut vernäht. Durch Abbinden des Katheters wächst kein Gewebe in den Katheter und dieser kann bei Bedarf externalisiert werden. Dies kann jederzeit in lokaler Anästhesie erfolgen unter sofortiger Verwendung des Katheters, da dieser gut integriert ist (Moncrief et al. 1993). Diese Methode ist patientenfreundlich, weil die betroffene Person so lange wie möglich ohne einen störenden Katheter außerhalb des Körpers leben, aber bei Bedarf sofort einer Dialyse zugeführt werden kann.

18.6.3 Peritoneoskopische Technik

In den 1990er-Jahren wurde die peritoneoskopische Technik eingeführt. Dafür gab es mehrere Gründe. Einer davon war die Möglichkeit, dies in lokaler Anästhesie zu tun, obwohl die ersten Berichte noch unter Vollnarkose waren (Eklund et al. 1998). Zudem bekamen die Nephrolog*innen die Möglichkeit, PD-Katheter selbst und außerhalb eines Operationssaales einzulegen und so unliebsame Wartezeiten zu umgehen. Die Technik erlaubt es, den Katheter gezielt und unter Sicht ins Kleinbecken einzuführen, um so eine optimale Katheterposition zu finden. Ein präperitoneales Tunnelieren und das palisadenartige Einlegen im M. rectus ist mit dieser Technik aber nicht möglich. Adhäsionen können zwar gesehen, aber nicht entfernt werden, da es sich um ein *One-Port*-Verfahren handelt. Auch eine Katheter- und Omentumfixation ist nicht möglich.

Die ersten Schritte gleichen der offenen Operation: Verabreichung von Antibiotika und Markierung der Manschette(n) des Katheters, der Biegung und der KAS. Es gibt ein speziell verwendetes Y-System zur Einführung des Katheters. In halboffener Technik wird des Y-Systems durch stumpfe Dissektion durch den M. rectus in die Bauchhöhle eingeführt. Verschiedene Modifikationen wurden von anderen Autoren vorgenommen und die Verwendung einer Veres-Nadel oder die Verwendung eines Trokars vorgeschlagen. Durch Insufflation von 500–700 ml Luft wird ein Pneumoperitoneum erzeugt (Gadallah et al. 1999). Dieser Schritt kann schmerzhaft sein, wenn er unter lokaler Anästhesie durchgeführt wird oder wenn Adhäsionen vorhanden sind.

In Trendelenburg-Position wird nun das Peritoneoskop eingeführt, um zu Beginn mit einer Inspektion der Bauchhöhle eine allfällige Darmverletzung, Verwachsungen und Malignome zu erkennen. Zugleich kann die beste Position des Katheters gewählt werden. Nachfolgende Schritte gleichen der offenen Kathetereinlage. Nach Entfernen des Peritoneoskops wird der PD-Katheter unter Verwendung eines Führungsdrahtes platziert, nach Entfernung der Führungshilfe die innere Manschette bis in die hintere Rektusscheide zurückgezogen und das Katheterende ausgeleitet. Die Autoren haben keine Erfahrung mit dieser Methode und finden es nachteilig, dass die Positionierung des Katheters und die der tiefen Manschette während des Verfahrens nicht eingesehen werden kann.

18.6.4 Einfache laparoskopische Technik

Die Einführung der Laparoskopie in der Chirurgie hat das Spektrum der Möglichkeiten einer Kathetereinlage erweitert. Dieses Verfahren wird unter Vollnarkose durchgeführt und ist für in laparoskopischen Techniken geschulte Chirurg*innen einfach durchzuführen.

Dieses Verfahren ermöglicht ein präperitoneales Tunnelieren und eine palisadenartige Durchbohrung des M. rectus. Man kann zudem bei Bedarf eine Adhäsiolyse durchführen, die beste Position für den Katheter bestimmen und diesen unter Sicht platzieren. Der Unterschied zwischen der einfachen und fortgeschrittenen Laparoskopie ist die Möglichkeit, den Katheter respektive das Omentum zu fixieren. Diese beiden letzteren Eingriffe sind anspruchsvoller und erfordern gute laparoskopische Fertigkeiten.

Üblicherweise wird der PD-Katheter linksseitig eingelegt. Nach der üblichen Vorbereitung wird auf der rechten Seite ein erster Trokar offen eingelegt (◘ Abb. 18.7). Dies geschieht durch einen Hautschnitt von etwa 2 cm mit Dissektion der Rektusscheide. Diese wird mit einer Naht gefasst und auf die gleiche Weise wie beim offenen Verfahren geöffnet. Auch die innere Rektusscheide wird durch einen Stich mit einer Naht gesichert, sodass es einfacher ist, diese zu sich hinzuziehen und zu eröffnen. Nach dem Eingriff dient die Naht als Bauchdeckenverschluss.

Das nun sichtbare Peritoneum wird vorsichtig eröffnet, um Darmverletzungen zu vermeiden. Nach Einführen eines 10-mm-Trokars wird das Pneumoperitoneum mit ei-

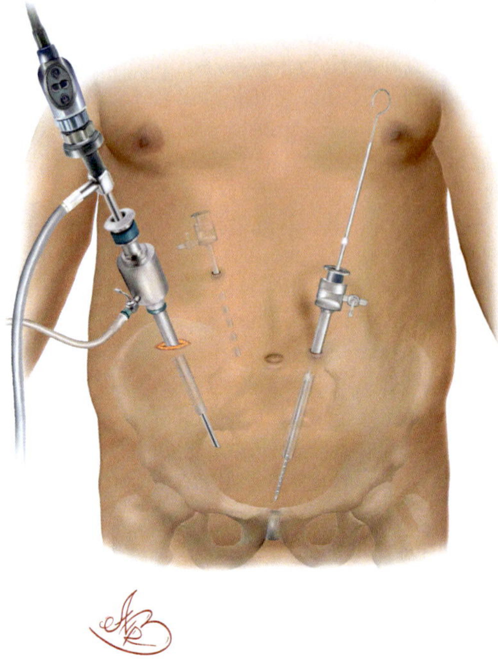

Abb. 18.7 Position der Trokare bei laparoskopischer Platzierung

nem Druck von 10–14 mmHg etabliert. Eine 30°-Winkelkamera wird zur Inspektion der Bauchhöhle eingeführt, um zu prüfen, ob Darm in der Nähe des Zugangs liegt oder Schäden bei der Präparation entstanden sind. Bei der weiteren Inspektion sucht man Adhäsionen, Malignome und die beste Position für die Katheterplatzierung. Müssen Adhäsionen entfernt werden, führen wir einen zusätzlichen 5-mm-Trokar auf der rechten Seite des Abdomens ein. Wenn dies nicht notwendig ist, wird ein 7-mm-Trokar eingeführt, und zwar kranial der voraussichtlichen Biegung des Katheters. Dieser 7-mm-Trokar kann auf 2 Arten in die Bauchhöhle eingeführt werden.

Tunnelierung A: Der Trokar wird direkt von der Inzision in vertikaler Richtung durch die äußere und innere Faszie des M. rectus bis zum präperitonealen Raum vorgeschoben ohne Penetration des Peritoneums. Unter Sicht wird dann präperitoneal bis zur geplanten Kathetereintrittsstelle im unteren Bereich des Abdomens tunneliert. Dort soll die distale Manschette zu liegen kommen, was unter guter Visualisierung erfolgen kann. Diese Methode nennt sich präperitoneale Tunnelierungstechnik (Abb. 18.8).

Tunnelierung B: Vom Hautschnitt wird der Trokar in einem 30- bis 45°-Winkel bis zum Eintritt am vorgesehenen Ort nach abdominal geschoben, wo die tiefe Manschette zu liegen kommen soll. Dadurch werden die äußere und innere Faszie des M. rectus an 2 verschiedenen Punkten durchstoßen; die äußere Faszie kranialer als die innere. Durch diese Vorgehensweise wird der M. rectus analog zur offenen Operation palisadenartige durchbohrt. Der Katheter wird nicht in scharfen Biegungen eingeführt, sondern wird in sanfter Neigung von der KAS im subkutanen Gewebe via M. rectus ins Abdomen geführt. Bei der präperitonealen Tunneltechnik ist der Katheterverlauf kantiger.

Nach der Tunnelierung erfolgt die Implantationstechnik analog zur offenen oder peritoneoskopischen. Allerdings kann die Position des Katheters gut gesehen, eine Verdrehung des Katheters erkannt und die ideale Position der tiefen Manschette im präperito-

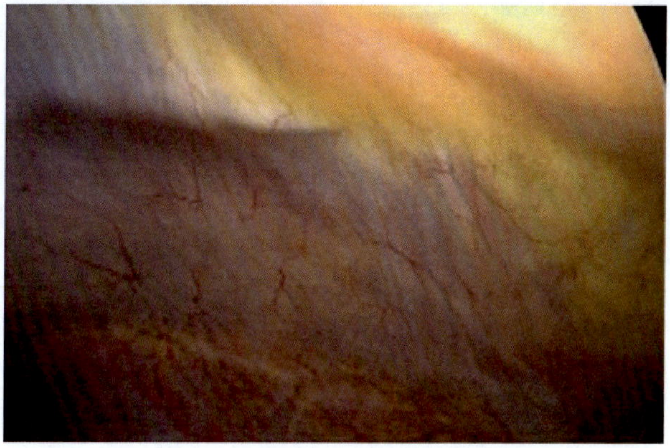

Abb. 18.8 Präperitoneale Tunnelierung während der laparoskopischen PD-Platzierung

nealen Raum präzise bestimmt werden. Der Katheter wird auf die gleiche Art und Weise subkutan tunneliert wie beim offenen Verfahren. Der externe Katheteranteil soll auch hier nach unten zeigen. Die Trokare werden entfernt und der Katheter getestet. Dies kann auch erfolgen, wenn die Kamera noch in Position ist. Beim 7-mm-Trokar, der zum Einführen des Katheters verwendet wurde, wird nur die subkutane Schicht verschlossen, die Haut mit einem resorbierbaren Faden. Bei der Stelle des Kameratrokars wird sowohl die tiefe als auch die äußere Rektusscheide mit den vorgelegten resorbierbaren Vicrylnähten der Stärke 3.0 oder 2.0 verschlossen, gefolgt von einer Subkutan- und Hautnaht.

Trotz der oben genannten Fortschritte zeigt eine randomisierte, kontrollierte Studie der Autoren keinen signifikanten Vorteil der einfachen laparoskopischen Methode gegenüber einem offenen Verfahren bezüglich Katheterfehlfunktionen (van Laanen et al. 2018). Auch eine Cochrane-Review bewertet die laparoskopische oder peritoneoskopische Technik identisch gegenüber der offenen Technik (Briggs et al. 2023). Als Hauptgründe für das Katheterversagen fanden sich omentale Umwicklungen und Katheterdislokationen. Diese beiden Ursachen sind für 70 % der Ausfälle verantwortlich. Die Autoren haben in einer eigenen Studie eine gleiche Versagerquote gefunden (Peppelenbosch et al. 2015). Die oben genannten Studien waren Grund, die fortgeschrittene laparoskopische Technik zu propagieren.

18.6.5 Fortgeschrittene laparoskopische Technik

Bei der fortgeschrittenen laparoskopischen Technik wird der Katheter an der gewünschten Stelle gegen die Bauchdecke fixiert, sodass er nicht durch sich bewegende Darmschlingen oder das Netz disloziert wird (van Laanen et al. 2022). Die omentale Fixation sorgt dafür, dass es keine omentale Umwicklung des Katheters geben kann. Um eine omentale und/oder eine Katheterfixation durchzuführen, wird eine Reverdin-Nadel (Endo-Close®-Nadel) eingesetzt (Abb. 18.9). Dies bedingt zusätzliche Stichinzisionen. Es ist darauf zu achten, dass die Knoten gut mit Haut bedeckt sind. Der Eingriff hat in Allgemeinnarkose zu erfolgen.

Die ersten Operationsschritte sind identisch zur einfachen laparoskopischen Technik. Es muss aber ein zusätzlicher 5-mm-Trokar auf der rechten Seite platziert werden (Abb. 18.7). Damit können Verwachsungen gelöst werden. Die Trokareinlage erfolgt

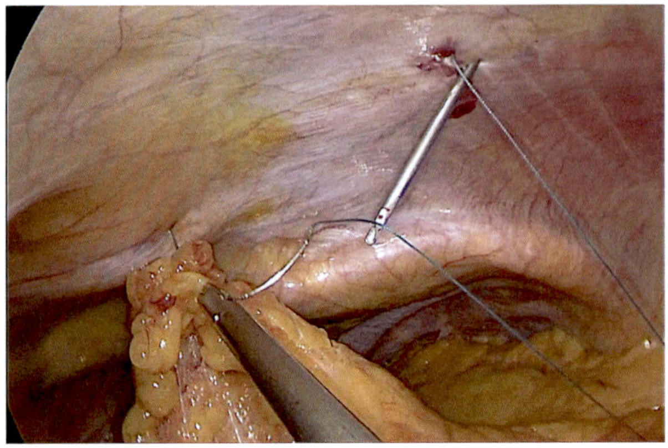

Abb. 18.9 Platzierung einer Reverdin-Nadel (Endo-Close®-System, Medtronic Company; Minneapolis, MN, USA) zur Fixation

wie in ► Abschn. 18.6.4 beschrieben. Der 5-mm-Trokar kann zudem nützlich sein, um den Katheter einzuführen oder diesen bei der Entfernung des Führungsdrahtes in Position zu halten. Nun wird getestet, ob das Omentum die Katheterspitze erreichen kann, die im Unterbauch positioniert ist. Falls dem nicht so ist, braucht es keine Fixation. Ist jedoch das Netz groß oder reicht es bis zur Katheterspitze, wird die Indikation zur Fixierung gestellt. Um das Omentum zu fixieren, wird resorbierbarer 2.0-Faden mit dem Nadelhalter in die Bauchhöhle eingebracht. Mit 2 Stichen wird das Omentum gefasst und dann der Faden mittels Reverdin-Nadel geborgen und geknotet (Abb. 18.9). Dadurch wird das Omentum gegen die ventrale Bauchwand angehoben (Abb. 18.10). Die Verwendung von resorbierbarem Nahtmaterial führt vermutlich zu einer sterilen Entzündung, welche eine dauerhafte Fixation des Omentums an die Bauchwand begünstigt. Dies haben wir bei Revisionen, z. B. bei der Entfernung eines infizierten Katheters, gesehen.

Die ideale Platzierung von Omentumstichen ist anspruchsvoll und braucht etwas Übung. Die Katheterfixierung erfolgt auf die gleiche Art und Weise, ist aber technisch einfacher (Abb. 18.11). Zur Fixierung des Katheters wird ein nicht resorbierbarer Faden, z. B. Prolene®, verwendet, da der Katheter nur peritoneal und nicht an die Bauchwand fixiert wird. Der Rest des Verfahrens entspricht der einfachen laparoskopischen Technik. Das Ergebnis dieser Technik sind gemäß einer Studie von van Laanen et al. vielversprechend (van Laanen et al. 2022). Aktuell läuft eine multizentrische, randomisierte, kontrollierte Studie zu diesem Thema.

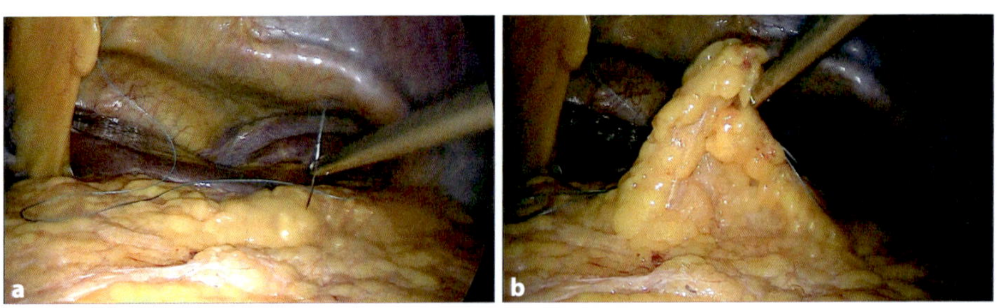

Abb. 18.10 Omentopexie, bei der das mit einem Faden gefasste Netz (**a**) unter Verwendung einer Reverdin-Nadel an die Bauchwand (**b**) fixiert wird. (Aus van Laanen JHH et al. 2022, mit freundlicher Genehmigung des Springer-Verlages)

18

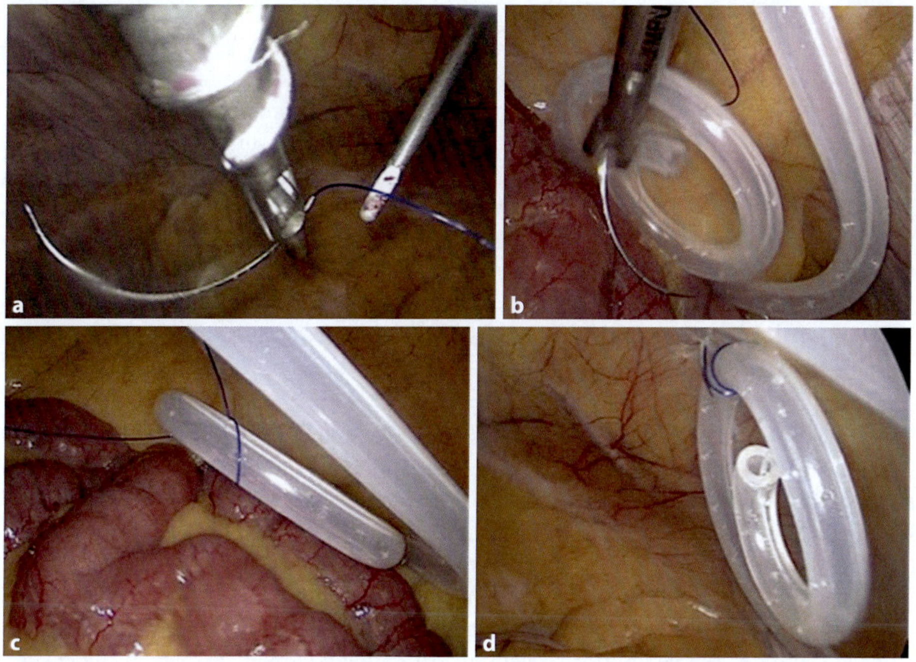

Abb. 18.11 Katheterfixierung mit nicht resorbierbarem Faden unter Verwendung einer Reverdin-Nadel (Aus van Laanen JHH et al. 2022, mit freundlicher Genehmigung des Springer-Verlages). **a** Intraabdominales Fassen der Nadel. **b** Stich durch die Bauchdecke. **c** Umschlingen des „Ringelschwanzes" mit dem Faden. **d** Geknoteter Faden mit Fixation des Katheterendes

18.6.6 Perkutane (radiologische) Technik

Aufgrund begrenzter Ressourcen von Operationssälen und der Notwendigkeit einer Vollnarkose haben andere Methoden ihren Weg zur Platzierung eines Peritonealkatheters gefunden. Diese perkutane Technik nach Seldinger wird normalerweise in einer Angio-Suite unter Lokalanästhesie durchgeführt. Diese Technik kann auch unter voller Antikoagulation und bei Patienten mit schwerer Adipositas eingesetzt werden (Swinnen et al. 2022a).

Der Katheter wird nach unten ausgeleitet, da das subkutane Tunnelieren gleich wie bei den anderen Verfahren ist. Allerdings kann aufgrund der Punktionsmethode keine präperitoneale Tunnelierung, Adhäsiolyse, Katheter- oder Omentumfixierung durchgeführt werden. Die innere Manschette wird oft in den M. rectus gelegt. Oft werden Patient*innen nach Baucheingriffen von diesem Verfahren ausgeschlossen, um PD-Katheter unter Verwendung von Führungs- und starren Drähten in die Bauchhöhle zu platzieren.

Swinnen, Davidson und Baker haben diese Technik 2022 im Detail beschrieben (Swinnen et al. 2022b). Nach der Untersuchung des Situs mit Ultraschall und der korrekten Kartierung für die Katheterplatzierung (Spitze und Ausgang) wird der Zugang mit einer 22-G-Nadel geschaffen, dann eine Mikropunktionsschleuse (6 Fr Außendurchmesser) und schließlich eine 16,5-Fr-Schleuse unter Ultraschall und radiologischer Kontrolle mit Kontrastmittel eingebracht. Der abdominale Penetrationspunkt sollte tief liegen, um eine Katheterdislokation zu vermeiden. Neben der Sedierung ist die Lokalanästhesie besonders wichtig, um die Haut und den Tunnel zu infiltrieren. Nach der Infiltration des parietalen Peritoneums wird die Peritonealhöhle über die Mikropunktionsschleuse mit Lokalanästhesie instilliert. Nach einem Dilatationsmanöver kann der PD-Katheter eingeführt und die innere Manschette bis extraperitoneal zurückgezogen werden. Der Katheter wird dann üblicherweise von der KAS nach kaudal subkutan ausgeleitet. Eine Peritoneografie am Ende des Eingriffs ist obligatorisch, um die Position der Spitze und einen freien Fluss zu dokumentieren resp. eine Knickung oder eine Verdrehung des Katheters auszuschließen.

18.7 Unmittelbare postoperative Versorgung nach Katheterplatzierung

Direkt nach der Platzierung des Katheters wird die Katheterverlängerung angebracht. Nach laparoskopischer Einlage werden der/die Trokar(e) entfernt und das Pneumoperitoneum abgelassen. Nach Instillation von 1,2 l Icodextrin werden am Ende 250 ml der Flüssigkeit ausgeleitet. Rote auslaufende Flüssigkeit weist auf ein Hämatoperitoneum hin und soll je nach Situation Anlass zur erneuten Inspektion geben. Das Icodextrin wird vom Peritoneum in 2 oder 3 Tagen aufgelöst. Funktioniert der Ein- und Auslauf des PD-Katheters problemlos und gibt es keine Anzeichen für eine Blutung, werden sterile Kompressen aufgelegt, um den Katheter zu verpacken und mit einem sterilen Verband abzudecken. Danach wechseln die Patient*innen in den Aufwachraum und können später, wenn alles gut ist, auf die Station verlegt werden. Die Patient*innen werden am Operationstag oder 1 Tag später entlassen. Es gibt keine Einschränkungen für die täglichen Aktivitäten, außer dass Baden nicht erlaubt ist, damit sich der Verband nicht löst. Seit Einführung der Fixierungstechniken von Katheter und/oder Omentum beklagen die Patient*innen etwas mehr Schmerzen, die mit Paracetamol aber gut gelindert werden können. Andere stärkere Schmerzmittel sind selten nötig. Wir belassen den Katheter und die sterilen Verbände für 2 Wochen. Die Patient*innen werden nach 1 Woche von der PD-Pflegeteam zu einer allgemeinen Kontrolle aufgeboten, vor allem auch, um bei starker Verschmutzung über einen allfällig nötigen Verbandswechsel zu entscheiden. 2 Wochen nach der Operation beginnt das Training mit kleinen Mengen Dialysatflüssigkeit (250 ml).

18.8 Komplikationen von PD-Kathetern

Grundsätzlich können Komplikationen von PD-Kathetern in 2 Kategorien eingeteilt werden. Erstere hängt mit der Implantation zusammen und die 2. Kategorie hat mit den Kathetern per se und Eigenschaften der Patient*innen zu tun. Bei der Peritonealdialyse liegen seit Anbeginn die Hauptprobleme bei einer großen Anzahl von katheterbezogenen Fehlern. Diese Zahl kann bei einer nicht ausgewählten, allgemeinen Bevölkerung bis auf über 30 % ansteigen (van Laanen et al. 2018; Gadallah et al. 1999). Davon machen wiederum 70 % Omentumumwicklungen und Katheterdislokationen aus. Mit Verfahrensänderungen bei der Implantation wie z. B. einem Wechsel auf die fortgeschrittene laparoskopische Technik hofft man, die Anzahl von Katheterversagen zu verringern.

Tab. 18.3 Peri- und frühpostoperative Komplikationen unterschiedlicher Ausprägung

Minorkomplikationen	Majorkomplikationen
Hämatom im Bereich des Katheters	Pulmonale Komplikationen
Schmerzen der Operationswunden	Kardiale Komplikationen
Flüssigkeitsaustritt aus Wunden	Darmperforation
Infektionen von Operationswunden	Blasenperforation
Schmerzhafte Reizungen im Douglas-Bereich	Blutungen im Operationsfeld, die einen Eingriff erfordern
	Exitus

18.8.1 Verfahrensbedingte Komplikationen

Es gibt peri- und frühpostoperative Probleme, welche in der Regel unangenehm, aber ohne große therapeutische Konsequenzen, und meist selbstlimitierend sind. Schwere Komplikationen haben meist eine systemische Ursache oder sind Perforationen, welche lebensbedrohlich sein können und ein aktives Vorgehen erfordern, um das Überleben der Patient*innen sicherzustellen (Tab. 18.3).

18.8.2 Katheter- oder patientenbezogene Komplikationen

Die folgende Übersicht fasst Ereignisse zusammen, die erst im Verlauf auftreten und meist katheter- resp. patientenbezogenene Komplikationen sind, wobei infektiöse Komplikationen sehr häufig sind (Abb. 18.12). Die Liste ist nicht vollständig, weil es auch seltenere Komplikationen gibt (Fung et al. 2013).

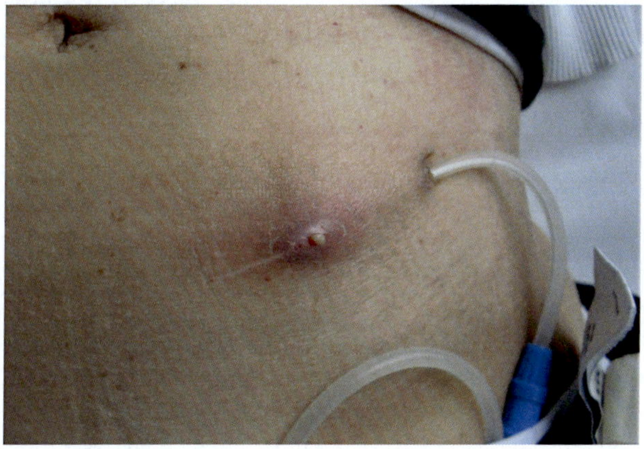

Abb. 18.12 Kathetertunnelinfekt

Häufige Spätkomplikationen nach PD-Kathetereinlage

- Infektion der Katheteraustrittsstelle, Kathetertunnelinfektionen, Peritonitiden
- Extrusion der äußeren Manschette
- Leistenhernien oder Inzisionshernien
- Frühe Lecks nach außen und späte innere Lecks
- Katheterobstruktion extraluminal oder intraluminal
- Verdickung des Peritoneums, welche die Dialysequalität verringert

18.8.3 Katheterinfektionen

Bei infektiösen Komplikationen muss unbedingt ein Erregernachweis angestrebt werden, was mehrere Tage in Anspruch nehmen kann. Während dieser Zeit soll ein breitspektrales Antibiotikum eingesetzt werden. Bei Peritonitiden ist die antibiotische Therapie die einzige Option und der PD-Katheter muss ausgebaut werden, wenn die Behandlung keinen Erfolg zeigt. Nach Abheilung kann eine erneute Katheterimplantation erwogen werden, wobei eine überbrückende Hämodialyse über einen temporären ZVK notwendig werden kann.

Bei Infekten der Katheteraustrittsstelle kann versucht werden, den infizierten Katheterteil durch eine lokale Inzision zu explorieren und zu entfernen, um nachher unter Einsatz eines Titanadapters den Katheter zu verlängern und neu tunneliert an einer anderen Stelle auszuleiten. Die infizierte KAS soll offen behandelt werden.

18.8.4 Äußere Manschettenextrusion

Im Falle einer äußeren Manschettenextrusion gibt es 2 Optionen. Falls die Patient*innen keine Beschwerden haben und der Katheter nicht rutscht, kann der Katheter belassen werden. Im Falle von Schmerzen oder einer infizierten Manschette kann diese vom Katheter mit einer chirurgischen Klinge abgeschabt werden, wobei der Katheter nicht beschädigt werden darf.

18.8.5 Hernien

Bestehen zum Zeitpunkt der PD-Implantation Hernien, werden diese durch Einlage eines Netzes zeitgleich saniert. Tritt die Hernie im Verlauf der PD-Behandlung auf, wählen wir ein exspektatives Verhalten, falls keine Beschwerden vorhanden sind. Bestehen Schmerzen, vergrößert sich die Hernie oder ist die Dialyse gestört, ist die laparoskopische Implantation eines nicht resorbierbaren Netzes angezeigt. In Absprache mit den Nephrolog*innen wird dann die PD-Dialyse für 2–4 Wochen unterbrochen, was allerdings eine temporäre Hämodialyse über einen ZVK notwendig macht. Seltenerweise können sich auch Inzisionshernien ausbilden.

18.8.6 Lecks

Frühe Lecks mit Austritt von Flüssigkeit nach außen sind nach der PD-Einlage häufig und meist durch eine ungenügende Katheterintegration bedingt. Daher ist es sinnvoll, eine Karenzfrist von 2 Wochen bis zur Vollbefüllung einzuhalten; bei zusätzlicher Herniensanierung sogar 4 Wochen. Persistiert das Problem, kann eine Abdichtung mit zusätzlichen Nähten im Bereich der KAS versucht werden.

Spät auftretende innere Lecks sind mühsamer zu diagnostizieren und zu behandeln. Mittels Kontrastcomputertomografie kann das Leck oder die Lecks gesucht werden. Lecks in Richtung Hodensack oder Schamlippe werden normalerweise von den Betroffenen rasch wahrgenommen. Bei einer klinischen Untersuchung lässt sich die Hernie meistens finden und kann entsprechend behandelt werden.

Bei Atemnot nach PD-Einlage sind Lecks in die Pleurahöhle wahrscheinlich. Ein Röntgenbild des Thorax mit Flüssigkeitsnachweis bestätigt die Diagnose und kann mittels CT erhärtet werden. Es gibt Berichte über erfolgreiche Verschlüsse von Zwerchfelllücken mit Nähten.

18.8.7 Katheterobstruktion

Katheterlöcher können von außen verlegt oder intraluminal (z. B. durch ein Fibrinpropf) verstopft sein. Bei solchen Obstruktionen kann mit einer Spritze versucht werden, die Ablagerungen zu entfernen, indem man aspiriert und instilliert. Weiter können unter Bildverstärkung unterschiedliche Führungsdrähte eingesetzt werden. Dieses Verfahren kann auch bei einem dislozierten Katheter zur Umplatzierung versucht werden.

18.8.8 Verdickung des Peritoneums

Unter lang dauernder PD kommt es zur Verdickung des Peritoneums, sodass die Dialyseeffizienz abnimmt. Dafür gibt es keine chirurgische Lösung, sondern nur die Option, die Zusammensetzung des Dialysates zu ändern (siehe ▶ Kap. 3).

18.9 Fazit

- Die Peritonealdialyse ist ein der Hämodialyse ebenbürtiges Nierenersatzverfahren mit dem Vorteil, dass die Dialyse kontinuierlich und ortsunabhängig durchgeführt werden kann.
- Es gibt unterschiedliche Katheterdesigns, welche aber keinen Unterschied im Outcome haben.
- Die offene und laparoskopische PD-Kathetereinlage ist weitverbreitet, aber auch eine Einlage mittels Peritoneoskop oder in Seldinger-Technik sind Optionen abhängig von den Umständen.
- Eine Fixierung der Katheterspitze resp. ein Hochhängen eines tief liegenden Omentums erhöhen die Funktionalität von PD-Kathetern.
- Infektionen, Hernien und Lecks sind neben der Obstruktion die häufigsten Komplikationen.

Kommentar

Ingemar Davidson

Kontroversen umfassen die Planung, Platzierung und Verwaltung von Nierenersatzverfahren (*RRT: renal replacement therapy*) einschließlich der Auswahl der Modalität, des Zeitpunktes der Zugangsplatzierung und der Frage, wer den Zugang platziert. Der Mangel und die Schwierigkeit, randomisierte Studien mit vielen Störfaktoren in der heterogenen und sich verändernden *ESRD*-Demografie durchzuführen, erklärt teilweise das Dialysezugangsdilemma. Hinzu kommen sich schnell entwickelnde und miteinander konkurrierende Technologien, das breite Spektrum an beruflicher Erfahrung, Vorurteile und sozioökonomische Kräfte, welche die *RRT*-Auswahl mehrstufig und komplex machen. Der Überblick von Peppelenbosch fokussiert auf die Peritonealdialyse und beschreibt die verschiedenen PD-Optionen, welche den Patient*innen von der offenen chirurgischen Platzierung in den 1960er-Jahren bis hin zu verschiedenen Formen der laparoskopischen Techniken, die in den 1990er-Jahren entwickelt wurden, zur Verfügung stehen. Die neueste, perkutane Katheterplatzierung in modifizierter Seldinger-Technik, welche Nadeln, Drähte und Dilatatoren verwendet, ähnelt der endovaskulären Chirurgie (Swinnen et al. 2022b). Diese perkutane Technik erweitert die Indikationen für PD, da sie auch bei sehr komorbiden Individuen eingesetzt werden kann, die keine Anästhesie vertragen. Sie verwischt die Fachgrenzen zwischen Gefäß- und Bauchchirurgie und interventionellen Fachgebieten wie Radiologie und Nephrologie. Jede ärztliche Person muss sich an ethische Normen (oder den hippokratischen Eid) im besten Interesse der Patient*innen halten, zusammengefasst in einer Mission, die global für unterschiedlichsten Situationen gilt (United States Renal Data System 2019; Davidson et al. 2007). In der realen Welt führt dies zu Entscheidungen, die von Ärzt*innen, informierten Patient*innen und ihren Familien getroffen werden und die den Grundsätzen dieser Mission folgen, die da lautet:

Mission

das richtige für seine Mitmenschen tun
zur richtigen Zeit,
in der richtigen Menge,
aus dem richtigen Grund,
im Einklang mit dem eigenen Gewissen,
seinen Fertigkeiten und seinem Wissen,
geprägt von der Kultur und den Gesetzen der Gesellschaft,
in denen du lebst.

18

Wichtige Publikationen des Kommentators Ingemar Davidson

1. Davidson I, Gallieni M, Saxena R et al (2007) A patient centered decision making dialysis access algorithm. J Vasc Access 8:59–68.
2. Davidson I, Lok C, Dolmatch B et al (2012) Virtual reality: emerging role of simulation training in vascular access Semin Nephrol 32:572–581
3. Davidson I, Gallieni M, Saxena R (2012) Peritoneal Dialysis: Surgical Technique and Medical Management. Divadi LLC, Dallas

Literatur

Briggs VR, Jacques RM, Fotheringham J, Maheswaran R, Campbell M, Wilkie ME (2023) Catheter insertion techniques for improving catheter function and clinical outcomes in peritoneal dialysis patients. Cochrane Database Syst Rev. https://doi.org/10.1002/14651858.CD012478.pub2

Davidson I, Gallieni M, Saxena R et al (2007) A patient centered decision-making dialysis access algorithm. J Vasc Access 8:59–68

Eklund B, Groop PH, Halme L, Honkanen E, Kala AR (1998) Peritoneal dialysis access: a comparison of peritoneoscopic and surgical insertion techniques. Scand J Urol Nephrol 32(6):405–408. https://doi.org/10.1080/003655998750015197

Fung TY, Peppelenbosch AG, Ferdowsbari S et al (2013) Unusual exit site of a migrated peritoneal dialysis catheter. Perit Dial Int J Int Soc Perit Dial 33:330–331. https://doi.org/10.3747/pdi.2012.00103

Gadallah MF, Pervez A, El-Shahawy MA et al (1999) Peritoneoscopic versus surgical placement of peritoneal dialysis catheters: a prospective randomized study on outcome. Am J Kidney Dis 33:118–122. https://doi.org/10.1016/S02726386(99)70266-0

Golper TA, Brier ME, Bunke M et al (1996) Risk factors for peritonitis in longterm peritoneal dialysis: the Network 9 peritonitis and catheter survival studies. Am J Kidney Dis 28:428–436. https://doi.org/10.1016/S0272-6386(96)90502-8

Htay H, Johnson DW, Craig JC et al (2019) Catheter type, placement and insertion techniques for preventing catheter-related infections in chronic peritoneal dialysis patients. Cochrane Database Syst Rev. https://doi.org/10.1002/14651858.CD004680.pub3

van Laanen JHH, Cornelis T, Mees BM et al (2018) Randomized controlled trial comparing open versus laparoscopic placement of a peritoneal dialysis catheter and outcomes: the CAPD I trial. Perit Dial Int J Int Soc Perit Dial 38:104–112. https://doi.org/10.3747/pdi.2017.00023

van Laanen JHH, Litjens EJ, Snoeijs M et al (2022) Introduction of advanced laparoscopy for peritoneal dialysis catheter placement and the outcome in a University Hospital. Int Urol Nephrol 54(6):1391–1398. https://doi.org/10.1007/s11255-021-03020-4

Moncrief JW, Popovich RP, Broadrick LJ et al (1993) The Moncrief-Popovich catheter. A new peritoneal access technique for patients on peritoneal dialysis. ASAIO J 39:62–65

Nessim SJ, Bargman JM, Jassal SV (2010) Relationship between double-cuff versus single-cuff peritoneal dialysis catheters and risk of peritonitis. Nephrol Dial Transplant 25:2310–2314. https://doi.org/10.1093/ndt/gfq002

Peppelenbosch AG, van Laanen J, Cornelis T et al (2015) Revision techniques for failed PD catheters: Outcome in a University Hospital. J Vasc Access 16:S93–S95. https://doi.org/10.5301/jva.5000374

Strippoli GF, Tong A, Johnson DW et al (2004) Catheter type, placement and insertion techniques for preventing peritonitis in peritoneal dialysis patients. Cochrane Database Syst Rev. https://doi.org/10.1002/14651858.CD004680.pub2

Struijk DG (2015) Peritoneal dialysis in western countries. Kidney Dis 1:157–164. https://doi.org/10.1159/000437286

Swinnen JJ, Baker L, Burgess D et al (2022a) Changing the peritoneal dialysis access algorithm with a precise technique of percutaneous Seldinger PD catheter placement. J Vasc Access 23:615–623. https://doi.org/10.1177/11297298221077607

Swinnen JJ, Davidson I, Baker L (2022b) Modified Seldinger peritoneal dialysis catheter insertion : a game changer. Endovasc Today 21:61–64

United States Renal Data System (2019) 2019 USRDS annual data report: Epidemiology of kidney disease in the United States. National Institutes of Health, National Institute of Diabetes and Digestive and Kidney Diseases, Bethesda

Zang XJ, Yang B, Du X, Mei CL (2019) Urgent-start peritoneal dialysis and patient outcomes: a systematic review and meta-analysis. Eur Rev Med Pharmacol Sci 23:2158–2166. https://doi.org/10.26355/eurrev_201903_17261

Training und Teamarbeit in Shuntzentren

Matthias K. Widmer, Andrei Zdoroveac und Andrej Isaak

Inhaltsverzeichnis

Wichtige Publikationen der Autoren Matthias K. Widmer, Andrei Zdoroveac, Andrej Isaak

1. Cheseaux J, Widmer MK, Aregger F, Kohler C (2023) Qualität in der Shuntchirurgie. Gefässchirurgie 28:574–580. https://doi.org/10.1007/s00772-023-01047-8
2. Schmidli J, Widmer MK (2016) Optimum versus Maximum. Gefässchirurgie 21:278–284. https://doi.org/10.1007/s00772-016-0154-6
3. Widmer MK, Kohler C, Stillhard PF, Widmer LW, Wyss TR (2019) Kompetenz in der Shuntchirurgie. Gefässchirurgie 24:378–387. https://doi.org/10.1007/s00772-019-0547-4

M.K. Widmer, A. Zdoroveac, A. Isaak (Hrsg.), *Dialysezugänge in Theorie und Praxis*,
https://doi.org/10.1007/978-3-662-72908-3_19

19.1 Einleitung

Qualität und Qualitätssicherung sind in den letzten Jahren zu einem Schlagwort in der Medizin und in den Medien geworden. Das Thema Patientensicherheit hat für chronisch kranke Patient*innen einen enormen Stellenwert, weil sie täglich Behandlungen ausgesetzt sind und eine hohe Wahrscheinlichkeit für allenfalls notwendige Interventionen besteht. Es gibt eine ganze Reihe von Initiativen, um den Anforderungen nach größtmöglicher Behandlungssicherheit gerecht zu werden.

> Neben strukturellen Verbesserungen (*Strukturqualität*) in den Behandlungsabläufen und einer Stärkung der interprofessionellen Zusammenarbeit (*Prozessqualität*) wird auch die mehr auf Kompetenz ausgerichtete Bildung einen Beitrag zu einer optimalen Betreuung von Dialysepatient*innen beitragen (Kellersmann et al. 2021). Es braucht zudem größere Anstrengungen für die systematische Erfassung von Ergebnissen (*Ergebnisqualität*) und mehr Grundlagen- und empirische Forschung zu Themen im Bereich der Dialysezugänge. In Deutschland publiziert das Institut für Qualitätssicherung und Transparenz im Gesundheitswesen (IQTIG) periodisch seine bundesweit erfassten Parameter von Dialysepatient*innen.

Heute publizierte Richtlinien zeigen auch Defizite in der klinischen Forschung auf, stützen sich doch viele Empfehlungen auf Expertenwissen und nicht auf randomisierte Studien (Lok et al. 2020; Schmidli et al. 2018; Aitken et al. 2023; Ibeas et al. 2017).

19.2 Shuntzentren

In Deutschland haben sich 2017 die Gesellschaften der 4 Fachbereiche Angiologie, Nephrologie, Gefäßchirurgie und der interventionellen Radiologie darauf geeinigt, ein Zertifikat für interdisziplinäre Dialysezentren zu schaffen (Hollenbeck et al. 2019). ◘ Tab. 19.1 zeigt die Anforderungsprofile für ein regionales Zentrum resp. für ein Shuntreferenzzentrum wie sie in Deutschland beim Internationalen Zertifizierungsinstitut für Management und Personal aufgeschaltet sind (▶ https://www.clarcert.com, letzter Zugriff 14.8.2026). Die Zentren haben strukturelle Vorgaben zu erfüllen, was in der Folge eine Einteilung als regionales Shuntzentrum resp. Shuntreferenzzentrum erlaubt. Die Zertifizierungskommission unter Führung von Markus Hollenbeck und Richard Kellersmann hat 2021 in einem Grundlagenpapier (Erfassungsbogen zur Zertifizierung) die Ziele für eine solche Zertifizierung dargelegt, nämlich: Qualitätsmanagement und -verbesserung, Sammlung qualitätsrelevanter Daten, Förderung der interdisziplinären Zusammenarbeit, Vermeidung von zentralvenösen Kathetern als *bridging*, Etablierung existierender Leitlinien und Empfehlungen, Optimierung von Organisationsstrukturen und Prozessen sowie Kompetenzsteigerung und Ausbildung. Bis Ende 2023 konnten in ganz Deutschland über 40 Zentren zertifiziert werden.

▪ Aufgaben von Shuntkoordinator*innen

In den aktuellen Richtlinien der *European Society of Vascular Surgery (ESVS)* wird die Schaffung von Dialysezentren befürwortet (Schmidli et al. 2018). In diesen Zentren sollen klare Behandlungsabläufe und eine interprofessionelle Zusammenarbeit eine patientenzentrierte Betreuung ermöglichen. Dazu werden Shuntkoordinator*innen eingesetzt, welche die Patientenbetreuung am Krankenbett sicherstellen, aber auch die Verbindung

Tab. 19.1 Im Erhebungsbogen für interdisziplinäre Zentren für Dialysezugänge finden sich unter anderem die hier dargelegten Kriterien für regionale Shuntzentren resp. Shuntreferenzzentren

Vorgaben	Regionales Shuntzentrum	Shuntreferenzzentrum
Betreuung	Ambulant oder stationär tätige Nephrolog*innen vor Ort 24/7-Versorgung sichergestellt Bildgebende Diagnostik jederzeit möglich	Vornehmlich stationär tätige Nephrolog*innen 24/7-Versorgung sichergestellt Bildgebende Diagnostik jederzeit möglich
Operative Erfahrung	Operateur*in kann in den letzten 10 Jahren mind. 200 Shunteingriffe nachweisen, davon je 100 Anlagen resp. Revisionen Ein/e weitere/r Operateur*in hat mindestens 100 Eingriffe Zentrum soll mind. 50 Shunteingriffe pro Jahr durchführen	Operateur*in kann in den letzten 10 Jahren mind. 200 Shunteingriffe nachweisen, davon je 100 Anlagen resp. Revisionen Zentrum soll mind. 200 Shunteingriffe pro Jahr durchführen Shuntexpertise bei Rufbereitschaft und im Hintergrunddienst sichergestellt
Intraoperative Qualitätskontrolle	Keine Vorgaben	Intraoperative Flussmessung und Angiografie gewünscht
Für komplizierte und hochkomplizierte Shuntchirurgie	Kooperationspartner festgelegt	–
Organisation	Interdisziplinäre Shuntsprechstunde	Interdisziplinäre Shuntsprechstunde
Definierte, schriftlich fixierte Behandlungspfade	Ja	Ja
Mind. alle 14 Tage Durchführung einer Shuntkonferenz mit Entscheidungsprotokollen	Ja	Ja
Durchführung (mind. quartalsweise) von Konferenzen zur Organisation/Qualität	Ja	Ja
Shuntkoordinator*in	–	0,1 Vollkraft pro 100 Shuntoperationen pro Jahr
Dokumentation und Qualitätsmanagement mit Festlegung von internen Qualitätszielen und Prüfungsindikatoren für Routine und Notfälle	Ja	Ja

zu den Spezialisten herstellen (Sousa et al. 2023). Diese Koordinator*innen kennen ihre polymorbiden Patient*innen häufig über eine lange Zeitspanne und haben deshalb als Vertrauenspersonen eine wichtige Funktion in der Betreuungskette. Sie erfüllen aber auch eine wichtige Aufgabe im Datenmanagement, um eine hohe Datenqualität sicherzustellen. Die folgende Übersicht listet wichtige Aufgaben der Shuntkoordinator*innen auf. Diese Fachpersonen können z. B. durch eine Standardisierung der Behandlungsschritte die Prozessqualität verbessern (Gale et al. 2017).

Aufgaben von Shuntkoordinator*innen

- Erarbeitung von (Behandlungs-)Richtlinien für Mitarbeitende und Patient*innen
- Instruktionsaufgaben für Patient*innen
- Implementierung eines Programms für ein Shuntmonitoring
- Koordination und Absprachen im Patientenmanagementprozess
- Datenerfassung und Evaluation von Daten zur Qualitätskontrolle
- Erfassung von Shuntkomplikationen
- Qualitätskontrolle betreffend Shuntpflege
- Management und Qualitätskontrolle von Patient*innen mit zentralvenösen Kathetern

> Die Chirurg*innen müssen mit den Shuntkoordinator*innen eng zusammenarbeiten und sind ebenso in der Pflicht, die Qualität der Behandlung sicherzustellen, indem sie zum Beispiel vor jeder Shuntanlage ein Gefäßmapping durchführen, intraoperativ systematisch eine Flussmessung zur Qualitätskontrolle machen oder nach Shuntrevisionen eine Bildgebung einsetzen (Jennings und Parker 2016).

19.3 Shuntregister

In der Gefäßchirurgie hat sich 1997 mit Vascunet eine über Europa hinaus aktive Arbeitsgruppe der Europäischen Gesellschaft für Gefäßchirurgie zur Aufgabe gemacht, Ergebnisse von gefäßchirurgischen Eingriffen in validierten Registern zugänglich zu machen, was erlaubt, länderübergreifend Ergebnisse aufzuarbeiten (Mitchell et al. 2015). In der Schweiz wurde das seit 1999 bestehende gefäßchirurgische Register 2016 umfassend überarbeitet, 2017 mit einem Datensatz zur Shuntchirurgie ergänzt und 2023 extern validiert (Swissvasc Registry 2024). Die shuntchirurgischen Eingriffe können von den Chirurg*innen zeitnah online eingegeben werden. Die Erfassung von Langzeitendaten, z. B. über die Dauer einer Katheternutzung oder die Offenheitsrate resp. die Anzahl von Revisionen als Folge von Komplikationen, ist wesentlich aufwendiger, zumal oftmals andere Kliniken in die Patientenbetreuung eingebunden sind. Zertifizierte Shuntzentren in Deutschland sind verpflichtet, Daten zur Shuntchirurgie zu erfassen. Die Aufarbeitung der eigenen Daten ist eine Voraussetzung, um seine Ergebnisse vergleichen und Konsequenzen ziehen zu können. Dies erlaubt es, die eigene Praxis anzupassen (Cheseaux et al. 2023). Noch steckt die fächer- und länderübergreifende Datenerfassung aber in den Anfängen.

> Der Wert von Registern ist heute nicht mehr umstritten und kann in der Shuntchirurgie helfen, seltene Krankheitsbilder oder häufige Eingriffe umfassender abzubilden und zu analysieren.

Tab. 19.2 Auswahl einiger international tätiger Organisationen, welche Wissen und Fertigkeiten vermitteln zu Themen der Shuntchirurgie (letzter Zugriff jeweils: 30.08.2025)

Organisation	Homepage
Charing Cross Meeting	► https://www.cxsymposium.com
Controversies in Dialysis Access (CiDA)	► https://dialysiscontroversies.org
European Renal Association	► https://www.era-online.org
European Society of Vascular Surgery	► https://esvs.org
European Vascular Course	► https://vascular-course.com
National Kidney Foundation	► https://www.kidney.org
Swiss Medical Teams	► https://vascular-ultrasound.org/
Vascular Access Society	► https://www.vascularaccesssociety.com
Vascular Access Society of the Americas	► https://www.vasamd.org
Vascular Access Society of Britain & Irland	► https://www.vasbi.org.uk/
Vascular International School	► https://vascular-international.org/
Japanese Society for Dialysis Access	► https://jsda.net/english/

19.4 Wissensvermittlung

An nationalen und internationalen Kongressen und durch Organisationen wird häufig neben der Wissensvermittlung durch Präsentationen vor Ort auch eine Vielzahl von Themen multimedial und in unterschiedlichen Formaten online angeboten. Tab. 19.2 gibt eine Auswahl an Internetseiten, über die Informationen und Kurse gesucht werden können.

19.5 Kompetenzbasierte Medizin

Ein weiterer Faktor, um die Qualität der Shuntchirurgie zu erhöhen, ist neben der Bereitstellung von genügend Ressourcen für dieses Teilgebiet der Gefäßchirurgie eine solide Weiter- und Fortbildung. Aktuell findet in diesem Bereich ein Paradigmenwechsel statt. So sind es nicht mehr nur Operationszahlen und Weiterbildungsjahre, welche als Qualifikation für einen Facharzttitel zählen, sondern der Nachweis von Kompetenzen. Diese sind wichtig, weil sich die medizinische Edukation nach den Bedürfnissen der Gesellschaft zu richten hat.

> Aus-, Fort- und Weiterbildungskonzepte müssen weltweit auf einer kompetenzbasierten Medizin (*CBME*) beruhen.

In Kanada hat Jason Frank 1996 in Zusammenarbeit mit dem *Royal College of Physicians and Surgeons of Canada* das auf Rollen basierende *CanMeds*-Modell entwickelt und stetig weiterentwickelt (Frank et al. 2015; Frank et al. 2010; Royal College of Physicians and Surgeons of Canada 2024). In Holland waren es Ollen Ten Cate et al., die kompetenzbasierte Curricula vorangetrieben haben (ten Cate et al. 2010). Der Fokus auf Kompetenz soll dafür sorgen, dass mehr auf Ergebnisse geschaut, die Variabilität in den Fähigkeiten der Kandidat*innen am Schluss einer Weiterbildung reduziert und dem Aspekt einer sicheren und effektiven Versorgung mehr Rechnung getragen wird (Frank et al. 2017).

Dabei geht es um mehr als nur die Vermittlung von Expertenwissen. Die Kommunikation bekommt mehr Gewicht, weil diese eine Voraussetzungen für eine gute Zusammenarbeit ist. Auch soll über Professionalität reflektiert und diese durch systematisches Denken und lebenslanges Lernen gefördert werden.

Zentrales Element dieser kompetenzbasierten Curricula ist eine etablierte Feedbackkultur. Diese gibt den Kandidat*innen in Weiterbildung ein strukturiertes Feedback zu den klinischen Tätigkeiten. Neben der Selbstreflexion soll die Einschätzung des Tutors eine offene Diskussion über die Leistungen von Assistenzärzt*innen ermöglichen. Durch diese repetitiven Gespräche wird eine Vertrauensbasis geschaffen, welche eine offene Kommunikation auch über schwierige und unangenehme Themen wie Komplikationen und Behandlungsfehler erlaubt. Zudem fördert eine transparente, offene und wenn nötig interdisziplinäre Analyse von kritischen Ereignissen den Zusammenhalt im Team und ist die Basis für eine Sicherheitskultur. Auch Analyse und Diskussion über gut gelungene Behandlungsabläufe fördern das Selbstvertrauen der Gruppe und stärken die Resilienz und dadurch die Leistungsfähigkeit eines Teams.

Die auf Kompetenz basierten Weiterbildungscurricula müssen auf die heutigen Berufseinsteiger*innen der Generation Y (zwischen 1980 und 1994 geboren) und Z (zwischen 1995 und 2010 geboren) ausgerichtet sein. Sie werden künftig die medizinische Versorgung in einer noch „digitalisierteren" Welt sicherstellen müssen. Entsprechend bedarf es sowohl vonseiten der Ausbilder*innen als auch den Berufseinsteiger*innen ein außergewöhnliches Engagement, denn durch die unterschiedlichen Weltsichten dieser Generationen sowie die rasante technologische Entwicklung wird die Bildung insgesamt herausfordernder und anspruchsvoller (Lederer et al. 2017). Gemäß einem Bericht von Jodie Eckleberry-Hunt et al. sind Trainees der Generation Z sehr empfänglich für Feedbacks und fordern diese auch ultimativ ein (Eckleberry-Hunt et al. 2018).

Um die Aus-, Fort- und Weiterbildung in einer auf Kompetenz ausgerichteten Medizin operationell zu machen, wurden sog. anvertraubare professionelle Tätigkeiten (*EPAs*: *entrustable professional activities*) eingeführt. Dabei wird die Leistung der Kandidat*innen anhand einer klinischen Situation beurteilt und nach 5 abgestuften Kriterien eingeschätzt (◘ Tab. 19.3; ten Cate et al. 2015; Hennus et al. 2023). Die Supervisor*innen beobachten die Kandidat*innen während einer Tätigkeit, schätzen diese ein und geben nachher den Personen Feedback. Dabei wird die Selbsteinschätzung der Kandidat*innen der Beurtei-

◘ Tab. 19.3 Die 5 Niveaus zur Einschätzung von anvertraubaren professionellen Tätigkeiten

Evaluationsstufen	Erwartung
Level 1	Kandidat*in ist Beobachter
Level 2	Kandidat*in kann EPAs unter direkter Supervision durchführen
Level 3	Kandidat*in führt EPAs aus, wenn Supervisor*in abrufbar ist (indirekte Supervision)
Level 4	Kandidat*in führt EPAs selbstständig aus (Supervision auf Distanz)
Level 5	Kandidat*in kann andere Kandidat*innen supervidieren

lung der Supervisor*innen gegenübergestellt, was dann als Ausgangspunkt für eine kurze Besprechung genommen wird.

Für die Shuntchirurgie können solche EPAs gut definiert werden. Dazu zählen die aktive Teilnahme an einer interdisziplinären Shuntsprechstunde, die Anlage einer arteriovenösen Fistel (AVF) am Arm, die Anlage einer Shuntprothese oder die Einlage eines tunnelierten Hämodialysekatheters (Widmer et al. 2019). Exemplarisch zeigt ◘ Tab. 19.4, nach welchen Kriterien EPAs strukturiert werden können und wie am Beispiel einer AVF-

◘ **Tab. 19.4** Kriterienkatalog für die EPA „AVF-Anlage“

EPA: Anlage einer AVF	
1. Beschreibung	Der/die Kandidat* in ist fähig, eine einfache AVF anzulegen **Zeitspanne:** Von der Planung bis zur Patientenübergabe nach der Operation **Lokalität:** Station/Ambulatorium und OP **Einschluss**: – Präoperative Abklärung (Kenntnisse der Patientengeschichte und der Bildgebung, Behandlungskonzept, Wahl des Anästhesieverfahrens) – Prä- und postoperatives Management mit korrekter Lagerung, steriler Arbeitstechnik, atraumatischer Präparation und korrekter Anastomosentechnik, intraoperative Qualitätskontrolle mittels Flussmessung/Ultraschall **Ausschluss**: – Anlage einer brachiobasilären AVF, AVF der unteren Extremität
2. Risiken	– Komplikationen wie Blutungen, Handischämien etc. – Risiko einer fehlenden AVF-Reifung mit Nachteilen für den Patient*innen und Folgekosten
3. Kompetenzbereich	Experte/Gelehrter/Professional (gemäß *CanMeds*)
4. Wissen, Fertigkeiten, Haltung	**Wissen** – Kennt die anatomischen Strukturen am Arm – Kann eine klinische Einschätzung machen und Ultraschallbefunde interpretieren – Kennt AVF-Optionen mit Vor- und Nachteilen – Kennt die üblichen Komplikationen, welche zu vermeiden sind **Fertigkeiten** – Arbeitet aseptisch – Beherrscht die gefäßchirurgischen Techniken **Haltung** – Kann das Behandlungskonzept klar kommunizieren – Kennt seine eigenen Limiten
5. Evaluationsoptionen (Assessmentmethoden)	– Direkte Beobachtung – Falldiskussion – Operationsergebnis bei Austritt
6. Zeitpunkt des Erreichens von Supervision auf Distanz (Level 4)	Am Ende der Weiterbildung
7. Ablaufdatum	Offen
8. Verbindung zu anderen EPAs	EPA „Gefäßultraschall“, EPA „Anlage eines AVG“

Neuanlage die inhaltliche Erfassung erfolgen kann. Dadurch wird sowohl für die Kandidat*innen wie auch für die Supervisor*innen ersichtlich, welche Erwartungen konkret bei einer Tätigkeit erfüllt sein sollen.

EPAs beinhalten eine Beschreibung der erwarteten Tätigkeit, aber auch die Nennung von Situationen, welche nicht zu diesen EPAs gehören. Schlagwortartig werden bei jeder EPA 2–3 Rollen gemäß *CanMeds*-Modellaufgeführt, welche bei einer vorgegebenen Tätigkeit besonders im Vordergrund stehen (Frank et al. 2015). Zudem werden zu jeder EPA detailliert die notwendigen Kenntnisse, Fertigkeiten und Fähigkeiten aufgeführt. Es soll aber auch die Haltung der Kandidat*innen in die Beurteilung einfließen. Zur Information wird auf Risiken bei einem Fehlverhalten hingewiesen und mögliche Beurteilungsverfahren (Assessments) werden aufgezeigt.

In der Praxis werden heute Apps (z. B. prepared-App) mit entsprechend zu den Tätigkeiten passenden EPAs angeboten. Es erfolgt die Selbsteinschätzung durch die Kandidat*innen und die Beurteilung durch die supervidierenden Kollegen*innen. Dabei wird der Schwierigkeitsgrad der beobachteten Aktivität als einfach oder schwierig festgelegt. Nach der erfolgten Einschätzung werden die Bewertungen auf Knopfdruck einander gegenübergestellt. Nach einer kurzen Diskussion der Einschätzungen können bei Bedarf Lernziele formuliert werden.

Während ihrer Weiterbildungsperiode „sammeln" die Kandidat*innen kontinuierlich ihre unterschiedlichen Aktivitäten im klinischen Alltag. Bei Bedarf können sie den Supervisor*innen erlauben, Einblick auf die absolvierten EPAs zu nehmen. Dabei ist neben dem erreichten Niveau auch die Anzahl von EPAs pro Tätigkeit ersichtlich. Diese Übersicht macht es möglich, im für die Aus- und Weiterbildung verantwortlichen Team die Befähigung eines/einer Kandidat*in auf Daten gestützt zu besprechen und zum Ende einer Weiterbildungsperiode Empfehlungen abzugeben (Rowland et al. 2023). Ergänzend zu diesen EPAs kann ein *Multi-Source*-Feedback erfolgen, welches interprofessionell ausgelegt sein kann. Individuell und indirekt im Team können dadurch neue Impulse gegeben und Fähigkeiten gefördert werden, um die Arbeit an den Patient*innen mit der nötigen Sorgfalt und Professionalität zu erledigen (Caretta-Weyer et al. 2017; Wood et al. 2006).

19.6 Simulationstrainings

Wie in anderen Berufen und medizinischen Fachdisziplinen auch, hat die Simulation in der Shuntchirurgie in den letzten Jahren einen größeren Stellenwert eingenommen (Irfan et al. 2019). Dabei können verschiedene Typen von Simulatoren eingesetzt werden. Es gibt einfache Modelle zum Üben von Knotentechniken und solche, wo verschiedene Shuntanlagen an einem Arm aus Kunststoff geübt werden können (■ Abb. 19.1). Für Trainings in endovaskulären Techniken stehen ebenfalls die unterschiedlichsten Modelle zur Verfügung. Auch Kadaverkurse bieten wichtige Trainingsmöglichkeiten. *High-Fidelity*-Simulatoren fehlen in der Shuntchirurgie. Operationen an lebenden Tieren bringen für diese Art von Chirurgie aus unserer Sicht keinen ethisch vertretbaren Mehrwert, da die Techniken sehr gut an Kunststoffsimulatoren geübt werden können (Widmer et al. 2015).

Die *Vascular International School* (VI) zum Beispiel trainiert als private Organisation seit mehr als 30 Jahren Gefäßchirurg*innen an Modellen in operativen und endovaskulären Techniken (Vascular International School 2024; Eckstein et al. 2013). In einem

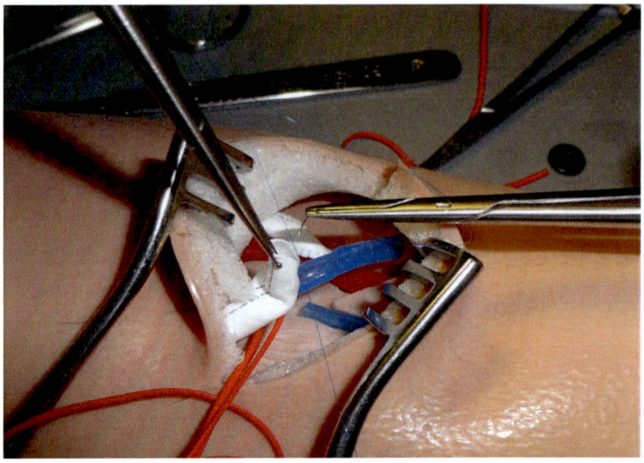

Abb. 19.1 Modell von *Vascular International*, um Shuntanastomosen am Modell zu üben.

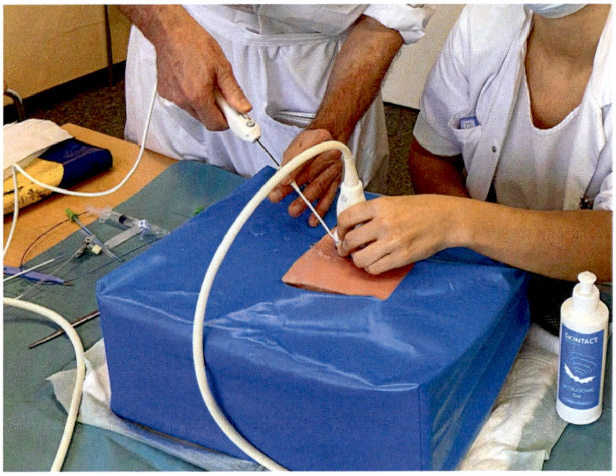

Abb. 19.2 An einem neu entwickelten, ultraschalldurchlässigen Modell lassen sich alle Schritte einer perkutan angelegten AVF trainieren

Basiskurs können am pulsatilen Modell Anastomosen gefertigt, aber auch die gängigen AVF/AVG-Zugänge am Arm geübt werden inkl. *rerouting* und Verfahren zu Behandlung bei Handischämien. Wer die Anastomosentechniken beherrscht, kann einen Masterkurs besuchen, in dem an menschlichen Kadavern das breite Spektrum von Gefäßzugängen realitätsnah trainiert wird.

2021 wurde in Zusammenarbeit mit VI ein Modell zum Üben von perkutan angelegten Anastomosen entwickelt (Isaak et al. 2022). Die in einem Ultraschall durchlässigen Hydrogelbett eingegossenen Venen und Arterien erlauben es, unter Flussbedingungen perkutan angelegte AVF im kubitalen Bereich zu simulieren und zu trainieren (Abb. 19.2).

19.7 Einsatz im OP unter Verwendung von EPAs

Wer sich die Grundlagen der Gefäß- und Shuntchirurgie angeeignet und im Idealfall am Simulationsmodell trainiert hat, ist nun bereit, unter Supervision Gefäßzugänge bei Dialysepatient*innen anzulegen (Lazarides et al. 2015; Inston und Singh 2018). Dabei können strukturierte Trainingseinheiten in Kliniken helfen, die Lernkurve zu verkürzen

(Edwards et al. 2018). Wissenschaftliche Untersuchungen bestätigen, dass die Qualität bei supervidierten Operationen dank der jahrelangen Erfahrung des/der Supervisor*in nicht geringer wird (Wojcik et al. 2018; Aly et al. 2021). Wichtig bei einer Assistenz ist der Umstand, dass bei Teachingoperationen in einer Institution Operationsschritte jeweils ähnlich erfolgen, weil für den Anfänger Variationen verwirren und die Kandidat*innen sich immer neu orientieren müssen. Vor Beginn der Operation muss zudem immer klar sein, welche Operationstaktik gewählt und wie die Schnittführung erfolgen soll. Immer muss ein Plan B besprochen sein, was im Falle von Schwierigkeiten zu tun wäre.

> Im Behandlungsalltag muss immer zwischen Optimum und Maximum abgewogen werden (Schmidli und Widmer 2016).

Mit den oben beschriebenen EPAs kann der/die verantwortliche Chirurg*in dem Nachwuchs in einem kurzen Gespräch Feedback zu dessen Tätigkeit geben: Was war gut, wo war es vielleicht kritisch und welche Verbesserungen sind unabdingbar? Konstruktive Kritik hilft, Vertrauen zu schaffen, das Selbstwertgefühl zu erhöhen und Sicherheit zu gewinnen. Sie ist zudem Basis für eine gute Teambildung.

19.8 Teamentwicklung

Wie oben beschrieben und in Abb. 19.3 zusammengefasst, hat ein Shuntteam unterschiedlichste Bereiche abzudecken, um über die Zeit eine optimale Patientenbetreuung sicherstellen zu können. So soll sich das Team aus Personen unterschiedlicher Fachrichtungen zusammensetzen, welche alle das gleiche Ziel verfolgen und in dem jede Person mit ihren Argumenten Gehör beim Andern findet. Eine hohe Diversität und eine gute Mischung zwischen Novizen, Fachärzt*innen und Expert*innen machen Shuntkonferenzen attraktiv, in denen Patient*innen mit komplexen Shuntproblemen besprochen werden. Eine lebhafte Diskussion zur Indikationsstellung ist immer fruchtbar und soll sorgfältig gepflegt werden. Dies, weil in der Shuntchirurgie die Indikationsstellung oftmals um ein Vielfaches schwieriger ist als die technische Ausführung. Gemeinsam definierte Behandlungsabläufe und eine Sensibilisierung für Belange der Patientensicherheit sind eine

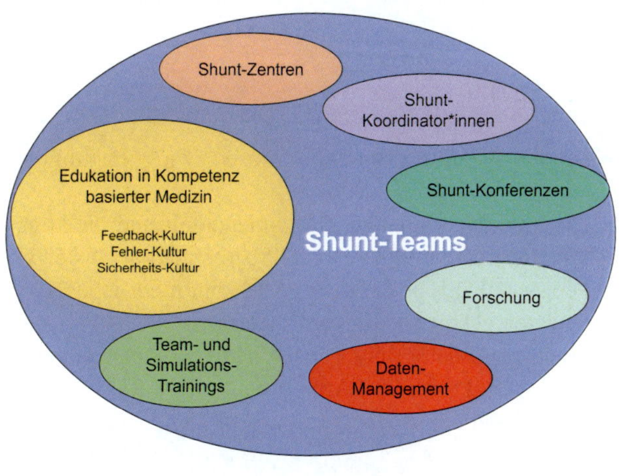

Abb. 19.3 Bereiche, welche von einem Shuntteam abgedeckt werden müssen

wichtige Voraussetzung, um eine optimale Patientenbetreuung zu garantieren (Davidson et al. 2015; Kawaguchi und Kao 2021). Gegenseitiger Respekt ist die Grundlage für eine hohe Wertschätzung und eine wichtige Voraussetzung dafür, dass Individuen in einem Team die nötige Resilienz entwickeln können und in einem Team Perspektiven sehen.

> Trotz oder gerade wegen der Ökonomisierung des Gesundheitswesens lohnt es sich, Zeit und Energie für eine gute Teambildung aufzuwenden. Teams brauchen aber Freiräume, um sich entwickeln zu können.

Wir tun heute gut daran, neben ethischen Fragen auch Aspekte der Nachhaltigkeit im medizinischen Angebot in die Diskussion über Behandlungskonzepte bei Patient*innen mit terminaler Niereninsuffizienz einfließen zu lassen.

19.9 Forschung

Im klinischen Alltag hat die Shuntchirurgie gerade in der Zusammenarbeit mit den Nephrologen*innen einen hohen Stellenwert. Zudem ist das Teilgebiet der Gefäßchirurgie durch die Vielseitigkeit der Eingriffe und deren Komplexität sowohl hinsichtlich der offenen Verfahren als auch der Innovationen mit perkutanen endovaskulären Anlagen äußerst attraktiv. Durch die erfolgten Innovationen mit Entwicklung neuer *devices* hat auch die Industrie größeres Interesse an dem Gebiet entwickelt (siehe ▶ Kap. 20). Soll die Bedeutung der Shuntchirurgie weiter gestärkt werden, braucht es neben der Grundlagenforschung, zum Beispiel auf dem Gebiet der neointimalen Hyperplasie, auch qualitativ gute klinische Studien, welche klare Antworten auf konkrete Fragestellungen geben, z. B. zum Ergebnis der Aneurysmorraphie im Langzeitverlauf oder zur offenen oder endovaskulären Versorgung einer Typ-III-AVF-Stenose etc.

> Shuntchirurg*innen müssen vermehrt offene Fragen im Fachgebiet adressieren und durch nationale oder gar internationale Kollaborationen versuchen, schlüssige Antworten zu finden.

Durch eine wissenschaftliche Auseinandersetzung mit den vielfältigen Aspekten der Shuntchirurgie wird diese um eine weitere Facette reicher.

19.10 Fazit

- Die Zertifizierung von Shuntzentren zwingt Institutionen, auf Strukturqualität zu achten.
- Die interprofessionelle Zusammenarbeit und die kompetenzbasierte Aus-, Fort- und Weiterbildung erlaubt es, die Prozessqualität zu steigern.
- Die systematische Erfassung und kontinuierliche Auswertung von definierten Patientendaten gehört zur Ergebnisqualität.
- Shuntkoordinator*innen sind wichtige Bezugspersonen für Patient*innen und Spezialist*innen. Durch ihre Arbeit in unmittelbarer Nähe zu den Patient*innen können sie die Behandlungsqualität verbessern.

- Die kompetenzbasierte Medizin wird in den kommenden Jahren auch Einfluss auf die Aus- und Weiterbildung in der Shuntchirurgie haben. *Entrustable professional activities* sind Bausteine dazu.
- Simulationstrainings werden in der Shuntchirurgie weiter an Bedeutung gewinnen. Die Arbeit im Operationssaal soll durch die Einführung von EPAs die Feedbackkultur fördern und so die Voraussetzung für eine Fehler- und Sicherheitskultur schaffen.

Kommentar

Richard Kellersmann

Die Shuntchirurgie spielt eine zentrale Rolle in der Behandlung von Patient*innen mit Niereninsuffizienz, insbesondere bei der Vorbereitung auf die Hämodialyse (Hamroun et al. 2025). Die Qualität der durchgeführten Eingriffe hat direkte Auswirkungen auf die Lebensqualität der Patient*innen und auf die Effizienz der Behandlung (Niyyar et al. 2024). Daher ist es unerlässlich, dass Shuntzentren klare Qualitätsindikatoren definieren und anwenden, um die Versorgung kontinuierlich zu verbessern. Die Qualitätsindikatoren eines Shuntzentrums lassen sich in die 3 Hauptkategorien (Dimensionen) nach Donabedian unterteilen: Strukturqualität, Prozessqualität und Ergebnisqualität (Donabedian 1988). Die Strukturqualität bezieht sich auf die Rahmenbedingungen, unter denen die Shuntchirurgie durchgeführt wird. Ein Shuntzentrum sollte über qualifiziertes Personal, moderne technische Ausstattung und adäquate räumliche Gegebenheiten verfügen. Die Verfügbarkeit von spezialisierten Fachärzt*innen, Pflegekräften und Koordinator*innen ist entscheidend, um eine umfassende Patientenversorgung zu gewährleisten. Diese Strukturmerkmale stehen im besonderen Fokus einer Zentrumszertifizierung. Zudem sind regelmäßige Schulungen und Fortbildungen für das gesamte Team entscheidend, um sicherzustellen, dass alle Mitarbeitenden auf dem neuesten Stand der medizinischen Entwicklungen sind. Insbesondere dieser letztgenannte Aspekt der Strukturqualität wird im Beitrag von Widmer et al. umfassend analysiert und innovativ entwickelt. Mehr noch, als es die Zertifizierung von Shuntzentren vorgibt, werden hier strukturierte Konzepte auf allen Ebenen der Weiterentwicklung fachlicher Kompetenz dargestellt. Trainingsmöglichkeiten für Nachwuchschirurg*innen im Shuntzentrum sind von entscheidender Bedeutung, um die Qualität der chirurgischen Eingriffe nachhaltig zu sichern. Hierbei sollten verschiedene Maßnahmen wie Simulationstrainings, Teamtrainings, Mentoringprogramme oder Plattformen für Fortbildung und Wissensaustausch implementiert werden.

Die Prozessqualität umfasst die Abläufe und Verfahren innerhalb des Shuntzentrums. Hierzu gehört die sorgfältige interdisziplinäre Vorbereitung der Patient*innen, die präoperative Planung sowie die postoperative Nachsorge. Ein effektives Management der Patientenströme und die Einbindung von standardisierten Behandlungsprotokollen sind entscheidend, um die Effizienz zu steigern und Komplikationen zu minimieren. Auch in diesem Punkt geht der Artikel von Widmer et al. über die eigentlichen Ansprüche, die für ein zertifiziertes Shuntzentrum definiert wurden, hinaus. Die Gesichtspunkte der Teamentwicklung und der interkollegialen Kommunikation werden durch die Autoren kompetent aufgegriffen und analysiert. Gerade hieraus ergibt sich das Potenzial, die deutlich unterschätzte Perspektive auf ethische Fragen und auf Konzepte für Nachhaltigkeit in einem Zentrum zu stärken.

Die Ergebnisqualität bezieht sich auf die tatsächlichen Behandlungsergebnisse und die Zufriedenheit der Patienten. Hierzu zählen unter anderem die Rate an Komplikationen, die Funktionalität des Shunts sowie die Lebensqualität der Patient*innen nach dem Eingriff. Regelmäßige Patient*innenbefragungen und Feedbackgespräche sind wichtig, um die Zufriedenheit der Patienten zu erfassen und gegebenenfalls Anpassungen in der Behandlung vorzunehmen. Neben der Erfassung der Ergebnisqualität in einem Zentrum führt der Beitrag von Widmer et al. auch zentrumsübergreifende etablierte Register auf, die wissenschaftliche Publikationen ermöglicht haben. Das an die Zertifizierung von Shuntzentren angedockte Deutsche Shuntregister® ist seit Anfang 2025 nun vollumfänglich aktiv und wird hoffentlich in den nächsten Jahren Daten zur zentrumsübergreifenden Ergebnisqualität liefern und damit einen Status quo der Shuntchirurgie in Deutschland beschreiben. Die vom Gemeinsamen Bundesausschuss (GBA) kürzlich erneuerte Richtlinie zur sektorübergreifenden Qualitätssicherung in der Dialyse hat ebenfalls 3 Indikatoren zum Dialysezugang eingeschlossen. Sie sind allerdings nicht auf die Erfassung in zertifizierten Zentren begrenzt, sondern für alle Behandlungseinheiten gültig. Ein erster Bericht wurde nun durch das Institut für Qualitätssicherung und Transparenz im Gesundheitswesen (IQTIG) im Auftrag des Gemeinsamen Bundesausschusses (GBA) für die Jahre 2021–2023 verfasst (▶ https://iqtig.org/qs-verfahren/qs-net/; letzter Zugriff 30.8.25). Die erfassten Qualitätsindikatoren zum Dialysezugang sind: kein Shunt innerhalb von 180 Tagen nach Beginn der Hämodialyse, Katheterzugang bei Hämodialyse und Hospitalisierung von zugangsassoziierten Komplikationen bei Hämodialyse.

Zusammenfassend lässt sich aus dem Beitrag von Widmer et al. schließen, dass die Qualität der Shuntchirurgie maßgeblich von klar definierten Qualitätsindikatoren und effektiven Trainingsmöglichkeiten für Nachwuchschirurg*innen abhängt. Die kontinuierliche Weiterbildung und die Förderung einer positiven Lernkultur sind unerlässlich, um die Herausforderungen in der Shuntchirurgie erfolgreich zu meistern und die Patient*innensicherheit zu erhöhen. Durch die Kombination aus strukturierten Qualitätsmanagementsystemen und innovativen Ausbildungsansätzen kann ein Shuntzentrum nicht nur objektiv die Behandlungsergebnisse verbessern, sondern in besonderem Maße auch die subjektive Zufriedenheit von Behandelnden und Patient*innen nachhaltig erhöhen.

Wichtige Publikationen des Kommentators Richard Kellersmann

1. Kellersmann R, Hollenbeck M, Mickley V (2021) Qualität am Hämodialysezugang – die Perspektive des Gefäßchirurgen. Gefäßchirurgie 26:495–496
2. Kellersmann R (2023) Optionen für den Dialysezugang. In: Geriatrische Nephrologie, Herausgeber: Hoffmann U, Pommer W. Springer Nature, Kap. 34, S 267–273
3. Kellersmann R, Manke C (2023) Aktueller Stand der endovaskulären Behandlung von Shuntdysfunktionen. Gefässchirurgie 28:564–573

Literatur

Aitken E et al (2023) UK kidney association clinical practice guideline vascular access for haemodialysis. https://doi.org/https://www.vasbi.org.uk/media/resources/Vascular_Access_Workbook25.02.pdf

Aly S, de Geus SWL, Carter CO et al (2021) Impact of fellow compared to resident assistance on outcomes of minimally invasive surgery. Surg Endosc 36:1554–1562. https://doi.org/10.1007/s00464-021-08444-8

Caretta-Weyer HA, Kraut AS, Kornegay JG, Yarris LM (2017) The view from over here: a framework for multi-source feedback. J Grad Med Educ 9:367–368. https://doi.org/10.4300/JGME-D-17-00200.1

ten Cate O, Chen HC, Hoff RG et al (2015) Curriculum development for the workplace using Entrustable Professional Activities (EPAs): AMEE Guide No. 99. Med Teach 37:983–1002. https://doi.org/10.3109/0142159X.2015.1060308

ten Cate TJO, Snell L, Carraccio C (2010) Medical competence: the interplay between individual ability and the health care environment. Med Teach 32:669–675. https://doi.org/10.3109/0142159X.2010.500897

Cheseaux J, Widmer MK, Aregger F, Kohler C (2023) Qualität in der Shuntchirurgie. Gefässchirurgie 28:574–580. https://doi.org/10.1007/s00772-023-01047-8

Davidson I, Widmer MK, Nolen B, Ross J, Slakey DP (2015) Team training to establish a safety culture in dialysis access surgery. Contrib Nephrol 184:97–106

Donabedian A (1988) The quality of care. How can it be assessed? JAMA 260:1743–1748. https://doi.org/10.1001/jama.260.12.1743

Eckleberry-Hunt J, Lick D, Hunt R (2018) Is medical education ready for generation Z? J Grad Med Educ 10:378–381. https://doi.org/10.4300/JGME-D-18-00466.1

Eckstein HH, Schmidli J, Schumacher H et al (2013) Rationale, scope, and 20-year experience of vascular surgical training with lifelike pulsatile flow models. J Vasc Surg 57:1422–1428. https://doi.org/10.1016/j.jvs.2012.11.113

Edwards M, Rodway AD, Ahmed IG et al (2018) A modular vascular access training program for higher surgical trainees. J Vasc Access 19:162–166. https://doi.org/10.5301/jva.5000821

Frank JR, Snell LS, Ten CO et al (2010) Competency-based medical education: theory to practice. Med Teach 32:638–645. https://doi.org/10.3109/0142159X.2010.501190

Frank JR, Snell L, Sherbino J (2015) CanMEDS 2015 Physician Competency Framework

Frank JR, Snell L, Englander R, Holmboe ES (2017) Implementing competency-based medical education: moving forward. Med Teach 39:568–573. https://doi.org/10.1080/0142159X.2017.1315069

Gale RC, Kehoe D, Lit YZ et al (2017) Effect of a dialysis access coordinator on preemptive access placement among veterans: a quality improvement initiative. Am J Nephrol 45:14–21. https://doi.org/10.1159/000452346

Hamroun A, Aymes E, Couchoud C, Béchade C, Moranne O, Beuscart JB, Gauthier V et al (2025) Older patients predialysis care pathways and early morbidity-mortality upon start of dialysis. Nephrol Dial Transplant 40(4):768–780. https://doi.org/10.1093/ndt/gfae236

Hennus MP, Jarrett JB, Taylor DR, ten Cate O (2023) Twelve tips to develop entrustable professional activities. Med Teach 45:701–707. https://doi.org/10.1080/0142159X.2023.2197137

Hollenbeck M, Schlieps K, Haage P et al (2019) Zertifizierte Dialysezugangszentren. Nephrologe 14:326–331. https://doi.org/10.1007/s11560-019-0343-x

Ibeas J, Roca-Tey R, Vallespín J et al (2017) Spanish clinical guidelines on vascular access for haemodialysis. Nefrologia 37:1–191. https://doi.org/10.1016/S2013-2514(19)30100-2

Inston N, Singh TM (2018) Training vascular access surgeons: technicians or specialists? J Vasc Access 19:117–118. https://doi.org/10.5301/jva.5000824

Internationales Zertifizierungsinstitut für Management und Personal (2024) https://www.clarcert.com/systeme/interdisziplinare-zentren-fur-dialysezugange/system.html

Irfan W, Sheahan C, Mitchell EL, Sheahan MG (2019) The pathway to a national vascular skills examination and the role of simulation-based training in an increasingly complex specialty. Semin Vasc Surg 32:48–67. https://doi.org/10.1053/j.semvascsurg.2018.12.006

Isaak A, Wolff T, Zdoroveac A, Taher F, Gürke L, Richarz S, Akifi S (2022) Ultrasound-guided percutaneous arteriovenous fistula creation simulation training in a lifelike flow model. Bioengineering 9(11):659. https://doi.org/10.3390/bioengineering9110659

Jennings WC, Parker DE (2016) Creating arteriovenous fistulas using surgeon-performed ultrasound. J Vasc Access 17:333–339. https://doi.org/10.5301/jva.5000569

Kawaguchi AL, Kao LS (2021) Teamwork and surgical team-based training. Surg Clin North Am 101:15–27. https://doi.org/10.1016/j.suc.2020.09.001

Kellersmann R, Hollenbeck M, Mickley V (2021) Qualität am Hämodialysezugang – die Perspektive des Gefäßchirurgen. Gefässchirurgie 26:497–501. https://doi.org/10.1007/s00772-021-00827-4

Lazarides MK, Georgiadis GS, Georgakarakos EI (2015) What is the best training for vascular access surgery? J Vasc Access 16:S16–S19. https://doi.org/10.5301/jva.5000345

Lederer A-K, Felgendreff P, Tautenhahn H-M et al (2017) „Und wer soll uns dann mal operieren?" – Zukunftsängste der Chirurgie. Zentralbl Chir Z Allg Visz Thorax Gefäßchir 142:581–582. https://doi.org/10.1055/s-0043-109237

Lok CE, Huber TS, Lee T et al (2020) KDOQI clinical practice guideline for vascular access: 2019 update. Am J Kidney Dis 75:S1–S164. https://doi.org/10.1053/j.ajkd.2019.12.001

Mitchell D, Venermo M, Mani K et al (2015) Quality improvement in vascular surgery: the role of comparative audit and vascunet. Eur J Vasc Endovasc Surg 49:1–3. https://doi.org/10.1016/j.ejvs.2014.08.026

Niyyar VD, Beathard GA, McLennan G, Sparks MA, Bryant K, Delgado C, Jefferson N et al (2024) Transforming dialysis access together: a multidisciplinary, cross-cutting, patient-centered initiative. Clin J Am Soc Nephrol 19:1338–1340

Rowland K, Edberg D, Anderson L, Wright K (2023) Features of effective clinical competency committees. J Grad Med Educ 15:463–468. https://doi.org/10.4300/JGME-D-22-00756.1

Royal College of Physicians and Surgeons of Canada (2024) Homepage of the Royal College of Physicians and Surgeons of Canada

Schmidli J, Widmer MK (2016) Optimum versus Maximum. Gefässchirurgie 21:278–284. https://doi.org/10.1007/s00772-016-0154-6

Schmidli J, Widmer MK, Basile C et al (2018) Editor's choice – vascular access: 2018 clinical practice guidelines of the European Society for Vascular Surgery (ESVS). Eur J Vasc Endovasc Surg 55:757–818. https://doi.org/10.1016/j.ejvs.2018.02.001

Sousa CN, Teles P, Sousa R et al (2023) Hemodialysis vascular access coordinator: three-level model for access management. Semin Dial. https://doi.org/10.1111/sdi.13153

Swissvasc Registry (2024) https://swissvasc.ch/swissvasc

Vascular International School (2024) Vascular International School. https://vascular-international.org

Widmer MK, Davidson I, Widmer LW, Schmidli JWT (2015) Simulation in vascular access surgery. Contrib Nephrol 184:87–96

Widmer MK, Kohler C, Stillhard P, Widmer L (2019) Kompetenz in der Shuntchirurgie. Gefässchirurgie 24:378–387. https://doi.org/10.1007/s00772-019-0547-4

Wojcik BM, Lee JM, Peponis T et al (2018) Do not blame the resident: the impact of surgeon and surgical trainee experience on the occurrence of Intraoperative adverse events (iAes) in abdominal surgery. J Surg Educ 75:e156–e167. https://doi.org/10.1016/j.jsurg.2018.07.020

Wood L, Hassell A, Whitehouse A et al (2006) A literature review of multi-source feedback systems within and without health services, leading to 10 tips for their successful design. Med Teach. https://doi.org/10.1080/01421590600834286

Dialysezugänge: Blick in die Zukunft

Andrej Isaak, Andrei Zdoroveac und Matthias K. Widmer

Inhaltsverzeichnis

Wichtige Publikationen der Autoren Andrej Isaak, Andrei Zdoroveac und Matthias K. Widmer

1. Isaak A, Wolff T, Zdoroveac A, Taher F, Gürke L, Richarz S, Akifi S (2022) Ultrasound-Guided Percutaneous Arteriovenous Fistula Creation Simulation Training in a Lifelike Flow Model. Bioengineering (Basel) 6;9(11):659
2. Isaak A, Mallios A, Gürke L, Wolff T (2020) Teleproctoring in Vascular Surgery to Defy COVID-19 Travel Restrictions. Eur J Vasc Endovasc Surg 60(4):623–624. https://doi.org/10.1016/j.ejvs.2020.06.020
3. Zeindler J, Richarz S, Franchin M, Soysal SD, Gürke L, Isaak A (2019) Endoscopic Superficialisation of Haemodialysis Arteriovenous Fistulas in Obese Patients – Safety, Feasibility, and Outcomes. Eur J Vasc Endovasc Surg 58(5):756–760

M.K. Widmer, A. Zdoroveac, A. Isaak (Hrsg.), *Dialysezugänge in Theorie und Praxis*,
https://doi.org/10.1007/978-3-662-72908-3_20

20.1 Einleitung

Die Vielfalt des Themengebietes der Dialysezugänge und der Nierenersatzverfahren (*renal replacement therapy, RRT*) bietet auch im Hinblick auf Perspektiven spannende, teilweise schon eingetretene Entwicklungen. Die Schnittstelle zwischen Gesundheitswesen und Technologie wird auch in Zukunft ein Katalysator für wegweisende Innovationen sein. Die *RRT*-Therapieoptionen erleben hierdurch ständige Innovationsschübe und werden unaufhörlich transformiert. Die aktuellen Entwicklungen sind geprägt durch rasante Fortschritte in den Bereichen biotechnologischer Transplantate, ausgeklügelter tragbarer Überwachungsgeräte sowie neuen Trends und Techniken (◘ Abb. 20.1). Diese Entwicklungen, gepaart mit künstlicher Intelligenz, versprechen einen positiven Einfluss auf die Patientenversorgung mit Erhöhung der Patientensicherheit sowie der Lebensqualität, besserer Behandlungsüberwachung und -effizienz sowie Reduktion von Komplikationen (Davenport und Kalakota 2019).

Neben den positiven Aspekten des Fortschrittes im Allgemeinen sind wir gefordert, kritisch das Wohl unserer Patient*innen bei der Einführung der neuen Verfahren einzubeziehen und einen kurzlebigen Trend von einer lange währenden Behandlungsverbesserung unterscheiden zu können. Hier sind robuste und wissenschaftlich korrekt durchgeführte Studien, welche bewährte und gut belegte Konzepte mit modernen Methoden vergleichen, unabdinglich.

> Der Weg von der Implementierung bis zum regelmäßigen Einsatz neuer Verfahren führt neben täglichen Herausforderungen im Behandlungsalltag auch zu enormen Auswirkungen auf die Aus- und Weiterbildung.

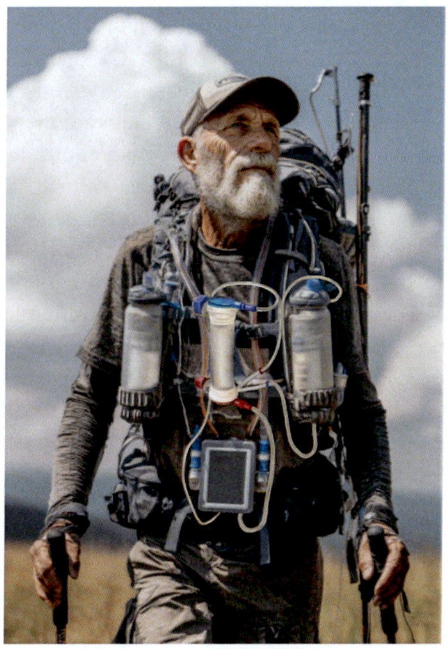

◘ **Abb. 20.1** Dialysegerät der Zukunft. (Bild generiert mit Midjourney, modifiziert durch Andrei Zdoroveac)

Hier bedarf es eines umsichtigen Einsatzes moderner Kommunikationsmethoden und Simulationsverfahren, um den Bedürfnissen der jungen Berufskolleg*innen entgegenzukommen und der Vermittlung von theoretischem und praktischem Wissen ein möglichst großes Gewicht zu geben.

20.2 Fortschritte in der Dialysetechnologie

20.2.1 Verbesserte Dialysemaschinen

Moderne Dialysemaschinen sind hochentwickelte Geräte, die eine präzise Kontrolle über den Blutfluss, die Ultrafiltration und die Dialysatzusammensetzung bieten. Fortschritte in der Sensortechnologie und im maschinellen Lernen haben die Sicherheit und Effizienz der Dialyse erheblich verbessert. Insbesondere wurden Biofeedbacksysteme mit automatisierter Regulierung des Blutvolumens, der Körpertemperatur und des arteriellen Drucks entwickelt, um klinische Probleme während der Hämodialyse zu lösen. So kann z. B. im Rahmen der Ultrafiltration im geschlossenen Kreislauf (*closed-loop ultrafiltration*) die Behandlung in Echtzeit überwacht und Anpassungen können vorgenommen werden, um die optimale Reinigung des Blutes zu gewährleisten (Dong et al. 2024). Die personalisierte Dialysetherapie führt zu einer besseren Kontrolle des Flüssigkeitshaushalts und einer Reduktion von Behandlungskomplikationen.

Die *Online*-Hämodiafiltration (*OL*-HDF) kombiniert die diffusive Hämodialyse (HD) und konvektive Hämofiltration (HF) in einem einzigen Verfahren, um ein breiteres Spektrum an urämischen Toxinen zu entfernen. Dabei wird die Flüssigkeit, die dem Blut nach der Filtration wieder zugeführt wird, während der Dialyse direkt vor Ort (online) hergestellt. Hierdurch wird sichergestellt, dass ein ultrapures und steriles Dialysat verwendet wird, welches eine flexible Anpassung der konvektiven Dosis an die individuellen Bedürfnisse der Patienten erlaubt (Canaud et al. 2022). Die Technik kann die Entzündungsaktivität reduzieren und die hämodynamische Stabilität bei den Patient*innen verbessern.

Dem Einsatz von Biofeedbacksystemen während der Dialyse wird ein enormes Potenzial zur Verbesserung der hämodynamischen Stabilität attestiert (Mambelli et al. 2024). Hierbei werden Änderungen des Hämatokriten und des Flüssigkeitsentzugs mit den Ultrafiltrationsraten verknüpft, um innerhalb der vorgeschriebenen sicheren Grenzen zu arbeiten. In einigen Geräten kann das Bluttemperaturmodul (BTM) den Wärmeenergietransfer zwischen Dialysegerät und Patient*innen messen und ermöglicht so die Steuerung des Wärmehaushalts und der Kühlung während der Dialyse, um die Gefäßverengung aufrechtzuerhalten und den Blutdruck zu stabilisieren. Andere Geräte bieten die Optionen des Elektrolytausgleichs, die Online-Clearance-Messung und die Berechnung der Plasmaleitfähigkeit oder des Plasmanatriums an. Die Elektrolytbilanzierung ermöglicht eine bessere Schätzung der während der Hämodialyse übertragenen Elektrolyte (Gotch et al. 1990). Letztendlich bieten diese Biofeedbacksysteme eine personalisierte Hämodialysebehandlung, indem sie individualisierte Patientendaten in Verbindung mit den relevanten Verordnungsvariablen und geeigneten Kontrollsystemen nutzen (Randhay et al. 2025).

20.2.2 Neuartige Membrantechnologien

Neue Generationen von Dialysemembranen, wie hochpermeable und biokompatible Membranen, haben die Effektivität der Hämodialyse erhöht. Diese Membranen ermöglichen eine effizientere Entfernung von Toxinen und eine bessere Verträglichkeit, was insbesondere bei Langzeitdialysepatient*innen von Bedeutung ist. Schon 2012 stellten Tijink et al. ein neuartiges Membrankonzept vor, das Diffusion und Adsorption von urämischen Retentionssoluten in einem Schritt kombiniert: die sog. Mixed-Matrix-Membran (MMM). Dabei werden adsorbierende Partikel, wie sie bei der Sorbenttechnologie (ein regeneratives Dialyseprinzip, um Abfallstoffe und Toxine aus dem Dialysat zu entfernen) verwendet werden, in eine makroporöse Membranschicht eingebettet, während auf der blutkontaktierenden Seite eine zusätzliche partikelfreie Schicht angebracht wird. Diese dient der Verbesserung der Hämokompatibilität und verhindert die Freisetzung von Partikeln. Die zweischichtigen MMM zeichnen sich durch eine hohe Reinwasserpermeabilität und eine ausgeprägte Kreatininadsorption aus Kreatininmodelllösungen aus. Damit wird die Kombination von Diffusion und Adsorption in einem einzigen Prozessschritt möglich, was den Weg für die Entwicklung effizienterer Blutreinigungsgeräte, welche die Vorteile beider Techniken verbinden, ebnete (Tijink et al. 2012).

Ein weiterer Aspekt, welcher die Renaissance der Sorbenttechnologie erklärt, ist neben der Fähigkeit, schwer zu entfernende Substanzen zu eliminieren, die Dialysatregeneration (Kooman 2025; Fabiani et al. 2025). Somit wird der Bedarf an Frischwasser- und Energieverbrauch reduziert und die Entwicklung portabler Dialysesysteme überhaupt möglich.

In klassischen MMM werden durch Nanotechnologie und Partikelkontrolle Sorbenzien (z. B. Aktivkohlemikropartikel, Zeolithe etc.) homogen in die Membranschichten eingebettet. Das Entfernen der Toxine im Blut durch Adsorption minimiert das Risiko von Entzündungen und anderen unerwünschten Reaktionen während der Dialyse.

> Die MMM mit einer Außenschicht aus Aktivkohle und einer Innenschicht aus Polyethersulfon/Polyvinylpyrrolidon (PES/PVP) stellt eine vielversprechende Weiterentwicklung der *High-Flux*-Membranen dar (Chen et al. 2022; Geremia et al. 2020).

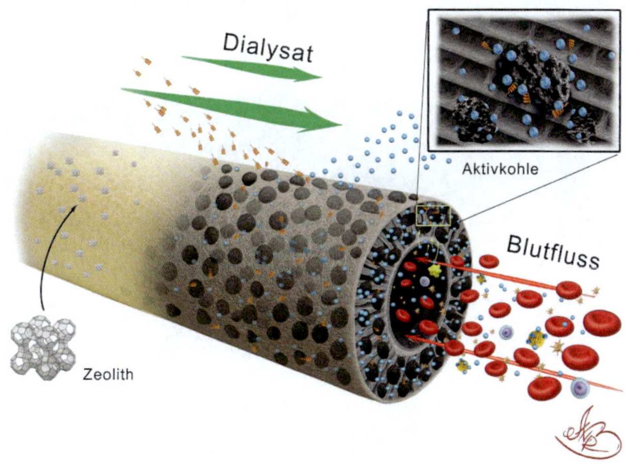

Abb. 20.2 Schematische Darstellung des Aufbaus einer Mixed-Matrix-Membran (*rechte Hälfte*) unter Einbau von Aktivkohle-Partikeln und *links* mit der Verwendung von neuartigen Sorbenzien wie z. B. Zeolith. Aktivkohle ermöglicht die Adsorption von Toxinen (*blaue Punkte*) aus dem Blut und von möglichen Endotoxinen (*gelbe Spiralen*) aus dem Dialysat in Anlehnung an Geremia et al. (2020). (Elemente der Abb. 20.2 wurden durch Verwendung von KI generiert)

In computergestützten Analysen zeigte sich zudem, dass die Harnstoffadsorption und die Harnstoff-/Wasserselektivität mit steigendem Fluorgehalt in kovalenten organischen Netzwerken stark zunahmen (Fabiani et al. 2023; ◘ Abb. 20.2).

MMM ermöglichen eine effektive Filtration durch Diffusion, Konvektion und Adsorption und erlauben dadurch eine Dialyse mit reduzierten Dialysatmengen. Neben dem Potenzial, Harnstoff aus dem Dialysat zu entfernen, schützen sie Patient*innen durch Adsorption bakterieller Pyrogene. Darüber hinaus weisen sie eine geringe Proteinadsorption, einen minimalen Albuminverlust und eine ausgezeichnete Hämokompatibilität auf.

20.2.3 Portable Dialysesysteme und implantierbare künstliche Nieren

Eine der bahnbrechendsten Entwicklungen sind tragbare Dialysesysteme, die es Patienten ermöglichen, die Dialyse unabhängig von klinischen Einrichtungen durchzuführen. Diese Systeme bieten eine größere Freiheit und Flexibilität für Patienten und haben das Potenzial, die Lebensqualität erheblich zu verbessern. Sie sind Vorstufen von implantierbaren künstlichen Nieren mit nanoporösen Schlitzmembranen aus Silikon sowie fortschrittlichen Gehäuse- und Verbindungsmaterialien, welche nach chirurgischer Implantation eine dauerhafte und transformative Lösung versprechen. Trotz bedeutender technologischer Fortschritte bestehen weiterhin noch nicht überwundene und entscheidende Herausforderungen zur Optimierung der Biokompatibilität, Größe, Gewicht und Stromverbrauch der

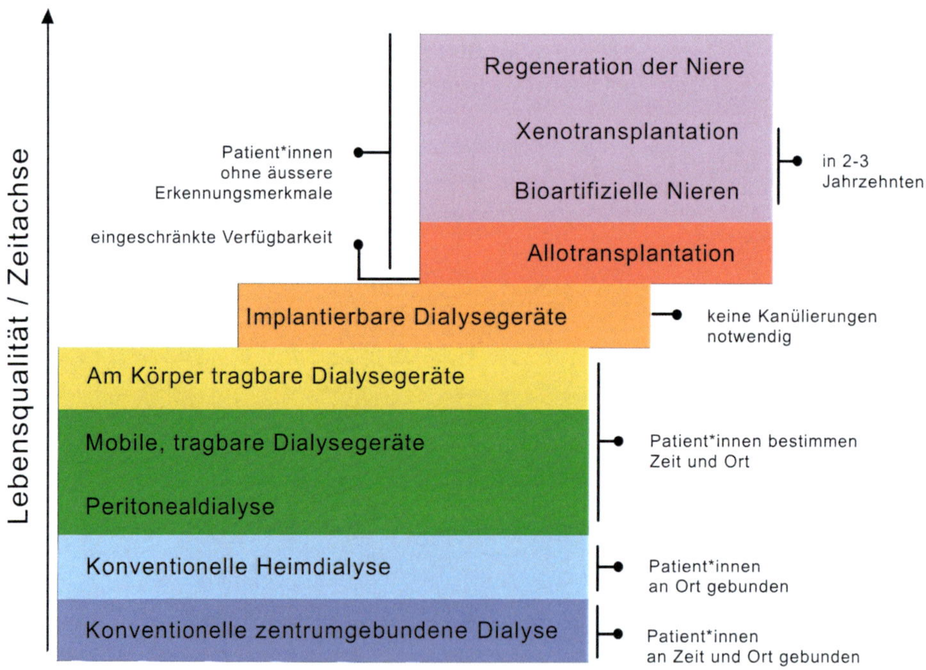

◘ **Abb. 20.3** Entwicklungen von künstlichen Nieren bis heute und in Zukunft in Anlehnung an Blüchel und Kitsche (2025)

Geräte. Abb. 20.3 gibt eine Übersicht über mögliche Entwicklungen von künstlichen Nieren.

Bei tragbaren Dialysesystemen ist eine einfache und sichere Konnektion zu den Gefäßen ein Knackpunkt. Der 2018 klinisch erstmals erprobte *bone anchort port* (*BAP*) war einfach zu bedienen, hat im Alltag funktioniert und wurde von den Patient*innen geschätzt. Die Implantation eines herkömmlichen Katheters verbunden mit einem auf dem Os temporale fixierten Port war technisch anspruchsvoll. Regulatorische Auflagen haben den Hersteller während der Pilotphase gezwungen, das Projekt abzubrechen (Stieger et al. 2016; Widmer et al. 2018). Es bleibt deshalb weiterhin eine Aufgabe und Herausforderung, einfach und sicher zu konnektierende Gefäßzugänge zu entwickeln.

20.3 Medizintechnische Innovationen der Dialysezugänge

20.3.1 Neuartige arteriovenöse Grafts (AVG)

Der Einsatz von prothetischen Lösungen bei der Schaffung von Dialysezugängen hängt stark davon ab, ob die vorhandenen Ressourcen (Zeit, klinische und sonografische Diagnostik, chirurgische und endovaskuläre Skills) es erlauben, möglichst viele native Optionen in Betracht zu ziehen und diese auch umsetzen zu können. Ein geringer Anteil der Patient*innen benötigt durch nicht vorliegende respektive ausgeschöpfte native Optionen eine Alternative in Form eines AVG. Mit Verwendung von früh kanülierbaren AVG (*early cannulation AVG* (*ecAVG*)) als Bridgingmodalität kann der Einsatz von tunnelierten Hämodialysekathetern reduziert werden (Xiao et al. 2024). Die Offenheitsraten dieser *ecAVG* im Hinblick auf den Langzeiteinsatz von > 2 Jahren verbunden mit multiplen Reinterventionen und dem Infektrisiko stimulierten in den letzten Jahren die Entwicklung von Alternativen wie dem aXess™-Graft (Xeltis B. V., Eindhoven, Niederlande). Dieser AVG besteht aus einem supramolekularen, auf einer mit dem Nobelpreis ausgezeichneten Technologie beruhenden polymeren Biomaterial, das eine hochporöse Struktur bildet, in die ein ultradünnes, elektropoliertes Nitinolmikroskelett eingebettet ist. Patienteneigene Zellen können das poröse Biomaterial besiedeln und zu einer endogenen Geweberestauration führen (Mes et al. 2022). Eine erste Studie an 20 Patient*innen zeigte im Nachkontrollintervall von 6 Monaten primäre und sekundäre Offenheitsraten von 80 % bzw. 100 % (Tozzi et al. 2025). Es wurde ein ambitioniertes Ziel einer Analyse mit Untersuchung der langfristigen Sicherheit und Wirksamkeit während eines 5-Jahres-Nachbeobachtungszeitraumes formuliert. Mit einer kleineren Patientenkohorte von 5 Individuen konnte zuvor eine erste Machbarkeitsstudie mit dem TRUE AVC™ (*AVC*: *acellular vascular conduit*; Vascudyne, St. Paul, MN, USA) ähnliche Offenheitsraten während 6 Monaten zeigen (Ebner et al. 2024). Zudem konnten eine mechanische Haltbarkeit und das Fehlen einer Immunreaktion dokumentiert werden, was dieses bioregenerative Material interessant für den klinischen Einsatz macht. Es bleibt abzuwarten, ob diese neuartigen AVG den aktuell zur Verfügung stehenden Grafts im Hinblick auf Infektionen, Funktionalität und Langlebigkeit überlegen sein werden.

20.3.2 Weiterentwicklung endovaskulärer Materialien

Die Einführung perkutaner und rein endovaskulärer arteriovenöser Fisteln (pAVF) im Jahre 2017 war eine große Innovation, um anatomisch geeigneten Patient*innen eine zusätzliche minimalinvasive Option anbieten zu können. Die CE-zertifizierten und von der *Food and Drug Administration (FDA)* zugelassenen Produkte, WavelinQ™ (Becton, Dickinson and Company, Franklin Lakes, NJ, USA) und Ellipsys®-System (Medtronic, Dublin, IRL)[1], nutzen unterschiedliche katheterbasierte Systeme, um eine Vene mit einer Arterie zu verbinden (siehe ▶ Kap. 8).

Die aktuellen pAVF-Verfahren nutzen den Umstand, dass die Perforansvene in der Ellenbeuge nach einer pAVF das Blut von der Tiefe ins oberflächliche Venensystem leitet und damit eine „Reifung" der Shuntvenen am Oberarm ermöglicht.

Die anatomischen Limitationen und die Tatsache, dass nach einer pAVF häufig ergänzende, sekundäre Eingriffe zur Reifung der Shuntvene notwendig werden, sind als kritisch zu betrachten. Auch die Patientenselektion, um mit pAVF funktionell mit AVF vergleichbare Resultate zu erreichen, ist von großer Wichtigkeit (Hull et al. 2022). Die klinischen Aspekte und die hohen Kosten bei der Entwicklung und Vermarktung von innovativen medizinischen Implantaten für eine kleine Gruppe von Patient*innen führen dazu, dass das Ellipsys®-System ab 2026 nicht mehr im Sortiment des derzeitigen Herstellers geführt werden wird. Die bisher gewonnen Erkenntnisse haben aber zu einem besseren Verständnis für die Hämodynamik nach pAVF-Anlage geführt. Es wurde klar: Je weiter distal die Verbindung zwischen der Arterie und Vene in Bezug auf die Perforansvene erfolgen kann, desto wahrscheinlicher erfolgt der Abfluss über das tiefe Venensystem, was sekundäre Eingriffe zur Optimierung des oberflächlichen Blutflusses erfordert. Um diese Herausforderung zu bewältigen, werden derzeit mehrere Medizinalprodukte entwickelt, von denen zwei – ePATH™ (Pathfinder Medical, London, UK) und Velocity™ (Venova Medical, Los Gatos, CA, USA) – aktuell Machbarkeits-, Tier- resp. Kadaverstudien durchlaufen. Das Velocity™ *device* ist ein gefensterter Stentgraft, welcher ultraschallgeführt in die Perforansvene und die distale Radialarterie eingesetzt wird. Dies soll den Abfluss gezielt an die Oberfläche führen, zusätzlich eine Angioplastie obsolet machen und im optimalen Fall auch die Flussdynamik positiv beeinflussen. Der ePATH™ ist ein elektronisches Führungssystem, das ein ultraflaches Kathetersystem verwendet, um eine präzise Platzierung und Positionierung von Führungsdrähten und Kathetern unter Verwendung von Reentry- und endovaskulären Bypasstechniken möglich macht, um Stentgrafts zu platzieren. Obwohl mit diesem System neue anatomische Lokalisationen für die Schaffung von pAVF präsentiert werden, liegen zum Publikationszeitpunkt nur begrenzte Informgationen vor, insbesondere in Bezug auf den technischen Erfolg und die Offenheitsraten des diameterschwachen und spitz abgewinkelten Implantats.

1 Im Moment ist unklar, ob dieses System künftig weiter im Handel sein wird.

20.4 Patientenzentrierte Versorgung

20.4.1 Individuelle Behandlungspläne und Lebensqualität

Für alle Patient*innen mit einer *end-stage renal disease* (*ESRD*) ist eine individuelle Planung des Nierenersatzverfahrens von enormer Bedeutung und führt als sog. *ESKD Life-Plan* zur personalisierten Evaluation der Zugangsbedürfnisse (*PLAN*: *Patient's ESKD Life-Plan first then Access Needs*). Die Zugangsbedürfnisse umfassen einen Erstellungsplan, einen Gefäßerhaltungsplan sowie einen Notfallplan für etwaige Sekundäreingriffe oder Komplikationen (Lok et al. 2020, 2025; siehe ▶ Kap. 4).

Statt eines *One-fits-all*-Konzepts ist es das Ziel, möglichst maßgeschneiderte und personalisierte Strategien anzubieten, die darauf abzielen: „den richtigen Dialysezugang zu gewährleisten" – „für die richtige Patientin/den richtigen Patienten"– „zur richtigen Zeit" – „aus dem richtigen Grund" (Hedin 2025).

Damit das Zugangsmanagement auch wirksam umgesetzt werden kann, bedarf es eines koordinierten, multidisziplinären Vorgehens, bei dem die Patient*innen im Mittelpunkt stehen und der Gefäßzugang möglichst lange erhalten bleibt. Da die Patient*innen bei diesem Konzept im Zentrum stehen, werden *patient-related outcome measures* (*PROM*) und Tools zur Beurteilung der Lebensqualität (*VASQoL: vascular quality of life*) der Dialysepatient*innen immer wichtiger (Richarz et al. 2023).

20.4.2 Heimdialyse

Bereits vor 6 Jahrzehnten, als Merrill die Heim-HD und Tenckhoff die Heimperitonealdialyse (PD) vorstellten, waren es visionäre Konzepte (Merrill et al. 1964; Tenckhoff et al. 1965) mit der Idee, dass Patient*innen die Dialyse selbstständig zu Hause durchführen könnten. In der Zwischenzeit erfolgt die PD praktisch standardmäßig zu Hause und bietet den Patient*innen sehr viel Unabhängigkeit und Komfort. Auch die Heim-HD wird als patientenzentriertes Konzept angeboten und kann durchaus zu besseren klinischen Ergebnissen führen, da sie häufiger und flexibler durchgeführt werden kann. Die absolute Zahl der Patient*innen, die mit Heim-HD behandelt werden, ist jedoch nach wie vor gering.

Die derzeit zugelassenen und modernsten Hämodialysegeräte für den Heimgebrauch verfügen über Funktionen wie die Erzeugung von Dialysat auf Abruf und in bestimmten Mengen, eine Zugangsunterbrechung für den Fall, dass eine Punktionsnadel disloziert, sterilisierte *Drop-in*-Kartuschen mit vorgespannten Schläuchen, Heißwasserdesinfektion der Komponenten, eine Touchscreenbenutzeroberfläche mit integrierten visuellen und akustischen Aufforderungen sowie Fernüberwachungsfunktionen für die Behandlung (Shamy und Sloand 2025). Einige inhärente Einschränkungen des Heim-HD-Konzepts wie die infrastrukturellen Voraussetzungen zu Hause, die technische Komplexität, Probleme beim Gefäßzugang und die begrenzte Fernüberwachung der Patient*innen bleiben bestehen. Zudem stehen nur wenigen der Patient*innen ausreichend psychosoziale Ressourcen zur Umsetzung des Heimkonzepts zur Verfügung. Hierbei ist die Zunahme von Schulungsprogrammen, Remotesupport und Verbreitung der Telemedizin ein weiterer Schritt zur größeren Akzeptanz.

Mit der rasanten Entwicklung tragbarer Dialysegeräte und implantierbarer künstlicher Nieren könnte die Heim-HD ein technologisches Überspringen (*technological leapfrogging*) ähnlich den Desktop-PCs durch die Smartphonetechnologie in Afrika erfahren.

20.5 Gendermedizin

20.5.1 Geschlechtsspezifische Unterschiede

> Die Gendermedizin hat in den letzten Jahren auch hinsichtlich der Dialysezugänge zunehmend an Bedeutung gewonnen. Das (Er-)Kennen und Berücksichtigen der geschlechtsspezifischen Unterschiede bei der Anlage von HD-Zugängen trägt dazu bei, die Behandlungsresultate zu optimieren.

Bei der Schaffung von Gefäßzugängen sind die Durchmesser der Blutgefäße und Qualität der Gefäßwände als die wichtigsten geschlechtsspezifischen Unterschiede anzuführen. Frauen haben tendenziell kleinere und dünnere Gefäße als Männer, was die Anlage eines AV-Shunts technisch schwieriger und das Risiko von Komplikationen höher macht. Studien haben gezeigt, dass Frauen nach der Shuntanlage häufiger Probleme mit der Gefäßreifung und der Shuntfunktionalität haben. Die Rate des frühen Shuntversagens bei Frauen ist höher als bei Männern, was teilweise auf die unterschiedlichen Gefäßdurchmesser zurückzuführen ist (Hoffstaetter et al. 2023; Kong et al. 2025).

Ein weiterer geschlechtsspezifischer Faktor sind die unterschiedliche Reaktion auf Verletzungen und die Heilungsprozesse. Frauen neigen dazu, stärkere inflammatorische Reaktionen zu zeigen. Als Folge kann die Reifung des HD-Zuganges beeinträchtigt sein oder eine erhöhte Neigung zur Bildung von Shuntstenosen bestehen. Diese Unterschiede können durch hormonelle Einflüsse, insbesondere durch Östrogene, erklärt werden, die bei Frauen eine wesentliche Rolle in der Wundheilung und Entzündungsreaktion spielen. In weiblichen AVF gibt es eine verringerte Genexpression von BMP7 und IL17Rb bei erhöhtem *TGF-β*1 und *TGF-β*-r1 und die zellulären und vaskulären Unterschiede führen zu venöser Fibrose mit negativem vaskulärem *remodelling* (Cai et al. 2020). Darüber hinaus haben Frauen oft ein höheres Risiko für die Entwicklung von vaskulären Komplikationen wie Arteriosklerose, was die langfristige Funktion eines Shunts beeinträchtigen kann (Almasri et al. 2016).

Insgesamt deuten diese Ergebnisse darauf hin, dass sowohl anatomische als auch physiologische Faktoren, einschließlich kleinerer Gefäßdurchmesser, geringerer arterieller Geschwindigkeiten und hormoneller Einflüsse, zu den bei weiblichen Patienten beobachteten schlechteren Ergebnissen der AVF beitragen.

20.5.2 Gendermedizinische Ansätze

Eine geschlechtsspezifische präoperative Beurteilung der Gefäßanatomie ist unerlässlich. Der vaskuläre Ultraschall gehört als bildgebendes Verfahren zum Standard vor einem geplanten Eingriff, um die Qualität und Größe der Gefäße so exakt wie möglich zu beurteilen und die geeignete Shunttechnik auszuwählen. Die Wahl des Shunttyps braucht eine individualisierte Entscheidung. Bei Frauen kann dies bedeuten, dass proximalere Lokalisationen für die Shuntanlage in Betracht gezogen werden müssen, um das Risiko einer fehlenden Reifung, von Frühverschlüssen und Komplikationen zu minimieren. Studien haben gezeigt, dass die Verwendung von biologischen oder synthetischen Prothesen bei Frauen zu besseren Ergebnissen führen kann, insbesondere wenn das native Gefäßmaterial keine gute Qualität aufweist.

Aufgrund der kleineren Gefäßgröße bei Frauen kann es notwendig sein, feinere chirurgische Instrumente zu verwenden, und die Shuntanlage muss besonders präzise durchgeführt werden. Nach der Shuntanlage ist eine engmaschige Überwachung erforderlich, um Komplikationen frühzeitig zu erkennen und zu behandeln. Bei Frauen muss ein besonderes Augenmerk auf die Shuntreifung und die Erkennung von Stenosen gelegt werden. Regelmäßige sonografische Kontrollen und gegebenenfalls Interventionen wie eine PTA können notwendig sein, um die Funktionalität des Shunts zu sichern (Drew et al. 2015).

Da Frauen tendenziell stärkere inflammatorische Reaktionen aufweisen, könnte der Einsatz von entzündungshemmenden Medikamenten oder Antikoagulanzien eine wichtige Rolle spielen, um das Risiko von Shuntthrombosen und Stenosen zu reduzieren. Eine personalisierte medikamentöse Strategie könnte dazu beitragen, die Langzeitfunktion des Shunts durch Optimierung der postoperativen medikamentösen Therapie zu verbessern.

20.5.3 Forschung und Zukunftsperspektiven

Die Gendermedizin im Zusammenhang mit Dialysezugängen ist ein relativ neues Forschungsfeld, das erhebliches Potenzial zur Verbesserung der Patientenergebnisse in sich birgt. Um die genauen Mechanismen und Implikationen, die den geschlechtsspezifischen Unterschieden zugrunde liegen, verstehen zu können, bedarf es noch intensiver Forschung. Darüber hinaus müssen klinische Leitlinien und Behandlungsprotokolle entwickelt werden, die diese Unterschiede berücksichtigen und damit geschlechtsspezifische Empfehlungen für die Praxis liefern.

Ein Bereich, der besondere Aufmerksamkeit verdient, ist die Rolle der Hormone in der Wundheilung und Gefäßreparatur. Die weitere Forschung bezüglich der Wirkung von Östrogenen und anderen Hormonen könnte neue therapeutische Ansätze zur Verbesserung der Shuntergebnisse bei Frauen eröffnen. Beispielsweise könnte eine Hormontherapie bei postmenopausalen Frauen in Betracht gezogen werden, um die Gefäßgesundheit zu unterstützen und das Risiko von Shuntkomplikationen zu reduzieren.

> Eine geschlechtsspezifische Wahl und Anlage eines Gefäßzuganges ist wichtig, um die besten Behandlungsergebnisse für Patient*innen zu erzielen. Männer und Frauen unterscheiden sich in Bezug auf die Gefäßanatomie, die Reaktion auf chirurgische Eingriffe und Heilungsprozesse, was sich auf die Erfolgsaussichten und die langfristige Funktion eines AV-Shunts auswirkt.

Durch die Integration der Gendermedizin in die präoperative Planung, in die chirurgische Technik, die postoperative Überwachung und die medikamentöse Unterstützung können diese Unterschiede angesprochen und optimierte Behandlungsstrategien entwickelt werden. Zukünftige Forschung und Schulung im Bereich der Gendermedizin könnte dazu beitragen, die Patientenversorgung weiter zu verbessern und geschlechtsspezifische Gesundheitsdisparitäten zu verringern.

20.6 Distanzbasierte Verfahren

20.6.1 Telemedizin im klinischen Alltag

Die Telemedizin hat sich zu einem wichtigen Pfeiler im Bereich der Gesundheitsversorgung entwickelt, insbesondere um die Komplexität und die Herausforderungen im Zusammenhang mit chronischen Nierenerkrankungen (*CKD*) und der Dialyseversorgung zu meistern. Die COVID-19-Pandemie hat die Implementierung und Verbreitung der telemedizinischen Verfahren rund um die Dialyse beschleunigt. Es erfolgte ein rascher regulatorischer Abbau von Einschränkungen, Hard- und Softwarelösungen wurden optimiert oder entwickelt und insbesondere für telemedizinische Zwecke zugelassen. Auch der finanzielle Rahmen zur Abdeckung der Kosten und die Anerkennung der telemedizinischen Leistungen wurde länderspezifisch überarbeitet (Rosen et al. 2021).

Digital basierte Angebote im Gesundheitswesen verbessern in verschiedener Hinsicht die Betreuung von Patient*innen und unterstreichen die Bedeutung, diese in die klinische Praxis zu integrieren. Eine aktuelle Metaanalyse zu diesem Thema untersucht die Wirksamkeit digitaler Unterstützung bei der Applikation von Medikamenten und im Management der Dialyse. Gesundheitsmaßnahmen zur Optimierung der Therapietreue von Dialysepatient*innen zeigten, dass insbesondere große Verbesserungen bei der Medikamenten- und Dialysecompliance erzielt werden können (Zhang et al. 2025). Neben einer besseren und für die Patient*innen bequemeren Fernüberwachung durch telemedizinische Verfahren sind auch die Gesundheitskosten als geringer einzuschätzen. Ein wichtiger Aspekt ist die Akzeptanz telemedizinischer Verfahren und Remoteunterstützung durch die Patient*innen selbst. Milan et al. konnte bei PD-Patient*innen mit Remotemonitoring neben besseren klinischen Outcomes wie geringere Anzahl an nephrologisch assoziierten Hospitalisationen auch eine höhere Patientenzufriedenheit und Lebensqualität zeigen (Milan Manani et al. 2020). Bei der Telemedizin ist ein multidisziplinärer Ansatz Programm und erlaubt ein effektives Patientenmanagement bezüglich Planung und Betreuung.

20.6.2 Distanzbasiertes Lernen (E-Learning) und Lehren

In Ergänzung zum klassischen *bedside teaching* werden künftig vermehrt *blended learning* und Simulation die Weiterbildung zum/zur Shuntchirurg*in prägen (siehe ▶ Kap. 18). Dies erlaubt es, auch länderübergreifend Wissen und Fertigkeiten weiterzugeben. In Australien zum Beispiel gibt es ein innovatives E-Learning-Programm zur Knopflochkanülierung, das beim Pflegepersonal auf gute Resonanz gestoßen ist (Sinclair et al. 2011). Die Covidpandemie gab dem telemedizinischen Teaching von innovativen Operations- oder Interventionstechniken Schub und führte zu internationalen Kollaborationen (◘ Abb. 20.4; Isaak et al. 2020).

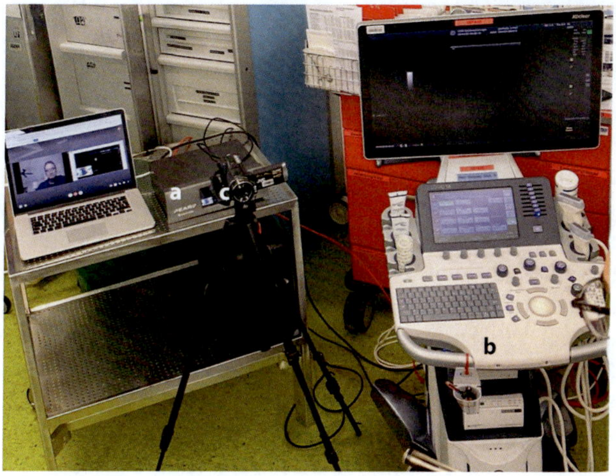

Abb. 20.4 Teleproctoring-Geräte-Setup mit **a** Pearl-2-Videoencoder (Epiphan, Ottawa, Canada), **b** angeschlossen an ein Ultraschallgerät (GE Logiq S8, Boston, MA, USA) und **c** eine Videokamera über *HDMI* für die perkutane ultraschallgeführte Anlage eines arteriovenösen Shunts

20.7 Zukunftstrends und Herausforderungen

20.7.1 Regenerative Medizin und künstliche Organe

Stammzelltherapien zur Behandlung von *ESRD*-Patient*innen noch vor Eintreten einer Dialysepflicht sind aufgrund vieler noch unbekannter Sicherheits- und Wirksamkeitsaspekte der verschiedenen Stammzellentypen (mesenchymale, pluripotente resp. aus dem Knochenmark und Urin gewonnene Zellen) sowie der Verabreichungsmethoden nicht zugelassen. Durch die kontinuierliche Forschung auf dem Gebiet konnten jedoch entscheidende Fortschritte bei der Entwicklung von potenziellem Nierenorganersatzgewebe, sog. Organoid gemacht werden (Vanslambrouck et al. 2023). Aktuell werden tierexperimentelle Studien zur Untersuchung der Immunreaktion nach Transplantation solcher Organoide durchgeführt (Mon-Wei Yu et al. 2025). Das *Harvard Stem Cell Institute* (*HSCI*; ▶ https://www.hsci.harvard.edu, letzter Zugriff 07.09.2025) entwickelt Techniken, um Nierenstrukturen aus Stammzellen zu generieren, die möglicherweise den Weg für einen biotechnologisch hergestellten Nierenersatz ebnen. Diese auf Stammzellen basierende Technologie könnte es eines Tages ermöglichen, Patient*innen neues Gewebe zuzuführen, um ihre Nierenfunktion zu verbessern.

Vielversprechende Fortschritte im Rahmen experimenteller Arbeiten bei Xenotransplantationen von Nieren genmodifizierter Schweine (Kawai et al. 2025; Medienmitteilung 2025) sowie die erfolgreiche Implantation allogener genmodifizierter β-Zellen, welche die Insulinproduktion eines nicht immunsupprimierten Typ-1-Diabetikers sicherstellen (Carlsson et al. 2025) zeigen, welches Potenzial auf diesem Gebiet vorhanden ist. Mit einem weiten Blick in die Zukunft könnten bei praktisch unlimitiertem Angebot von Transplantaten die Hämodialyse und Peritonealdialyse obsolet werden.

Die genmodifizierenden und somit auch immunmodulierenden Entwicklungen von Transplantaten sind so rasant, dass eine Einschätzung, in welchem Zeitrahmen heute scheinbar futuristische Szenarien zu unserem und zum Alltag unserer Patient*innen werden, kaum möglich ist.

20.7.2 Integration von künstlicher Intelligenz und Big Data

Die Integration von künstlicher Intelligenz (KI) und Big Data schreitet unaufhaltsam voran und wird zur prognostischen Einschätzung und im *Decision-making*-Prozess eingesetzt. KI-basierte Systeme können dazu beitragen, individuelle Behandlungspläne zu optimieren, indem sie riesige Mengen an Patientendaten analysieren. Bereits 2019 präsentierte Kordzadeh erste Ergebnisse eines künstlichen neuronalen Netzwerks, welches aus einer prospektiven Datenbank von 266 Personen über einen Zeitraum von 4 Jahren unter Verwendung von 10 Variablen trainiert, validiert und getestet wurde. Mit diesem KI-Modell konnte die funktionelle Reifung mit hoher Genauigkeit vorhergesagt und Muster erkannt werden, welche diese beeinflussten (Kordzadeh und Esfahlani 2019). KI wird künftig dank der Möglichkeit einer raschen Datenverarbeitung Erkenntnisse in Echtzeit liefern, um die Dialyse optimal zu steuern. Durch das maschinelle Lernen sowohl aus individuellen als auch aus kollektiven Patientenbehandlungsdaten könnten Systeme entstehen, die als Resultat eine Präzisionsdialyse mit einem selbstverbessernden Prozess erlauben würden (Nobakht et al. 2024). Die Verwendung großer Datenbanken zu Patient*innen mit chronischen Nierenerkrankungen und solchen unter Dialyse in Japan hat viel zum Verständnis der pathophysiologischen Abläufe bei *CKD* beigetragen. Das darauf aufgebaute, webbasierte und öffentlich zugängliche KI-System (▶ http://160.16.88.112:8000/, letzter Zugriff 07.09.2025) erlaubt es, Prognosen über die Krankheitsprogression zu machen und den möglichen Zeitpunkt eines Dialysebeginns abzuschätzen. Ebenfalls werden in Japan mithilfe eines KI-basierten Systems die Kliniker*innen beim Erstellen von Praxisleitlinien unterstützt (Kanda 2025).

20.7.3 Synopsis

Die oben aufgeführten Punkte zeigen, dass auch bei den Nierenersatzverfahren die medizinische Entwicklung unaufhörlich voranschreitet und neue Verfahren sowie technische Innovationen die Lebensqualität der Patient*innen verbessern (◘ Abb. 20.5). Es sprengt den Rahmen dieses Lehrbuches, alle sich in der Entwicklung befindlichen Innovationen im Detail zu würdigen und zu bewerten. Der Ausblick kann aber Ansporn sein, die künftigen Entwicklungen im Auge zu behalten.

20.7.4 Das Dilemma zwischen Innovation, Kosten, Verfügbarkeit und Nachhaltigkeit

Obwohl die technischen Entwicklungen vielversprechend sind, bleibt die Frage der Finanzierung und der globalen Verfügbarkeit neuer Technologien herausfordernd. Es ist leider heute noch immer so, dass in vielen Ländern Patient*innen aus ökonomischen Gründen gar keinen Zugang zu einer Dialyse haben oder, wenn doch, die medizinische Ausstattung und Ausrüstung bescheiden ist (◘ Abb. 20.6). Die knapp werdenden Ressourcen von Wasser und weiteren Rohstoffen, aber auch mögliche Engpässe in Lieferketten müssen dazu führen, dass auch in der Shuntchirurgie mehr über Nachhaltigkeit und Umweltverträglichkeit nachgedacht wird. Der Austausch von Wissen erfordert eine internationale Zusammenarbeit. Wir hoffen, dass dieses Buch einen Beitrag dazu leisten kann.

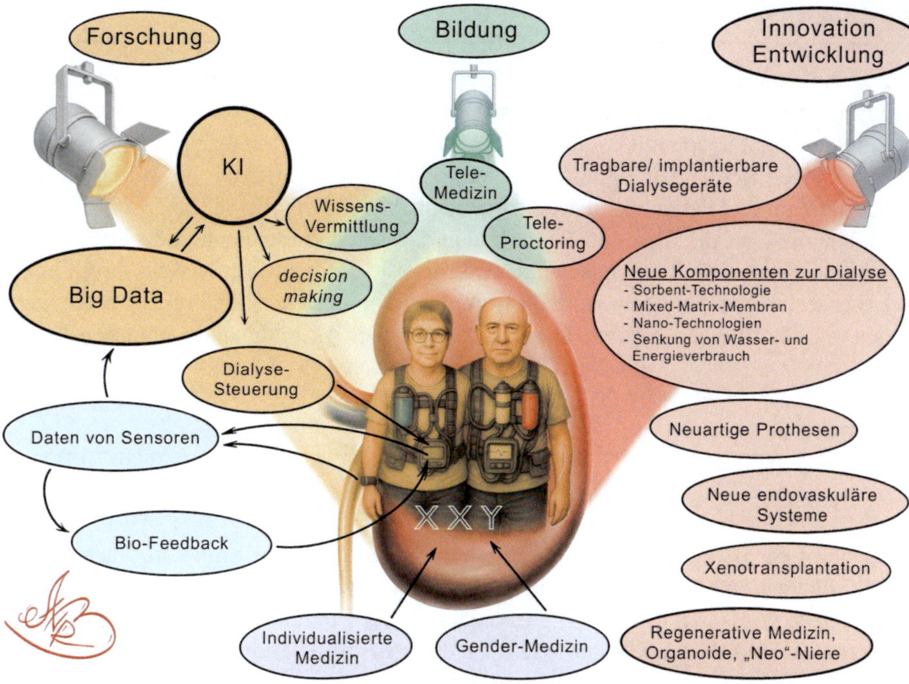

Abb. 20.5 Synopsis der Entwicklungen auf dem Gebiet von Nierenersatzverfahren

Abb. 20.6 Blick in einen Operationssaal für Shuntchirurgie in Indien im Jahre 2018

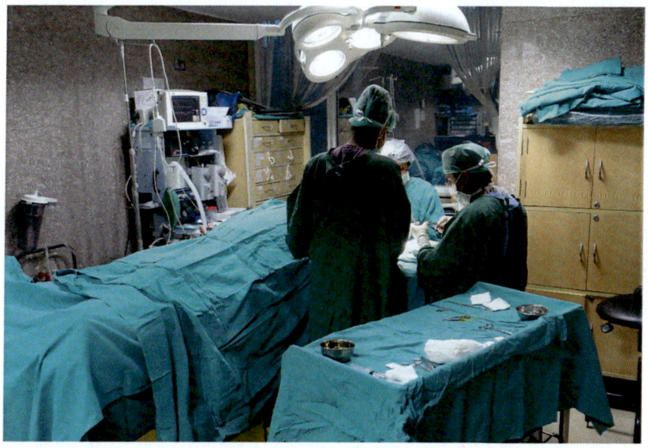

20.8 Fazit

- Die patientenzentrierte und personalisierte *RRT* wird auch in Zukunft eine treibende Kraft für technologische Innovationen auf dem Gebiet sein.
- Remoteunterstützung mit kontinuierlicher Feedback- und Monitoringfunktion der immer kleiner werdenden Hämodialysegeräte haben das Potenzial, die Mobilität, Lebensqualität und Patientenzufriedenheit nachhaltig zu beeinflussen.
- Im Hinblick auf die Aus- und Weiterbildung bestehen durch die digitalisierte Gesellschaft äußerst viele theoretische und praktische Ressourcen zur Wissensvermittlung. Lebensechte Simulationsmodelle in Kombination mit Virtual-Reality-Lösungen werden in Zukunft einen noch wichtigeren Anteil in der Ausbildung einnehmen.

Kommentar

Pietro E. Cippà

Die Nephrologie befindet sich in einer Phase tiefgreifender Transformation. Nach Jahren relativer Stagnation erleben wir derzeit eine bemerkenswerte Dynamik, die sowohl durch fundamentale wissenschaftliche Entdeckungen als auch durch therapeutische Innovationen getragen wird. Neue Erkenntnisse über die spezifische Pathophysiologie verschiedener Nierenerkrankungen sowie über allgemeine Mechanismen der Nierenschädigung und -regeneration eröffnen ein neues Verständnis der Krankheitsprozesse und legen die Grundlage für gezieltere, kausalere Therapien (Aggarwal et al. 2024).

Parallel dazu haben sich in der klinischen Praxis neue therapeutische Optionen etabliert, die das Potenzial haben, den Verlauf chronischer Nierenerkrankungen nachhaltig zu verändern. SGLT2-Hemmer und GLP1-Rezeptoragonisten sind nicht mehr nur Hoffnungsträger, sondern bereits Teil eines Paradigmenwechsels in der Nephrologie. Innovative immunmodulatorische Strategien ermöglichen eine bessere Kontrolle von Autoimmunerkrankungen. Nach Nierentransplantationen stehen neue Optionen für die Immunsuppression und – in einigen Zentren – zur Toleranzinduktion in selektionierten Patienten zur Verfügung (Fehr et al. 2022). Mit der erfolgreichen Durchführung der ersten Xenotransplantationen ist zudem ein weiterer Meilenstein erreicht worden – ein technologischer Durchbruch, der trotz offener Fragen das Potenzial hat, den Organmangel zu entschärfen und somit die Indikation für die Nierentransplantation deutlich zu erweitern (Kawai et al. 2025).

Diese Entwicklungen nähren die berechtigte Hoffnung, dass die Nephrologie der Zukunft eine andere sein wird: präziser, personalisierter, regenerativer. Doch bei aller Euphorie über neue Horizonte bleibt eines unverändert: Die Dialyseverfahren sind und bleiben ein zentrales Element der klinischen Nephrologie. In diesem Kontext ist der Gefäßzugang ein kritischer Erfolgsfaktor. Ohne zuverlässige, funktionierende Zugänge ist keine effektive Nierenersatztherapie möglich.

Die demografische Entwicklung mit einer alternden, multimorbiden Bevölkerung wird die Prävalenz chronischer Nierenerkrankungen weiter steigen lassen. Prognosen zufolge wird die *CKD* bald zu den 5 häufigsten Todesursachen weltweit zählen. Dies stellt hohe Anforderungen an die Qualität und Individualisierung der Dialyseversorgung – und damit auch an die Gefäßzugänge. Diese müssen sich weiterentwickeln, um den sich wandelnden Bedürfnissen gerecht zu werden: langlebig, komplikationsarm, patientenzentriert.

Gleichzeitig eröffnen technologische Fortschritte neue Möglichkeiten: Die Heimdialyse wird sicherer und praktikabler, tragbare Geräte könnten bald Realität werden. Doch all diese Innovationen drohen ins Leere zu laufen, wenn der Gefäßzugang zum Flaschenhals wird. Die ökologische Dimension der Dialyse – Stichwort Ressourcenverbrauch und Abfallproduktion – rückt ebenfalls zunehmend in den Fokus und verlangt nach nachhaltigen Lösungen.

Die Zukunft der Nephrologie ist vielversprechend, aber sie wird nur dann ihr volles Potenzial entfalten, wenn alle Elemente der Versorgung mitgedacht und mitentwickelt werden. Es darf nicht sein, dass der Zugang das Nadelöhr in einer nun hochinnovativen Disziplin bleibt.

Wichtige Publikationen des Kommentators Pietro E. Cippà

1. Aggarwal S, Wang Z, Rincon Fernandez Pacheco D, Rinaldi A, Rajewski A, Callemeyn J, Van Loon E, Lamarthée B, Covarrubias AE, Hou J, Yamashita M, Akiyama H, Karumanchi SA, Svendsen CN, Noble PW, Jordan SC, Breunig JJ, Naesens M, Cippà PE, Kumar S (2024) SOX9 switch links regeneration to fibrosis at the single-cell level in mammalian kidneys. Science Feb 23;383(6685):eadd6371. ► https://doi.org/10.1126/science.add6371.
2. Fehr T, Hübel K, de Rougemont O, Abela I, Gaspert A, Güngör T, Hauri M, Helmchen B, Linsenmeier C, Müller T, Nilsson J, Riesterer O, Scandling JD, Schanz U, Cippà PE (2022) Successful Induction of Specific Immunological Tolerance by Combined Kidney and Hematopoietic Stem Cell Transplantation in HLA-Identical Siblings. Front Immunol Jan 31;13:796456. ► https://doi.org/10.3389/fimmu.2022.796456.
3. Cippà PE, Liu J, Sun B, Kumar S, Naesens M, McMahon AP (2019) A late B lymphocyte action in dysfunctional tissue repair following kidney injury and transplantation. Nat Commun. Mar 11; 10(1):1157. ► https://doi.org/10.1038/s41467-019-09092-2.

Kommentar

Benno Kitsche

Das Kapitel liefert eine beeindruckende und umfassende Analyse der aktuellen und zukünftigen Entwicklungen im Bereich der Dialysezugänge und Nierenersatzverfahren. Es wird einmal mehr klar, dass der Dialysezugang die Achillesferse der Nierenersatztherapie ist und dass es hier erfreulicherweise einige innovative Entwicklungen gibt. Der „Blick in die Zukunft" zeigt eindrucksvoll, wie die Schnittstelle zwischen Gesundheitswesen und innovativer Technologie die Patientenversorgung revolutionieren kann.

Besonders hervorzuheben sind die Fortschritte in der Dialysetechnologie, insbesondere die hochentwickelten Dialysemaschinen mit Biofeedbacksystemen, die durch präzise Steuerung des Blutflusses und innovative Sensortechnologien eine personalisierte und sichere Behandlung ermöglichen. Die Integration von künstlicher Intelligenz in die Therapieplanung und Überwachung verspricht nicht nur eine Optimierung der Behandlung, sondern auch eine frühzeitige Komplikationserkennung und damit eine Verbesserung der Lebensqualität der Patient*innen.

Die Vorstellung neuer Membrantechnologien, wie der Mixed-Matrix-Membranen (MMM) mit ihrer Kombination von Diffusion und Adsorption, zeigt wegweisende Ansätze zur effizienteren Blutreinigung und zur Reduktion von Umweltbelastungen durch geringeren Wasser- und Energieverbrauch. Ebenso spannend sind die mobilen und implantierbaren Dialysesysteme, die den Patient*innen mehr Unabhängigkeit und Flexibilität versprechen und die Zukunft der Nierenersatztherapie maßgeblich prägen könnten. Diese Entwicklungen werden auch die assistierte Dialyse bei Selbsthilfe eingeschränkten Patient*innen zu Hause und in betreuter Wohnsituation deutlich vereinfachen.

Abschließende zentrale Herausforderungen wie die Finanzierung, die globale Verfügbarkeit der Technologien sowie nachhaltige und umweltverträgliche Verfahren müssen weiterhin in den Fokus rücken. Die internationale Zusammenarbeit und der Wissensaustausch sind entscheidend, damit innovative Verfahren breit zugänglich, schneller und sinnvoll implementiert werden können.

Die Zukunft der Dialyse wird von einer patientenzentrierten, technologisch gestützten und nachhaltig gedachten Versorgung geprägt sein, welche die Lebensqualität und Behandlungsresultate kontinuierlich verbessern kann. Die Balance zwischen Innovation, Kosten und ethischen Aspekten wird dabei entscheidend sein, um globale Gesundheitsdisparitäten zu verringern und eine hochwertige Dialyseversorgung für alle Patient*innen zu gewährleisten.

Wichtige Publikationen des Kommentators Benno Kitsche

1. Blüchel C, Kitsche B (2025) Disruptive Innovationen in der Nierenersatztherapie. Nephrologie aktuell 29:1–15. https://doi.org/10.1055/a-2534-4471
2. Kitsche B, Bach D (2022) Heimhämodialyse. Wien klin Mag 25:54–61. https://doi.org/10.1007/s00740-022-00436-1
3. Iseke K-B, Oleimeulen U, Lietz H, Kitsche B (2025) Assistierte Peritonealdialyse, Ein Weg zu mehr Lebensqualität und weniger Altersdiskriminierung. Nephrologie aktuell 29:238–242. https://doi.org/10.1055/a-2534-4543

Literatur

Aggarwal S et al (2024) SOX9 switch links regeneration to fibrosis at the single-cell level in mammalian kidneys. Science 383:eadd6371. https://doi.org/10.1126/science.add6371

Almasri J, Alsawas M, Mainou M, Mustafa RA, Wang Z, Woo K, Cull DL, Murad MH (2016) Outcomes of vascular access for hemodialysis: a systematic review and meta-analysis. J Vasc Surg 64(1):236–243. https://doi.org/10.1016/j.jvs.2016.01.053

Blüchel C, Kitsche B (2025) Disruptive Innovationen in der Nierenersatztherapie. Nephrol Aktuell 29:223–237

Cai C, Kilari S, Singh AK, Zhao C, Simeon ML, Misra A, Li Y, Misra S (2020) Differences in transforming growth factor-β1/BMP7 signaling and venous fibrosis contribute to female sex differences in Arteriovenous fistulas. J Am Heart Assoc 9(16):e17420. https://doi.org/10.1161/JAHA.120.017420

Canaud B, Davenport A, Golper TA (2022) On-line hemodiafiltration therapy for end-stage kidney disease patients: promises for the future? What's next? Semin Dial 35(5):459–460. https://doi.org/10.1111/sdi.13092

Carlsson PO, Hu X, Scholz H, Ingvast S, Lundgren T, Scholz T, Eriksson O, Liss P, Yu D, Deuse T, Korsgren O, Schrepfer S (2025) Survival of transplanted Allogeneic beta cells with no immunosuppression. N Engl J Med 393(9):887–894. https://doi.org/10.1056/NEJMoa2503822

Chen YA, Ou SM, Lin CC (2022) Influence of dialysis membranes on clinical outcomes: from history to innovation. Membranes 12(2):152. https://doi.org/10.3390/membranes12020152

Davenport T, Kalakota R (2019) The potential for artificial intelligence in healthcare. Future Healthc J 6(2):94–98. https://doi.org/10.7861/futurehosp.6-2-94

Dong Z, Fuentes LR, Rao S, Kotanko P (2024) Closed loop ultrafiltration feedback control in hemodialysis: a narrative review. Toxins 16(8):351. https://doi.org/10.3390/toxins16080351

Drew DA, Lok CE, Cohen JT, Wagner M, Tangri N, Weiner DE (2015) Vascular access choice in incident hemodialysis patients: a decision analysis. J Am Soc Nephrol 26(1):183–191. https://doi.org/10.1681/ASN.2013111236

Ebner A, Gallo S, Castellano J, Filartiga M, Haarstad A, Pries C, Gahlbeck K, McMahon M, Herrera C, Avila M, Schankereli K, Murphy R, Stenoien M, Syedain Z, Wasse H (2024) First-in-human evaluation of a bio-

logical regenerative vascular conduit for hemodialysis access. J Vasc Access 25(4):1271–1278. https://doi.org/10.1177/11297298221147709
Fabiani T, Ricci E, Boi C, Dimartino S, De Angelis MG (2023) *In silico* screening of nanoporous materials for urea removal in hemodialysis applications. Phys Chem Chem Phys 25(35):24069–24080. https://doi.org/10.1039/d3cp01510
Fabiani T, Zarghamidehaghani M, Boi C et al (2025) Sorbent-based dialysate regeneration for the wearable artificial kidney: Advancing material innovation via experimental and computational studies. Sep Purif Technol 360:130776. https://doi.org/10.1016/j.seppur.2024.130776
Fehr T et al (2022) Successful induction of specific immunological tolerance by combined kidney and hematopoietic stem cell transplantation in HLA-identical siblings. Front Immunol 13:796456. https://doi.org/10.3389/fimmu.2022.796456
Geremia I, Pavlenko D, Maksymow K, Rüth M, Lemke HD, Stamatialis D (2020) Ex vivo evaluation of the blood compatibility of mixed matrix haemodialysis membranes. Acta Biomater 111:118–128. https://doi.org/10.1016/j.actbio.2020.05.016
Gotch F, Evans M, Metzner K, Westphal D, Polaschegg H (1990) An on-line monitor of dialyzer Na and K flux in hemodialysis. ASAIO Trans 36(3):M359–M361
Hedin U (2025) Personalized decision-making for vascular access creation in hemodialysis. J Cardiovasc Surg 66(1):17–25. https://doi.org/10.23736/S0021-9509.24.13207-7
Hoffstaetter T, Silpe J, Delijani D, Landis GS, Etkin Y (2023) Sex disparities in Arteriovenous fistula maturation outcomes. Ann Vasc Surg 95:197–202. https://doi.org/10.1016/j.avsg.2023.05.032
Hull JE, Jennings WC, Cooper RI, Narayan R, Mawla N, Decker MD (2022) Long-term results from the pivotal multicenter trial of ultrasound-guided percutaneous arteriovenous fistula creation for hemodialysis access. J Vasc Interv Radiol 33(10):1143–1150. https://doi.org/10.1016/j.jvir.2022.05.016
Isaak A, Mallios A, Gürke L, Wolff T (2020) Teleproctoring in vascular surgery to defy COVID-19 travel restrictions. Eur J Vasc Endovasc Surg 60(4):623–624. https://doi.org/10.1016/j.ejvs.2020.06.020
Kanda E (2025) Development of artificial intelligence systems for chronic kidney disease. JMA J 8(1):48–56. https://doi.org/10.31662/jmaj.2024-0090
Kawai T et al (2025) Xenotransplantation of a porcine kidney for end-stage kidney disease. N Engl J Med 392:1933–1940. https://doi.org/10.1056/NEJMoa2412747
Kong NW, Kim JM, Krawisz AK, Heindel P, Tale A, Song Y, Weinstein JL, Hussain MA, Secemsky EA (2025) Outcomes following Arteriovenous fistula creation in medicare beneficiaries with end-stage kidney disease. Am J Cardiol 234:79–86. https://doi.org/10.1016/j.amjcard.2024.10.006
Kooman JP (2025) The revival of Sorbents in chronic dialysis treatment. Semin Dial 38(1):54–61. https://doi.org/10.1111/sdi.13203
Kordzadeh A, Esfahlani SS (2019) The role of artificial intelligence in the prediction of functional maturation of Arteriovenous fistula. Ann Vasc Dis 12(1):44–49. https://doi.org/10.3400/avd.oa.18-00129
Lok CE et al (2020) KDOQI clinical practice guideline for vascular access: 2019 update. Am J Kidney Dis 75(4 Suppl 2):S1–S164. https://doi.org/10.1053/j.ajkd.2019.12.001 (Erratum in: Am J Kidney Dis. 2021 Apr;77(4):551. https://doi.org/10.1053/j.ajkd.2021.02.002)
Lok CE, Yuo T, Lee T (2025) Hemodialysis vascular access: core curriculum 2025. Am J Kidney Dis 85(2):236–252. https://doi.org/10.1053/j.ajkd.2024.05.021
Mambelli E, Grandi F, Santoro A (2024) Comparison of blood volume biofeedback hemodialysis and conventional hemodialysis on cardiovascular stability and blood pressure control in hemodialysis patients: a systematic review and meta-analysis of randomized controlled trials. J Nephrol 37(4):897–909. https://doi.org/10.1007/s40620-023-01844-0
Manani MS, Baretta M, Giuliani A, Virzì GM, Martino F, Crepaldi C, Ronco C (2020) Remote monitoring in peritoneal dialysis: benefits on clinical outcomes and on quality of life. J Nephrol 33(6):1301–1308. https://doi.org/10.1007/s40620-020-00812-2
Medienmitteilung. https://egenesisbio.com/press-releases/egenesis-announces-ind-clearance-for-egen-2784-in-kidney-transplant-and-landmark-patient-updates-in-ongoing-expanded-access-study/. Zugegriffen: 8. Sept. 2025
Merill JP, Schupak E, Cameron E, Hampers CL (1964) Hemodialysis in the Home. JAMA 190:468–470. https://doi.org/10.1001/jama.1964.03070180066018
Mes T, Serrero A, Bauer HS et al (2022) Supramolecular polymer materials bring restorative heart valve therapy to patients. Mater Today 52:175–187
Mon-Wei Yu S, Choi JY, Kady J, De Cos M, Wong JS, King E, Younis N, Al Rahy N, Al Chaar S, Djebli H, Eskandari S, Samuel S, Merhej T, Sukumar N, Lin JR, Chen JY, Xu Y, Santagata S, Weins A, Yeung

M, Cravedi P, Campbell KN, Lemos D, Bonventre JV, Brehm M, Azzi J (2025) Transplantation of human kidney organoids elicited a robust allogeneic response in a humanized mouse model. Kidney Int. https://doi.org/10.1016/j.kint.2025.02.027

Nobakht E, Raru W, Dadgar S, El Shamy O (2024) Precision dialysis: leveraging big data and artificial intelligence. Kidney Med 6(9):100868. https://doi.org/10.1016/j.xkme.2024.100868

Randhay A, Eldehni MT, Selby NM (2025) Feedback control in hemodialysis. Semin Dial 38(1):62–70. https://doi.org/10.1111/sdi.13185

Richarz S, Greenwood S, Kingsmore DB, Thomson PC, Dunlop M, Bouamrane MM, Meiklem R, Stevenson K (2023) Validation of a vascular access specific quality of life measure (VASQoL). J Vasc Access. 24(4):702–714. https://doi.org/10.1177/11297298211046746

Rosen JM, Adams LV, Geiling J, Curtis KM, Mosher RE, Ball PA, Grigg EB, Hebert KA, Grodan JR, Jurmain JC, Loucks C, Macedonia CR, Kun L (2021) Telehealth's new horizon: providing smart hospital-level care in the home. Telemed J E Health 27(11):1215–1224

Shamy OE, Sloand JA (2025) Automation and innovation in home hemodialysis machines. Curr Opin Nephrol Hypertens 34(1):90–94. https://doi.org/10.1097/MNH.0000000000001033

Sinclair P, Schoch M, Black K, Woods M (2011) Proof of concept: developing a peer reviewed, evidence-based, interactive e-learning programme. J Ren Care 37(2):108–113. https://doi.org/10.1111/j.1755-6686.2011.00217.x

Stieger C, Arnold A, Kruse A, Wiedmer S, Widmer M, Guignard J, Schutz D, Guenat JM, Bachtler M, Caversaccio M, Uehlinger DE, Frey FJ, Hausler R (2016) Novel bone-anchored vascular access on the mastoid for hemodialysis: concept and preclinical trials. IEEE Trans Biomed Eng 63(5):984–990. https://doi.org/10.1109/TBME.2015.2480241

Tenckhoff H, Shilipetar G, Boen ST (1965) One year's experience with home peritoneal dialysis. Trans Am Soc Artif Intern Organs 11:11–17. https://doi.org/10.1097/00002480-196504000-00004

Tijink MS, Wester M, Sun J, Saris A, Bolhuis-Versteeg LA, Saiful S, Joles JA, Borneman Z, Wessling M, Stamatialis DF (2012) A novel approach for blood purification: mixed-matrix membranes combining diffusion and adsorption in one step. Acta Biomater 8(6):2279–2287. https://doi.org/10.1016/j.actbio.2012.03.008

Tozzi M, De Letter J, Krievins D, Jushinskis J, D'Haeninck A, Rucinskas K, Miglinas M, Baltrunas T, Nauwelaers S, De Vriese AS, Moll F, Vermassen F (2025) First-in-human feasibility study of the aXess graft (aXess-FIH): 6-Month results. J Vasc Access 26(2):502–509. https://doi.org/10.1177/11297298231220967

Vanslambrouck JM, Tan KS, Mah S, Little MH (2023) Generation of proximal tubule-enhanced kidney organoids from human pluripotent stem cells. Nat Protoc 18(11):3229–3252. https://doi.org/10.1038/s41596-023-00880-1

Widmer M, Arnold A, Uehlinger DE, Dietrich U, Caversaccio M (2018) Retroaurikulär fixierter Port für die Hämodialyse: erste klinische Erfahrung. Gefässchirurgie 23:420–428. https://doi.org/10.1007/s00772-018-0442-4

Xiao Z, Rotmans JI, Letachowicz K, Franchin M, D'Oria M (2024) Outcomes of early cannulation arteriovenous graft versus PTFE arteriovenous graft in hemodialysis patients: a meta-analysis and systematic review. J Vasc Access 25(6):1749–1756. https://doi.org/10.1177/11297298231205325

Zhang Z, Liang XT, He XW, Zhang X, Tang R, Fang RD, Li JZ (2025) Enhancing treatment adherence in dialysis patients through digital health interventions: a systematic review and meta-analysis of randomized controlled trials. Ren Fail 47(1):2482885. https://doi.org/10.1080/0886022X.2025.2482885

Serviceteil

M.K. Widmer, A. Zdoroveac, A. Isaak (Hrsg.), *Dialysezugänge in Theorie und Praxis*,
https://doi.org/10.1007/978-3-662-72908-3

Abkürzungen und Glossar

95%-KI 95%-Konfidenzintervall

ABI Knöchel-Arm-Index; *Engl. ABPI (ankle brachial pressure index)*

ACB aortokoronarer Bypass; *Engl. CABG (coronary artery bypass grafting)*

Access monitoring klinische Überwachung eines Dialysezugangs

ACE-Hemmer *angiotensin converting enzyme-inhibitor*

ACI *acute kidney injury;* Dt. akute Nierenschädigung mit einer Krankheitsdauer unter 7 Tagen

ACPP *access circuit primary patency rate;* Dt. Primäre Offenheitsrate über gesamte Länge des Gefässzuganges im Gegensatz zur *TLPP*, die sich nur auf die Zielläsion bezieht

ACR *albumin creatinine ratio*; Dt. Verhältnis Albumin zu Kreatinin

ADPKD autosomal-dominante polyzystische Nierenerkrankung

AFB acetatfreie Biofiltration: Dialyse ohne Zusatz eines Puffers unter Verwendung einer individuellen Konzentration von Bicarbonatlösung

AFC Arteria femoralis communis

AFS Arteria femoralis superficialis

AIN *acute interstitial nephritis;* Dt. akute interstitielle Nephritis

AKD *acute kidney disease;* Dt. akute Nierenerkrankung mit einer Krankheitsdauer von 8–90 Tagen

AKI *acute kidney injury;* Dt. akute Nierenschädigung mit einer Krankheitsdauer < 7 Tagen

Allen-Test Prüfung der Funktionalität des arteriellen Hohlhandbogen

Allograft ein Transplantat der gleichen Art (Spezies), aber genetisch nicht verwandt

Alport-Syndrom progressiv hereditäre Nephritis mit Fehlbildung von Kollagenfasern des Typs IV

Aneurysmorrhaphie operative Ausschaltung bzw. Verkleinerung eines Aneurysmas durch Vernähen der Gefäßwand

Angio-CT angiografische Computertomografie; synonym: CT-Angiografie

APD *automated peritoneal dialysis with cycler*

ASN *American Society of Nephrology*

Atm Atmosphäre; Druckangabe für Dilatationsballone

ATN *acute tubular necrosis;* Dt. akute Tubulusnekrose

Autolog vom gleichen Individuum stammend

AV-Shunt arteriovenöser Shunt

AV-Zugang arteriovenöser Zugang

AV arteriovenös

AVF arteriovenöse Fistel; synonym: native oder autologe Fistel; *Engl. arteriovenous fistula*

AVF failure Dt. AVF-Versagen

AVG arteriovenöser Graft; Dt. Prothese; *Engl. transplant, implant, conduit*

***B-Flow*-Sonografie** Visualisierung von Blutflussgeschwindigkeiten unabhängig von Doppler-Signalen

***B-Mode*-Ultraschall** *Engl. brigthness mode;* zweidimensionale Darstellung von Gewebestrukturen im Ultraschall (synonym: 2D-Ultraschall)

***Bail-out*-Verfahren** Notfallmaßnahme, um Patient*innen vor schwerwiegenden Schäden zu schützen

BAP *bone anchor port;* Dt. auf dem Os temporale verankerter Port, dessen Katheteranteil transossär zum Hals gezogen und in die V. jugularis interna geleitet wurde; mit einem einfach aufzusetzenden Konnektor-System war eine Dialyse möglich

Barbeau-Test Prüfung der Fingerperfusion mittels Pulsoxymetrie und Plethysmografie

Bare metal stent „blankes“, scherengitterartiges Geflecht ohne Beschichtung, meist aus Nitinol, zur Behandlung von Gefäßstenosen

Bare metal strut Dt. „blanke“, metallische Stütze ohne Beschichtung am Ende von Endografts

BBAVF brachiobasiläre AVF

BBVAVF Brachiobrachialvenen-AVF

BCA *bovine carotid artery;* Dt. A. carotis vom Rind

BCAVF brachiozephale AVF

Bedside teaching Dt. Unterricht am Patientenbett

BGA Blutgasanalyse

Biotube Dt. aus Zellen hergestellter Gefäßschlauch

BK Blutkultur

***Black-blood*-Sequenz** Spezielle Magnetresonanztomographie zur Darstellung von fliessendem Blut (schwarz) in Gefäßen, was diese im Gewebe besser sichtbar macht.

Blended learning Dt. Lehrmethode mit einer Kombination von Präsenzunterricht und Onlineangeboten

Blocklösung *Engl. lock solution*; Lösung, welche eine Thrombose und/oder Infektion im Katheterlumen verhindern soll

BMV *bovine mesenteric vein;* Dt. Mesenterialvene vom Rind

Bovin vom Rind stammend

BTM Bluttemperaturmodul

Bubble catcher Dt. Luftfabscheider, synonym: Luftfänger; in Dialysemaschinen eingebaut zur Entfernung von eventuellen Luftbläschen aus dem Dialyseblut

Bubbletechnik rasche Instillation von NaCl 0,9%ig in eine Vene mit visueller Darstellung durch Ultraschall zur intravasalen Lagekontrolle eines ZVK

BUN *blood urea nitrogen;* Dt. Blut-Harnstoff-Stickstoff

BV Bildverstärker

Ca^{2+} Kalzium

CanMeds *Physician competency framework des Royal College of Physicians and Surgeons of Canada*

CAPD *continuous ambulatory peritoneal dialysis*

CAS *cephalic arch stenosis;* Dt. Stenose der V. cephalica vor ihrer Einmündung in die V. axillaris

CBME *compentency based medicine;* Dt. kompetenzbasierte Medizin

CCPD *continous cycling peritoneal dialysis*

CDC *Centres for Disease Control and Prevention* (USA)

CE CE-Kennzeichnung; Selbstdeklaration des Herstellers, dass eine Produkt nach EU-Vorschriften produziert wurde

CFD *computational fluid dynamics;* Dt. numerische Strömungsmodulation (in Situationen mit gleichmäßigem oder pulsatilem Fluss)

Ch Charrière (identisch mit *Fr = French*); Maß für den Außendurchmesser von Kathetern und Kanülen. 1 Ch oder 1 Fr entsprechen 1/3 mm, 3 Charrière = 1 mm

CI *cardiac index;* Dt. Herzindex = Herzzeitvolumen (CO)/Körperoberfläche

CIHD chronische intermittierende Hämodialyse

CKD *chronic kidney disease*; Dt. chronische Nierenerkrankung bei einer Krankheitsdauer > 3 Monate

CLABSI *central line associated blood stream infection;* Dt. katheterassoziierte Bakteriämien

Closed-loop ultrafiltration sensorgesteuertes Management der Ultrafiltration in Echtzeit

CO *cardiac output;* Dt. Herzzeitvolumen (Schlagvolumen × Herzschlag pro min)

CO_2-Angiografie Angiografie mit Verwendung von CO_2 als Kontrastmittel

Coiling endovaskuläres Verfahren, um mit Platinspiralen (*coils*) Gefäße zu verschließen

Compliance mismatch Dt. unterschiedliche Elastizität von Strukturen wie z. B. einer Prothese im Vergleich zu einem Gefäß

Compliance Dt. Befolgung, z. B. von Therapieempfehlungen

Compressive stress Dt. Druckspannung

Conduit Dt. Gefäßschlauch, synonym: Dt. Prothese oder AVG; *Engl. transplant* oder *implant*

Cone-Beam-Computertomografie sich drehende Röntgenröhre mit Flachdetektor, welche ein 3D-Bild erzeugt

COPD chronisch obstruktive Lungenerkrankung

Covered stent synonym: *stent graft;* Dt. Endograft (Dt. mit PTFE oder mit Dacron beschichteter Stent)

CRBSI *catheter related blood stream infection;* Dt. katheterbedingte Blutstrominfektion

CRP C-reaktives Protein

CRPS *complex regional pain syndrome;* Dt. komplexes regionales Schmerzsyndrom

CT Computertomografie

CTA computertomografische Angiografie; abgekürzt CT-Angio

CTAD *carbon transcutaneous access device*

***Curled (pigtail)* PD-Katheter** an der Spitze geringelter PD-Katheter

Cut-off Dt. Grenzwert

Cutting balloon Dt. spezieller PTA-Ballonkatheter mit mikrochirurgischen Schneideklingen auf der Oberfläche

CVO *central venous occlusion;* Dt. zentralvenöser Verschluss

CVOD *central venous occlusive disease;* Dt. zentralvenöse Verschlusskrankheit

CVS *central venous stenosis;* Dt. zentralvenöse Stenose

Cycler Gerät für maschinellen Austausch des Dialysates bei Peritonealdialysen

D/P-Kreatinin Verhältnis von Kreatinin im Dialysat (D) zur Kreatininkonzentration im Plasma (P) beim PD-Äquilibrierungstest

Dacronmuffe synonym: Polyethylenterephthalat-Manschette

DCB *drug-coated balloon;* Dt. Medikamente freisetzender Dilatationsballon

Decision making Dt. Entscheidungen fällen

Δ p Druckunterschied

Device technisches Gerät/Instrument

Dezellularisierung chemische oder physikalische Entfernung von Zellen aus einem Gewebe; es entsteht ein azelluläres Gerüst (*Engl. scaffold*)

DGfN Deutsche Gesellschaft für Nephrologie

DGIM Deutsche Gesellschaft für Innere Medizin

Diffusion Ausgleich eines Konzentrationsunterschiedes

Distensibilitätstest sonografische Beurteilung der Hyperämie als Ausdruck der Gefäßelastizität nach einem 2-minütigen Faustschluss

DRAL *distal radial artery ligation;* Dt. Ligatur der A. radialis distal der AVF-Anastomose

dRBAVF distale radiobasiläre AVF

dRCAVF distale radiozephale AVF; synonym: *Engl. snuffbox AVF*

DRIL *distal revascularisation interval ligation;* Dt. Bypass proximal der AVF-Anastomose mit Revaskularisation distal der AVF-Anastomose unter Unterbindung der nativen Arterie unmittelbar distal der AVF-Anastomose

DSA digitale Subtraktionsangiografie

dUBAVF distale ulnobasiläre AVF

dUCAVF distale ulnozephale AVF

E-learning Dt. Onlineschulung

Early referral Dt. frühzeitige Zuweisung

EC *endothelial cells;* Dt. Endothelzellen

ecAVG *early cannulation* AVG; Dt. früh kanülierbarer AVG

ECM extrazelluläre Matrix

EDTA Ethylendiamintetraacetat

eGFR *estimated glomerular filtration rate;* Dt. geschätzte glomeruläre Filtrationsrate

EKN Einzelknopfnaht

Electrospun nanofibers unter Spannung produzierte Polymerfasern

EMT epithelial-mesenchymale Transition

Endograft synonym: *stent graft, covered stent*; Dt. mit PTFE oder Dacron beschichteter Stent

eNOS endotheliale Stickstoffmonoxidsynthase; *Engl. endothelial nitric oxide synthase*

EPAs *entrustable professional activities;* Dt. anvertraubare professionelle Tätigkeiten

Ephrinrezeptor Membranprotein, das Zellwachstum und Migration steuern

ePTFE expandiertes (*expanded*) Polytetrafluorethylen; speziell verarbeitetes Polymer aus Fluor und Kohlenstoff mit erhöhter Festigkeit und Widerstandsfähigkeit

ERA *European Renal Association*

ESKD *end-stage kidney disease;* synonym: *ESRD* (*end-stage renal disease;* Dt. dialysepflichtige chronische Nierenerkrankung)

ESRD *end-stage renal disease*

ESUR *European Society of Urogenital Radiology*

ESVA *end-stage vascular access;* Dt. Situation, in der es keine Möglichkeit mehr für die Anlage eines konventionellen Gefäßzugangs gibt

ESVS *European Society of Vascular Surgery*

Faktor-V-Leiden APC-Resistenz (APC aktiviertes Protein C) durch eine Mutation im Gen des Gerinnungsfaktors V, wodurch das gerinnungshemmende Enzym Protein C nicht mehr wirkt. Es handelt sich um eine hereditäre Thrombophilie

FBI Finger-Brachial-Index; *Engl. digital brachial index*

Fe^{2+} Eisen

Fibrotic sleeve* oder *fibrin sheath Fibrinscheide, welche sich um intravasale Fremdkörper (z. B. Katheter) bildet, die eine lange Liegezeit haben

FIR *far-infrared radiatio;* Dt. nicht sichtbare elektromagnetische Wellen zwischen 3 und 1000 µm Länge

***Fistula-first*-Strategie** Prinzip, nach Möglichkeit als ersten Gefäßzugang eine AVF anzulegen

FKDS farbkodierte Doppler-Sonografie

Flushmanöver Prüfen des Ein- und Ausstroms mit Ausspülen der Anastomose mit Heparinlösung

FMV Flussminutenvolumen

***Fogarty®-Graft-Thrombectomy*-Katheter** Dt. Spezialkatheter mit einer temporär aufspannbaren Spirale, um an einer Prothese adhärente Thromben zu lösen

Follow-up Dt. Nachverfolgung

Fr French (identisch mit Charrière); Maß für den Außendurchmesser von Kathetern und Kanülen. 1 Fr oder 1 Ch entsprechen 1/3 mm, 3 Fr = 1 mm

Frailty/frail Dt. Gebrechlichkeit/gebrechlich

Frictional stress Dt. Wandschubspannunganteil, der durch Reibungskraft an der Kontaktfläche von 2 Körpern erzeugt wird

Full metal jacket durchgehende Stentabdeckung einer längeren Gefäßstrecke mit mehreren überlappenden Stents

Fusion overlay Überlagerung von radiologischen Bilddatensätzen

GA generalisierte Arteriosklerose

GAG Glykosaminoglykan

Gauge Angabe des Außendurchmessers von Nadeln; je kleiner der Wert, desto größer der Außendurchmesser; z. B. 18 G = 1,27 mm (grün), 20 G = 0,91 mm (pinkfarben)

G-BA Gemeinsamer Bundesausschuss; der G-BA ist das oberste Beschlussgremium der gemeinsamen Selbstverwaltung im deutschen Gesundheitswesen

Gefäßremodelling Transformation von Gefäßen, um sich an hämodynamische Veränderungen anzupassen

Gefäßzugang Oberbegriff für AVF, AVG oder ZVK, die als Zugang für eine Hämodialyse genutzt werden können

GFR glomeruläre Filtrationsrate

GKHA *global kidney health atlas*

GLP-1 receptor agonist *glucagon-like peptid-1 receptor agonist*

Glykokalix an Proteine oder Lipide gebundene Kohlenhydratanteile der extrazellulären Seite einer Zellmembran

Gracz-AVF kubitale AVF unter Nutzung der Perforansvene

H^+ Wasserstoffion

HAIDI *hemodialysis induced distal ischemia;* synonym: *VAILI*

HAV *human artificial vessel;* Dt. humanes, künstlich hergestelltes Gefäß

HD Hämodialyse

HDF Hämodiafiltration = Dialyse und Ultrafiltration kombiniert

HDx erweiterte Hämodialyse mittels eines Theranov-Dialysators, der auch die Entfernung von Molekülen von 25 kDa bis 60 kDa Größe durch den Einsatz einer neuartigen Membran erlaubt

HeRO® *Hemodialysis-reliable-Outflow*-System; Dt. Hybridkatheter aus einer Prothese und einer Katheterkomponente bestehend, die subkutan mit einem Konnektor verbunden sind

Heterolog von unterschiedlichen Arten stammend

HF Hämofiltration

HFrEF *heart failure with reduced ejection fraction*; Dt. Herzinsuffizienz mit reduzierter Ejektionsfraktion

HHD *home hemodialysis*; Dt. Heimhämodialyse

HIF hypoxieinduzierter Faktor

***High-Flow*-Shunt** synonym: *High-Output*-Shunt, der zu einer kardialen Überlastung führt (> 800 ml/min für AVF und > 1200 ml/min für AVG)

High-output failure (zu) hohes HZV, das zu einem Herzversagen führen kann

***High-Flux*-Hämodialyse** HD unter Verwendung von Dialysatoren mit größeren Poren zur rascheren Elimination von Toxinen

***High-Flux*-Membran** Membran mit größeren Poren, was die Diffusion größerer Mengen urämischer Toxine und mittlerer Moleküle wie β_2-Mikroglobulin erlaubt

High-output heart failure Dt. Herzinsuffizienz bei einem erhöhten Herzzeitvolumen

HIT heparininduzierte Thrombozytopenie

***Hitchhiker*-AVF** distale Tabatière AVF

HLA humanes Leukozytenantigen

Hochdosishämodiafiltration HDF mit einem Konvektionsvolumen von > 23 l

Homograft humaner Allograft

Homolog von der gleichen Spezies stammend

HP-PTA *High-Pressure*-PTA; Ballone können bis nominal auf 40 atm unter Druck gesetzt werden gegenüber herkömmlichen Ballonen mit deutlich tieferen *NPB* (*nominal pressure at burst*, z. B. 14 atm)

HPF *high powered field under microscope;* Dt. hochauflösendes Gesichtsfeld im Mikroskop

HSCI *Harvard Stem Cell Institute*

Huckepack Dt. auf dem Rücken tragend; im Kontext aufsitzend

HUV *human umbilical vein;* Dt. menschliche Nabelschnurvene

HV *healthy vasculature;* Dt. gesunde Gefäße

Hybridgraftkatheter ein Zweikomponentensystem, bestehend aus einem verstärkten Katheter (*venous outflow component, VOC*) und einer Gefäßprothese (*graft component*), welche mit einem Titankonnektor verbunden werden

HZV Herzzeitvolumen; Herzfrequenz × Schlagvolumen in l/min; *Engl. cardiac output* (*CO*)

ICD *implantable cardioverter defibrillator*

IDM Innendurchmesser

IDSA *Infectious Diseases Society of America*

IE Internationale Einheit

IFU *instruction for use;* Dt. Gebrauchsanweisung

IMN ischämische monomelische Neuropathie

***Impermeable* Endoprothese** Stentgraft der 3. Generation, welcher über eine zellundurchlässige Schicht verfügt, die eine neointimale Hyperplasie verhindern soll

Implantat synonym: Dt. Prothese oder AVG; *Engl. transplantat, implant* oder *conduit*

In situ am gleichen Ort

Incodextrin Glukosepolymer aus Maisstärke als kolloidosmotisches Mittel von Peritonealdialyseflüssigkeiten

Inflow Dt. Einstrom

Inkrementell langsam ansteigend (sukzessive) Erhöhung

INR-Wert *international normalized ratio;* Dt. Laborwert, der die Gerinnungsfähigkeit des Blutes angibt

***Inside-out*-Technik** ein Draht wird vom Gefäßinneren an die Körperoberfläche gebracht

***Intention-to-treat*-Studie** Es müssen alle eingeschlossenen Patient*innen entsprechend der Randomisierung ausgewertet werden.

***Interwoven* Stents** spezielle Art von selbstexpandierenden Gefäßstents, die aus ineinander verflochtenen (*interwoven*) Nitinolelementen bestehen.

Inward remodelling Dt. Gefäßumbau unter Verkleinerung des Gefäßdurchmessers

IQTIG Institut für Qualitätssicherung und Transparenz im Gesundheitswesen (Deutschland)

ISN *International Society of Nephrology*

ITN Intubationsnarkose

IU *international unit*

K^+ Kaliumion

K_0A Dialysefiltereffizienz

KAST Katheteraustrittsstelle; synonym: Katheterexit

kDA Kilodalton = 1000 Dalton bzw. 1000 Da

KDOQI *Kidney Disease Outcomes Quality Initiative der National Kidney Foundation* (*NFK*)

KI künstliche Intelligenz

Kinking Dt. abgewinkelt; „geknickt“

KLF2 *Krüppel-like factor 2*

KM Kontrastmittel

Konvektion druckbedingter Transfer von Soluten in Kombination mit Wasser durch eine semipermeable Membran

Koplanar Punkte, welche auf der gleichen Ebene liegen

Kryokonservierung Einfrierungsprozess mit flüssigem Stickstoff

Kt/V Parameter zur Evaluation der Dialyseeffektivität

KTOP *kidney transplant outcome prediction;* durch Erfassung diverser Parameter in einer Formel kann die Wahrscheinlichkeit des Überlebens einer Transplantatniere abgeschätzt werden

KTS Karpaltunnelsyndrom

LA Lokalanästhesie

Laminarer Blutfluss Strömung ohne Turbulenz

LDL-Rezeptor Protein in der Zellmembran, der das Apoprotein B-100 und E erkennt und unter anderem die Aufnahme von *LDL* (*low density lipoprotein*) vermittelt

Liposom Vesikel, das mit einer Doppellipidschichthülle Flüssigkeit umschließt. Die Flüssigkeit kann z. B. Medikamente enthalten.

***Loop*-Graft** Dt. Schlingenprothese

***Low-Flow*-Shunt** Gefäßzugang mit einem Blutfluss < 400 ml/min für AVF und < 600 ml/min für AVG

LVAD *left ventricular assist device;* Dt. linksventrikuläres Kreislaufunterstützungssystem

Lyophilisierung Einfrierungsprozess unter zusätzlichem Entzug von Wasser

MAP *mean arterial pressure;* Dt. mittlerer arterieller Blutdruck, entspricht dem durchschnittlichen Druck unabhängig von systolischen und diastolischen Schwankungen

Mapping Dt. Kartierung von Strukturen wie z. B. Gefäßen mittels Ultraschall

Marfan-Syndrom genetisch bedingte Bindegewebeschwäche, die zur erhöhten Elastizität/Laxität des Gewebes führt

MCP-1 *monocyte chemoattractant protein-1*

Mesh Netzwerk als Gerüst

Metalloproteinase Enzym, das Proteine spalten kann

Mg^{2+} Magnesium

MHz Megahertz (1 Mio. periodische Schwingungen pro s = 10^6 Hz)

Micro-RNA nichtkodierende Ribonukleinsäuren, welche hochspezifisch die Bildung von Proteinen regulieren

Midgraft stenosis Dt. Stenose im Hauptkörper einer Prothese

Mikrovaskulatur System kleinster Blutgefäße wie Kapillaren, Venolen und Arteriolen

MILLER *minimally invasive limited ligation endoluminal-assisted revision*

MMM *mixed matrix membrane;* Dt. Mixed-Matrix-Membran, zweischichtige Membran mit einer porösen Innenschicht und einer Außenschicht, der Partikel zur besseren Adsorption von Nierentoxinen zugemischt sind

Mn^{2+} Mangan

MNTT-AVF *modified no-touch technique AVF*

MR Magnetresonanz

MRA Magnetresonanzangiografie

MRSA methicillinresistenter Staphylococcus aureus

MRT Magnetresonanztomografie; *Engl. MRI = magnetic resonance imaging*

Murin Mäuse/Ratten betreffend

N-Acetylcystein modifizierte Form der Aminosäure L-Cystein; antioxydative Wirkung

Nadir Bogen bei einer Schlingenprothese

NF-κB nuklearer Faktor Kappa B

NIH neointimale Hyperplasie

NIPD *nightly intermittent peritoneal dialysis*

NO *nitric oxide*; Dt. Stickstoffmonoxid

Non-maturation Begriff für AVF, die keinen Umbau bzw. Reifung zu funktionalen Gefäßzugängen durchlaufen

No-touch technique Schonende Behandlung oder Präparation von Gewebe

NSF nephrogene systemische Fibrose

NTPD *nightly tidal peritoneal dialysis*

NTx Nierentransplantation

ntZVK nicht tunnelierter ZVK; *Engl. ntCVC = non-tunneled central venous catheter*

Off-label use Dt. Einsatz eines Gerätes/Implantates oder Medikamentes außerhalb der dafür behördlich genehmigten Indikation

OL-HDF *Online*-Hämodiafiltration; Dialyseverfahren, das Diffusion und Konvektion kombiniert. Die Substitutionsflüssigkeit wird in Echtzeit erzeugt.

***One-Port*-Verfahren** laparoskopischer Zugang unter Verwendung eines einzigen Trokars

One fits all Dt. Einheitslösung

OP Operation

OSI *oscillatory shear stress index*, Dt. Anteil der oszillierenden (wechselnden) Strömungskomponenten an der gesamten Schubspannung in einem Gefäß; Maß für die Richtungsinstabilität der Blutströmung

Outback technique Die Rekanalisierung erfolgt z. B. durch eine verschlossene V. cava superior von innen nach außen durch einen Zugang von femoral.

Outcome Behandlungsergebnis

Outward remodelling Dt. Gefäßumbau mit Vergrößerung des Gefäßdurchmessers

Ovin vom Schaf stammend

PAVA *proximalisation of arteriovenous anastomosis;* Dt. Proximalisierung der arteriovenösen Anastomose, meist unter Verwendung einer konischen (*tapered*) Prothese

pAVF perkutane arteriovenöse Fistel

PAVK periphere arterielle Verschlusskrankheit

PCR *polymerase chain reaction;* Dt. Polymerasekettenreaktion

PD Peritonealdialyse

PDGF *platelet-derived growth factor;* Dt. Blutplättchenwachstumsfaktor

***Peel-away*-Schleuse** synonym: Splitschleuse; Schleuse, die nach Verwendung längs aufgerissen und entfernt werden kann

PES Polyethersulfon

PET *peritoneal equilibration test;* Dt. PD-Äquilibrierungstest; Funktionstest bei der Peritonealdialyse, um den Transporterstatus zu evaluieren

PI *pulsatility index*

PICC *peripherally inserted central catheter;* Dt. peripher eingelegter zentralvenöser Katheter

Pinchtest Test zur Beurteilung der Hautverhältnisse bei Aneurysmen. Lässt sich die Haut nicht zwischen 2 Fingern anheben, wird von einer erhöhten Perforationsgefahr ausgegangen.

***PKD1*-Mutation** Biomarker für die autosomale dominante polyzystische Nierenerkrankung (*PKD: Engl. polycystic kidney diease*)

PLAN *Patient's ESKD Life-Plan first then Access Needs;* der *PLAN* besteht 1. aus dem Patienten-*ESRD*-Lebensplan für die Wahl des Nierenersatzverfahrens und 2. den Anforderungen zur Schaffung und zum Unterhalt eines Dialysezugangs.

pmp *per million population*; Dt. pro Million Einwohner

Polyurethan Kunststoff, der unter Polymerisationsreaktion eines Polyesters oder eines (Poly-)Acrylates und eines Polyisocyanats entsteht

***Power*-Doppler-Ultraschall** zeigt die Intensität des Dopplersignals (Blutflusses) in Farbe an unabhängig von der Richtung im Gegensatz zum FKDS

PRAL *proximal radial artery ligation;* Dt. Ligatur der A. radialis proximal der AVF-Anastomose

pRCAVF proximale radiozephale AVF

***Predilution/postdilution substitution* bei HDF** Ersatz des Ultrafiltrates durch Substituat bei der HDF vor dem Dialysefilter (predilution) oder nach dem Dialysefilter (postdilution)

Primary outcome Dt. primärer Endpunkt

PROM *patient related outcome measures;* Dt. patient*innenbezogene Erfassung von Behandlungsresultaten

Prothese synonym: arteriovenöser Graft (AVG); *Engl. transplant, implant* oder *conduit*

PS periphere Stenose

Pseudoaneurysma synonym: falsches Aneurysma, Aneurysma spurium; lokaler Gefäßwanddefekt, entstanden mit Einblutung ins Gewebe unter Bildung einer Kapsel

pSLOT *piggy back straight-line onlay technique*; Seit-zu-Seit-Anastomose unter Ligatur der Vene nach distal

PSV *peak systolic velocity;* Dt. maximale systolische Blutflussgeschwindigkeit

PSVR *peak systolic velocity ratio;* Dt. Verhältnis der maximalen systolischen Blutflussgeschwindigkeit gemessen an 2 unterschiedlichen Lokalisationen eines Gefäßes

PTA perkutane transluminale Angioplastie; synonym: Ballondilatation

PTFE Polytetrafluorethylen

PTH Parathormon

PubMed Medizinische Datenbank der *National Library of Medicine*

pUCAVF proximale ulnozephale AVF

***Push-and-pull*-Thrombektomie** Dt. endovaskuläre Thrombektomie durch Absaugen *(push) oder* Herausziehen *(pull)* von thrombotischem Material

PVAT perivaskuläres Fettgewebe

PVP Polyvinylpyrrolidon

PWD *Pulsed-Wave*-Doppler; Dt. Pulswellen-Doppler; Verfahren zur exakten Lokalisierung und Geschwindigkeitsmessung von bewegtem Material

Q_a „arterieller" Blutfluss an der Dialysemaschine

Q_b „venöser" Blutfluss an der Dialysemaschine

Q_d Fluss des Dialysates durch den Dialysefilter (*Engl. dialyzer*)

RAASI Renin-Angiotensin-Aldosteron-System-Inhibitor

RADAR *radial artery deviation and reimplantation*; radiozephale AVF mit End-zu-Seit-Anastomose der A. radialis auf V. cephalica am Unterarm

Range Dt. Wertebereich

dRBAVF radiobasiläre AVF

RBC *red blood cell*; Dt. rote Blutkörperchen, Erythrozyten

RCAVF radiozephale AVF

RCT *randomised controlled trial;* Dt. randomisierte, kontrollierte Studie

Reentry Dt. Wiedereintritt

Rerouting Durchzug von Venen/Prothesen durch unberührtes subkutanes Gewebe

Recoil Dt. Zusammenziehen („Rückstellung") eines Gefäßes nach einer Ballondilatation

Rekombinantes Protein künstlich mit gentechnisch veränderten Mikroorganismen oder Zellkulturen hergestelltes Eiweiß

Relaxine Peptidhormone mit insulinähnlichem Aufbau

Remodelling Dt. Gefäßumbau

***Remote*-Support** Dt. Unterstützung auf Distanz

Resine Dt. Kunstharze

Reverdin-Nadel Nadel, um intraabdominal liegende Fäden an die Oberfläche zu bringen

Rezirkulation dialysiertes Blut, das nach Transfer durch den Dialysefilter erneut in den arteriellen Dialysekreislauf gelangt

RFAVF AVF mit retrogradem Fluss über insuffiziente Venenklappen

RPGN *rapidly progressiv glomerulonephritis;* Dt. rasch fortschreitende Glomerulonephritis

RR Blutdruckmessung nach Riva-Rocci

RRT *renal replacement therapy;* synonym: *kidney replacement therapy;* Dt. Nierenersatzverfahren; synonym: Nierenersatztherapie

rtPA rekombinanter Gewebeplasminogenaktivator

RUDI *revision using distal inflow;* Dt. Revision mit Distalisierung des Einstroms

SBL *side branch ligation;* Dt. Ligatur von venösen Seitenästen bei AVF

Scaffold Dt. Gerüst

Scoring balloon PTA-Ballonkatheter mit spiralförmig oder länglichen eingebrachten, metallischen Drähten oder Strukturen auf der Oberfläche, die eine kontrollierte Gefäßdilatation mit gezielten Mikroinzisionen ermöglicht

Seldinger-Technik intravasales Einbringen einer Schleuse/eines Katheters über einen Führungsdraht nach erfolgreicher Gefäßpunktion

***Self-Care*-Hämodialyse** Die HD wird von den Patient*innen im Krankenhaus eigenständig durchgeführt.

Serom Flüssigkeitskollektion nach einer Operation (z. B. Einlage einer PTFE-Prothese)

SGLT2-Hemmer *sodium glucose linked transporter 2-inhibitor;* Dt. Sodium-Glukose-Co-Transporter-2-Hemmer

Shunt Oberbegriff für Gefäßzugänge wie arteriovenöse Fisteln (AVF) oder arteriovenöse Grafts (AVG), exkl. ZVK

Sign-out Dt. von der WHO empfohlene Teambesprechung am Ende einer Operation

Slidersystem Vorrichtung zur Fixation von Prothesen an ein Tunnelierungsinstrument (Tunneler)

SMC *small muscle cell;* Dt. glatte Muskelzelle

Snarekatheter Schlingenkatheter zum Entfernen oder Festhalten von intravasalen Fremdkörpern oder Drähten

SNP *single nucleotide polymorphism;* Dt. Variation einzelner Basenpaare eines Genoms

Solute in Wasser gelöste Moleküle

Solvent drag durch hydrostatischen oder onkotischen Druck bedingte Passage von Soluten mit Wasser durch eine semipermeable Membran

Sorbenttechnologie regeneratives Dialyseprinzip, um Abfallstoffe und Toxine aus dem Dialysat zu entfernen

Spektral-Doppler spezielle Form des Doppler-Ultraschalls, bei der die Strömungsgeschwindigkeit des Blutes über die Zeit quantitativ dargestellt wird

Splitschleuse *Engl. peel-away sheath introducer;* eine mit einem Ventil versehene Schleuse, welche nach Einführung eines ZVK gespalten und entfernt werden kann

SS *shear stress*; Dt. Schub- oder Scherspannung bei einer Krafteinwirkung parallel zu einer Oberfläche

Steal synonym: Steal-Phänomen; das Blut fliesst nicht nur antegrad sondern auch retrograd in eine AVF/einen AVG

Stent graft synonym: *covered stent*, Dt. Endograft Dt. mit PTFE oder Dacron beschichteter Stent

Stenting Einbringen eines inneren Gefäßgerüstes, meist aus Nitinol

***Straight* PD-Katheter** gestreckter PD-Katheter mit Seitenlöchern

Surfacer® Inside-Out® Access Catheter System System, um bei einer thorakal zentralvenösen Obstruktion einen Zugang zum rechten Vorhof zu schaffen

Surveillance Apparative Überwachung, z. B. von Dialysezugängen

SVC *superior vena cava;* Dt. Vena cava superior (VCS)

SVP/RR systolic *systolic static venous pressure/Riva-Rocci (systolic blood pressure):* Ein Anstieg des Quotienten statischer Venendruck/systolischer Blutdruck ist ein indirekter Marker für eine mögliche Stenosierung eines Shunts.

***Swan-Neck*-Katheter** vorgebogener PD-Katheter

Tabatière-AVF synonym: distale RCAVF; *Engl. snuffbox AVF*

***Tapered* Prothese** konische, sich verjüngende Prothese

Target lesion Dt. Zielläsion

tcpO_2 transkutaner Sauerstoffpartialdruck

TCVO *thoracic central venous obstruction;* Dt. thorakale zentralvenöse Obstruktion. Dabei kann es sich um eine Stenose oder um einen kompletten Verschluss handeln.

Team time-out Dt. von der WHO empfohlene Teambesprechung zu Beginn einer Operation

Technological leapfrogging Dt. Überspringen einer technologischen Entwicklung

Tenckhoff-Katheter gerader PD-Katheter

Tensile (circumferential) stress *tensile (circumferential) stress*; Dt. ungerichtete Zugspannung in einer materiellen Struktur in senkrechtem Winkel zu einer Oberfläche; wenn es Wirkung auf den Umfang hat, nennt man es *tensile circumferential stress;* Dt. Umfangsspannung

TEVAR *thoracic endovascular aortic repair;* Dt. thorakaler Aortenersatz mit einer Endoprothese

TFM *Transit-Time*-Fluss-Messung

TGF-β *Transforming-Growth-Factor-β*

***Thoracic-Inlet*-Syndrom** ossäre Engstellung der I. Rippe und Klavikula mit Behinderung des venösen Einstroms; als Misnomer auch venöses *Thoracic-Outlet*-Syndrom (TOS) genannt

Thorax a. p. Röntgenbild der Brust im anterior-posterioren Strahlengang

Through and through wire Der Führungsdraht wird an einer Stelle eingeführt und an einer anderen außerhalb des Körpers ausgeführt, wodurch eine verbesserte Stabilität erreicht wird.

TLPP *target lesion primary patency;* Dt. primäre Offenheit einer Zielläsion

Tool Dt. Hilfsmittel

Torker kleiner Handgriff, der am Führungsdraht fixiert wird, um den intravasal liegenden Draht besser steuern zu können

TOS *Thoracic-Outlet*-Syndrom; Kompression von Gefäßen und/oder Nerven durch eine ossäre Engstelle der I. Rippe und Klavikula

Transplantat synonym: Dt. Prothese oder AVG; *Engl. transplant, implant* oder *conduit*

transWSS *transverse wall shear stress;* Dt. oszillierender WSS. Bei variabler Blutgeschwindigkeit entstehen auch transversal wirkende Kräfte.

Trendelenburg-Position Lage: Kopftieflage beim liegenden Patient*innen, entsprechend sind die Beine angehoben

Trokar Instrument zur Einführung von laparoskopischen Instrumenten

Trpf. Tropfen

***Trumpet or flared* AVG** Prothese mit einem aufgeweiteten Ende

TS *tensile stress;* Dt. Zugspannung

TSS *tensile shear stress;* Dt. Kombination von mechanischen Spannungen, die auf eine Materialoberfläche oder -struktur wirken, wobei Zugspannung (*tensile stress*) und Schubspannung (*shear stress*) gleichzeitig auftreten

Tunneler synonym: Tunnelierungsgerät; Instrument zum Durchzug von z. B. Venen oder Prothesen

***Turn-down*-Operation** Dt. operatives Umschwenken einer Vene im Mündungsbereich

tZVK tunnelierter ZVK, der als Barriere nahe der Kathetereintrittsstelle eine Dacron-Muffe hat; *Engl. tCVC: tunneled central venous catheter*

U-clips Nahtmaterial aus Nitinol für EKN

UBAVF ulnobasiläre AVF

UCAVF ulnozephale AVF

Ultrapures Wasser Dialysat für die Hämodiafiltration, welches durch zusätzliche Ultrafiltration behandelt wird und als Substituat während der HDF infundiert werden kann

URR *urea reduction rate*; Dt. Harnstoffreduktionsrate

US Ultraschall

USRDS *United States Renal Data System*

VA *vascular access;* Dt. Gefäßzugang, z. B. AFV, AVG und ZVK

VAC *vacuum assisted closure*

VAILI *vascular access induced limb ischemia;* Dt. gefäßzugangsinduzierte Extremitätenischämie

Valsalva-Manöver Pressmanöver, um den Venendruck zu erhöhen

VAS Vascular Access Society

VasQ-*device* Exostent zur Adjustierung der Vene bei AVF in einem Winkel von 40–55°

VASQoL *Vascular Acces Specific Quality of Life* (Fragebogen zur Bestimmung der Lebensqualität bei Dialysepatient*innen)

VBC Vena brachiocephalica

VCI Vena cava inferior

VCS *vascular clip system;* Nahtmaterial aus Titan für EKN

VCS Vena cava superior; *Engl. superior vena cava (SVC)*

VEGF *vascular endothelial growth factor*

Veres-Nadel spezielle Nadel für einen sicheren, intraabdominalen Zugang bei der Laparoskopie

VF Vena femoralis

VI *Vascular International School* (Organisation, die vaskuläre Simulationstrainings anbietet)

Viskosität Maß für die Zähigkeit einer Flüssigkeit

VJE Vena jugularis externa

VJI Vena jugularis interna

VK Vollkraft

VOC *venous outflow component;* mit Silikon verstärkter Nitinolstent als ein Teil des *HeRO*®-Systems, der über die V. jugularis interna bzw. die V. subclavia zum rechten Vorhof eingebracht und nach peripher mit einem Adapter an eine PTFE-Prothese konnektiert wird

VS Vena subclavia

VSM Vena saphena magna

WHO *World Health Organization;* Dt. Weltgesundheitsorganisation

Wrap Dt. Umhüllung unter Verwendung eines meist medikamentengetränkten Gerüstes (*scaffold*)

WS *wall stress;* Dt. Mechanische Spannung in einer Gefäßwand bedingt durch den Blutdruck. Die dreidimensional wirkenden Komponenten sind *TSS*, *compressive stress* oder *shear stress*.

WSS *wall shear stress;* Dt. Wandschubspannung = Scherkraft pro Flächeneinheit, welche durch den Blutfluss parallel zur Gefäßwand entsteht. Diese kann oszillierend (wechselnd in der Richtung) sein.

Xenograft Transplantat einer anderen Art (Spezies)

Xenotransplantation Transplantation von lebenden Zellen, Geweben oder Organen verschiedener Spezies

ZVK zentralvenöser Katheter

Stichwortverzeichnis

A

B

C

H

I

J

K

L

M

N

O

P

Q

R

S

T

U

V

W

X

Z